OTORRINOLARINGOLOGIA
Cirurgia de Cabeça e Pescoço

OTORRINOLARINGOLOGIA PEDIÁTRICA

Coleção Otorrinolaringologia

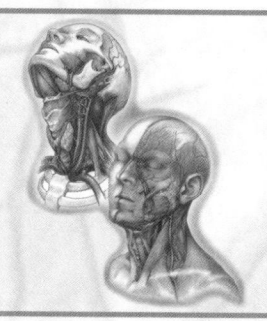

Volume 1 · **OTORRINOLARINGOLOGIA GERAL – RINOLOGIA, ALERGIA, OTOLOGIA, MISCELÂNEA, 4ª Ed.**

Volume 2 · **VIAS AÉREAS, DEGLUTIÇÃO, VOZ, 4ª Ed.**

Volume 3 · **OTORRINOLARINGOLOGIA PEDIÁTRICA, 4ª Ed.**

Volume 4 · **CIRURGIA PLÁSTICA FACIAL ESTÉTICA E RECONSTRUTORA, CIRURGIA DE CABEÇA E PESCOÇO, TRAUMA, 4ª Ed.**

OTORRINOLARINGOLOGIA
Cirurgia de Cabeça e Pescoço

OTORRINOLARINGOLOGIA PEDIÁTRICA

QUARTA EDIÇÃO

Byron J. Bailey, MD
*Chair Emeritus, Department of Otolaryngology
University of Texas Medical Branch at Galveston
Galveston, Texas*

Jonas T. Johnson, MD
*Chair, Department of Otolaryngology
Professor, Departments of Otolaryngology and Radiation Oncology
University of Pittsburgh School of Medicine
Professor, Department of Oral and Maxillofacial Surgery
University of Pittsburgh School of Dental Medicine
Pittsburgh, Pennsylvania*

Tradução
†Raymundo Martagão Gesteira
*Professor de Pediatria da Universidade Federal do Rio de Janeiro
Associate Member, American Academy of Pediatrics*

Revisão Técnica
Tania Sih
*Professora da Faculdade de Medicina da Universidade de São Paulo
Secretária Geral da IAPO (Interamerican Association of Pediatric Otorhinolaryngology)*

VOLUME 3

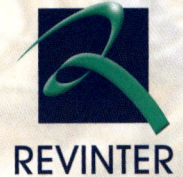

OTORRINOLARINGOLOGIA PEDIÁTRICA
Coleção Otorrinolaringologia – Cirurgia de Cabeça e Pescoço
Volume 3
Quarta Edição
Copyright © 2009 by Livraria e Editora Revinter Ltda.

ISBN 978-85-372-0241-8

Todos os direitos reservados.
É expressamente proibida a reprodução
deste livro, no seu todo ou em parte,
por quaisquer meios, sem o consentimento
por escrito da Editora.

Tradução:
†RAYMUNDO MARTAGÃO GESTEIRA
Professor de Pediatria da Universidade Federal do Rio de Janeiro
Associate Member, American Academy of Pediatrics

Revisão Técnica:
TANIA SIH
Professora da Faculdade de Medicina da Universidade de São Paulo
Secretária Geral da IAPO (Interamerican Association of Pediatric Otorhinolaryngology)

Ilustrações:
VICTORIA J. FORBES, ANTHONY PAZOS E CHRISTINE GRALAPP

Nota: A medicina é uma ciência em constante evolução. À medida que novas pesquisas e experiências ampliam os nossos conhecimentos, são necessárias mudanças no tratamento clínico e medicamentoso. Os autores e o editor fizeram verificações junto a fontes que se acredita sejam confiáveis, em seus esforços para proporcionar informações acuradas e, em geral, de acordo com os padrões aceitos no momento da publicação. No entanto, em vista da possibilidade de erro humano ou mudanças nas ciências médicas, nem os autores e o editor nem qualquer outra parte envolvida na preparação ou publicação deste livro garantem que as instruções aqui contidas são, em todos os aspectos, precisas ou completas, e rejeitam toda a responsabilidade por qualquer erro ou omissão ou pelos resultados obtidos com o uso das prescrições aqui expressas. Incentivamos os leitores a confirmar as nossas indicações com outras fontes. Por exemplo e em particular, recomendamos que verifiquem as bulas em cada medicamento que planejam administrar para terem a certeza de que as informações contidas nesta obra são precisas e de que não tenham sido feitas mudanças na dose recomendada ou nas contra-indicações à administração. Esta recomendação é de particular importância em conjunto com medicações novas ou usadas com pouca frequência.

Título original:
Head & Neck Surgery – Otolaryngology, Fourth Edition
Copyright © 2006 by LIPPINCOTT WILLIAMS & WILKINS, a WOLTERS KLUWER BUSINESS

Livraria e Editora REVINTER Ltda.
Rua do Matoso, 170 – Tijuca
20270-135 – Rio de Janeiro – RJ
Tel.: (21) 2563-9700 – Fax: (21) 2563-9701
livraria@revinter.com.br – www.revinter.com.br

Dedicatórias

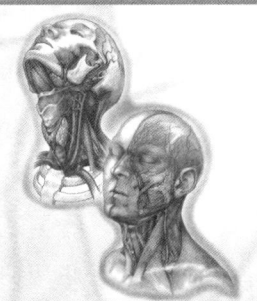

Aos nossos pacientes e à visão de melhorar a saúde para todos os que habitam o nosso mundo, que está ficando cada vez menor. Sou grato pela oportunidade que conduziu os maravilhosos esforços dos nossos autores, à medida que reuniram e organizaram esta coleção abrangente de importante e nova informação médica. Que possamos, sempre, manter, em primeiro lugar, as necessidades dos nossos pacientes nas nossas mentes e em nossos corações quando estudamos, aprendemos e praticamos a ciência e a arte da medicina.
Byron J. Bailey, MD, FACS

À minha família, que aceita o meu trabalho, e aos meus pacientes, que me ensinaram tanto.
Jonas T. Johnson, MD, FACS

Aos nossos mais novos otorrinolaringologistas, nossos residentes, cujas perguntas investigadoras e espírito de pesquisa mantêm vivo o meu interesse por aprender cada vez mais sobre a nossa especialidade, e à minha filha, Kelsey, cujas perguntas simples mantêm a minha vida interessante.
Shawn D. Newlands, MD, PhD, MBA, FACS

Ao Byron J. Bailey, MD, o melhor amigo e mentor que um otorrinolaringologista acadêmico poderia ter tido!
Karen H. Calhoun, MD

A todos os otorrinolaringologistas, que dedicaram seu tempo a me ajudar a aprender radiologia da cabeça e do pescoço ao longo dos anos. Obrigado pelos seus esforços e pela sua paciência.
Hugh D. Curtin, MD

Ao meu bom amigo e orientador há longo tempo, Dr. Byron J. Bailey; à minha mulher, Nina, e às minhas filhas, Diane e Jennifer, pelo seu apoio e encorajamento durante toda a vida; e aos meus pacientes, que me inspiram a ser um médico cada vez melhor, dedicado.
Ronald W. Deskin, MD, FAAP

Aos meus professores, especialmente John Kirchner, Eiji Yanagisawa, Eugene Myers e Jonas Johnson.
David E. Eibling, MD

Aos meus pacientes, cujos bem-estar e retorno à saúde são a minha missão principal, e aos meus colegas e residentes, que ensinam e fazem avançar esta missão principal.
Berrylin J. Ferguson, MD

Aos meus pais, Dra. Meena-Ruth e Dr. K. C. Gadre, pelos seus incontáveis sacrifícios; à minha mulher, Dra. Swarupa A. Gadre, pelo seu firme apoio; e aos meus filhos, Samir-Yitzhak e Sonia, cujos sorrisos tornam a vida valiosa.
Arun K. Gadre, MD

Sou grato para sempre ao Dr. Kris Conrad, cirurgião-plástico facial canadense *par excellence*, sem cuja inspiração e apoio eu não estaria onde estou hoje. E aos Drs. Robert Simons, Richard Davis e Julio Gallo, por compartilharem comigo sua *expertise* durante a minha *fellowship* em plástica facial e sempre, desde então.
Grant S. Gillman, MD, FRCS(C)

À minha mulher, Jean, e aos meus filhos, David e Peter, pelo seu amor e apoio. Muitos agradecimentos a Eugene Myers, Jonas Johnson e Mary Lee McAndrew, por todo o trabalho que realizamos juntos.
Barry E. Hirsch, MD

Como sempre, agradeço o apoio e o encorajamento de minha família e colegas para a conclusão deste projeto.
Charles M. Myer III, MD

Aos meus pais, Jeanette e Frederick Pou, que me ensinaram compaixão, ternura e trabalho pesado por meio de exemplo, e ao meu irmão, Robert, que, ao morrer, me ensinou coragem, dignidade e como cuidar melhor dos meus pacientes e das suas famílias.
Anna Maria Pou, MD

Ao primeiro doutor que me ensinou a cuidar de pacientes, Paul Jack Rosen, MD. Sou grato pela carreira e orientação pessoal do modelo máximo do nosso amigo, James I. Cohen, MD, PhD. Meu envolvimento e minhas contribuições não teriam sido possíveis sem apoio, força e amor da minha mulher, Monica.
Clark A. Rosen, MD, FACS

A Alex, Ava, Tristan e August, por todos os seus sacrifícios a meu favor.
Matthew W. Ryan, MD

À minha família, Colleen, Hannah e Olivia Toriumi.
Dean M. Toriumi, MD

Agradecimentos

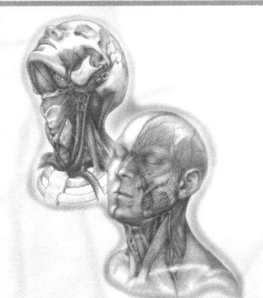

Esta é a 4ª edição de *Otorrinolaringologia Pediátrica*. O texto foi inteiramente revisado e atualizado. Mesmo com a experiência adquirida após publicar três edições, o planejamento e a realização final deste texto em 4 volumes constituem uma tarefa notável. O trabalho de equipe foi essencial em cada etapa para completar este projeto a tempo e dentro do orçamento. Os esforços dos nossos editores associados e autores colaboradores foram notáveis. Este livro, na verdade, é deles.

Por meio da liderança do nosso editor (Robert Hurley, da Lippincott Williams & Wilkins, e Molly Connors, da Dovetail Content Solutions), reunimos uma equipe de produção que trabalhou eficientemente e com grande perícia. Somos gratos por termos podido empregar um sistema totalmente eletrônico para a entrega dos originais e a revisão editorial destes capítulos. Isto facilitou o giro do material e maximizou as oportunidades de aperfeiçoamento em colaboração.

Permanecemos gratos à Victoria Forbes, pelo auxílio no desenvolvimento das novas ilustrações para a quarta edição. Agradecemos à Jackie Lynch, nossa coordenadora editorial sênior, pela sua notável eficiência, conduta calma e aconselhamento constante à medida que lutávamos para completar este projeto a tempo.

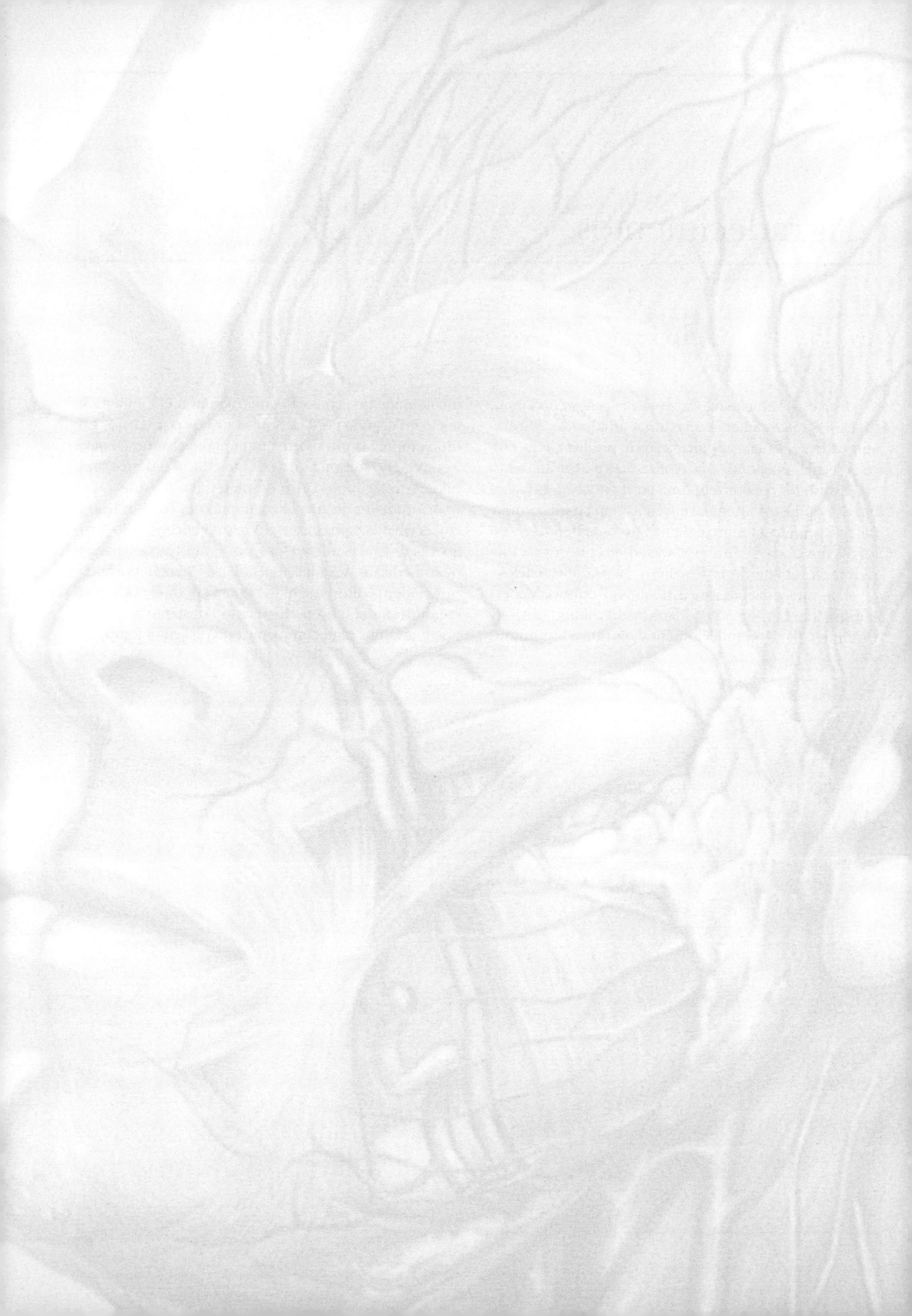

Prefácio

Otorrinolaringologia Pediátrica, na primeira edição publicada em 1993, foi desenvolvido por um grupo experiente de cirurgiões-professores. Seu desafio foi criar um tratado abrangente de Cirurgia de Cabeça e Pescoço – Otorrinolaringologia que fosse capaz de ajudar residentes e otorrinolaringologistas, na clínica, a adquirir domínio cognitivo da especialidade. Em vez de relacionar cada novo achado em otorrinolaringologia, a informação foi organizada em torno de um sistema de aprendizado que tornava fácil aos médicos alcançar competência clínica em um mundo em constante evolução.

Uma vez estabelecido este sistema de aprendizado, nossa esperança era de que os otorrinolaringologistas pudessem encaixar novos achados dentro deste sistema e, desse modo, tornar mais fácil julgar a utilidade científica e clínica da pesquisa mais recente. Os editores das edições que se seguiram usaram este sistema como uma forma de organizar uma revisão da nossa especialidade. Para cada edição, um grupo de trabalho de editores, co-editores, autores e o *publisher* levou mais de dois anos para moldar o produto final.

O livro em suas mãos, hoje, é o resultado de uma jornada intelectual por uma nova equipe de editores e autores, com o objetivo de produzir conteúdo relevante para a prática atual em Cirurgia de Cabeça e Pescoço – Otorrinolaringologia.

Continuamos a usar certas características a fim de organizar esta informação de maneira clinicamente útil. Há muitas ilustrações novas e referências importantes mais recentes. Para dar ênfase, empregamos extensamente tabelas de sumários e destaques no fim de cada capítulo. Temos grande orgulho da nossa ilustre equipe editorial e dos autores notáveis em cada subespecialidade que trouxeram a vocês a nossa visão de um sistema de aprendizado. Apreciamos trabalhar com a nossa amadurecida equipe de suporte internacional na Lippincott Williams & Wilkins, que ajudou a refinar as nossas idéias iniciais e a expandir a nossa compreensão da filosofia educacional. Acolhemos, com alegria, a decisão de vocês de empregar este sistema de aprendizado na sua jornada para um mais alto nível de compreensão médica.

Byron J. Bailey, MD, FACS
Jonas T. Johnson, MD, FACS

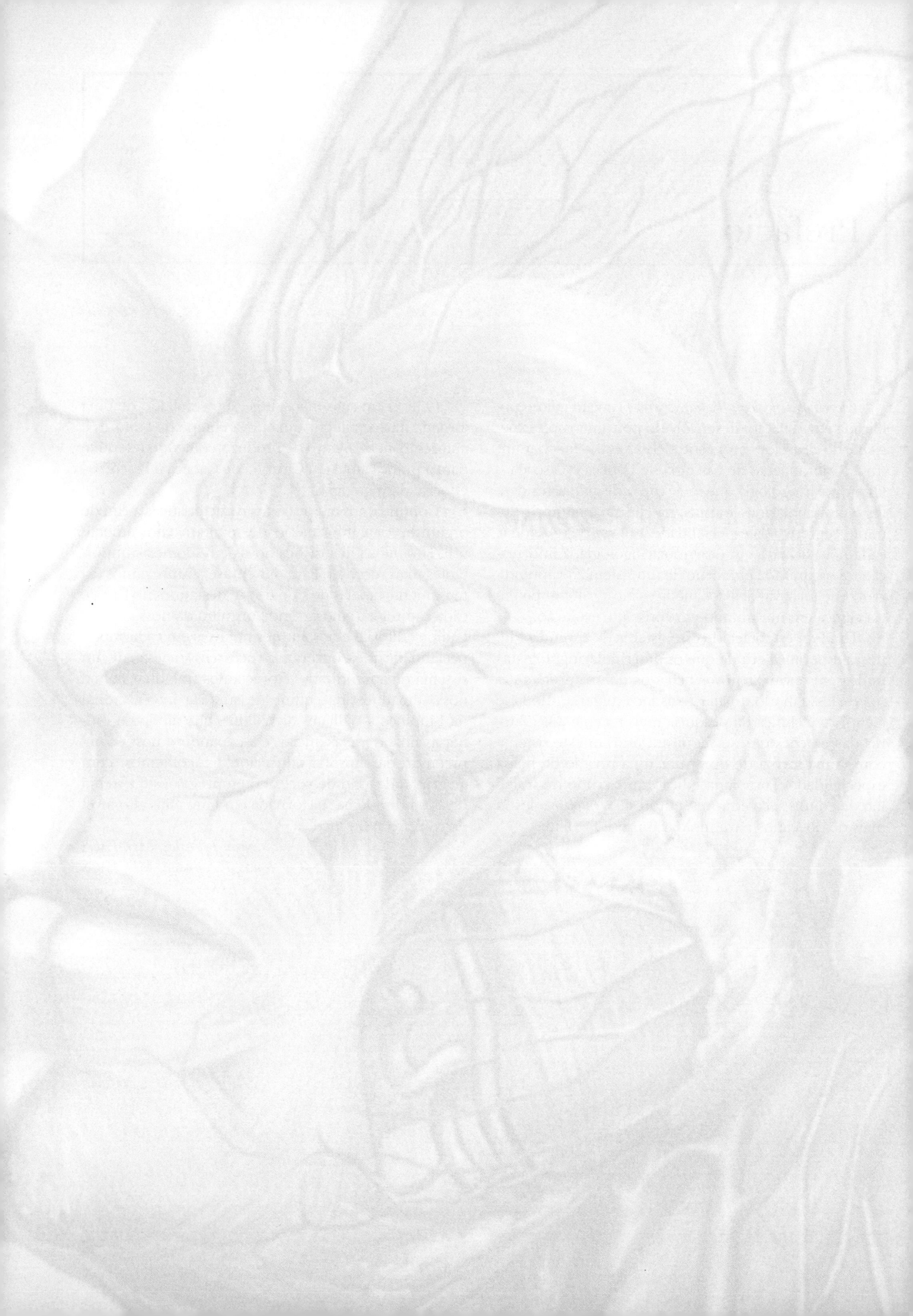

Pranchas em Cores

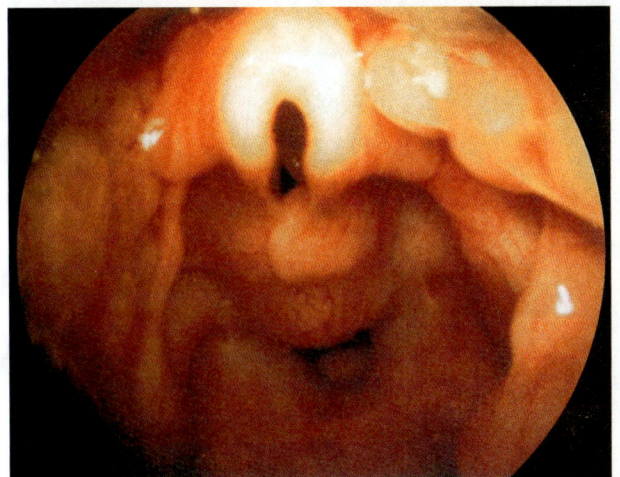

Figura 5-7.

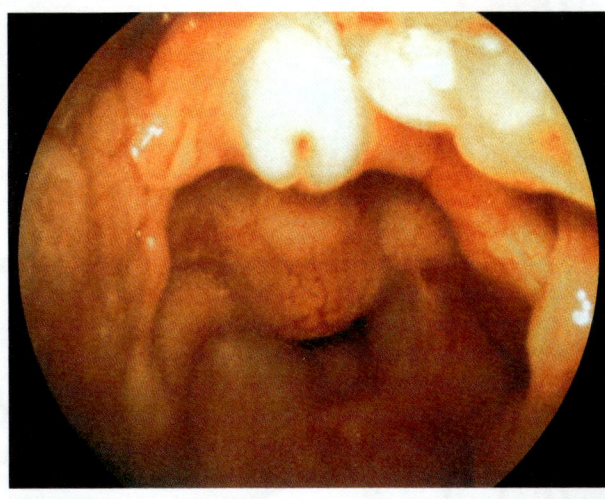

Figura 5-8.

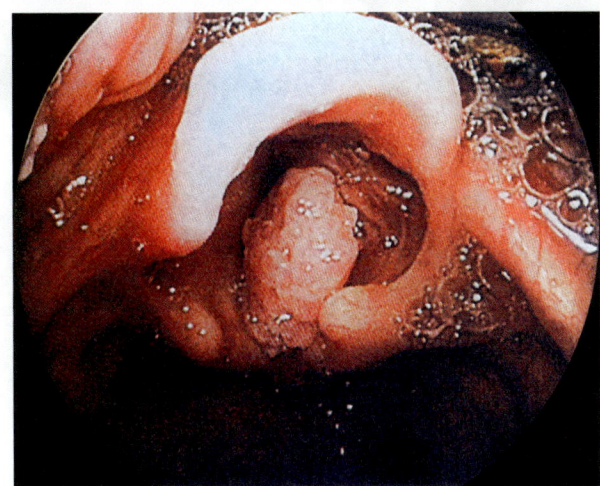

Figura 5-11.

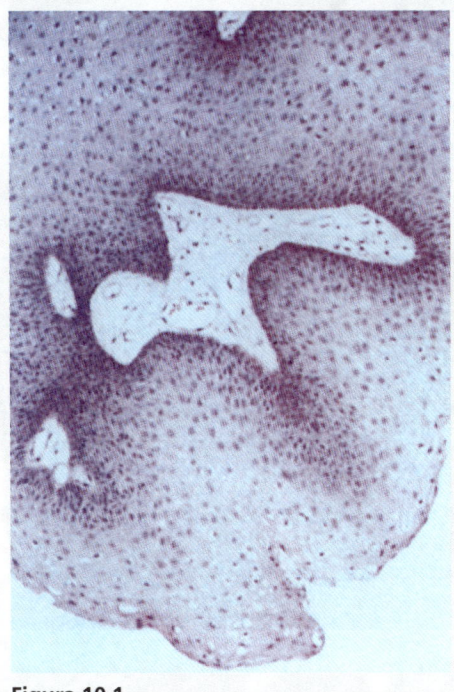

Figura 10-1.

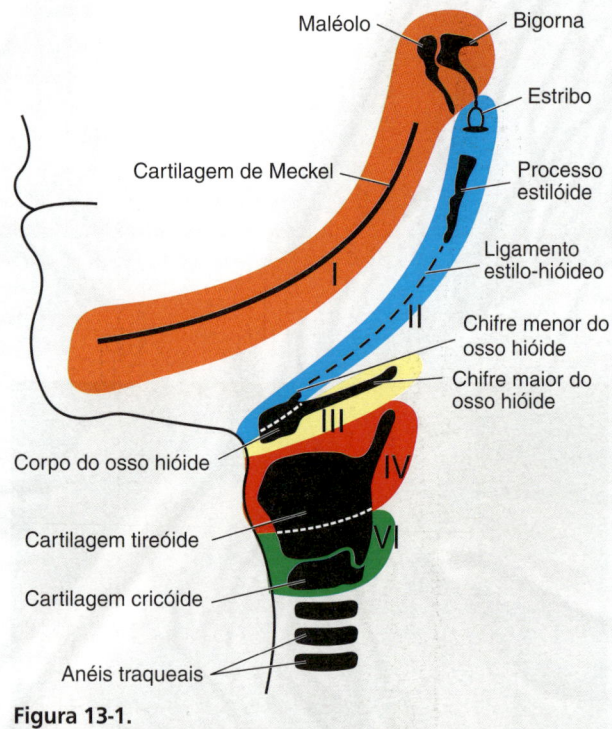

Figura 13-1.

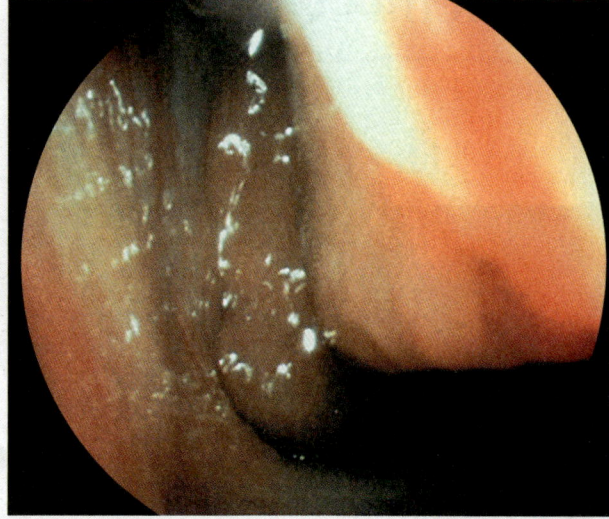

Figura 15-2.

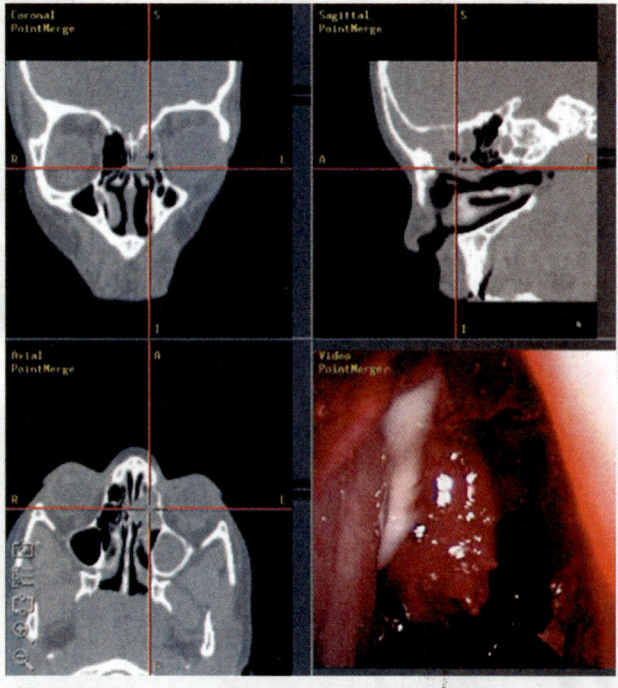

Figura 15-4.

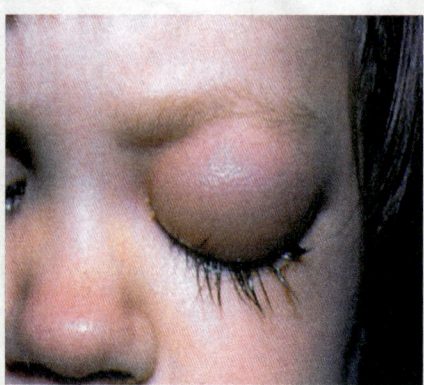

Figura 15-6.

Pranchas em Cores | **XIII**

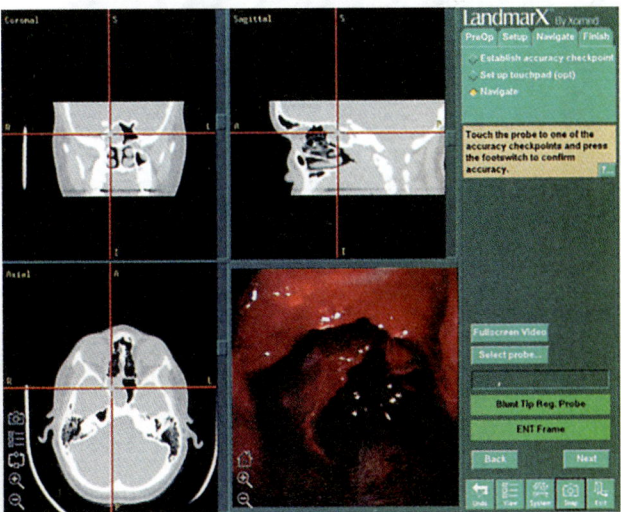
Figura 15-7.

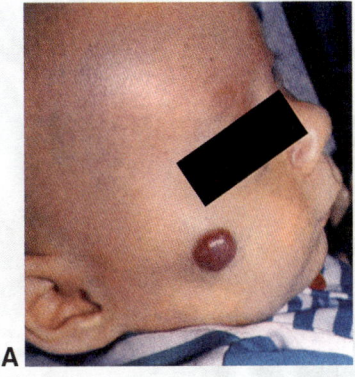
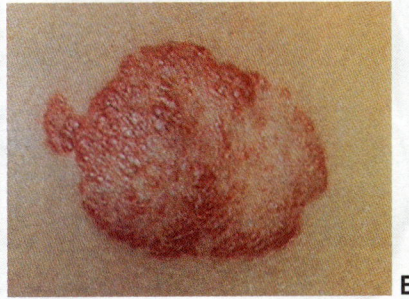

A B
Figura 24-1.

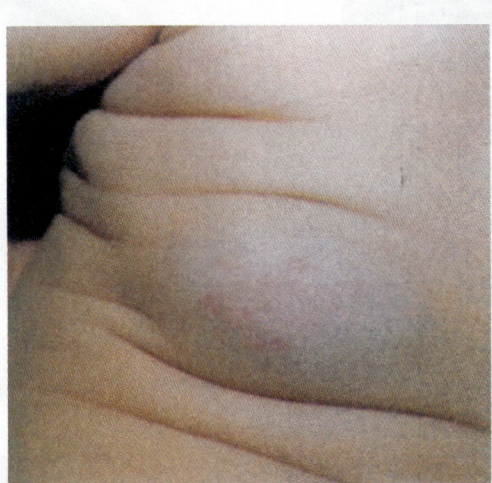
Figura 24-2.

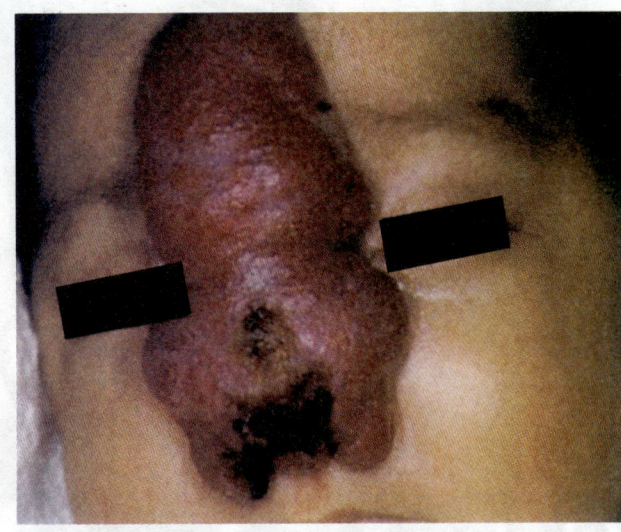
Figura 24-3.

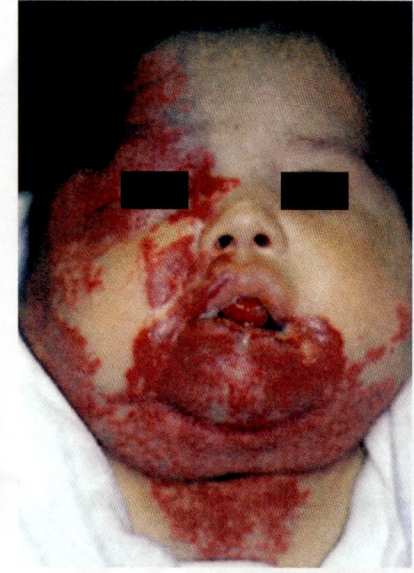

Figura 24-4.

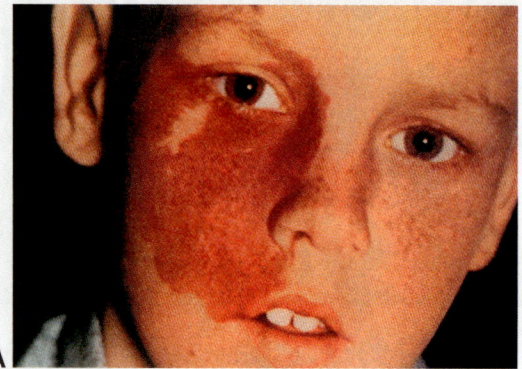

Figura 24-5.

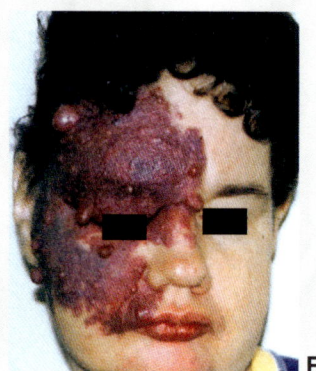

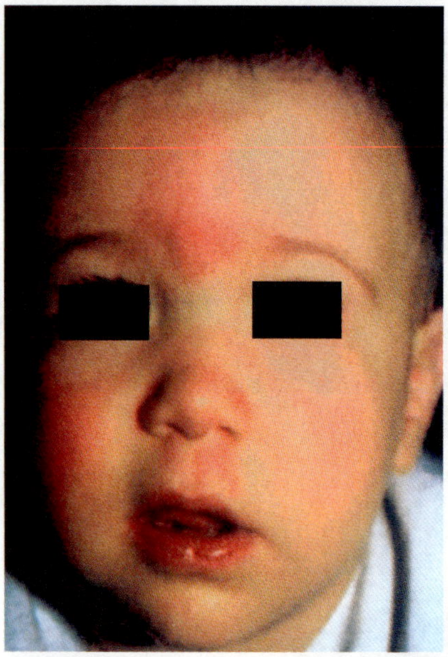

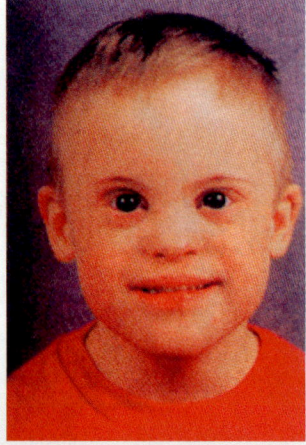

Figura 24-6.

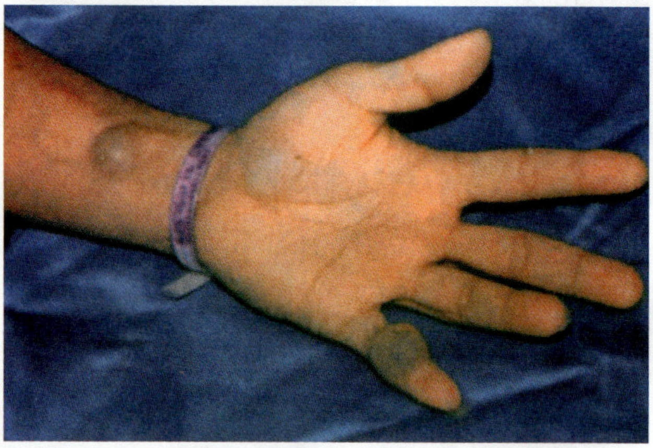

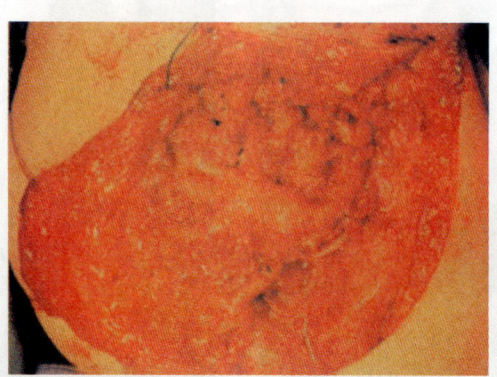

Figura 24-7.

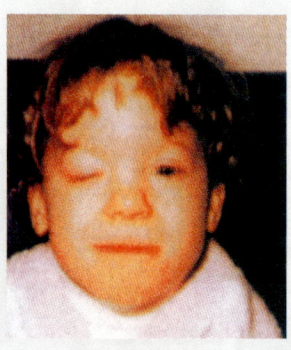

Figura 26-7.   **Figura 26-9.**   **Figura 26-14.**

Colaboradores
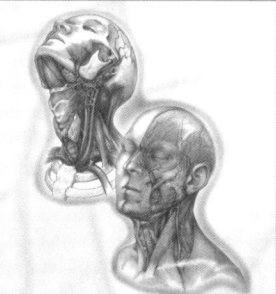

JOHN P. BENT, MD Assistant Professor, Department of Otolaryngology, Albert Einstein College of Medicine, Bronx; Department of Otolaryngology, Children's Hospital at Montefiore, Bronx, New York

CHARLES D. BLUESTONE, MD Professor, Department of Otolaryngology, University of Pittsburgh School of Medicine, Pittsburgh; Former Director (1975-2004), Department of Pediatric Otolaryngology, Children's Hospital of Pittsburgh, Pittsburgh, Pennsylvania

MARK BOSTON, MD, MAJ, USAF, MC, FS 56th MDG/SG05L/ENT Clinic, Luke Air Force Base, Arizona

LINDA BRODSKY, MD Professor, Departments of Otolaryngology and Pediatrics, University of Buffalo School of Medicine and Biomedical Sciences, Buffalo; Director, Department of Pediatric Otolaryngology and Communicative Disorders, Women's and Children's Hospital of Buffalo, Buffalo, New York

PATRICK E. BROOKHOUSER, MD, FACS Father Flanagan Chair of Otolaryngology, and Director, Boys Town National Research Hospital, Omaha; Chief of Otolaryngology, Creighton University Medical Center, Omaha, Nebraska

GABRIEL CALZADA, MD Resident, Bobby R. Alford Department of Otolaryngology-Head and Neck Surgery, Baylor College of Medicine, Houston, Texas

DEBORAH L. CARLSON, PhD Associate Professor, Department of Otolaryngology, and Director, Center for Audiology and Speech Pathology, University of Texas Medical Branch, Galveston, Texas

ROBIN T. COTTON, MD Director, Department of Pediatric Otolaryngology, Children's Hospital Medical Center, Cincinnati, Cincinnati, Ohio

DENNIS M. CROCKETT, MD Associate Professor, Department of Otolaryngology-Head and Neck Surgery, University of Southern California Keck School of Medicine, Los Angeles, California

MICHAEL J. CUNNINGHAM, MD Associate Professor, Department of Otology and Laryngology, Harvard Medical School, Boston; Surgeon, Department of Otolaryngology, Massachusetts Eye and Ear Infirmary, Boston, Massachusetts

CRAIG S. DERKAY, MD Professor, Departments of Otolaryngology and Pediatrics, Eastern Virginia Medical School, Norfolk; Director, Department of Pediatric Otolaryngology, Children's Hospital of the King's Daughters, Norfolk, Virginia

RONALD W. DESKIN, MD, FAAP Professor, Departments of Otolaryngology and Pediatrics, University of Texas Southwestern Medical Center, Dallas; Attending Otolaryngologist, Department of Otolaryngology, Children's Medical Center of Dallas, Dallas, Texas

ROBIN A. DYLESKI, MD, FACS Director of Pediatric Otolaryngology, Department of Otolaryngology, New York Eye and Ear Infirmary, New York, New York

ELLEN M. FRIEDMAN, MD Professor, Bobby R. Alford Department of Otolaryngology-Head and Neck Surgery, Baylor College of Medicine, Houston; Chief, Department of Otolaryngology, Texas Children's Hospital, Houston, Texas

NORMAN R. FRIEDMAN, MD, D.ABSM Assistant Professor, Department of Otolaryngology, University of Colorado Health Science Center, Denver; Director of the Rocky Mountain Sleep Disorders Unit, Division of Pediatric Otolaryngology, The Children's Hospital-Denver, Denver, Colorado

MARK E. GERBER, MD, FACS, FAAP Pediatric Otolaryngology – Head and Neck Surgery, Evanston Northwestern Healthcare; Assistant Professor, Department of Otolaryngology, Northwestern University Feinberg School of Medicine, Chicago, Illinois

JOHN H. GREINWALD Jr., MD Associate Professor, Department of Otolaryngology-Head and Neck Surgery, University of Cincinnati College of Medicine, Cincinnati; Director of the Auditory Genetics Laboratory at the Center for Hearing and Deafness Research, Division of Otolaryngology-Head and Neck Surgery, Cincinnati Children's Hospital Medical Center, Cincinnati, Ohio

GERALD B. HEALY, MD Otolaryngologist-in-Chief, Department of Otolaryngology and Communication Disorders, Children's Hospital, Boston; Professor of Otology and Laryngology, Harvard Medical School, Boston, Massachusetts

J. ALBERTO HERNANDEZ, MD Assistant Professor of Radiology and Pediatrics, Department of Radiology, University of Texas Medical Branch, Galveston; Assistant, Department of Radiology, Children's Hospital, Galveston, Texas

LAUREN D. HOLINGER, MD Professor, Department of Otolaryngology-Head and Neck Surgery, Northwestern University Feinberg School of Medicine, Chicago; Head, Department of Pediatric Otolaryngology, Children's Memorial Hospital, Chicago, Illinois

SUSAN D. JOHN, MD Professor and Chair, Department of Diagnostic and Interventional Imaging, University of Texas Health Science Center, Houston; Chair, Department of Diagnostic and Interventional Imaging, Memorial Hermann Hospital, Houston, Texas

LIANE B. JOHNSON, MDCM, FRCS(C) Assistant Professor, Department of Surgery, Division of Paediatric Otolaryngology, Dalhousie University, QEII Health Sciences Centre, Halifax; Paediatric Otolaryngologist, Airway Surgeon, Department of Surgery, Division of Paediatric Otolaryngology, IWK Health Centre, Halifax, Nova Scotia, Canada

ROMAINE F. JOHNSON, MD Pediatric Otolaryngology Fellow, Department of Otolaryngology-Head and Neck Surgery, Cincinnati Children's Hospital Medical Center, Cincinnati, Ohio

MARGARET A. KENNA, MD, MPH Associate Professor, Department of Otology and Laryngology, Harvard Medical School; Director of Clinical Research, Department of Otolaryngology and Communicative Disorders, Children's Hospital Boston, Boston, Massachusetts

PETER J. KOLTAI, MD, FACS, FAAP Professor and Chief, Division of Pediatric Otolaryngology, Department of Otolaryngology-Head and Neck Surgery, and Professor, Department of Pediatrics, Stanford University School of Medicine, Stanford, California; Service Chief, Pediatric Otolaryngology-Head and Neck, Lucile Packard Children's Hospital, Palo Alto, California

PAUL R. KRAKOVITZ, MD Associate Staff, Head and Neck Institution, Section of Pediatric Otolaryngology, Cleveland Clinic Foundation, Cleveland, Ohio

ADRIANE DEWITT LATZ, MD Assistant Professor, Department of Otolaryngology-Head and Neck Surgery, University of Kansas School of Medicine, Kansas City, Kansas; Children's Mercy Hospital, Kansas City, Missouri

RODNEY P. LUSK, MD, FACS, FAAP Boys Town National Research Hospital, Boys Town ENT Institute, Omaha, Nebraska

JOHN J. MANOUKIAN, MD, FRCSC Associate Professor, Department of Otolaryngology, McGill University, Montreal; Associate Director, Department of Otolaryngology, Montreal Children's Hospital, Montreal, Quebec, Canada

RON B. MITCHELL, MD Associate Professor, Department of Otolaryngology-Head and Neck Surgery, and Director, Pediatric Otolaryngology, Department of Otolaryngology-Head and Neck Surgery, Virginia Commonwealth University School of Medicine, Richmond, Virginia

CHARLES M. MYER III, MD Vice Chairman of Residency, and Professor, Departments of Pediatrics and of Otolaryngology-Head and Neck Surgery, University of Cincinnati, College of Medicine, Cincinnati; Department of Pediatric Otolaryngology, Cincinnati Children's Hospital Medical Center, Cincinnati, Ohio

ROBERT L. PINCUS, MD Chief, Department of Otolaryngology, New York Otolaryngology Group, New York; and Associate Professor, Department of Otolaryngology-Head and Neck Surgery, New York Medical College, New York, New York

CHRISTOPHER P. POJE, MD Clinical Assistant Professor, Departments of Otolaryngology and Pediatrics, University at Buffalo School of Medicine & Biomedical Sciences, Buffalo; Attending Physician, Department of Pediatric Otolaryngology and Communicative Disorders, Women's and Children's Hospital of Buffalo, Buffalo, New York

HILARY L. REEH, MA Audiologist, Galveston-Brazoria Cooperative for the Hearing Impaired, Webster, Texas

MICHAEL J. RUTTER, MD, FRACS Associate Professor, Director of Clinical Research, Division of Pediatric Otolaryngology, Head and Neck Surgery, Cincinnati Children's Hospital Medical Center, and Department of Otolaryngology, University of Cincinnati College of Medicine, Cincinnati, Ohio

ROY B. SESSIONS, MD Professor, Department of Otolaryngology, Albert Einstein College of Medicine, New York; Professor, Department of Otolaryngology, Beth Israel Medical Center, New York, New York

CECILLE G. SULMAN, MD Clinical Instructor, Department of Otolaryngology-Head and Neck Surgery, Northwestern University Feinberg School of Medicine, Chicago; Attending Physician, Department of Pediatric Otolaryngology, Children's Memorial Hospital, Chicago, Illinois

LEONARD E. SWISCHUK, MD Professor, Department of Radiology and Pediatrics; Chairman, Department of Radiology; and Director, Pediatric Radiology, University of Texas Medical Branch, Galveston, Texas

TED L. TEWFIK, MD Professor, Department of Otolaryngology, McGill University, Montreal; Associate Director, Department of Otolaryngology, Montreal Children's Hospital, Montreal, Quebec, Canada

KAREN B. ZUR, MD Clinical Fellow, Pediatric Otolaryngology, Cincinnati Children's Hospital Medical Center, Cincinnati, Ohio

Sumário

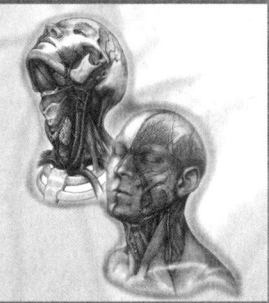

1 Otorrinolaringologia Pediátrica 1
Michael J. Cunningham

2 Imagens das Vias Aéreas em Crianças 19
*Susan D. John ▪ J. Alberto Hernandez ▪
Leonard E. Swischuk*

3 Alterações Respiratórias do Sono na Criança 37
Liane B. Johnson

4 Desconforto Respiratório Neonatal 45
Mark Boston ▪ Charles M. Myer III

5 Estridor, Aspiração e Tosse 53
Cecille G. Sulman ▪ Lauren D. Holinger

6 Anomalias Congênitas do Trato Aerodigestivo 79
Gerald B. Healy

7 Estenose Laríngea 95
Michael J. Rutter ▪ Robin T. Cotton

8 Traqueotomia Pediátrica 111
Ronald W. Deskin

9 Ingestão de Cáusticos e de Corpos Estranhos no Trato Aerodigestivo 121
Ellen M. Friedman ▪ Gabriel Calzada

10 Papilomatose Respiratória Recorrente 131
Craig S. Derkay

11 Tonsilite, Tonsilectomia e Adenoidectomia 149
Linda Brodsky ▪ Christopher P. Poje

12 Controvérsias na Tonsilectomia, na Adenoidectomia e nos Tubos de Ventilação 167
Charles D. Bluestone

13 Massas e Cistos Congênitos do Pescoço 179
Robert L. Pincus

14 Anomalias Congênitas do Nariz 187
John P. Bent ▪ Roy B. Sessions

15 Rinossinusite em Pediatria 199
Rodney P. Lusk

16 Doenças das Glândulas Salivares em Crianças 213
Karen B. Zur ▪ Charles M. Myer III

17 Anatomia e Fisiologia do Sistema da Tuba Auditiva 227
Charles D. Bluestone

18 Otite Média com Derrame 241
Margaret A. Kenna ▪ Adriane DeWitt Latz

19 Audiologia Pediátrica 253
Deborah L. Carlson ▪ Hilary L. Reeh

20 Perda Auditiva Sensorioneural 267
Patrick E. Brookhouser

21 Perda Auditiva Genética 285
Romaine F. Johnson ▪ John H. Greinwald

22 Fissuras Labial e Palatina – Avaliação e Tratamento da Deformidade Primária 301
Robin A. Dyleski ▪ Dennis M. Crockett

23 Fraturas Faciais em Crianças 321
Paul R. Krakovitz ▪ Peter J. Koltai

24 Lesões Vasculares Congênitas 335
Norman R. Friedman ▪ Ron B. Mitchell

25 Neoplasias Pediátricas 345
Mark E. Gerber ▪ Robin T. Cotton

26 Criança Sindrômica 357
Ted L. Tewfik ▪ John J. Manoukian

Índice Remissivo 377

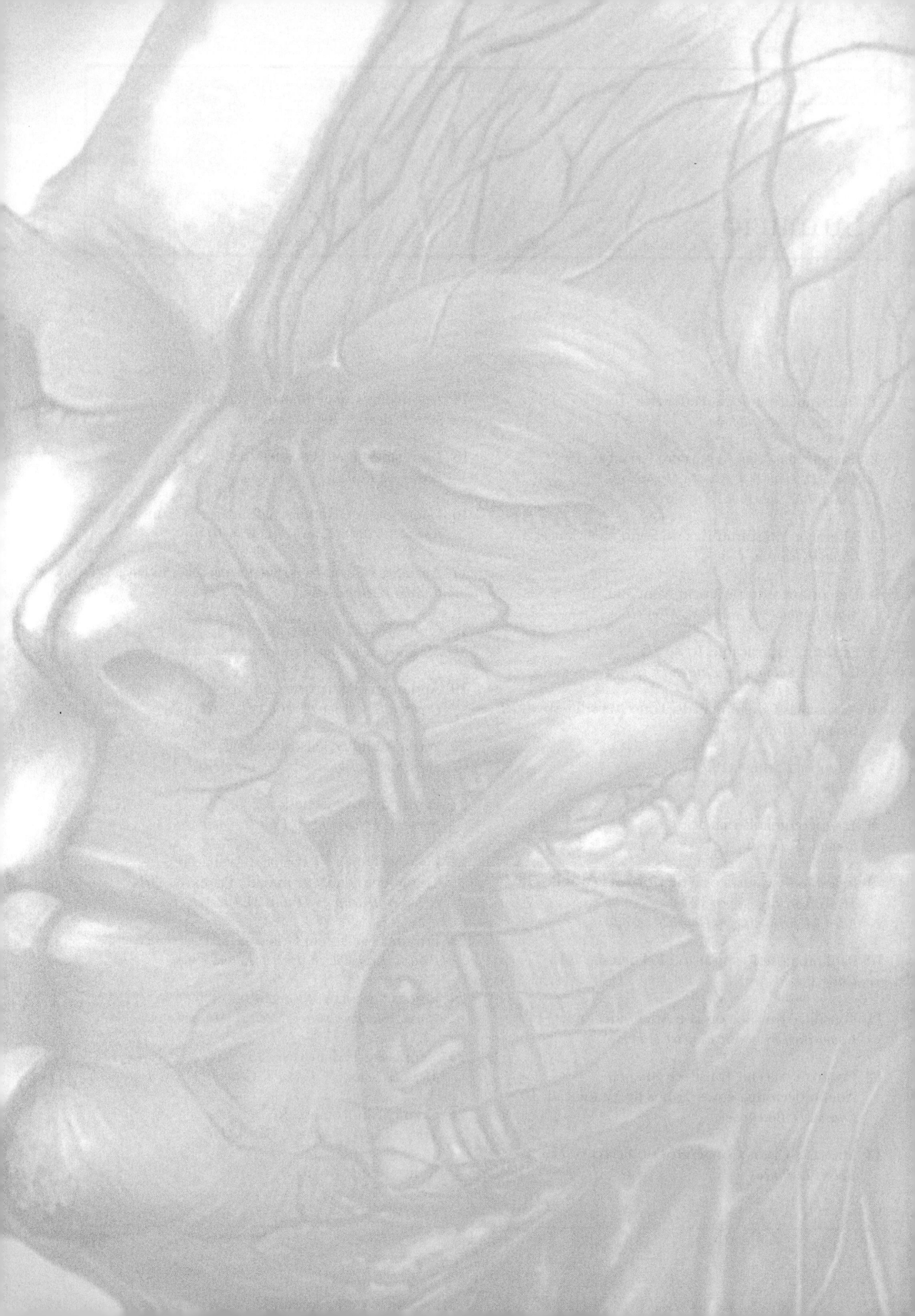

OTORRINOLARINGOLOGIA
Cirurgia de Cabeça e Pescoço

OTORRINOLARINGOLOGIA PEDIÁTRICA

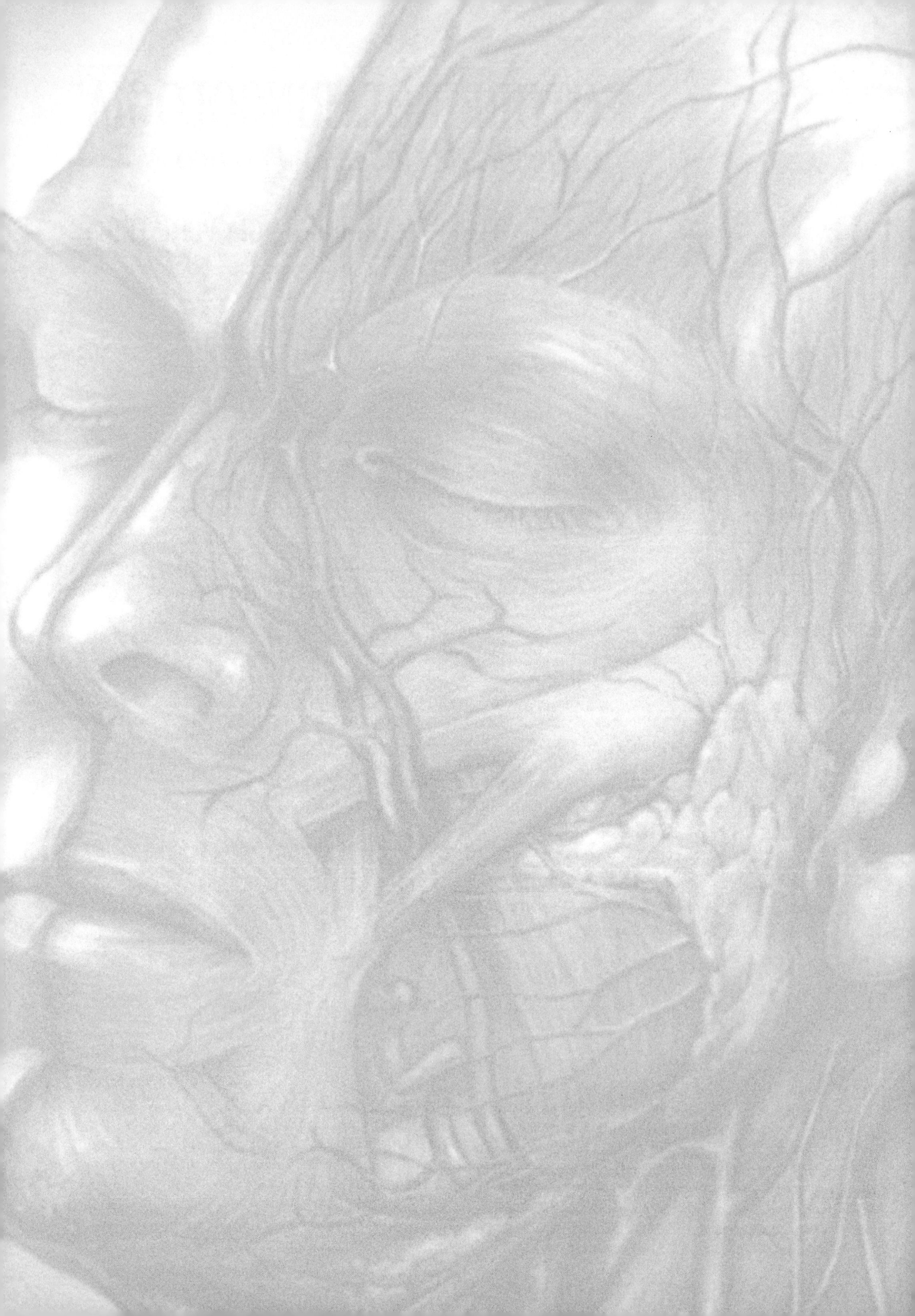

CAPÍTULO 1

Otorrinolaringologia Pediátrica

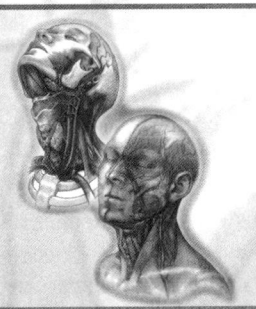

Michael J. Cunningham

O tratamento das alterações otorrinolaringológicas da infância tradicionalmente tem sido e persiste como parte integrante da prática da otorrinolaringologia geral. A otorrinolaringologia pediátrica evoluiu como um grupo de especialidade orientado para o amplo cuidado otorrinolaringológico, especificamente das crianças.

A evolução desta subespecialidade pode ser relacionada com os desenvolvimentos na pediatria e na anestesia bem como na própria otorrinolaringologia. A criação de hospitais próprios para crianças ou mesmo de seções pediátricas em hospitais gerais refletiu o crescente reconhecimento da parte da comunidade médica, de que os problemas da criança diferem daqueles do adulto e requeriam um foco diferente da intervenção diagnóstica e do tratamento. A população de pacientes desses hospitais ou das enfermarias pediátricas mudaram durante os anos, bem como o desenvolvimento de vacinas e das mais novas gerações de antibióticos induziram a um melhor controle das doenças infecciosas agudas. O foco da medicina pediátrica desviou-se gradualmente para as crianças com doenças crônicas, com distúrbios não-infecciosos progressivos, malignidades e deficiências incapacitantes ou desfigurativas. Os pacientes com estas condições mais complexas requerem serviços coordenados de muitos campos de subespecialidades, incluindo a otorrinolaringologia.

Os progressos tecnológicos concomitantes e o melhor conhecimento das características fisiopatológicas da insuficiência cardiorrespiratória prenunciaram a moderna era da anestesia e da medicina intensivista. O estabelecimento das unidades de tratamento intensivo-pediátricas e neonatais, esta última aliada aos hospitais de tratamento obstétrico avançado, possibilitaram o tratamento e a sobrevivência de neonatos e de lactentes com doenças mais graves. Essas crianças apresentaram uma nova ordem de problemas médicos e cirúrgicos de interesse para o otorrinolaringologista, em particular no que se refere ao tratamento das vias aéreas.

Os avanços científicos dentro do campo da otorrinolaringologia – cirurgia de cabeça e pescoço – muito contribuíram para a subespecialização pediátrica. O desenvolvimento dos endoscópios de fibra óptica, de tamanho apropriado para uso em neonatos e em lactentes permitiu uma avaliação operatória segura das lesões congênitas e adquiridas das vias aéreas. Novos laringoscópios permitem uma visão não-restrita das vias aéreas pediátricas para instrumentação e aplicação de *laser*, bem como facilitar a liberação de agentes anestésicos por inalação, ou para facilitar técnicas respiratórias espontâneas. Os endoscópios flexíveis de pequeno diâmetro ajudam no exame dinâmico das vias aéreas superiores em lactentes e crianças não sedados (acordados), e as versões ultrafinas desses aparelhos permitem avaliações das vias aéreas inferiores mesmo em lactentes intubados.

Os avanços radiológicos na tomografia computadorizada (TC), na imagem de ressonância magnética (RM) e na angiografia digital aumentam a acurácia diagnóstica para avaliar tanto as malformações congênitas quanto as lesões massiformes. O tratamento das neoplasias benignas extensas e as malignas extensas de cabeça e pescoço neste grupo etário foi muito influenciado pela aplicação das técnicas de embolização angiográfica e da cirurgia microvascular, pelos protocolos radioterápicos mais exatos, incluindo as técnicas do feixe de próton e da *gamma Knife*, reduzindo os efeitos colaterais a longo prazo.

Os estudos de polissonografia facilitaram a avaliação fisiológica de crianças com hipertrofia linfóide obstrutiva. Na imunologia, as técnicas de detecção antígeno-anticorpo facilitaram o diagnóstico sorológico de várias infecções e a confirmação da atopia inalatória em crianças pequenas. As técnicas de eletrodiagnóstico, de eletromiografia, o BERA e as emissões otoacústicas permitiram uma avaliação mais profunda das alterações neurossensoriais. O uso do *laser*, dos implantes cocleares, do sistema com guia radiológica intra-operatória, apenas para citar alguns, abriram novas vias de intervenção terapêutica otorrinolaringológica em crianças.

A aplicação dessas inovações técnicas ao tratamento de crianças com problemas otorrinolaringológicos agudos e crônicos estimularam maior investigação e pesquisas, induzindo a aumento de conhecimento e de habilidade, bem como o crescimento final desta subespecialidade. A otorrinolaringologia pediátrica compartilha com a otorrinolaringologia geriátrica uma atenção em um grupo etário específico e não em um sistema orgânico nem em uma categoria de doenças. Este capítulo esclarece algumas destas alterações específicas à população pediátrica.

PADRÕES DE CRESCIMENTO E DESENVOLVIMENTO

A otorrinolaringologia pediátrica é o estudo das alterações e das doenças da orelha, do nariz e da garganta no que se relaciona com o crescimento e desenvolvimento das estruturas da cabeça e do pescoço. A apresentação clínica e as seqüelas de qualquer processo mórbido são muito influenciadas pela idade e pela maturidade da pessoa acometida. As crianças diferem anatômica e fisiologicamente dos adultos e, a esse respeito, também se modificam ao longo de um *continuum* desde o período neonatal/lactente, passando por toda a infância até a adolescência. A otorrinolaringologia pediátrica requer um conhecimento dos modelos-padrões de crescimento e de desenvolvimento através desses anos, de modo que possam ser reconhecidos os desvios da normalidade aplicadas as técnicas diagnósticas e os métodos de tratamento apropriados.

A medida das características vitais do crescimento somático pode proporcionar informação sobre o estado geral de saúde ou da doença independentemente do sistema orgânico específico de interesse. As medidas da altura e do peso de todas as crianças, suplementadas pelas medidas da circunferência craniana durante o 1º ano de vida, proporcionam um aviso para processos patológicos. Os gráficos que documentam as medidas seriadas durante meses a anos constroem um registro exato do modelo geral de crescimento da criança (Figs. 1.1 e 1.2) e os desvios da normalidade são indicativos de um agravo intrínseco ou extrínseco.

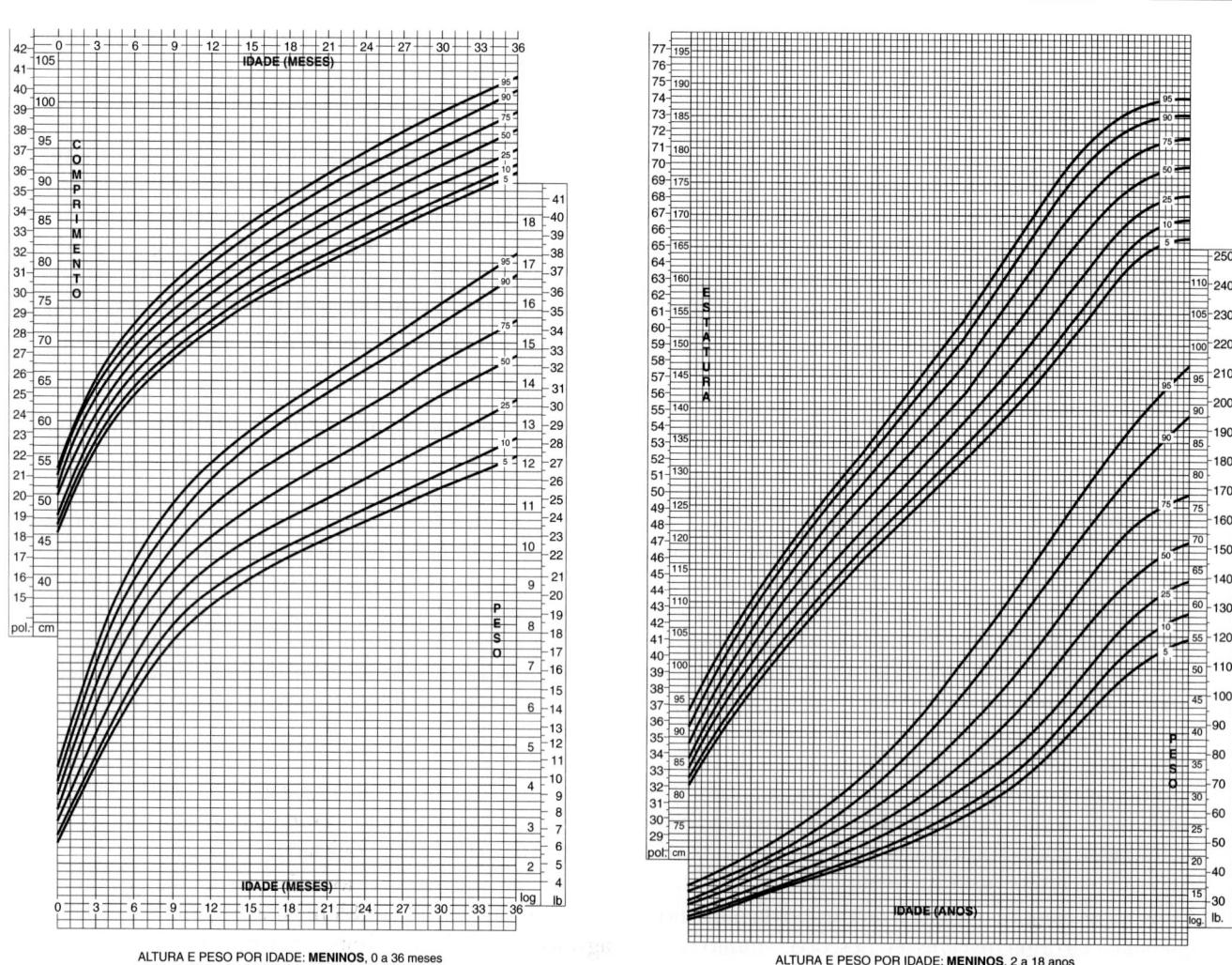

Figura 1.1
Crescimento físico em meninos (% do National Center for Health Statistics).

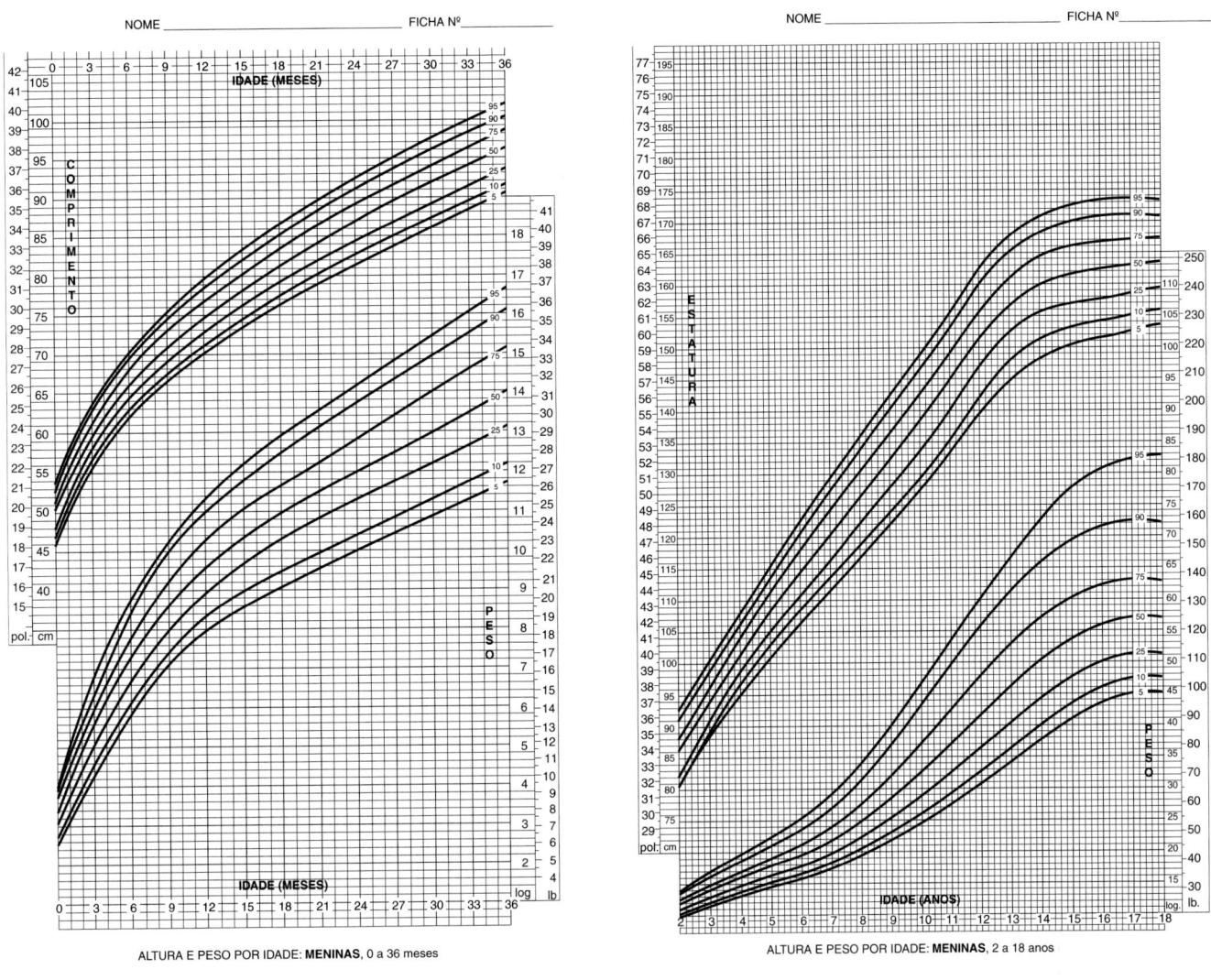

Figura 1.2

Crescimento físico em meninas (National Center for Health Statistics percentiles).

Distintos órgãos amadurecem em velocidade e tempo diferentes através do período de lactente, da 2ª infância e da adolescência (Fig. 1.3). A velocidade rápida do crescimento do tecido neural durante a vida fetal explica o tamanho relativamente grande do neurocrânio com relação à face do recém-nascido.

O rosto do lactente ou da criança pequena não representa uma imagem pequena do que será na fase adulta (Fig. 1.4). A fronte do lactente é proeminente e a face comparativamente redonda e diminuta. O alongamento da face ocorre secundariamente ao crescimento mandibular e maxilar em associação à erupção dos dentes primários e, mais tarde, dos dentes permanentes. À medida que continua este crescimento vertical durante toda a infância, as proporções relativas da massa facial com relação à craniana também se altera e finalmente a face mais estreita é alcançada no adolescente/adulto (Fig. 1.5). Associada ao aumento progressivo da altura facial, ocorre uma mudança gradual no perfil do indivíduo. As bochechas e o queixo da criança são chatos, o nariz é diminuto, e os olhos parecem comparativamente grandes. Com o crescimento mandibular e maxilar, o queixo e os ossos malares tornam-se proeminentes, e o crescimento do nariz e das margens supra-orbitárias reduzem o relativo tamanho orbitário.

Ao nascer, as narinas são pequenas e conservam sua forma grosseiramente circular até à puberdade. As narinas ovais ou oblongas normais do adulto desenvolvem-se em associação ao aumento acentuado do crescimento vertical do nariz durante a adolescência. As forças principais que agem na altura vertical e na projeção do nariz são os centros do crescimento ósseo e cartilaginoso do septo nasal e da pirâmide nasomaxilar. A cirurgia eletiva do nariz é em geral postergada para o final da adolescência, quando já foi alcançado o crescimento facial completo. As exceções a esta regra incluem as lesões traumáticas graves ou as anomalias

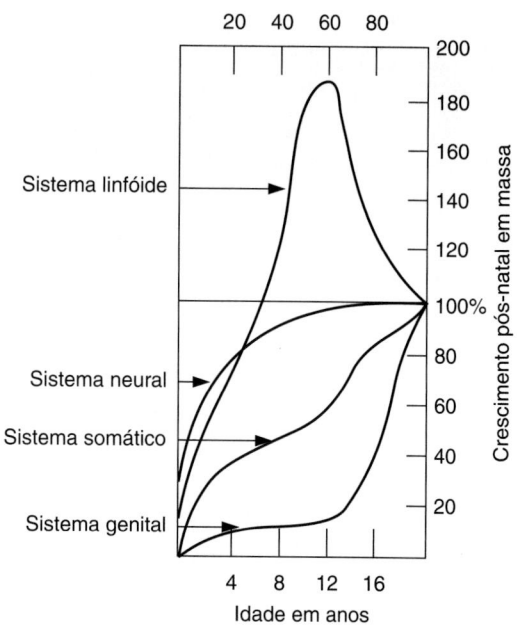

Figura 1.3
Crescimento pós-natal dos diferentes sistemas anatômicos segundo a idade.

congênitas, como a fissura labial ou lábio-palatina. Nestes casos, o crescimento poderá exagerar a deformidade facial.

Apesar das pequenas dimensões anatômicas nasais e da maior resistência das vias aéreas, os lactentes são predominantemente respiradores nasais (as explicações anatômicas e fisiológicas para este tipo preferencial de respiração serão discutidas mais adiante, nesta seção). Embora o grau e a duração do apoio nas vias aéreas nasais para a respiração possam variar em cada criança, a obstrução completa das vias aéreas nasais ao nascer é em geral uma emergência. Ao nascimento, uma obstrução nasal, mesmo quando unilateral, pode causar significativa dificuldade respiratória e dificuldades alimentares secundárias. Em crianças mais velhas, uma obstrução nasal ou nasofaríngea crônica, mais freqüentemente causada por hipertrofia linfóide, pode estar associada à constante respiração bucal, por posicionamento anormal da língua e por suspeitas de alterações do crescimento craniofacial. A chamada síndrome da fácies adenoide persiste controversa do ponto de vista de causa e efeito; entretanto, sua descrição serve para esclarecer as seqüelas potenciais de uma entidade mórbida única em uma criança que está crescendo ativamente.

O desenvolvimento das cavidades paranasais está intimamente relacionado com o crescimento nasomaxilar e facial (Fig. 1.6). As cavidades sinusais maxilar, etmoidal e esfenoidal já estão presentes ao nascer, embora tipicamente seus tamanhos pequenos excluam seu aparecimento radiológico (Tabela 1.1). O crescimento evidente da cavidade maxilar começa aproximadamente com 3 anos de idade, porém a expansão dirigida inferiormente não ocorre senão após a erupção da dentição permanente, quando a criança tiver entre 7 a 8 anos. O assoalho da cavidade sinusal maxilar aproxima-se do meato inferior com 8 anos de idade e alcança o nível do assoalho nasal aos 12 anos de idade. O tamanho de adulto é alcançado no meio da adolescência. As cavidades paranasais etmoidais derivam como evaginações da mucosa nasal a partir dos meatos nasais médio, superior e supremo. A pneumatização, embora presente ao nascer, não é significativa, ocorrendo quando a criança tiver entre 3 e 7 anos. A forma adulta final é tipicamente alcançada na idade de

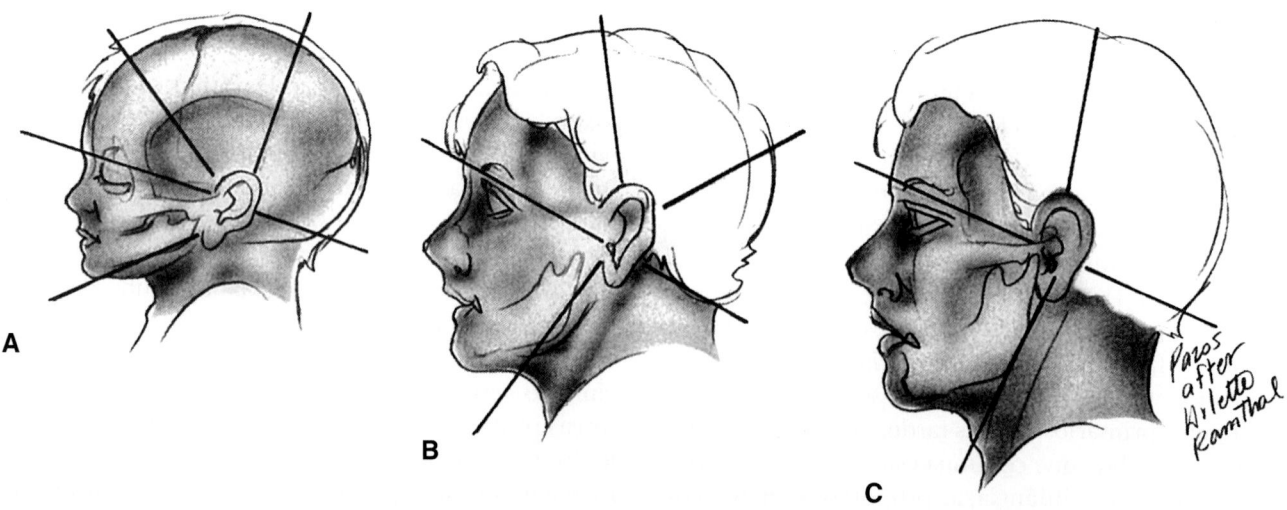

Figura 1.4
Mudanças da configuração facial com a idade. **A:** Ao nascer. **B:** Até os 5 anos. **C:** Aos 15 anos. (Segundo Stool PE, Marasovich W. Postnatal craniofacial growth and development. In: Bluestone CD, Stool SE, eds. *Pediatric otolaryngology*, 2nd ed. Philadelphia: WB Saunders, 1990:18, com permissão.)

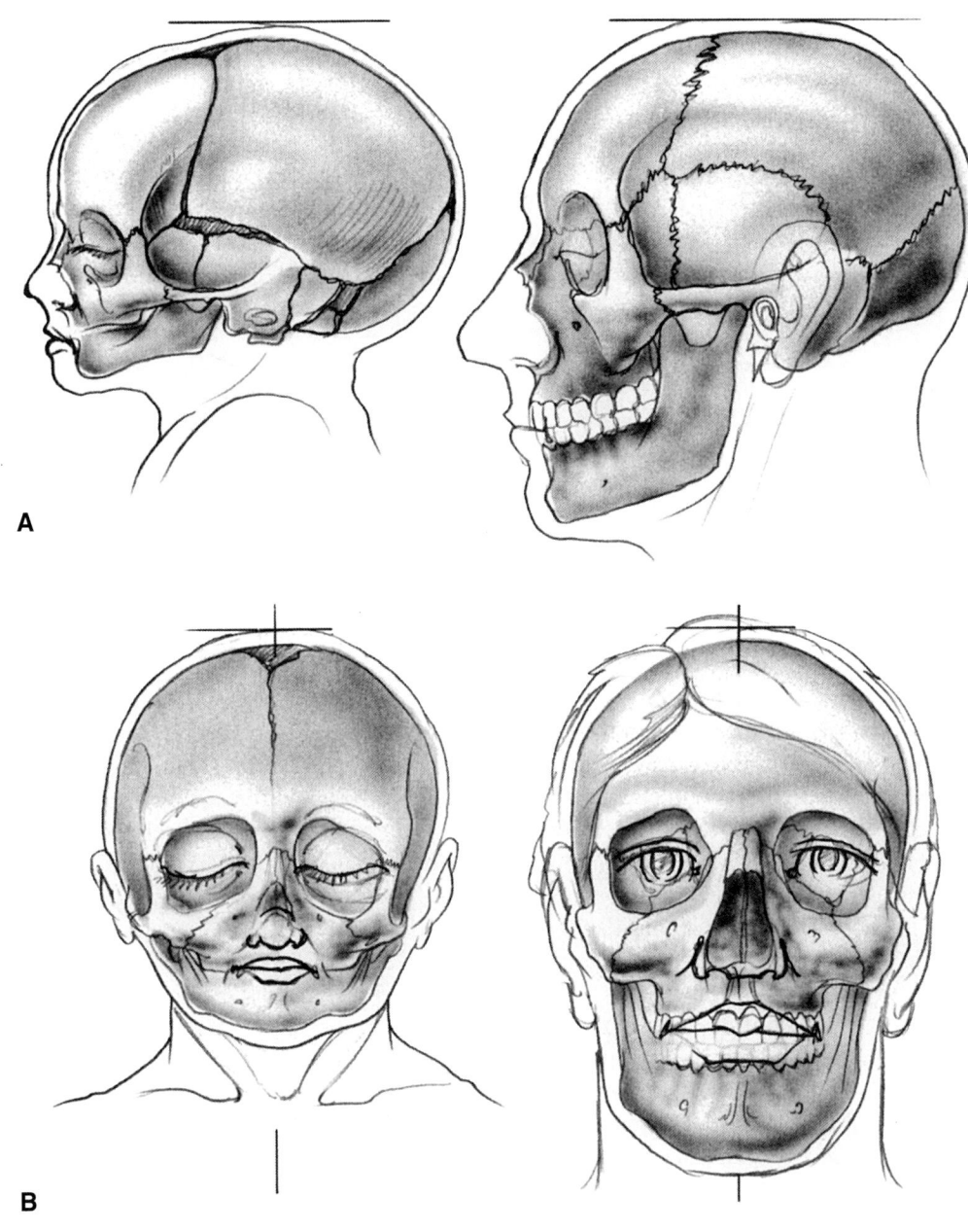

Figura 1.5
Comparação entre os crânios do lactente e do adulto. **A:** Vistas laterais. **B:** Vistas ântero-posteriores.

12 a 14 anos. As cavidades sinusais esfenoidais originam-se dentro da cúpula nasal; não começam a pneumatizar o osso esfenóide e a se tornarem clinicamente significativas senão a partir dos 4 a 5 anos de idade. O desenvolvimento do esfenóide, embora completo na metade da adolescência, é altamente variável na extensão final da pneumatização do osso esfenóide. As cavidades sinusais frontais originam-se como excrescências dos meatos médios nas regiões do recesso frontal. As cavidades sinusais frontais não estão presentes ao nascer; seu crescimento começa no 3º ano de vida e continua até à adolescência. A pneumatização é altamente variável e tem significância clínica limitada até o início da adolescência. A lâmina fina posterior e o assoalho da cavidade sinusal frontal mantêm relação anatômica importante com a fossa craniana anterior e com as estruturas orbitárias, respectivamente.

A descrição do desenvolvimento das cavidades paranasais seria incompleta sem menção à região do complexo ostiomeatal (COM), que representa o ponto de junção do óstio da cavidade sinusal maxilar, dos óstios etmoidais anteriores e do recesso frontal na região do meato médio. Os canais para dentro dos quais esses óstios se abrem são ligados pela bolha etmoidal, pelo processo uncinado e pela concha média. O aumento anatômico ou a hipertrofia mucosa dessas 3 estruturas po-

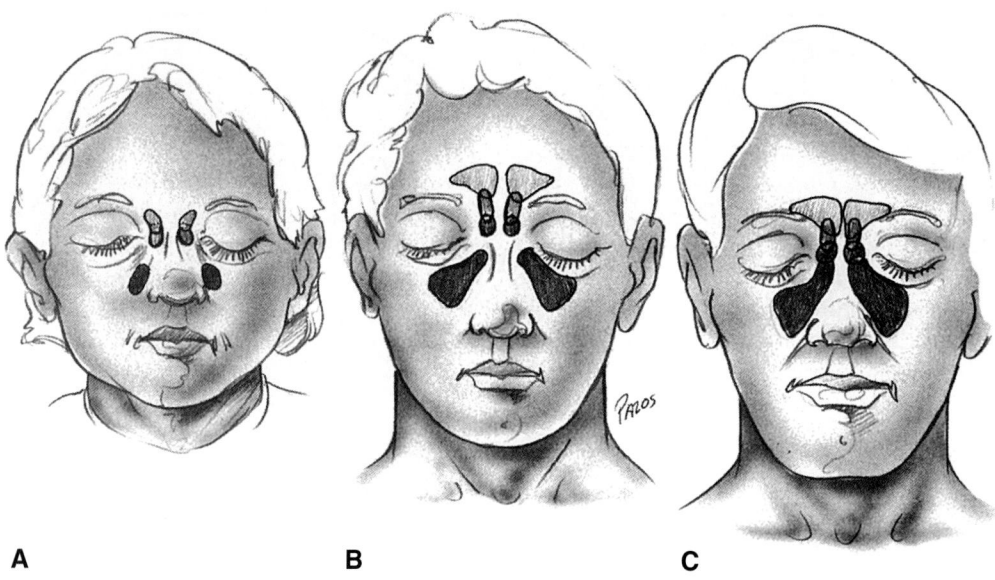

Figura 1.6
Desenvolvimento das cavidades paranasais. **A:** Ao nascer. **B:** Aos 10 anos. **C:** Aos 15 anos.

dem estreitar significativamente esses canais e obstruir a drenagem maxilar–etmoidal–frontal. O tamanho relativamente pequeno do nariz da criança torna a cirurgia intranasal comparativamente arriscada em decorrência da exposição cirúrgica limitada. Esta situação, embora ainda desafiadora, melhorou com o desenvolvimento dos instrumentos e dos telescópios de tamanho apropriado para a cirurgia endoscópica funcional das cavidades paranasais direcionada para a região do complexo ostiomeatal da população pediátrica.

Ao nascer, a orelha tem a configuração e a localização do adulto, embora pareça ascender na sua posição em resultado do crescimento vertical do terço inferior da face. A orelha alcança quase o tamanho de adulto aos 4-5 anos de idade e o tamanho completo de adulto aos 9 anos. A natureza móvel e flexível da cartilagem da orelha da criança pequena também amadurece durante este mesmo período, que tem influência na cronologia dos procedimentos reconstrutivos otológicos, especificamente nos que requerem manipulação de cartilagem.

A membrana timpânica tem o tamanho-adulto desde o nascimento, porém, devido em parte à ossificação incompleta do canal auditivo externo, permanece em uma posição quase horizontal, prejudicando sua visualização no exame da orelha do neonato. A orientação vertical final do tímpano é alcançada ao completar a ossificação do canal, aproximadamente aos 2 anos de idade.

O desenvolvimento da tuba auditiva exerce um papel proeminente na predisposição manifestada pelos lactentes e pelas crianças pequenas para infecções da orelha média (Fig. 1.7). Ao nascer, a tuba auditiva tem aproximadamente 50% do comprimento daquele do adulto, e se mantém em uma posição quase horizontal, entrando na nasofaringe no nível do palato duro. Com o crescimento, a tuba auditiva se alonga, se alarga, e faz um ângulo inferior, alcançando sua posição nasofaríngea na época em que a criança tem entre 5 a 7 anos de idade.

A formação ossicular da orelha média está completa ao nascimento. A pneumatização da orelha média está igualmente quase completa. O antro mastói-

TABELA 1.1
DESENVOLVIMENTO DAS CAVIDADES PARANASAIS

		Tamanho (ml)				
	Primeiro Aparecimento	Nascimento	3 anos	10 anos	14 anos	Idade de Importância
Maxilar	3 semanas de vida fetal	0,13	2,5	10,4	11,6	Nascimento
Etmoidal	6 meses de vida fetal	0,06	0,16	2,4	4,8	Nascimento
Esfenoidal	3 meses de vida fetal	0,02	0,68	1,8	2,1	5 anos
Frontal	1 ano de idade		0,08	1,0	3,6	10-12 anos

Modificado de Schaeffer JP. *The embryology, development and anatomy of the nose, paranasal sinus, nasolacrimal passageways and olfactory organ in man.* Philadelphia: Blakiston, 1920, com permissão.

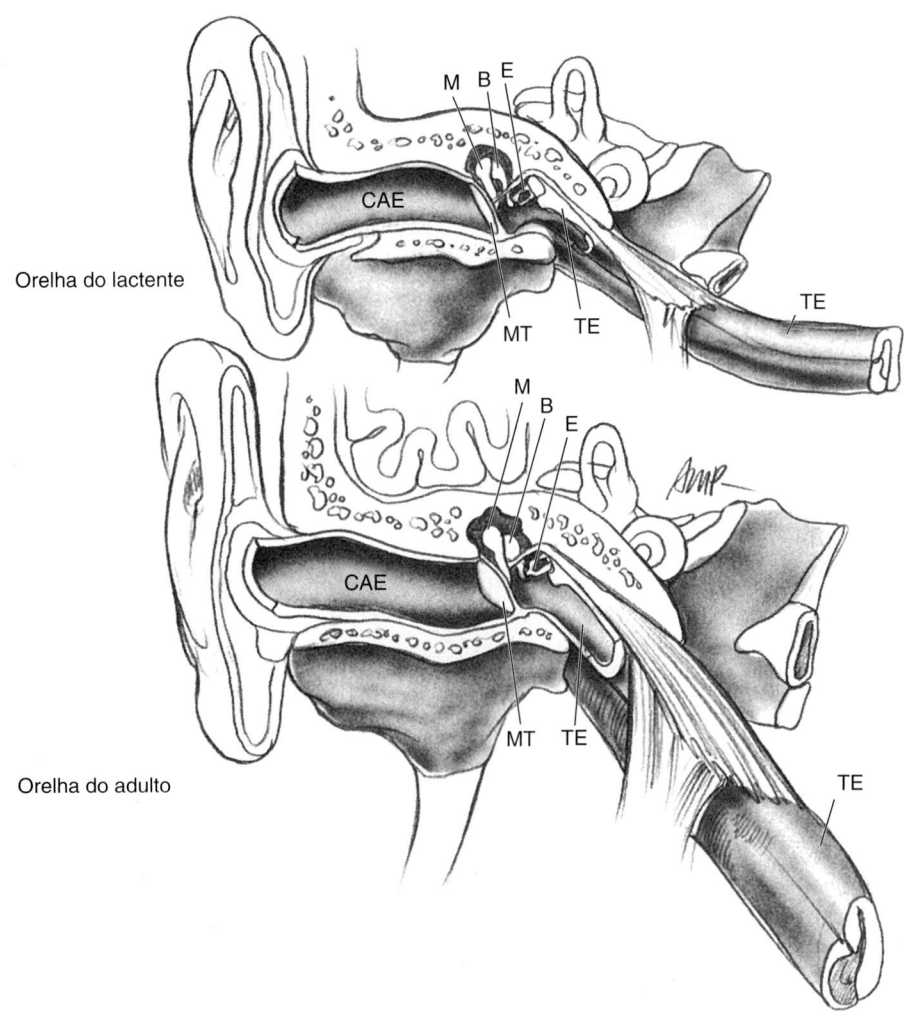

Figura 1.7
Comparação entre o desenvolvimento da orelha média e da tuba auditiva do lactente e do adulto. M, martelo; B, bigorna; E, estribo; TE, tuba auditiva; MT, membrana timpânica; CAE, canal auditivo externo.

deo, ao contrário disso, aumenta significantemente durante os 1os anos de vida com a pneumatização generalizada da mastóide e o desenvolvimento progredindo durante a 1ª infância. A maior parte do crescimento pós-natal da mastóide ocorre na direção lateral e posterior e o processo estilóide só aparece ao redor dos 3 anos de idade (Fig. 1.8). Durante este período do desenvolvimento, a porção extratemporal do nervo facial está relativamente desprotegida, predispondo-a ao trauma obstétrico e à potencial lesão iatrogênica durante a cirurgia timpanomastóidea ou parotídea. Nesta idade jovem, o delgado córtex mastóide também responde pela potencial propagação subperióstica da infecção da mastóide.

A porção petrosa do osso temporal, incluindo os labirintos ósseos e membranosos, está completamente formada ao nascer. O neonato deverá estar completamente funcional do ponto de vista auditivo e vestibular.

A cavidade oral do neonato é pequena, e a língua comparativamente longa enche-a completamente, contribuindo significativamente para o neonato ser um respirador preferentemente nasal. As estruturas palatais completamente formadas asseguram ao neonato a necessária competência velofaríngea, e a posição cervical mais superior da laringe permite a superposição potencial da epiglote e do véu palatino, estabelecendo uma via aérea nasofaríngea durante a alimentação por sucção. O fluxo do leite ingerido é canalizado em volta do dorso da língua e lateralmente em volta da epiglote, protegendo as vias aéreas. Com o crescimento mandibular, a cavidade oral aumenta e a base da língua desce para sua posição hipofaríngea final. A sucção do lactente muda gradualmente para um tipo mais maduro de deglutição, que é funcionalmente muito complexo, consistindo de uma série extremamente bem sincronizada de movimentos neuromusculares orais, faríngeos e esofágicos.

A laringe serve imediatamente para o neonato como um ducto para a respiração. Nenhuma outra estrutura da cabeça ou do pescoço é inicialmente tão essencial para a vida. Adicionalmente, a laringe protege as vias aéreas inferiores por meio de 2 mecanismos: fechamento glótico e supraglótico durante a deglutição e no reflexo da tosse. A função fonadora da laringe

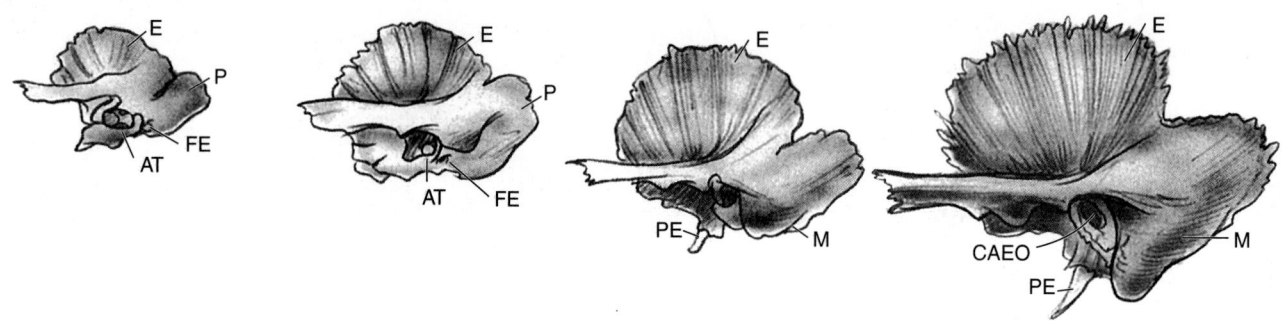

Figura 1.8
Desenvolvimento pós-natal do osso temporal. Observe o desenvolvimento do canal auditivo externo ósseo e do processo estilóide. CAEO, canal auditivo externo ósseo; M, mastóide; P, petrosa; E, escamosa; FE, forame estilomastóideo; PE, processo estilóide; AT, anel timpânico. (Adaptado de Kenna M, Hirose K, Embriology and developmental anatomy of the ear. In: Bluestone CD *et al.*, eds. *Pediatric otolaryngology*, 4th ed. Philadelphia: WB Saunders 2003:136.)

propicia ao lactente um modo de expressar as necessidades básicas; esta função comunicativa obviamente aumenta de complexidade e de importância mais tarde na infância.

A laringe pediátrica tem diferenças anatômicas consideráveis com a do adulto. Estas diferenças abrangem as demandas da respiração específica e a proteção das vias aéreas na alimentação por sucção no recém-nascido. O pescoço do recém-nascido é relativamente curto, e a laringe do lactente é posicionada mais alta, aproximando-se da 3ª ou da 4ª vértebra cervical em repouso e elevando-se até à altura da 1ª ou da 2ª vértebra cervical durante a deglutição (Fig. 1.9). Esta situação alta permite a sobreposição da epiglote no palato mole, conforme foi comentado previamente. Com o crescimento do pescoço, a laringe desce gradualmente para a sua posição de adulto, oposta à 5ª vértebra cervical. Esta posição ainda relativamente elevada da laringe durante toda a infância esclarece a relativa facilidade com a qual, em muitas crianças, a epiglote pode ser visualizada no exame orofaríngeo.

A predisposição manifestada pelos lactentes para a obstrução das vias aéreas é relacionada com o seu tamanho pequeno, com a flexibilidade dos seus tecidos conjuntivos constituintes, e com alguns dos seus aspectos anatômicos intrínsecos. A epiglote infantil tem a forma de ferradura ou de ômega, e as aritenóides são relativamente grandes, cobrindo uma porcentagem significante da glote posterior (Fig. 1.10). Esta configuração anatômica contribui para a laringomalacia. A cartilagem cricóidea do lactente tem diâmetro menor que o comprimento das pregas vocais verdadeiras, tornando a região subglótica a parte mais estreita das vias aéreas pediátricas. A dimensão interna em forma de funil que daí resulta (Fig. 1.11) tem conseqüências importantes para a criança pequena não só com relação às seqüelas do edema inflamatório das vias aéreas como dos efeitos da intubação endotraqueal.

A laringe do lactente cresce rapidamente tanto em largura quanto em comprimento, durante os 3 primeiros anos de vida, podendo ser necessária a intervenção das vias aéreas em certas anomalias congênitas. A seguir, o crescimento da laringe torna-se mais lento até à adolescência, quando há um rápido aumento em todas as dimensões das vias aéreas. O crescimento das cartilagens cricóide e tireóide durante o estirão do adolescente altera também a angulação das pregas vocais verdadeiras à medida que elas vão se inserindo na região da comissura anterior. Isto contribui em parte para as modificações da voz que se processam na puberdade.

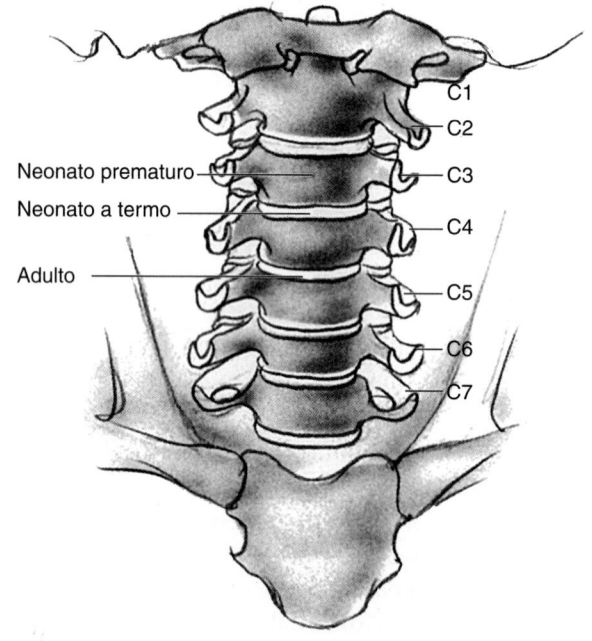

Figura 1.9
Posições comparativas da laringe no pescoço (nível glótico) entre o neonato e o adulto.

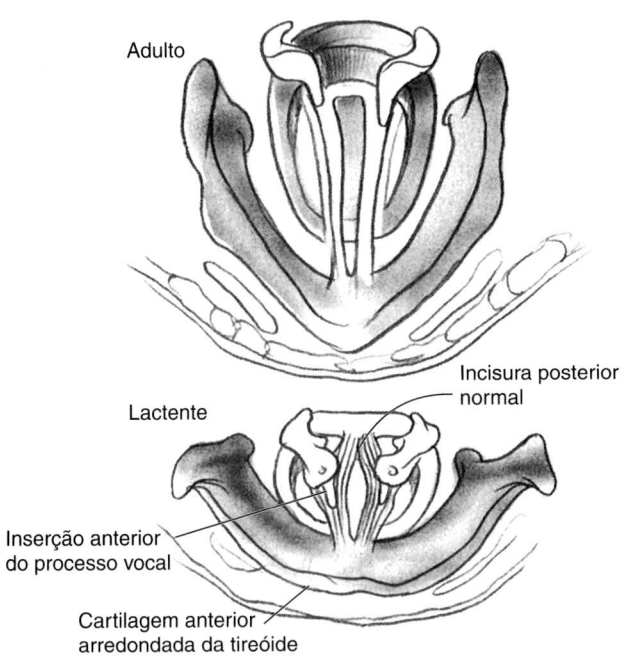

Figura 1.10
Vista endoscópica do lactente e do adulto demonstrando a comparativamente grande cartilagem aritenóide e a configuração arredondada da cartilagem tireóide do lactente em comparação com a laringe do adulto.

Tem importância anatômica adicional o subdesenvolvimento comparativo da cartilagem tireóidea no lactente. Neste, a cartilagem tireóidea é relativamente plana, sem uma proeminência vertical na linha média (Fig. 1.12) e tende a ser sobreposta pelo osso hióide em razão da posição alta da laringe. A cartilagem cricóide é também pequena e a membrana cricotireóidea é mais uma fissura que um verdadeiro espaço palpável. Os pontos de referência-padrão para a traqueotomia e para a cricotireoidectomia não são muito demonstráveis, tornando difíceis à execução emergente de qualquer desses procedimentos no recém-nascido. A intubação endotraqueal é uma escolha mais acentuada para a manutenção das vias aéreas nas emergências agudas da criança pequena.

O pescoço do lactente e da criança pequena também difere do adulto na proeminência do tecido linfóide cervical. Os linfonodos cervicais aumentam de tamanho proporcionalmente à curva de crescimento do tecido linfóide corporal geral (Fig. 1.2). No exame de rotina do pescoço de uma criança, a variabilidade da linfadenopatia cervical palpável pode se tornar um desafio diagnóstico para a decisão sobre quando executar uma biópsia do nódulo. As crianças com risco de patologia significativa são as que apresentam adenopatia supraclavicular, sintomas clínicos preocupantes, como febre ou perda de peso, ou uma fixação do linfonodo à pele sobrejacente ou aos tecidos profundos subjacentes. Os linfonodos retrofaríngeos constituem um grupo de nódulos de importância adicional nas crianças pequenas. Uma adenite supurada nesta região poderá resultar em formação de abscesso e em comprometimento do trato aerodigestivo.

MALFORMAÇÕES CONGÊNITAS

O diagnóstico e o tratamento das malformações congênitas das estruturas da cabeça e do pescoço são parte integrante da prática da otorrinolaringologia pediátrica. As crianças com essas anormalidades requerem uma

Figura 1.11
O estreitamento cuneiforme da dimensão interna da laringe do lactente é decorrente do diâmetro menor da cartilagem cricóidea em comparação com o da glote. Essas dimensões subglóticas aproximam-se mutuamente na laringe do adulto.

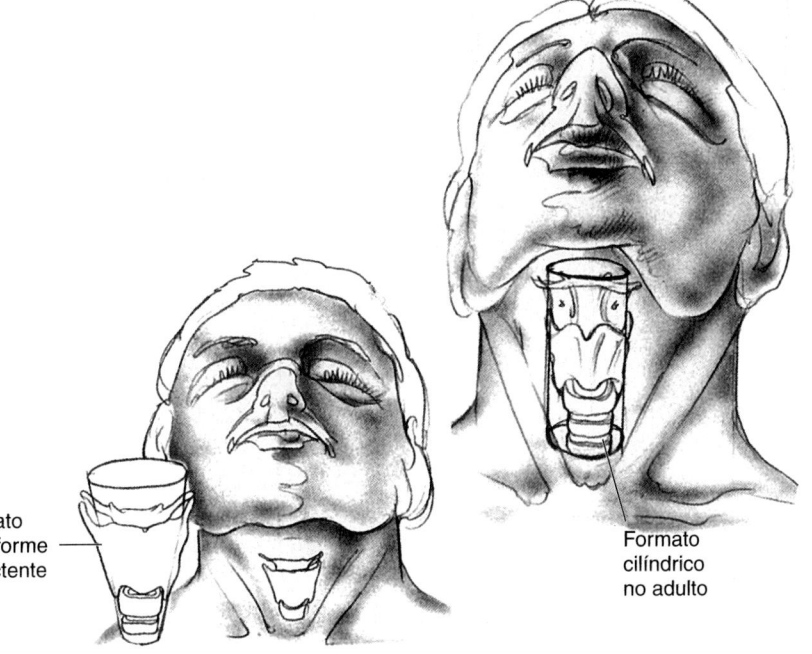

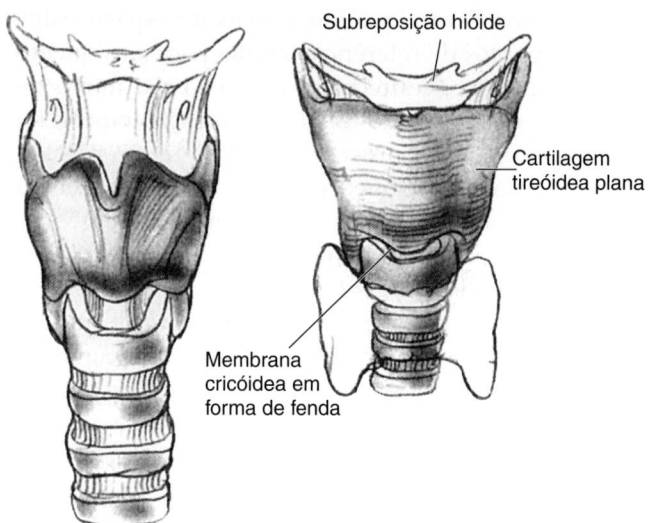

Figura 1.12
Vista anterior demonstrando a cartilagem tireóidea infantil plana com a sobreposição pelo hióide e abaixo a cartilagem cricóide. Esses elementos cartilaginosos separam-se com o avanço da idade.

cuidadosa avaliação otorrinolaringológica e pediátrica em geral para se ter certeza de que a anomalia da cabeça ou do pescoço não é manifestação de uma síndrome craniofacial ou sistêmica subjacente. A descoberta das manifestações sindrômicas adicionais poderá ter importância prognóstica, alterando os planos cirúrgicos ou de tratamento a longo-termo, como também poderá ser de potencial uso genético do ponto de vista do planejamento familiar. Uma ampla lista de todas as malformações congênitas da cabeça e do pescoço está além das finalidades deste capítulo. Uma breve revisão de diversas lesões mais comuns esclarece a diversidade de uma clínica otorrinolaringológica pediátrica.

Malformações Auriculares

A origem complexa da orelha média e externa a partir dos dois primeiros arcos branquiais presta-se por si mesma a variáveis graus de malformações esporádicas. As pequenas malformações incluem concavidades e brotos pré-auriculares. Os brotos pré-auriculares, embora tipicamente um sinal isolado em uma criança com audição normal, podem estar associados às malformações ossiculares e à perda condutiva da audição. Os brotos pré-auriculares podem ocorrer em presença de doença renal e de perda mista condutiva/neurossensorial em crianças com a síndrome branquio-otor-renal (BOR).

As grandes malformações auriculares são a microtia e a atresia. Podem ser entidades isoladas ou ocorrer um distúrbio craniofacial generalizado tal com a síndrome Goldenhar. Nessas crianças a intervenção é conduzida pela unilateralidade ou bilateralidade da condição, pelo estado auditivo da criança, pelo desejo da restauração cosmética ou auditiva. Essas crianças podem desenvolver otite média aguda (OMA) no espaço auditivo rudimentar da orelha micrótica, e têm maior risco de desenvolver colesteatoma no canal auditivo atrésico. Nos casos unilaterais, a orelha normal deve ser estritamente monitorizada quanto à otite média com derrame (OME) e comprometimento auditivo secundário. Os cuidados amplos a essas crianças incluem o aconselhamento dos pais, a avaliação audiológica detalhada e, se necessário, a intervenção cirúrgica incluindo a reconstrução auricular, o reparo da atresia e os aparelhos de audição ancorados ao osso.

Malformações do Nariz

A atresia coanal é representativa de uma grande malformação do desenvolvimento das narinas que, quando bilateral, causa comprometimento respiratório imediato no recém-nascido. O uso de vias aéreas orais modificadas ou a intubação endotraqueal proporcionam alívio das vias respiratórias até que seja possível o tratamento cirúrgico definitivo. A tomografia computadorizada (TC) de alta resolução é uma parte-requisito da avaliação pré-operatória desses pacientes. Seu tratamento cirúrgico foi grandemente facilitado pela aplicação das técnicas cirúrgicas endoscópicas. As atresias ósseas, bem como as membranosas, podem ser abordadas por via transnasal ou combinada transnasal-transoral, tornando quase obsoleta a clássica abordagem transpalatal. Adicionalmente, a atresia coanal precisa ser reconhecida como uma manifestação potencial da associação CHARGE. Essas crianças têm uma propensão para anomalias das vias aéreas e sistêmicas que podem impor a traqueotomia neonatal como a medida de tratamento inicial mais adequada, retardando o reparo da atresia coanal até que a criança tenha mais idade. Continua o debate sobre os efeitos a longo prazo do reparo bem-sucedido da atresia coanal sobre o crescimento mesofacial e a futura função velofaríngea.

Malformações menos graves do desenvolvimento das narinas incluem estenose da abertura piriforme e estenose da coana. Essas causam graus de obstrução nasal variáveis. A maioria dos neonatos afetados pode ser tratada de modo conservador com vias aéreas artificiais ou com preparados de gotas de esteróides tópicas para reduzir a hipertrofia da mucosa nasal. Freqüentemente essas medidas devem ser continuadas através de todo o período de respiração nasal preferencial do lactente. Em uma pequena porcentagem desses pacientes é necessária a intervenção cirúrgica para aumentar o diâmetro da passagem nasal.

Malformações da Linha Média

Encefaloceles, gliomas e cistos dermóides são massas congênitas na linha média nasal cujas manifestações típicas são os sinais e os sintomas de obstrução nasal. Seu maior risco é o de potencial infecção do sistema nervoso central, processada espontaneamente ou depois de uma intervenção cirúrgica não-adequada. Como avaliação pré-operatória dessas malformações é recomendado o uso complementar da TC e da ressonância magnética (RM). O tratamento definitivo é proporcionado pela ressecção cirúrgica via abordagem endoscópica transnasal, por uma rinotomia lateral externa, pela rinoplastia aberta, ou por uma ressecção craniofacial anterior apoiadas na habilidade combinada do otorrinolaringologista e do neurocirurgião.

Malformações da Cavidade Oral

As malformações do desenvolvimento da cavidade oral são freqüentemente associadas à hipoplasia maxilar ou mandibular. Essas malformações podem ocorrer como entidades isoladas, podem fazer parte de um distúrbio craniofacial específico como na síndrome Treacher Collins, podem ser uma das múltiplas manifestações de um processo sistêmico como na síndrome Stickler. Uma das apresentações mais comuns é a associação de retrognatia, glossoptose e fissura do palato mole, na chamada seqüência Robin. Muitas crianças com malformações mandibulares ou maxilares têm problemas das vias aéreas e digestivas. As intervenções variam desde a estratégia de posicionamento e das técnicas especiais de alimentação até a traqueostomia e gastrostomia nos casos graves. Historicamente, esses tratamentos deverão continuar até que a maturação do crescimento facial e neuromuscular seja adequada para evitar posterior obstrução das vias aéreas. Nos anos recentes, esta abordagem expectante foi suplantada pela aplicação das técnicas de disjunção óssea e de reconstrução craniofacial no início da vida de muitas dessas crianças.

A malformação mais comum da cabeça e da região do pescoço é a fissura labial e palatina. Em alguns centros médicos, o otorrinolaringologista pediátrico assume a responsabilidade principal pelo tratamento cirúrgico desses pacientes; em outros centros, o otorrinolaringologista funciona em um papel de consultor como membro de uma equipe multidisciplinar. Em muitas instituições essas equipes multidisciplinares coordenam o tratamento de crianças com distúrbios craniofaciais extensos.

Anormalidades das Vias Aéreas

As anomalias congênitas das vias aéreas representam particular desafio diagnóstico e terapêutico. A laringomalacia, anomalia laríngea mais comum é, sob alguns aspectos, a extremidade do espectro do desenvolvimento supraglótico neonatal normal. A apresentação clínica mais freqüente é o estridor inspiratório, que em geral cessa de modo espontâneo. Uma laringomalacia grave pode, em alguns casos, causar dispnéia e dificuldades alimentares. Historicamente, esses lactentes exigiam traqueotomia temporária. Um procedimento alternativo, conhecido como epiglotoplastia ou, mais apropriadamente, supraglotoplastia, consiste na excisão das pregas ariepiglóticas obstrutivas ou dos tecidos supraglóticos redundantes. Este procedimento proporciona alívio imediato da dificuldade respiratória, na maioria desses lactentes.

A estenose subglótica congênita pode também representar uma variante grave do desenvolvimento normal das vias aéreas. O consagrado padrão de tratamento de lactentes com esta malformação era a traqueotomia, na espera do posterior aumento de diâmetro das vias aéreas. Uma descompressão laringotraqueal anterior, com ou sem aumento da cartilagem, oferece uma forma mais imediata e potencialmente eficaz de terapia para essas crianças.

A fissura laríngea é incomum sendo potencialmente uma anomalia congênita importante do trato aerodigestivo, em decorrência do risco de repetidas aspirações. Para o diagnóstico da fissura laríngea é necessário um alto índice de suspeita com um exame endoscópico cuidadoso da região da comissura posterior. O tratamento cirúrgico das fissuras laríngeas isoladas da supraglote ou da glote pode ser por abordagem microendoscópica ou por laringofissura anterior; as fissuras laringotraqueoesofágicas mais extensas requerem muitas vezes uma abordagem cervical lateral e toracotomia executada por uma equipe conjunta de otorrinolaringologia, cirurgia pediátrica ou de cirurgia cardiotorácica.

O estudo das anomalias congênitas das vias aéreas deve também incluir a compressão das vias aéreas traqueais por estruturas vasculares aberrantes, incluindo anéis aórticos, constrições da artéria pulmonar, e mais comumente, compressão da artéria inominada. A investigação dessas crianças inclui radioscopia das vias aéreas, avaliação operatória endoscópica, e um exame dinâmico das vias aéreas sob a forma de provas da função pulmonar. Esses últimos estudos expandiram as indicações para o tratamento cirúrgico dessas crianças incluindo a intolerância ao esforço, nas suas formas moderada ou grave. A RM substituiu a arteriografia como estudo radiológico de escolha na avaliação tanto do grau anatômico da compressão das vias aéreas quanto das estruturas vasculares envolvidas. A compressão da artéria inominada pode ser mais bem abordada pelo realinhamento do vaso por meio de reimplante em vez de somente a aortopexia de suspensão. Os estudos da função pulmonar pós-operatórios persistem como indispensáveis para as crianças que têm clinicamente suspeita de uma traqueobroncomalacia residual. As opções cirúrgicas diferentes da ressecção e da reanastomose traqueal são limitadas; o desenvolvimento de *stents* de tecido endobrônquico compatível poderá fornecer futura ajuda nas crianças com traqueomalacia extensa.

Malformações do Pescoço

As malformações congênitas do pescoço constituem um grupo comparativamente raro, porém, interessante de massas cervicais da infância que tipicamente se apresentam nas duas primeiras décadas de vida. Essas lesões congênitas podem se apresentar como massas cervicais não-inflamatórias ou podem passar despercebidas até que ocorra uma infecção secundária. A maioria dessas lesões origina-se em interrupção do desenvolvimento de descida dos sistemas branquial ou tireóideo. Os 1ºˢ resultam em um conjunto de cistos, seios e fístulas branquiais. Os últimos incluem não só cistos do ducto tireoglosso como anomalias de ectopia da tireóide. Ao exame físico, a localização anatômica freqüentemente sugere o sistema de origem subjacente. O tratamento definitivo impõe a excisão completa da lesão, incluindo qualquer trajeto externo identificável para a pele ou trajeto interno para o sistema aerodigestivo.

ALTERAÇÕES SENSORIAIS

Dentre as alterações sensoriais relevantes para o otorrinolaringologista pediátrico, a de maior importância é a perda auditiva. A maioria das perdas auditivas em crianças é de natureza leve, transitória, e condutiva e ocorre secundariamente a uma OMA ou a uma OME. As perdas auditivas mais graves e permanentes ocorrem em presença de anomalias congênitas da orelha externa e da média. Quase todas as perdas auditivas condutivas são passíveis de correção cirúrgica.

O desenvolvimento insuficiente da fala e da linguagem em uma criança sadia sob outros aspectos é tipicamente o indício de uma alteração subjacente da audição. O otorrinolaringologista e o médico encarregado dos cuidados primários, para que possam reconhecer esses atrasos, devem estar bem cientes das etapas evolutivas esperadas na linguagem receptiva e expressiva (Tabela 1.2). Diante do resultado normal de uma avaliação otológica e audiológica, devem ser pes-

TABELA 1.2
MARCOS EVOLUTIVOS DA LINGUAGEM DE LACTENTES E CRIANÇAS DESDE O NASCIMENTO ATÉ OS 2 ANOS DE IDADE

Idade (Meses) que o Comportamento Pode Ser Estabelecido	Comportamento da Linguagem Receptiva	Comportamento da Linguagem Expressiva
1	Atividade ao acaso parada pelo som	Vocalização ao acaso; principalmente sons vogais
2	Parece ouvir quem fala; pode sorrir para a pessoa	Sinais vocais de prazer; sorriso social
3	Olha na direção de quem fala	Arrulha e gargareja; ri em resposta à fala
4	Responde diferentemente à voz de raiva *vs* a de prazer	Responde vocalmente ao estímulo social
5	Reage ao próprio nome	Começa a imitar sons
6	Reconhece palavras como "adeus", "mamã", "papá"	Protesta vocalmente; grita com prazer
7	Responde com gestos às palavras como "olhe", "vem" e "até logo"	Começa a emitir sons semelhantes às palavras e algum jargão
8	Pára a atividade quando ouve chamar o próprio nome	Imita seqüências de sons
9	Pára a atividade em resposta a "não"	Imita tipos de entonação de palavras
10	Imita acuradamente o timbre sonoro	Emite primeiras palavras
11	Responde às perguntas simples ("onde está o cão?") olhando ou apontando	Jargão bem estabelecido
12	Responde com gestos às várias expressões verbais	Mostra conhecimento de objetos familiares pelo nome
15	Reconhece o nome de várias partes do corpo	Palavras verdadeiras mescladas com o jargão, às vezes com gestos
18	Identifica retratos da família quando são designados	Usa palavras mais que gestos para expressar desejos
21	Segue duas ordens consecutivas relacionadas ("pegue o chapéu e coloque na cadeira")	Começa a combinar palavras ("Papá carro", "Mamã sobe")
24	Compreende sentenças mais complexas ("depois que chegarmos no carro vamos para a loja")	Refere-se a si mesmo pelo nome

Cortesia de Beery QC. Center of Speech, Language and Voice Pathology, Eye and Ear Institute of Pittsburgh, com permissão.

quisadas as alternativas etiológicas para o desenvolvimento insuficiente da linguagem, como deficiência mental, dislexia, disartria ou um dos distúrbios do espectro autístico.

Aproximadamente 1 dentre 1.000 crianças nasce com uma perda sensório-neural intensa ou profunda. Um número igual de crianças poderá desenvolver perda auditiva sensório-neural profunda na adolescência tardia. Esta incidência de surdez sensório-neural está aumentando acentuadamente em populações específicas.

A maioria das crianças com perda auditiva congênita ou adquirida no período neonatal pode agora ser identificada graças à implantação do sistema universal de triagem auditiva do recém-nascido como um padrão de cuidados obrigatórios. Esses programas de identificação precoce são factíveis em razão dos refinamentos tecnológicos do teste auditivo de respostas evocadas (BERA) e do teste de emissões otoacústicas. O objetivo desses programas de triagem é a instituição mais precoce da protetização com amplificação sonora, idealmente entre 6 semanas e 3 meses de idade.

O reconhecimento mais precoce da surdez e da alteração auditiva das crianças deposita maior responsabilidade sobre o otorrinolaringologista pediátrico para conhecer a genética relevante da perda auditiva e o potencial diagnóstico do teste genético. Isto é particularmente verdadeiro quanto à perda auditiva sensório-neural não-sindrômica e à utilidade de triagem quanto às mutações da conexina.

Para as crianças portadoras de perda sensório-neural profunda bilateral e que não respondem à amplificação sonora convencional, o implante coclear multicanal tem se mostrado benéfico. Esses benefícios consistem em melhora auditiva e capacidade de produção da fala e melhora psicológica e da integração social. As estratégias para avaliar a função auditiva e os benefícios adicionais nessas crianças devem ser levados em conta com relação ao tempo de colocação do implante coclear. Isto é particularmente verdade na criança com menos de 2 anos de idade e no paciente que ficou surdo bilateralmente pós-meningite e no qual o desenvolvimento potencial de labirintite ossificante aumenta as preocupações sobre a necessidade de um implante mais precoce que tardio. A discussão risco *versus* benefício deve incluir também o risco relativo de meningite em crianças implantadas e que tenham uma história pregressa de otite média.

Alterações vertiginosas nos grupos etários pediátrico e adolescente são incomuns. Tanto a triagem audiológica quanto as imagens radiológicas dessas crianças são extremamente importantes para excluir potenciais lesões do sistema nervoso central ou anomalias do osso temporal associadas ao desenvolvimento de uma fístula perilinfática congênita. A vertigem paroxística benigna da criança e outros equivalentes da enxaqueca pediátrica são distúrbios incomuns que podem ser variantes de um espectro de disfunção circulatória vertebrobasilar. O teste vestibular em crianças, em particular às respostas postural e vestíbulo-ocular, está ainda nos seus primórdios. O papel dos déficits vestibular periférico e organizacional sensorial central no desenvolvimento motor global da criança persiste indeterminado.

A paralisia do nervo facial em crianças, ao contrário do que ocorre no adulto, é menos freqüentemente idiopática e representa mais tipicamente qualquer dentre um número de etiologias identificáveis. Para excluir potenciais causas inflamatórias, traumáticas, neoplásicas, ou sindrômicas é necessário um cuidadoso exame físico e uma avaliação laboratorial. O teste eletrodiagnóstico, usando-se a eletroneurografia, pode ser executado com acurácia em crianças. A estimulação magnética transtemporal do nervo facial ainda não foi amplamente aplicada à população pediátrica.

A paralisia das pregas vocais é uma causa comum de estridor e de rouquidão em lactentes e crianças maiores. Uma paralisia unilateral pediátrica ocorre mais vezes secundária a um trauma ou a anormalidades cardíacas; a paralisia bilateral é em geral de etiologia neurogênica ou idiopática. Todo neonato ou lactente com paralisia bilateral das pregas vocais requerem uma detalhada investigação neurorradiológica, especialmente com a RM, para excluir anormalidades da fossa posterior.

Os tipos bilateral ou unilateral das paralisias das pregas vocais apresentam problemas diferentes de diagnóstico e de tratamento. O envolvimento bilateral das pregas resulta tipicamente em perigo de vida, enquanto que os aspectos característicos da paralisia unilateral são a rouquidão e a debilidade da voz. No tratamento de crianças com pregas vocais verdadeiras imóveis bilateralmente, é quase sempre necessária a traqueotomia. As técnicas cirúrgicas para permitir a descanulação posterior incluem a aritenoidectomia ou a cordotomia por abordagem endoscópica ou externa; esses procedimentos, quando executados de modo conservador, podem melhorar as vias aéreas com mínimo comprometimento da voz. As técnicas alternativas de reinervação usando o nervo ou o implante de pedículo de músculo em um ou em ambos os músculos cricoaritenóideos posteriores apóiam uma promessa não-comprovada como um método para a preservação da voz. A alteração persistente da voz resultante de paralisia unilateral e que persiste refratária à terapia da fala é passível de várias opções terapêuticas, incluindo injeção de Gelfoam® ou de gordura, técnicas cirúrgicas de medialização e reinervação unilateral.

Uma abordagem conservadora global para o tratamento da paralisia da prega vocal verdadeira é recomendada em crianças, à luz da crescente probabilidade de recuperação espontânea, especialmente nos casos idiopáticos e neurogênicos.

Os otorrinolaringologistas pediátricos devem também avaliar as crianças que demonstram sialorréia intensa secundária à perturbação do controle motor-oral e da deglutição. A maioria dessas crianças tem déficit neurológico grave, particularmente paralisia cerebral. Quando as técnicas de tratamento médico falharem, existem várias opções cirúrgicas. A destruição de fibras do nervo parassimpático dentro do nervo timpânico e da corda do tímpano, a recanalização do fluxo salivar por ligações dos ductos submandibular e parotídeos e a excisão bilateral da glândula submandibular podem ser feitas individualmente ou em combinação como um modo definitivo para remover as fontes principais de remoção de saliva no estado de repouso (glândulas submandibulares) e durante a estimulação pelo alimento (glândulas parótidas).

O tratamento de uma criança com múltiplas alterações sensoriais é mais bem exemplificado pela síndrome Möbius. As crianças que têm esta alteração neurológica complexa apresentam paresia facial bilateral associada ao olhar fixo lateral. O envolvimento dos nervos glossofaríngeo, vago e hipoglosso é também comum. Podem também ocorrer anormalidades das orelhas externa, média e interna, além de anormalidades dos membros, do ombro e do esqueleto craniofacial. Os problemas que podem exigir a intervenção do otorrinolaringologista são a perda auditiva, a obstrução das vias aéreas secundária à paralisia laríngea, a disfagia e a aspiração secundária. Na maioria das crianças com múltiplos distúrbios sensoriais são necessárias a traqueotomia e a alimentação por gastrostomia, e nas que apresentam aspiração com risco de vida são necessários os procedimentos de reposicionamento laríngeo.

DOENÇAS INFECCIOSAS

Otite Média

A otite média é uma das doenças mais comuns da infância. Existem indicações de clínica prática baseadas em evidência, multidisciplinar, proporcionando recomendações aos médicos generalistas quanto ao manuseio de crianças com OMA não-complicada. O foco dessas indicações é o diagnóstico e a terapia inicial, incluindo as escolhas antibióticas e as medidas preventivas apropriadas. A intervenção da otorrinolaringologia pediátrica ocorre quando a OMA persiste refratária ao tratamento médico, ou quando responde ao tratamento, mas é freqüentemente recidivante, quando se complica com manifestações otológicas ou intracranianas, ou é sobreposta a uma OME persistente.

Indicações de prática clínica semelhante proporcionam recomendações com base em evidência sobre o diagnóstico e o tratamento da OME. As alterações subjacentes que predispõem a criança à OME têm importância particular para o otorrinolaringologista pediátrico, bem como a suspeita de efeitos deletérios a longo prazo exercidos pelo derrame da orelha média bilateral ou mesmo unilateral no desenvolvimento final da fala-linguagem e da função cognitiva. Persiste controvérsia concernente ao papel dos esteróides e mesmo dos antibióticos no tratamento da doença não-aguda da orelha média, e resta serem conduzidos estudos referentes a fármacos como os agentes mucolíticos e as drogas antiinflamatórias não-esteróides. Os papéis relativos da colocação do tubo de timpanostomia e o da adenoidectomia no tratamento da OMA recorrente e da OME estão regularmente bem estabelecidos, com estudos mais recentes indicativos da melhora da qualidade de vida das crianças tratadas desta forma.

Vacinação contra *Streptococcus pneumoniae*

Dentre os mais recentes avanços sobre doenças infecciosas está o uso disseminado das vacinas conjugadas contra o *Streptococcus pneumoniae* aplicáveis a lactentes e crianças pequenas. Os estudos indicam que a imunização do lactente com esta vacina conjugada pneumocócica heptavalente possa reduzir a incidência da infecção pneumocócica invasiva, como a meningite em mais de 90% e da recorrência da OMA, em aproximadamente 6%. Esta vacina exerceu um efeito benéfico secundário sobre uma diminuição da perda de audição sensório-neural, da mesma forma que ocorreu relacionado com a meningite após a vacinação contra o *Haemophilus influenzae* tipo B (HiB).

Rinossinusite

O diagnóstico e o tratamento da rinossinusite na população pediátrica passou por alteração nítida com o reconhecimento da região do complexo ostiomeatal (COM) como o sítio primário do envolvimento da maioria das doenças inflamatórias sinusais. O COM serve como área em que a depuração mucociliar proveniente das cavidades paranasais frontais, etmoidais anteriores e maxilares pode ficar obstruída. A endoscopia nasal e sistemática e a TC de alta-resolução aumentaram acentuadamente a capacidade para diagnosticar alterações nesta região e a cirurgia endoscópica funcional (FES – Functional endoscopic surgery) é facilmente usada nas crianças que falharam ao tratamento rigoroso da rinossinusite. O papel benéfico desta cirurgia está particularmente bem estabelecido em pacientes especiais, como os portadores de doenças de imunodeficiência primária, de síndromes de discinesia ciliar e de doenças atópicas graves, como as sinusites alérgicas fúngicas. Embora persistam preocupações, não há documentação de efeitos adversos a longo prazo causados pela FES no crescimento facial.

FIBROSE CÍSTICA

As crianças e os adultos jovens com fibrose cística são outro grupo especial de pacientes. Neste grupo, a pansinusite crônica é um problema quase universal, com uma incidência de polipose nasal obstrutiva variável. No tratamento da fibrose cística, a terapêutica medicamentosa oferece pouco benefício. Uma ampla antrostomia das cavidades sinusais maxilar, frontal e esfenoidal, combinada com a etmoidectomia usando a técnica endoscópica com microdebridador tem se demonstrado eficaz. O sucesso do tratamento inicial caracterizado por alívio da obstrução das vias aéreas nasais deve ser julgado com relação à probabilidade de recidiva pós-operatória dos pólipos.

CIRURGIA ADENOTONSILAR

O otorrinolaringologista pediátrico compartilha com seus colegas otorrinolaringologistas gerais muitos dos procedimentos comuns executados na orelha, no nariz e na garganta, particularmente, a tonsilectomia e a combinação desta. A otorrinolaringologia pediátrica, como um campo de subespecialidade, tem tentado definir melhor as indicações clínicas dessas operações comuns, de investigar os modos alternativos de executar esses procedimentos.

As indicações predominantes para a adenotonsilectomia em crianças são a faringite estreptocócica crônica ou recidivante e o distúrbio obstrutivo do sono secundário à hipertrofia adenotonsilar. A adenotonsilectomia tem historicamente demonstrado-se eficaz no tratamento de crianças gravemente acometidas com repetidas infecções de garganta. Uma indicação infecciosa adicional para a adenotonsilectomia é um papel potencial na redução da incidência de distúrbios obsessivo-compulsivos e de tiques em crianças com distúrbios neuropsiquiátricos auto-imunes e infecção estreptocócica (PANDAS).

O distúrbio obstrutivo do sono responde pela maioria dos casos de adenotonsilectomia pediátrica. A etiologia dos distúrbios obstrutivos do sono é multifatorial e os principais papéis contribuintes sendo exercidos pelas dimensões das vias aéreas craniofaciais, pelo tono muscular global e pelo rápido aumento de tamanho do tecido linfóide durante os primeiros anos de vida. Existem protocolos da prática clínica referentes ao diagnóstico e ao tratamento da síndrome de apnéia obstrutiva da infância. A eficácia da tonsilectomia com ou sem adenoidectomia no alívio da apnéia obstrutiva do sono está bem estabelecida por estudos que incorporam a monitorização pela polissonografia pré e pós-operatória. Têm sido documentadas melhoras significativas da qualidade de vida pós-adenotonsilectomia em crianças mesmo com graus menos graves de distúrbio obstrutivo do sono. A instalação de laboratórios de sono para a realização da polissonografia orientados por colegas pneumologistas e neurologistas pediátricos auxiliou grandemente no conhecimento da fisiopatologia deste distúrbio e avançou o tratamento peroperatório das crianças gravemente acometidas. As crianças com alterações craniofaciais, como a síndrome de Down ou acondroplasia ou com hipotonia grave em resultado de paralisia cerebral e outras doenças neuromusculares, podem ter obstruções que não podem ser revertidas somente por adenotonsilectomia. Para essas crianças poderá ser necessária a faringoplastia e mesmo a traqueotomia.

A crescente pressão sobre os otorrinolaringologistas para executar a adenotonsilectomia como um procedimento ambulatorial focalizou a atenção sobre as técnicas cirúrgicas, sobre os métodos de hemostasia e o tratamento transoperatório. A tonsilectomia extracapsular convencional com dissecção por eletrocautério foi comparada com a tonsilectomia intracapsular ou excisão tonsilar parcial utilizando a ablação por microdebridador ou pela radiofreqüência. Os principais fatores avaliados foram a dor e a hemorragia pós-operatória. Continuam sendo objetos de investigação o uso transoperatório de antibióticos ou esteróides, a preferência da administração local ou sistêmica de narcóticos ou de outros analgésicos e a alteração das práticas de anestesia e de hidratação na tentativa de reduzir a incidência de seqüelas pós-operatórias adversas e reduzir o risco pós-operatório da sedação.

Doenças neoplásicas e *trauma* são estudados nos Caps. 23 e 25 deste volume.

PROBLEMAS ESPECIAIS

As crianças não são tratadas isoladamente. Todas as consultas com o otorrinolaringologista pediátrico são em algum grau modificadas pela mais estreita identificação com os pais e de outros membros da família com a criança.

A família é a fonte principal da história clínica da criança pequena e complemento da história que é obtida das crianças mais velhas. Muitas vezes é necessário um membro da família para segurar o lactente ou o pré-escolar durante o exame de cabeça ou pescoço. O vigor com que isto é executado deverá equilibrar a necessidade de examinar adequadamente a criança com a necessidade de manter a confiança e a colaboração da família.

As recomendações do tratamento devem considerar a dinâmica da família e o papel dos cuidadores secundários nas creches ou nas escolas. Isto poderá influenciar nos esquemas de dosagem da medicação e nos modos de administração. Oferecendo para a criança uma medicação com sabor mais agradável poderá melhorar muito a aderência ao tratamento.

Uma criança com doença grave que precisa de freqüentes visitas ao consultório, de hospitalização ou de cirurgia impõe numerosos estresses sobre a unidade familiar. As famílias grandes, com avós ou outros parentes dentro do lar são atualmente raras. A maioria é constituída por uma família nuclear com os dois pais trabalhando, para os quais os sacrifícios econômicos e sociais são necessários de modo que pelo menos um dos pais deve estar presente com a criança durante toda a evolução do tratamento. Isto impõe uma carga ainda maior nas famílias de pai único. Nos casos de hospitalização prolongada, a intervenção dos serviços sociais é muitas vezes de grande ajuda. Deve também ser dispensada uma grande consideração, quando indicada, aos cuidados de enfermagem em casa; um exemplo comum é o da alta hospitalar para a casa de uma criança recém-traqueotomizada.

A obtenção do consentimento cirúrgico por parte dos pais ou de outros encarregados primários requer um certo tempo e aconselhamento. Com esse respeito, os problemas especiais incluem as famílias legalmente separadas, em cujo caso as instruções devem ser fornecidas individualmente a cada um dos pais e as famílias separadas litigiosamente, em cujo caso o serviço ou o sistema social é o guardião da criança.

A administração de anestesia, especialmente na criança submetida pela 1ª vez a um procedimento, freqüentemente constitui para a família tanta preocupação quanto a própria cirurgia. Esses receios podem se atenuar significamente pelo uso das consultas de anestesia pré-operatórias e pelos programas educativos coordenados pelos hospitais infantis. Esses programas requerem que a família compareça a sessão pré-operatória hospitalar durante as quais os pais ou a criança fiquem preparados para o que possa ocorrer no dia da cirurgia; poderá então ser permitido a um dos pais entrar na sala de cirurgia e nos casos apropriados à idade permanecer ao lado da criança durante a indução da cirurgia.

As indicações pré-operatórias também sofreram alterações nos anos recentes com relação à necessidade do jejum prolongado. O crescente conhecimento concernente à manutenção hídrica e eletrolítica em lactentes e crianças pequenas tem sugerido que são necessárias apenas poucas horas de jejum absoluto e que a oferta de fluidos simples até 2 horas antes da indução planejada não aumenta o risco da criança à aspiração pulmonar. Esta mudança na prática não só evita os riscos anestésicos da indução em uma criança hipovolêmica como cria um período pré-operatório mais humano para a criança e para a família.

A família deve ser informada sobre a necessidade dos cuidados imediatos da criança depois da operação, especialmente nos casos de cirurgia ambulatorial, que pode ser necessária a presença de 2 pessoas na viagem de volta para casa. A equipe de anestesia exerce um papel especial no campo da cirurgia ambulatorial. O uso de agentes sedativos, antieméticos e anestésicos pode ser variado para resultar em uma criança pós-operatória mais alerta e menos grave sistemicamente.

CONCLUSÃO

A subespecialidade da otorrinolaringologia pediátrica cresceu, desde poucos especialistas individuais na década de 1960 até ao grau em que a maioria dos centros acadêmicos deste país (EUA) tem atualmente 1 ou mais otorrinolaringologistas nas suas equipes de tempo integral. Uma crescente porcentagem de otorrinolaringologista de clínica particular ou filiadas a hospitais também devotam suas atividades principal ou exclusivamente à clientela pediátrica. Atualmente existem múltiplas associações de otorrinolaringologia pediátrica, e estão em andamento tentativas para formalizar o treinamento desta especialidade do ponto de vista da instrução didática, de responsabilidade clínica e de experiência de pesquisa. Essas associações devem continuar a produzir otorrinolaringologistas dedicados às doenças das orelhas, do nariz e da garganta de crianças. Seus trabalhos e habilidades deverão continuar a beneficiar diretamente seus próprios pacientes pessoais e indiretamente fortalecer o amplo tratamento das doenças otorrinolaringológicas em crianças para nossa especialidade global.

PONTOS IMPORTANTES

- A subespecialidade de otorrinolaringologia pediátrica focaliza-se em um grupo etário específico e não em um único sistema de órgãos ou de categoria de doenças. É o estudo das alterações das orelhas, do nariz e da garganta com relação ao crescimento e ao desenvolvimento das estruturas da cabeça e do pescoço.
- Ao longo de um *continuum*, do período de lactente e de toda a infância e adolescência até à idade adulta, processam-se acentuadas modificações anatômicas, fisiológicas e comportamentais. A apresentação clínica de qualquer doença otorrinolaringológica é grandemente influenciada pela idade e pela maturidade do paciente afetado.
- As crianças com malformações congênitas da cabeça e do pescoço requerem uma cuidadosa avaliação pediátrica geral para assegurar que sua alteração otorrinolaringológica não é apenas uma manifestação de uma síndrome sistêmica. A descoberta de sinais sindrômicos adicionais poderá mudar significantemente tanto os planos de tratamento agudo quanto os do crônico.
- Os refinamentos na instrumentação endoscópica influenciaram múltiplos aspectos do tratamento otorrinolaringológico pediátrico. Isto é particularmente verdadeiro no diagnóstico e no tratamento das lesões congênitas e adquiridas das vias aéreas e no tratamento cirúrgico das doenças das cavidades paranasais.
- Dentre as alterações sensoriais de relevância para a otorrinolaringologia pediátrica, nenhuma tem maior significância que a perda da audição. Os otorrinolaringologistas que tratam de crianças devem ter conhecimentos quanto as etapas evolutivas previstas da linguagem receptiva e expressiva tanto do ponto de vista diagnóstico quanto de reabilitação.
- Os programas universais de triagem auditiva do recém-nascido são destinados a identificar crianças com perda auditiva congênita ou adquirida no período neonatal. O objetivo desses programas de triagem é a instituição da amplificação sonora individual, quando necessária, entre 6 semanas e 3 meses de idade.
- Os refinamentos na embolização angiográfica, nas técnicas microvasculares e nas abordagens craniofaciais ampliaram a definição da ressecção sem deformidade em muitas crianças com extensas neoplasias benignas ou malignas da cabeça e do pescoço.
- Uma paralisia da prega vocal verdadeira, bilateral e unilateral apresenta diferentes problemas de diagnóstico e de tratamento. À luz da maior probabilidade de recuperação em crianças, em especial nos casos idiopáticos e neurogênicos, é recomendada uma abordagem conservadora global ao tratamento.
- O distúrbio obstrutivo do sono responde pela maioria dos casos de adenotonsilectomia pediátrica. Em crianças, é documentável uma melhora pós-operatória significativa na qualidade de vida, mesmo na ausência da apnéia confirmada pela polissonografia.
- As crianças não são tratadas de modo isolado. Todas as consultas otorrinolaringológicas pediátricas são em algum grau influenciadas pela mais estreita identificação e interesse dos pais e dos outros membros da família para com a criança doente.

REFERÊNCIAS

1. Albright IT, Kearns DB, Gray SD. Professional diversity and personal commitments of pediatric otolaryngologists. *Arch Otolaryngol Head Neck Surg* 2003;129:1073-1076.
2. Benjamin B. Pediatric laryngoscopes: design and application. *Ann Otol Rhinol Laryngol* 2001;110:617-623.
3. Bluestone CD. Humans are born too soon: impact on pediatric otolaryngology. *Int J Pediatr Otorhinolaryngol* 2005;69;1-8.
4. Bluestone CD. Pediatric otolaryngology: past, present and future. *Arch Otolaryngol Head Neck Surg* 1995;121:505-508.
5. Cantrell RW. Pediatric otolaryngology: too much specialization? *Arch Otolaryngol Head Neck Surg* 2002;108:765-766.
6. Denny AD. Distraction osteogenesis in Pierre Robin neonates with airway obstruction. *Clin Plastic Surg* 2004;31:221-229.
7. DeSerres LM, Derkay C, Sie K, et al. Impact of adenotonsillectomy on quality of life in children with obstructive sleep disorders. *Arch Otolaryngol Head Neck Surg* 2002;128:489-496.
8. Handler SD. Why pediatric otolaryngology? *Arch Otolaryngol Head Neck Surg* 1990;116:1377.
9. Lieberthal AS, Ganiats TG, Cox EO, et al. Diagnosis and management of acute otitis media. *Pediatrics* 2004;113:1467-1468.
10. Marcus CL, Chapman D, Ward SD, McCulley SA. Clinical practice guideline: diagnosis and management of childhood obstructive sleep apnea syndrome. *Pediatrics* 2002;109:704-712.
11. Orvidas LL Slattery MJ. Pediatric autoimmune neuropsychiatric disorders and streptococcal infections: role of the otolaryngologist. *Laryngoscope* 2001;111:1515-1519.
12. Posfay-Barbe KM, Wald ER. Pneumococcal vaccines: do they prevent infection and how? *Curr Opin Infect Dis* 2004;17:177-184.
13. Rosenfeld RM, Bhaya MH, Bowere CM, et al. Impact of tympanostomy tubes on child quality of life. *Arch Otolaryngol Head Neck Surg* 2000;126:585-592.
14. Rosenfeld RM, Culpepper L, Doyle KJ, et al. Clinical practice guidelines: otitis media with effusion. *Otolaryngol Head Neck Surg* 2004;130[5 Suppl]:595.
15. Ruben RJ. Development of otorhinological care of the child. *Acta Otolaryngol* 2004;124:536-539.
16. Ruben RJ. Valedictory-why pediatric otorhinolaryngology is important. *Int J Pediatr Otorhinolaryngol* 2003;67S1:S53-S61.
17. Tunkel DE, Cull WL, Jewett EAB, et al. Practice of pediatric otolaryngology: results of the future of pediatric education II project. *Arch Otolaryngol Head Neck Surg* 2002;128:759-764.
18. Weatherly RA, Mai EE Ruzicka DL, Chervin RD. Identification and evaluation of obstructive sleep apnea prior to adenotonsillectomy in children: a survey of practice patterns. *Sleep Med* 2003;4:297-307.

CAPÍTULO 2

Imagens das Vias Aéreas em Crianças

Susan D. John ▪ J. Alberto Hernandez ▪ Leonard E. Swischuk

As decisões sobre o tipo de imagem a serem solicitadas para a avaliação das alterações das vias aéreas pediátricas vêm sendo complicadas nos últimos anos por um número de modalidades disponíveis sempre-crescente. As imagens seccionais (p. ex., tomografia computadorizada (TC), imagem de ressonância magnética (RM), ultra-sonografia) proporcionaram melhores detalhes anatômicos e caracterização dos tecidos moles. Entretanto, esses procedimentos são custosos e em crianças pequenas podem exigir sedação. A radiografia simples e a radioscopia continuam a ser os alicerces do diagnóstico por imagem nas crianças. O ar serve como excelente meio de contraste e com uma adequada atenção à técnica e ao posicionamento, os marcadores anatômicos importantes das vias aéreas superiores e da traquéia podem ser facilmente delineados nas radiografias simples.

A radioscopia proporciona a vantagem adicional da imagem de tempo real na dinâmica das vias aéreas durante a respiração. A ultra-sonografia (US), a TC e a RM têm usos selecionados para as imagens das vias aéreas predominantemente quando avaliam as estruturas dos tecidos moles que podem estar secundariamente acometendo as vias aéreas. Este capítulo estuda as abordagens a algumas alterações comuns das vias aéreas nas crianças.

OBSTRUÇÃO DAS VIAS AÉREAS SUPERIORES

A etiologia de um episódio agudo de estridor em um lactente ou criança maior pode muitas vezes ser determinada clinicamente sem o uso de imagens. Entretanto, nos casos em que exista incerteza, as radiografias simples são freqüentemente suficientes para definir a anatomia e localizar o sítio da obstrução. As radiografias de boa qualidade são essenciais e os fatores técnicos importantes incluem posicionamento ântero-posterior (AP) e lateral exatos, adequada extensão do pescoço e graus completos de inspiração e expiração. Alguns radiologistas preferem as técnicas de alta-voltagem com filtração e ampliação, porém não consideramos essas técnicas necessárias na maioria dos casos.

A radioscopia permite a visualização direta da dinâmica das vias aéreas e da traquéia durante a inspiração e a expiração. A radioscopia é particularmente útil em lactentes e em crianças pequenas que têm respiração rápida e superficial e que não podem cooperar com as ordens. Uma vista lateral das vias aéreas superiores tomada na inspiração profunda mostra uma hipofaringe bem distendida, uma epiglote quase vertical e as finas pregas ariepiglóticas que se estendem obliquamente até à sombra triangular da cartilagem aritenóidea (Fig. 2.1A). As bandas ventriculares e as pregas vocais podem ser identificadas como bandas lineares de densidade de tecidos moles acima e abaixo do ventrículo laríngeo. A traquéia subglótica normal deve estar bem distendida e de calibre uniforme. Na expiração, a estrutura subglótica colapsa, porém a traquéia subglótica permanece amplamente patente (Fig. 2.1B).

Nas radiografias frontais durante a inspiração, é observado um mínimo estreitamento na glote em razão das pregas vocais abduzidas (Fig. 2.1C). Na expiração (que muitas vezes é acompanhada de uma manobra de Valsalva), as pregas vocais em adução encontram-se na linha média e suas margens inferiores formam um ângulo agudo de quase 90 graus com as paredes da traquéia subglótica (Fig. 2.1D). Em lactentes e na criança pequena, a parte superior da traquéia caracteristicamente dobra-se para diante e para a direita durante a expiração, possivelmente por causa do efeito de pistão com o movimento do timo para cima na entrada torácica. Quando se desenvolve obstrução nas vias aéreas superiores, essas configurações normais das vias aéreas se alteram e o tipo de alteração ajuda a localizar o sítio da obstrução.

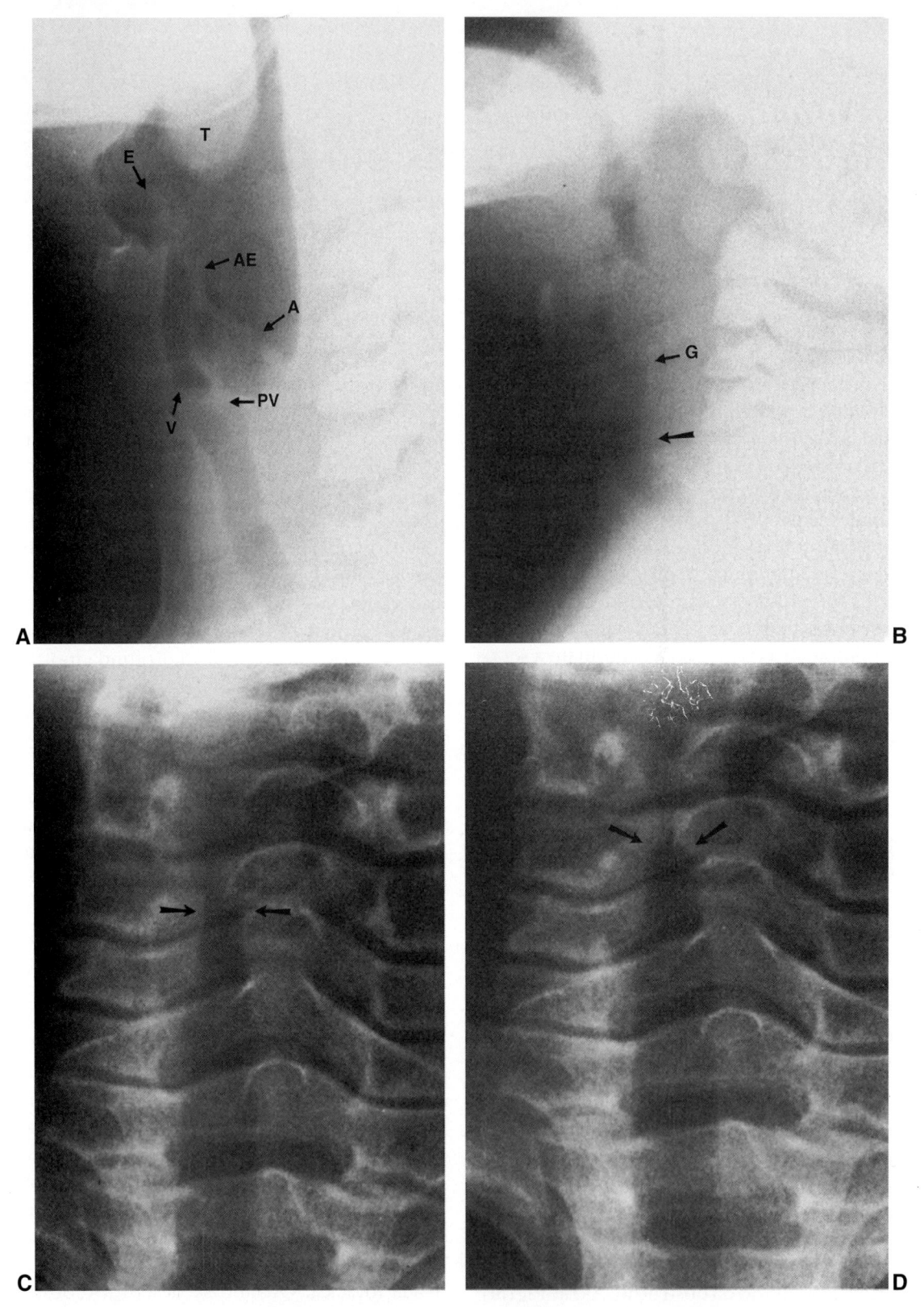

Figura 2.1

Vias aéreas normais. **A:** A vista lateral na inspiração demonstra normalidade da epiglote (E), das pregas ariepiglóticas (AE), da cartilagem aritenóidea (A), do ventrículo laríngeo (V), das pregas vocais (PV) e das tonsilas palatinas (T). **B:** Nesta incidência lateral expiratória normal, as estruturas supraglóticas colapsam. Notar o brusco ponto de interrupção da coluna de ar traqueal na glote (G) e a curvatura anterior normal da parte superior da traquéia (*seta*). **C:** Vista ântero-posterior expiratória normal mostra mínimo estreitamento simétrico no nível da glote (*setas*). **D:** Vista expiratória normal (com manobra de Valsalva) demonstra fechamento da glote na linha média e a traquéia subglótica com diâmetro normal. Observe o ângulo agudo na margem inferior das pregas vocais (*seta*).

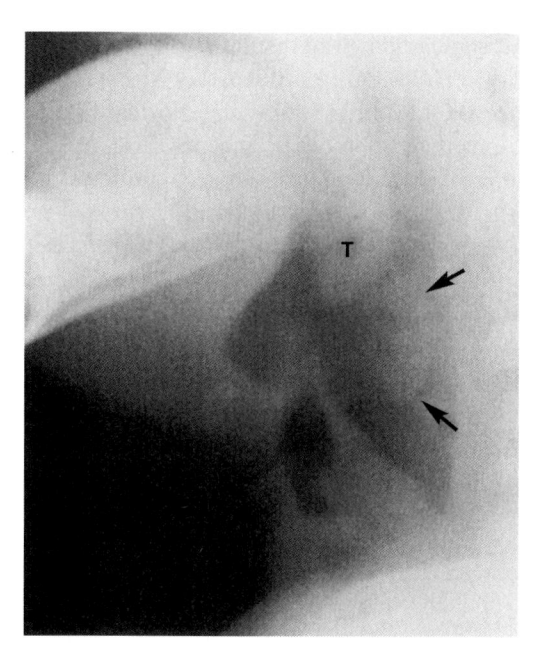

Figura 2.2
Corpo estranho hipofaríngeo. Observe a opacidade oral (*setas*) adjacente às tonsilas palatinas normais (T). Na hipofaringe foi encontrado um bolo de capim. (Cortesia de C. Keith Hayden, Jr. MD, Fort Worth, Texas.)

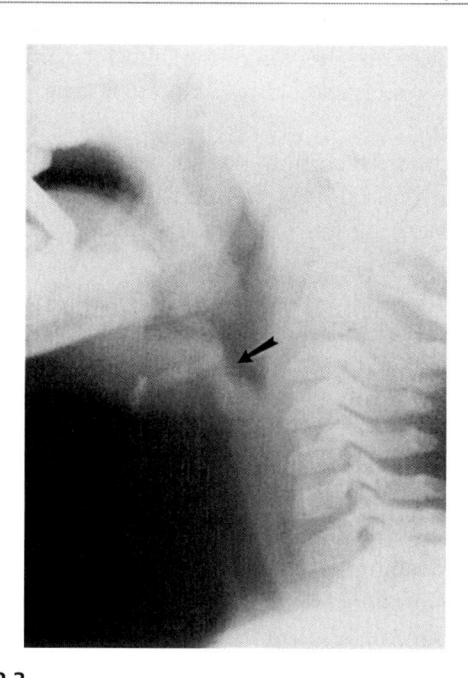

Figura 2.3
Epiglotite. Neste paciente, tanto a epiglote quanto as pregas ariepiglóticas (*setas*) estão espessadas.

Obstrução Supraglótica

As causas mais comuns de obstrução no nível supraglótico incluem epiglotite, laringomalacia, massas, corpos estranhos e inflamação da úvula (1). Massas e corpos estranhos são muitas vezes claramente visíveis como estruturas radiopacas dentro da hipofaringe cheia de ar (Fig. 2.2). A úvula inflamada está aumentada de volume e é mais bem observada nas incidências laterais das vias aéreas.

O diagnóstico da epiglotite é em geral feito facilmente pelas radiografias simples. Em razão dos riscos da rápida progressão deste estado induzindo à obstrução completa das vias aéreas, a radiografia deve ser feita rapidamente com mínima manipulação do pescoço. Os pacientes com suspeita de epiglotite nunca devem ser enviados sem atendimento ao gabinete de radiologia. Os sinais radiográficos clássicos incluem variáveis graus de espessamento tanto da epiglote quanto das pregas ariepiglóticas (Fig. 2.3). Na maioria dos casos, as pregas vocais e a parte superior da traquéia estão normais, embora ocasionalmente a inflamação possa se estender para dentro das regiões glótica e subglótica, causando uma configuração em torre ou em funil na vista frontal. Em alguns pacientes, a proeminência das pregas laterais da epiglote fazem-na parecer abaulada na vista lateral (epiglote ômega). Entretanto, nesses casos as pregas epiglóticas podem permanecer finas e a parede posterior da epiglote persistir claramente visível (Fig. 2.4). Deve ser tomado cuidado para não confundir a configuração triangular proeminente da cartilagem aritenóidea da base das pregas ariepiglóticas com um espessamento da mesma (2). Outras causas raras de aumento epiglótico incluem edema angioneurótico, candidíase (especialmente em pacientes imunocomprometidos), queimaduras decorrente de ingestão corrosiva, sarcoidose laríngea,

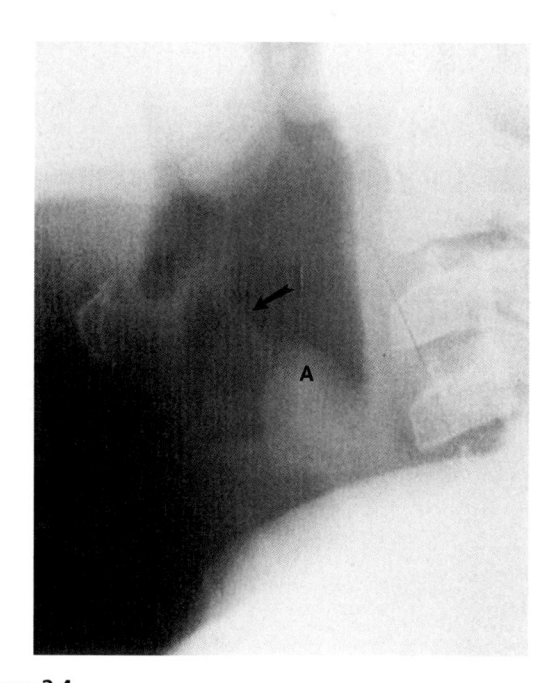

Figura 2.4
Epiglote em ômega. Neste paciente, a sombra epiglótica mostra-se volumosa decorrente da proeminência das dobras laterais, porém as dobras epiglóticas têm espessura normal (*seta*). A proeminência nas bases das dobras representa a configuração triangular normal da cartilagem aritenóidea (A).

neoplasias (p. ex., hemangioma), malformação linfática, reações alérgicas, cistos da prega ariepiglótica e trauma (3).

A causa mais comum de estridor inspiratório e de obstrução supraglótica em neonatos e lactentes é a laringomalacia. Nestas crianças, o estridor tipicamente desenvolve-se dentro dos 1os dias ou semanas de vida em razão da imaturidade das cartilagens e músculos laríngeos, que permitem à laringe e às estruturas supralaríngeas se colapsarem durante a inspiração. A laringomalacia é uma das poucas condições na qual o estridor melhora com a agitação ou com a atividade do lactente e piora durante o repouso. É uma condição autolimitada e geralmente cessa com 1 ano de idade.

Os sinais radiográficos típicos da laringomalacia consistem em uma dobra da epiglote para baixo e para trás e uma saliência ântero-inferior das pregas ariepiglóticas durante a inspiração. Eventualmente essas estruturas colabam e obliteram as vias aéreas glóticas e supraglóticas. Esses fenômenos podem ser captados nas radiografias simples, porém os episódios de obstrução são muito transitórios e em geral são mais bem visualizados pela radioscopia. Esta condição é também facilmente detectada pela endoscopia flexível (nasofibroscopia).

Obstrução Glótica

A obstrução no nível da glote pode resultar de uma variedade de causas de espessamento e/ou de fixação das pregas vocais. Os indícios radiográficos da presença de obstrução da glote resultam das alterações da dinâmica do fluxo aéreo através da glote e da traquéia subglótica. Quando as vias aéreas glóticas ficam estreitadas por qualquer motivo, o ar passa através da glote com maior velocidade, criando um aumento de pressão no vetor para diante e reduzindo a pressão no vetor lateral. Esta redução da pressão no vetor lateral faz com que a parte subglótica da traquéia entre em colapso e diminua seu diâmetro (Fig. 2.5A). Além disso, a hipofaringe sobredistende-se e as pregas ariepiglóticas se estiram. Esses sinais são dependentes do grau da inspiração e, se o esforço inspiratório for menor do que o máximo, os sinais radiográficos poderão ser mínimos. Nessas condições, na vista lateral, as pregas vocais fixas tendem a parecer menos distintas que normalmente.

A causa mais comum da obstrução glótica em crianças é a laringotraqueobronquite (crupe). Esta condição é mais comumente de origem viral, sendo em geral leve e autolimitada. Clinicamente, o crupe é caracterizado por um estridor predominantemente inspiratório, muitas vezes acompanhado de febre, rouquidão. e uma característica tosse "ladrante". Uma criança que apresenta os sinais e sintomas típicos geralmente não requer imagens, porém, às vezes, são feitas radiografias laterais do pescoço para excluir outros processos e podem rapidamente confirmar o diagnóstico. Os sinais típicos da obstrução glótica são em geral demonstrados, incluindo a hiperdistensão da hipofaringe, a falta de distinção das pregas vocais e o estreitamento inspiratório paradoxal da traquéia subglótica. Na expi-

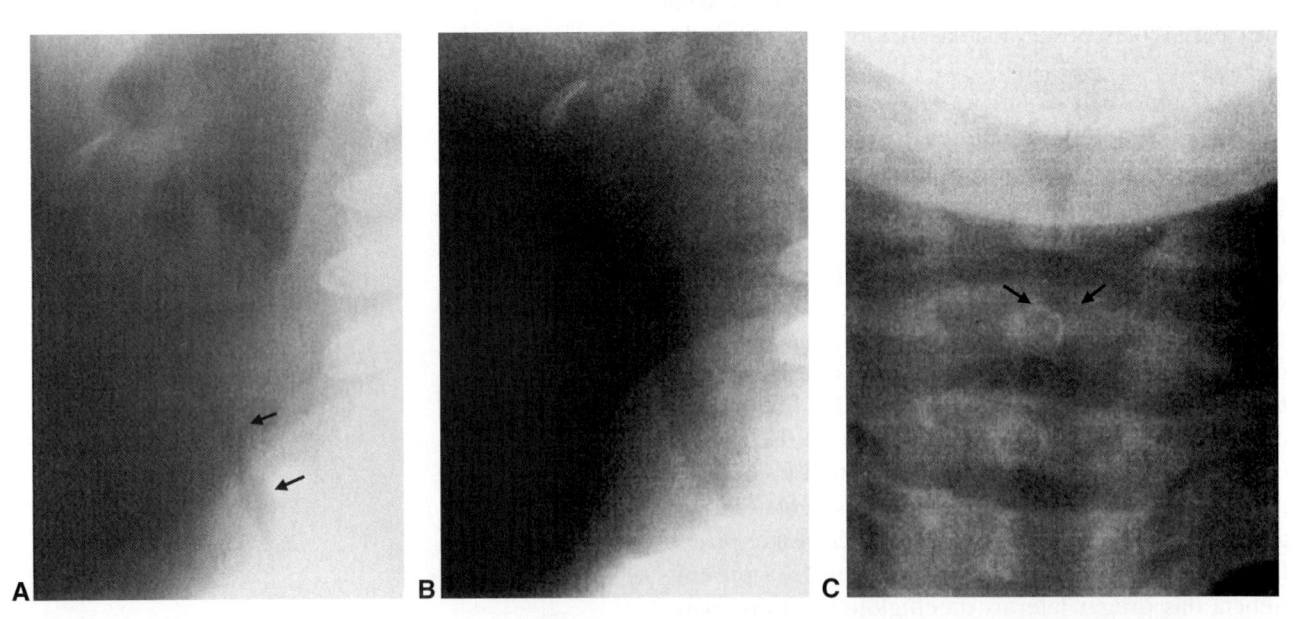

Figura 2.5
Obstrução laríngea em uma criança com crupe. **A:** Na vista inspiratória lateral, observe a hiperdistensão da hipofaringe e um estreitamento difuso da traquéia subglótica (setas). **B:** Uma vista expiratória lateral do mesmo paciente mostra colapso da hipofaringe e reexpansão da traquéia subglótica para um calibre quase normal. **C:** Na vista ântero-posterior as vias aéreas glótica e subglótica estão estreitadas e a margem inferior das pregas vocais perdeu seu ângulo agudo e mostra-se atenuada (setas). Isto criou uma configuração de torre ou de funil.

ração, a traquéia retorna ao calibre normal ou quase-normal (Fig. 2.5B). Na incidência ântero-posterior (AP), as pregas vocais edemaciadas e espásticas determinam uma configuração da glote em forma de torre ou de funil (Fig. 2.5C).

O crupe membranoso (traqueíte bacteriana) é uma forma mais grave de inflamação laringotraqueal, mais freqüentemente causada pelo *Staphylococcus aureus*. Os sintomas são semelhantes aos do crupe viral, porém tendem a ser mais rapidamente progressivos e graves. Radiologicamente, pode ser sugerido o crupe membranoso quando for identificada irregularidade das paredes da traquéia subglótica em decorrência do edema da mucosa e formação de membranas. Ocasionalmente as membranas destacam-se da parede e podem ser observadas como estruturas lineares transversais ou oblíquas na parte superior da traquéia (Fig. 2.6). O crupe (laringite estridulosa) pode ser também causado por uma resposta alérgica.

A paralisia das pregas vocais é uma causa relativamente comum de obstrução glótica no lactente, mais freqüentemente em razão das anormalidades congênitas do sistema nervoso central. Em lactentes e em crianças maiores a paralisia das pregas vocais é mais freqüentemente adquirida e de início agudo, na maioria das vezes causada por trauma das pregas vocais ou do nervo laríngeo recorrente, por neuropatia pós-viral ou por tumores do sistema nervoso central. A obstrução das vias aéreas é mais comumente causada por paralisia bilateral do músculo abdutor e os sinais na radiografia lateral do pescoço são idênticos aos observados no crupe. Entretanto, esta condição deve ser distinguida do crupe na vista AP porque as pregas vocais deverão ficar justapostas e exibir pouco ou nenhum movimento na inspiração e na expiração. A paralisia unilateral da prega vocal mostra assimetria da glote na vista AP e, nesse caso, a prega anormal deverá ser a que não se move na inspiração e na expiração. A demonstração do tempo real do movimento anormal da prega vocal é mais freqüentemente obtida pela radioscopia. Para demonstrar os movimentos da prega vocal também pode ser utilizada a ultra-sonografia (4).

A membrana (web) laríngea congênita é uma causa incomum de estridor e de obstrução glótica. As membranas são localizadas imediatamente abaixo das pregas vocais e causam algum grau de fixação das pregas. Por isso, os sinais radiográficos na vista lateral são os mesmos observados no crupe e na paralisia das pregas vocais. Na vista frontal, a fixação das pregas é semelhante à que ocorre na paralisia das pregas vocais. Como a própria membrana laríngea ou web não pode ser visualizada radiograficamente e os sinais secundários são inespecíficos, o diagnóstico é em geral estabelecido pela endoscopia.

Os tumores e cistos laríngeos são raros (5). Ocasionalmente os papilomas podem induzir dificuldade respiratória aguda (6). Esta neoplasia benigna envolve mais freqüentemente as pregas vocais, porém é comum a extensão supraglótica e traqueobrônquica. Os papilomas laríngeos são mais bem observados radiograficamente na vista lateral, onde essas formações produzem espessamento nodular das pregas vocais (Fig. 2.7).

Figura 2.6
Crupe membranoso (traqueíte bacteriana). Observe a faixa oblíqua de tecido mole estendendo-se através da luz traqueal subglótica (*setas*).

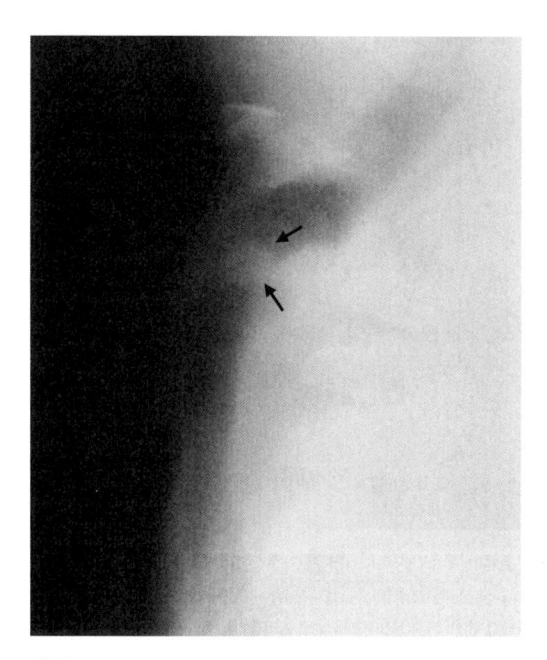

Figura 2.7
Papiloma laríngeo. Notar o nódulo de tecido mole bem definido no nível da prega vocal (*setas*).

Obstrução Subglótica

A obstrução na parte subglótica da traquéia é mais comumente o resultado de estenose subglótica. Esta estenose pode ocorrer congenitamente, porém muitas vezes pode ocorrer após a intubação endotraqueal prolongada. A estenose congênita consiste comumente em um curto segmento de estreitamento circunferencial logo abaixo das pregas vocais. Na estenose subglótica adquirida o estreitamento pode ser circunferencial, porém freqüentemente é assimétrico e o segmento envolvido da traquéia é variável. Em qualquer tipo de estenose, o estreitamento persiste tanto na inspiração quanto na expiração (Fig. 2.8). A membrana (web) traqueal congênita é uma forma rara de obstrução traqueal (7). Para firmar o diagnóstico de estenose subglótica são em geral suficientes a radiografia simples e a radioscopia; entretanto, para uma avaliação mais precisa do sítio exato e do comprimento da estenose é algumas vezes útil a TC ou a RM (Fig. 2.9A). A TC tridimensional produz ótima demonstração do estreitamento das vias aéreas (Fig. 2.9B).

A traqueomalacia é um estado incomum caracterizado por intenso colapso da traquéia durante a expiração em razão da debilidade das cartilagens e dos músculos de apoio. A traqueomalacia é mais freqüentemente focal e ocorre como uma complicação de intubação crônica ou de qualquer condição congênita que exerça pressão sobre a traquéia pré-natal (p. ex., anel vascular, dilatação do saco de atresia esofágica). Nesses casos é geralmente observado algum grau de estreitamento traqueal tanto na inspiração quanto na expiração, porém predomina o estreitamento expiratório (Fig. 2.10). Mais raramente pode estar envolvida toda a traquéia, comumente em conjunto à alguma condição que esteja associada à cartilagem anormal (p. ex., policondrite). Nesses pacientes, a traquéia mostra-se acentuada e difusamente estreitada na expiração. Entretanto, esteja atento, pois ocasionalmente um lactente normal poderá exibir um estreitamento traqueal expiratório difuso dramático. Para diagnosticar a traqueomalacia, na maioria dos casos são suficientes a radiografia simples e a radioscopia, porém o fator predisponente é mais bem caracterizado pelo esofagograma com bário, pela TC ou pela RM (Fig. 2.11).

A massa que mais comumente envolve a traquéia subglótica é o hemangioma benigno. Essas neoplasias vasculares estão em geral presentes desde o nascimento, porém em razão da sua tendência para aumentar, os sintomas poderão não ser notados senão na infância mais tardia. Os hemangiomas ocorrem tipicamente nas paredes lateral ou posterior da traquéia subglótica e por isso produzem um estreitamento excêntrico característico (Fig. 2.12). Ocasionalmente, os hemangiomas originados fora da traquéia podem cercar a traquéia subglótica e causar um tipo de estreitamento mais circunferencial. Outras causas menos comuns de estreitamento traqueal subglótico excêntrico incluem intubação endotraqueal anterior, tireóide ou timo, ectópicos, mucoceles subglóticas, histiocitoma pós-inflamatório (8) e cistos traqueais.

Como causa potencial de estridor em uma criança pequena deve sempre ser considerada a presença de corpo estranho. Pequenos corpos estranhos podem ser aspirados para dentro da glote ou para a parte superior da traquéia, porém é raro que fiquem alojados neste nível. Por outra parte, corpos estranhos esofágicos são muito comuns e poderão não ser suspeitados se a pessoa que cuida da criança não testemunhou realmente a ingestão. Certos artigos ingeridos, como moedas, freqüentemente ficam alojados no nível do músculo cricofaríngeo ou do arco aórtico. Esses corpos estranhos retidos, principalmente os que estão cronicamente encaixados, produzem edema periesofágico que podem induzir compressão traqueal e estridor (Fig. 2.13). As moedas são facilmente visíveis nas radiografias, porém os corpos estranhos menos radiopacos requerem muitas vezes a deglutição de bário ou a TC para estabelecer o diagnóstico. A TC é muito valiosa para objetos como tampinhas de vasilhames de alumínio ou de plástico.

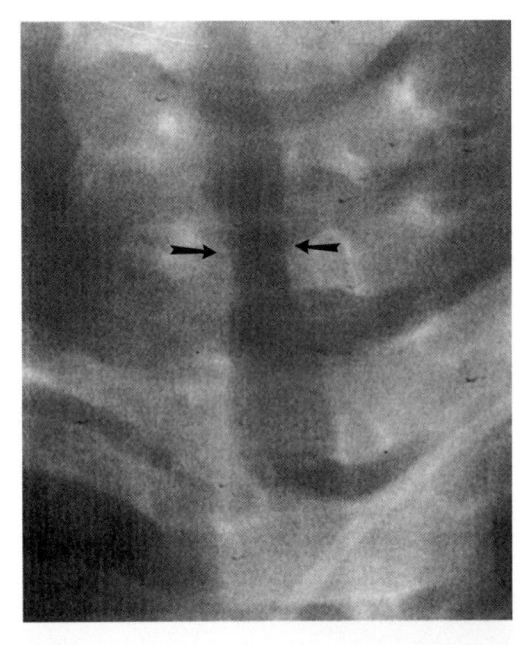

Figura 2.8
Estenose subglótica. Na vista ântero-posterior, é claramente observado um acentuado estreitamento concêntrico da traquéia subglótica (setas).

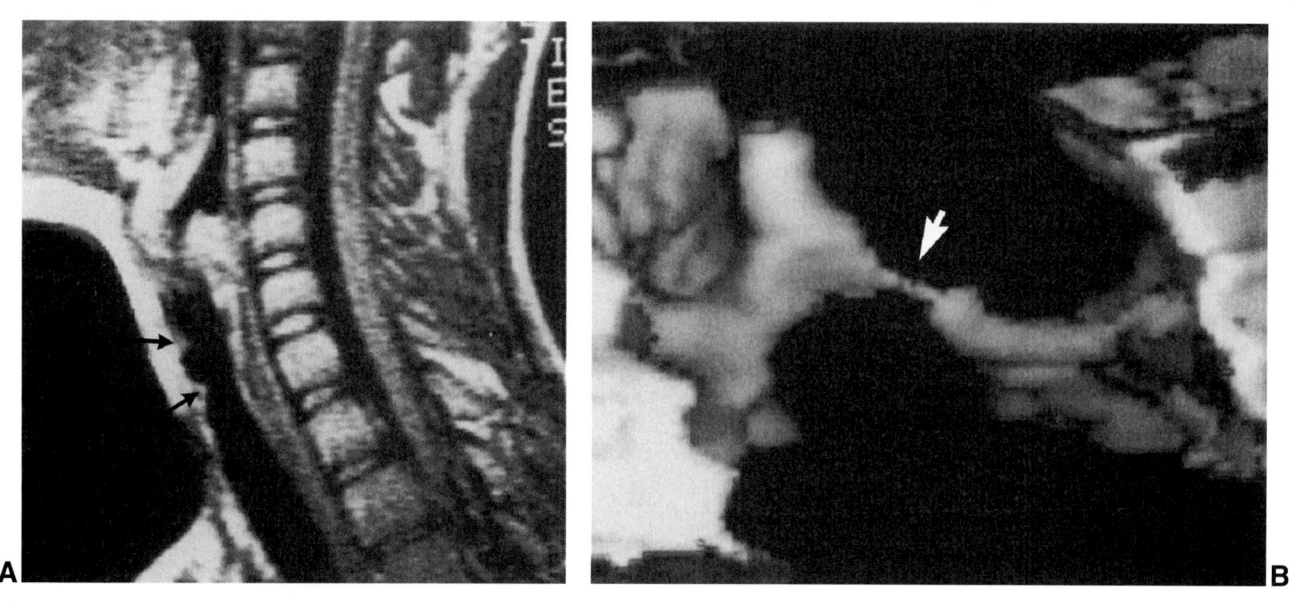

Figura 2.9

Estenose traqueal e brônquica. **A:** Imagem de ressonância magnética ponderada em T1 sagital demonstra melhor as múltiplas áreas assimétricas de estenose na traquéia subglótica (*setas*). **B:** Tomografia computadorizada tridimensional demonstra estreitamento focal do brônquio esquerdo (*seta*) por causa da estenose congênita.

MASSAS E ESPESSAMENTO RETROFARÍNGEO

As condições que produzem um acentuado espessamento dos tecidos moles retrofaríngeos freqüentemente invadem as vias aéreas superiores e aí produzem obstrução. Em crianças, as causas mais comuns de aumento dos tecidos moles são as linfonodopatias inflamatórias e os abscessos retrofaríngeos (9). As infecções bacterianas das cavidades paranasais, da cavidade nasal, da garganta, e da orelha média drenam nos linfonodos retrofaríngeos, resultando em aumento desses linfonodos e celulite.

Os abscessos retrofaríngeos desenvolvem-se mais freqüentemente quando essas linfonodopatias tornam-se supuradas e necrosadas. Na maioria dos casos, a infecção retrofaríngea pode ser identificada por uma radiografia lateral do pescoço. Os linfonodos aumentados e o tecido retrofaríngeo edemaciado produzem espessamento do tecido mole que causa um deslocamento convexo das vias aéreas faríngeas posteriores

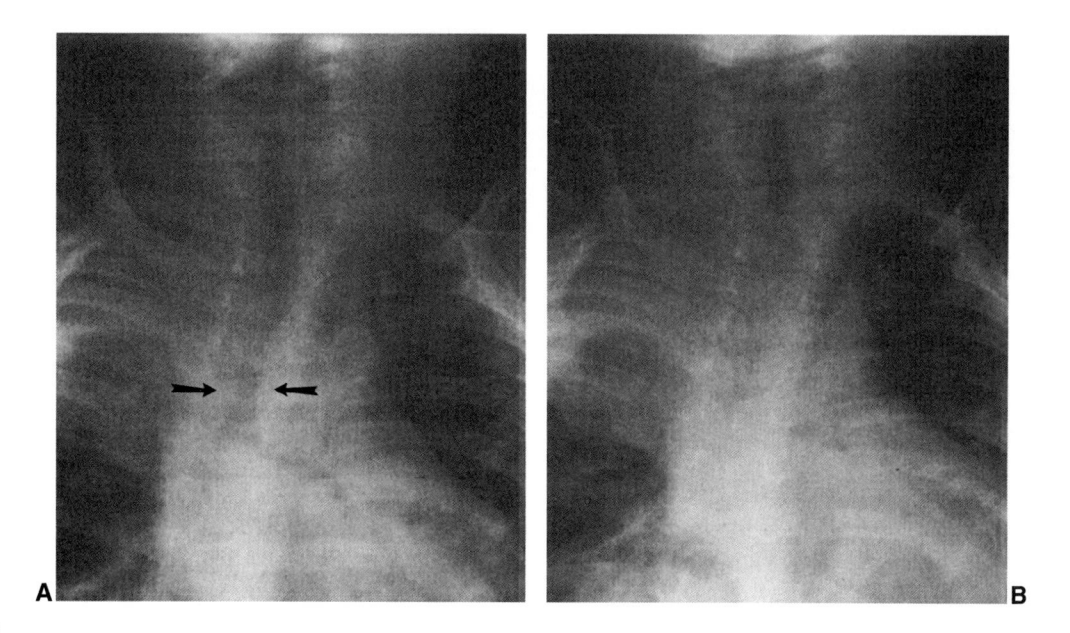

Figura 2.10

Traqueomalacia em lactente com história de atresia esofágica. **A:** Radiografia inspiratória demonstrando uma traquéia patente com um mínimo estreitamento próximo da carina (*setas*). **B:** O mesmo paciente na expiração mostra colapso completo da traquéia distal.

Figura 2.11

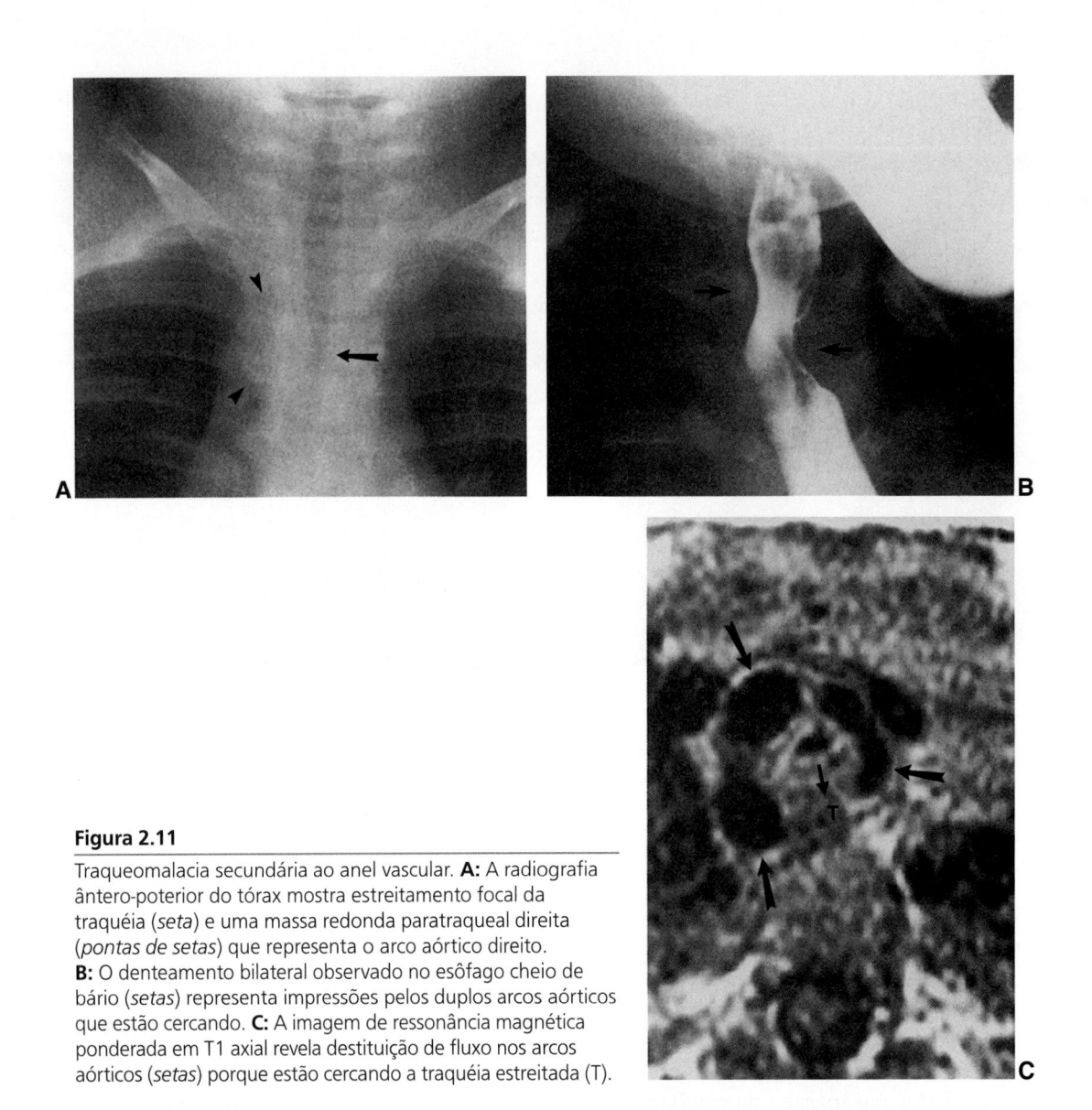

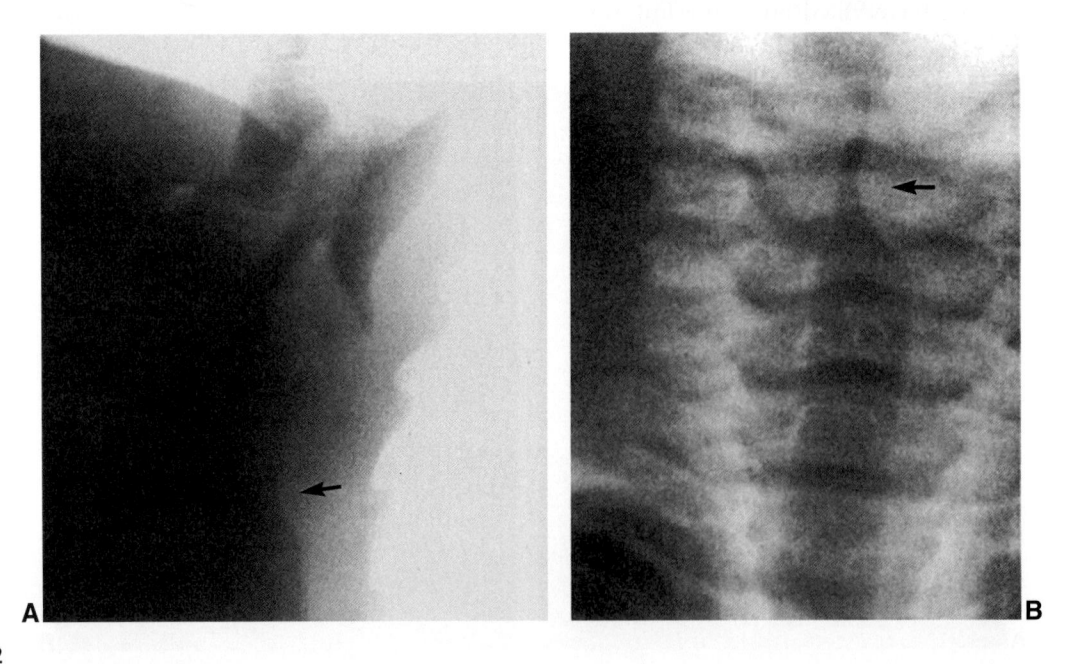

Traqueomalacia secundária ao anel vascular. **A:** A radiografia ântero-poterior do tórax mostra estreitamento focal da traquéia (*seta*) e uma massa redonda paratraqueal direita (*pontas de setas*) que representa o arco aórtico direito. **B:** O denteamento bilateral observado no esôfago cheio de bário (*setas*) representa impressões pelos duplos arcos aórticos que estão cercando. **C:** A imagem de ressonância magnética ponderada em T1 axial revela destituição de fluxo nos arcos aórticos (*setas*) porque estão cercando a traquéia estreitada (T).

Figura 2.12

Hemangioma subglótico. **A:** Vista lateral mostrando mínimo estreitamento focal ao longo da parede posterior da traquéia subglótica (*seta*). **B:** Na vista posterior, é evidente um estreitamento assimétrico em razão do hemangioma subglótico tipicamente excêntrico que se assesta predominantemente ao longo da parede lateral traqueal esquerda (*seta*).

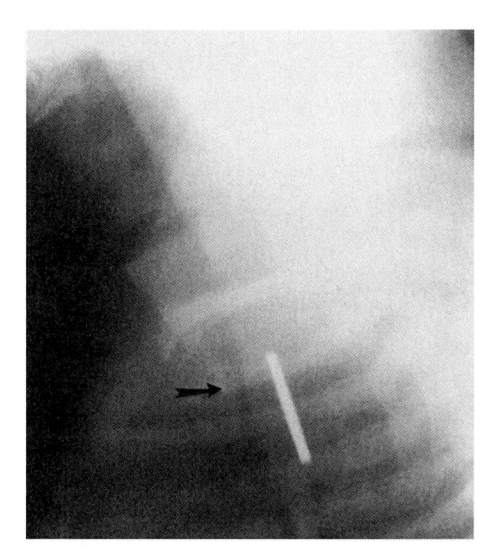

Figura 2.13

Corpo estranho no esôfago. Observe a moeda que está encaixada em uma localização típica no nível do arco aórtico. O aumento do espaço entre o esôfago e a traquéia e o estreitamento traqueal focal adjacente (*seta*) indicam edema.

para frente com perda do avanço normal do esôfago (Fig. 2.14). Cuidado com as radiografias tomadas com graus menos completos de inspiração, pois podem erroneamente sugerir espessamento retrofaríngeo e mesmo coleções anormais de gases (Fig. 2.15). Um espasmo do músculo secundário à inflamação retrofaríngea causa muitas vezes retificação ou hiperflexão da coluna cervical.

O aspecto radiográfico dos tecidos retrofaríngeos espessados é muitas vezes inespecífico e não permite fazer a distinção entre linfonodopatia simples e abscesso. Em alguns casos poderá ser notada a presença de gases dentro dos tecidos retrofaríngeos espessados, constituindo uma indicação regularmente confiável de formação de abscesso. Mais comumente, poderá ser necessário algum outro tipo de imagem para fazer a distinção e muitas vezes é preferível a TC. Um abscesso mostra-se como uma área focal de baixa atenuação dentro dos tecidos moles retrofaríngeos, freqüentemente com uma margem de impregnação acentuada por meio de contraste (Fig. 2.16). O coeficiente de atenuação do abscesso pode variar um pouco na dependência da quantidade de debris e/ou de ar dentro da cavidade do abscesso.

Figura 2.14

Abscesso retrofaríngeo. **A:** Radiografia lateral mostra acentuado estreitamento dos tecidos moles pré-vertebrais com perda do afastamento normal na origem do esôfago (*setas*). **B:** Imagem ultra-sonográfica transversa do pescoço revela uma coleção fluida complexa irregular dentro dos tecidos moles retrofaríngeos (*setas*). P, faringe; M, músculo; A, carótida; V, veia jugular interna. **C:** No pescoço foram também observados múltiplos nódulos não supurados localizados superficialmente (*setas*).

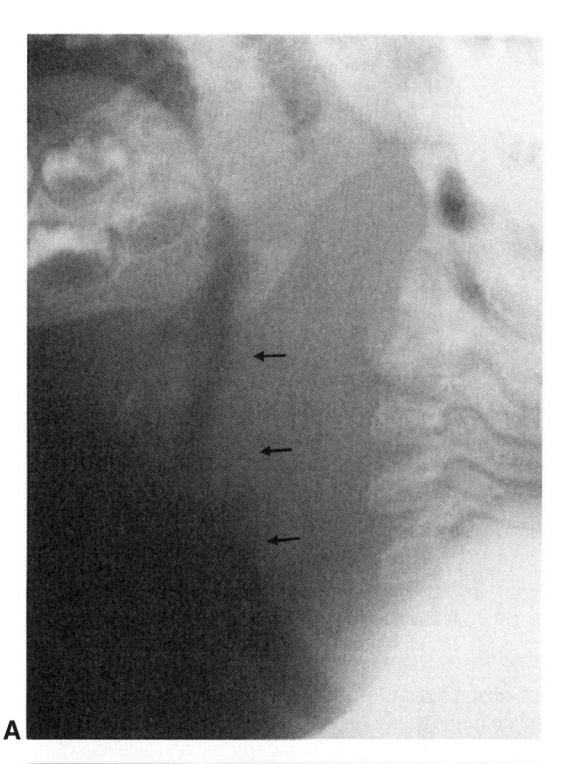

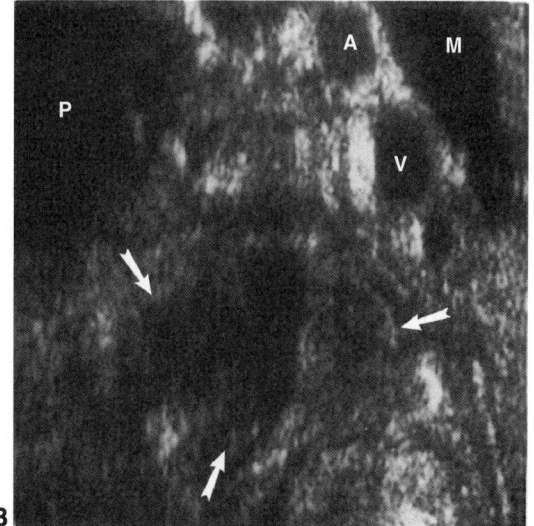

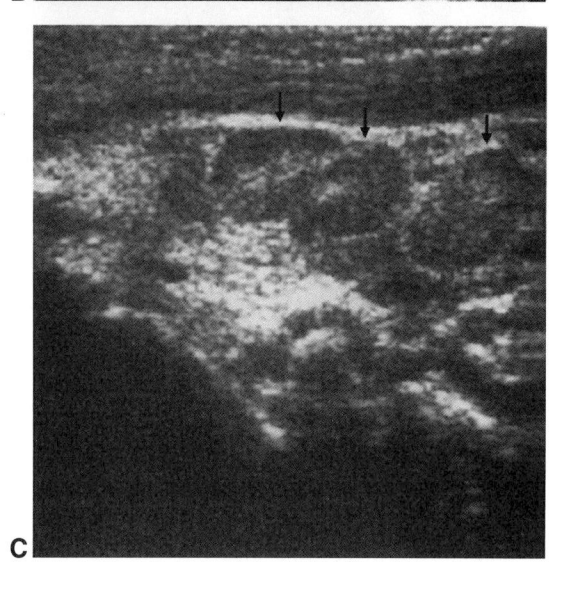

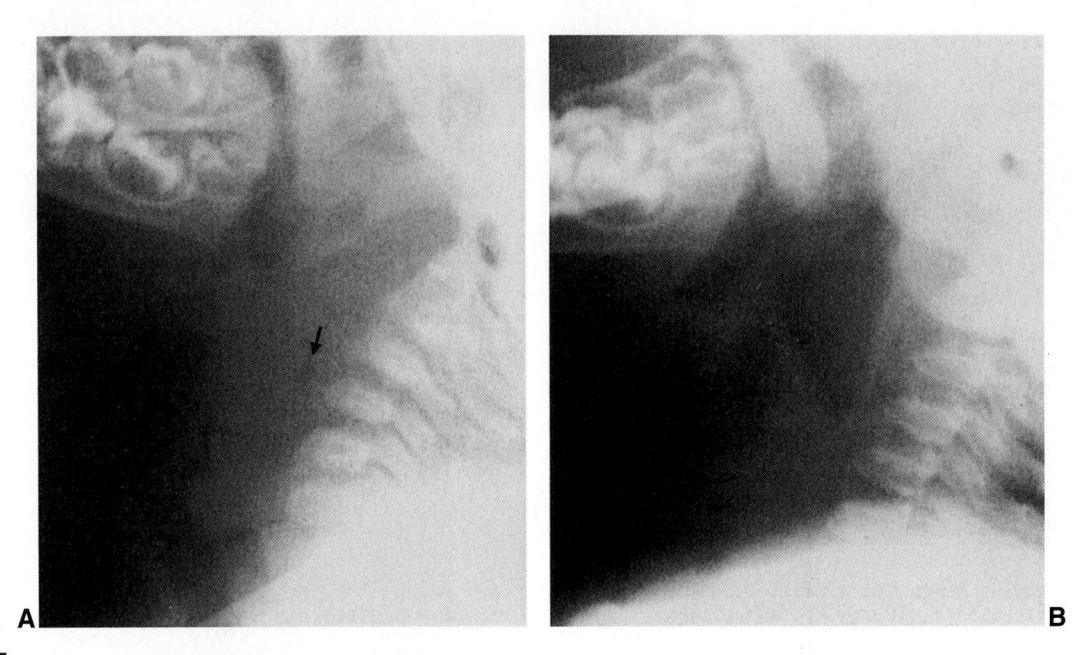

Figura 2.15

Pseudo-abscessos da retrofaringe. **A:** Observe o aparente espessamento dos tecidos moles retrofaríngeos com uma pequena coleção central de gases que sugere a presença de um abscesso (*seta*). Entretanto, note também o avultamento anterior típico da traquéia subglótica, indicando que esta radiografia foi realizada durante a expiração. **B:** A repetição do filme obtido com melhor grau de inspiração mostra tecidos moles retrofaríngeos normais e estreitamento traqueal inspiratório subglótico compatível com laringite estridulosa.

A linfonodopatia retrofaríngea pode também demonstrar coeficientes moderadamente baixos de atenuação mesmo na ausência da formação de abscesso, porém uma simples adenite ou edema não apresenta realce periférico por meio de contraste. Para verificar a presença ou ausência de coleção fluida drenável, poderá ser útil a ultra-sonografia. A linfonodopatia retrofaríngea e os abscessos podem também ser facilmente identificados pela RM. Ambos produzem áreas focais de sinal de baixa intensidade nas imagens ponderadas em T1 que aumentam de intensidade de sinal nas imagens ponderadas T2. Há uma tendência para usar menos a RM, pois na criança pequena é mais difícil de executar sem anestesia geral. O espessamento inflamatório dos tecidos moles retrofaríngeos pode ser também observado na doença de Kawasaki (10). As

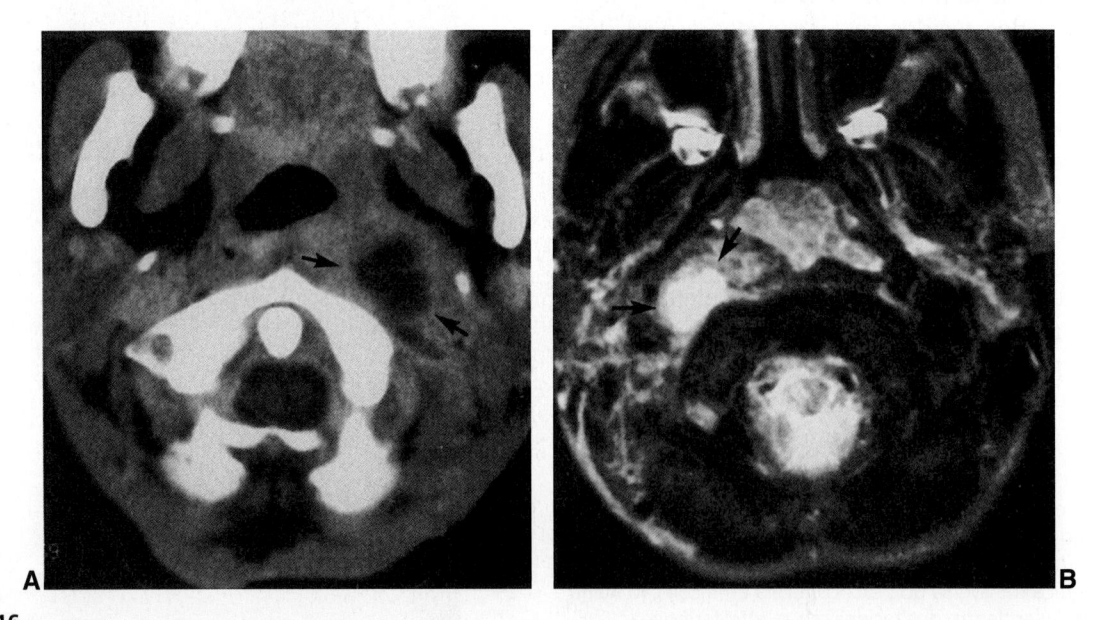

Figura 2.16

Abscesso retrofaríngeo. **A:** A tomografia computadorizada contrastada revela uma zona irregular de baixa atenuação com mínima impregnação das margens (*setas*), compatível com um abscesso. **B:** A imagem de ressonância magnética T2 axial de outro paciente mostra uma coleção fluida de alta intensidade (abscesso) no espaço retrofaríngeo direito (*setas*).

complicações dos abscessos retrofaríngeos incluem tromboflebite e trombose da artéria coronária (11-14) e dissecção do abscesso para dentro do mediastino (15-16).

A linfonodopatia não-inflamatória e a extensão retrofaríngea dos tumores do pescoço são causas moderadamente comuns de espessamento dos tecidos moles da retrofaringe em crianças. Para a triagem de massas cervicais em criança, particularmente as massas que são clinicamente moles ou flutuantes, como as malformações linfáticas, o hemangioma, o lipoma e uma variedade de cistos, o procedimento de escolha é a ultra-sonografia. Essas massas estão entre as mais comumente encontradas no pescoço de lactentes e de crianças e cada desses tipos tem uma aparência sonográfica regularmente característica. Uma malformação linfática (linfangioma) mostra aspecto cístico multiloculado, com material ecogênico dentro das loculações em razão da hemorragia interna (Fig. 2.17A). Os hemangiomas são em geral predominantemente sólidos, muitas vezes com esparsas áreas anecóicas ou hiperecóicas que representam sinusóides (Fig. 2.17B). Para identificar o fluxo sanguíneo abundante dentro de algumas dessas lesões vasculares é muito útil o Doppler colorido (Fig. 2.17C). Os lipomas são homogeneamente ecogênicos e os cistos são completamente anecóicos com margens de paredes finas bem definidas (Fig. 2.17D). Ocasionalmente, o fluido poderá conter detritos ecogênicos, como sangue ou células inflamatórias.

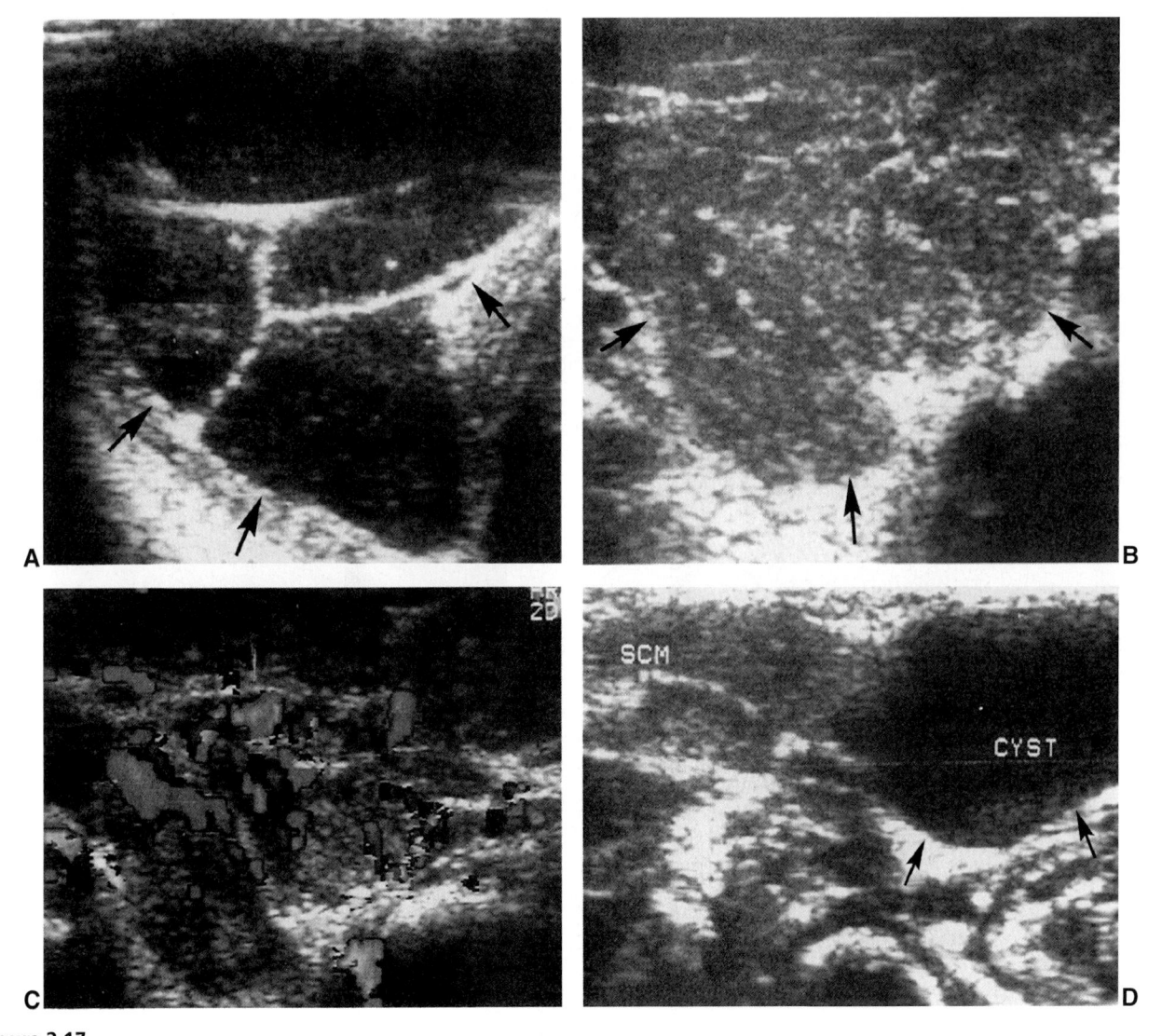

Figura 2.17

Ultra-sonografia de massas no pescoço. **A:** O higroma cístico é uma massa predominantemente cística (*setas*) com múltiplas septações. **B:** Um hemangioma que é heterogêneo, sólido e predominantemente ecogênico, com pequenas áreas anecóicas que representam vasos ou sinusóides (*setas*). **C:** A imagem Doppler deste hemangioma revela a presença de fluxo de sangue significativo dentro da lesão. **D:** Os cistos, tais como este da fissura branquial, são caracteristicamente anecóicos com paredes finas (*setas*). ECM, músculo esternocleidomastóideo.

Massas cervicais duras são mais freqüentemente lesões sólidas, com aparência ultra-sonográfica inespecífica (sólido-ecogênicas), exceto quanto a linfonodopatias. Linfonodos aumentados são facilmente identificados como múltiplos nódulos hiperecóicos ovais ou redondos, que algumas vezes tornam-se massas hipoecóicas confluentes e irregulares. Entretanto, nenhuma imagem característica permite distinção entre a linfonodopatia inflamatória e a neoplásica. No espessamento massiforme que ocorre no músculo esternocleidomastóideo com fibromatose do pescoço, a ultra-sonografia pode acuradamente identificar a massa ecogênica. As massas no pescoço que mostram grande tamanho ou que são suspeitas de promover comprometimento significativo das vias aéreas ou invasão do crânio do canal espinal ou do tórax são mais bem definidas pela TC ou pela RM (17) (Fig. 2.18).

OBSTRUÇÃO NASAL E NASOFARÍNGEA

No neonato ou no lactente, a causa mais comum de obstrução nasal é a atresia coanal ou a estenose. Esta anomalia do desenvolvimento pode ser bilateral ou unilateral e o diagnóstico inicial pode ser feito clinicamente pela impossibilidade de se passar um cateter através do nariz para dentro da laringe. Entretanto, as imagens podem fornecer valiosas informações sobre a composição e a gravidade da obstrução, que pode variar desde uma estenose com obstrução incompleta até uma completa obstrução com atresia membranosa ou óssea. A TC é atualmente o método de escolha para investigar a atresia coanal pela radiologia. As imagens com cortes axiais finos da TC com janelas de osso e de tecidos moles podem dar informações detalhadas sobre as membranas imperfuradas e sobre a proliferação óssea que são as características desta anomalia (Fig. 2.19). Podem ser também reconstruídas imagens no plano sagital. Antes de executar a TC, as vias nasais devem ser aspiradas para eliminar as secreções retidas que podem obscurecer a verdadeira espessura do tecido mole componente da anomalia.

Os orifícios coanais medem geralmente mais de 0,37 cm em crianças com menos de 2 anos e o vômer não excede 0,34 cm em crianças com menos de 8 anos. Noventa por cento das crianças com atresia coanal têm um componente ósseo. Em crianças com atresia coanal óssea, a TC mostra tipicamente um abaulamento medial das paredes laterais da cavidade nasal que se fundem com o vômer aumentado. Na atresia membranosa geralmente está presente algum grau de estreitamento das passagens nasais e do vômer. A estenose da abertura piriforme é uma causa rara de obstrução nasal, que muitas vezes é associada a outras malformações cerebrais ou faciais (18). Os achados na TC incluem tecido mole anormal estendendo-se das

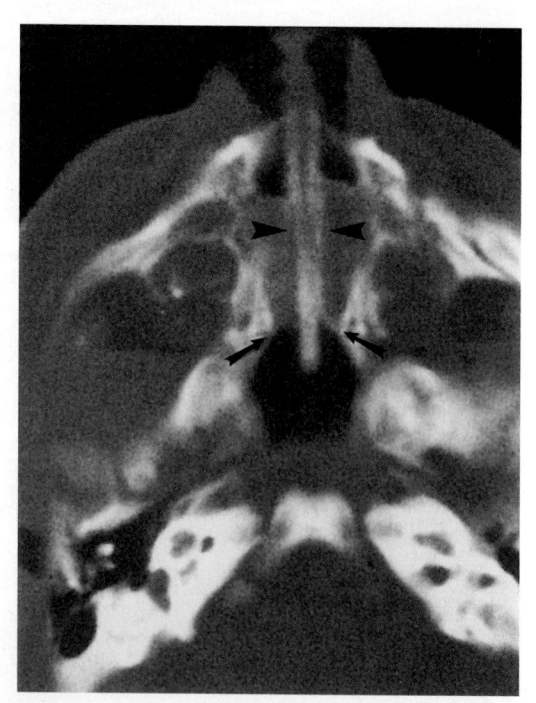

Figura 2.18
Massa no pescoço – neurofibromas. A imagem de ressonância magnética T2 axial mostra extensos neurofibromas de alta intensidade no lado direito do pescoço, estendendo-se para a retrofaringe e comprometendo as vias aéreas (setas pequenas) e estendendo-se também para o canal espinhal (seta maior).

Figura 2.19
Atresia coanal. Observe o vômer espessado (pontas de setas) e a estenose óssea das aberturas coanais com persistentes membranas de tecido mole causando obstrução (setas).
A espessura da membrana é difícil de determinar, uma vez que não foram aspiradas as secreções nasais antes da obtenção da imagem.

narinas, abaulamento das espinhas maxilares para dentro e estreitamento da abertura piriforme (19). O espessamento deve ser avaliado subjetivamente, uma vez que não está disponível nenhuma medida padronizada normal.

A obstrução em decorrência da massa nasal é incomum em crianças, porém uma larga variedade de massas pode ocorrer nesta região. Muitas massas podem ser identificadas radiograficamente como aumento de tecido mole dentro da cavidade nasal, porém os sinais são muito inespecíficos. A TC ou a RM proporcionam maior detalhe estrutural e algumas vezes podem fornecer informações mais específicas sobre a composição do tecido.

Os corpos estranhos são uma das causas mais comuns de obstrução nasal em crianças, e alguns desses podem dar a impressão de massa de tecidos moles. Uma boa história e um alto índice de suspeita são muitas vezes mais úteis do que as imagens para o diagnóstico de corpos estranhos nasais.

Pólipos nasais são as massas nasais mais comumente observadas em crianças. As imagens transversais mostram uma massa redonda bem definida dentro da cavidade nasal. Na TC, essas massas apresentam atenuação entre baixa e intermediária e mostram sinal de alta intensidade nas imagens T2 da RM, decorrente do seu alto conteúdo de fluido. Uma aparência semelhante pode ser observada nas mucoceles do ducto lacrimonasal, que são causadas pela recanalização incompleta deste ducto. Os pólipos antrocoanais originam-se dentro dos seios maxilares e estendem-se através do óstio sinusal para dentro da cavidade nasal. Esses pólipos causam opacificação e aumento das cavidades sinusais envolvidas, e sua extensão para dentro da hipofaringe é rapidamente demonstrada pela TC ou pela RM (Fig. 2.20). Menos freqüentemente, esses pólipos se derivam de outras cavidades sinusais, como a esfenoidal (20,21).

O tecido linfóide hipertrofiado das adenóides e das tonsilas palatinas constitui as massas mais comuns do tecido mole que obstruem a nasofaringe e a orofaringe. As radiografias laterais da nasofaringe são em geral suficientes para avaliar o tamanho das adenóides e das tonsilas palatinas; as adenóides são observadas como massas convexas proeminentes de tecido mole ao longo da parede nasofaríngea posterior, e as tonsilas palatinas podem em geral ser vistas como uma massa de tecido mole de forma oval na adjacência da ponta do palato mole (Fig. 2.21). Entretanto, é importante saber que o tecido linfóide é muito generoso nas crianças maiores, e que não existe critério radiológico confiável para elucidar quando o aumento da adenóide e da tonsila palatina tornam-se patológicos. A nasofaringoscopia pode demonstrar o verdadeiro grau da obstrução. Certas técnicas de imagem como a cine-RM ou a radioscopia dinâmica do sono podem ser úteis auxiliares para a endoscopia (22,23). A imagem é obtida em um ambiente controlado sob sedação, permitindo a avaliação dinâmica do nível exato da obstrução. A cine-RM tem a vantagem adicional da avaliação anatômica em múltiplos planos.

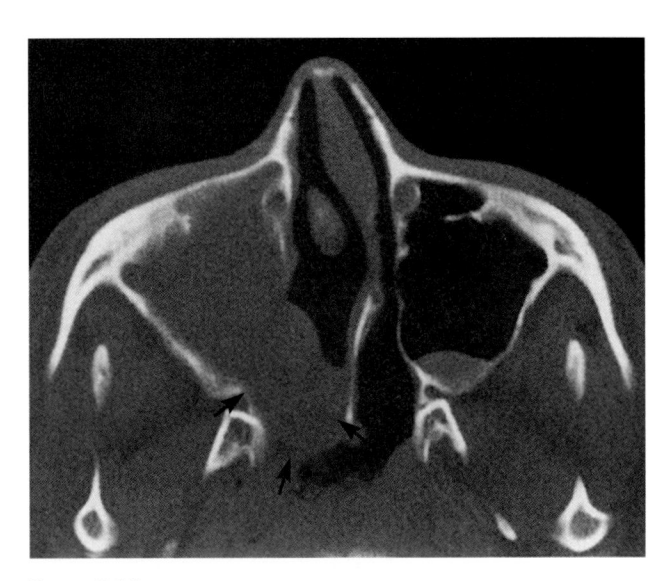

Figura 2.20
Pólipo antrocoanal. Tomografia computadorizada revelando o seio maxilar direito totalmente opacificado, com uma grande massa de tecido mole obstruindo a cavidade nasal e se estendendo para dentro da nasofaringe (setas).

Neoplasias da nasofaringe, tanto benignas quanto malignas, embora incomuns, ocorrem em crianças e muitas vezes suas imagens características são inespecíficas. Uma das neoplasias mais comuns que se originam nesta região é o teratoma, geralmente surgindo do palato mole ou da fossa de Rosenmüller. Os teratomas são em geral grandes e visíveis clinicamente. A calcificação dentro da massa é muito comum e pode ser identificada nas radiografias simples, porém a TC e a RM podem definir melhor a extensão dessas massas.

O angiofibroma juvenil é um tumor vascular benigno relativamente comum com muitos sinais característicos nas imagens. As radiografias mostram uma grande massa de tecido mole na nasofaringe, em geral acompanhada de um abaulamento da parede posterior do seio maxilar e desvio do septo nasal. A TC e a RM mostram o delineamento superior das margens do tumor, que muitas vezes se estende para dentro da cavidade nasal e para as cavidades sinusais. A maioria dos angiofibromas origina-se na nasofaringe e a vasta maioria envolve a fossa pterigopalatina. A natureza altamente vascular dessas massas é evidente na TC com contraste (Fig. 2.22A). As imagens dinâmicas obtidas durante a injeção do contraste mostram uma impregnação intensa que diminui rapidamente nas imagens

Figura 2.21
Hipertrofia adenotonsilar.
A: Observe o acentuado aumento das adenóides (A), que obliteram a via aérea nasofaríngea. As tonsilas palatinas (T) também estão aumentadas.
B: Adenóides e tonsilas palatinas normais em uma menina de 3 anos de idade.

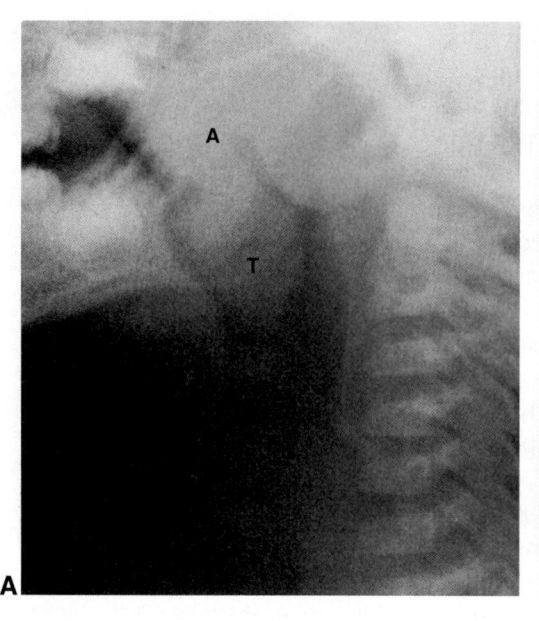

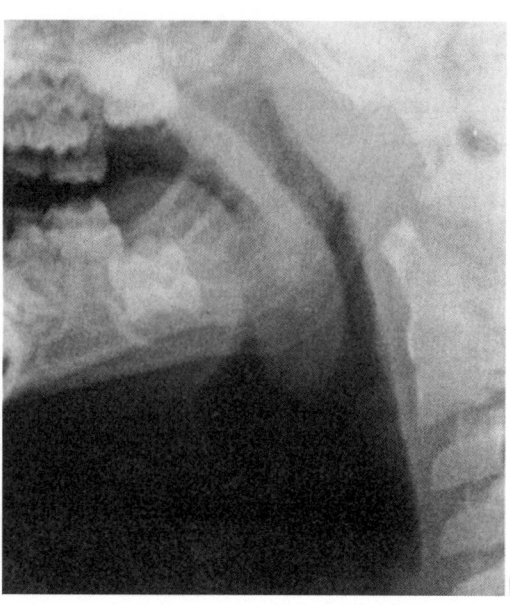

mais tardias. No angiofibroma, a intensidade do sinal na RM é variável, porém em geral é alta nas imagens ponderadas em T2. Além disso, podem ser detectadas áreas destituídas de sinal, fato devido ao fluxo de sangue dentro dos numerosos vasos tumorais. A angiografia, embora não necessária para o diagnóstico, é feita em geral nos angiofibromas juvenis para delinear com precisão a suplência vascular da lesão e embolizar os grandes vasos alimentadores antes da remoção cirúrgica (Fig. 2.22B). As lesões angiomatosas podem simular o aspecto dos angiofibromas juvenis, porém estas lesões têm menor probabilidade de demonstrar impregnação do contraste intensa ou de envolver a fossa pterigopalatina (24).

Os tumores primários malignos que se originam na nasofaringe de crianças incluem rabdomiossarcoma, linfoma, carcinoma nasofaríngeo, neuroblastoma e tumores malignos das células germinativas. O tumor maligno mais comum da nasofaringe é o rabdomiossarcoma e 40% desses tumores ocorrem na cabeça e no pescoço. O linfoma é também muito comum na nasofaringe, na maioria das vezes originando-se na região do anel de Waldeyer. O carcinoma nasofaríngeo (geralmente carcinoma linfoepitelial) também tende a

Figura 2.22
Angiofibroma juvenil da nasofaringe
A: Tomografia computadorizada mostrando uma massa impregnando-se homogeneamente da cavidade nasal direita para a cavidade sinusal maxilar (*setas*).
B: Arteriografia mostrando enchimento inicial de uma massa que é suprida principalmente por ramos da artéria maxilar interna (*setas*).

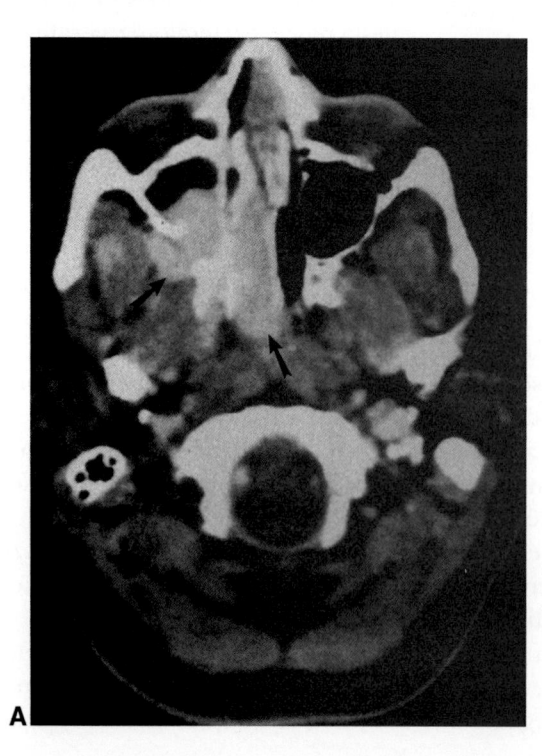

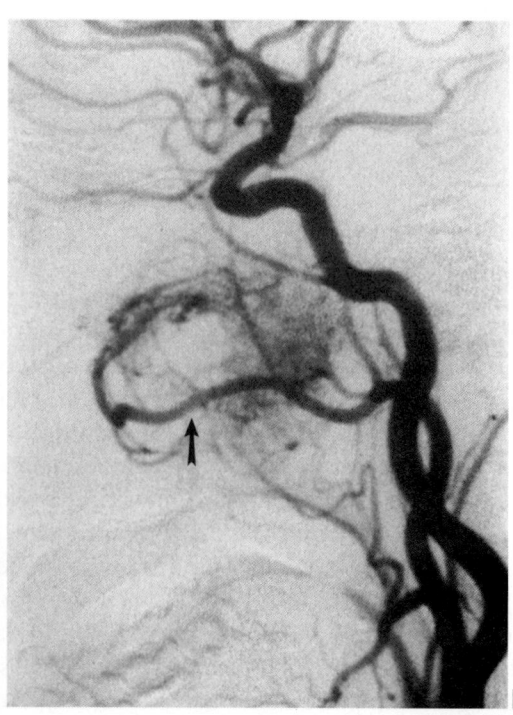

se originar nesta região e pode ter uma aparência idêntica. Na TC e na RM, várias malignidades nasofaríngeas têm um aspecto semelhante.

A extensão de uma massa de tecido mole nasofaríngeo para a região sinusal, orbitária, a fossa pterigopalatina ou base do crânio sugere a natureza maligna da lesão. A modalidade preferida para a avaliação do tumor maligno é a RM, em decorrência da discriminação do tecido mole superior e pela capacidade de ser realizada em múltiplos planos (Fig. 2.23). Entretanto, a TC proporciona melhor definição da extensão da destruição do osso.

No diagnóstico diferencial das massas nasais e nasofaríngeas devem sempre ser consideradas as malformações evolutivas. A maioria dessas lesões ocorre na linha média da região nasofrontal e incluem encefalocele, dermóides e heterotopia cerebral (glioma nasal). As radiografias podem freqüentemente identificar os defeitos ósseos da linha média que acompanham as encefaloceles, incluindo o alargamento do septo nasal, o hipertelorismo e os defeitos ósseos na placa cribriforme e entre os ossos frontal e nasal. As encefaloceles nasais são facilmente reconhecidas pela RM em razão da sua capacidade superior para dar a imagem do tecido herniado nos planos sagital e coronário. Os gliomas nasais são embriologicamente relacionados com as encefaloceles nasais e por isso muitos dos achados de imagens são os mesmos. Entretanto, uma conexão persistente com as estruturas intracranianas permanece em apenas 15% dos pacientes com glioma nasal. A comunicação entre a massa e o espaço subaracnóideo não é bem observada na RM, porém a TC executada depois da introdução do contraste poderá ser útil. O contraste deverá encher uma encefalocele, porém a comunicação é em geral ausente nos gliomas nasais. Os cistos dermóides nasais podem conter gordura (Fig. 2.24A), resultando em alto sinal nas imagens RM T1. Quando os cistos dermóides nasais são superficiais, poderá ser usada a ultra-sonografia para identificar os componentes císticos anecóicos e os gordurosos ecogênicos de um cisto dermóide (Fig. 2.24B).

INCOMPETÊNCIA VELOFARÍNGEA

A deformidade da fissura palatina e outras causas de debilidade neuromuscular da musculatura palatina e faríngea podem resultar em anormalidades da fala. Essas anomalias podem se beneficiar por intervenções, como erapia da palavra e palatofaringoplastia cirúrgica. As decisões do tratamento dependem do delineamento exato da causa e da extensão da disfunção velofaríngea, e esta avaliação pode ser feita pela combinação da nasofaringoscopia com a videofluoroscopia assistida por áu-

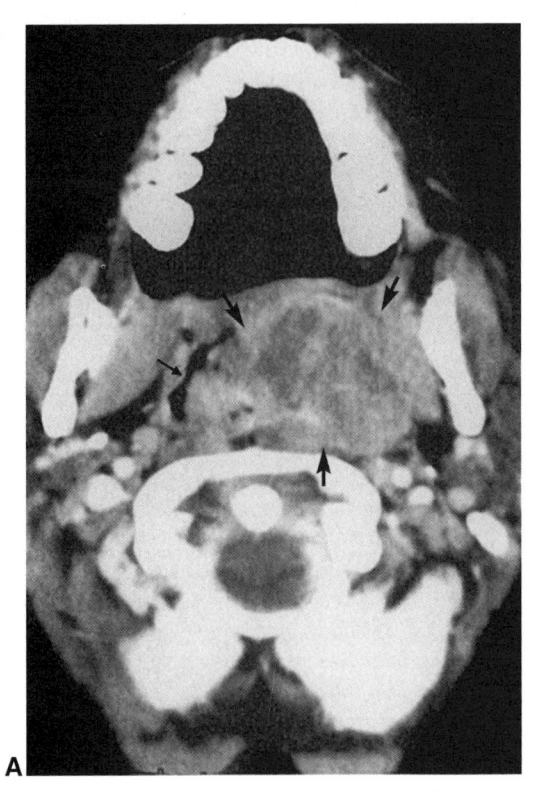

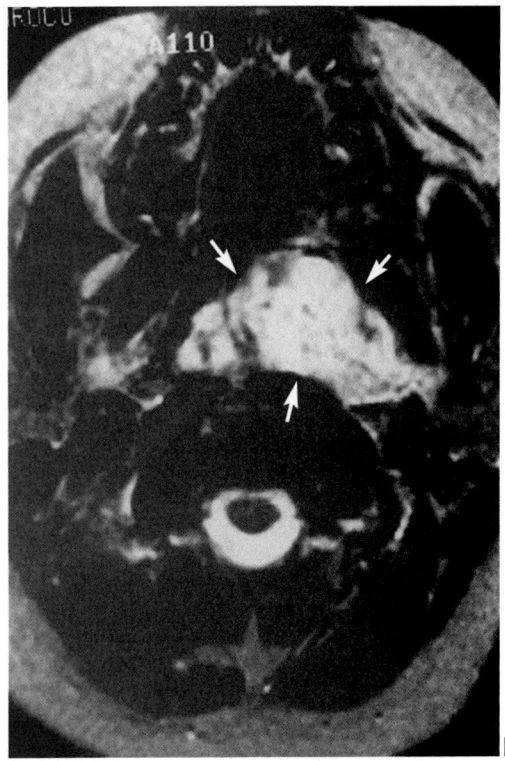

Figura 2.23

Rabdomiossarcoma da nasofaringe. **A:** A tomografia computadorizada com contraste mostra acentuado deslocamento das vias aéreas faríngeas (P) por uma massa contrastada mal definida nos tecidos moles faríngeos laterais (*setas*). **B:** A imagem de ressonância magnética T2 com supressão de gordura dá melhor delineamento do tumor de alta densidade (*setas*).

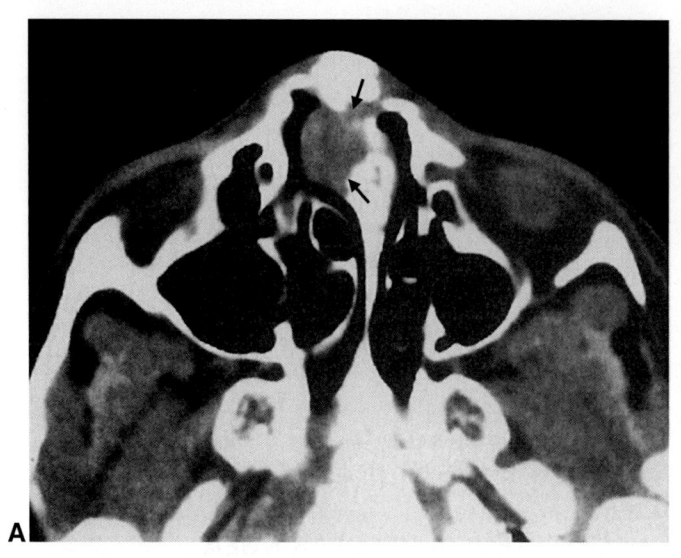

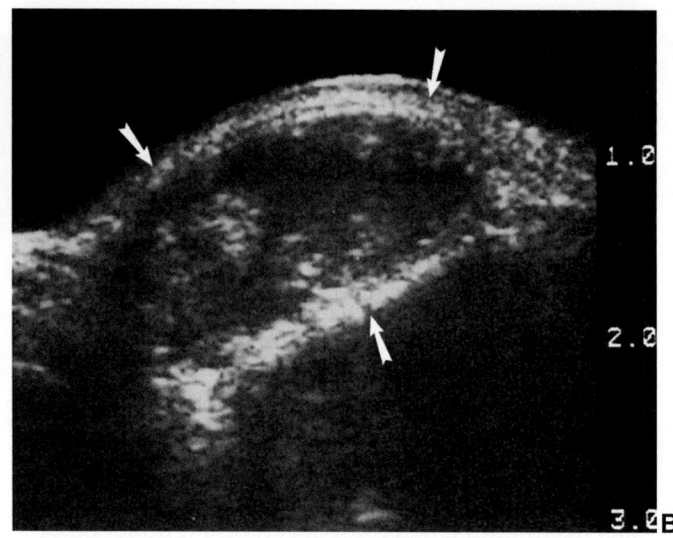

Figura 2.24

Dermóide nasal. **A:** Note a massa de tecidos moles na cavidade nasal direita (*setas*), com deformidade associada do septo nasal e dos ossos nasais. **B:** A ultra-sonografia de dermóide nasal superficial revela sua aparência cística característica (*setas*) com gordura ecogênica interna.

dio. Presença de ar dentro das vias aéreas orofaríngeas proporciona contraste satisfatório com os tecidos moles para permitir avaliação do movimento palatal na vista lateral. O procedimento radioscópico é, em geral, executado nas incidências lateral e submentovértice. A adução da parede faríngea lateral é mais bem avaliada na posição submentovértice após a administração nasal de bário para revestir as paredes faríngeas.

A avaliação da suficiência velofaríngea deverá incluir a avaliação do comprimento do palato mole e a elevação completa durante a vocalização. O palato mole deverá ocluir completamente a passagem aérea velofaríngea na vista lateral. O fechamento completo da via aérea requer também a adução quase completa das paredes faríngeas laterais. A radiocospia com vídeo permite a avaliação dinâmica desses processos durante a vocalização de uma variedade de tipos de sons.

PONTOS IMPORTANTES

- A causa da obstrução das vias aéreas é em geral facilmente aparente nas radiografias simples, em particular quando o sítio da patologia é a epiglote.
- A obstrução das vias aéreas poderá estar localizada no nível da glote, quando são observadas alterações características no calibre e na configuração das vias aéreas superiores nas radioscopias inspiratórias/expiratórias ou na radioscopia. Entretanto, a causa exata da obstrução glótica muitas vezes não pode ser determinada radiologicamente.
- Os tipos característicos de estreitamento das vias aéreas subglóticas, como o estreitamento concêntrico fixo observado na estenose subglótica, o estreitamento expiratório na traqueomalacia e o estreitamento traqueal póstero-lateral decorrente do hemangioma subglótico são detectáveis nas imagens radiográficas dinâmicas.

- Corpos estranhos alojados no esôfago superior são causas comuns não-suspeitadas de obstrução parcial das vias aéreas que podem ser identificadas nas radiografias simples ou com esofagograma de bário.
- O espessamento do tecido mole retrofaríngeo decorrente de abscesso pode ser identificado com radiografias de boa-qualidade do pescoço, porém a aparência é muitas vezes indistinguível do espessamento por causa da linfopatia ou de outras massas do espaço retrofaríngeo. A tomografia computadorizada e a ultra-sonografia são exames complementares que podem ajudar no diagnóstico e na drenagem desses abscessos.
- A modalidade de escolha para a triagem de massas no pescoço em crianças é a ultra-sonografia. Linfonodopatia, abscesso, malformação linfática, hemangioma, lipoma e cistos, todos têm características sonográficas distintivas.
- A tomografia computadorizada é, em geral, a melhor modalidade para a avaliação da obstrução nasal devida a anormalidades congênitas ou presença de massas. Os cortes de fina-espessura fornecem detalhes que são particularmente úteis na caracterização dos componentes da atresia coanal.
- Para avaliar a hipertrofia adenotonsilar são suficientes as radiografias laterais das vias aéreas superiores, porém outras massas nasofaríngeas são mais bem demonstradas pela TC ou pela ressonância magnética. A RM proporciona melhor definição dos tecidos moles e por isso é freqüentemente preferida para determinar a extensão das massas, porém a TC dá melhor informação sobre expansão ou destruição óssea.
- A avaliação da estrutura e da função do complexo velofaríngeo quando feita pela radioscospia com vídeo ajudada por áudio é útil para o estudo da criança com a anomalia de fissura palatina, com a que teve cirurgia nasofaríngea anterior ou com outras causas de incompetência ou de obstrução velofaríngea.

REFERÊNCIAS

1. Brook I. Uvulitis caused by anaerobic bacteria. *Pediatr Emerg Care* 1997;13:221-222.

2. John SD, Swischuk LE, Hayden CK Jr, Freeman DH Jr. Aryepiglottic fold width in epiglottitis: where should measurements be obtained? *Radiology* 1994;190:123-125.
3. Yen K, Flanary V, Estel C, et al. Traumatic epiglottitis. *Pediatr Emerg Care* 2003;19:27-28.
4. Garel C, Hassan M, Legrand I, et al. Laryngeal ultrasonography in infants and children: pathological findings. *Pediatr Radiol* 1991;21:164-167.
5. Shita L, Rypens F, Hassid S, et al. Sonographic demonstration of a congenital laryngeal cyst. *J Ultrasound Med* 1999;18:665-667.
6. Reeber CB, Truemper EI, Bent JP. Laryngeal papillomatosis presenting as acute airway obstruction in a child. *Pediatr Emerg Care* 1999;15:419-421.
7. Legasto AC, Halter JO, Giusti RJ. Tracheal web. *Pediatr Radiol* 2004;34:256-258.
8. Bumber Z, Jurlína M, Manojlovic S, Jakic-Razumovic J. Inflammatory pseudotumor of the trachea. *J Pediatr Surg* 2001;36:631-634.
9. Lee SS, Schwartz RH, Babadori RS. Retropharyngeal abscess: epiglottitis of the new millennium. *J Pediatr* 2001;138:435-437.
10. Rooks VJ, Burton BS, Catalan IN, Syms MJ. Kawasaki disease presenting as a retropharyngeal phlegmon. *Pediatr Radiol* 1999;29:875-876.
11. Barker J, Winer-Muram HT, Grey SW. Lemìerre syndrome. *South Med J* 1996;89:1021-1023.
12. De Sena S, Rosenfeld DL, Santos S, Keller I. Jugular thrombophlebitis complicating bacterial pharyngitis (Lemiere's syndrome). *Pediatr Radial* 1996;26:141-144.
13. Brochu B, Dubois J, Garel L, et al. Complications of ENT infections:pseudoaneurysm of the internal carotid artery. *Pediatr Radiol* 2004;34:417-420.
14. Tannuri U, Mendes de Almeida N, et al. Giant pseudoaneutysm of the internal carotid artery causing upper airway obstruction in a 10-month-old infant treated by endovascular occlusion and surgical drainage. *J Pediatr Surg* 2003;38:1393-1395.
15. Kono T, Kohno A, Kawashima S, et al. CT findings of descending necrotising mediastinitis via the carotid space ("Lincoln Highway"). *Pediatr Radiol* 2001;31:84-86.
16. Smith JK, Amato DM, Specter BB, et al. Danger space infection; infection of the neck leading to descending necrotizing mediastinitis. *Emerg Radiol* 1999;6:129-132.
17. Vazquez E, Enríquez G, Castellote A, et al. US, CT, and MR imaging of neck lesions in children. *Radiographics* 1995;15:1005-122.
18. Bignault A, Castillo M. Congenital nasal piriform aperture stenosis. *Am J Neuroradiol* 1994;15:877-878.
19. Belden CJ, Mancuso AA, Schmafuss IM. CT features of congenital nasal piriform aperture stenosis: initial experience. *Radiology* 1999;213:495-501.
20. Weissman JL, Tabor EK, Curtin HD. Sphenochoanal polyps evilation with CT and MR imaging. *Radiology* 1991;178:145-148.
21. Swischuk LE, Hendrick EP. Antrochoanal polyp originating from sphenoid sinus causing acute dysphagia. *Emerg Radiol* 2000;7:358-360.
22. Donnelly LF, Casper KA, Chen B. Correlation on cine MR imaging of size of adenoid and palatine tonsils with degree of upper airway motion in asymptomatic sedated children. *AJR Am J Roentgenol* 2002;179:503-508.
23. Donnelly LF, Strife IL, Myer CM 3rd. Glossoptosis (posterior displacement of the tongue) during sleep: a frequent cause of sleep apnea in pediatric patients referred for dynamic sleep fluoroscopy. *AJR* 2000;1557-1559.
24. Sour PM, Cohen BA, Sacher M, et al. The angiomatous polyp and the angiofibroma: two different lesions. *Radiology* 1982;144:329-334.

CAPÍTULO 3

Alterações Respiratórias do Sono na Criança

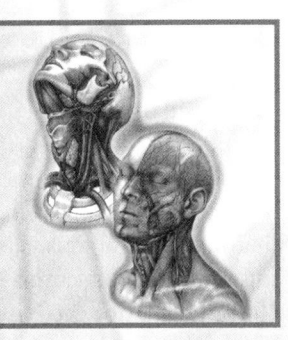

Liane B. Johnson

Em crianças, o espectro das alterações respiratórias durante o sono (ARS) engloba o ronco primário, a síndrome de resistência das vias aéreas superiores (SRVAS), a síndrome da hipopnéia obstrutiva e a síndrome de apnéia obstrutiva do sono (SAOS). Este *continuum* de sintomatologia é freqüentemente uma das causas principais para referência aos otorrinolaringologistas pediátricos. Persistem em debate os padrões de diagnóstico e de tratamento na população de pacientes pediátricos. O presente capítulo abrange a avaliação clínica, as pesquisas atuais e os tópicos controversos sobre as ARS das crianças. Para uma descrição detalhada sobre a polissonografia (PSG) e as definições relacionadas com as ARS, ver o capítulo sobre as alterações do sono no adulto.

EPIDEMIOLOGIA

É calculado que aproximadamente 25% das crianças nas idades de 3 a 12 anos roncam e até 10% devam ter SAOS (1). O ronco, isoladamente, não deve ser problemático; entretanto, poderá ser sinal de um subjacente distúrbio do sono. Os fatores de risco clínicos associados à ARS incluem ronco noturno, apnéias testemunhadas, sexo masculino, idade inferior a 5 anos, hipertrofia adenotonsilar, obstrução nasal crônica, história familiar de ronco noturno, exposição à fumaça de cigarros e obesidade (2,3). Também fortemente associado à ARS é o baixo estado socioeconômico (ESE), porém este fator pode ser também um reflexo da propensão para um alto índice de massa corporal (IMC) neste subgrupo populacional nos EUA (4). Em toda parte, admite-se que o ronco é sempre pouco relatado pois sua importância continua sendo irrelevante na comunidade.

A etnicidade e os fatores genéticos também têm sido considerados como associados ao alto risco de ARS. Os estudos incluindo um questionário rigoroso, polissonografia (PSG) e medidas cefalométricas demonstraram uma preponderância da apnéia obstrutiva do sono (AOS) nas crianças afro-americanas e nas asiáticas (5-7). Os pacientes com sinostose facial sindrômica estão em risco extremamente elevado para desenvolver AOS e suas seqüelas cardíacas, ou sejam, hipertensão pulmonar e *cor pulmonale*. Um estudo nos Países Baixos, em 2004, demonstrou que um questionário rigoroso apurou mais que o dobro de casos de SAOS em pacientes com craniossinostose (53%), revelando um significativo subdiagnóstico nesta clientela de pacientes com base somente na suspeita clínica (26%) (8).

FISIOPATOLOGIA

Apesar da abundante pesquisa no campo da SAOS pediátrica, grande parte da fisiopatologia subjacente permanece desconhecida. A pesquisa atual tem se focalizado sobre os fatores contribuintes potenciais (p. ex., anatômicos e neurofisiológicos) e tem sido examinados os efeitos a longo prazo sobre o neurodesenvolvimento e o comportamento, mais comumente observado em crianças com mais de 5 anos de idade.

Os fatores anatômicos (p. ex., hipertrofia adenotonsilar, obesidade, e anomalias craniofaciais), que podem contribuir para um estreitamento das vias aéreas superiores, são em geral os principais determinantes do desenvolvimento da AOS em crianças não-sindrômicas. Até 20% das crianças não apresentam resolução clínica dos sintomas nem normalização dos parâmetros respiratórios do sono depois da adenotonsilectomia, justificando desse modo uma posterior investigação neste subgrupo de pacientes (9). Foi postulado que a presença da AOS na ausência de anormalidades anatômicas é sugestiva de uma alteração subjacente do tônus neuromotor das vias aéreas superiores (10). Resta ainda determinar o papel que isto exerce como causador da AOS; entretanto, se na verdade existe alteração do aumento normal do tônus neuromuscular, conforme é observado em lactentes e em crianças maiores, então qualquer alteração do tônus faríngeo deveria ser um significante co-fator na obstrução das vias aéreas.

Existe um ciclo vicioso nas vias aéreas pediátricas: o fluxo aéreo obstruído pode alterar o crescimento e o desenvolvimento craniofacial, enquanto que um esqueleto craniofacial anormal subjacente pode causar maior obstrução das vias aéreas. A fisiopatologia pode estar relacionada com as alterações esqueléticas, como a hipoplasia do terço médio facial, que poderá contribuir para uma nasofaringe ou orofaringe estreitada (7,11). Essas alterações do crescimento e desenvolvimento craniofacial, incluindo síndrome de Down, seqüência Pierre Robin, fissura palatina e craniossinostoses, para designar somente algumas, também predispõem esses grupos de crianças à ARS (11,12). São justificados mais estudos ligando esses achados aos da PSG; entretanto, isto não deve diminuir a importância de examinar completamente as crianças com anomalias craniofaciais e com a SAO.

Durante a última década, os estudos sobre as ARS avaliaram as alterações comportamentais e neurocognitivas associadas às perturbações do sono, mesmo com as de grau leve. Os problemas comportamentais associados às ARS incluem hiperatividade, distúrbio do déficit de atenção, agressão e má socialização, enquanto que os distúrbios neurocognitivos incluem mau desempenho escolar, especificamente déficits de memória, dificuldade de aprendizado e da capacidade de resolver problemas (1). Muitos estudos compararam o funcionamento neuropsicológico e a qualidade de vida (QDV) em crianças pequenas com AOS e controles sadios da mesma idade. Os dados demonstraram dificuldades neurocognitivas, comportamentais e emocionais altamente prevalentes em associação à AOS. Desse modo, as pesquisas parecem indicar uma tendência para a normalização do comportamento neuropsicológico e da QDV nos muitos meses que se seguiram ao alívio da obstrução das vias aéreas (1,13-15).

Os aspectos clínicos da ARS em crianças diferem grandemente daqueles do adulto. A Tabela 3.1 resume os aspectos clínicos da ARS em crianças e a Tabela 3.2 mostra as diferenças entre adultos e crianças. As alterações cardiovasculares em crianças aparecem secundariamente à estimulação anormal do sistema nervoso autônomo à duração dos eventos das ARS (16). As crianças têm menos probabilidade de serem despertadas pelos seus episódios apnéicos. A fragmentação do sono e as associadas hipercapnéia e hipoxemia alteram a qualidade e a duração do movimento rápido do olho (REM) e do sono de onda-lenta (17). Esses fatores contribuem para a redução de produção do hormônio do crescimento e das alterações neurocognitivas associadas. Existe um largo espectro de sinais clínicos na ARS pediátrica em comparação com a AOS do adulto.

A enurese noturna é normalmente associada a crianças com suspeita de ARS e é relacionada com uma cascata de eventos que secundariamente alteram o metabolismo hídrico e eletrolítico. Ocorre a liberação do peptídio natriurético atrial (ANP) após uma distensão cardíaca em resposta às distensões intratorácicas negativas, alterando a excreção do sódio e da água por inibição da vasopressina e do sistema renina-angiotensina. Ocorre subseqüente liberação de catecolamina sistêmica, aumentando o tônus muscular da bexiga. Este fato, em conjunto a limiares de despertar mais elevados em face da ARS, contribui para a enurese (18). Um estudo recente mostrou associação significativa entre a presença de enurese e o índice de alteração respiratória (IAR) quando medido pela PSG durante toda a noite em crianças que estavam sendo

TABELA 3.1
ALTERAÇÕES RESPIRATÓRIAS DURANTE O SONO EM CRIANÇAS

Sinais e Sintomas	Ronco Primário	SRVA	AOS
Ronco	Presente	Presente	Presente
Hipoventilação obstrutiva	Ausente	Presente	Presente
Apnéia	Ausente	Ausente	Presente
Distúrbio do sono/fragmentação	Ausente	Presente	Presente
Mudanças comportamentais	Ausente	Pode estar presente	Presente
Hipersonolência	Ausente	Pode estar presente	Pode estar presente
Polissonografia com anormalidade no intercâmbio gasoso	Ausente	Ausente	Presente
Hipertrofia adenotonsilar	Presente	Presente	Presente
Tratamento	Tranqüilização[a]	T +/− A +/− CPAP[b]	T + A ou CPAP[c]

AOS, apnéia obstrutiva do sono; SRVA, síndrome de resistência das vias aéreas.
[a]Adenoidectomia, tonsilectomia ou ambas podem ser indicadas se o ronco associado a outros sinais ou sintomas de obstrução das vias aéreas (respiração crônica pela boca, rinorréia crônica, faringotonsilite recorrente, ou, possivelmente, mesmo devido às alterações cognitivas e comportamentais). T, tonsilectomia; A, adenoidectomia.
[b]CPAP, dispositivo de pressão positiva contínua das vias aéreas, se os sintomas persistirem durante o dia.
[c]Traqueotomia é raramente justificada na população pediátrica, salvo se existir outra causa associada para a obstrução das vias aéreas superiores.

TABELA 3.2
DIFERENÇAS ENTRE AS ALTERAÇÕES RESPIRATÓRIAS DO SONO NO ADULTO E NA INFÂNCIA

Sintomas	Adulto	Criança
Ronco	Intermitente	Contínuo
Respiração pela boca	Incomum	Comum
Obesidade	Comum	Incomum
Bloqueio do desenvolvimento	Incomum	Comum
Hipersonolência diurna	Comum	Incomum
Predileção pelo sexo	Masculino	Nenhum
Evento obstrutivo mais comum	Apnéia	Hipopnéia
Despertar durante a noite	Comum	Incomum
Tratamento:		
Não-cirúrgico	Na maioria CPAP	Na maioria, CPAP
Cirúrgico	Casos selecionados	Na maioria T e A

A, adenoidectomia; CPAP, dispositivo de pressão positiva contínua das vias aéreas; T, tonsilectomia.

avaliadas por motivo de ARS. Este estudo revela que a prevalência de enurese foi observada em 47% das crianças com um IAR superior a 1, porém só 17% daqueles com IAR de 1 ou menos. Não foi encontrada concordância entre a freqüência da enurese e a gravidade de IAR (19). É importante lembrar que nem toda enurese noturna é relacionada com ARS e que nem todos os pacientes com ARS têm enurese noturna. A enurese noturna geralmente cessa após o tratamento da causa subjacente da AOS.

AVALIAÇÃO DIAGNÓSTICA

História

Uma cuidadosa "história do sono" ajuda a determinar a gravidade do caso e apóia a suspeita clínica quanto à ARS. Embora a PSG se mantenha como o padrão-ouro para detectar e avaliar a gravidade da ARS, muitos centros não dispõem deste recurso, e por isso a suspeita clínica se mantém como o alicerce da prática diária para as crianças sadias.

A história do sono deve incluir o tipo de comportamento quanto a hora de ir para a cama, o modo habitual de dormir, o número de horas de sono, as interrupções do sono, as posições anormais durante o sono, as parassonias, o tipo do ronco, qualquer pausa ou dificuldade respiratória observada, a freqüência em despertar, as cefaléias e a fadiga no início da manhã, as alterações comportamentais e os problemas com o desempenho escolar. É também importante documentar o problema dos cochilos, especialmente a freqüência e a duração, e comparar com as normas específicas para a idade.

As perturbações do sono em crianças podem se apresentar sob as formas de ronco, engasgos, sono agitado, sono fragmentado, diaforese, hiperextensão do pescoço, apnéias testemunhadas e parassonias. As parassonias, como bruxismo, enurese noturna, sonambulismo, terrores noturnos e agitação das pernas não são achados infreqüentes na população pediátrica. As parassonias podem refletir ou não ARS subjacente pois depende da sintomatologia associada.

É importante também apurar qualquer condição médica ou cirúrgica associada que possa contribuir para a miríade de sintomas ou impor um risco maior ao paciente se estiver justificada a intervenção cirúrgica.

Exame Físico

O exame físico deve incluir a cabeça e o pescoço, começando por uma avaliação geral da aparência craniofacial do paciente, a via respiratória (oral ou nasal) e o desenvolvimento global do corpo, incluindo peso, altura e pressão sanguínea. Os achados sistêmicos devem incluir bloqueio do desenvolvimento ou atraso do crescimento, hipertensão pulmonar e diastólica, *cor pulmonale* e peito escavado (20). Alterações da voz também são comumente observadas em crianças com ARS: uma voz hiponasal e uma qualidade de voz abafada ou "marmórea" pode ser observada respectivamente na hipertrofia adenoideana e tonsilar, e ocorrer decorrente da redução da área de superfície das cavidades ressonantes na criança que é "comilona" e cuja dieta inclui beber copiosas quantidades de sucos e leite ou de comer uma quantidade de alimentos preparados porque são mais saborosos. Nos casos de AOS crônica ou grave podem estar também presentes sintomas consistentes com refluxo gastroesofágico.

O exame de cabeça e pescoço poderá revelar sinais otológicos, como otite média crônica com derrame ou outros sinais pois o orifício da tuba auditiva poderá estar fisicamente obstruído por tecido adenoideano hipertrofiado. O exame nasal pode revelar conchas nasais inferiores atrofiadas em virtude da ausência do fluxo aéreo nasal, ou hipertrofiadas em decorrência da limitação do fluxo aéreo turbulento ou, possivelmente, de um desencadeante alérgico contribuindo para a obstrução nasal. Muitas vezes se observa a associação de rinorréia. Devem ser também apuradas outras causas de obstrução nasal, como desvio do septo, pólipos nasais e atresia da coana, para citar somente algumas.

O exame oral deve avaliar: o tamanho da mandíbula, a dentição e a oclusão; a anatomia e a função do véu palatino, certificando-se que não exista fissura aberta nem fissura submucosa do palato mole, que pode ser evidente por uma úvula bífida; uma diástase muscular da linha média e chanfradura do palato duro; a forma e o tamanho da língua com relação à cavidade oral e às vias aéreas orofaríngeas; e o grau de hipertrofia tonsilar.

Observa-se comumente a associação de linfadenopatia cervical causada por uma otite média crônica ou uma adenotonsilite recidivante ou simplesmente ser um achado casual nesta população de pacientes. É importante pesquisar deformidades torácicas, anormalidades da coluna torácica, ou ambas, que possam contribuir ou agravar qualquer distúrbio respiratório relacionado com o sono.

Para a avaliação apropriada da nasofaringe, da orofaringe e da hipofaringe são importantes os procedimentos auxiliares. Neste campo, o padrão-ouro é a nasofaringoscopia, porque permite uma avaliação visual direta da anatomia e da função. Pode ser tentada com sucesso na maioria das crianças com pelo menos 5 anos de idade e sendo muitas vezes bem-sucedida em crianças mais jovens. O exame permite a avaliação do septo nasal, da mucosa nasal, do espaço nasal total, da largura da coana, do fechamento do véu palatino e o grau de aumento das adenóides; a distância entre as tonsilas palatinas e o grau de incursão na orofaringe e na hipofaringe; e a presença de quaisquer outros contribuintes para a obstrução das vias aéreas superiores (p. ex., o laringomalácia).

Quando a nasofaringoscopia não for possível, um exame auxiliar útil é a radiografia lateral das vias aéreas (Fig. 3.1). Esta técnica proporciona informação anatômica útil do tamanho da adenóide dentro dos limites da nasofaringe. Não é fornecida nenhuma informação funcional, porém pode ser determinada uma indicação sobre a relativa redução das vias aéreas nasofaríngeas.

Na avaliação do ronco e da ARS têm sido também usados os estudos cefalométricos. Uma cefalometria do esqueleto facial proporciona um modo de medir as marcas ósseas e compará-las com as normas compatíveis com a idade. Pela cefalometria é obtida pouca in-

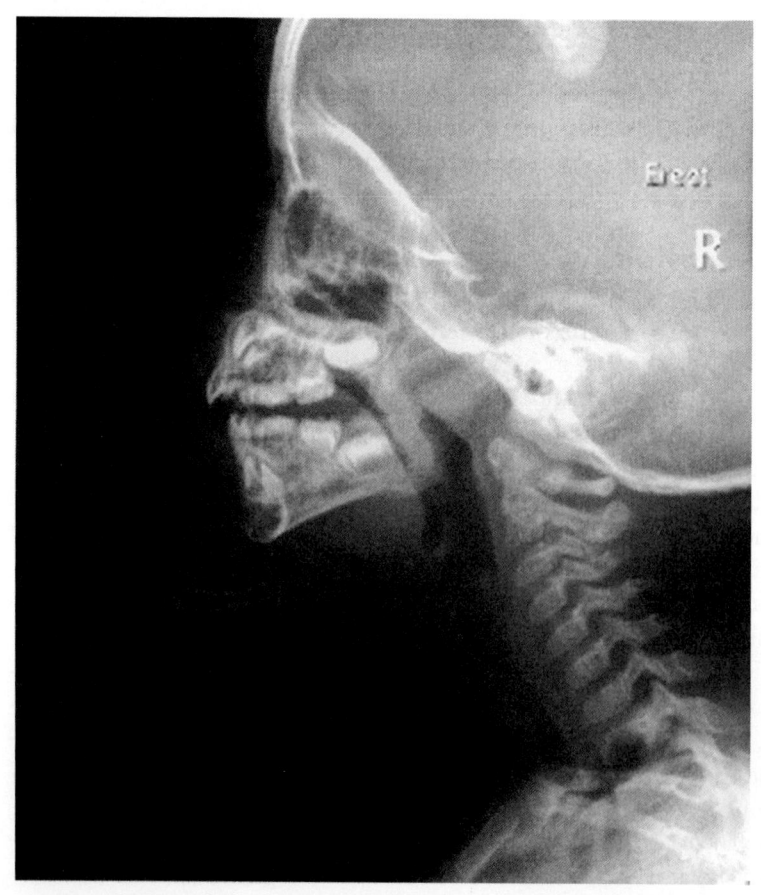

Figura 3.1

Radiografia lateral das vias aéreas de hipertrofia adenóide.

formação diagnóstica, porém este recurso pode fornecer informação prognóstica quanto à intervenção cirúrgica (p. ex., o uso de um instrumento de avanço mandibular) (21). Um estudo originário da Turquia (22) observou uma significativa correlação adversa entre dados cefalométricos, índice apnéia-hipopnéia (IAH) e hipertrofia em 8 dentre 11 medidas. O estudo não pesquisou as alterações das medidas depois do tratamento, porém os achados sugerem que o tratamento apropriado para a AOS deverá normalizar as medidas quando a intervenção é feita de modo oportuno.

A Tabela 3.3 revisa os diferentes níveis e as possíveis causas de obstrução em crianças suspeitas de ARS e a Tabela 3.4 revisa as anomalias sindrômicas e evolutivas associadas à ARS da infância.

Exames Laboratoriais

A fim de ajudar no diagnóstico da AOS, estão disponível técnicas de estudos do sono variadas. A oximetria durante a noite representa uma ferramenta simples de triagem que pode ser usada em casa. Possui valor preditivo positivo superior a 90% e um valor preditivo negativo de apenas 47% quando comparado com a PSG. Por isso, um achado negativo do estudo não pode com confiabilidade excluir um distúrbio subjacente do sono. O próprio oxímetro de pulso tem limitações mecânicas, na dependência do seu objetivo e programação, que podem induzir a variações de leitura no paciente (9).

A nasofaringoscopia no sono, executada sob leve anestesia geral na sala de cirurgia, tem sido considerada uma ferramenta útil na determinação do sítio da obstrução das vias aéreas superiores durante o sono

TABELA 3.3
NÍVEIS E TIPOS DE OBSTRUÇÃO NAS ALTERAÇÕES RESPIRATÓRIAS DO SONO EM PEDIATRIA

Nariz
- Hipertrofia da adenóide
- Rinorréia crônica com ou sem rinossinusite
- Desvio do septo
- Estenose: coana ou da abertura piriforme

Orofaringe
- Hipertrofia tonsilar: palatina ou lingual
- Fissura palatina ou fissura da submucosa palatina
- Macroglossia
- Hipoplasia mandibular
- Pós-cirúrgica: retalho faríngeo, retração palatina etc.
- Problemas neuromusculares: paralisia do palato mole

Laringe e pescoço
- Anomalias laríngeas: papiloma, paralisia das pregas vocais, estenose, hemangioma, membranas
- Faringomalacia, laringomalacia, traqueobroncomalacia
- Pescoço curto e rijo
- Anomalias da coluna cervical

TABELA 3.4
SÍNDROMES E DOENÇAS ASSOCIADAS A ALTERAÇÕES RESPIRATÓRIAS DO SONO EM PEDIATRIA

Tônus e controle neuromuscular anormal
- Trissomia 21
- Paralisia cerebral ou encefalopatia por anóxia
- Laringomalacia
- Hipotireoidismo
- Distúrbios convulsivos
- Distrofias musculares
- Malformação de Chiari
- Síndrome de Prader-Willi

Anatomia anormal das vias aéreas
- Trissomia 21
- Seqüência Pierre-Robin
- Síndrome de Treacher-Collins
- Macroglossia: Síndromes de Beckwith-Wiedemann, Hunter e Hurler
- Craniossinostoses: síndromes de Crouzon, Apert, Pfeiffer
- Acondroplasia
- Doenças colagenovasculares: linfangioma, hemangioma
- Estenose da abertura piriforme
- Síndrome de Klippel-Feil

Outras
- Cardiovasculares: cardiopatias congênitas, hipertensão sistêmica ou pulmonar
- Peito escavado
- Obesidade mórbida: idiopática ou sindrômica
- Escoliose

(23). As restrições a esta técnica são relacionadas não só com os problemas de custo e com os de esforço humano, como também com a validade do exame, considerando o estado do sono "induzido" sob um anestésico geral "leve". A nasofibroscopia sob sedação deve ser considerada como um auxiliar a outros testes diagnósticos.

A polissonografia (PSG) é o padrão-ouro aceito para o diagnóstico da AOS em crianças. O PSG registra simultaneamente os dados cardiorrespiratórios, eletromiográficos e eletroencefalografia durante o sono (24). Proporciona uma medida da gravidade da obstrução das vias aéreas durante o sono e uma linha de base com a qual a terapia deverá ser comparada. O índice apnéia-hipopnéia é calculado pelos dados do PSG como o número médio de apnéias e de hipopnéias por hora de sono. As leituras são geralmente consideradas anormais quando o IHA for maior que 1 ou a saturação de oxigênio estiver abaixo de 92% (25).

Os principais empecilhos à aceitação generalizada e ao uso da PSG são a falta de padrões de medidas e de consenso de interpretação, o acesso aos laboratórios do sono pediátrico, e custo/benefício. Em razão desses problemas, muitos médicos apóiam na história clínica, nos sinais físicos e nos procedimentos auxiliares para ajudar no diagnóstico do AOS pediátrico. Certos sintomas são correlacionados negativamente com a

ARS pediátrico. A ausência do ronco habitual e a respiração bucal durante o dia são comumente observados em crianças sem AOS na PSG e podem ajudar ao clínico a estabelecer o diagnóstico (26). Um número maior de estudos está pesquisando a confiabilidade dos questionários e de outros testes menos dispendiosos para ajudar no diagnóstico clínico da ARS pediátrica.

A cine-ressonância magnética (cine-RM) (27) é uma nova ferramenta para a avaliação do paciente complexo com anormalidades craniofaciais ou em qualquer paciente cuja polissonografia permanece anormal após a adenotonsilectomia. Conforme mencionado, a AOS no campo da síndrome de Down ou de outras anormalidades craniofaciais é geralmente refratária à adenotonsilectomia (23) em virtude dos múltiplos níveis de obstrução das vias aéreas. A cine-RM permite a identificação e a avaliação dinâmica de obstrução das vias aéreas superiores (p. ex., base da língua, palato mole, nasofaringe e hipofaringe) encaminhando desse modo o paciente para o curso apropriado de tratamento.

A radioscopia das vias aéreas, que proporciona uma vista dinâmica deste campo, pode também ser útil na determinação do sítio da obstrução das vias aéreas superiores, porém é muito mais dependente da cooperação do paciente. Um achado negativo do estudo não pode confirmar a ausência de obstrução das vias aéreas pois as condições do procedimento não podem replicar o estado do sono natural para a maioria dos pacientes, e assim diminui o benefício clínico global ao investigar as ARS. A radioscopia deve ser considerada um adjunto para o exame clínico e para a visualização direta com o nasoendoscópio flexível.

OPÇÕES DE TRATAMENTO

Nesta altura, os principais problemas para o paciente suspeito de ARS permanecem. Até que ponto está alterada a necessidade de sono para justificar a adenotonsilectomia? Será a adenotonsilectomia o tratamento apropriado? Este dilema deriva do fato que a PSG não tem custo-benefício nem é amplamente disponível de modo oportuno para avaliar todos os pacientes suspeitos de ARS. Por outro lado, uma morbidade significativa associa-se à adenotonsilectomia e os riscos devem ser avaliados. As opções médicas e cirúrgicas são apresentadas a seguir.

Abordagem Clínica

Um ronco intermitente, seja associado à tonsilite recorrente ou à desencadeantes alérgicos, justifica uma tentativa de corticosteróides nasais. Este recurso, que parece ser apenas temporal, pode ser benéfico para os pacientes que não têm sintomas bastante graves para justificar a cirurgia, para os que aguardam o tratamento cirúrgico definitivo ou para os que não tenham condições cirúrgicas (28).

Um curto período de esteróides sistêmicos, de antibióticos, ou de ambos, poderá reduzir a carga linfóide na hipertrofia adenotonsilar, porém os efeitos são de curta duração. Os benefícios parecem ser mais acentuados no paciente muito jovem com tonsilite recidivante (25). Este tratamento não é, sem dúvida, o definitivo, porém pode atenuar os sintomas enquanto o paciente espera a cirurgia.

A fisiopatologia na criança obesa é mais remanescente da SAOS do adulto. Um componente essencial da terapia é a perda de peso. Isto requer a motivação dos pais, a orientação de um nutricionista e a estrita avaliação pelo médico encarregado dos seus cuidados primários. Essas crianças freqüentemente sofrem de fadiga e, por isso, têm crescente dificuldade na sua atividade diária para ajudar na sua perda de peso. Se, depois de uma razoável perda de peso ou de uma tentativa neste sentido não ocorrer mudança no tipo de sono, é justificada uma investigação mais profunda.

Existe, através de um dispositivo de pressão positiva contínua das vias aéreas (CPAP), um adjunto à terapia, sendo especialmente útil ante uma SAOS que persiste após a adenotonsilectomia ou em qualquer paciente para o qual a cirurgia for contra-indicada. Os pacientes com anomalias craniofaciais representam o maior grupo que se beneficia da CPAP, pois respondem mal à adenotonsilectomia, conforme antes mencionado (23). O maior obstáculo ao uso do CPAP é principalmente a tolerância do paciente. O paciente deve ser estritamente acompanhado por um pneumologista, que deverá ajustar o nível do CPAP durante a PSG e proporcionar o acompanhamento a longo prazo com reavaliações intermitentes, pois as necessidades das crianças poderão mudar enquanto prossegue seu crescimento (25).

Abordagem Cirúrgica

A adenotonsilectomia permanece como o suporte para a SAOS, tenha sido esta diagnosticada somente por suspeita clínica ou nos casos mais complexos pela PSG. Ocasionalmente, para a criança muito pequena, sem um grau de hipertrofia tonsilar significativo, a adenoidectomia poderá ser suficiente. Se for executada isoladamente a adenoidectomia ou a tonsilecomia, existe a possibilidade futura de recorrência da SAOS e, por isso, na área da AOS, as recomendações atuais são as de fazer a adenotonsilectomia (9). Uma supervisão de muitos estudos tem mostrado que a remoção da obstrução das vias aéreas após a adenotonsilectomia poderá induzir a uma melhora na qualidade do sono, na clareza e na qualidade da voz, no crescimento, na enurese noturna, no comportamento e no aprendizado, e na qualidade global de vida (15,19,25,29).

No paciente complexo com anormalidades craniofaciais e grave AOS, pode ser indicada a cirurgia. Esses pacientes freqüentemente requerem avaliação por uma equipe multidisciplinar que deve proporcionar os cuidados concomitantes e a abordagem de tratamento adequada para o paciente. As opções de tratamento podem ser em estádios e incluir traqueotomia, desvio mandibular, procedimentos de avanço maxilar, reparo de fissura palatina e submucosa, redução da base da língua, reparo da atresia coanal e outros. A uvulopalatofaringoplastia foi tentada em casos individualizados na síndrome de Down, quando refratários à adenotonsilectomia. A taxa de sucesso mencionada é variável.

A traqueotomia proporciona alívio completo das vias aéreas superiores. Deve ser reservada para o paciente com AOS persistente, grave e documentada, para o qual tenham falhado todas as outras tentativas de tratamento, para o paciente complexo com anormalidades craniofaciais ou com ambas.

COMPLICAÇÕES

As complicações da adenotonsilectomia são bem descritas na literatura (25,30). Uma ampla revisão de todas as complicações está acima da finalidade deste capítulo; entretanto, certos problemas são importantes de mencionar.

A maioria dos procedimentos de adenotonsilectomia pode ser feita com segurança de forma ambulatorial. As crianças que são qualificadas para a cirurgia diária devem ser as que não apresentam co-morbidade associada e têm mais de 3 anos de idade. As causas mais comuns para a readmissão são a dor, a desidratação e a hemorragia, enquanto que as causas mais comuns para a reavaliação pós-operatória são a persistência da ARS e a insuficiência velofaríngea.

Os pacientes que requerem admissão e monitorização pós-operatória incluem todas as crianças com menos de 3 anos de idade; as que têm AOS grave documentada pela PSG; e as que apresentam co-morbidades como doença cardiopulmonar grave, distúrbio neuromuscular, diástese hemorrágica, anomalias craniofaciais e síndromes. Até um terço deste grupo de pacientes poderá manifestar complicações respiratórias pós-operatórias (9,25). A presença de edema pulmonar pós-obstrução ou de redução do fluxo respiratório (causadas por perda do fluxo hipercapnéico) requer tratamento intensivo durante toda a noite e monitorização com oxigênio suplementar, CPAP e ocasional intubação endotraqueal. As alterações respiratórias pós-operatórias cessam dentro das primeiras 24 horas do tratamento apropriado.

PONTOS IMPORTANTES

- A combinação de obstrução das vias aéreas superiores e apnéia do sono em crianças têm importantes diferenças em comparação com os adultos.
- Na criança, as perturbações respiratórias durante o sono vêm aumentando, refletindo um aumento da prevalência ou conhecimento maior desta alteração.
- O diagnóstico é feito principalmente pela história e pelos achados clínicos; entretanto, as crianças portadoras de condições de co-morbidades ou com história incomum devem fazer uma polissonografia para investigar melhor esta alteração.
- Qualquer anormalidade craniofacial tem probabilidade de aumentar de modo significativo a alteração respiratória do sono.
- A causa mais comum de obstrução das vias aéreas superiores em crianças é a hipertrofia adenotonsilar.
- A adenotonsilectomia "cura" pelo menos 80% das dificuldades respiratórias do sono nas crianças.
- A adenotonsilectomia é pouco eficaz contra a AOS em pacientes com anormalidades craniofaciais em decorrência da propensão que os mesmos têm de apresentar níveis múltiplos de obstrução das vias aéreas.
- A cine-RM é uma ferramenta nova e não-invasiva que pode ajudar no diagnóstico e encaminhar o tratamento da obstrução das vias aéreas superiores no paciente complexo com anormalidades craniofaciais.
- A abordagem clínica para a AOS não é consistentemente benéfica para todos os pacientes.
- Na 1ª noite do pós-operatório de uma adenotonsilectomia são comumente observados quadros respiratórios adversos. Em crianças portadoras de condições médicas de co-morbidade, ou com intensa apnéia obstrutiva do sono, ou que tenham menos de 3 anos de idade, há uma incidência mais elevada de morbidade perioperatória.

REFERÊNCIAS

1. Mitchell RB. Sleep-disordered breathing in children: are we underestimating the problem? *Eur Respir J* 2005;25(2):216-217.
2. Vasquez JC, Montes FM, Rivera CA, et al. Clinical predictors of sleep disordered breathing in children at moderate altitude. *Arch Med Res* 2004;35(6):524-531.
3. Kaditis AG, Finder J, Alexopoulos EL et al. *Pediatr Pumonol* 2004;37(6):499-509.
4. Chervin RD, Clarke DFG, Huffman IL, et al. School performance, race and other correlates of sleep-disordered breathing in children. *Sleep Med* 2003;4(1):21-27.
5. Chervin RD, Hedger K, Dillon JE, et al. Pediatric sleep questionnaire (PSQ): validity and reliability of scales for sleep-disordered breathing, snoring, sleepiness and behavioural problems. *Sleep Med* 2000;1(1):21-32.
6. Ong KC, Clerk AA. Comparison of the severity of sleepdisordered breathing in Asian and Caucasian patients seen at a sleep disorders center. *Respir Med* 1998;92(6):843-848.

7. Harding SM. Prediction formulae for sleep-disordered breathing. *Curr Opin Pulm Med* 2001;7(6):381-385.
8. Pipers M, Poels PI, Vaandrager JM, et al. Undiagnosed obstructive sleep apnea syndrome in children with syndromal craniofacial synostosis. *J Craniofac Surg* 2004;15(4):670-674.
9. Kennedy JD, Waters KA. Investigation and treatment of upperairway obstruction: childhood sleep disorders I. *Med J Aust* 2005;182(8):419-423.
10. Arens R, Marcus CL. Pathophysiology of upper airway obstruction: a developmental perspective. *Sleep* 2004;27(5):997-1019.
11. Parinen M, Telakivi T. Epidemiology of obstructive sleep apnea syndrome. *Sleep* 1992;15(6):S1-S4.
12. Rose E, Thissen U, Otten JE, et al. Cephalometric assessment of the posterior airway space in patients with deft palate after palatoplasty. *Cleft Palate Craniofac J* 2003;49(5):498-503.
13. Beebe DW, Wells CT, Jeffries J, et al. Neuropsychological effects of pediatric obstructive sleep apnea. *J Int Neuropsychol Soc* 2004;10(7):962-975.
14. Stewart MG, Glaze DG, Friedman EM, et al. Quality of life and sleep study findings after adenotonsillectomy in children with obstructive sleep apnea. *Arch Otolaryngol Head Neck Surg* 2005;131(4):308-314.
15. Tran KD, Nguyen CD, Weedon J, et al. Child behavior and quality of life in pediatric obstructive sleep apnea. *Arch Otolaryngol Head Neck Surg* 2005;131(1):52-57.
16. Guilleminault C, Khramsov A, Stoohs RA, et al. Abnormal blood pressure in prepubertal children with sleep-disordered breathing. *Pediatr Res* 2004;55(1):76-84.
17. Ohayon MM, Carskadon MA, Guilleminault C, et al. Metaanalysis of quantitative sleep parameters from childhood to old age in healthy individuals: developing normative sleep values across the human lifespan. *Sleep* 2004;27(7):1238-1239.
18. Umlauf MG, Chasens ER. Sleep disordered breathing and nocturnal polyuria: nocturia and enuresis. *Sleep Med Rev* 2003;7(5):403-411.
19. Brooks LL Topol HI. Enuresis in children with sleep apnea. *J Pediatr* 2003;142(5):515-518.
20. Gozal D, O'Brien LM. Snoring and obstructive sleep apnoea in children: why should we treat? *Paediatr Respir Rev* 2004;5(Suppl A):S371-S376.
21. Rose E, Lehner M, Staats R, et al. Cephalometric analysis in patients with obstructive sleep apnea. Part II: Prognostic value in treatment with a mandibular advancement device. *J Orofac Orthop* 2002;63(4):315-324.
22. Ozdemir H, Altin R, Sogut A, et al. Craniofacial differences according to AHI scores of children with obstructive sleep apnea syndrome: cephalometric study in 39 patients. *Pediatr Radiol* 2004;34(5):393-399.
23. Caulfield H. Investigations in paediatric obstructive sleep apnoea: do we need them? *Int J Pediatr Otorhinolaryngol* 2003;67(1):S107-S110.
24. Kotagal S. Childhood obstructive sleep apnea. *BMJ* 2005;330:978-979.
25. Chan J, Edman IC, Koltai PJ. Obstructive sleep apnea in children. *Am Fam Physician* 2004;69(5):1147-1154.
26. Weatherly RA, Ruzicka DL, Marriott DJ, et al. Polysomnography in children scheduled for adenotonsillectomy. *Otolaryngol Head Neck Surg* 2004;131(5):727-731.
27. Short SR, Donnelly LE Cine magnetic resonance imaging: evaluation of persistent airway obstruction after tonsil and adenoidectomy in children with Down syndrome. *Laryngoscope* 2004;114(10):1724-1729.
28. Brouillette RT, Manoukian JJ, Ducharme FM, et al. Efficacy of fluticasone nasal spray for pediatric obstructive sleep apnea. *J Pediatr* 2001;138:838-844.
29. Mitchell RB, Kelly J. Outcome of adenotonsillectomy for severe obstructive sleep apnea in children. *Int J Pediatr Otorhinolaryngol* 2004;68(11):1375-1379.
30. Johnson LB, Elluru RG, Myer CM 3rd. Complications of adenotonsillectomy. *Laryngoscope* 2002;112(8 Pt 2 Suppl 100):35-36.

CAPÍTULO 4

Desconforto Respiratório Neonatal

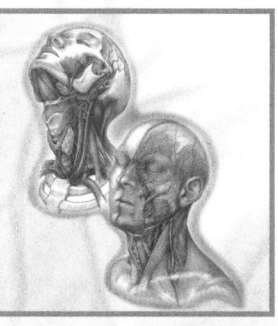

Mark Boston ■ Charles M. Myer III

Os sinais e sintomas de obstrução das vias aéreas no neonato são característicos da sua origem: nasal, orofaríngea, supraglótica, glótica, subglótica ou traqueobrônquica. Independentemente da causa da obstrução, a dificuldade respiratória produz hipoventilação com aumento da pressão parcial do dióxido de carbono (P_{CO_2}) e redução da pressão parcial do oxigênio (P_{O_2}). Como ocorre em outras condições, as causas potenciais da angústia respiratória neonatal podem ser categorizadas como congênitas, traumáticas, iatrogênicas, inflamatórias e neoplásicas.

NARIZ

Avaliação e Tratamento

Como os neonatos são inicialmente respiradores nasais, a obstrução nasal freqüentemente causa grande dificuldade respiratória neste grupo etário. Embora em geral esses pacientes não manifestem estridor pela obstrução nasal, há muitas vezes um tipo de ronco na respiração com batimento das asas do nariz. Episódios cianóticos são freqüentes, porém podem ser aliviados durante o choro, fenômeno conhecido como *cianose cíclica*. Também são comuns as retrações torácicas e a alimentação pode ser difícil, pois os pacientes são forçados a respirar pela boca ao mesmo tempo que estão mamando.

Em alguns casos poderão existir anormalidades nasais externas que permitem rapidamente fazer o diagnóstico. Pequenas excrescências ou concavidades ao longo da linha média do nariz sugerem cisto dermóide nasal. Estes podem ser encontrados desde o dorso nasal até à columela. De modo semelhante, uma massa nasal na linha média pode representar encefalocele, glioma, teratoma ou mesmo a extensão de uma anomalia vascular intracraniana. Anomalias craniofaciais, como as síndromes de Treacher Collins, Crouzon e Apert podem se apresentar com obstrução nasal, e o reconhecimento dessas anomalias deve direcionar o exame para o nariz e para a rinofaringe. Grandes hemangiomas intranasais ou malformações vasculares podem também causar dificuldade respiratória.

Depois da avaliação externa, deve ser empreendido um cuidadoso exame intranasal. A estenose nasal anterior é incomum, porém a obstrução no nível da abertura piriforme secundária ao supercrescimento medial da maxila pode causar dificuldade. Este fato é especialmente proeminente se existir associação de hipertrofia de concha nasal. O exame dos estreitamentos intranasais com nasofaringoscópio flexível ou com telescópio rígido pode identificar a causa da obstrução. O meato inferior deve ser examinado cuidadosamente quanto a cistos do ducto lacrimal (Fig. 4.1). A passagem do nasofaringoscópio para dentro da narina posterior permite o exame da coana posterior e da nasofaringe. Se for suspeitada uma atresia de coana em decorrência da incapacidade de passar o nasofaringoscópio ou um pequeno tubo alimentar com mais de 5,5 cm a partir da margem da cartilagem alar, é apropriado o exame radiográfico (Fig. 4.2). As crianças com estenose da abertura piriforme ou com atresia coanal devem ser avaliadas por um geneticista por causa da alta incidência de concomitantes anomalias craniofaciais e evolutivas (p. ex., associação CHARGE). A hipertrofia adenoideana ou o tumor nasofaríngeo poderá ser identificado como causa da obstrução se as coanas posteriores estiverem patentes.

Em neonatos com obstrução nasal é freqüentemente necessário o exame radiográfico. Para a maioria dos casos de obstrução nasal neonatal é preferível o estudo pela tomografia computadorizada (TC). Entretanto, em algumas condições, incluindo a presença de massas na linha média com o potencial de conexão intracraniana, o melhor estudo de imagem poderá ser o da ressonância magnética. É recomendada a consulta com um neurorradiologista pediátrico para otimizar o tratamento.

Independentemente da causa da obstrução, é primordial estabelecer uma via aérea segura. Em muitas circunstâncias, isto deve ser feito antes de qualquer procedimento de investigação. Se a criança não tiver

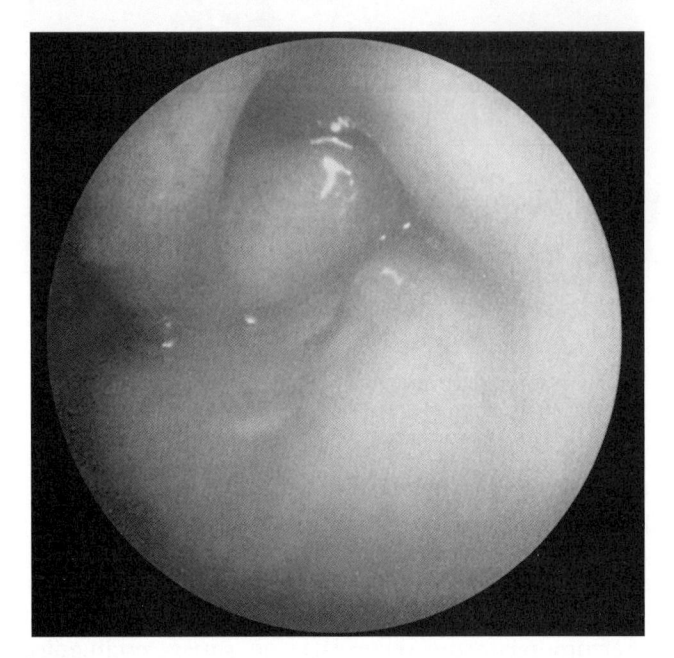

Figura 4.1
Um cisto do canal lacrimonosal pode ser identificado sob o corneto inferior e pode causar obstrução nasal. Essas crianças freqüentemente apresentam dacriocistite concomitante.

qualquer doença pulmonar ou anormalidade laringotraqueal subjacente, poderá ser suficiente a colocação de uma cânula oral tipo Guedel. Uma alternativa para a via aérea convencional poderá ser um bico de mamadeira cortado na ponta. Qualquer desses métodos deve ser fixado por laços de traqueostomia em volta da cabeça. A monitorização da saturação de oxigênio pode determinar a eficácia desta manobra e se a criança não estiver mantendo os níveis de saturação adequados poderá ser necessária a suplementação de oxigênio. Alternativamente, poderá ser necessária a intubação orotraqueal com possível apoio ventilatório. Em toda criança com obstrução das vias aéreas, a impossibilidade de manter a ventilação suficiente com o tubo endotraqueal no local poderá significar doença pulmonar intrínseca, e deve haver um neonatologista presente (1-4).

OROFARINGE/HIPOFARINGE

Depois de ter sido eliminada a possibilidade de obstrução nasal, é apropriado o exame da orofaringe e da hipofaringe. Nesta área, os pacientes com obstrução geralmente apresentam estridor inspiratório grosseiro que aumenta durante o sono. O choro é em geral normal, porém pode ser abafado. Retrações esternais e intercostais são comuns e podem aumentar até retrações com obstrução grave. Se existir uma grande massa causando obstrução, a alimentação pode ser difícil ou impossível. O estridor é muitas vezes pior na posição supina, na alimentação e na agitação. Se for necessária a intervenção imediata, deverá ser considerada a colocação de uma via aérea oral ou de um tubo endotraqueal.

Durante o exame da cavidade oral e da orofaringe, deve ser averiguada a presença de macroglossia, de glossoptose ou de doenças neoplásicas. Um exame endoscópico flexível feito pela boca ou pelo nariz pode demonstrar uma massa na valécula, incluindo tireóide lingual, dermóide ou cisto de valécula. Podem ser identificados hemangiomas, linfangiomas ou outras malformações vasculares.

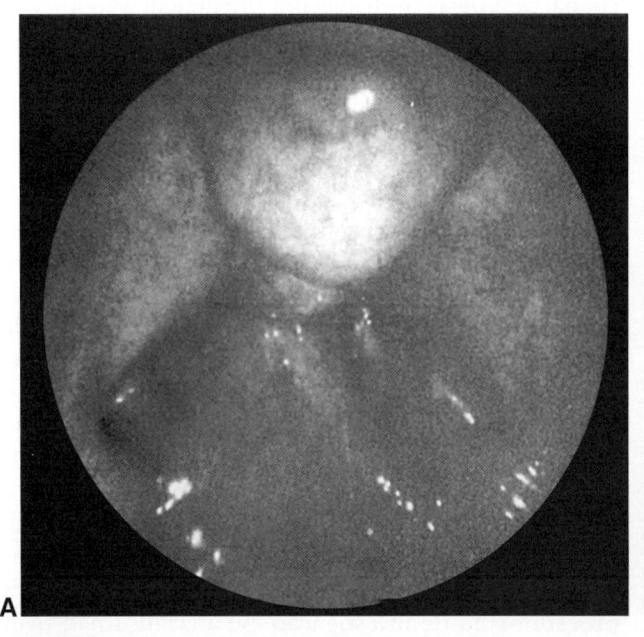

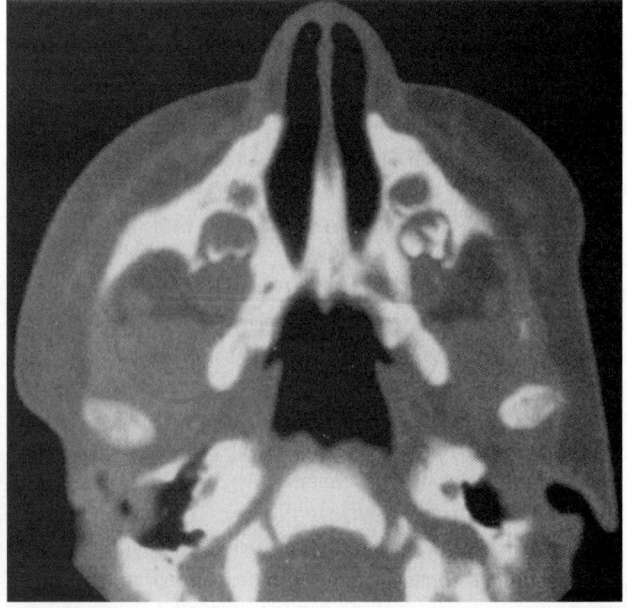

Figura 4.2
A atresia coanal pode ser identificada endoscopicamente (**A**) e confirmada pela tomografia computadorizada **B**.

Na dependência da anormalidade identificada, a cintigrafia, TC ou RM poderá ser adequada para melhor avaliação das vias aéreas. Se, pelo exame, não for identificada uma anormalidade anatômica óbvia, porém a criança demonstra evidência de obstrução das vias aéreas no nível orofaríngeo ou hipofaríngeo, o exame de radioscopia com vídeo para observar as alterações dinâmicas das vias aéreas poderá permitir o diagnóstico. Glossoptose, colapso da parede faríngea ou laringomalacia, uma causa supraglótica de obstrução das vias aéreas podem ser identificadas pela fluoroscopia. A cine-RM está emergindo como valiosa ferramenta na avaliação da dinâmica do colapso das vias aéreas e permite a quantificação do grau de obstrução nos vários locais das vias aéreas. O uso da oximetria de pulso é importante na avaliação continuada da gravidade da obstrução em qualquer nível dessas vias.

Em pacientes com obstrução orofaríngea ou hipofaríngea, se for identificada dificuldade respiratória intensa, deve ser feito apoio apropriado às vias aéreas. Em alguns casos, tudo que é necessário é o uso de uma cânula nasofaríngea. Se existir colapso hipofaríngeo, o uso de pressão positiva contínua nasal poderá aliviar os sintomas. Alternativamente, cânula oral poderá ultrapassar o nível da obstrução. Nas crianças com glossoptose e retrognatismo (p. ex., seqüência Pierre Robin), a posição prona poderá ser benéfica. Para uma criança com a seqüência Pierre Robin poderá ser necessária a monitorização pela oximetria de pulso de modo seriado durante os primeiros meses pois algumas dessas crianças tendem a manifestar obstrução progressiva das vias aéreas. Mesmo se a criança estiver relativamente assintomática, a intubação pode ser problemática em razão da micrognatia e da glossoptose. Para o controle das vias aéreas poderá ser necessária a broncoscopia rígida e, em algumas circunstâncias, poderá ser necessária uma traqueotomia com ventilação espontânea de máscara.

Em crianças com seqüência Pierre Robin e grave obstrução das vias aéreas têm sido postulada, como alternativa à traqueotomia, a execução de uma aderência língua-lábio ou a passagem de uma cânula nasofaríngea. Nesses pacientes, somos a favor da traqueotomia. Se a criança apresentar fissura palatina associada à seqüência Pierre Robin, a traqueotomia não deve ser removida até que seja corrigida a fissura palatina. Se não existir fissura palatina, a obstrução das vias aéreas freqüentemente se resolve depois de alguns meses e a traqueotomia será removida. Em lactentes especiais com grave obstrução da base da língua, uma alternativa promissora é a distração osteogênica de mandíbula. Entretanto, constitui um desafio clínico quais as crianças que deverão se beneficiar desta técnica, quais as que deverão ser simplesmente observadas e quais as que deverão precisar da traqueotomia (1,2,5-7).

LARINGE

Em lactentes, o local mais comum do estridor é a laringe. As crianças com anormalidades laríngeas supraglóticas ou glóticas apresentam freqüentemente uma combinação de problemas envolvendo respiração, fonação e/ou deglutição. Nos casos graves, podem ser observadas retrações supra-esternais e intercostais. Se existir uma lesão de massa ou obstrução grave, poderá ocorrer aspiração e a alimentação poderá ser difícil.

Os lactentes portadores de obstrução laríngea podem apresentar um choro abafado e freqüentemente manifestam respiração ruidosa durante o sono e ruídos respiratórios grosseiros durante o repouso. Em lactentes, a causa supraglótica mais comum de dificuldade respiratória e a mais freqüente de estridor é a laringomalacia. Outras causas de dificuldade respiratória supraglótica são os cistos de valécula e sácula e as membranas laríngeas.

A laringe é mais bem avaliada pela laringoscopia flexível executada através do nariz ou da boca. A passagem do endoscópio pela boca poderá ser mais fácil, porém a passagem nasal parece proporcionar melhor estabilização do endoscópio e possibilitar um exame mais meticuloso. A posição supina, a alimentação e a agitação, muitas vezes acentuam o grau da obstrução. A presença e a gravidade da laringomalacia podem ser avaliadas pelo uso da laringoscopia de fibra óptica durante o estado de vigília.

Para a avaliação completa de uma lesão de massa da laringe supraglótica é quase sempre necessária a TC ou RM. Para pesquisar concomitante traqueomalacia em crianças com laringomalacia, poderá ser importante a radioscopia com vídeo. Em alguns pacientes o diagnóstico pode ser determinado por esses meios de investigação (Fig. 4.3), e depois poderão ser executadas a microlaringoscopia, a broncoscopia e a esofagoscopia. Na dependência do estado patológico encontrado, poderá ser apropriada a intervenção cirúrgica direta, incluindo a supraglotoplastia ou a aspiração de cistos. Em outras circunstâncias será necessária a intubação endotraqueal ou a traqueotomia antes de se instituir terapêutica definitiva em uma data mais tardia.

Os neonatos com obstrução das vias aéreas glóticas podem apresentar uma combinação de estridor, choro anormal, dificuldades alimentares ou aspiração. Esses pacientes inicialmente têm em geral estridor inspiratório, que se torna bifásico se a obstrução aumenta. Na obstrução grave é comum o estridor inspiratório e expiratório, retrações torácicas e batimento das asas nasais.

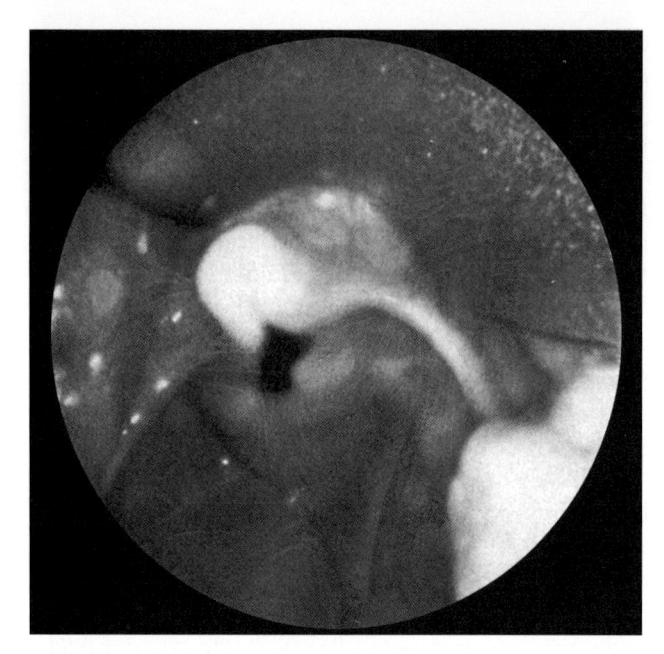

Figura 4.3
A laringomalacia é mais bem demonstrada pela endoscopia flexível, mas pode ser demonstrada satisfatoriamente pela endoscopia rígida.

A avaliação da região glótica deve incluir laringoscopia flexível e radiografia das vias aéreas. A técnica da alta quilovoltagem é benéfica pois esclarece as vias aéreas em comparação com os tecidos moles circundantes. Em pacientes com paralisia das pregas vocais devem também ser feitas uma TC e uma RM para pesquisar lesões potenciais do sistema nervoso central (p. ex., malformação de Arnold Chiari) ou anormalidades cardiovasculares. Adicionalmente, em crianças com anormalidades laríngeas, um estudo da deglutição com vídeo tem um valor incalculável para ajudar a determinar a presença e a gravidade da aspiração.

Na avaliação da glote, é essencial um exame laringoscópico flexível, uma vez que a paralisia das pregas vocais é um processo dinâmico que não pode ser determinado quando o paciente está completamente anestesiado. Embora outras anormalidades, como membrana laríngea, atresias, doenças neoplásicas, estenoses e fissuras possam ser diagnosticadas pelo exame com a fibra flexível, um exame com a fibra rígida permite uma avaliação mais completa e detalhada (Fig. 4.4). A atresia laríngea é incomum e incompatível com a vida. Quando identificada a tempo, é necessária a traqueotomia de emergência; entretanto, alguns desses pacientes poderão ter a associação de uma fissura laringotraqueoesofágica ou uma fístula traqueoesofágica que permita a ventilação e a oxigenação durante um período de tempo. Em outros pacientes com obstrução glótica poderá ser suficiente a intubação endotraqueal.

Outra causa potencial de obstrução das vias aéreas no nível glótico é o laringoespasmo. Poderá ocorrer secundariamente à doença do refluxo gastroesofágico (DRGE) e deve ser considerado quando a causa da obstrução é obscura. Além disso, a DRGE tem sido identificada freqüentemente em pacientes com apnéia, com tosse crônica, laringomalacia, laringite estridulosa recorrente e estenose subglótica. Antes de avaliar um paciente com uma pH metria, com um esofagograma de bário, com uma cintigrafia gástrica ou com uma esofagoscopia com biópsia é apropriada uma consulta com um gastroenterologista pediátrico.

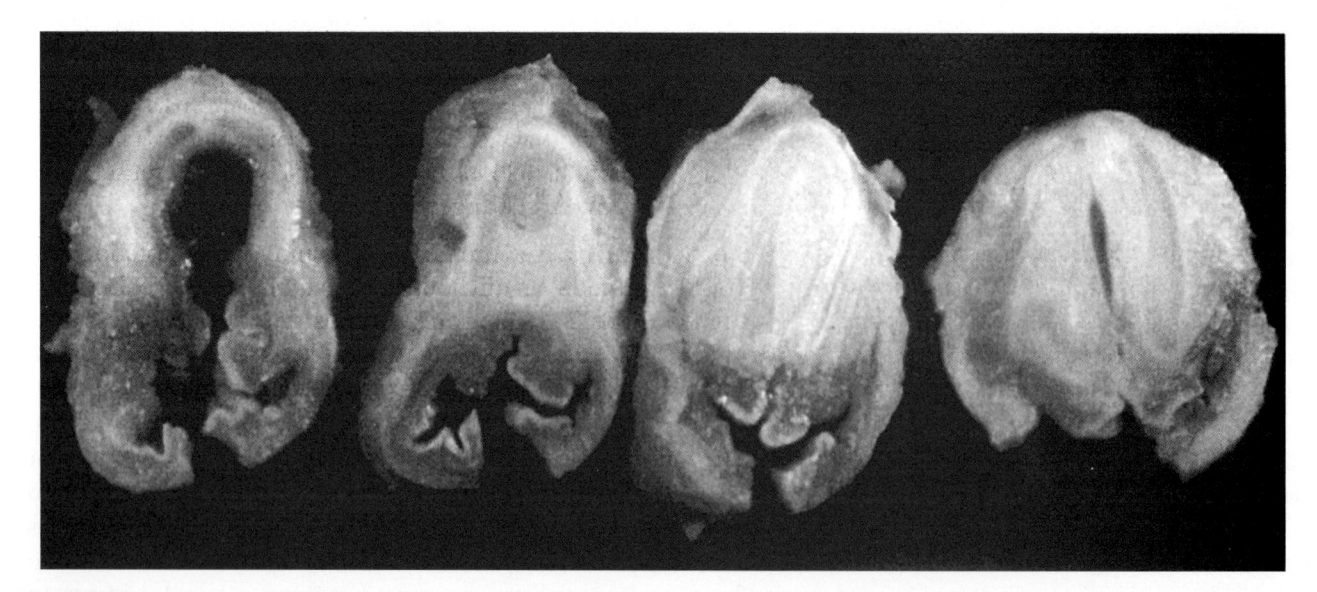

Figura 4.4
Neste espécime de necropsia, a laringe foi seccionada de superior para inferior (da direita para a esquerda), demonstrando atresia laríngea (*direita*) e uma fissura laringotraqueoesofágica (*esquerda*).

Nossa recomendação atual para avaliar a DRGE é fazer uma pHmetria com duplo probe no esôfago proximal e no distal.

Em neonatos que demonstram obstrução da via aérea subglótica, o choro pode ser rouco, mas muitas vezes é normal. De modo semelhante aos pacientes com obstrução glótica, esses lactentes, no início da evolução apresentam estridor inspiratório, que depois se torna bifásico à medida que a obstrução aumenta. No início da evolução da obstrução subglótica são observadas retrações xifóides e, à medida que a obstrução aumenta, podem ser observadas retrações nas regiões intercostal, na supra-esternal e na supraclavicular. É comum o batimento alar. Os pacientes alimentam-se normalmente exceto quando existe obstrução grave das vias aéreas. Às vezes, em associação à obstrução subglótica, observa-se um tipo de tosse ladrante.

O exame endoscópico flexível das vias aéreas em pacientes com obstrução subglótica, freqüentemente nada revela. A óptica do laringoscópio de fibra óptica não permite um exame ideal da via aérea subglótica, e os problemas anatômicos comuns nesta região, incluindo cistos, estenose e hemangiomas, podem passar despercebidos (Fig. 4.5). Se os problemas da criança não puderem ser completamente explicados com base na avaliação endoscópica flexível e nas radiografias, poderão ser necessárias a microlaringoscopia, a broncoscopia ou a esofagoscopia. Se a dificuldade nas vias aéreas for grave, poderá ser necessária a intubação endotraqueal ou a traqueotomia antes de ser realizado o reparo cirúrgico definitivo (8-12).

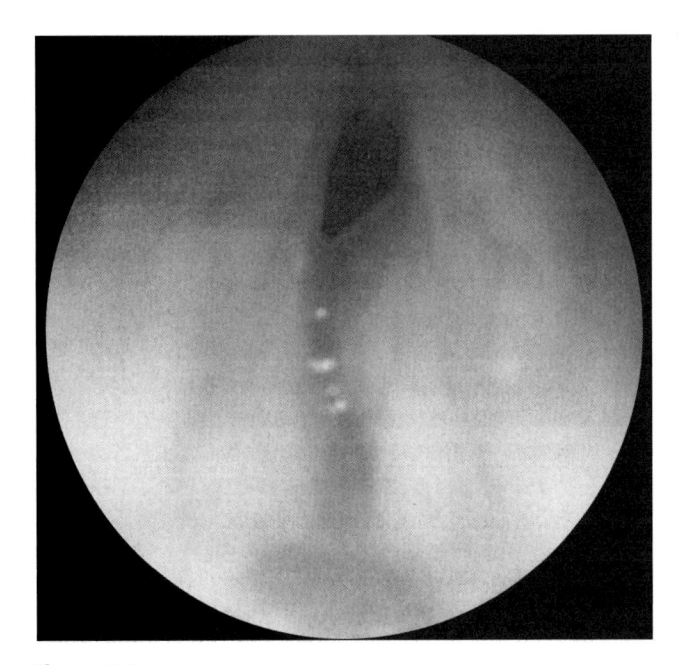

Figura 4.5
Um hemangioma subglótico é localizado caracteristicamente na porção posterior e lateral da laringe.

TRAQUÉIA/BRÔNQUIOS

Os pacientes com obstrução traqueobrônquica têm um choro geralmente normal, seu estridor é caracteristicamente expiratório e pode haver um componente de sibilo. Na obstrução grave, o estridor pode ser bifásico. As retrações são incomuns, salvo se existir obstrução grave. Os pacientes se alimentam normalmente, exceto quando houver obstrução grave das vias aéreas causando dispnéia de ar ou se a obstrução for causada por compressão extrínseca da traquéia e do esôfago. O batimento das asas nasais é comum e esses pacientes podem ter uma tosse descrita como metálica. A avaliação inicial de pacientes com suspeita de lesões traqueobrônquicas é radiográfica. São feitas radiografias ântero-posterior e laterais e poderá ser útil um esofagograma de bário. Muitos clínicos preferem um exame com endoscópio rígido antes de fazer o esofagograma de contraste. A radioscopia das vias aéreas poderá ajudar na diferenciação entre a traqueomalacia e a estenose traqueal.

As anormalidades intrínsecas da árvore traqueobrônquica são incomuns, porém incluem anéis traqueais completos, fístula transesofágica ou um hemangioma traqueal. Se for observada qualquer fístula ao longo da parede traqueal posterior, na cateterização deverá ser feita uma tentativa para demonstrar continuidade com o esôfago. A maioria dos casos de obstrução traqueobrônquica neonatal é causada por compressão vascular.

O exame endoscópico demonstra a natureza compressiva da anomalia e indica outros recursos de investigação e terapêuticos (Fig. 4.6). A endoscopia pode confirmar a natureza compressiva da lesão ou apresentar evidência de uma patologia alternativa, como atresia esofágica.

Na dependência da gravidade da obstrução, poderá ser necessária a intervenção imediata sob a forma de intubação. Uma vez que as vias aéreas estiverem estáveis, o diagnóstico das lesões compressivas da traquéia e do esôfago poderá ser feito pela RM ou por TC. Anéis vasculares, compressão da traquéia pela artéria inominada, cistos e neoplasias mediastinais são identificados pela RM e pela TC (5,8,13).

ESTRIDOR NO NEONATO

Na pesquisa da causa do estridor em um neonato são úteis a história, o momento do início e a identificação dos fatores desencadeantes (Fig. 4.7). Os efeitos do posicionamento, da alimentação e do choro são indícios diagnósticos. Uma história de prematuridade, de dificuldade ao nascimento, ou de intubação podem ser contribuintes. Como os sinais no exame físico podem ser escassos, é essencial a documentação da qualidade

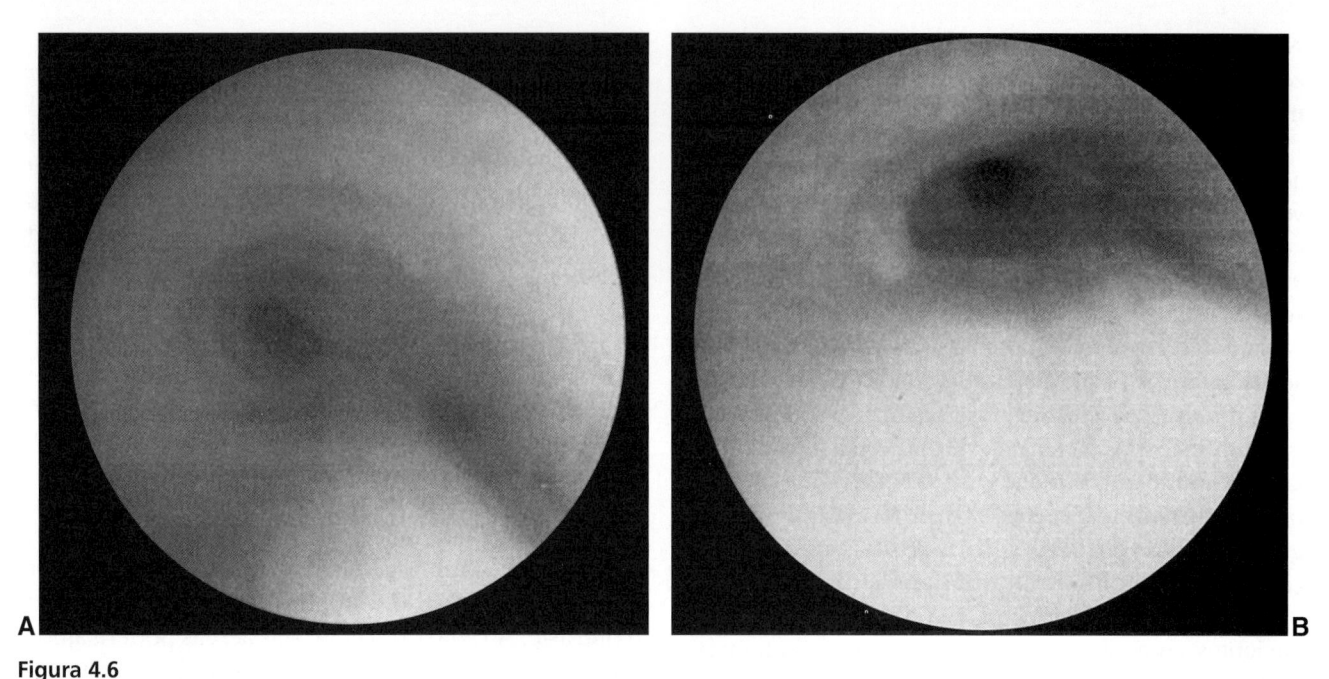

Figura 4.6
A compressão vascular da traquéia, embora bem diferenciada pela imagem radiográfica, pode ser diagnosticada endoscopicamente.

do estridor e sua relação com a fase da respiração. É importante caracterizar o choro do recém-nascido, a presença de disfagia ou tosse persistente. Depois de completar a história e o exame físico, as vias aéreas devem ser examinadas radiograficamente. Radiografias ântero-posterior e lateral do pescoço e do tórax durante a inspiração e a expiração podem documentar as anormalidades. Em alguns pacientes, a radioscopia com vídeo ajuda a delinear a extensão completa do colapso abdominal e da excursão diafragmática. No diagnósti-

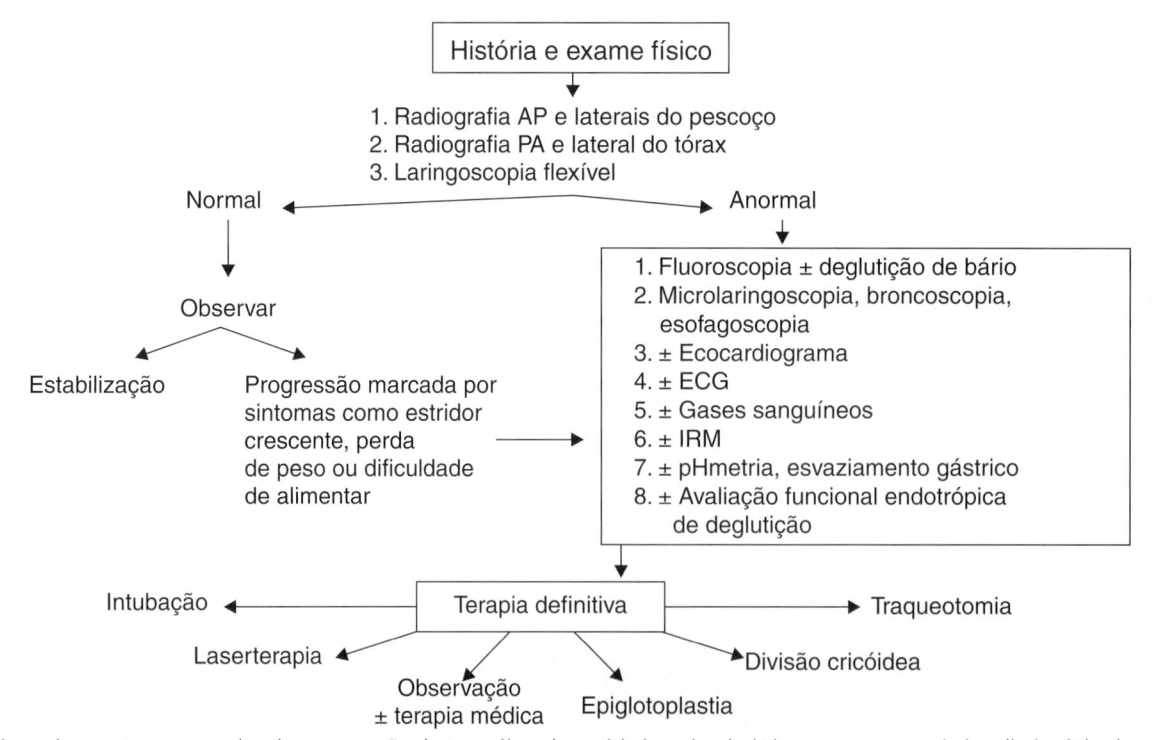

```
                    História e exame físico
                              ↓
              1. Radiografia AP e laterais do pescoço
              2. Radiografia PA e lateral do tórax
              3. Laringoscopia flexível
         Normal ←                    → Anormal
            ↓                              ↓
         Observar              1. Fluoroscopia ± deglutição de bário
         ↙      ↘              2. Microlaringoscopia, broncoscopia,
   Estabilização  Progressão marcada por    esofagoscopia
                  sintomas como estridor  3. ± Ecocardiograma
                  crescente, perda       4. ± ECG
                  de peso ou dificuldade  5. ± Gases sanguíneos
                  de alimentar           6. ± IRM
                                         7. ± pHmetria, esvaziamento gástrico
                                         8. ± Avaliação funcional endotrópica
                                              de deglutição

       Intubação ←    Terapia definitiva    → Traqueotomia
           Laserterapia ↙   ↓   ↓   ↘ Divisão cricóidea
                     Observação  Epiglotoplastia
                     ± terapia médica
```

Essas vistas demonstram exemplos de compressão da traquéia pela artéria inominada (**A**) e por um arco aórtico direito (**B**) pela artéria inominada.

co das fístulas traqueoesofágicas, de estenose esofágica e de anomalias ou anéis vasculares que causem compressão extrínseca, pode ser útil um esofagograma com contraste. Maiores informações podem ser proporcionadas pela TC ou pela RM ou pela pH metria.

Se o diagnóstico puder ser obtido com segurança por uma combinação dos exames radiográficos e da endoscopia flexível, não será necessário o exame endoscópico direto das vias aéreas. Caso o exame mostrar uma progressão dos sintomas, marcados por uma crescente dificuldade respiratória ou por um bloqueio do desenvolvimento, poderão ser necessárias a microlaringoscopia, a broncoscopia ou a esofagoscopia para esclarecer as razões diagnósticas e terapêuticas. Um ecocardiograma e um eletrocardiograma podem proporcionar importantes informações sobre a gravidade do desconforto e do possível esforço cardíaco. O uso rotineiro da oximetria de pulso e o uso seletivo dos gases sanguíneos facilitam ainda mais o processo da avaliação. Em pacientes selecionados poderá ser apropriada uma pesquisa quanto à DRGE. Quando a aspiração constituir um problema, poderá ser útil um exame endoscópico funcional da deglutição. Depois de confirmado o diagnóstico, deverá ser instituída a terapia definitiva. Se durante o processo de avaliação não for identificada qualquer lesão e o estado respiratório se deteriorar progressivamente, o médico deve considerar as causas pulmonares, cardíacas, nervosas centrais, gastrointestinais e metabólico-nutricionais.

Se for encontrada uma anormalidade das vias aéreas superiores, a intubação deverá aliviar os sintomas da dificuldade respiratória. Entretanto, se existir uma patologia pulmonar primária, o paciente poderá permanecer sintomático com taquipnéia, hipoxemia, freqüentemente precisando de assistência ventilatória. Após ter sido excluída uma patologia das vias aéreas superiores como a causa da dificuldade respiratória, o neonatologista deverá assumir o tratamento primário do paciente (14).

PONTOS IMPORTANTES

- O reconhecimento dos sinais e sintomas de obstrução das vias aéreas é o 1º passo no diagnóstico e no tratamento.
- Como os neonatos são respiradores nasais obrigatórios, a obstrução nasal poderá precipitar uma hipoventilação com risco de vida.
- A obstrução das vias aéreas envolvendo as regiões orofaríngea e supraglótica é com freqüência acompanhada de cianose e de outros problemas respiratórios durante a alimentação.
- Para os pacientes com a seqüência Pierre Robin e obstrução das vias aéreas, a traqueotomia proporciona a forma mais segura e eficaz de tratamento a longo prazo.

- Os pacientes com obstrução glótica das vias aéreas, geralmente apresentam um choro rouco e podem estar afônicos. Seu estridor é em geral durante a inspiração.
- A diferenciação da obstrução compressiva da via aérea traqueal é obtida mais eficazmente pela RM ou pela TC.
- A obstrução subglótica da via aérea é geralmente acompanhada de retrações xifóides, batimentos de asa de nariz e tosse ladrante.
- Na avaliação da paralisia das pregas vocais, é essencial o exame com o laringoscópio de fibra óptica flexível.
- Em neonatos, as causas mais comuns de obstrução traqueobrônquica são várias formas de anomalias vasculares. Outras causas incluem anéis traqueais completos, fístulas traqueoesofágicas e hemangioma traqueal.
- A diferenciação entre a obstrução das vias aéreas superiores e as alterações do parênquima pulmonar é essencial. Embora o tratamento do primeiro seja, em geral, possível pela traqueotomia ou intubação, o tratamento do último poderá exigir ventilação mecânica.

REFERÊNCIAS

1. Dinwiddie R. Congenital upper airway obstruction. *Paediatr Respir Rev* 2004;5:17-24.
2. Boston M, Rutter MJ. Current airway management in craniofacial anomalies. *Curr Opin Otolatyngol Head Neck Surg* 2003;11:428-432.
3. Keller)L, Kacker A. Choanal atresia, CHARGE association, and congenital nasal stenosis. *Otolaryngol Clin North Am* 2000;33:1343-1351.
4. Losken A, Burstein FD, Williams JK. Congenital nasal pyriform aperture stenosis: diagnosis and treatment. *Plast Reconstr Surg* 2002;109:1506-1511.
5. Mahboubi S, Gheyi V. MR imaging of airway obstruction in infants and children. *Int J Pediatr Otorhinolaryngol* 2001;57:219-227.
6. Rudman DT, Elmaraghy CA, Shiels WE, et al. The role of airway fluoroscopy in the evaluation of stridor in children. *Arch Otolaryngol Head Neck Surg* 2003;129:305-309.
7. Wittenborn W, Panchal J, Marsh JL, et al. Neonatal distraction surgery for micrognathia reduces obstructive apnea and the need for tracheotomy. *J Craniofac Surg* 2004;15:623-630.
8. Wiatrak BJ. Congenital anomalies of the larynx and trachea. *Otolaryngol Clin North Am* 2000;33:91-110.
9. Cotton RT. Management of subglottic stenosis. *Otolaryngol Clin North Am* 2000;33:111-130.
10. Myer CM III, Hartley BE). Pediatric laryngotracheal surgery. *Laryngoscope* 2000;110:1875-1883.
11. Rosbe KW, Kenna MA, Auerbach AD. Extraesophageal reflux in pediatric patients with upper respiratory symptoms. *Arch Otolaryngol Head Neck Surg* 2003;129:1213-1220.
12. Yellon RF, Goldberg H. Update on gastroesophageal reflux disease in pediatric airway disorders. *Am J Mod* 2001;111(8A):78S-84S.
13. Kussman BD, Geva T, McGowan FX Jr. Cardiovascular causes of airway compression. *Pediatr Anesth* 2004;14:60-74.
14. Weintraub AS, Holzman IR. Neonatal care of infants with head and neck anomalies. *Otolaryngol Clin North Am* 2000;33:1171-1189.

CAPÍTULO 5

Estridor, Aspiração e Tosse

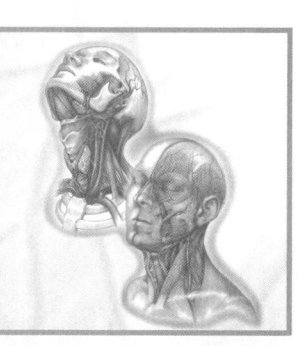

Cecille G. Sulman ■ Lauren D. Holinger

ANATOMIA, FISIOLOGIA E FISIOPATOLOGIA

As estruturas complexas das vias aéreas superiores possibilitam a coordenação tanto da respiração quanto da deglutição. As relações anatômicas e fisiológicas entre as várias estruturas é dinâmica com o crescimento, desde a 1ª infância até à idade adulta. A laringe do lactente é inicialmente localizada em posição alta no pescoço, forçando a ponta da epiglote para trás do palato mole. As estruturas faríngeas estão mais intimamente unidas que no adulto e o osso hióide é mais elevado. Esta posição cria uma separação entre as vias aéreas e o trato digestório. O movimento do ar é predominantemente transnasal, enquanto que a deglutição ocorre através das valéculas em volta da epiglote, para dentro do recesso piriforme e da entrada cricofaríngea. Com o crescimento, a laringe desce, distanciando-se do palato mole e criando uma faringe mais larga que facilita a produção da fala. Entretanto, esta descida cria também uma passagem em comum tanto para o alimento quanto para o ar, aumentando a possibilidade na qual o alimento, os corpos estranhos ou os conteúdos gástricos possam entrar nas vias aéreas.

Estridor

Os sinais e sintomas de uma criança com dificuldade respiratória geralmente diferem na dependência da localização e da gravidade da obstrução (Tabela 5.1) (1). É essencial avaliar e localizar o sítio e a causa da obstrução. A obstrução das vias aéreas no nível da nasofaringe ou da orofaringe produz um ruído inspiratório de baixa tonalidade *(low-pitched sound)* chamado estridor ou ronco, estudado em outra parte desta seção. As obstruções dinâmicas supraglóticas e glóticas tendem a produzir estridor inspiratório causado por colapso dessas estruturas durante a pressão inspiratória negativa. As lesões das vias aéreas intratorácicas causam estridor expiratório. O estridor causado por lesões fixas laríngeas subglóticas e cervicais traqueais é na maioria das vezes bifásico.

A laringe e a traquéia do lactente são muito menores que as do adulto. No lactente, as pregas vocais têm de 6 a 8 mm de comprimento e o processo vocal da cartilagem estende-se até metade do comprimento. A glote posterior tem um comprimento transverso de 4 mm. A subglote tem um diâmetro de 5 a 7 mm. A traquéia tem 4 cm de comprimento e um diâmetro de 3,6 mm. A relação entre a traquéia cartilaginosa e a membranosa é de 4,5:1.

O estridor é o ruído audível produzido pelo fluxo de ar turbulento através de uma via aérea parcialmente obstruída. Lesões obstrutivas das vias aéreas produzem o fluxo turbulento. Nas colunas de ar mais estreitas, as pequenas obstruções parciais têm mais probabilidade de causar turbulência significativa. Este é o motivo pelo qual o lactente com uma infecção das vias respiratórias superiores pode exibir sinais de estridor e tosse ladrante. A glote normal do lactente (área transversal aproximada de 14 mm^2) é estreitada em 35% em decorrência de 1 mm de edema (Fig. 5.1). A parte menor da laringe normal, a subglote (área transversa de 28,3 mm^2), é estreitada em 44% em decorrência de 1 mm de edema (Fig. 5.2). A laringe do adulto, ao contrário, tem uma área transversal muito mais larga e, por isso, é minimamente estreitada pelo mesmo 1 mm de edema (2).

Tosse

A tosse é um reflexo complexo iniciado pelos receptores sensoriais do epitélio respiratório. Os receptores são concentrados na laringe e na carina e em outras bifurcações das vias aéreas. Nenhum receptor está presente além dos bronquíolos terminais. Outros receptores situam-se no nariz, na nasofaringe, nos condutos auditivos externos, nas membranas timpânicas, no estômago, no esôfago, na pleura, no pericárdio e no diafragma. As vias aferentes do 10º nervo craniano e, em

TABELA 5.1
SINAIS E SINTOMAS DE OBSTRUÇÃO DAS VIAS AÉREAS POR LOCALIZAÇÃO

Região	Voz	Estridor	Tiragem	Alimentação	Boca	Tosse
Obstrução orofaríngea	Não afetada, pode ser gutural ou cheia	Inspiratório e grosseiro; aumenta durante o sono	Esternais e intercostais; quando grave, aumenta até todo o tórax	Difícil ou impossível, com baba ou saliva	Aberta; queixo mantido para a frente	Nenhuma
Obstrução laríngea supraglótica	Abafada ou gutural	Ronco; inspiratório; tremulante	Nenhuma, até muito tardiamente	Difícil ou impossível	Aberta; queixo mantido para a frente	Nenhuma
Obstrução glótica	Rouca ou afonia	Início inspiratório; também expiratório à medida que a obstrução aumenta	Inicialmente xifóide e depois intercostal; supra-esternal e supraclavicular	Normal, exceto na obstrução grave	Pode estar fechada; batimentos das asas nasais	Nenhuma
Obstrução subglótica	Rouca, mas pode ser ladrante ou normal	Início inspiratório; também expiratório à medida que a obstrução aumenta	Inicialmente xifóide e depois intercostal; supra-esternal e supraclavicular	Normal, exceto na obstrução grave	Pode estar fechada; batimentos das asas nasais	Ladrante
Obstrução traqueobrônquica	Normal	Expiratório e sibilos; aumenta e diminui com a obstrução crescente	Nenhuma, exceto na obstrução grave; xifóide e esternal	Normal, exceto na obstrução grave ou quando uma obstrução intrínseca envolve o esôfago	Pode estar fechada; batimentos das asas nasais	Metálica

Segundo Myer C III, Cotton RT. Pediatric airway and laryngeal problems. In: Lee K, ed. *Textbook of otolaryngology and head and neck surgery*. New York: Elsevier, 1989:658-673, com permissão.

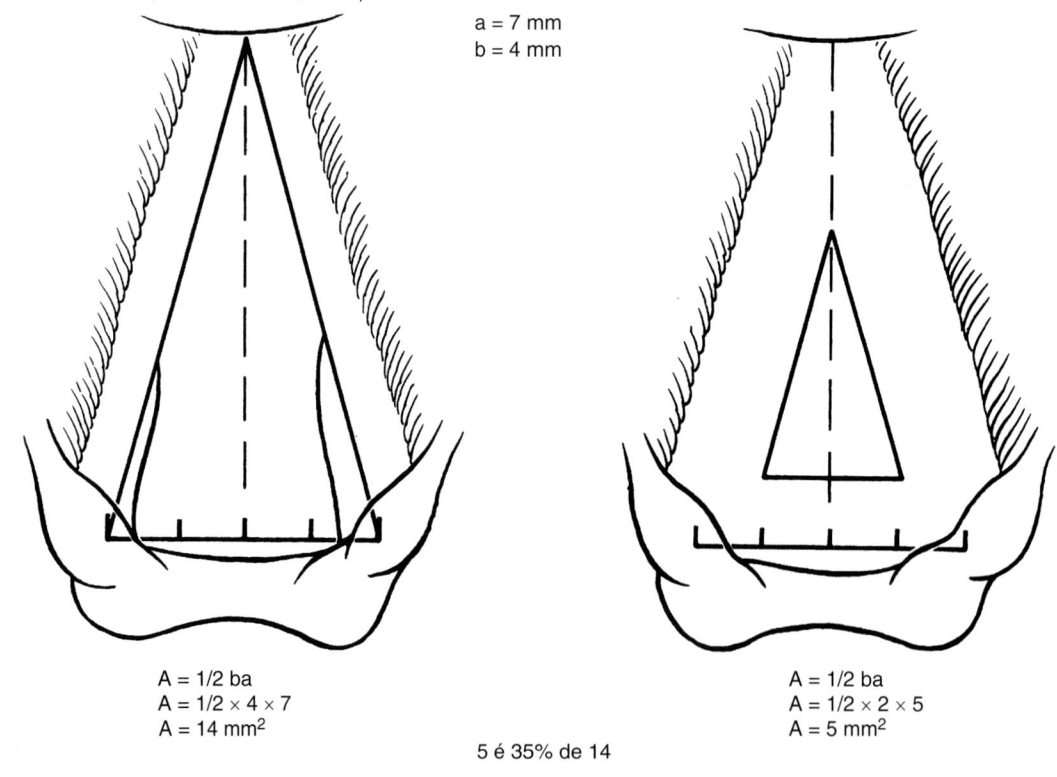

Figura 5.1

A abertura triangular da laringe do lactente normal é aproximadamente de 7 × 4 mm, uma área de 14 mm². Quando a intubação ou uma infecção do trato aéreo superior causa 1 mm de edema, o corte transversal da área é reduzido para 5 mm², somente 35% do normal. (Segundo Holinger LD. Evaluation of stridor and wheezing. In: Holinger LD, Lusk RP, Green CG, eds. *Pediatric laryngology and bronchoesophagology*. Philadelphia: Lippincott-Raven, 1997:41-48, com permissão.)

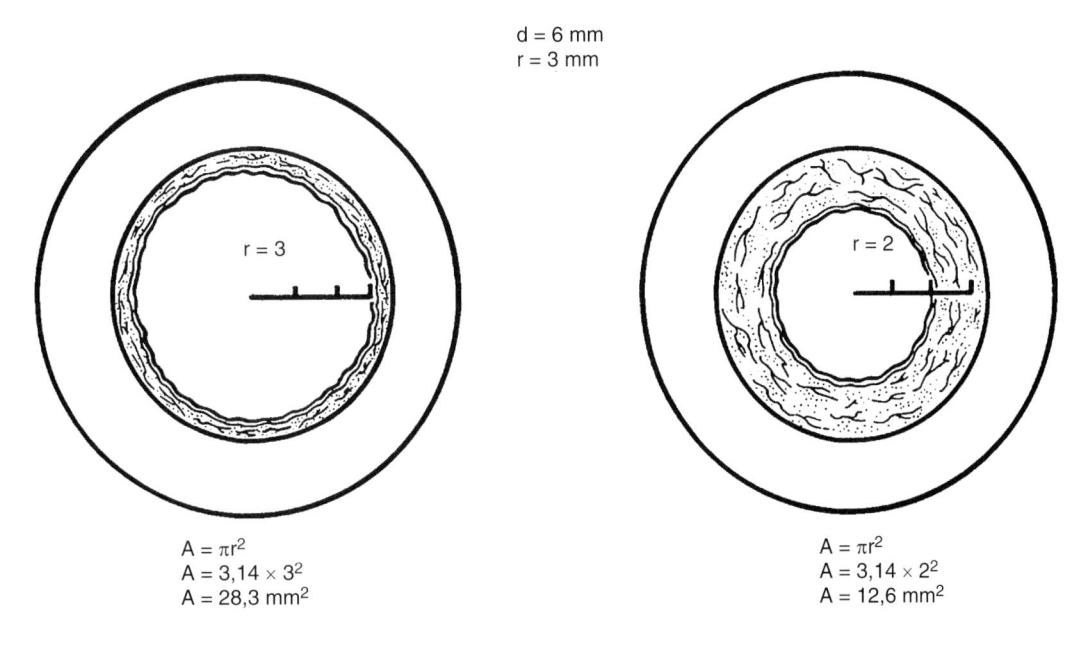

d = 6 mm
r = 3 mm

$A = \pi r^2$
$A = 3{,}14 \times 3^2$
$A = 28{,}3 \text{ mm}^2$

$A = \pi r^2$
$A = 3{,}14 \times 2^2$
$A = 12{,}6 \text{ mm}^2$

12,6 é 44% de 28,3

Figura 5.2
A laringe subglótica normal tem diâmetro de 5 a 7 mm e a área transversa de 28,3 mm². Apenas 1 mm de edema reduz a área para 12,6 mm², representando 44% do normal. (Segundo Holinger LD. Evaluation of stridor and wheezing. In: Holinger LD, Lusk RP, Green CG, eds. *Pediatric laryngology and bronchoesophagology*. Philadelphia: Lippincott-Raven, 1997:41-48, com permissão.)

menor extensão, do 5º e do 9º transportam impulsos para o centro da tosse na medula. A tosse pode também ser iniciada voluntariamente sem estimulação de outras vias aferentes. As fibras eferentes do reflexo da tosse transportam seus sinais do centro da tosse para o diafragma e para os músculos intercostais através, respectivamente, dos nervos frênico e motor espinal. Os músculos abdominais e pélvicos também participam nas vias eferentes.

A mecânica da tosse envolve o desenvolvimento e depois a manutenção de uma coluna de ar com alta velocidade. Para isto ser alcançado, a tosse começa com uma fase inspiratória inicial em que ocorre abdução máxima das pregas vocais e aumento das dimensões do tórax, enchendo os pulmões com alto volume de ar. Segue-se a 2ª fase com um rápido fechamento da laringe nos níveis supraglótico e glótico. Durante esta fase compressiva da tosse, a contração dos músculos expiratórios força um aumento da pressão nas vias aéreas. É o fechamento das bandas ventriculares (falsas pregas vocais) que contribuem para o maior efeito esfinctérico na prevenção do fluxo de ar durante a fase compressiva. A 3ª fase (expiratória) ocorre quando a glote abre-se subitamente e o rápido fluxo aéreo expectora muco e material estranho. A manutenção da velocidade do fluxo aéreo é auxiliada durante a expiração pelo contínuo estreitamento da laringe supraglótica aberta. As vibrações da mucosa laríngea pode também auxiliar na expulsão das secreções durante a fase expiratória.

Deglutição

A deglutição normal é tradicionalmente dividida em 4 estágios: preparatório, oral, faríngeo e esofágico. Os 2 primeiros estão sob controle voluntário, exceto no período de recém-nascido, quando o reflexo da deglutição é regulado no nível do tronco cerebral. Os 2 estágios seguintes são ações reflexas. Os ramos aferentes consistem de fibras sensitivas e proprioceptivas nos nervos glossofaríngeo, trigêmeo e laríngeo superior que suprem as mucosas laríngea e faríngea. Os impulsos são transmitidos ao centro da deglutição no assoalho do 4º ventrículo. O ramo eferente consiste de fibras eferentes viscerais que começam no núcleo ambíguo e descem pelo nervo vago para suprir a musculatura laríngea e faríngea (Fig. 5.3).

Na fase preparatória, o alimento é captado e preparado em um bolo que é mantido entre o palato duro e os 2/3 anteriores centrais da língua. A pressão da base da língua ao palato mole impede que o alimento se desloque para trás durante a mastigação. Durante a fase oral, a parte anterior da língua se eleva e toma contato com o palato duro, o palato mole se aproxima da nasofaringe e o bolo alimentar é impulsionado para a faringe. No lactente, a fase oral consiste em espremer o leite do mamilo. A fase faríngea começa quando o bolo passa os pilares tonsilares. A distribuição palatofaríngea, constituída da contração dos constritores faríngeos, do palato e do palatofaríngeo, dire-

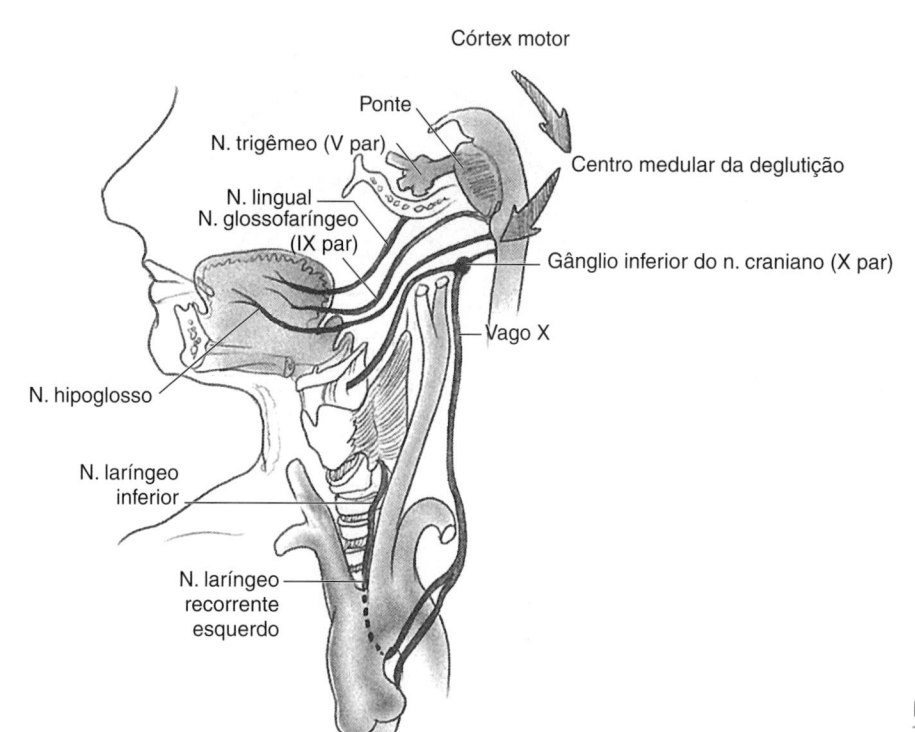

Figura 5.3
Reflexo do fechamento glótico.

ciona o alimento para a hipofaringe, e a faringe e a laringe se elevam. No início da fase esofágica, a respiração se detém, a glote fecha, a nasofaringe é ocluída pelo véu, a cricofaringe relaxa e o peristaltismo esofágico se inicia.

O reflexo da deglutição na criança difere daquele do adulto e empreende um processo de maturação ordenada à medida que a criança se desenvolve. Um prematuro com menos de 34 semanas de gestação demonstra um reflexo de sucção mal coordenado e insuficiente. Depois da 34ª semana de vida, a maturação neuromuscular progride, a alimentação oral pode em geral ser mantida e o neonato a termo é capaz de sugar ao nascer. A anatomia do reflexo da deglutição difere também do adulto (Fig. 5.4). Conforme mencionado, nas crianças o palato duro está mais próximo da base do crânio, a laringe é mais alta no pescoço, e a adenóide, as tonsilas palatinas e a língua são relativamente maiores. Por este motivo o fechamento nasofaríngeo requer menor angulação do palato mole, enquanto as tonsilas palatinas e a língua ajudam na propulsão orofaríngea. Com o decorrer da idade, a cavidade oral e a faringe aumentam, a laringe desce no pescoço, o tamanho relativo da língua diminui e os dentes erupcionam.

A proteção das vias aéreas em uma pessoa normal é mantida por 3 sistemas que interagem. O 1º sistema é o mecanismo da deglutição, mencionado acima. O 2º sistema é a ação conjunta dos "esfíncteres" laríngeos da epiglote, de pregas ariepiglóticas e das cartilagens aritenóideas (1º nível); as bandas ventriculares (falsas pregas vocais) (2º nível) e as pregas vocais (3º nível). O 3º sistema é o do *clearance* mucociliar e o reflexo da tosse. Uma dificuldade em qualquer desses sistemas pode resultar em aspiração.

ESTRIDOR

Avaliação

História e Exame Físico

A extensão e a urgência com que é efetuada a avaliação diagnóstica de um paciente com estridor é determinada pelo grau de desconforto. A avaliação começa com uma história cuidadosa, enfatizando o parto, a idade de início do estridor, a severidade, a progressão, e a flutuação dos sintomas respiratórios. Também são presentes sintomas relacionados, incluindo rouquidão, dificuldades de alimentar ou comer, cianose e distúrbios respiratórios do sono. O mnemônico SPARC-G (distúrbios do sono, progressão, dificuldades alimentares, sinais radiológicos, cianose e severidade) pode ser usado para organizar a história (Tabela 5.2) (2).

O exame físico inicial avalia a gravidade do desconforto respiratório e a necessidade do tratamento de emergência das vias aéreas. Os pacientes com intensa dificuldade respiratória, particularmente crianças, requerem cuidadosa inspeção não-invasiva para evitar exacerbação do comprometimento das vias aéreas. Os indicadores mais importantes da gravidade são a freqüência respiratória e o nível da consciência. Em crianças, muitas vezes o primeiro sinal de dificuldade respiratória é a taquipnéia. Uma respiração su-

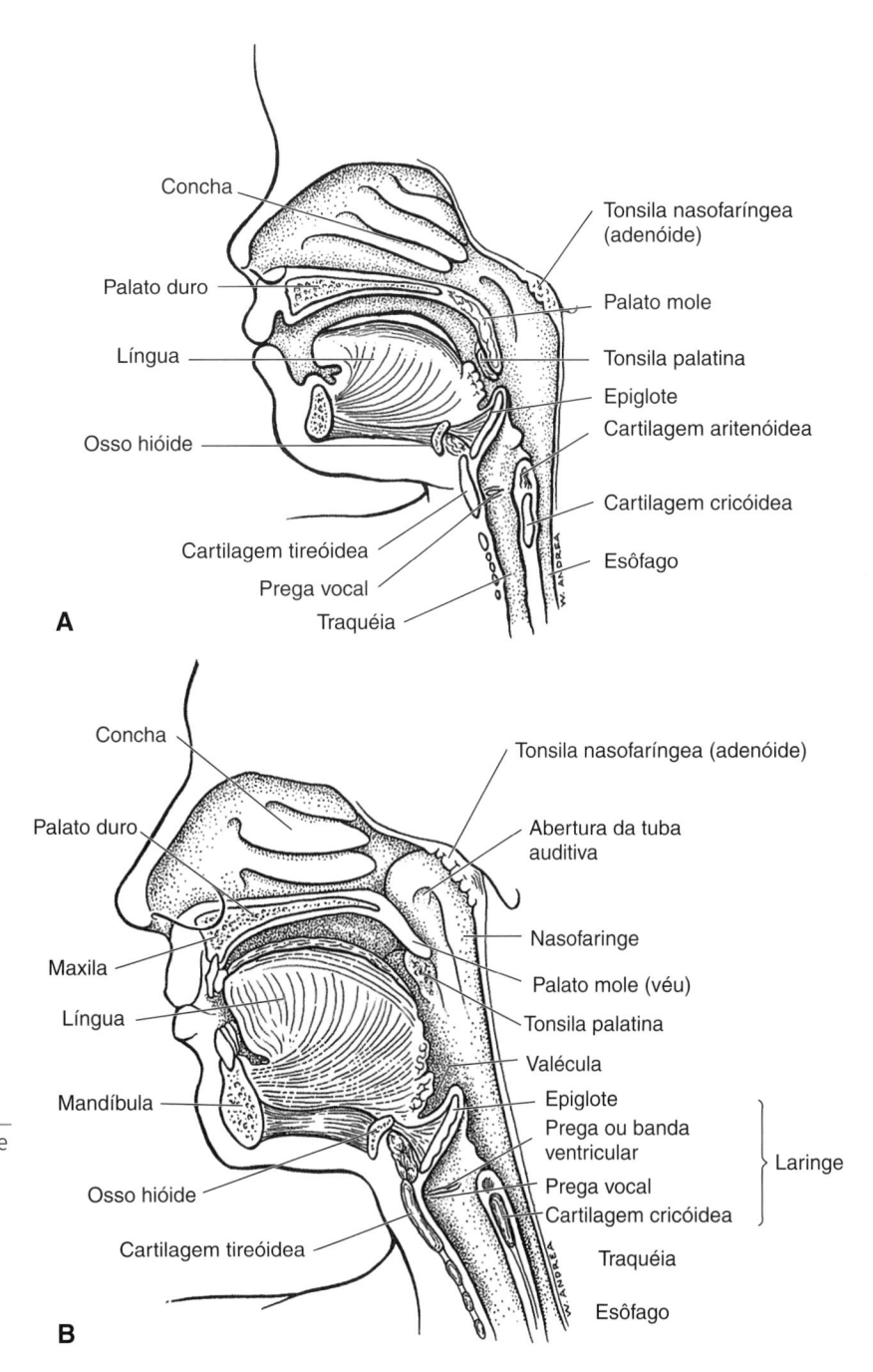

Figura 5.4
A anatomia do mecanismo da deglutição difere na criança e no adulto. **A:** Criança. **B:** Adulto. (Adaptado de Paustian G, Holinger LD. Feeding, swallowing, dysphagia, and aspiration. In: Holinger LD, Lusk RP, Green CG, eds. *Pediatric laryngology and bronchoesophagology*. Philadelphia: Lippincott-Raven, 1997:305-316.)

perficial relativamente tranqüila caracteriza insuficiência respiratória tardia e exaustão. Neste estágio, a avaliação do estado mental revela confusão ou letargia e sugere iminente parada respiratória. O aumento do esforço respiratório com retrações supra-esternais, subcostais e intercostais no paciente com estridor indica obstrução significativa, porém não necessariamente exclui uma investigação diagnóstica cuidadosa antes da intervenção nas vias aéreas. A ausculta é feita tanto sobre os campos pulmonares quanto no pescoço. Este processo ajuda a definir a fase respiratória (inspiratória, expiratória, bifásica) durante a qual ocorre o estridor, como também a intensidade, a altura e a qualidade do estridor.

Quando o neonato apresentar uma obstrução completa ou grave, deve ser imediatamente aspirado, receber uma via aérea oral e tentar uma ventilação com máscara. Se a obstrução persistir, deve ser usado um laringoscópio para visualizar a laringe. Se parecer permeável, é colocado na traquéia um pequeno tubo endotraqueal. Caso a ventilação não melhorar, a etiologia do estridor deve estar nas vias aéreas inferiores, nos pulmões ou na cavidade pleural e as investigações devem ser prosseguidas.

TABELA 5.2
ESTRIDOR: HISTÓRIA PERTINENTE

S	Distúrbios respiratórios do **s**ono
P	**P**rogressão da obstrução no decorrer do tempo
A	Dificuldades na **a**limentação, sintomas de aspiração ou bloqueio do desenvolvimento
R	Anormalidades específicas detectadas pelas **r**adiografias que podem ser indicações para a endoscopia
C	**C**ianose (episódios); eventos com aparente risco de vida
G	Impressão subjetiva dos pais sobre a **g**ravidade da obstrução

Adaptado de Holinger, LD. Diagnostic endoscopy of the pediatric airway. *Laringoscope* 1989;99:346, com permissão.

Na criança com estridor, a presença de cianose é um sinal tardio de insuficiência respiratória. No lactente que apresenta cianose sem estridor ou aumento do esforço respiratório, devem ser pesquisadas outras causas (Tabela 5.3). As cianoses de origem cardiovascular ou do sistema nervoso não causam estridor. Tosse, engasgo, aspiração, pneumonia e apnéia reflexa podem ser sinais proeminentes em presença de uma etiologia gastrointestinal (p. ex., no refluxo gastroesofágico) ou de uma fístula gastroesofágica. Além da obstrução das próprias vias aéreas, devem ser também avaliados problemas nas cavidades pleurais ou nos pulmões (2).

Uma vez determinado que não é iminente uma insuficiência respiratória, pode ser completado um exame físico mais detalhado. É também importante um exame geral incluindo peso, percentil de crescimento e desenvolvimento. As cavidades nasal e oral, e as vias aéreas nasofaríngeas são inspecionadas quanto a possíveis lesões inflamatórias, neoplasias, hipertrofia adenotonsilar e malformações congênitas. Em crianças maiores que cooperam pode ser efetuada a laringoscopia flexível. O melhor modo de avaliar a dinâmica das vias aéreas superiores é a endoscopia flexível no paciente acordado (Fig. 5.5). O endoscópio flexível pode ser passado através de ambas as narinas para avaliar a permeabilidade nasal e nasofaríngea bilateral e a função velofaríngea, além da inspeção da dinâmica das vias aéreas orofaríngeas, hipofaríngeas e laríngeas.

TABELA 5.3
DIAGNÓSTICO DIFERENCIAL DA CIANOSE NO RECÉM-NASCIDO

Sistema nervoso central
Sistema cardiovascular
Sistema gastrointestinal
Trato respiratório
Cavidade pleural
Pulmões
Vias aéreas
Nariz, faringe ou ambos
Laringe
Árvore traqueobrônquica

Adaptado de Holinger LD. Evaluation of stridor and wheezing. In: Holinger LD, Lusk RP, Green CG, eds. *Pediatric laringology and bronchoesophagology*. Philadelphia: Lippincott-Raven, 1997;41-48, com permissão.

Radiologia e Estudos Especiais

Na avaliação dos estridores da criança, as imagens radiológicas têm menor importância. As radiografias do tórax e das vias aéreas são usadas para avaliar as vias aéreas de grande calibre e o parênquima pulmonar. Para obter radiografias simples ideais em uma criança são essenciais o técnico perito em radiologia pediátrica e o uso de dispositivos de contenção especialmente destinados para o posicionamento da criança em uma posição ereta neutra. Geralmente são obtidas radiografias nas posições ântero-posterior e lateral. Quando existir a suspeita de corpo estranho, devem ser feitas radiografias para facilitar a visualização dos objetos que sejam só levemente radiopacos. Na avaliação de corpos estranhos suspeitos de radiotransparência, as radiografias inspiratórias e expiratórias ou em decúbito lateral suplementam as radiografias póstero-anterior e lateral do tórax. Os achados radiográficos incluem retenção de ar, infiltrados ou atelectasia. A dinâmica das vias aéreas pode alterar as imagens das radiografias simples. Freqüente-

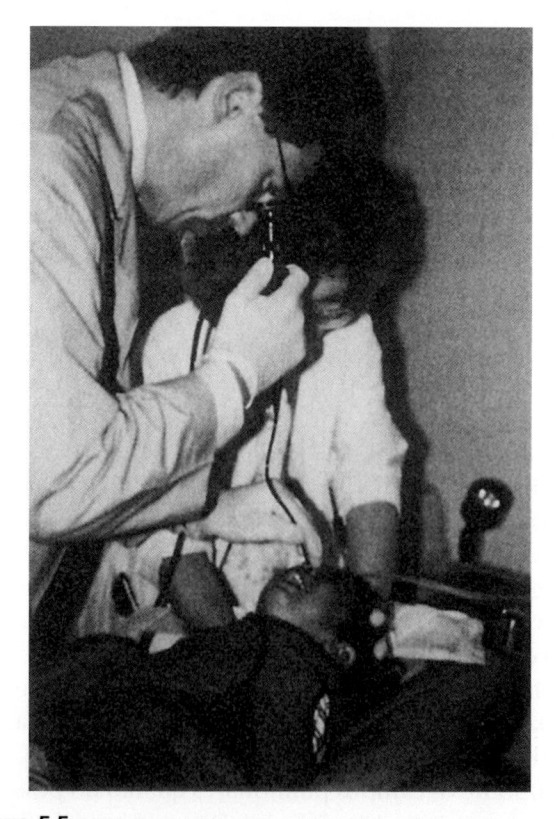

Figura 5.5
Laringoscopia de fibra óptica flexível, paciente acordado.

mente é necessário repetir as radiografias para esclarecer os achados. Para a identificação de corpos estranhos nas vias aéreas, as radiografias simples do tórax têm uma sensibilidade de 73% e especificidade de 45% (3). No entanto, as radiografias devem ser tomadas no contexto da história e do exame físico. Uma radiografia negativa não altera o tratamento ditado pela história sugestiva de uma aspiração de corpo estranho. A radioscopia e a ressonância magnética (RM) são técnicas úteis para identificar não só anormalidades anatômicas (p. ex., aumento da adenóide ou macroglossia) como alterações dinâmicas das vias aéreas (p. ex., glossoptose e colapso faríngeo) (4). Ambos os tipos de modalidades requerem sono induzido por sedação e podem ser úteis nas crianças complexas com distúrbios respiratórios do sono que podem ser causados por obstrução em um ou mais sítios anatômicos (5).

Para avaliar o estridor nas circunstâncias apropriadas, são usadas técnicas radiográficas especializadas. Para avaliar o estridor suspeito de ser causado por anéis vasculares e fístulas traqueobrônquicas, é útil o esofagograma com bário. A tomografia computadorizada (TC) confirma a compressão extrínseca das vias aéreas por anomalias vasculares. A RM é vantajosa no diagnóstico dos anéis vasculares pois identifica as vias aéreas e os vasos simultaneamente. A desvantagem da RM é que exige anestesia geral ou sedação prolongada. Atualmente, a técnica mais útil para confirmar a suspeita de atresia ou de estenose coanal e a avaliação da maioria das anomalias vasculares e das lesões de massa que acometem as vias aéreas é a TC com contraste. A traqueobroncografia pela TC, ou uma reconstrução tridimensional tomográfica das vias aéreas, tem sido usada para diagnosticar estenose da traquéia, do brônquio principal e da estenose brônquica segmentar proximal com boa correlação entre as imagens e os achados broncoscópicos. Este estudo pode ser útil em pacientes que são péssimos candidatos para a broncocospia (5).

Os estudos para identificar refluxo faringo-laríngeo em crianças são controversos tanto quanto são a incidência e as implicações clínicas. Entretanto, a monitorização pela pH metria é considerada uma medida válida e confiável para avaliação do refluxo. De acordo com a *Guidelines for Evaluation and Treatment of Gastroesophageal Reflux in Infants and Children*, o limite superior do normal para o índice de refluxo, ou a porcentagem total do tempo em que o pH está abaixo de 4, é de 12% no 1º ano de vida e até 6% após. A pH metria também é útil na avaliação da adequação da terapia para os casos que não respondem ao tratamento pela supressão do ácido (6). Alguns indicam que qualquer refluxo até o nível da faringe é patológico e como tal deve ser tratado (6).

Os sinais laríngeos admitidos como capazes de mostrar refluxo gastroesofágico foram catalogados (7). Edema glótico posterior, edema das aritenóides e aumento das tonsilas linguais são considerados patognomônicos da laringite pelo refluxo. Esses sinais laríngeos podem se apresentar mesmo quando não pode ser demonstrado pelo refluxo gastroesofágico pela pH metria. Entretanto, esses sinais têm se demonstrado reversíveis quando se trata o refluxo. A evidência histológica de inflamação em amostras de biópsia da mucosa do esôfago proporciona evidência indireta de doença do refluxo esofágico (DRGE). Os sinais pertinentes incluem eosinofilia intra-epitelial, espessamento da camada basal e aumento da altura papilar.

Em crianças com diagnóstico de obstrução das vias aéreas superiores e estridor às vezes é difícil determinar a gravidade do comprometimento respiratório e a necessidade de intervenção. Os detectores de apnéia e a oximetria de pulso contínua, que monitorizam objetivamente a função respiratória, podem ser usados em base ambulatorial ou durante uma curta hospitalização. De modo semelhante, uma hipoxemia crônica acompanhada de *cor pulmonale* pode ser acompanhada pela ecocardiografia. Quando se tenta obter evidência objetiva de um distúrbio respiratório do sono, pode ser usada a polissonografia. Embora esses estudos não forneçam informação diagnóstica sobre o sítio específico da lesão, podem avaliar a gravidade da obstrução das vias aéreas e ajudam o clínico a decidir se a intervenção é necessária.

Endoscopia das Vias Aéreas

A endoscopia está indicada para o estridor não diagnosticado e como terapia para certas lesões das vias aéreas. O pequeno calibre das vias aéreas, a complexidade da instrumentação e a relativa instabilidade fisiológica da criança pequena deixam pouca margem para erro. Em razão da responsabilidade compartilhada quanto às vias aéreas do paciente, é imperativa uma boa comunicação entre o endoscopista e o anestesista. Antes de iniciar o procedimento, o cirurgião deve certificar-se que dispõe de pessoal adequado e de equipamento de segurança. Na avaliação endoscópica de uma via aérea parcialmente obstruída, de modo geral são usados os broncoscópios rígidos. Para as emergências, devem estar à disposição vias aéreas artificiais nasais e orais, bolsas auto-infláveis com máscaras, tubos endotraqueais apropriados e um estojo de traqueotomia.

Na sala de cirurgia, para avaliar a dinâmica das vias aéreas, incluindo a mobilidade das pregas vocais, o endoscopista pode executar uma laringoscopia flexível com o paciente acordado. Antes da indução da anestesia, deverá ser avaliado pelo endoscopista todo o equipamento que deverá estar pronto caso for preciso para uso em emergência. Este material consiste em laringoscópio, telescópio de fibra ótica rígida de Hopkins, broncoscópio (Tabela 5.4) cabo de luz e aspiradores. Deve também estar disponível um broncoscópio de menor tamanho. O uso de uma câmara com monitores e registro de vídeo possibilita aos outros membros da equipe acompanhar o procedimento e melhorar suas capacidades de aprendizado.

A anestesia é em geral induzida através de máscara com sevoflurano, é menos irritante e mais bem tolerado que os outros agentes inalatórios. Antes da indução inicial é em geral obtido o acesso venoso. Independente do modo de indução, deve ser mantida uma ventilação espontânea, melhor possível, para maximizar a capacidade de avaliar a dinâmica completa das vias aéreas. A lidocaína tópica (1% para crianças com menos de 10 kg, 4% para as de maior peso) é aerossolizada nas pregas vocais e na traquéia. A dose total deve ser mantida em menos de 5,0 mg/kg. Se o procedimento se prolongar por mais de 15 a 30 min, poderá ser feita uma segunda aplicação

A criança é posicionada cuidadosamente e o endoscopista insere o laringoscópio até visualizar a laringe. Os tipos mais comuns de laringoscópios manuais úteis para esta finalidade são os de Parsons ou os de cabo tipo-anestesia com uma lâmina Miller. A microlaringoscopia e a broncoscopia podem ser executadas usando-se uma técnica de insuflação (Fig. 5.6) com o paciente respirando espontaneamente. Essa técnica proporciona excelente visualização da laringe, da traquéia e dos brônquios com o uso do telescópio de fibra ótica rígida de Hopkins, minimizando o trauma potencial. A insuflação faríngea usando-se oxigênio em alto-fluxo associada ao sevoflurano ajuda a manter uma anestesia adequada. Isso pode ser feito através da abertura lateral do laringoscópio, por cateter de sucção ou passando um tubo endotraqueal transnasal para dentro da orofaringe. Em neonatos e em crianças maiores, as técnicas de ventilação espontânea ou de insuflação nem sempre podem ser toleradas dentro dos parâmetros de segurança. Nesses casos, depois de estabelecida a certeza e a segurança da permeabilidade das vias aéreas, pode ser

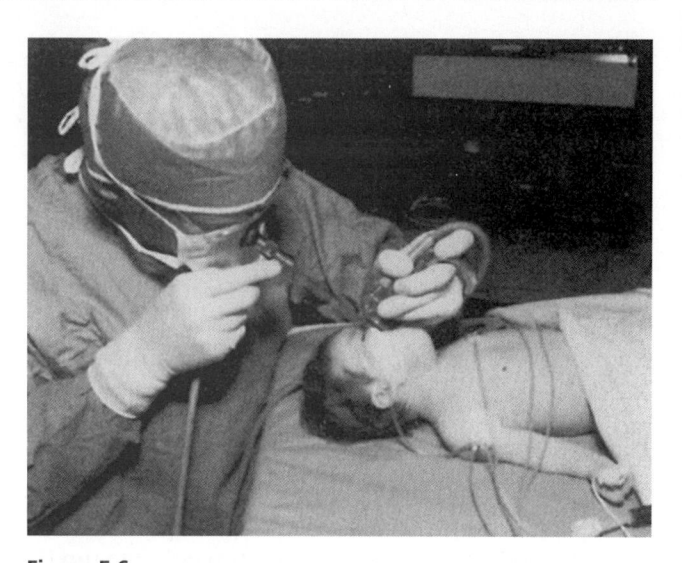

Figura 5.6

Microlaringoscopia usando a técnica de insuflação. (Segundo Holinger LD. Diagnostic endoscopy of the pediatric airway. *Laryngoscope* 1989;99:346, com permissão.)

usada uma rápida curarização anestésica. O telescópio de fibra ótica rígida de Hopkins é embutido dentro de um broncoscópio ventilado adequado à idade para manter as vias aéreas durante a visualização. A secreção brônquica deve ser enviada para exames laboratoriais incluindo bacteriologia, testes para tuberculose, cultura para fungos, e para avaliação de macrófagos cheios de lipídios (quando houver suspeita de aspiração), de hemossiderina (para a hemossiderose) e de eosinófilos (para alergia broncopulmonar).

A avaliação do tamanho das vias aéreas pode ser obtida por intubação orotraqueal com um tubo endotraqueal que tenha uma dispersão entre 10 e 25 cm de pressão de água (8). A dispersão pode ser avaliada visualmente, pelo uso do telescópio ou pela ausculta. Esse método de avaliação permite a comparação com os dados normativos e também para a avaliação do crescimento longitudinal das vias aéreas.

Os cuidados pós-procedimento consistem na estrita monitorização na sala de recuperação. A manutenção da criança em posição confortável, muitas vezes com a cabeceira do leito elevada, minimiza o desconforto das vias

TABELA 5.4

INDICAÇÕES PARA A SELEÇÃO DO BRONCOSCÓPIO E DO ESOFAGOSCÓPIO ADEQUADOS À IDADE

Idade	Tamanho do Broncoscópio (Karl Storz)	Diâmetro do Broncoscópio Externo (mm)	Esofagoscópio
Neonato prematuro	2,5	3,7	4
Neonato a termo até 3 meses	3	5,0	4-5
3-18 meses	3,5	5,7	5-6
1-3 anos	3,7	6,3	6
2-6 anos	4	6,7	6-7
5-10 anos	5	7,8	7
10-16 anos	6	8,2	8

aéreas. A suplementação de oxigênio e a umidificação podem ser úteis até que a criança esteja completamente acordada. Depois da endoscopia, é previsto algum grau de edema das vias aéreas. Muitas vezes, no início do procedimento, como medida preventiva para limitar o edema pós-procedimento, é administrada intravenosamente a dexametasona, 0,5 até 1,0 mg/kg (até 12 mg). O tratamento com a adrenalina racêmica também pode ajudar a minimizar a morbidade.

Diagnóstico Diferencial do Estridor Pediátrico

Uma breve revisão de algumas das causas mais importantes de respiração ruidosa em crianças pode ser encontrada na Tabela 5.5. Em 85% das crianças menores de 2 1/2 anos com estridor, a etiologia é congênita. Inflamação, trauma ou corpos estranhos, mais freqüentemente, são os casos restantes. A idade no início é variável, e o começo é em geral súbito. O estridor adquirido tem maior probabilidade que o congênito de exigir intervenção nas vias aéreas. É de interesse observar que o estridor congênito muitas vezes não está presente ao nascimento, mas em geral se manifesta antes de 4 meses de idade. Cerca da metade dos casos é causada por anomalias laríngeas. Em 10% a 45% dos casos ocorrem outras anomalias concomitantes, enfatizando a necessidade de uma exaustiva investigação diagnóstica (9).

TABELA 5.5
DIAGNÓSTICO DIFERENCIAL DAS CAUSAS DE RESPIRAÇÃO RUIDOSA EM CRIANÇAS

	Congênitas	Inflamatórias	Neoplásicas	Neuromusculares	Traumáticas
Nariz e nasofaringe	Atresia ou estenose de coana Estenose do recesso piriforme Anomalias craniofaciais	Pólipos nasais Rinites Abscesso retrofaríngeo Hipertrofia de adenóide Hipertrofia tonsilar	Encefalocele Cisto dermóide Glioma		Corpo estranho
Orofaringe ou hipofaringe	Glossoptose ou macroglossia Tireóide lingual Cisto de valécula Anomalias craniofaciais	Abscesso retrofaríngeo	Cisto dermóide Hemangioma Linfangioma	Hipotonia Doença neurológica	Corpo estranho
Laringe supraglótica	Laringomalacia Laringocele ou cisto sacular	Epiglotite (supraglotite) Edema angioneurótico	Hemangioma Linfoma Papiloma		Corpo estranho
Laringe glótica	Membrana ou atresia Fissura laríngea Estenose	Laringite Espasmo Estenose	Hemangioma Linfoma Papiloma Granuloma	Paralisia das pregas vocais	Hematoma Fratura Corpo estranho Estenose
Laringe subglótica	Estenose Cistos	Laringite (laringotraqueobronquite viral) Estenose	Hemangioma Papiloma		Condrite Estenose Fratura Corpo estranho Estenose
Traqueobrônquica	Estenose ou membrana Traqueomalacia Anel vascular, ou estenose de anéis traqueais completos Fístula traqueoesofágica	Traqueíte membranosa (bacteriana) Bronquite Asma (doença reativa das vias aéreas)	Tumores mediastínicos Tireóide Timo Papiloma		Corpo estranho: traqueal ou esofágico

Laringomalacia

Laringomalacia é a causa mais comum de estridor na primeira infância. Muitas vezes os sintomas apresentam-se em dias ou semanas de vida, subseqüentemente alcançam um pico, e tipicamente desaparecem entre 12 e 18 meses de idade. O diagnóstico é sugerido pela história e pelos sintomas e confirmado pela laringoscopia flexível. O estridor é em geral de baixa tonalidade *(low-pitched)* mais proeminente no esforço (p. ex., no choro ou na alimentação). Como isso é um ato dinâmico, é importante examinar a laringe enquanto a criança estiver acordada. O sinal clássico é o colapso da laringe supraglótica posterior durante a inspiração (Figs. 5.7 e 5.8).

Fatores anatômicos, neurológicos e inflamatórios podem contribuir para o desenvolvimento da laringomalacia. As patologias anatômicas subjacentes mais comuns são o colapso anterior das cartilagens cuneiformes e o encurtamento das pregas ariepiglóticas. Pode ocorrer um controle neuromuscular imaturo. O refluxo gastroesofágico mostra-se muitas vezes associado à laringomalacia. O aumento da pressão negativa intratorácica gerado na inspiração pode aumentar o fluxo retrógrado dos conteúdos gástricos. Entretanto não há evidências que indiquem que o tratamento agressivo do refluxo em pacientes com laringomalacia possa melhorar os sintomas dos episódios de apnéia e bradicardia (10).

A laringomalacia raramente requer intervenção cirúrgica. Os poucos pacientes que apresentam sintomas severos, como disfagia com bloqueio respiratório, *cor pulmonale*, ou eventos com perigo de vida aparente e episódios de cianose podem precisar de supraglotoplastia. Antes de 1980, neste campo era usada a traqueotomia. Entretanto, é possível evitar a traqueotomia pela supraglotoplastia. Pelo uso de um *laser* CO_2 ou instrumentos microlaríngeos, a mucosa redundante das cartilagens cuneiformes é excisada e as áreas epiglóticas encurtadas são liberadas. Para evitar a traqueotomia, poderá ser necessária uma ressecção parcial ou a fixação da epiglotopexia. Os resultados a longo prazo com esta abordagem têm sido bons (98% a 100% dos pacientes melhoraram satisfatoriamente) (11). O lactente ocasionalmente acometido de forma severa poderá ainda necessitar uma traqueotomia.

Figura 5.8
Vista endoscópica, durante a inspiração da laringomalacia com dobra para dentro de epiglote, encurtamento das pregas ariepiglóticas e colapso das cartilagens cuneiformes obstruindo completamente o intróito laríngeo. (Ver também *Prancha* em *Cores*.)

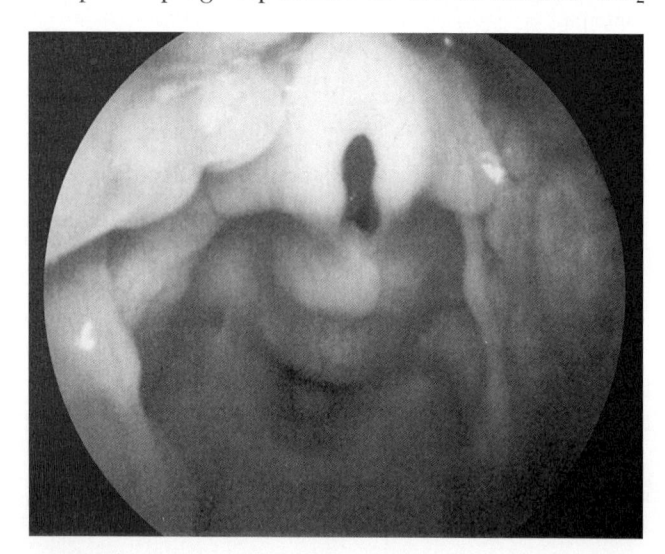

Figura 5.7
Vista endoscópica da laringomalacia durante a expiração. (Ver também *Prancha* em *Cores*.)

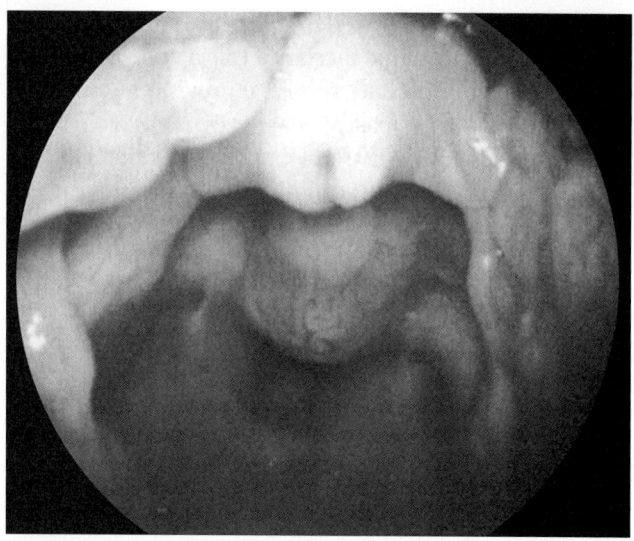

Estenose Laríngea

A estenose laringotraqueal pode ser caracterizada segundo a etiologia, a área envolvida (laringe supraglótica, glótica ou subglótica), a natureza e o grau da estenose. A maioria das estenoses subglóticas é adquirida. Antes da introdução da intubação endotraqueal a longo prazo e da ventilação dos neonatos prematuros, o problema da estenose laringotraqueal era incomum. O tratamento endoscópico a longo prazo era baseado no receio de ruptura dos centros de crescimento da laringe pediátrica, aguardando que as vias aéreas estenosadas crescessem o suficiente para permitir a decanulização. O número de pacientes com estenose laringotraqueal adquirida secundariamente aumentou de modo acentuado à medida que tem aumentado a sobrevida de neonatos de muito-baixo-peso. No decorrer dos anos seguintes, os avanços nas técnicas da intubação endotraqueal reduziram para cerca de 1%, a incidência da estenose laringotraqueal nos lactentes sobreviventes.

A estenose laringotraqueal é considerada congênita quando não existe história de outras potenciais etiologias, incluindo intubação. A estenose laringotraqueal congênita é a segunda causa mais comum de estridor em lactentes (9). Admite-se como sendo resultado da recanalização insuficiente ou incompleta da luz laríngea, que normalmente ocorre na 10ª semana de gestação.

Em um neonato a termo existe estenose subglótica quando as vias aéreas subglóticas medirem menos de 4 mm (ou 3 mm em um pré-termo). A área de estenose muitas vezes estende-se para a traquéia ou para a glote e, raramente, para a laringe supraglótica. A natureza da estenose pode ser mole, dura ou uma combinação de ambas. Uma estenose de tecido mole pode ser causada por hiperplasia das glândulas submucosas, por cistos ductais, por tecido fibroso ou de granulação. A estenose dura pode ser secundária à cartilagem cricóidea com forma anormal ou espessada ou por tecido cicatricial maduro. Para avaliar o grau da estenose, o modo melhor e mais sensível é através do tamanho do tubo endotraqueal (Tabela 5.6) (8).

O tratamento da estenose subglótica é individualizado, pois cada paciente apresenta variáveis que requerem consideração. Essas considerações, além do grau da estenose, incluem a extensão para fora da glote, o estado clínico geral do paciente, a capacidade de deglutição, a idade e o peso. As opções para o tratamento cirúrgico incluem técnicas endoscópicas, procedimentos de expansão (separação e enxerto de cartilagem) e ressecção cricotraqueal parcial.

O objetivo final da reconstrução laringotraqueal é a decanulização ou a prevenção da traqueotomia. A rapidez da decanulização é variável com a gravidade da estenose e com o método da reconstrução. Os pacientes com 50% a 70% de estenose podem evitar a traqueotomia em 81% a 88% dos casos com um único procedimento reconstrutivo e em até 97% após 2 procedimentos (12). As taxas de sucesso com o procedimento único em pacientes com 70% a 99% de estenose é de 78% a 81% e aumenta até 91% depois da revisão da cirurgia (13). Os resultados do reparo cirúrgico das lesões 100% estenóticas melhoraram significantemente com o uso da ressecção cricotraqueal parcial, sendo obtida a decanulização em mais de 90% com um procedimento único (14).

Hemangioma Subglótico

Os hemangiomas subglóticos e traqueais congênitos são relativamente incomuns. As lesões apresentam uma predominância feminina de 2:1 e são as neoplasias mais comuns das vias aéreas do lactente (15). Em geral, os pacientes são assintomáticos ao nascimento. O sintoma mais comum é um estridor bifásico, ocorrendo nos primeiros 6 meses de vida. Cinqüenta por cento apresentam hemangiomas cutâneos no momento do diagnóstico (15). As radiografias dos tecidos moles do pescoço revelam tipicamente um estreitamento subglótico assimétrico. Em geral, a biópsia é desnecessária para confirmar o diagnóstico em razão da aparência típica da massa submucosa assimétrica, compressível, de coloração azulada ou avermelhada encontrada mais freqüentemente na subglote esquerda posterior (Fig. 5.9) (16).

A história natural dos hemangiomas subglóticos e traqueais é o rápido crescimento, que diminui aos 12 meses, seguido por uma lenta resolução durante os meses e anos subseqüentes. A maioria regride completamente aos 5 anos. A decisão com relação a quais medidas terapêuticas a tomar é direcionada para manter permeável as vias aéreas e ao mesmo tempo minimizar as seqüelas potenciais do próprio tratamento a longo prazo. As opções de tratamento que atualmente têm sido relatadas incluem esteróides sistêmicos, excisão a *laser*, esteróides intralesionais, ressecção cirúrgica aberta, interferon α_{2a} sistêmico, vincristina e, final-

TABELA 5.6

PERCENTUAL DA ESTENOSE LARINGOTRAQUEAL PELO TAMANHO DO TUBO ENDOTRAQUEAL

Idade do Paciente		DI 2,0	DI 2,5	DI 3,0	DI 3,5	DI 4,0	DI 4,5	DI 5,0	DI 5,5	DI 6,0
Prematuro		40								
		58	30							
0-3 meses		68	48	26						
3-9 meses	Lúmen não detectável	75	59	41	22					
9 m-2 anos		80	67	53	38	20				
2 anos		84	74	62	50	35	19			
4 anos		86	78	68	57	45	32	17		
6 anos		89	81	73	64	54	43	30	16	
	Grau IV			Grau III		Grau II		Grau I		

DI, diâmetro interno (em milímetros).
Usado para caracterizar uma estenose subglótica característica, típica. O tamanho é caracterizado pela colocação de um tubo traqueal que deixe fluir entre 10 e 25 cmH$_2$O. Adaptado de Myer C III, O'Connor D, Cotton RT. Proposed grading system for subglottic stenosis based on endotracheal tube sizes. *Ann Otol Rhinol Laryngol* 1994;103:319, com permissão.

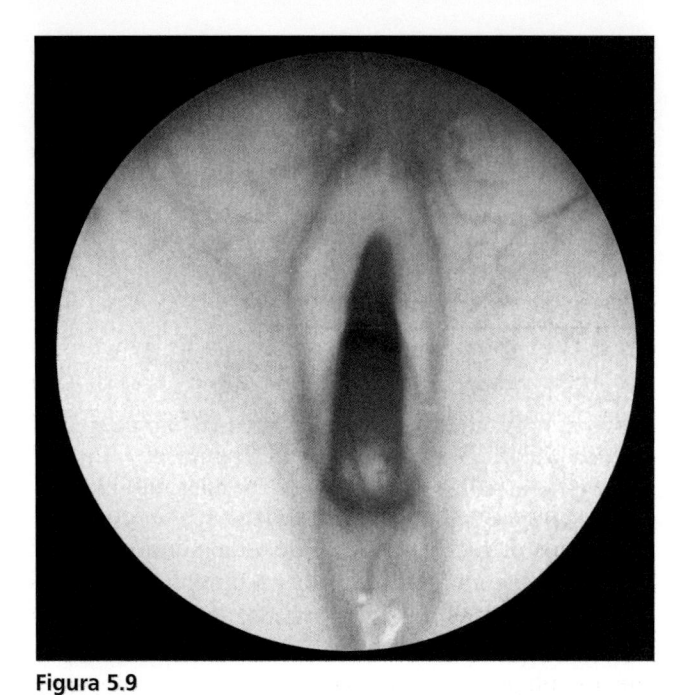

Figura 5.9
Vista endoscópica de um hemangioma subglótico posterior.

mente, traqueotomia (15). Uma abordagem endoscópica minimamente invasiva é mais eficaz para evitar a traqueotomia (16).

Papilomatose Respiratória Laríngea Recorrente

O envolvimento do trato aéreo digestivo superior pelo papilomavírus humano (HPV) é expresso como papilomatose respiratória recorrente (PRR). Os subtipos virais mais comumente envolvidos são o HPV-6 e o HPV-11. Nos indivíduos infectados, as partículas virais estão presentes em grande quantidade nas mucosas, porém são expressas somente em certas localizações sob a forma de papilomas. Essas áreas têm sido tradicionalmente admitidas como as regiões da junção do epitélio escamociliar (p. ex., as pregas vocais) e as áreas de trauma (p. ex., o sítio de traqueotomia) (17). Os papilomas, na sua forma juvenil, tendem a ser extensivos e recorrentes, apresentando-se em geral com disfonia e obstrução das vias aéreas (Figs. 5.10 e 5.11). A incidência de PRR recém-diagnosticada em crianças menores de 15 anos é de 4,3/100.000 (17).

O papilomavírus humano é também responsável por papilomas genitais. A metade das crianças com PRR nasceu por via vaginal de mães com a doença ativa no canal do parto. Este fato pode apresentar porcentagem ainda maior em decorrência da subnotificação da doença ativa ou da infecção subclínica não diagnosticada. Entretanto, a taxa de transmissão no canal do parto parece muito baixa. Em um estudo de 3.033 partos vaginais de mães com condiloma, 7 dentre 1.000 neonatos

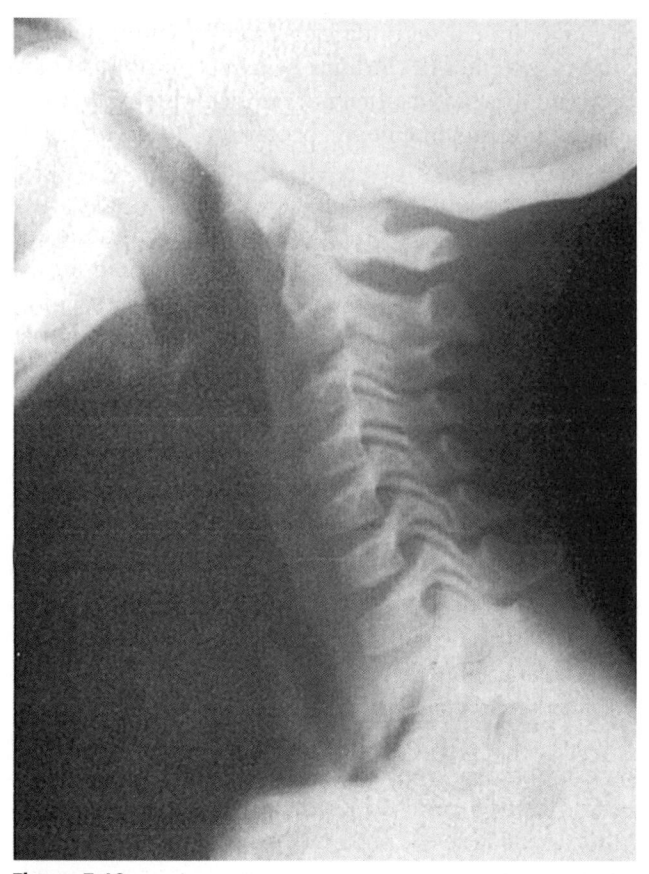

Figura 5.10
Radiografia lateral das vias aéreas de um paciente de 4 anos no momento da apresentação de um papiloma de laringe mostrando lesão obstrutiva ao nível glótico.

tinham PRR (17). Além disso, a transmissão do HPV às crianças nascidas por cesariana é incomum, porém tem sido relatada. Pode ser potencialmente causada por transmissão viral pré-natal. O modo de transmissão desta doença é controverso e o parto por cesárea não é rotineiramente recomendado às gestantes com papiloma genital.

A evolução natural da PRR é variável, e a severidade da doença está possivelmente relacionada com a história materna de condiloma genital, de baixa classe socioeconômica e de diagnóstico na idade abaixo dos 3 anos (17). Muitos casos regridem espontaneamente na adolescência, porém outros progridem para a extensão da doença envolvendo a traquéia e o parênquima pulmonar com fatalidades causadas por intratáveis oclusões das vias aéreas. Mais raramente, os papilomas podem empreender degeneração maligna para carcinoma de células escamosas (3% a 5%). Por esta razão, é importante o exame histológico nos intervalos da lesão obstrutiva. A avaliação clínica deve incluir uma radiografia de tórax quanto ao envolvimento pulmonar e um exame completo do trato aerodigestório superior com avaliação das cavidades nasofaríngea e oral, laringoscopia, broncoscopia e esofagoscopia.

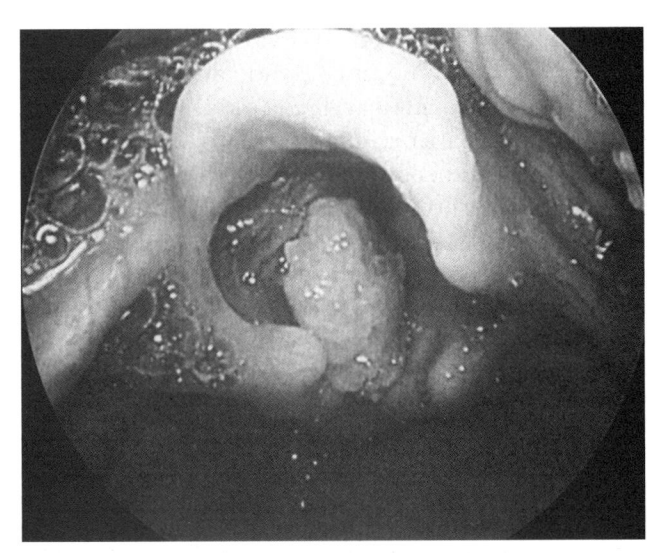

Figura 5.11
Vista endoscópica do mesmo paciente com papilomatose obstruindo a faringe. (Ver também *Prancha em Cores*.)

Nenhuma terapia médica ou cirúrgica tem demonstrado curar a PRR, e a maioria dos pacientes manifesta cura espontaneamente após um determinado período de tempo da doença clínica. O tratamento é destinado a manter uma via aérea permeável, uma voz razoável e a evitar a agressão permanente às vias aéreas. A ferramenta mais comumente usada para exérese da PRR é o *laser* CO_2. Mais recentemente, os instrumentos laríngeos pulverizadores (microdebridadores) têm sido considerados eficientes e seguros. Têm sido sugeridos múltiplos agentes como terapias primárias ou adjuvantes para a PRR, sem resultados consistentes. O Cidofovir é o mais largamente usado. Outros incluem os compostos do indol, o interferon α_{2a}, terapia antiviral, vacina da caxumba, ácido 13-cis-retinóico e terapia fotodinâmica com potencialização do corante hematoporfirina.

O papel da traqueotomia no tratamento da PRR é controverso. Os pacientes com PRR necessitando de traqueotomia têm uma taxa de 50% de propagação traqueal (17). Entretanto, não está esclarecido se esses pacientes têm propagação distal em decorrência da traqueotomia ou se este subgrupo representa pacientes com a doença muito ativa e uma alta propensão para a propagação distal. O clínico deverá ter em mente o objetivo da decanulização o mais cedo possível.

Paralisia das Pregas Vocais

Paralisia das pregas vocais (PPV) responde por cerca de 10% das lesões laríngeas congênitas. Os sintomas de apresentação comuns da PPV são um estridor inspiratório de alta tonalidade (*high pitch*), choro anormal e crises de sufocação. A PPV unilateral apresenta-se com voz fraca, aspiração e às vezes obstrução das vias aéreas superiores. O diagnóstico é feito pela laringoscopia flexível com o paciente desperto.

A causa subjacente da PPV é muitas vezes difícil de ser determinada. Uma variedade de lesões traumáticas, inflamatórias e congênitas pode resultar em paralisia laríngea bilateral com as pregas vocais repousando na proximidade da linha média. Em neonatos sadios sob outros aspectos, a paralisia é freqüentemente transitória. O fato pode estar relacionado com um trauma obstétrico sob a forma de uma lesão de estiramento dos nervos laríngeos recorrentes. O restante das paralisias bilaterais congênitas é tipicamente de origem central, associadas à malformação de Arnold-Chiari e deslocamento caudal do tronco cerebral, ou resultam de disgenesia nuclear motora, ou relacionada com um aumento da pressão intracraniana. A paralisia causada pela hipertensão intracraniana, quando tratada precocemente, muitas vezes responde a um *shunt* cerebrospinal ou a uma descompressão da fossa posterior. A paralisia adquirida pode ser uma complicação de cirurgia cervical ou mediastínica (cardíaca).

As paralisias das pregas vocais em lactentes se curam dentro de 6 a 18 meses. Entretanto, se não for evidente nenhum sinal de melhora dentro de 2 a 3 anos, não haverá probabilidade de retorno da função; por isso, a conduta inicial apropriada durante os 2 primeiros anos é de uma vigilância cuidadosa. Comumente é necessária uma traqueotomia temporária. Uma grande variedade de abordagens cirúrgicas para melhorar as vias aéreas de pacientes com PPV bilateral sugere que nenhum procedimento é ideal. O objetivo é o de restaurar a via aérea glótica pela lateralização de uma ou de ambas as pregas vocais paralisadas. As técnicas de reinervação têm utilidade obscura, e atualmente são usadas só raramente. A colocação de um enxerto posterior de cartilagem costal deixa as pregas vocais incólumes e não interfere na mobilidade se a função retornar.

Para os casos de PPV bilaterais, os procedimentos de lateralização cirúrgica são até certo ponto lesivos para a laringe em desenvolvimento. Os procedimentos excisionais, nos quais são removidos o tecido da glote posterior, podem ser feitos mediante laringofissura ou endoscopicamente com o uso do *laser* cirúrgico. A experiência com a aritenoidectomia a *laser* ou com a cordotomia posterior tem sido boa (18), com a maioria dos pacientes sendo decanulada após um único tratamento. Como a excisão de tecido é principalmente dentro da laringe posterior, a longo prazo a voz fica aceitável. Além disto, se for tomado cuidado para evitar uma ressecção excessivamente agressiva, a aspiração raramente representa problema. A complicação tardia mais comum é a impossibilidade de obter-se uma via aérea razoável. Em crianças, melhores resultados podem ser obtidos pelo uso de abordagens externas (19). As opções incluem aritenoidectomia, aritenoidopexia ou expansão laríngea com enxerto de cartilagem costal na lâmina cricóidea posterior.

Anomalias Vasculares

As anomalias congênitas dos grandes vasos respondem por cerca de 5% dos casos de estridor em crianças. Os sintomas das vias aéreas são causados por compressão traqueal ou brônquica. As anomalias vasculares que causam compressão traqueal incluem compressão da traquéia pela veia inominada, anéis vasculares (duplo arco aórtico) e bifurcação da artéria pulmonar (Fig. 5.12). A anomalia vascular do mediastino mais comum é a artéria subclávia direita aberrante. Entretanto, em razão do seu curso retroesofágico, os pacientes têm apenas leve disfagia sem comprometimento significativo das vias aéreas. Como a artéria inominada normalmente se origina no arco aórtico à esquerda e cruza a traquéia anteriormente para o lado direito, a compressão desta artéria não está associada a uma verdadeira anomalia vascular, embora se desenvolvam sintomas pela compressão traqueal anterior.

O anel vascular sintomático verdadeiro mais comum é o duplo arco aórtico, que ocorre se o 4º arco branquial e a raiz aórtica dorsal persistirem em ambos os lados. O arco direito é em geral maior que o esquerdo, e parte do anel pode ser uma fita fibrosa atrésica. A persistência do arco aórtico direito e do ligamento arterial esquerdo pode também formar um anel completo.

A alça da artéria pulmonar, a mais sintomática das anomalias vasculares não-circunferenciais, ocorre quando o 6º arco esquerdo se reabsorve e a artéria pulmonar esquerda deriva como uma grande artéria colateral a partir da artéria pulmonar direita e passa entre o esôfago e a traquéia para perfundir o pulmão esquerdo. Esta anomalia comumente resulta em comprometimento significativo do brônquio principal direito e sintomas das vias aéreas. Além disso, 30% dos pacientes com alças da artéria pulmonar manifestam a associação de anéis traqueais completos (Fig. 5.13) (19).

O comprometimento respiratório resultante da compressão vascular traqueobrônquica representa risco de vida potencial, porém pode apresentar-se com sintomas sutis. Para fazer este diagnóstico, freqüentemente é necessário um alto índice de suspeita. Os pacientes com compressão vascular significativa em geral se apresentam precocemente com um estridor que é bifásico e, freqüentemente, com grunhido expiratório. Outros sintomas incluem tosse crônica, bronquite e pneumonia recidivante, dificuldade de alimentar e retardo do desenvolvimento e, ocasionalmente, apnéia reflexa.

As radiografias do tórax podem mostrar alguma evidência de compressão traqueal ou a presença de arco direito. O esofagograma de bário pode evidenciar defeitos de enchimento compressivos característicos que correspondem a várias anomalias vasculares. Uma vez suspeita a compressão vascular, a modalidade diagnóstica de escolha é a TC com contraste ou a RM. Embora o diagnóstico de compressão vascular seja em geral conhecido antes da endoscopia, a broncoscopia permite uma avaliação mais precisa do grau e da natureza da compressão, na dependência do tipo do anel ou do laço vascular. A broncoscopia pós-operatória também proporciona uma imediata avaliação visual

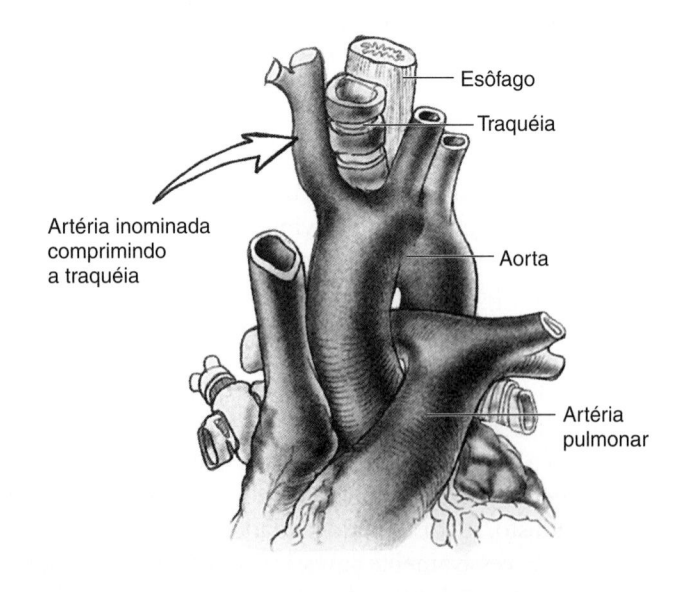

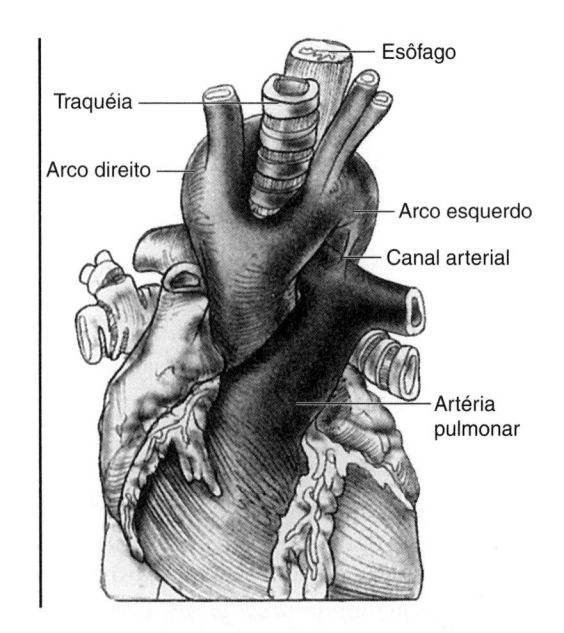

Figura 5.12
Anomalias vasculares causando compressão traqueal.

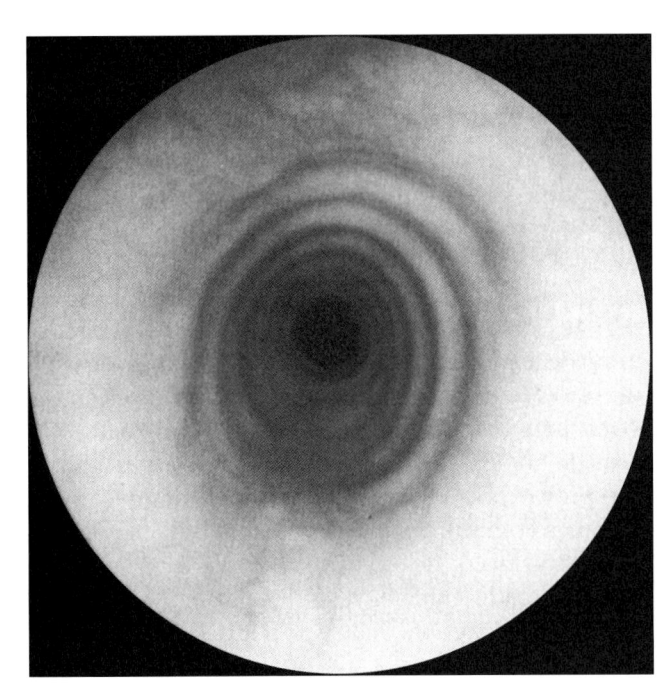

Figura 5.13
Vista endoscópica de anéis traqueais completos.

dos resultados cirúrgicos sobre o alívio da compressão e do grau de traqueomalacia que ainda esteja presente. Na maioria dos casos de compressão da artéria inominada é preferível o tratamento não-cirúrgico. Pelo contrário, os anéis vasculares e o laço da artéria pulmonar requerem reparo cirúrgico. As indicações absolutas para o tratamento cirúrgico incluem apnéia reflexa, falha no tratamento médico da dificuldade respiratória severa após 48 horas e intubação prolongada. Os critérios relativos incluem: episódios recorrentes de infecção das vias respiratórias inferiores; intolerância ao esforço; disfagia significativa com retardo do desenvolvimento; ou estenose subglótica coexistente, asma, fibrose cística ou reparo traqueoesofágico anterior.

Discinesia Laríngea, Laringomalacia Induzida pelo Esforço e Movimento Paroxístico da Prega Vocal

Discinesia laríngea, laringomalacia induzida por esforço e movimento paroxístico da prega vocal abrangem uma série de alterações que resultam de disfunção neuromuscular da laringe. A discinesia laríngea tem sido descrita como causa de estridor em lactentes. O distúrbio é associado ao refluxo gastroesofágico sendo diferente da paralisia dos adutores. O estridor geralmente não é grave e cessa durante o 1º ano de vida (20). Admite-se que a laringomalacia induzida pelo esforço decorre de uma etiologia ocasional de sintomas asmatiformes em crianças maiores e adolescentes. O aumento do fluxo aéreo inspiratório presumivelmente causa a protrusão das pregas ariepigloticas para dentro da porção glótica das vias aéreas, resultando em oclusão subtotal. O movimento paradoxal da prega vocal (adução durante a expiração) em geral se apresenta em pacientes diagnosticados anteriormente com asma, que não responderam ao tratamento usual para a doença reativa das vias aéreas. Esta condição é freqüentemente associada aos problemas psicológicos (21).

Doença do Refluxo Gastroesofágico

O refluxo de conteúdos gástricos para o esôfago é normal. Durante alguns episódios de refluxo gastroesofágico, uma parte refluída pode passar na faringe e ser expelida pela boca. A freqüência do refluxo depende da idade. Quando o refluxo gastroesofágico resulta em sintomas gastrointestinais ou respiratórios, é considerado patológico e rotulado como doença do refluxo gastroesofágico (DRGE) (6). As complicações mais freqüentes da DRGE em crianças são os sintomas pulmonares recorrentes. As crianças com a síndrome de Sandifer apresentam-se com torcicolo ou com inclinação da cabeça a fim de alongar o esôfago e aumentar a pressão do esfíncter esofágico inferior, resultando em um alívio temporário da dor relacionada com o refluxo. Muitos pacientes pediátricos não apresentam vômitos, disfagia, nem azia. O refluxo silencioso freqüentemente induz a erros de diagnóstico. A DRGE tem sido responsabilizada por numerosos distúrbios do trato respiratório, incluindo otite média, sinusite, laringite, estenose laringotraqueal, pneumonia recidivante e apnéia. Os sintomas são mediados pela inflamação direta da mucosa induzida pelo ácido gástrico e pela estimulação dos reflexos protetores das vias aéreas. O refluxo para a parte média ou superior do esôfago pode induzir laringoespasmo reflexo, causando apnéia e laringite recorrente espasmódica, ou exacerbar a doença reativa já existente das vias aéreas. Uma incidência maior da DRGE tem sido observada em lactentes prematuros com displasia broncopulmonar, em crianças com doenças neurológicas e crianças com anomalias congênitas do esôfago.

Os pacientes com DRGE acompanhada de sintomas respiratórios leves respondem freqüentemente ao regime anti-refluxo com conduta conservadora. Este esquema consiste de refeições pequenas e freqüentes, fórmulas espessadas com arroz (até uma colher de sopa para 30 g da fórmula) e posicionamento ereto durante 1 hora após a alimentação. Crianças mais velhas e adultos não devem comer de 2 a 3 horas antes de dormir. Devem ser evitados alimentos contendo tomates, alimentos gordurosos, cafeína, chocolate e sucos ácidos. Contra os sintomas mais graves, a terapia consiste em medicações anti-refluxo: os bloqueadores H_2 e os inibidores da bomba de próton para reduzir o conteúdo ácido do estômago e os agentes pró-cinéticos que promovem o esvaziamento gástrico. Nos casos de sintomas severos, pode ser considerado o tratamento cirúrgico anti-refluxo (fundoplicatura) (6).

Laringotraqueobronquite

A laringotraqueobronquite viral, também conhecida como "crupe" ou laringite estridulosa, é a causa mais comum de estridor, afetando pelo menos uma vez 3% a 5% dentre todas as crianças. Menos de 5% a 10% destas requerem hospitalização. Embora possam ser acometidas crianças de qualquer idade, o pico da incidência parece ser no 2º ano de vida. O agente etiológico mais comum é o vírus parainfluenza tipo 1. Os outros microrganismos que provocam crupe são os parainfluenza-vírus tipos 2 e 3, o vírus sincicial respiratório, e o vírus influenza A.

A laringite estridulosa geralmente começa como uma infecção do trato aéreo superior, manifesta uma tosse ladrante e graus de dificuldade respiratória variáveis com estridor inspiratório de alta tonalidade (*high-pitched*). O processo se desenvolve durante o período de 1 a 2 dias e pode tardar 1 a 2 semanas para desaparecer.

Os estudos radiográficos não são rotineiramente indicados, salvo que haja dúvida sobre o diagnóstico. Uma radiografia de tecidos moles do pescoço poderá revelar o clássico "sinal da torre": estreitamento simétrico do espaço subglótico. Os sinais associados na radiografia lateral de tecidos moles do pescoço incluem dilatação da hipofaringe e um aspecto normal da retrofaringe e da epiglote.

O tratamento da laringotraqueobronquite viral depende da gravidade da obstrução. Nos casos leves – limitados à tosse ladrante e estridor mínimo sem aumento do trabalho respiratório – os pacientes podem ser tratados de forma ambulatorial. A umidificação é recomendada. Quando existir aumento do esforço respiratório e ansiedade, deverá ser considerada a observação ou a admissão hospitalar. Para as crianças com hipoxemia é útil a nebulização de oxigênio em um setor monitorizado. Os corticosteróides, outrora controvertidos, atualmente fazem parte do tratamento. A dexametasona é administrada na dose de 0,5 a 1,0 mg/kg. Outro tratamento medicamentoso inclui a adrenalina racêmica nebulizada, que exerce efeito vasoconstritor sobre a mucosa subglótica, porém pode ter um efeito transitório e edema de rebote. As crianças que recebem adrenalina racêmica devem ser observadas por algumas horas antes da alta para casa.

Menos de 5% das crianças hospitalizadas manifestam insuficiência respiratória e requerem intervenção nas vias aéreas. A intubação nasotraqueal, que é a preferida, sendo em geral necessária durante 4 a 5 dias.

Nos pacientes nos quais a extubação falha ou que requerem hospitalização repetida para a laringite estridulosa deverá ser realizada laringoscopia direta e broncoscopia para determinar a causa subjacente (p. ex., estenose subglótica ou DRGE).

Supraglotite Aguda (Epiglotite)

Supraglotite aguda é o resultado de uma infecção da epiglote e de outras estruturas supraglóticas, que reduziram de incidência depois da introdução da vacina contra o *Haemophilus influenzae* tipo B. Em crianças, ocorre mais comumente entre 1 e 5 anos de idade. Nos casos de adolescentes e de adultos, os agentes causais mais prováveis são os microrganismos gram-negativos. A criança com supraglotite aguda tem uma história de progressão rápida de uma leve infecção respiratória superior para dificuldade respiratória, febre intensa e muita dor de garganta dentro de poucas horas. O sintoma mais proeminente é a odinofagia. Caracteristicamente, a criança assume a posição sentada com o queixo caído e a boca aberta. Dentre os pacientes com epiglotite, 50% têm sítios de infecção extra-epiglótica no momento da apresentação, incluindo meningite, otite média, pneumonia e celulite. A criança com suspeita de supraglotite deverá estar sob constante observação. Deverá ser tomado grande cuidado para evitar agitar a criança, sendo contra-indicada a manipulação das vias aéreas. A história e a observação "sem interferência" são geralmente suficientes para o diagnóstico. Somente quando o diagnóstico estiver em dúvida, as radiografias laterais das vias aéreas são úteis para delinear o edema epiglótico (o sinal da "impressão do polegar"), confirmando a suspeita clínica.

A criança é levada à sala de cirurgia para restaurar uma via aérea. É intubada por via oral depois de indução com sevoflurano e oxigênio com acesso venoso. O otorrinolaringologista poderá vir a fazer uma laringoscopia direta, obter sangue e material para cultura da epiglote e recolocar o tubo endotraqueal oral com um tubo traqueonasal. A traqueotomia de emergência é raramente necessária, e não é executada eletivamente após a intubação endotraqueal. A terapêutica antibiótica é iniciada com o cloranfenicol e a ampicilina, ou ceftriaxona, e modificada conforme se tornarem disponíveis as hemoculturas. A extubação deve ser considerada quando for estabelecido um escapamento de ar em volta do tubo endotraqueal com pelo menos 20 cm de pressão de H_2O, que geralmente ocorre dentro de 48 horas da admissão à unidade de tratamento intensivo.

A primeira vacina contra o *H. influenzae* tipo B foi introduzida em 1985. A vacina monovalente inicial era de baixa imunogenicidade, não sendo eficaz em crianças menores de 18 meses de idade. Em 1987, foram liberadas vacinas conjugadas que se mostraram eficazes em crianças com menos de 2 meses de idade. Depois da introdução das vacinas conjugadas manifestou-se uma tendência epidemiológica distinta para o *H. influenzae* tipo B (22). Ocorreu um declínio drástico da incidência da epiglotite no grupo pediátrico, enquanto que a incidência em adolescentes permanecia inalterada. A supraglotite mostrou tendência para incidir em pacientes pediátricos mais velhos e com mais probabilidade de serem cultivados outros patógenos, como *Candida albicans*, estafilococos e *Haemophilus parainfluenzae*.

Traqueíte Bacteriana (Traqueíte Membranosa)

A laringotraqueobronquite membranosa acomete crianças de algumas semanas de idade até o início da puberdade. Admite-se que os patógenos responsáveis representem uma infecção sobreposta em uma laringotraqueobronquite viral. A laringotraqueobronquite membranosa é geralmente precedida de vários dias de infecção das vias respiratórias superiores. A seguir ocorre, no decorrer de poucas horas, uma rápida mudança para um áspero estridor inspiratório ou bifásico e dificuldade respiratória. O paciente pode parecer toxemiado sendo comum a febre alta. As radiografias dos tecidos moles do pescoço podem mostrar irregularidades das vias aéreas traqueais, sugerindo corpos estranhos ou detritos membranóides. Quando o paciente suspeito de laringotraqueíte não responder à adrenalina racêmica, deverá ser considerado o diagnóstico de laringotraqueobronquite membranosa. Nesses casos deverá ser feita a broncoscopia para remover as secreções espessas que estão obstruindo as vias aéreas. A intubação endotraqueal deverá ser mantida pós-operatoriamente para ajudar na toalete pulmonar agressiva.

A terapêutica antibiótica é dirigida para o agente etiológico mais comum, o *Staphylococcus aureus*. Os agentes menos comumente implicados incluem *H. influenzae*, *Streptococcus pyogenes*, *Streptococcus pneumoniae* e o vírus parainfluenza. A terapêutica antibiótica empírica é direcionada para os microrganismos mais comuns e ajustada depois de conhecidos os resultados das culturas.

Princípios Gerais do Tratamento das Vias Aéreas

A prioridade inicial durante o tratamento do lactente ou da criança maior com estridor é o reconhecimento da insuficiência respiratória (23). Em qualquer setor onde esses pacientes sejam examinados, deve ser mantido um equipamento de ressuscitação adequado. Quando necessária, a ventilação é ajudada ou controlada pelo posicionamento do paciente com a cabeça estendida e a mandíbula puxada para fora. As secreções são succionadas por aspiração. A colocação de uma máscara de ventilação com uma bolsa auto-inflada sobre o nariz e a boca e a aplicação de ventilação por pressão positiva com oxigênio a 100% possibilita ao ressuscitador estabilizar o paciente antes de transferí-lo para um setor controlado ou de tentar o tratamento definitivo das vias aéreas.

Caso o posicionamento e a pressão positiva não forem suficientes para a ventilação, o clínico deve preparar a intubação endotraqueal. Deverão ser providenciados um laringoscópio com lâminas apropriadas, tubos laringotraqueais de tamanhos variados, sendo preparada a aspiração antes de tentar a intubação. Para as crianças menores de 2 anos, os tamanhos adequados dos tubos endotraqueais devem ser estimados (diâmetro interno) dividindo a idade da criança (em anos) por 4 e acrescentando 4.

Raramente a intubação endotraqueal mostra-se impossível com um tubo endotraqueal ou com um broncoscópio, e o médico deverá tentar a traqueotomia de emergência. Em lactentes e crianças pequenas, em decorrência do estreitamento da membrana cricotireóidea, não é recomendada a cricotireoidotomia. Alguns cirurgiões recomendam cricotireoidotomia de agulha com um cateter intravenoso de largo calibre. Os riscos da traqueotomia de emergência são os da falha para estabelecer uma via aérea, um intercâmbio gasoso insuficiente, a perfuração do esôfago e um sangramento incontrolável. Uma vez assegurada a via aérea, o paciente é colocado em um setor monitorizado para maior avaliação e tratamento. Geralmente, requer transferência para a sala de cirurgia a fim de executar a endoscopia das vias aéreas e a cirurgia. Os pacientes com estridor que não parecem estar em risco de insuficiência respiratória podem ser tratados de modo mais eletivo após uma completa avaliação diagnóstica.

As medidas de apoio básico mantêm o paciente o mais confortável possível com uma mínima intervenção. Para o controle da febre é usado o acetaminofeno. Os banhos mornos são de pouco benefício no paciente febril com obstrução das vias aéreas. O ar umidificado libera a secreção e proporciona conforto ao paciente. Para tratar a hipoxemia é usado o oxigênio, sendo seu nível monitorizado pela oximetria de pulso e das determinações transcutâneas dos gases arteriais. A terapêutica médica específica depende do diagnóstico.

Complicações

Os otorrinolaringologistas que lidam habitualmente com obstruções das vias aéreas conhecem o alto risco das complicações graves. Obviamente, a mais devastadora das complicações é a parada respiratória com morte ou lesão cerebral por anóxia. A lesão por anóxia pode resultar da própria lesão das vias aéreas e pode passar despercebida até mesmo após o médico ter intervido. O médico deve manter uma discussão franca e completa com o paciente ou com a família sobre seus riscos e seu tratamento.

Depois que as vias aéreas tenham sido asseguradas e a obstrução aliviada, pode ocorrer edema pulmonar pós-obstrutivo. Os sinais típicos consistem em hipoxemia, secreção copiosa rósea e espumante, sibilos expiratórios com estertores no final da expiração e, nas radiografias simples de tórax, no aumento das marcas vasculares pulmonares e sobrecarga de fluido. O tratamento consiste em restrição de líquidos diuréticos e pressão positiva contínua das vias aéreas. Outras complicações comuns da intubação traqueal e da traqueotomia incluem a desintubação não-intencional, tamponamento traqueal por secreções viscosas, estenose laríngea e traqueal e pneumotórax.

ASPIRAÇÃO

Avaliação e Diagnóstico

Aspiração é definida como a entrada de secreções abaixo do nível das pregas vocais. As barreiras normais à aspiração incluem um mecanismo íntegro da deglutição, das pregas ariepiglóticas, da aposição das pregas vocais verdadeiras e de um reflexo íntegro da tosse. Normalmente ocorre uma pequena quantidade de aspiração, em particular durante o sono; a tosse e a função ciliar geralmente expelem o aspirado. Por este motivo, somente quando ocorrem complicações broncopulmonares a aspiração é considerada patológica. Os fatores predisponentes para a aspiração patológica incluem alteração do estado mental, distúrbios neurológicos da deglutição e anormalidades distais do trato aerodigestivo (Tabela 5.7).

As conseqüências pulmonares variam com a duração da doença subjacente e com o tipo do aspirado. As seqüelas potenciais da aspiração incluem tosse crônica, rouquidão, pneumonia e fibrose pulmonar. Os fatores que predispõem a aspiração para causar doença respiratória incluem a carga bacteriana e o pH do material aspirado, o local em que ocorre a aspiração (hospital vs. comunidade) e os mecanismos de defesa do hospedeiro. A pneumonia adquirida no hospital tem maior probabilidade de envolver microrganismos resistentes do que as adquiridas na comunidade.

Os sinais respiratórios clínicos que não são específicos da aspiração consistem em febre, taquipnéia, sibilos e estertores. As alterações radiográficas tendem a ocorrer nos segmentos pulmonares específicos.

A aspiração resultante de alteração do estado mental ocorre na sedação, no trauma craniano, no acidente cerebrovascular ou na lesão de anóxia cerebral. Essas condições predispõem à aspiração pela perda da tosse e dos reflexos laríngeos da deglutição.

TABELA 5.7
DIAGNÓSTICO DIFERENCIAL DA ASPIRAÇÃO CRÔNICA

Estado Mental Alterado	Disfunção Neuromuscular da Deglutição			Lesões do Trato Aerodigestivo
	Neurônio Motor Superior	Junção Neuromuscular e Neurônio Motor Inferior	Distúrbios Musculares	
Trauma craniano	Apoplexia	Síndrome de Guillain-Barré	Distrofia muscular	Síndromes do 1º e do 2º arco branquial
Apoplexia (AVE)	Lesão cerebral anóxica	Malformação de Arnold-Chiari	Polimiosite	Atresia coanal
Lesão cerebral anóxica	Lesões extrapiramidais	Esclerose lateral amiotrófica	Miopatias metabólicas	Fenda palatina
Intoxicações	Distúrbios metabólicos	Paralisia bulbar progressiva		Glossoptose ou macroglossia
		Atrofia da musculatura paravertebral progressiva		Fenda laríngea
		Siringomielia		Atresia, prega, estenose, divertículo ou duplicação esofágicos
		Lesões dos nervos periféricos		Anéis vasculares
				Traumáticos: pseudodivertículo, edema, corpo estranho
				Neoplasias
				DRGE
				Acalasia iatrogênica (ressecção por tumor de cabeça e pescoço)

DRGE, doença do refluxo gastroesofágico.

Os sintomas clínicos da aspiração neurogênica variam entre as lesões do neurônio motor superior e as lesões que afetam os neurônios motores inferiores, as junções neuromusculares e as células musculares. As doenças que afetam os neurônios motores superiores causam um tipo espástico de disfagia e aspiração, com esforço e sufocação. Essas lesões são bilaterais e envolvem o córtex motor ou o tronco cerebral. Os distúrbios do neurônio motor inferior produzem uma paralisia muscular flácida. A disfunção da deglutição associada apresenta-se como uma debilidade dos músculos orais e faríngeos e aspiração importante, especialmente quando deglute líquidos. A disfunção da deglutição dependente dos neurônios motores inferiores também resulta de doenças da junção neuromotora e do próprio músculo. A aspiração causada por distúrbios da deglutição é classificada por fase da deglutição. A aspiração durante as fases preparatória e oral é causada por alteração da anatomia da língua ou por movimento da língua inadequado. Durante a fase faríngea, ocorre aspiração em razão de uma deficiente peristalse faríngea ou uma deficiência da função do esfíncter laríngeo. A aspiração durante a fase esofágica resulta de obstrução mecânica ou de comunicações aerodigestórias anormais.

As 3 fontes de material aspirado são: (1) material ingerido oralmente, (2) secreções da cavidade oral ou da orofaringe, e (3) conteúdos gástricos regurgitados. As substâncias ingeridas por via oral são as mais comumente aspiradas. As seqüelas clínicas relacionam-se diretamente com o conteúdo bacteriano das secreções. Nos pacientes não-hospitalizados, os patógenos predominantes são as bactérias anaeróbias. Os isolados dominantes são os microrganismos orofaríngeos, incluindo *Bacteroides melaninogenicus, Fusobacterium,* e cocos anaeróbios gram-positivos. Nos pacientes hospitalizados, os isolados predominantes são os organismos gram-negativos, incluindo *Pseudomonas*. A carga bacteriana das secreções orais é aumentada pela má higiene oral.

A 2ª substância mais comumente aspirada é o conteúdo gástrico. As partículas sólidas podem causar obstrução das vias aéreas superiores com asfixia ou obstrução das vias aéreas inferiores com pneumonia e atelectasia. Os conteúdos gástricos aspirados, normalmente com um pH abaixo de 4, podem causar uma pneumonite química, porém a carga bacteriana é pequena em virtude da supressão pelo pH baixo. Quando os bloqueadores H_2 ou os inibidores da bomba de prótons elevam o pH, a carga bacteriana dos conteúdos do estômago aumenta. Isto aumenta o risco de contaminação das vias aéreas associada à aspiração do refluxo gastroesofágico.

O refluxo gastroesofágico pode induzir à forma mais indolente de aspiração crônica. Esses pacientes têm muitas vezes tosse persistente, desconforto na garganta e rouquidão flutuante. Pode ocorrer pigarro, sibilo e dispnéia. Os exames laboratoriais de rotina e as radiografias de tórax resultam normais. A laringoscopia pode revelar eritema laríngeo posterior, edema e exsudato. A terapêutica anti-reflux é geralmente eficaz.

A aspiração de corpo estranho é uma ocorrência pediátrica comum; metade dos casos incide em crianças menores de 5 anos de idade. A obstrução das vias aéreas proximais, que se apresenta como um estridor agudo, pode induzir asfixia antes que a criança chegue a um hospital para tratamento. Os corpos estranhos alojados nos brônquios causam sibilo expiratório e enfisema obstrutivo. Pneumonia e atelectasia são seqüelas tardias.

Radiografias e Exames Diagnósticos Especiais

Estudo Videofluoroscópico da Deglutição

O estudo fluoroscópico da deglutição (EFD) examina a função aerodigestiva superior pela deglutição de bário modificada (10). Durante o exame, o paciente assume a postura ereta e recebe alimentos de várias consistências misturados com uma pequena quantidade de bário. O médico terapeuta e o radiologista executam o estudo no gabinete de fluoroscopia. A imagem é ajustada à vista dos lábios, do palato mole, da parede posterior da faringe e do esôfago cervical.

De modo geral, são estudadas 3 consistências de alimentos: líquido (bário diluído), pastoso (bário espessado, Esophatrast) e sólido (pãozinho cozido impregnado de bário). Para delinear as estruturas aerodigestivas e ao mesmo tempo evitar a aspiração, são usadas pequenas quantidades de alimentos (1/3 de uma colher de chá). Os lactentes recebem fórmulas com pequena quantidade de bário. Em pacientes com anormalidade das fases preparatória ou oral, poderá ser necessária a administração por seringa para completar o estudo. Durante a fluoroscopia, o terapeuta observa o movimento e a coordenação das 4 fases da deglutição, verificando os efeitos do posicionamento e das posturas compensadoras. Também são percebidos o resíduo faríngeo persistente, a deglutição seca (resposta normal ao resíduo faríngeo) e a aspiração. Este estudo permite ampla avaliação das estruturas envolvidas na deglutição e proporciona informação instantânea para modificações. As desvantagens incluem o dispêndio de tempo e a exposição à radiação.

Avaliação Funcional Endoscópica da Deglutição

A avaliação funcional endoscópica da deglutição (AFD) consiste na colocação do nasofaringolaringoscópio posteriormente ao palato mole, permitindo a observação da hipofaringe e da faringe enquanto o paciente estiver ingerindo alimentos corados de várias consistências para facilitar a visualização. Os parâmetros que podem ser avaliados incluem o escape prematuro, a penetração laríngea, a aspiração e o resíduo. As vantagens desta técnica sobre o estudo comum da deglutição incluem a capacidade de avaliar a sensibilidade faríngea e a ausência de exposição à radiação, permitindo um período maior de observação e freqüentes exames de acompanhamento durante os quais podem ser testadas múltiplas estratégias de alimentação. As desvantagens consistem em que o teste é levemente invasivo e a avaliação é limitada aos eventos imediatamente antes e logo após o ato da deglutição. Além disso, as fases preparatória e oral da deglutição podem ser só indiretamente avaliadas. A fase esofágica não pode ser avaliada por este método de teste.

Endoscopia

A endoscopia pode exercer um papel importante na avaliação da aspiração. A laringoscopia e a broncoscopia podem identificar anormalidades estruturais, como fenda laríngea ou fístula traqueoesofágica. A esofagoscopia com biópsia pode identificar esofagite, fístula esofágica e estreitamentos. A broncoscopia com lavado pode ser usada para detectar macrófagos repletos de lipídios. Um alto índice de suspeita da presença de macrófagos cheios de lipídios é sugestiva de aspiração, tem mostrado associação com doença pulmonar crônica, porém não é específica, pois pacientes normalmente sadios também podem mostrar a presença desses macrófagos (6). A análise do aspirado deve também incluir a glicose dos alimentos enterais, pepsina ou amilase, que podem indicar aspiração.

Técnicas de Imagens

As radiografias simples têm aplicação limitada na avaliação da aspiração. Ocasionalmente, podem ser diagnosticadas anormalidades estruturais, massas de tecido mole ou deformidades da coluna cervical. Para a aspiração, um estudo gastrointestinal superior não é sensível nem específico, porém pode revelar condições que predispõem à aspiração (p. ex., dismotilidade esofágica, anéis vasculares, atresia esofágica, fístula traqueoesofágica, estreitamentos esofágicos, estenose pilórica ou má rotação). A TC e a RM podem detectar lesões intracranianas que afetam o tronco cerebral e os nervos cranianos inferiores. A RM é especialmente útil na detecção de tumores e de anomalias da fossa posterior (p. ex., malformação de Arnold-Chiari).

Ultra-Sonografia

A ultra-sonografia vem sendo recentemente aplicada ao estudo da deglutição. A técnica é bem ajustada para estudar a fase oral da deglutição pois evita o uso da radiação e permite a visualização da superfície real da língua em vez da superfície do bolo alimentar. Podem ser avaliadas as anormalidades dos movimentos da língua, a aproximação da língua com o palato, e a elevação do hióide.

Cintilografia

A cintilografia com deglutição de tecnécio complementa o estudo reabilitativo da deglutição e pode avaliar a gravidade da aspiração. O paciente deglute uma pequena quantidade de água com ^{99m}Tc e permanece sob a câmara de cintilografia com uma ferramenta com contagem computadorizada. O radiologista compara a quantidade de material radioativo que entra no pulmão com a quantidade radioativa total e faz o cálculo da porcentagem da aspiração. Adicionalmente, a cintilografia fornece informação sobre o esvaziamento gástrico, que pode estar retardado em crianças com DRGE. A sensibilidade e a especificidade que foram atribuídas à cintilografia foram de 15% a 59% e de 83% a 100% (6).

Eletromiografia

Grande parte do nosso conhecimento da fisiologia da deglutição é derivada da eletromiografia (EMG) orofaríngea e laríngea. De forma crescente, a EMG vem contribuindo para o diagnóstico clínico dos distúrbios da deglutição. A vantagem técnica principal na avaliação da aspiração permite o estudo dos músculos individuais durante a deglutição.

Os eletrodos mais comumente usados para registrar a atividade mioelétrica dos constritores faríngeos, bem como dos músculos tireoaritenóideo e cricofaríngeo, são os de superfície bipolar. Os tipos mioelétricos podem ser tônicos, fásicos ou ausentes. As informações obtidas da EMG possibilitam ao clínico distinguir entre as lesões do tronco cerebral e as da coluna vertebral (neurônio motor superior) e as lesões dos nervos periféricos (neurônio motor inferior).

Tratamento

Tratamento Médico e Reabilitação da Deglutição

Alguns pacientes com pneumonia por aspiração requerem hospitalização em unidade de tratamento intensivo com terapia respiratória e recursos para tratar insuficiência respiratória. Para uma toalete pulmonar adequada poderá ser necessária intubação ou broncoscopia a curto prazo. A cobertura antibiótica inicial para a pneumonia por aspiração não contraída em hospital deve ser eficaz contra microrganismos anaeróbios. Clindamicina e cloranfenicol são escolhas empíricas lógicas. Nos casos em que a aspiração ocorrer durante a hospitalização, é acrescentado um aminoglicosídeo.

O tratamento da aspiração crônica requer uma abordagem multidisciplinar, a escolha da intervenção sendo determinada pela severidade e pela fonte das aspirações, pela condição mórbida do paciente (estado geral ou neurológico) e pelo potencial para reabilitação. Muitos casos de aspiração crônica secundários à disfunção da deglutição respondem ao tratamento conservador dietético e reabilitativo. Os terapeutas especializados em deglutição podem agir com seus pacientes alterando a consistência dos alimentos, ajustando sua posição durante a deglutição e treinando-os para realizarem a expiração enquanto deglutem. Para facilitar a estimulação tátil têm sido usados dispositivos para treinamento do palato, proporcionando um estímulo extra para desencadear deglutição involuntária. O tratamento médico da sialorréia pode incluir anti-histamínicos ou, mais especificamente, agentes anticolinérgicos. Entretanto, quase 50% dos pacientes devem interromper o tratamento farmacológico da sialorréia decorrente da alta incidência de efeitos colaterais significativos, incluindo constipação, retenção urinária, xerostomia, visão nublada e agitação. A toxina botulínica tem mostrado reduzir o fluxo salivar quando injetada guiada pela ultra-sonografia nas glândulas submandibular e parótida (24).

Tratamento Cirúrgico

O otorrinolaringologista é muitas vezes consultado para o tratamento cirúrgico da aspiração com significância clínica. Os procedimentos cirúrgicos para a aspiração são apropriados para os casos refratários, que não podem ser controlados com medidas conservadoras. Entretanto, a maioria desses procedimentos é de difícil reversão. O cirurgião seleciona o procedimento mais ajustado, após ter considerado as anormalidades fisiopatológicas e os fatores associados, como cirurgia anterior, disfunção neurológica e desnutrição.

Procedimentos Alimentares

Gastrostomia e Jejunostomia Alimentar

Para a aspiração crônica associada à desnutrição é indicado o desvio alimentar por gastrostomia ou por jejunostomia. Embora a gastrostomia e a jejunostomia alimentar sejam as técnicas mais comumente usadas para tratar pacientes com disfunção grave e irreversível da deglutição, não impede as aspirações de saliva e de secreções da orofaringe.

Fundoplicatura

Para o refluxo gastroesofágico acompanhado de aspiração e pneumonia que não responderam aos regimes conservadores anti-refluxo, é indicada a fundoplicatura. O cirurgião tenta criar um mecanismo valvular enrolando parte do estômago em volta do esfíncter esofágico inferior. A fundoplicatura de Nissen e Thal é em geral eficaz para aliviar a aspiração causada pelo refluxo. As complicações potenciais incluem a degradação da incisão, obstrução do esôfago, incapacidade de eructar ou vomitar, e incapacidade de controlar o refluxo. Após a fundoplicatura, a resolução completa é de 90% (10).

Miotomia Cricofaríngea

A miotomia cricofaríngea é empreendida especificamente para a disfunção cricofaríngea, condição no qual o músculo cricofaríngeo deixa de relaxar durante a fase faríngea da deglutição. A disfunção cricofaríngea é diagnosticada com deglutição de bário ou por manometria.

A miotomia cricofaríngea consiste na abordagem cervical lateral ao músculo cricofaríngeo, e o cirurgião deve ter cuidado para preservar a mucosa subjacente. As complicações potenciais consistem em infecção da incisão e dano dos nervos cranianos X e XI. A injeção de toxina botulínica com guia de EMG pode proporcionar alívio sintomático (24).

Controle da Excreção Salivar e da Sialorréia

O controle adequado da secreção salivar melhora significativamente a qualidade de vida dos portadores de aspiração crônica de secreções orofaríngeas. Múltiplos procedimentos têm sido relatados na literatura para o controle cirúrgico da secreção salivar: excisão da glândula salivar, destruição das fibras de controle parassimpáticas, ligadura do ducto, redirecionamento do ducto ou várias combinações entre esses. Existem várias controvérsias, uma vez que cada terapia tem suas vantagens e desvantagens. A desnervação parassimpática é muitas vezes bem-sucedida a curto prazo, porém a sialorréia às vezes recidiva dentro de 6 meses. O redirecionamento do ducto para uma posição mais posterior é freqüentemente bem-sucedido para o escoamento anterior, porém o aumento da quantidade de secreção na hipofaringe poderá contra-indicar seu uso em pacientes com problemas de aspiração desta secreção.

Excisão da Glândula Submandibular Bilateral com Ligadura do Canal Parotídeo

A remoção das glândulas submandibulares elimina a maioria do fluxo salivar em repouso. A ligadura dos canais da parótida elimina a fonte principal de produção salivar estimulada pelo alimento. Esta combinação reduz eficazmente as seqüelas da aspiração das secreções orofaríngeas (25). Ocasionalmente, poderá ocorrer uma leve parotidite não-infecciosa, que normalmente cura entre 1 a 2 semanas. Mais raramente, uma parotidite aguda poderá exigir terapêutica antimicrobiana. Poderá ocorrer xerostomia associada a aumento de cáries dentárias. Entretanto, na maioria dos pacientes, as pequenas glândulas salivares continuam a produzir quantidades suficientes de saliva para evitar xerostomia. Alguns estão indicando a ligadura do canal submandibular em conjunto aos canais parotídeos, evitando desse modo as incisões externas associadas à excisão submandibular. Os relatos iniciais não mostraram aumento de infecção da glândula submandibular nem de formação de rânula. A desnervação química com injeção da toxina botulínica nas glândulas submandibulares tem demonstrado diminuição do fluxo salivar.

Procedimentos na Incompetência Laríngea

Traqueotomia

A traqueotomia é indicada como uma solução temporária para a aspiração grave com complicações pulmonares, particularmente em pacientes instáveis. O procedimento é rapidamente executado e proporciona acesso para a toalete pulmonar. Um tubo de traqueotomia com "*cuff*" diminui o material aspirado, porém aumenta o risco de potencial dilatação e ulceração traqueal. A traqueotomia pode aumentar a aspiração por limitar a elevação laríngea. A aspiração crônica prevista requer um procedimento mais definitivo.

Medialização da Prega Vocal

A medialização da prega vocal tem sido usada para a aspiração causada por insuficiência do fechamento glótico durante a deglutição. Esta anomalia é mais comumente causada por paralisia da prega vocal (PPV). A abordagem endoscópica consiste em injetar endoscopicamente gordura ou colágeno na prega vocal. Para o tratamento a curto prazo ou para avaliar a eficácia da injeção antes de usar um material permanente, usa-se a glicerina ou o Gelfoam®.

Fechamento da Laringe

Os procedimentos para o fechamento da laringe incluem fechamento epiglótico ou glótico. Cada um desses pode ser feito através de abordagem endoscópica ou externa. Os procedimentos deixam uma pequena abertura posterior para a vocalização. Ambos requerem traqueotomia e apresentam uma taxa de sucesso entre 50% e 80%. A vantagem inclui potencial para a reversão, capacidade de deglutir e falar e baixo-risco de trauma às pregas vocais verdadeiras. A deiscência do fechamento representa um problema, que pode ser melhorado através da injeção de toxina botulínica para limitar o movimento da laringe durante o processo de cicatrização.

Separação Laringotraqueal

A separação laringotraqueal tem tido um sucesso superior a 90%. Este procedimento estabelece uma separação completa entre as vias aéreas e o tubo digestivo, eliminando desse modo o risco de aspiração. A laringe e a traquéia proximal são convertidas em um fundo cego, e um traqueostoma é criado. O procedimento da separação não é tecnicamente difícil e não é acompanhado de problemas resultantes de estase de alimentos ou de secreção na parte superior da bolsa. O principal inconveniente é a eliminação da vocalização. Este inconveniente pode ser difícil para a família aceitar, embora o procedimento seja raramente feito, exceto na criança neurologicamente comprometida com pouca ou nenhuma possibilidade de usar a voz para a comunicação. Outros procedimentos descritos, porém não freqüentemente usados em crianças, incluem suspensão da larínge, ressecção cricóidea parcial e colocação de um *stent* laríngeo.

TOSSE

A tosse é um mecanismo fisiológico normal para expelir do trato respiratório um corpo estranho. Uma tosse crônica e persistente é sintomática de um distúrbio subjacente, e requer investigação para determinar a etiologia específica. Depois que tenha sido estabelecido um diagnóstico preciso, há potencial para o tratamento.

Avaliação

História e Exame Físico

A tosse é um dos sintomas mais comuns para que os pacientes procurem cuidados médicos. A maioria das doenças acompanhadas de tosse tem como base infecções respiratórias virais autolimitadas. Quando a tosse for crônica, recidivante ou não exerce uma ação útil, o otorrinolaringologista deve ser consultado para uma avaliação mais ampla. A história inicial concentra-se na duração e nas características da tosse. Uma tosse produtiva, crônica é associada à doença traqueobrônquica; tosse não-produtiva é mais provavelmente causada por uma lesão das vias aéreas superiores ou asma. A rinite alérgica e o refluxo gastroesofágico provocam tosse acompanhada de expectoração. O fumo ativo ou passivo e a exposição a tóxicos ambientais são causas comuns de tosse crônica em adultos. O médico deve pesquisar sintomas associados de alergias, infecções respiratórias recorrentes ou sinusites.

Um exame físico completo inclui atenção especial à cabeça e ao pescoço, vias respiratórias, tórax e sistema cardiovascular. É importante uma inspeção indireta e direta da nasofaringe, da hipofaringe e da laringe. As orelhas devem ser examinadas quanto à impactação de cerume, inflamação, eczema e irritação da membrana do tímpano causada por cabelos. É útil pedir ao paciente para tossir voluntariamente, a fim de caracterizar as qualidades da tosse e a quantidade de produção do escarro.

Exames Laboratoriais e Radiologia

A investigação inicial de uma tosse crônica inclui hemograma completo com contagem de eosinófilos, radiografia de tórax e exame do escarro para citologia, pesquisa de bactérias, tuberculose e fungos. A radiografia de tórax poderá revelar processos patológicos que não estavam aparentes ao exame físico. A comparação das radiografias inspiratórias com as expiratórias pode mostrar hiperinflação causada por um corpo estranho radiotransparente ou uma neoplasia endobrônquica.

Um rastreio das cavidades paranasais pela TC avalia possível sinusite subjacente. Esses estudos limitados proporcionam uma supervisão das cavidades sinusais e ao mesmo tempo limitam o custo e a exposição à radiação (para aproximadamente a mesma quantidade que a das 4 incidências tradicionais dos estudos radiográficos do passado).

Quando existir história de doença pulmonar obstrutiva ou restritiva crônica, o médico deverá solicitar provas de função pulmonar. A prova de provocação com a metacolina pode detectar vias aéreas hiperativas e diagnosticar as variantes da tosse da asma, que é a causa mais comum de tosse crônica. Em lactentes e crianças pequenas ou caso não forem disponíveis esses estudos, poderá ser feita uma tentativa terapêutica com albuterol.

Endoscopia

Se a investigação inicial, incluindo os estudos laboratoriais e radiológicos, não chegarem a um diagnóstico, o otorrinolaringologista deverá considerar a endoscopia. Embora a endoscopia não seja indicada tão freqüentemente quanto na investigação do estridor ou da aspiração, é útil nos casos de diagnóstico difícil. A inspeção completa das vias aéreas inclui a laringe e as vias traqueobrônquicas. Em adultos, a mais freqüentemente usada é a broncoscopia flexível sob anestesia local; na maioria dos casos pediátricos são usadas a broncoscopia rígida e a anestesia geral. Os diagnósticos endoscópicos comuns em pacientes com tosse crônica incluem anomalias congênitas das vias aéreas, neoplasias e corpos estranhos.

Diagnóstico Diferencial

Os pacientes com tosse aguda (< 4 semanas) têm diagnóstico evidente e não requerem ampla avaliação. Uma abordagem ao diagnóstico da tosse crônica será aqui apresentada pela perspectiva dos vários sítios receptores e neurônios aferentes do reflexo da tosse envolvidos (Tabela 5.8).

Os estimulantes da tosse que agem nos receptores laríngeos e traqueobrônquicos são numerosos. O fumo do tabaco, as fumaças ambientais e os alérgenos são provavelmente os irritantes externos mais comuns. A tosse rouca que acompanha o uso do tabaco ("tosse dos fumantes") é causada por irritação química tanto das vias aéreas superiores como das inferiores. Admite-se que os alérgenos atuem diretamente sobre as vias aéreas e por meio da produção de secreção nasal e faríngea, com a tosse induzida pelo gotejamento nasal posterior.

TABELA 5.8

DIAGNÓSTICO DIFERENCIAL DA TOSSE – SEGUNDO OS SÍTIOS RECEPTORES

Receptores faríngeos, laríngeos e brônquicos
Ambientais
   Fumo de tabaco
   Poluição do ar
   Alérgenos
Inflamatórios
   Faringite
   Laringite
   Rinite e gotejamento nasal posterior
   Pneumonia
   Refluxo gastroesofágico
Neoplásicos
   Neoplasias faríngeas e laríngeas
   Carcinoma broncogênico
Tosse variante da asma
Neurônios aferentes do reflexo da tosse
   Neurinomas do vago
   Osteófitos cervicais
Outros sítios receptores
   Orelhas
   Pleura
   Pericárdio
   Estômago
Central (tosse psicogênica)

Crianças com tosse crônica há mais de 4 semanas e uma radiografia normal do tórax foram avaliadas quanto à etiologia da tosse (26). Tosse desde o nascimento até os 18 meses é mais comumente causada por DRGE, por variantes da asma ou compressão da traquéia pela artéria inominada. O diagnóstico mais freqüente entre a idade de 1½ a 6 anos foi a sinusite, seguida por variantes da asma. A tosse ente os 6 e os 16 anos era causada por variantes da asma, motivos psicogênicos e sinusite.

As variantes da tosse da asma provavelmente resultam da broncoconstrição e da estimulação direta dos brônquios ou através da irritação mucosa das fibras-C terminais (27). As variantes da tosse da asma apresentam-se como tosse não-produtiva, sem sibilo. O exame de sangue periférico quanto à eosinofilia e as provas de função pulmonar de rotina resultam normais. O teste provocativo broncoconstritor é diagnóstico, e a tosse responde à terapêutica broncodilatadora.

Na sinusite crônica, freqüentemente o sintoma é a tosse. Os adultos queixam-se muitas vezes de dor facial ou de cefaléia. As crianças em geral apresentam secreção nasal sem dor. A tosse causada pela sinusite crônica pode ser mediada por mecanismos reflexos ou pode estar associada aos mediadores inflamatórios comuns do trato respiratório. É geralmente úmida, não-produtiva e piora durante a noite. O tratamento consiste na abordagem da infecção sinusal subjacente.

Refluxo, aspiração pulmonar, edema pulmonar, infecção pulmonar e neoplasia envolvendo a traquéia ou os brônquios podem desencadear o reflexo da tosse. O carcinoma broncogênico deve ser suspeitado em qualquer paciente fumante que tenha percebido um aumento ou uma mudança na característica da sua tosse. Na doença pulmonar restritiva, as mudanças da pressão das vias aéreas intraluminais podem estimular os receptores pulmonares e resultar em tosse.

A tosse pode se apresentar como um sintoma inespecífico pela estimulação de outros receptores da tosse. Os receptores na faringe respondem à inflamação da faringite, do gotejamento nasal posterior associada à rinite ou à rinofaringite e ao refluxo gastroesofágico com laringite de refluxo. A tosse pode também acompanhar doenças que acometem as orelhas, a pleura, o pericárdio ou o estômago. Situações que acometem diretamente os neurônios aferentes e produzem tosse são incomuns. Pode ocorrer tosse nos neurinomas do vago e na estimulação dos nervos cranianos por osteófitos cervicais.

Tratamento

A tosse crônica responde ao tratamento específico em mais de 80% dos casos (28). As medidas terapêuticas gerais incluem a interrupção definitiva do hábito de fumar, evitar as toxinas ambientais e o controle dos fatores alérgicos conhecidos. Outros tipos de terapêutica específica contra a tosse incluem antibióticos para as infecções documentadas, broncodilatadores para a asma e regimes anti-refluxo para o refluxo gastroesofágico.

Quando a tosse não pode ser diagnosticada e tratada definitivamente ou é tão importante que perturbe o estilo de vida do paciente, poderá ser preconizado o tratamento sintomático. Comumente são conhecidos muitos remédios para a tosse, que têm eficácia limitada ou simplesmente não foram adequadamente estudados para comprovar sua utilização. Os remédios para a tosse são classificados como supressores, expectorantes ou mucolíticos. Muitas formulações populares contra a tosse contêm combinações de ingredientes de mais de uma classe de fármacos.

Os antitussígenos suprimem diretamente os elementos neurais do reflexo da tosse. Sua ação pode ser central ou periférica. Entre os supressivos do reflexo da tosse, somente os narcóticos que atuam centralmente tiveram sua eficácia documentada. Nesta classe, a droga mais comumente prescrita é o fosfato de codeína. Outros narcóticos têm efeito antitussígeno, porém, quando administrados em doses supressivas da tosse, exercem efeito aditivo potencial e não são bem tolerados. O dextrometorfano, um narcótico supressivo de ação central, é freqüentemente usado e pode ser eficaz, porém não foi submetido a estudos controlados.

Os supressivos de ação periférica agem anestesiando os receptores da tosse. A lidocaína tópica (Xilocaína) é provavelmente eficaz no controle da tosse patológica, porém é limitada pela sua curta ação e pelas dificuldades na administração por nebulização.

Os expectorantes e os agentes mucolíticos exercem sua ação antitussígena aumentando o volume da secreção respiratória e diminuindo a viscosidade do muco. Os tabletes ou pastilhas contra a tosse, os xaropes e a umidificação do ar ambiente são exemplos comuns, porém podem ser irritantes. O guaiacolato de gliceril é o expectorante mais comumente encontrado na combinação de preparados para a tosse. Não tem sido comprovada sua eficácia. O iodeto de potássio (utilizado antigamente) tem efeitos colaterais significativos, incluindo erupções cutâneas, aumento da tireóide e sintomas gastrointestinais.

A maioria dos fármacos comerciais contra a tosse combina supressivos da tosse, expectorantes, descongestionantes e anti-histamínicos. Como suas eficácias nunca foram documentadas, esses preparados combinados devem ser evitados.

> **PONTOS IMPORTANTES**
>
> - Estridor, aspiração e tosse são sintomas de muitas alterações aerodigestivas. O diagnóstico adequado depende de uma história cuidadosa e de exames adequados.
> - Dentro do mecanismo de fechamento do esfíncter laríngeo, as pregas vocais formam a barreira mais eficaz contra a aspiração, enquanto que as bandas vestibulares são as mais eficazes na produção da tosse.
> - No paciente com estridor, os indicadores mais importantes da dificuldade respiratória são a freqüência respiratória e o nível de consciência. Para delinear o diagnóstico diferencial do estridor, a referência mais útil é a fase respiratória na qual ele aparece.
> - A técnica diagnóstica mais empregada para avaliar as vias aéreas superiores sem anestesia geral é a endoscopia com a fibra óptica flexível com o paciente acordado.
> - Os problemas das vias aéreas que requerem um maior desafio ocorrem em crianças. A avaliação do estridor pelo uso do mnemônico gravidade, *progressão*, dificuldades *alimentares, cianose*, distúrbios do *sono* e achados *radiológicos* (SPARC-G) pode ajudar ao clínico a decidir se a intervenção é necessária.
> - A etiologia mais comum de estridor agudo em crianças é a laringotraqueobronquite aguda, enquanto que a etiologia mais comum de estridor crônico é a laringomalacia.
> - As vacinas conjugadas contra o *H. influenzae* tipo B alteraram significativamente a epidemiologia da supraglotite aguda. Um menor número de casos é relatado, e os pacientes acometidos tendem a ser mais velhos e apresentam infecção causada por outros microrganismos.
> - A prioridade inicial durante o tratamento de um paciente com estridor é garantir a via aérea e o reconhecimento de uma insuficiência respiratória.
> - A aspiração pode ocorrer em pacientes com alteração do estado mental.
> - A cobertura antibiótica inicial para uma pneumonia por aspiração não adquirida em hospital deverá ser eficaz contra microrganismos anaeróbios. As escolhas empíricas lógicas devem ser a clindamicina e o cloranfenicol; se a aspiração ocorreu durante a hospitalização, deve ser adicionado um aminoglicosídeo. Os procedimentos cirúrgicos devem ser reservados para os casos refratários, que não são controlados através das medidas mais conservadoras.
> - A maioria das doenças que provocam tosse é causada por infecções das vias respiratórias superiores virais autolimitadas. Quando a tosse se torna crônica ou recidivante, ou não exerce nenhuma função, o otorrinolaringologista deve ser consultado para uma avaliação mais ampla.

REFERÊNCIAS

1. Myer C, Cotton RT. Pediatric airway and laryngeal problems. In: Lee K, ed. *Textbook of otolaryngology and head and neck surgery.* New York: Elsevier, 1989:658-673.
2. Holinger LD. Evaluation of stridor and wheezing. In: Holinger LID, Lusk RP, Green CG, eds. *Pediatric laryngology and bronchoesophagology.* Philadelphia: Lippincott-Raven, 1997:41-48.
3. Silva AB, Muntz HR, Clang R. Utility of conventional radiography, the diagnosis and management of pediatric airway foreign bodies. *Ann Otol Rhinol Laryngol* 1998;107:834-838.
4. Boiselle PM, Ernst A. Recent advances in central airway imaging. *Chest* 2002;121:1651-1660.
5. Donnelly LF, Surdulescu V, Chini BA, et al. Upper airway motion depicted at cine MR imaging performed during sleep: comparison between young patients with and those without obstructive sleep apnea. *Radiology* 2003;227(1):239-245.
6. Rudolph CD, Mazur JL, Liptak GS, et al. Guidelines for evaluation and treatment of gastroesophageal reflux in infants and children: recommendations of the North American Society for Pediatric Gastroenterology and Nutrition. *J Pediatr Gastroenterol Nutr* 2001;32 (Suppl 12):S1-S31.
7. Can MM, Nagy ML, Pizzuto MP, et al. Correlation of findings at direct laryngoscopy and bronchoscopy with gastroesophageal reflux disease in children. *Arch Otolarynogol Head Neck Surg* 2001;127:369-374.
8. Myer C III, O'Connor D, Cotton RT. Proposed grading system for subglottic stenosis based on endotracheal tube sizes. *Ann Otol Rhinol Laryngol* 1994;103:319.
9. Holinger LD. Etiology of stridor in the infant, neonate and child. *Ann Otol Rhinol Laryngol* 1980;89:397.
10. McGuirt Jr WE Gastroesophageal reflux and the upper airway. *Pediatr Clin North Am* 2003;50(2):487-502.
11. Zalzal G, Anon J, Cotton RT. Epiglottoplasty for the treatment of laryngomalacia. *Ann Otol Rhinol Laryngol* 1987;98:72-76.
12. Lusk RP, Kang D, Muntz HR. Auricular cartilage grafts in laryngotracheal reconstruction. *Ann Otol Rhinol Laryngol* 1993;102:247-254.
13. Ochi J, Evans J, Bailey C. Pediatric airway reconstruction at Great Ormond Street: a ten-year review. L Laryngotracheoplasty and laryngotracheal reconstruction. *Ann Otol Rhinol Laryngol* 1992;101:465-468.
14. Stern Y. Partial cricotracheal resection with primary anastomosis in the pediatric age group. *Ann Owl Rhinol Laryngol* 1997;106:891-896.
15. Rahbar R, Nicollas R, Roger G, et al. The biology and management of subglottic hemangioma: past, present, future. *Laryngoscope* 2004;114:1880-1891.
16. Hughes CA, Rezaee A, Ludemann JP, et al. Management of congenital subglottic hemangioma. *J Otolaryngol* 1999;28(4):223-228.
17. Wiatrak BJ, Wiatrak DW, Broker TR, et al. Recurrent respiratory papillomatosis: a longitudinal study comparing severity associated with human papilloma viral types 6 and 11 and other risk factors in a large pediatric population. *Laryngoscope* 2004;114(11) (Suppl 104):1-23.
18. De Jong AL, Kuppersmith RB, Sulek M, et al. Update on the pediatric airway: vocal cord paralysis in infants and children. *Otolaryngol Clin North Am* 2000;33:131-149.
19. Backer CL, Ilbawi MN, Idriss FS, et al. Vascular anomalies causing tracheoesophageal compression. *J Thorac Cardiovasc Surg* 1989;97:725-731.

20. Denoyeele F, Garabedian EN, Roger G, et al. Laryngeal dyskinesia as a cause of stridor in infants. *Arch Otol Head Neck Surg* 1996;122:612-616.
21. Miller DA, Kim JW, Bent JP, et al. Pediatric exercise induced laryngomalacia. *Ann Otol Rhinol Laryngol* 1996;105:169-175.
22. Gonzalez Valdepena H, Wald ER, Rose E, et al. Epiglottitis and Haemophilus influenza immunization. The Pittsburgh experience: a five-year review. *Pediatrics* 1995;96:424-427.
23. Hazinski MF, ed. *PALS provider manual*. American Heart Association. St. Louis: Annals Publishing, 2002.
24. Jongerius PH, van den Hoogen FJA, van Limbeek J, et al. Effect of botulinum toxin in the treatment of drooling: a controlled clinical trial. *Pediatrics* 2004;114(3):620-627.
25. Gerber M, Gaugler MD, Myer CM, et al. Chronic aspiration in children: when is bilateral submandibular gland excision and parotid duct ligation indicated? *Arch Otol Head Neck Surg* 1996;122:1368-1371.
26. Holinger LD, Sanders AD. Chronic cough in infants and children: an update. *Laryngoscope* 1991;101:596-605.
27. Coirao W, Braman S, Irwin R. Chronic cough as the sole presenting manifestation of bronchial asthma. *N Engl J Med* 1979;300:633.
28. Fuller R Jackson D. Physiology and treatment of cough. *Thorax* 1990;45:425.

CAPÍTULO 6

Anomalias Congênitas do Trato Aerodigestivo

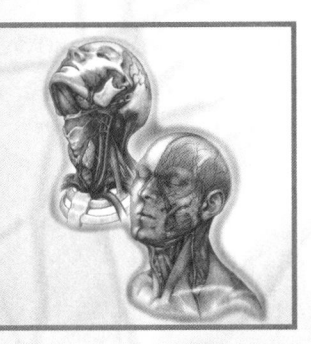

Gerald B. Healy

ANATOMIA E FISIOLOGIA

A anatomia evolutiva do trato aerodigestivo superior começa na fertilização e prossegue por toda a infância até à idade adulta. O período embrionário inclui as primeiras 8 semanas pós-ovulatórias do desenvolvimento e é seguido pelo período fetal de 32 semanas. O período embrionário tem sido dividido em 23 estágios ou níveis de desenvolvimento, que são caracterizados pelo aparecimento de aspectos morfológicos específicos. É marcado por uma forma altamente complicada de interação celular, com a resultante formação de órgãos.

O trato aerodigestivo superior inclui: cavidade nasal, nasofaringe, orofaringe, hipofaringe, laringe, árvore traqueobrônquica e esôfago. A porção principal do desenvolvimento nasal ocorre aproximadamente entre as semanas 3 e 8 (estágios 9 a 23), enquanto que a primeira indicação do sistema respiratório ocorre nas proximidades do 20° dia (estágio 9), com o aparecimento do sulco faríngeo mediano (Fig. 6.1). No dia 22 (estágio 10) a faringe aparece primeiro como uma entidade distinta, bem como o sulco laringotraqueal e o primórdio pulmonar. O pulmão direito e o esquerdo começam a se separar por volta do dia 24 (estágio 11). No 26° dia (estágio 12) os tubos digestivo e respiratório iniciam a tomada das suas direções independentes, e no dia 28 (estágio 13) a traquéia é identificável. Durante este tempo o esôfago está também seguindo uma direção independente, tendo feito seu primeiro aparecimento no dia 21 (estágio 10). A maioria das verdadeiras anomalias do desenvolvimento tem sua origem durante este período crítico da organogênese.

O trato aerodigestivo superior mantém íntimo relacionamento com os derivados da aorta dorsal e ventral, explicando assim o potencial para as anomalias vasculares congênitas produzirem patologia relacionada com as vias aéreas superiores.

Certos aspectos das vias aéreas pediátricas são peculiares. Ao nascer, a laringe está localizada significantemente mais alta: a margem inferior da cartilagem cricóidea se assesta perto da 2º vértebra cervical e desce até o nível da 7º vértebra cervical no adulto. A relação entre o osso hióide e a cartilagem cricóidea também muda durante o crescimento e o desenvolvimento normais. Na criança existe uma íntima aproximação da laringe com o hióide, que pode ser particularmente exagerada em certas anomalias congênitas, como a seqüência Pierre Robin (Fig. 6.2). Entretanto, mesmo no lactente normal, a laringe está em posição mais anterior e superior no pescoço do que no adulto. Esta posição elevada mantém a epiglote e o palato em íntima proximidade e tende a tornar a criança um respirador nasal obrigatório nos primeiros meses de vida. No recém-nascido, a epiglote pode agir como uma ponte e desse modo tornar a laringe um órgão mais nasal. O fato de o lactente ser um respirador nasal obrigatório durante os primeiros meses de vida pode ter significância clínica potencial com várias anomalias congênitas das vias aéreas nasais.

A laringe do lactente obviamente difere muito em tamanho da sua contrapartida do adulto. As pregas vocais têm cerca de 6 a 8 mm de comprimento; e cerca da metade da prega vocal é cartilaginosa. A abertura glótica do recém-nascido mede cerca de 7 mm na dimensão ântero-posterior (AP) e tem uma dimensão póstero-transversa de 4 mm. O diâmetro AP subglótico é em geral de 5 a 7 mm ao nascer. O diâmetro traqueal é 3 mm no prematuro até aproximadamente 25 mm no adulto. Os anéis traqueais têm em geral cerca de 2 mm de largura, e no lactente normal existem cerca de 4 anéis por centímetro de traquéia. O número total de anéis traqueais é variável entre 18 e 20. A distância média entre a glote e a bifurcação traqueal varia de 5,7 cm ao nascer para aproximadamente 8,1 cm aos 15 meses. Na criança, a relação da pele com a traquéia não é paralela, mas forma um ângulo de cerca de 60 graus. O conhecimento dessas dimensões é essencial ao avaliar as vias aéreas de uma criança quanto às anomalias congênitas ou adquiridas.

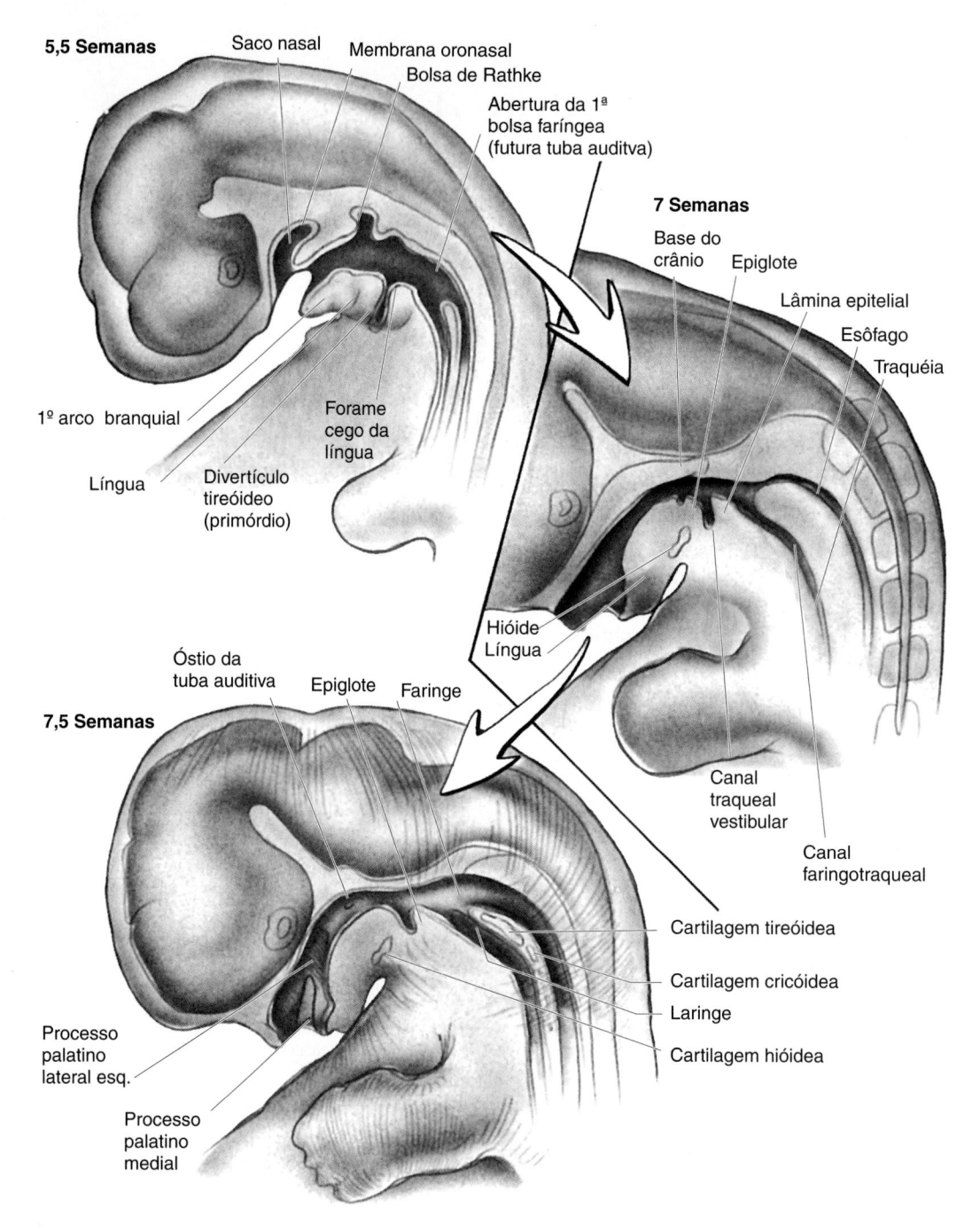

Figura 6.1

Desenvolvimento do trato aerodigestivo fetal começando com 5,5 semanas. Observe o aparecimento do sulco faríngeo mediano. O progressivo desenvolvimento embriológico demonstra o refinamento das passagens do ar e do alimento.

AVALIAÇÃO E DIAGNÓSTICO

A maioria dos lactentes com anomalias congênitas do trato aerodigestivo apresenta estridor ou dificuldades na alimentação. Em certos estados patológicos, ambas podem estar presentes. A respiração ruidosa apresenta-se como um dilema enigmático e desafiador para o pediatra geral e para o otorrinolaringologista. Normalmente, a respiração não produz sons audíveis. Diferentes tipos de ruídos são produzidos pela obstrução parcial da passagem do ar para dentro e para fora do sistema respiratório. O ruído poderá ser alto ou suave, ou de alta ou baixa tonalidade, na dependência do tipo e da extensão da obstrução e da resultante dinâmica do fluxo. A cronologia e a qualidade do estridor são valiosas indicações diagnósticas na determinação do nível da patologia da via aérea.

É imperativa uma cuidadosa documentação da fase da respiração em que o estridor é mais intenso. Além disso, deve ser obtida uma história cuidadosa e um exa-

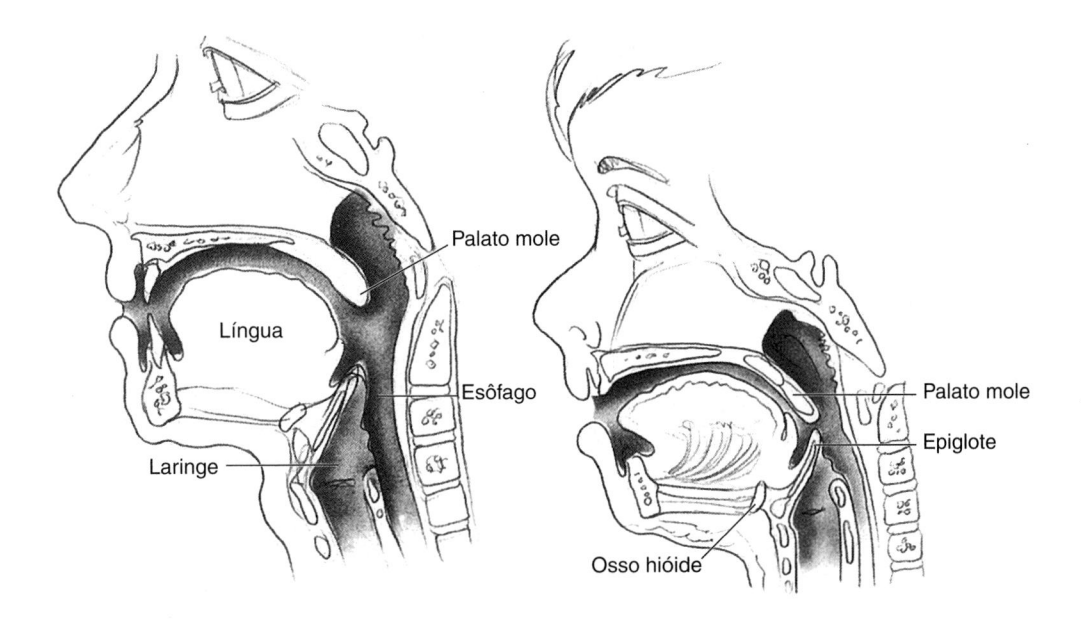

Figura 6.2
Contraste entre a epiglote do adulto e a da criança. Observe que a laringe pediátrica é situada mais alta e mantém associação mais estreita com o hióide e, desse modo, com a base da língua. Este fato induz a um deslocamento mais anterior da laringe, que é particularmente importante em termos de avaliação endoscópica, bem como de intubação.

me físico preciso. Na documentação do estridor, é útil o estetoscópio. Em muitos lactentes com obstrução das vias aéreas, a freqüência respiratória é muito alta; por isso, a avaliação do examinador pode ficar confusa sem esta ajuda. A presença do estridor na inspiração ou na expiração poderá variar na dependência da localização e do grau da obstrução que estiver presente. Um estridor que é puramente inspiratório é em geral indicativo de lesões na parte mais alta das vias aéreas superiores. Se o componente expiratório for mais proeminente, a obstrução geralmente está abaixo das pregas vocais. O estridor bifásico indica mais vezes patologia subglótica, embora ocasionalmente uma patologia glótica possa se apresentar desta forma.

A análise cuidadosa da qualidade do estridor pode ajudar a identificar uma localização anatômica específica. Por exemplo, um estridor inspiratório de natureza sonora ou de ronco é em geral resultante de lesões do nariz ou da nasofaringe. Um estridor inspiratório de mais alta tonalidade é comumente secundário à patologia ao nível supraglótico. As anomalias congênitas das passagens do ar ou do alimento são numerosas e estão listadas na Tabela 6.1.

A avaliação de uma criança com estridor freqüentemente impõe discussão quanto ao método mais apropriado de tratamento. A rapidez com que a avaliação é executada deve ser ditada pela condição física do paciente. Uma avaliação ideal poderá ser impossível se estiver presente uma obstrução respiratória grave.

A avaliação começa com uma história detalhada e precisa pelos pais ou por mais alguém que tenha tido contato íntimo com o paciente. Em um recém-nascido, pode ser importante uma informação detalhada pelas enfermeiras que tratam do paciente. De fato, em mais de 85% dos casos, uma história meticulosa aponta para o diagnóstico.

A idade de início dos sintomas é, muitas vezes, indicativa. Uma dificuldade respiratória ao nascer, acompanhada de óbvio estridor audível, é em geral secundária a uma verdadeira lesão congênita, tal como atresia coanal ou estenose subglótica. O estridor que se manifesta depois de várias semanas de vida pode ser mais consistente com patologia congênita, tais como laringomalacia ou hemangioma subglótico. Doenças inflamatórias quase nunca afetam o recém-nascido; por isso, a maioria dos estridores ou dificuldades respiratórias que aparecem nas primeiras semanas de vida podem ser admitidos como secundários à lesão congênita.

A intensidade e a persistência do estridor são importantes do ponto de vista diagnóstico. O aparecimento súbito de um estridor intenso geralmente aponta para uma inflamação, trauma ou corpo estranho, especialmente no grupo etário pré-escolar. Uma alteração na intensidade do estridor é também um detalhe histórico importante. Um estridor que gradualmente aumenta de intensidade pode indicar lesão em expansão ou mesmo uma neoplasia, tal como um cisto congênito ou papiloma, enquanto que a dificuldade percebida durante o esforço pode ser mais diagnóstica de uma lesão fixa, tal como um hemangioma ou uma leve estenose subglótica, que pode não estar causando obstrução significativa.

TABELA 6.1
ANOMALIAS CONGÊNITAS COMUNS DO TRATO AERODIGESTIVO

Nariz/Nasofaringe
- Atresia coanal
- Estenose coanal
- Deformidade septal
- Hipertrofia dos cornetos
- Massas (glioma, encefalocele e hiperplasia adenóide, mesmo em recém-nascidos)

Oral/Orofaringe
- Macroglossia
- Deformidade craniofacial (Apert, Pierre Robin)
- Massas e cistos (tireoglosso, lingual, tireóide, malformação linfática)
- Déficit neurológico

Laringe
Supraglótica
- Laringomalacia
- Cistos
- Neoplasias
- Malformações vasculares
- Malformação linfática
- Fissura oculta (epiglote bífida)
- Membrana

Glótica
- Membrana (anterior e posterior) e atresia
- Disfunção neurológica
- Estenose
- Fenda

Subglótica
- Cistos
- Hemangioma
- Estenose
- Membrana
- Fenda

Traquéia
- Fístula traqueoesofágica
- Traqueomalacia
- Compressão
- Estenose congênita (anéis completos)
- Hemangioma
- Cisto
- Agenesia
- Traqueobrônquica

Esôfago
- Fístula traqueoesofágica
- Compressão vascular
- Duplicação

Outro aspecto importante para o diagnóstico é a relação do posicionamento do paciente com os sintomas. Em recém-nascidos com estridor inspiratório de alta tonalidade secundário à patologia supraglótica, a posição prona pode ser mais desejável. A hiperextensão do pescoço e o avanço do queixo para uma posição mais anteriorizada pode indicar um esforço para retificar as vias aéreas, como ocorre em uma compressão extrínseca da traquéia.

Deve também ser obtida uma história alimentar cuidadosa. As lesões da cavidade nasal, da nasofaringe, e da faringe, têm mais probabilidade de causar dificuldades alimentares que as das vias aéreas intrínsecas. Exceções a este fato pode ser o paciente com uma anomalia vascular comprimindo tanto a traquéia quanto o esôfago ou do paciente com uma verdadeira comunicação entre essas estruturas, como na fístula *traqueoesofágica*. Uma tosse associada pode indicar uma comunicação anatômica entre o esôfago e a traquéia ou uma insuficiente via neurológica, como na paralisia das pregas vocais.

A avaliação da voz e do choro deve também exercer um papel na avaliação inicial. As lesões obstrutivas do nariz e da hipofaringe comumente não alteram o choro do lactente. A voz pode ser nasal na obstrução nasal ou gutural no caso das lesões faríngeas de pacientes mais velhos. As lesões da glote poderão comumente alterar não só o choro como a voz, exceto nos casos de fixação bilateral das pregas vocais, quando podem ser normais. As lesões intrínsecas da traquéia geralmente não afetam nenhuma dessas expressões fisiológicas.

Depois de obtida uma cuidadosa história, é examinado o trato aerodigestivo superior. Existem 3 áreas principais para investigação: o exame físico geral, a avaliação radiográfica e a confirmação endoscópica.

Exame Físico

O paciente deve ser observado cuidadosamente antes mesmo de ser apalpado. O médico observa a posição da criança, a cor, o nível da consciência, a freqüência respiratória, e a presença ou ausência de retrações. Se houver tempo suficiente, durante o período de observação médica os pais devem ser interrogados sobre a presença ou ausência de dificuldades em qualquer dessas áreas antes do exame.

É observada a condição física, incluindo a presença ou ausência de anomalias congênitas, tais como malformações craniofaciais ou lesões de massa na área da cabeça ou do pescoço.

O pescoço e o tórax são auscultados para identificar a fase e a qualidade do estridor e para determinar se existe evidência de patologia pulmonar associada (isto obviamente inclui simetria dos ruídos respiratórios). São percebidas a qualidade do choro do paciente e a presença ou ausência de tosse. A falta de choro pode indicar patologia glótica, como a membrana congênita.

A posição do paciente pode ser uma importante indicação para a localização do sítio da obstrução. A dificuldade nas vias aéreas secundária à patologia laríngea ou traqueal intrínseca não é em geral aliviada pela mudança de posição. Os lactentes com anormalidades congênitas definidas da laringe supraglótica podem preferir a posição prona, que permite à laringe e às estruturas subglóticas projetarem-se para diante.

A cor do paciente às vezes ajuda a determinar o nível da oxigenação. Uma palidez circum-moral ou uma cianose pode ser o primeiro sinal de hipoxia. Este achado não representa necessariamente um problema respiratório, porque pode ser também observado em pacientes com anomalias cardíacas.

Devem ser avaliadas as funções normais, tais como a respiração nasal e a deglutição. No recém-nascido é importante verificar se o fluxo aéreo está presente nas cavidades nasais. Existem numerosos métodos para verificar a patência das vias aéreas nasais, incluindo passar cateteres nasais ou manter pequenos espelhos nasofaríngeos diante das narinas. Muitas vezes os pacientes com obstrução supraglótica ou orofaríngea ou com anomalias esofágicas têm dificuldade em deglutir secreção; por isso, a baba pode ser um importante indício diagnóstico nesta área.

O exame manual real deve ser feito com extrema cautela. A manipulação suave da cavidade oral e da mandíbula pode determinar se existe obstrução orofaríngea. Puxando-se cuidadosamente a língua ou o queixo para diante pode trazer algum alívio para o paciente com problema nesta região. O examinador deve ter cuidado para não agitar nem excitar a criança que já mostre qualquer evidência de hipoxia; isto aumentaria o esforço da respiração e não ajuda a estabelecer o diagnóstico.

A avaliação prossegue com uma cuidadosa palpação do pescoço para identificar as marcas normais. No recém-nascido, a traquéia pode ser localizada ligeiramente à direita da linha média. Poderá ser observado um deslocamento durante a respiração à medida que o mediastino se desvia secundariamente à superinflação ou à subinflação de um dos pulmões. Os desvios fixos podem indicar a presença de uma lesão de massa no mediastino ou nas estruturas adjacentes à traquéia, como a tireóide. As grandes anomalias congênitas envolvendo o pescoço, como uma malformação linfática, podem ser muito grandes o suficiente para causar compressão extrínseca da hipofaringe ou da traquéia. Essas massas são em geral facilmente aparentes ao exame físico.

Depois de completar essas fases do exame, o médico deve ter em mente alguns diagnósticos diferenciais razoáveis. Isto determina o próximo passo no processo de avaliação. No paciente com sintomas leves e mínimo desconforto, pode ser efetuada a visualização imediata no berçário ou no consultório. Esta é em geral feita com instrumentação de fibra óptica flexível. Nesses casos, o exame radiológico pode ser planejado de modo sistemático e ordenado. Nos casos mais graves com obstrução significativa, é em geral mais apropriado o exame com a fibra rígida na sala de operações. Se for factível uma avaliação radiológica concomitante, esta deverá ser determinada pela gravidade do desconforto e pelo julgamento do médico.

O laringoscópio de fibra óptica flexível comprovou-se uma valiosa ferramenta no exame da nasofaringe, da hipofaringe e da laringe. Com o advento do broncoscópio de fibra óptica flexível, a árvore traqueobrônquica também se tornou acessível a este método de avaliação. O laringoscópio de fibra óptica flexível fornece informação vital sobre o estado neurológico da laringe, bem como da função dinâmica da hipofaringe e da supraglote. Entretanto, a óptica dos instrumentos flexíveis de pequeno diâmetro é ainda um tanto suspeita. Este instrumento também não permite ao examinador apreciar a profundidade do campo; assim, as lesões sutis, tais com fístula traqueoesofágica ou fissura laríngea podem passar despercebidas. O vídeo com documentação fotográfica é factível e, quando possível, deve ser usado para futura revisão. Em qualquer setor onde seja usado este equipamento, deve ser disponível o equipamento de ressuscitação adequado.

Se a laringoscopia de fibra óptica for considerada, o lactente deve ser colocado em posição semi-sentada, para permitir que a laringe se movimente um pouco para diante e permita melhor visualização das estruturas glóticas.

A avaliação flexível do esôfago pode ser muito útil para documentar anormalidades estruturais assim como estados patológicos que afetam a integridade da mucosa, como o refluxo gastroesofágico. Em pequenos lactentes, esta avaliação deve ser empreendida com a apropriada proteção das vias aéreas.

Avaliação Radiológica

Se a situação clínica permitir, em qualquer paciente com evidência de patologia congênita do trato aerodigestivo deve ser empreendida uma cuidadosa avaliação radiológica das vias aéreas superiores, do tórax e do esôfago. Deste perfil diagnóstico, devem fazer parte radiografias ântero-porterior e lateral do pescoço e do tórax. Se possível, são preferíveis radiografias inspiratórias e expiratórias, de modo que possam ser feitas comparações.

A radioscopia também é desejável, e pode ajudar a responder questões referentes à constância dos achados nas radiografias estáticas. Em todo paciente com suspeita de patologia aerodigestiva deve ser considerada a radioscopia com contraste do esôfago. Esses exames podem ajudar a definir as compressões vasculares, as fístulas entre a traquéia e o esôfago e as dificuldades neurológicas que induzem à aspiração ou à incoordenação da faringe durante a deglutição.

A tomografia computadorizada (TC) não é especialmente útil para identificar lesões das vias aéreas superiores em recém-nascidos; a única exceção é a de delinear a estenose ou a atresia coanal. A imagem de ressonância magnética (RM) parece útil para definir lesões das vias aéreas superiores em crianças. Tem se comprovado útil na identificação de anomalias vasculares que comprimem a traquéia ou o esôfago. A angiografia TC espiral e os métodos de desconstrução tridimensional representam ferramentas não-invasivas no diagnóstico de anéis vasculares e das anomalias traqueobrônquicas associadas em crianças. O uso da ultra-sonografia nas vias aéreas também está evoluindo.

Avaliação Endoscópica

A avaliação endoscópica continua sendo a base para estabelecer o diagnóstico definitivo em qualquer paciente suspeito de ter anomalia congênita do trato aerodigestivo superior. Esta averiguação requer precisão, perícia, diligência e a colaboração dos outros membros da equipe endoscópica (na maioria dos casos o endoscopista, o anestesista e o radiologista). Deve ser disponível a instrumentação apropriada, consistindo de uma seleção completa de laringoscópios rígidos e flexíveis, broncoscópios e esofagoscópios. Deve-se também dispor de telescópios de ampliação, em conjunto com equipamento fotográfico e câmaras de vídeo para documentação.

O uso da endoscopia é variável de um examinador para outro. Em uma extremidade do espectro estão os que consideram que as vias aéreas devem ser avaliadas por uma radiografia lateral e AP dos tecidos moles do pescoço, uma radiografia AP e lateral do tórax, e um esofagograma de bário. Este é em geral complementado com um exame de fibra óptica para avaliar o nariz, a nasofaringe, a faringe, e as regiões supraglótica e glótica. Na outra ponta do espectro estão os que usam um exame radiológico completo conjugado com um exame flexível de fibra óptica do nariz, da faringe e da laringe, bem como uma avaliação endoscópica rígida e, se possível, avaliação endoscópica flexível da faringe, da árvore traqueobrônquica e do esôfago. Seja qual for o método empregado, deverá ser empreendido em um campo seguro, com equipamento de ressuscitação disponível. Uma avaliação completa do trato aerodigestivo é necessária pois poderá existir mais de uma lesão congênita nesta região. Aproximadamente 12% a 18% dos pacientes têm lesões simultâneas que afetam diferentes áreas das vias aéreas.

A anestesia local é muitas vezes útil, esteja o paciente sendo examinado acordado ou sob anestesia geral. Para esta finalidade é usada a lidocaína (0,5%) na cavidade nasal, na hipofaringe e na laringe.

O autor prefere o método de avaliação completa das vias aéreas na sala de operação em conjunto a um exame radiológico adequado. O exame começa com a criança acordada, mantida na posição semi-sentada com a cabeça estabilizada. Uma fibra óptica flexível é introduzida através de cada lado da cavidade nasal para examinar a patência de cada lado. O aparelho é então passado para a nasofaringe, onde é verificada a patência e a anatomia. Também é examinada a função dinâmica do palato. O endoscópio é mais introduzido para observar a hipofaringe e as estruturas supraglóticas, assim como a mobilidade das pregas vocais bilateralmente. Neste ponto é documentado o movimento dinâmico da laringe para excluir condições, tais como laringomalacia ou paralisia das pregas vocais.

A anestesia geral é então induzida usando-se a técnica da inalação por máscara com ventilação por pressão positiva para ajudar o trabalho respiratório quando necessário. Deve ser despendido tempo para obter um plano apropriado de anestesia. O paciente não só deve estar suficientemente anestesiado e mostrar negatividade dos reflexos laríngeos, como também ser capaz de estar respirando espontaneamente. Se existir uma obstrução fixa, poderá ser necessário um tempo mais prolongado para obter um nível mais adequado de anestesia que no paciente com as vias aéreas completamente permeáveis.

A laringe é visualizada, e a lidocaína a 0,5% é aplicada topicamente. Depois que tenham sido colocados o oxímetro e as derivações eletrocardiográficas, e com acesso venoso garantido, é começada a endoscopia formal. Os ombros são elevados, a cabeça é levantada e um pouco hiperestendida (Fig. 6.3). Nos lactentes muito pequenos poderá ser necessário flexionar a cabeça para diante para permitir levar a laringe mais para a frente a fim de alcançar uma posição mais posterior para melhorar a visualização. A gengiva é protegida com uma gaze úmida, e é inserido o laringoscópio para inspecionar a orofaringe, a hipofaringe e a laringe. Neste ponto, o telescópio de fibra óptica é valioso para documentação e melhor aumento. Com este instrumento podem também ser avaliadas as estruturas supraglótica, glótica e subglótica. Deve ser tomado cuidado para inserir o laringoscópio na comissura posterior para excluir uma fissura laríngea.

Durante esta fase do exame, o paciente deverá respirar espontaneamente; deverá ser colocado um pequeno cateter pelo nariz para dentro da hipofaringe a fim de fazer uma apropriada insuflação de oxigênio e de gás anestésico. Uma cuidadosa monitorização do oxímetro é imperativa; se o nível do oxigênio diminuir, o laringoscópio deve ser retirado e é continuada a ventilação por máscara até que seja alcançada a oxigenação necessária.

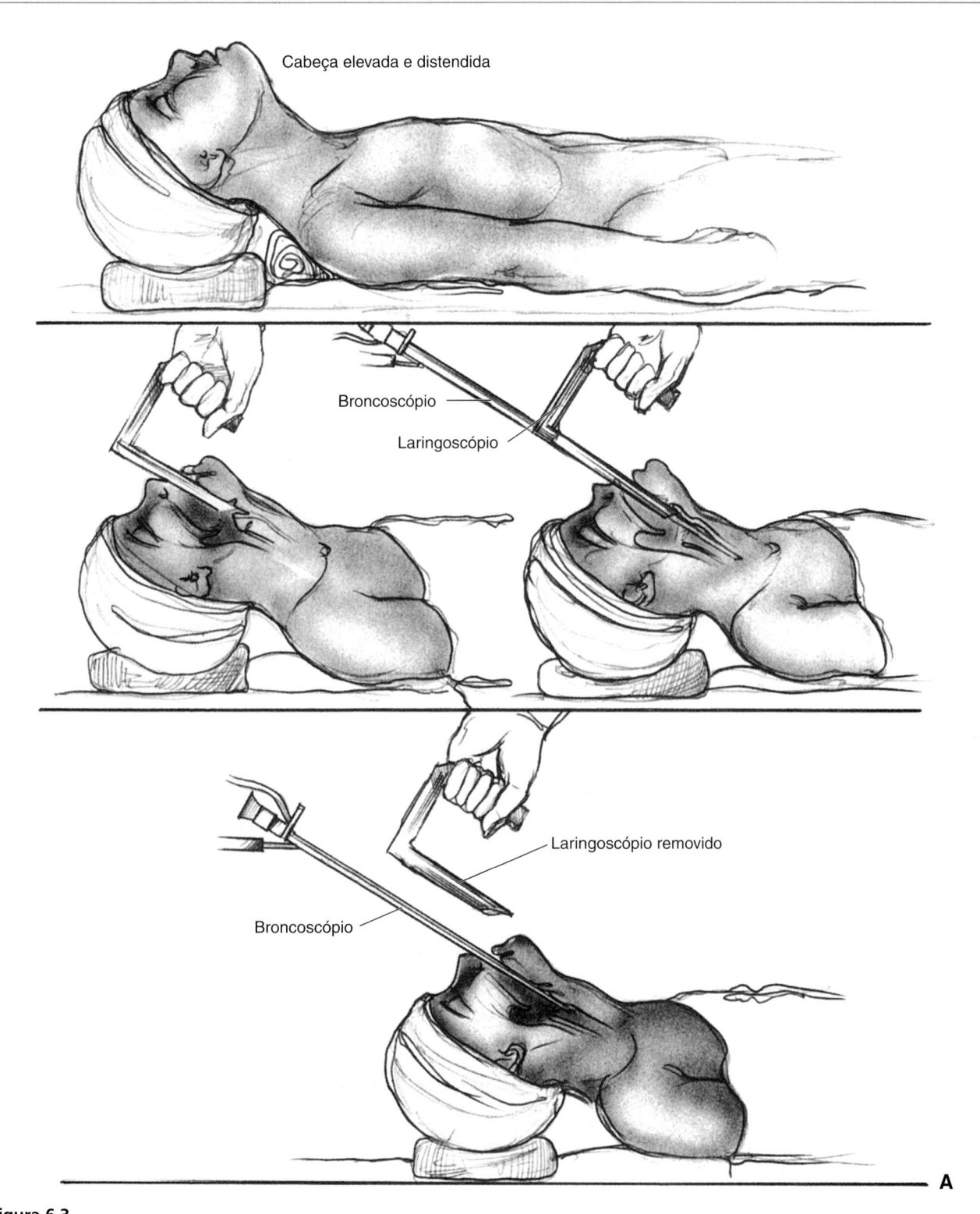

Figura 6.3
Posição apropriada do lactente para o exame broncoscópico. Os ombros são elevados e a cabeça é elevada e um pouco hiperestendida. Isto permite a inserção apropriada do broncoscópio e a visualização direta pelo endoscopista. *(Continua.)*

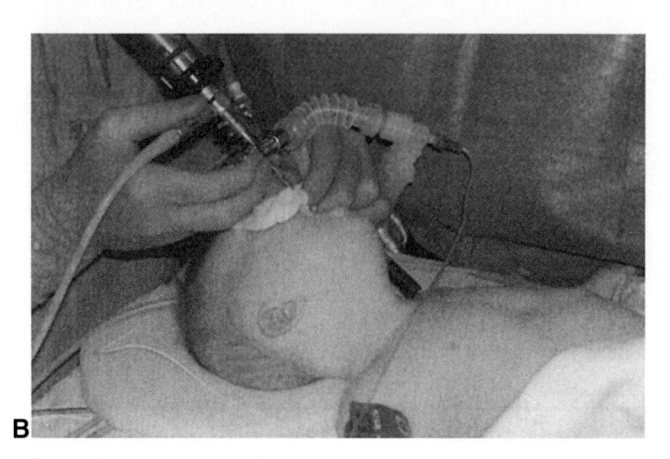

Figura 6.3
(Continuação)

Neste ponto, é escolhido um broncoscópio de tamanho apropriado e inserido cuidadosamente para inspecionar a árvore traqueobrônquica. Através do broncoscópio é inserido um telescópio de ampliação para melhor visualização. Alguns examinadores introduzem o telescópio isoladamente para permitir ventilação espontânea; este modo é aceitável, porém requer extrema diligência e boa cooperação entre o anestesista e o endoscopista.

Uma vez completadas essas fases do exame, a via aérea estando assegurada por intubação, é empreendida uma avaliação completa do esôfago com um esofagoscópio conjugado a telescópios adequados. Se o examinador desejar, pode substituir pela esofagoscopia de fibra flexível.

Em pequenos lactentes deve ser usado o broncoscópio flexível. Entretanto, este aparelho não exibe a mesma profundidade de campo de uma ampliação precisa do similar rígido e, por isso, considero um tanto menos desejável.

Quando o exame estiver terminado, o médico deverá decidir se a manutenção das vias aéreas deverá continuar espontaneamente ou se deve ser colocada uma via aérea artificial (um tubo endotraqueal ou um tubo de traqueotomia). Esta diretriz depende do grau de obstrução, da natureza da patologia e do julgamento clínico do endoscopista.

CONDIÇÕES ANÔMALAS

O tratamento das patologias mais comuns do trato aerodigestivo (Tabela 6.1) é apresentado nas seções seguintes, porém muitos dos princípios mencionados podem ser aplicados às patologias menos comuns.

Nariz

Atresia/Estenose Coanal

O tratamento depende muito da avaliação da cavidade nasal e da coana por meio da TC. Os pacientes com componente ósseo significativo de atresia ou com estreitamento ósseo importante da cavidade nasal são mais bem corrigidos pela cirurgia via abordagem transpalatal. A correção endoscópica transnasal é indicada para os pacientes com atresia membranosa, embora exista algum mérito para a transnasal nos casos em que o componente ósseo é fino. Uma leve estenose anterior e posterior é em geral mais bem conduzida por uma abordagem conservadora, que inclua o uso de descongestionantes e observação vigiada. Em crianças pequenas pode ser suplementada uma via aérea oral, especialmente durante o sono, até que a cavidade nasal tenha a possibilidade de amadurecer.

Deformidade Septal

Em recém-nascidos, as deformidades do septo nasal passam freqüentemente despercebidas. Os casos que provocam grave dificuldade respiratória podem ser evidenciados durante o exame nasal de rotina. O tratamento consiste em reposicionamento do septo de modo que as estruturas cartilaginosas possam se amoldar a uma posição normal ao longo da crista nasal. O uso de um descongestionante tópico também pode ser indicado na fase aguda até que tenha cedido o edema inicial.

Orofaringe

Massas e Cistos

No recém-nascido, as partes mais comumente afetadas da faringe por anomalias congênitas são a base da língua e a região da valécula. Nesta área, as lesões incluem: tireóide lingual, cistos do ducto tiroglosso, e cisto das valéculas. Em decorrência da imprevisibilidade da patologia nesta área, em todos esses casos é necessário o tratamento definitivo. Em geral é possível uma abordagem transoral em todas essas formações.

No recém-nascido, para a base da língua, a glossotomia mediana oferece uma abordagem satisfatória para a remoção de lesões obstrutivas (Fig. 6.4). Nos pacientes com tireóide lingual, é necessária uma consulta ao endocrinologista para determinar a necessidade de possível terapia de substituição se somente este tecido com tireóide estiver funcionando no paciente.

Laringe

Supraglote

Laringomalacia

A laringomalacia (laringe flácida congênita) responde por uma proporção significativa de anomalias laríngeas congênitas no recém-nascido. Esta patologia é secundária à flacidez e à incoordenação da cartilagem e da mucosa das aritenóideas, das pregas ariepiglóticas e

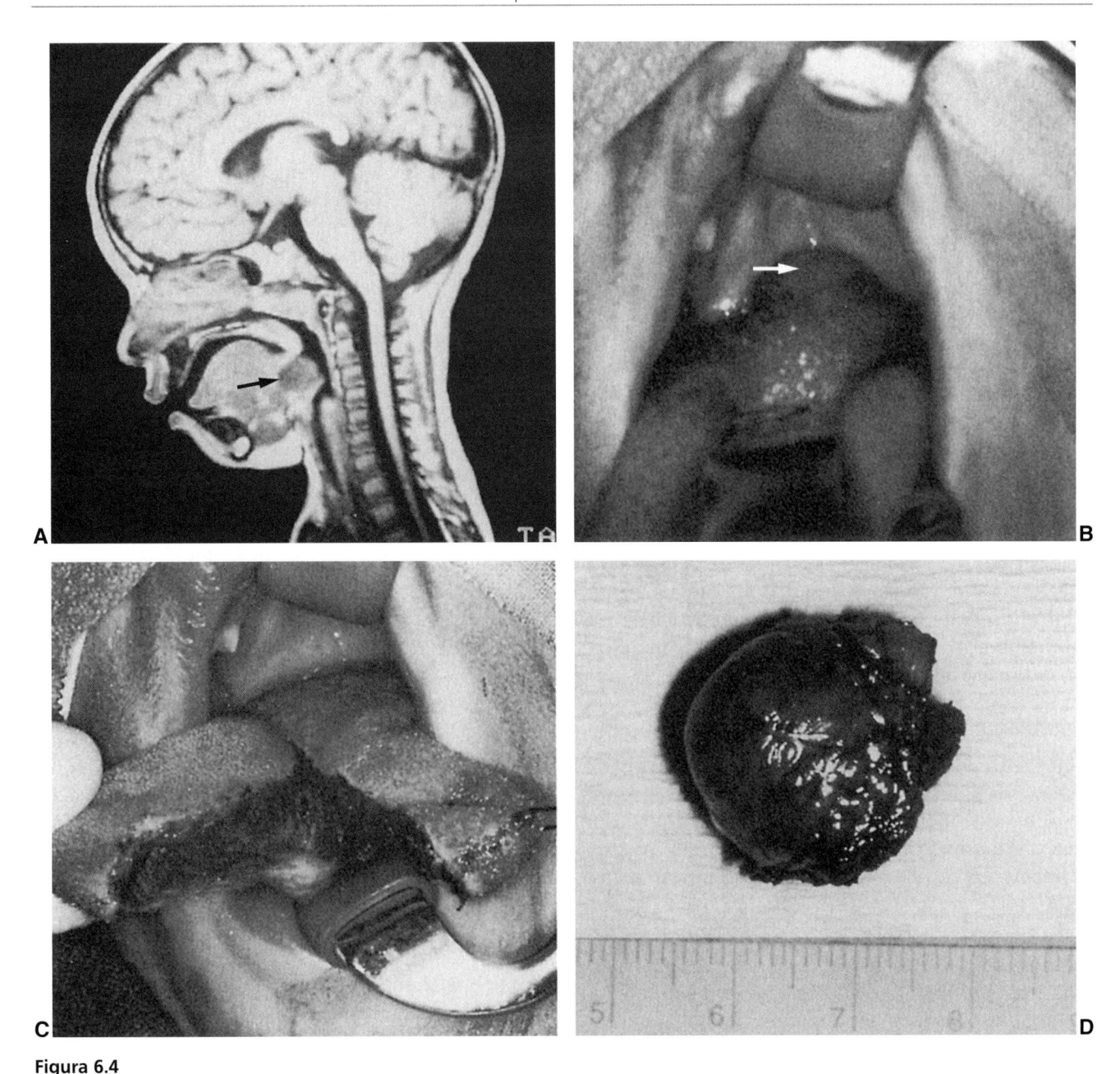

Figura 6.4
A: Imagem de ressonância magnética mostrando um cisto no ducto tireoglosso na base da língua (*seta*). **B:** Lesão na base da língua (*seta*). **C:** Para acessar esta lesão evitando uma excisão externa, é usada uma glossotomia mediana. **D:** Cisto excisado do ducto tireoglosso.

da epiglote. Tradicionalmente, os pacientes com esta patologia apresentam poucos sintomas ao nascer, porém durante as primeiras semanas manifestam estridor respiratório de alta tonalidade e, ocasionalmente, dificuldades na alimentação. O diagnóstico deve ser feito enquanto se observa o funcionamento da laringe; por isso, é ideal a avaliação com o paciente acordado.

O alicerce do tratamento, na maioria dos casos, é a tranqüilização dos pais, pois este estado é em geral autolimitado. A resolução completa pode levar até 18 meses. Mais raramente, poderá ser necessária a intervenção, por uma traqueotomia ou fazendo-se uma supraglotoplastia.

Neoplasia

Neoplasias benignas podem se apresentar na supraglote dentro dos primeiros dias ou semanas de vida. As lesões mais comuns são as malformações vasculares. Essas são mais comumente classificadas como hemangiomas ou como malformações linfáticas. Se o processo progredir significantemente, poderá precipitar uma obstrução das vias aéreas. O tratamento em geral consiste em aliviar a obstrução aguda, com uma traqueotomia. Muitas vezes não se pode observar as dimensões completas da lesão durante vários meses de vida; por isso, a intervenção prematura poderá não ser gratificante durante longo tempo.

Glote

Imobilidade da Prega Vocal

A imobilidade da prega vocal pode ser unilateral ou bilateralmente. A maioria das lesões unilaterais é de origem idiopática e freqüentemente autolimitada. Nessas circunstâncias, o lactente apresenta choro rouco e enfraquecido, porém raramente tem desconforto das vias aéreas. Na imobilidade bilateral, o choro é em geral normal, porém pode existir estridor, particularmente quando o paciente estiver estressado. Uma radiografia de tórax é parte importante da avaliação para excluir anomalias cardíacas ou mediastínicas. Os pacientes com imobilidade bilateral também devem receber um cuidadoso exame neurológico e um estudo de imagens do cérebro para excluir hidrocefalia e malformação de Arnold-Chiari; ambos são achados comuns em pacientes com paralisia bilateral das pregas vocais. Se o estridor for constante, poderá ser necessária a traqueotomia. Nos casos unilaterais, o tratamento consiste em observação vigilante. Como a maioria dos casos é autolimitada, se não houver lesão torácica a intervenção é desnecessária.

Membrana Laríngea

A presença de membranas é mais freqüente na parte anterior da glote. Podem ter espessura variável e muitas vezes estendem-se para o espaço subglótico por uma distância variável. O lactente apresenta mais comumente afonia, que muitas vezes é a indicação para o diagnóstico.

A terapia é em geral ditada pelo grau de obstrução presente no nível glótico. As membranas que ocupam mais de 50% do espaço glótico requerem tratamento, que consiste em lise no caso de uma membrana fina ou da execução de traqueotomia em pacientes com uma membrana mais espessa, especialmente se existir extensão subglótica. Nesses casos, a via aérea comprometida geralmente não supera os efeitos de uma infecção respiratória superior com edema secundário da mucosa.

A correção formal pode ter lugar em qualquer tempo após o sexto mês de vida e é executada por tirotomia externa ou por lise interna com *laser* de CO_2. Nos casos graves deve ser colocada uma carena por aproximadamente 2 a 3 semanas enquanto se processa a reepitelização das estruturas normais. Em alguns pacientes com membranas moderadas pode ser empreendida uma lise endoscópica e o paciente é mantido intubado por via nasal durante 3 a 4 dias. O tubo endotraqueal atua como uma carena e mantém as pregas vocais abertas com espaço suficiente para impedi-las de sinéquia.

Subglote

Estenose Congênita

A estenose subglótica congênita ocorre secundariamente a uma deformidade cricóidea. Esta lesão pode se apresentar com graus de gravidade variáveis. Uma subglote com diâmetro AP inferior a 4 mm é em geral diagnóstica da lesão. Nos casos graves, o neonato apresenta em geral estridor grave e dificuldade nas vias aéreas desde os primeiros momentos de vida. Nos casos mais leves, os sintomas podem não se manifestar senão até a primeira infecção respiratória superior. O sinal nesses pacientes poderá ser o estridor recorrente em conjunto à maioria das infecções respiratórias nos primeiros anos de vida. Como esses episódios podem simular a laringite estridulosa, o diagnóstico pode passar despercebido, salvo quando o pediatra geral e o médico consultante estejam alertados pela história.

Nos casos leves, o tratamento deve ser direcionado unicamente para a patologia percebida durante as infecções de vias respiratórias superiores. A terapia médica sob a forma de adrenalina racêmica, corticosteróides e antibióticos limita a evolução do processo agudo na maioria dos pacientes. Nos casos graves pode ser usada a descompressão cricóidea anterior (divisão cricóidea). A outra alternativa é a execução de uma traqueotomia até que o paciente alcance 12 a 15 kg, quando a cricóide pode ser aumentada por um enxerto de cartilagem.

Hemangioma

Um hemangioma isolado geralmente não se apresenta durante as primeiras semanas de vida (Fig. 6.5). Em algum tempo depois da terceira semana de vida, o lactente manifesta estridor bifásico típico, que se agrava durante o esforço ou agitação. Mais raramente, poderá haver dificuldade na alimentação. Cerca de 50% dos pacientes têm um hemangioma cutâneo associado. O exame radiológico mostra muitas vezes uma redução do espaço subglótico, em razão desta lesão compressível. É freqüente a regressão espontânea após 12 a 18 meses.

Em pacientes com obstrução, o tratamento é direcionado para a descompressão do espaço subglótico. Esse envolve o uso de esteróides por um período limitado de tempo. A intervenção cirúrgica pode ser pelo uso imediato do *laser* de CO_2 para vaporizar na lesão ou a colocação de uma traqueotomia para *bypass* a obstrução. O primeiro parece ser mais desejável. Foi postulada a exploração da laringe aberta com descompressão, porém este recurso deve ser reservado para os casos mais extensos.

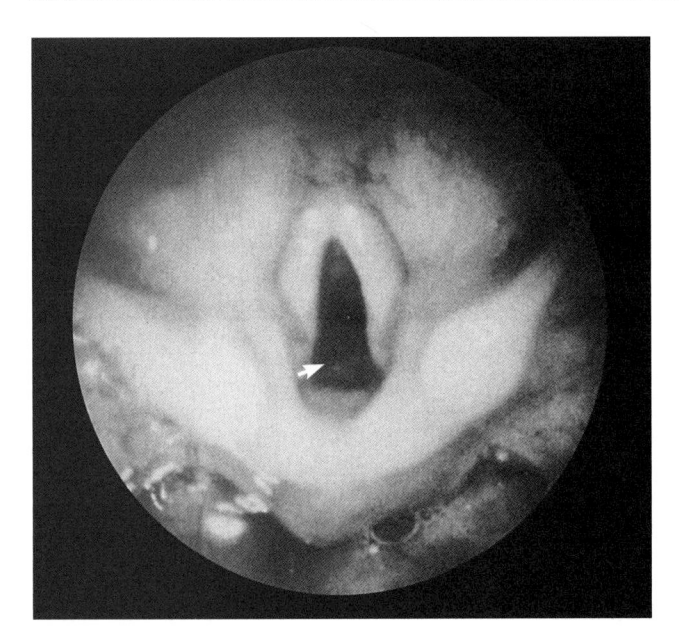

Figura 6.5
Hemangioma subglótico isolado, mostrando-se logo abaixo das pregas vocais. Observe a coloração, que é característica da lesão (*seta*).

Fissura Posterior

Esta anomalia ocorre quando o septo traqueoesofágico deixa de se desenvolver. As fissuras podem ter graus de gravidade variáveis, desde uma leve fúrcula no espaço interaritenóideo até a uma completa comunicação laringotraqueoesofágica. Os recém-nascidos freqüentemente apresentam dificuldades imediatas de alimentação, evidência de aspiração e pneumonite secundária. Esta anomalia pode passar despercebida no início da vida. O paciente pode manifestar estridor recorrente ou uma asma "atípica" com tosse recidivante e sibilos. Um cuidadoso esofagograma é em geral diagnóstico, mostrando o óbvio aparecimento do material de contraste na traquéia. Entretanto, o diagnóstico é mais bem feito pela endoscopia.

Os casos leves em geral não requerem tratamento, pois o mecanismo do esfíncter supraglótico da laringe poderá proteger as vias aéreas. As fissuras maiores devem ser reparadas cirurgicamente por uma abordagem lateral ou por uma laringofissura.

Traquéia

Agenesia Traqueal

É uma rara anomalia caracterizada por extrema dificuldade respiratória, incapacidade para vocalizar e impossibilidade de intubar. A sobrevivência é rara e a correção essencialmente impossível. As malformações observadas nesta anomalia formam modelos que se sobrepõem, porém são distintos da associação VACTERL (vertebral, anal, cardíaca, traqueal, esofágica, renal e membros).

Traqueomalacia

A traqueomalacia primária é uma entidade extremamente rara, resultante de uma deformidade congênita dos anéis de suporte traqueal. Os pacientes geralmente manifestam estridor expiratório e dificuldade respiratória de graus variáveis de acordo com a extensão da lesão. Para visualizar a traquéia durante a respiração, é usado o broncoscópio flexível com o paciente acordado. Comumente, é observado colapso da parede traqueal anterior contra o componente mole posterior. Em geral é desnecessária a intervenção porque a maioria dos casos é autolimitada, porém nos casos graves poderá ser necessário fazer uma traqueotomia como um *stent* para a traquéia durante o desenvolvimento.

A traqueomalacia secundária geralmente resulta de compressão extrínseca, como nas anomalias vasculares, ou se manifesta após intervenção cirúrgica, como no reparo da fístula traqueoesofágica. Os sintomas podem ser semelhantes aos da traqueomalacia primária, com estridor expiratório audível e, ocasionalmente, sibilos. Alguns pacientes apresentam apnéia reflexa e pneumonite recidivante. A terapia deve ser dirigida para a patologia subjacente nos casos de compressão vascular, enquanto que os casos secundários a intervenções cirúrgicas requerem em geral apenas observação cuidadosa e a necessária espera pelo crescimento e desenvolvimento.

Fístula Traqueoesofágica

Esta anomalia pode ocorrer de várias formas (Fig. 6.6). A variedade mais comum envolve atresia esofágica proximal e o esôfago distal comunicando-se com a traquéia. A forma menos comum e mais sutil é a variedade "H", em que existe uma pequena comunicação entre a traquéia superior e o 1/3 superior do esôfago. Podem também ser observadas outras variantes raras.

Os pacientes com atresia esofágica apresentam dificuldades imediatas com a alimentação e a aspiração logo após o nascimento. Esta situação deve alertar o médico para a possibilidade do diagnóstico, que pode ser confirmado pela passagem de um pequeno tubo alimentar pela hipofaringe. Obviamente o tubo não deve passar adiante e deverá curvar na faringe. Isto deverá apresentar o clássico sinal radiológico de um tubo curvo na faringe e uma bolha de ar no estômago. A fístula em H mais sutil requer cuidadosa observação pelo radiologista durante a fluoroscopia. Entretanto, nesses casos, a endoscopia persiste como a base do diagnóstico. Uma pequena depressão deverá ser percebida em algum ponto da traquéia posterior, que deve ser cuidadosamente canalizada pelo endoscopista (Fig. 6.7). O tratamento consiste na correção cirúrgica em todos os casos.

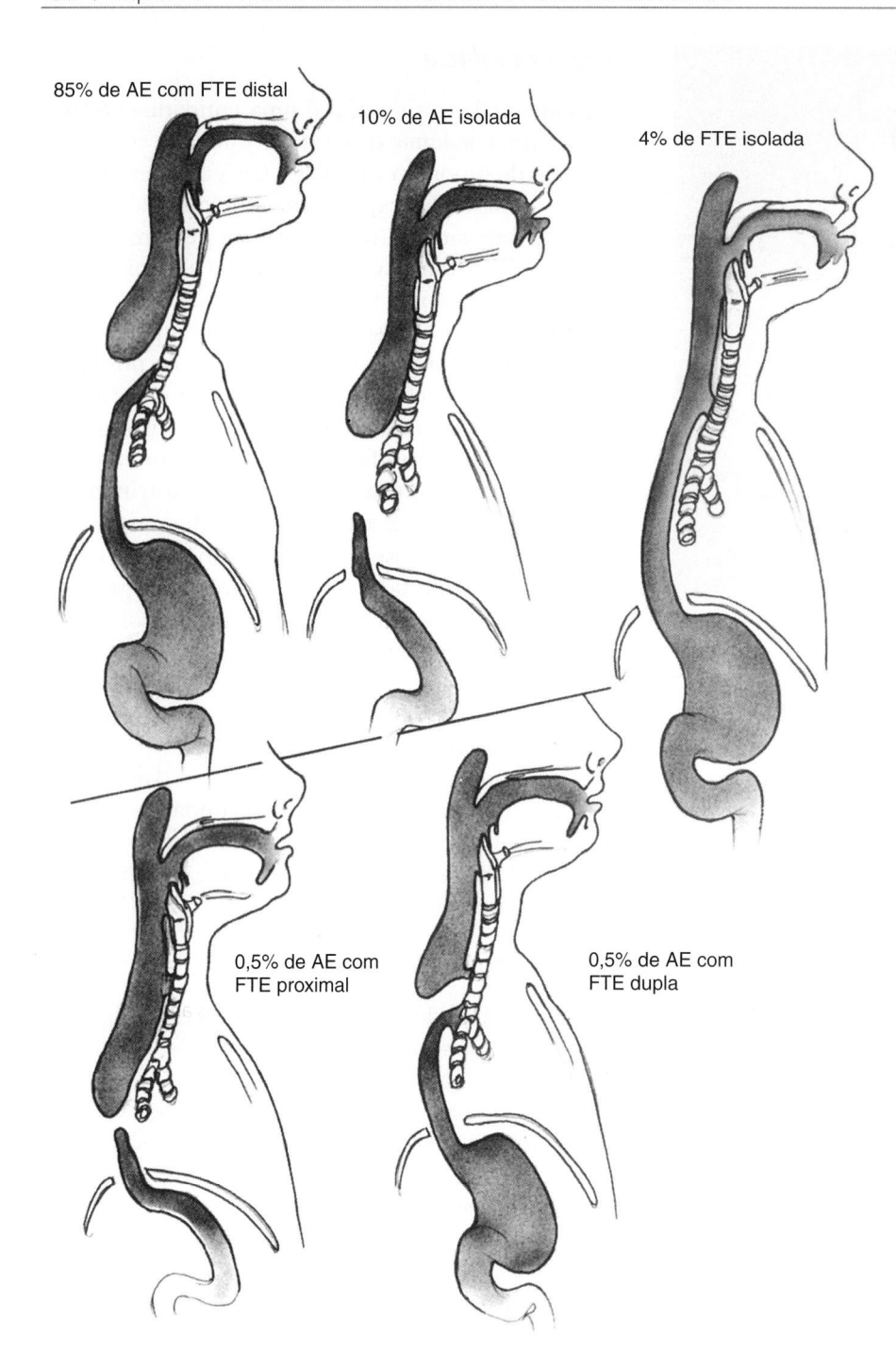

Figura 6.6
A fístula traqueoesofágica (FTE) é mais comumente associada à atresia esofágica (AE). Aproximadamente 85% dos pacientes com atresia esofágica têm uma fístula traqueoesofágica distal associada. Dez por cento apresentam atresia esofágica isolada, enquanto 4% apresentam fístula traqueoesofágica isolada. A atresia esofágica com uma fístula traqueoesofágica proximal ocorre em 0,5% dos pacientes, enquanto 0,5% demonstram atresia esofágica com uma dupla fístula traqueoesofágica.

Anomalias Vasculares

Em virtude da íntima relação entre o esôfago, a traquéia e os grandes vasos durante o desenvolvimento embrionário, o potencial para malformações está sempre presente. As malformações vasculares podem cercar completamente o esôfago e a traquéia, desse modo produzir obstrução, ou isoladamente comprimir a parede anterior da traquéia. A imagem de ressonância magnética é útil para identificar essas anomalias.

Artéria Subclávia Anômala

Uma artéria subclávia direita aberrante algumas vezes se origina na aorta descendente esquerda, passa por trás do esôfago e da traquéia, e depois segue seu curso normal no lado direito. Produz uma compressão do esôfago, observada como uma lesão pulsátil na parede posterior. O esofagograma de bário demonstra uma compressão passando obliquamente para cima e para a direita na incidência AP.

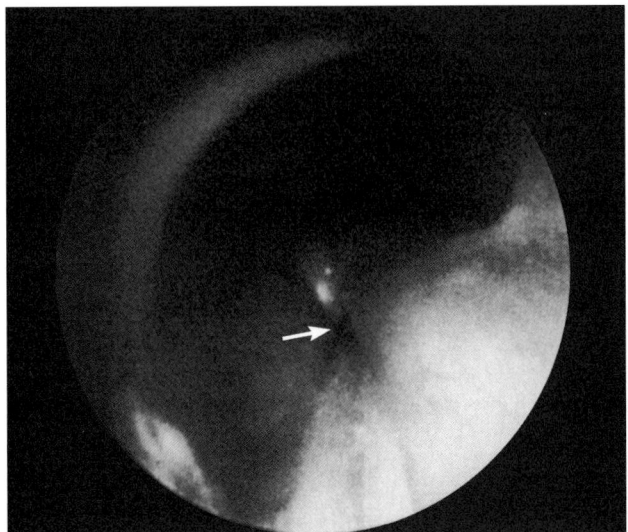

Figura 6.7
Na parede traqueal posterior, é demonstrada uma fístula traqueoesofágica que foi canalizada com um pequeno cateter pelo endoscopista (*seta*). Esta foto fornece a confirmação de que a lesão se comunica com o esôfago.

Duplo Arco Aórtico

Nesta anomalia, o chamado anel vascular completo engloba o esôfago e a traquéia (Fig. 6.8). Existem essencialmente 2 formas desta anomalia: o arco anterior é maior do que o posterior ou vice-versa. O tratamento consiste na separação de um dos componentes.

Arco Aórtico à Direita

Um anel completo pode ser formado por um arco aórtico à direita e uma persistência do ligamento arterial ou do ducto arterial (Fig. 6.9). Essas duas últimas estruturas podem passar por trás do esôfago para alcançar a aorta no lado direito. Isto pode dar origem a uma situação semelhante ao duplo arco aórtico, no qual a traquéia e o esôfago são comprimidos.

Compressão pela Artéria Inominada

Em alguns pacientes, a artéria inominada pode se originar mais para a linha média que habitualmente, causando compressão anterior da traquéia (Fig. 6.10). Esses pacientes apresentam um esofagograma de bário normal pois não existe impactação sobre o esôfago. Na radiografia da entrada lateral do tórax pode ser observada uma impactação persistente sobre a parede traqueal anterior na entrada torácica. O diagnóstico é em geral suspeitado em pacientes com episódios de apnéia, com pneumonites recorrentes ou com estridor expiratório. Em geral é necessária a confirmação endoscópica. Nos casos graves é realizada uma aortope-

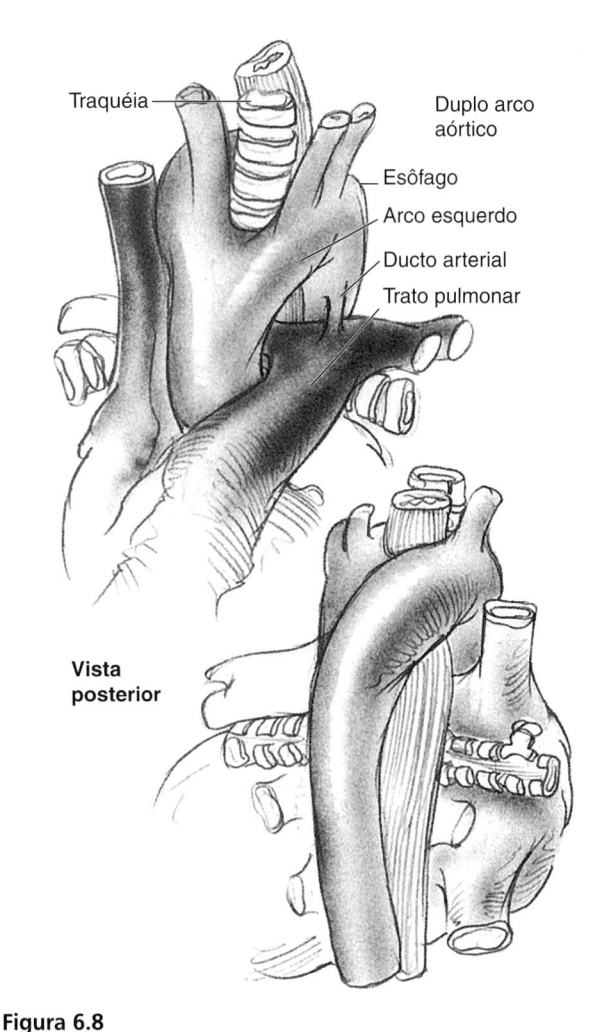

Figura 6.8
Duplo arco aórtico, mostrando os componentes anterior e posterior que comprimem tanto o esôfago quanto a traquéia.

xia anterior e o arco aórtico é suspenso a partir do esterno anterior.

Estenose Traqueal

A maioria dos casos de estenose traqueal congênita é secundária a anéis traqueais completos. A estenose pode ser curta, limitada a um ou dois anéis ou se estender por todo o comprimento da traquéia. O tratamento deve ser conservador se possível, incluindo terapia médica agressiva para as infecções respiratórias superiores (corticosteróides e antibióticos). Nos casos mais graves poderá ser necessária a intervenção cirúrgica, com ressecção do segmento estenosado e anastomose término-terminal ou um implante de cartilagem costal percorrendo o comprimento completo da traquéia na parede anterior. Este último recurso deve ser reservado para os casos envolvendo todos os anéis traqueais. Em pequenos lactentes poderá ser empreendida a intervenção cirúrgica por anastomose cardiopulmonar, que facilita o procedimento e reduz o tempo operatório.

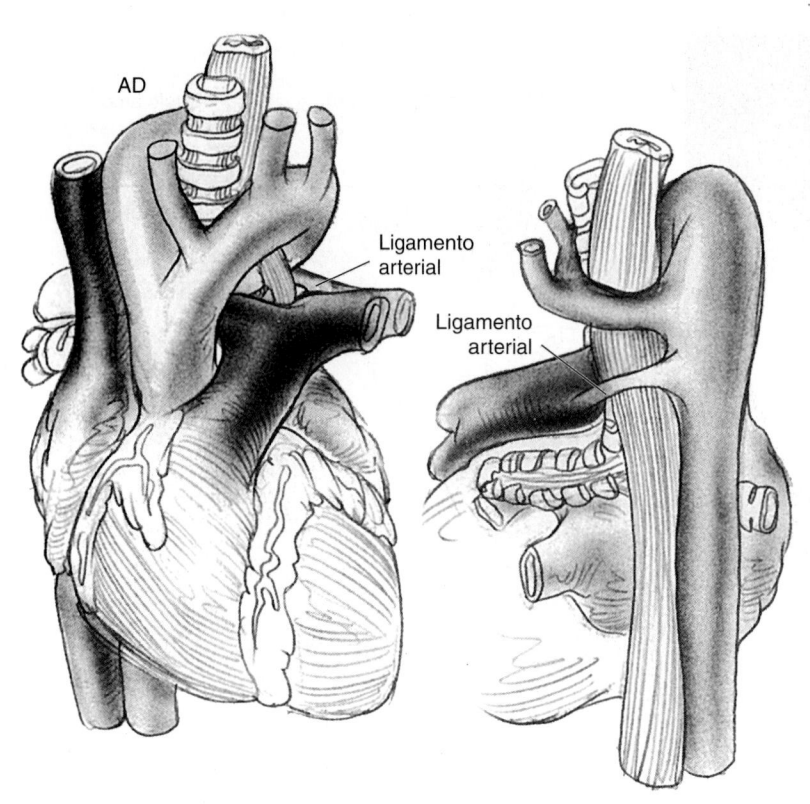

Figura 6.9
Um arco aórtico direito (AD) com persistência do ligamento arterial. O ligamento passa por trás do esôfago para alcançar a traquéia no lado direito. Isto induz à compressão tanto da traquéia quanto do esôfago.

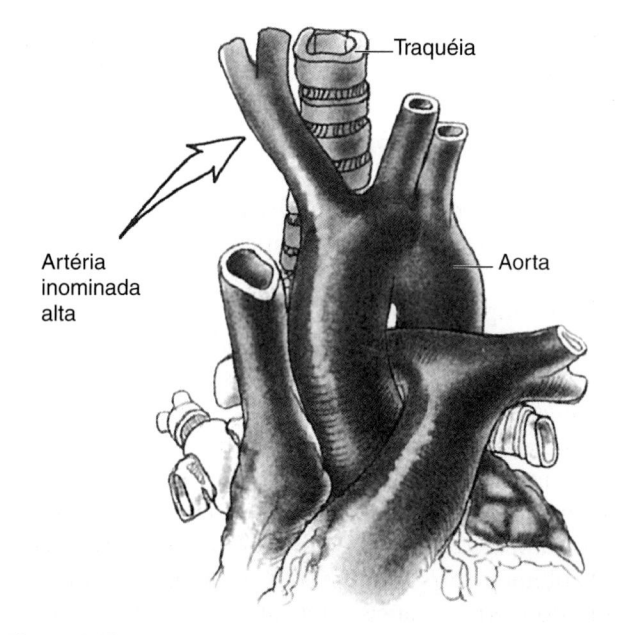

Figura 6.10
A artéria inominada pode se originar mais para a linha média do que o comum, causando compressão anterior da traquéia.

Esôfago

Duplicação

A maioria dos casos de duplicações do esôfago ocorre como cistos do intestino no mediastino superior ou posterior ou como verdadeiras duplicações no interior ao longo do 1/3 inferior do esôfago. Como a mucosa dessas estruturas contém células secretoras de ácido, pode ocorrer sangramento e ulceração.

A maioria dos pacientes apresenta queixas respiratórias, incluindo estridor e tosse. Os exames radiológicos consistem em radiografias simples e fluoroscopias e são geralmente diagnósticos. Em conjunto a estas duplicações, observa-se uma alta incidência de anomalias vertebrais; por isso, se as radiografias simples de tórax forem positivas, como parte da avaliação devem ser feitos estudos da coluna cervicotorácica. O tratamento é dirigido para a remoção cirúrgica.

Hérnia Hiatal

A hérnia hiatal esofágica congênita é uma anomalia rara. Nos casos mais grave, um envolvimento pulmonar significativo coloca o neonato em sério risco. É indicado o reparo cirúrgico, e existe forte evidência que a colocação do recém-nascido no oxigenador por membrana extracorpórea pode melhorar a sobrevida a longo prazo.

Os pacientes com envolvimento menos grave podem apresentar sintomas de refluxo gastroesofágico. Há evidência crescente que este problema possa criar uma multiplicidade de sintomas respiratórios, tais como estridor, apnéia e pneumonite recidivante à medida que a criança se desenvolve.

PONTOS IMPORTANTES

- O otorrinolaringologista deve conhecer a anatomia evolutiva do trato aerodigestivo superior para compreender as anomalias do desenvolvimento nesta área.
- A laringe pediátrica e a do adulto diferem em muitos aspectos, incluindo localização, configuração e consistência. Esta diferença torna sua estrutura suscetível a processos mórbidos não observados no adulto.
- Estridor, dificuldade respiratória e dificuldades alimentares são freqüentemente os sinais de apresentação das anomalias no trato aerodigestivo superior. Esses sinais e sintomas diferem na dependência da localização anatômica.
- O exame físico, incluindo a observação da posição e da cor do paciente, podem ser significativo na localização da alteração.
- As imagens diagnósticas, incluindo radioscopia, esofagograma com contraste e TC, são úteis na diferenciação das anomalias. O papel de imagem de ressonância magnética e da ultra-sonografia continua a evoluir.
- A avaliação endoscópica, com instrumentos flexíveis ou rígidos, persistem como base do diagnóstico.
- A atresia coanal parece ser a alteração nasal mais comum causando dificuldade respiratória. Nos casos selecionados, a correção cirúrgica deve ser executada endoscopicamente.
- A laringe é a estrutura anatômica mais afetada pelas anomalias do desenvolvimento do trato aerodigestivo superior. Há evidência que as lesões mais comuns são o estridor laríngeo congênito, as membranas e a estenose congênita. Lesões neurogênicas e cistos de desenvolvimento também podem ser encontrados.
- A árvore traqueobrônquica é menos afetada. As lesões mais comuns são a estenose congênita, a traqueomalacia e as várias anomalias vasculares que causam compressão extrínseca.
- O esôfago é algumas vezes envolvido nas anomalias congênitas do trato aerodigestivo, incluindo atresia esofágica com uma fístula traqueoesofágica associada ou com anomalias de duplicação e hérnia hiatal. O refluxo gastroesofágico pode exercer papel em muitas anomalias adquiridas das vias aéreas na criança mais velha.

REFERÊNCIAS

Altman KW, Wetmore RE Marsh RR. Congenital airway abnormalities requiring tracheotomy: a profile of 56 patients and their diagnoses over a 9-year period. *Int J Pediatr Otorhinolaryngol* 1997;41:199.

Benjamin B. Endoscopy in esophageal atresia and tracheoesophageal fistula. *Ann Otol Rhinol Laryngol* 1981;90:376.

Benjamin B. Tracheomalacia in infants and children. *Ann Otol Rhinol Laryngol* 1984;93:438.

Chitkara AE, Tadros M, Kim J, Harley EH. Complete laryngotracheoesophageal cleft: complicated management issues. *Laryngoscope* 2003;113:1314.

Cotton RT, Richardson M. Congenital laryngeal anomalies. *Otolaryngol Clin North Am* 1981;14:203.

Evans JA, Greenberg CR, Erdile L. Tracheal agenesis revisited: analysis of associated anomalies. *Am J Med Genet* 1999;82:415.

Fearon B, Whalen JS. Tracheal dimensions in the living infant. *Ann Otol Rhinol Laryngol* 1967;76:964.

Healy GB, McGill T, Friedman EM. Carbon dioxide laser in subglottic hemangioma. *Ann Otol Rhinol Laryngol* 1984;93:370.

Healy GB, McGill TJ. *Laryngo-tracheal problems in the pediatric patient.* Springfield, IL: Charles C Thomas, 1979.

Katz M, Konen E, Rozenman J, et al. Spiral CT and 3D image reconstruction of vascular rings and associated tracheobronchial anomalies. *J Comp Assist Tomogr* 1995;19:564.

Kennedy CA, Heimbach M, Rimell FL. Diagnosis and determination of the clinical significance of type 1 laryngeal clefts by Gelfoam injection. *Ann Otol Rhinol Laryngol* 2000;109:991.

Stewart B, Cochran A, Iglesia K, et al. Unusual case of stridor and wheeze in an infant: tracheal bronchogenic cyst. *Pediatr Pulmonol* 2002;34:320.

Thornton M, Rowley H, Conlon BJ, et al. Type I laryngeal cleft: late presentation. *J Laryngol Otol* 2001;115:821.

CAPÍTULO 7

Estenose Laríngea

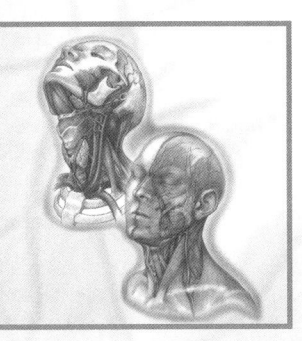

Michael J. Rutter ▪ Robin T. Cotton

A estenose da laringe, congênita ou adquirida, pode se apresentar como uma situação com risco de morte, ou pode se converter nesta situação por causa de um tratamento não-apropriado. Para entender a estenose laríngea, o médico deve conhecer a anatomia e a embriologia da região. Para fazer um correto diagnóstico e proporcionar um tratamento adequado, o clínico deve também ter em mente um diagnóstico diferencial organizado.

ANATOMIA PEDIÁTRICA E DO ADULTO

As três porções da laringe são a supraglote, a glote e a subglote. Esses componentes da laringe são os mesmos no adulto e na criança. Entretanto, existem algumas diferenças relacionadas com a idade que exercem um papel no desenvolvimento da estenose laríngea.

Tamanho da Laringe

A laringe do lactente tem aproximadamente 1/3 do tamanho da laringe do adulto, porém é proporcionalmente maior que a laringe do adulto em comparação com o resto da árvore traqueobrônquica. A prega vocal do lactente tem aproximadamente 7 a 8 mm de comprimento e a prega vocal do adulto tem de 14 a 23 mm de comprimento. No lactente, a metade do comprimento da prega vocal verdadeira é composto do processo vocal da aritenóide. No adulto, o processo vocal ocupa somente 1/4 ou 1/3 do comprimento total da prega vocal verdadeira. Em razão da estrutura de um anel completo da cricóide, a subglote é a parte mais estreita das vias aéreas. No lactente, a subglote tem aproximadamente 4,5 a 7 mm de diâmetro. Um paciente com um diâmetro subglótico de 4 mm ou menos tem estenose subglótica (1).

Localização da Laringe

A posição da laringe com relação às outras estruturas do pescoço é diferente no lactente e no adulto. No lactente, a margem superior da laringe está localizada mais alta na 1ª vértebra cervical, com a cartilagem cricóidea posicionada aproximadamente no nível da 4ª vértebra cervical. Em um lactente, isso resulta em uma sobreposição do hióide na laringe superior, ficando comumente a incisura tireóide impalpável. Em razão do posicionamento superior da laringe, a epiglote se aproxima da superfície dorsal do palato mole. Isto contribui para a respiração nasal obrigatória observada nos primeiros meses de vida. À medida que a criança cresce até à idade adulta, a laringe desce gradualmente, e a cartilagem cricóidea finalmente se assesta no nível da 6ª vértebra cervical. A epiglote do lactente tem uma estrutura que demonstra a mais dramática alteração da configuração. As nascer, a epiglote, que tem a forma semelhante à letra grega ômega (Ω), é mais estreita e mais mole que a encontrada em crianças maiores e em adultos. Isto lhe confere uma base menos estável, e forma um ângulo mais agudo entre a epiglote e a glote, permitindo que a epiglote caia na entrada da laringe. À medida que a criança cresce, o apoio cartilaginoso da epiglote torna-se mais rígido, o ângulo da cartilagem tireóidea muda de 110 a 120 graus para um ângulo de 90 graus no adolescente masculino. Na mulher adulta, esta angulação persiste mais obtusa, como na infância. Como a cartilagem, o músculo e o tecido submucoso são menos maleáveis e menos fibrosos no lactente que no adulto, e como a via aérea é bem estreita na subglote, qualquer processo que produza edema pode causar significante obstrução das vias aéreas. Um edema mucoso circunferencial de 1 mm dentro da laringe do lactente pode estreitar o espaço subglótico em mais de 60% (2). No nível do anel fixo da cartilagem cricóidea, o edema pode causar uma significante diminuição do potencial do fluxo aéreo (a lei de Poiseurille estabelece que o fluxo é inversamente proporcional ao raio).

ESTENOSE LARÍNGEA

A estenose da laringe pode ocorrer na supraglote, na glote ou na subglote. Clinicamente, a estenose subglótica é o problema que mais comumente requer interven-

TABELA 7.1
SINAIS E SINTOMAS DA ESTENOSE LARÍNGEA

Região Laríngea	Sinais e Sintomas
Subglote	Voz rouca ou normal, estridor bifásico, alimentação normal (exceto com obstrução grave), tosse ladrante
Glote	Voz rouca ou afonia, estridor inspiratório (inicial) ou bifásico (tardio), alimentação normal (com ou sem obstrução grave), sem tosse
Supraglote	Voz abafada, estridor inspiratório tremulante, graves problemas alimentares, sem tosse

Adaptado de Reichert TJ. *Diseases of the larynx in infants and children*. Washington, DC: American Academy of Otolaryngology Head and Neck Surgery, 1987, com permissão.

ção, seguida pela estenose glótica. A estenose supraglótica é rara em crianças e em geral é conseqüência de lesão térmica ou química ou de causa iatrogênica após cirurgia reconstrutiva das vias aéreas. A avaliação da estenose congênita pode muitas vezes ser determinada pelos sinais e sintomas da obstrução. As lesões da laringe supraglótica, glótica e subglótica expressam sinais e sintomas diferentes (Tabela 7.1) que ajudam ao clínico na avaliação inicial do paciente.

A obstrução laríngea subglótica produz uma voz rouca e áspera com um estridor bifásico patognomônico. O paciente também pode manifestar uma tosse ladrante. A alimentação é normal, salvo se o paciente tiver uma obstrução grave.

Os sinais e sintomas glóticos incluem uma voz rouca e afônica com estridor inspiratório que pode se tornar bifásico à medida que aumenta a gravidade da obstrução. A alimentação é normal, exceto na obstrução grave das vias aéreas. O paciente em geral não tem tosse. Entretanto, a estenose glótica posterior apresenta-se com uma voz normal e, nesse ponto, pode simular uma paralisia bilateral das pregas vocais.

A obstrução laríngea supraglótica produz uma voz abafada ou gutural com um estridor tremulante. Este paciente pode apresentar significantes problemas de alimentação, porém sem tosse. As crianças com estenose supraglótica estão entre os maiores desafios das vias aéreas para tratar, com sua estenose freqüentemente complicada por colapso dinâmico supraglótico. Nesses pacientes difíceis é essencial uma abordagem individualizada ao tratamento.

Estenose Laríngea Congênita

Estenose Subglótica

No neonato, a estenose subglótica é definida como uma luz de 4,0 mm de diâmetro ou menos no nível da cricóide. Um relevante ponto de referência é o diâmetro externo do tubo endotraqueal – 3,6 mm para um diâmetro interno de 2,5 mm, e 4,2 mm para um tubo endotraqueal de 3 mm. É importante diferenciar entre a estenose subglótica congênita e a adquirida. A estenose subglótica adquirida é causada por intubação ou outras formas de trauma laríngeo, é uma complicação da terapia médica e é em geral mais grave, requerendo um tratamento agressivo e a longo-termo. Este tipo de estenose é estudado mais adiante neste capítulo. Na ausência de trauma, uma anormalidade da cartilagem ou dos tecidos subglóticos é em geral considerada congênita. A causa da estenose subglótica congênita é considerada como falha na recanalização da luz laríngea (3). A estenose laríngea congênita se apóia em um *continuum* de falhas embriológicas que incluem atresia da laringe, estenose e membranas laríngeas. Na sua forma mais leve, a estenose subglótica congênita representa meramente uma cricóide de aparência normal com um diâmetro menor que a média, geralmente com uma forma elíptica.

Um caso leve de estenose subglótica pode produzir um quadro clínico de infecções respiratórias repetidas, freqüentemente diagnosticadas como laringite estridulosa, em que um edema subglótico mínimo precipita uma obstrução das vias aéreas. Em uma criança pequena, a maior obstrução situa-se em geral a 2 ou 3 mm abaixo das pregas vocais.

Os casos mais graves de estenose subglótica congênita podem se apresentar com comprometimento agudo das vias aéreas logo depois do nascimento. Se a intubação endotraqueal for bem-sucedida, o paciente deve precisar da intervenção cirúrgica antes da extubação. Nos casos mais graves, quando a intubação não pode ser feita, deverá ser feita a traqueotomia no momento do parto. Entretanto, alguns lactentes com estenose subglótica congênita podem surpreendentemente apresentar poucos sintomas – mesmo os casos de estenose subglótica grau III podem não apresentar sintomas senão depois de semanas ou meses.

A estenose subglótica congênita é muitas vezes associada a lesões da cabeça e do pescoço e às síndromes (p. ex., uma laringe pequena na síndrome de Down). Após o tratamento inicial da estenose subglótica congênita, a laringe poderá crescer com o paciente e poderá não precisar de intervenção cirúrgica posterior. Holinger *et al.* (4) relataram que a maioria das crianças com estreitamento congênito pode ser descanulada aos 24 a 36 meses de idade.

A estenose subglótica congênita pode se apresentar histologicamente com os tipos membranoso ou cartilaginoso (1,2) (Tabela 7.2). O tipo membranoso é em geral circunferencial e se apresenta como um tecido mole fibroso se espessando na subglote e causado por um aumento do tecido conectivo fibroso ou das glândulas mucosas hiperplásicas. Geralmente inclui a

TABELA 7.2
CLASSIFICAÇÃO HISTOPATOLÓGICA DA ESTENOSE SUBGLÓTICA

Estenose membranosa
  Tecido de granulação
  Hiperplasia das glândulas submucosas
  Fibrose submucosa

Estenose cartilaginosa
  Deformidade da cartilagem cricóidea
    Forma normal, que é pequena para o tamanho do lactente
    Forma anormal
      Lâmina anterior grande
      Lâmina posterior grande
      Espessamento generalizado
      Forma elíptica
      Fissuras submucosa
      Outras estenoses cricóideas congênitas
  Aprisionamento do primeiro anel traqueal

Estenoses combinadas

Segundo Bluestone CD, Stool SE, eds. *Pediatric otolaryngology* 2nd ed. Philadelphia: WB Saunders, 1990:1098, com permissão.

área de 2 a 3 mm abaixo das pregas vocais, mas pode se estender para cima e incluí-las. O tipo cartilaginoso apresenta-se geralmente como um espessamento ou deformidade da cartilagem cricóidea, que cria uma placa saliente de cartilagem na superfície interna do anel cricóide, estendendo-se depois como um sólido folheto e deixando somente uma pequena abertura posterior (1). A estenose pode ser também causada por aprisionamento pelo primeiro anel traqueal.

O diagnóstico da estenose subglótica, embora tenha um quadro histopatológico variado, é baseado na avaliação endoscópica. A estenose em razão da cicatriz, do tecido de granulação, do espessamento da mucosa ou da cricóide congenitamente anormal, deve ser diferenciada de uma estenose subglótica com uma cricóide normal, porém, para uma avaliação mais exata, é necessária a medida endoscópica com tubos endotraqueais ou com broncoscópios. Muitas estenoses laríngeas representam uma combinação da laringe congenitamente pequena e, além disso, traumatizada por intubação endolaríngea ou por instrumentação.

A avaliação radiológica do paciente com as vias aéreas não-intubadas pode dar ao clínico indicações sobre o sítio e a extensão da estenose. As modalidades úteis de imagens incluem: filmes laterais durante a inspiração e expiração dos tecidos moles do pescoço; fluoroscopia para demonstrar a dinâmica da traquéia e da laringe; e uma radiografia de tórax. Entretanto, a investigação isolada mais importante continua sendo os filmes de alta-quilovoltagem das vias aéreas para pesquisar a clássica forma de abóbada observada na estenose subglótica, como também para fornecer aviso sobre a presença de estenose traqueal, devida em geral ao anel traqueal completo, que pode colocar a criança em uma situação de risco de vida durante a endoscopia rígida.

Para o diagnóstico da estenose laríngea, é necessária a endoscopia. A endoscopia de fibra óptica flexível fornece informações sobre a função dinâmica das pregas vocais. A endoscopia rígida com telescópios Hopkins proporciona o melhor exame possível. A medida exata da endolaringe e o estado da estenose laríngea podem ser feitos (Tabela 7.3), embora nenhum sistema de estagiamento seja universalmente aceito.

Atresia

A atresia supraglótica ou glótica representa a mais grave forma de insuficiente formação embriológica da laringe. É geralmente associada à alta freqüência de outras anomalias congênitas, incluindo atresia do esôfago, fístula traqueoesofágica, anomalias das vias urinárias e defeitos dos membros, envolvendo particularmente o rádio. Se existe uma fístula traqueoesofágica, a ventilação pode ocorrer através desta comunicação. Se o paciente sobrevive, é essencial a traqueotomia. Muitas crianças não são adequadamente diagnosticadas em tempo para a intervenção apropriada e o diagnóstico pode ser feito pós-morte.

A atresia laríngea representa a falha completa da recanalização do lúmen da laringe e, portanto, é a forma mais grave da estenose laríngea. Uma concomitante fístula traqueoesofágica poderá manter a respiração durante o tempo suficiente para ser executada a traqueotomia.

Membranas

As membranas subglóticas representam menos de 2% das membranas laríngeas congênitas. Essas membranas são supercrescimentos diafragmáticos que em geral se originam anteriormente. Quando parciais, proporcionam passagem do ar posteriormente. A membrana é costumeiramente espessada na parte anterior e vai se afinando para a margem posterior. Os sintomas, incluindo dispnéia e alteração da voz, dependem do tamanho e da posição da membrana. Dez por cento das crianças com essas formações têm outras anomalias congênitas associadas.

Mais de 90% das membranas laríngeas são nas pregas glóticas anteriores, representando uma falha da larin-

TABELA 7.3
ESCALA DE GRADUAÇÃO DA ESTENOSE LARÍNGEA

Grau	Obstrução do Lúmen Laríngeo
I	< 50%
II	51% a 70%
III	71% a 99%
IV	Obstrução completa

ge em se recanalizar e em geral se apresentando com choro anormal e dificuldade respiratória ao nascer. Todas as membranas glóticas são virtualmente anteriores, com variáveis graus de comprometimento da via aérea glótica. Embora algumas membranas sejam tenuemente finas, a maioria que se situa na parte anterior tem consistência espessa e manifesta um comprometimento em forma de "vela de navio" no lúmen subglótico. As membranas finas podem escapar do diagnóstico porque a intubação neonatal feita por motivo de dificuldade das vias aéreas pode provocar sua ruptura As membranas espessas requerem reconstrução aberta da comissura anterior ou a colocação de uma *carena* laríngea. As pregas membranosas espessas requerem traqueostomia em aproximadamente 40% dos pacientes. Existe uma forte associação entre membranas glóticas anteriores e a síndrome velocardiofacial (5).

Uma membrana também pode se formar na região subglótica simulando deformidades da cartilagem cricóidea ou uma estenose subglótica. As membranas subglóticas respondem por aproximadamente 7% das membranas laríngeas e são baseadas na parte anterior, com uma pequena abertura posterior que pode ter somente o tamanho de uma ponta de alfinete. A superfície superior é coberta por epitélio escamoso e a superfície inferior é mucosa. Uma leve predominância feminina tem sido relatada. Os sintomas consistem de afonia, dificuldade respiratória e estridor bifásico. O diagnóstico deve ser feito por endoscopia de fibra óptica flexível ou rígida.

Estenose Laríngea Adquirida

Estenose Pós-Intubação

McDonald e Stocks (6), em 1965, defenderam a intubação nasotraqueal de longo prazo no tratamento das vias aéreas neonatais instáveis. Embora este recurso tenha revolucionado o tratamento neonatal, especialmente para o prematuro, foi observado um coincidente aumento da incidência da estenose subglótica adquirida nas unidades de tratamento intensivo neonatais. A incidência combinada de estenose subglótica congênita e adquirida também aumentou à medida que lactentes portadores de estenose subglótica congênita eram intubados por comprometimento das vias aéreas, às vezes com tubos endotraqueais inadequadamente grandes. A estenose subglótica adquirida resultante de intubação neonatal prolongada é atualmente mais comum que a estenose congênita no grupo etário pediátrico.

A patogenia da estenose subglótica adquirida não é ainda necropsia, embora existam várias teorias. Os estudos de necropsia indicam que existe um período de ulceração e necrose da mucosa cricóidea nas primeiras horas e dias da intubação (6). Quiney e Gould (7) relatam cura e reepitelização na região cricóidea, embora o tubo endotraqueal tenha permanecido *in loco*. Entretanto, entre 1% a 8% dos neonatos intubados manifestam estenose após a intubação prolongada (8). Esta incidência vem caindo firmemente nas últimas 3 décadas, apesar dos períodos mais prolongados de intubação que se tornaram prática comum em neonatos cada vez menores. Embora sejam envolvidos vários fatores, os mais significantes têm sido o abandono dos tubos de borracha vermelha e a admissão que o tamanho ideal do tubo endotraqueal não é o maior que possa se ajustar e sim o menor que possa permitir ventilação suficiente. Idealmente, o tubo endotraqueal deverá deixar passar gases em torno dele com pressões subglóticas abaixo de 25 a 30 cm de água.

Na avaliação inicial da laringe, a laringoscopia de fibra óptica flexível deve ser rotina. Uma paralisia da prega vocal poderá desaconselhar a descanulação, mesmo depois de uma bem-sucedida reconstrução da via aérea comprometida. Para o diagnóstico e a fotodocumentação é necessária a endoscopia rígida usando telescópios Hopkins. As dimensões corretas das vias aéreas devem ser obtidas com tubos endotraqueais ou com broncoscópios rígidos de tamanhos apropriados. Antes de qualquer forma de tratamento, a avaliação radiológica pode fornecer informações sobre o sítio e a extensão da estenose. Na estenose adquirida, depois da traqueotomia, é apropriado um período prolongado de observação, por causa do potencial para a mortalidade se o tubo estiver obstruído.

Estenose Pós-Operatória

Sasaki *et al.* (9) estudaram cães que apresentaram lesão mucosa subglótica em seguida à traqueotomia, e demonstraram significativa contaminação bacteriana no sítio da traqueotomia, induzindo ulceração mucosa crônica e subseqüente condrite. Os mesmos tipos de lesões subglóticas, porém sem a influência da traqueotomia, curaram sem infecção. Isto pode explicar parcialmente a causa da estenose subglótica ou da estenose supra-estomal depois da traqueotomia.

Jackson (10) descreveu 158 dentre 200 crianças que lhe foram enviadas por motivo de estenose laríngea crônica, que ele admitiu que fossem em razão da prática de traqueotomias altas e de tratamento impróprio da traqueotomia. Uma traqueotomia alta é a que é executada através da cartilagem, da cricóide ou do primeiro anel traqueal e também inclui cricotireoidotomia. Este procedimento é bem conhecido dos otorrinolaringologistas e dos médicos das salas de emergência como capaz de salvar a vida. Em 1976, Brantigan e Grow (11) apresentaram 665 casos de cricotireoidotomia com uma taxa de complicação de 6,1%, não incluindo qualquer caso de estenose subglótica crônica.

McGill *et al.* (12), analisando as cricotireoidotomias feitas em um setor de emergência, observaram a incidência de complicações de 32%, cinco vezes maior do que a cifra relatada por Brantigan e Grow (11). Não obstante, nenhum caso de estenose subglótica crônica foi relatado. Em 1987, Esses e Jafek (13) descreveram 948 traqueotomias e 78 cricotireoidotomias; foram relatados dois casos (2,6%) de estenose subglótica dentre as cricotireoidotomias. Com base nesses achados, Esses e Jafek (13) não recomendam o procedimento da cricotireoidotomia em pacientes pediátricos se o tubo endotraqueal estiver no local por mais de 7 dias, ou se existir inflamação ou infecção da laringe.

A estenose subglótica pode resultar também da falha da laringotraqueoplastia. Isto tem mais probabilidade de ocorrer se o procedimento original não foi suficientemente agressivo ou se existiu uma concomitante infecção bacteriana, desenvolvimento de tecido de granulação, desalinhamento ou inadequado tamanho do *stent*, ou alterações histopatológicas. De fato, qualquer forma de cirurgia das vias aéreas, tanto a endoscópica quanto a aberta, porta o risco previsto da resultante reestenose das vias aéreas. Existe o risco ainda maior de reestenose após a reconstrução das vias aéreas se a laringe estiver ativamente inflamada. Esta ocorrência é mais comumente observada na doença do refluxo gastroesofágico, mas pode também ser encontrada na esofagite eosinofílica, e esses estados são mais bem tratados antes de se empreender a cirurgia reconstrutiva. Ocasionalmente, pode ser observada inflamação ativa da laringe sem evidência de doença do refluxo gastroesofágico ou de esofagite eosinofílica, e nessas crianças é prevista a resolução no decorrer do tempo, e é recomendada paciência antes da cirurgia das vias aéreas.

Estenose Infecciosa ou Inflamatória

A estenose da laringe causada por distúrbios inflamatórios ou infecciosos é em geral resultado final de processos não-tratados.

Doença Granulomatosa

A tuberculose é a doença granulomatosa mais comum da laringe e em geral é associada à doença pulmonar. Os sítios mais comuns de estenose laríngea são o espaço interaritenóideo, as cartilagens aritenóideas, a superfície posterior das pregas vocais e a superfície laríngea da epiglote. O paciente pode se apresentar nos estágios iniciais da doença com edema e eritema difuso das pregas, que pode simular um carcinoma glótico em estágio inicial. Entretanto, a progressão da doença manifesta lesões nodulares e ulceração do epitélio, que podem induzir pericondrite e condrite. O paciente pode também se apresentar simulando paralisia das pregas vocais em decorrência do envolvimento muscular interaritenóideo ou fixação da articulação cricoaritenóidea. O diagnóstico é feito pela demonstração do *Mycobacterium tuberculosis*. O tratamento bem-sucedido geralmente induz à cura completa da laringe. Se a doença não for tratada, a condrite e a necrose podem destruir a laringe com ampla retração e estenose.

Sarcoidose, rinoscleroma e granulomatose de Wegener são doenças raras em crianças. A granulomatose de Wegener pode responder aos esteróides, à ciclofosfamida e, possivelmente, ao clotrimazol. Esta afecção tem predileção pela epiglote e, desde que quiescente, pode requerer reconstrução das vias aéreas, sendo a ressecção cricotraqueal mais eficaz que a ressecção laringotraqueal padronizada usando as técnicas dos enxertos de expansão de cartilagem.

Trauma

O estudo do trauma laríngeo é coberto no Capítulo 58 – Volume IV, e aqui serão feitos apenas curtos comentários. O trauma pode induzir estenose laríngea quando erroneamente tratado ou não-diagnosticado. As fontes de trauma interno incluem corpos estranhos, e instrumentação durante os procedimentos endoscópicos. Essas formas de trauma geralmente induzem retração glótica e subglótica e resultante estenose. As formas externas de trauma laríngeo, tais como acidentes de veículos motorizados, lesões relacionadas a esportes, e assaltos, incluindo trauma difuso e penetrante, podem também produzir estenose laríngea.

Os traumas anteriores difusos, tais como os sofridos em acidentes em veículos motorizados e nas lesões de esportes, induzem estenose supraglótica posterior e glótica. Uma força externa no nível hipofaríngeo pode causar formação de cicatriz entre a epiglote e a parede posterior da faringe. Uma fratura do osso hióide desloca tecidos moles para trás, estreitando a entrada laríngea. Essas lesões também podem causar formação de membranas na parede hipofaríngea posterior e estenose na área pós-cricóide. Traumas difusos e penetrantes podem induzir formação de laceração ou de hematoma na glote, que podem produzir estenose laríngea quando não tratados apropriadamente.

Doenças Sistêmicas

A estenose laríngea em razão da fixação da articulação cricoaritenóidea pode ser causada por artrite reumatóide ou por artrite reumatóide juvenil (doença de Still). Aproximadamente 25% dos pacientes com artrite reumatóide apresentam limitação dos movimentos da articulação cricoaritenóidea. O lúpus eritematoso pode também causar artrite desta articulação, induzindo estreitamento do vestíbulo laríngeo. Ronco, estridor, dispnéia e dor são os sinais e sintomas do envolvimento artrítico. Durante o exame pode ser observado edema eritematoso da aritenóide com fixação da prega vocal na posição paramediana ou intermediária. O diagnóstico deve incluir laringoscopia direta com palpação da aritenóide para diferenciar entre este evento e a paralisia das pregas vocais. Os exames laboratoriais apropriados são a velocidade de hemossedimentação dos eritrócitos (VHS), proteína C-reativa, anticorpos antinucleares e fator reumatóide.

Lesões Térmicas

Lesões térmicas da glote e da subglote podem ocorrer sem lesões térmicas da traquéia e do pulmão e são devidas ao esfriamento do ar pelas vias aéreas superiores e pelo fechamento reflexo das pregas. As lesões térmicas por causa do vapor, possuindo 4.000 vezes mais a capacidade de portar calor do ar ou do gás aquecidos, podem causar queimaduras laríngeas significantes. As fumaças das vias aéreas por *laser* podem ser particularmente lesivas. A fisiopatologia da estenose nas lesões térmicas da laringe são admitidas como governadas por 3 fatores: lesão térmica direta, efeitos tóxicos dos produtos de combustão e intubação prolongada. Uma vez que o tecido cicatricial tenha amadurecido, a reconstrução das vias aéreas pode ser empreendida com sucesso (14).

Ingestões Cáusticas

Os resultados das ingestões cáusticas sobre a mucosa orofaríngea e esofágica são amplamente revisados na literatura, e a estenose laríngea é rara. Poderá ocorrer edema supraglótico e obstrução das vias aéreas exigindo traqueotomia (15). Tanto as ingestões alcalinas quanto as ácidas causam esses efeitos. As ingestões cáusticas graves podem induzir fibrose do músculo cricoaritenóideo posterior. Uma lesão da mucosa hipofaríngea e da supraglótica pode causar retração e estenose supraglótica.

Refluxo Ácido Gástrico

O refluxo ácido gástrico tem sido há muito tempo admitido como um fator de exacerbação na estenose subglótica. A estenose subglótica em caninos desenvolve-se depois que é colocado ácido gástrico em abrasões mucosas preexistentes. A adição de ácido gástrico a essas lesões induz pericondrite, condrite, e subseqüente estenose. Somente 5% a 10% dos animais de controle com lesões mucosas sem aplicação de ácido gástrico apresentaram estenose. A gravidade da estenose é reduzida pela terapia de bloqueio pela histamina-2 (H_2) ou por inibidores da bomba de prótons (16). O refluxo gastroesofágico é comum em crianças e desproporcionalmente prevalente em crianças com estenose subglótica. Embora a aparência da laringe e da subglote possa sugerir fortemente a doença do refluxo, com edema e eritema, não existem testes completamente confiáveis para confirmar a existência do refluxo gastroesofágico. Do mesmo modo, poderá estar ocorrendo um forte refluxo sem quaisquer sinais clínicos óbvios na endoscopia. Atualmente, o julgamento clínico deverá ponderar os resultados da laringoscopia rígida, da esofagogastroduodenoscopia, da biópsia esofágica, pHmetria com sonda dupla ou dos resultados da prova de impedância. Em um campo pré-operatório, um refluxo significante deve ser tratado com bloqueadores H_2, com inibidores da bomba de prótons ou com a fundoplicação antes de quaisquer esforços reconstrutivos.

Efeitos da Radiação

Os efeitos da radiação sobre a faringe e a laringe do adulto estão bem estabelecidos, particularmente no contexto do tratamento das malignidades laríngeas (17). Embora a radioterapia em doses curativas seja raramente requerida em crianças, as consequências devem ser semelhantes ou piores que as observadas em adultos. Poderá resultar em edema e estenose faríngeo ou laríngeo, muitas vezes com a conseqüência da aspiração. A cirurgia reconstrutiva dessas crianças é repleta de problemas.

DIAGNÓSTICO DIFERENCIAL

O diagnóstico diferencial da estenose laríngea em adultos e em crianças deve englobar todos os estados que possam causar estridor, dispnéia e dificuldade respiratória. Nos pacientes que não apresentam dificuldade respiratória aguda, uma cuidadosa tomada da história poderá ajudar ao clínico localizar o sítio da patologia.

Pelo fato de que a estenose laríngea pode variar desde uma estenose subglótica congênita assintomática no lactente até uma obstrução aguda das vias aéreas no adulto, o diagnóstico diferencial é muito extenso. A Tabela 7.4 mostra as causas principais do estridor e das dificuldades respiratórias que devem ser consideradas no diagnóstico diferencial da estenose laríngea em crianças e adultos. O exame endoscópico com ou sem biópsia proporciona a melhor possibilidade de diagnóstico definitivo.

TRATAMENTO

História Natural

A estenose laríngea congênita grave requer intervenção imediata nas vias aéreas, porém menos da metade dos pacientes com estenose laríngea congênita requerem traqueotomia, e podem se apresentar somente de-

TABELA 7.4
PATOLOGIAS COMUNS QUE SIMULAM ESTENOSES LARÍNGEAS

Neonato
- Laringomalacia
- Compressão vascular (p. ex., artéria inominada, artéria subclávia aberrante, anel vascular)
- Paralisia das pregas vocais
  - Biliteral (p. ex., malformação de Chiari)
  - Unilateral (p. ex., pós-ligadura traumática do ducto
- Hemangioma subglótico
- Anel traqueal completo
- Fissuras laríngea
- Síndrome do miado do gato (cri-du-chat)
- Sáculos laríngeos, laringoceles

Criança
- Cistos dermóides, saculares, epiglóticos
- Tireóide lingual
- Infecções (p. ex., epiglotite, crupe, laringotraqueíte bacteriana)
- Corpo estranho
- Papilomatose

Adulto
- Paralisia das pregas vocais (estado pós-cirurgia da tireóide, carcinoma laríngeo)
- Laringite viral, granulomatosa, fúngica
- Edema de Reinke
- Trauma laríngeo (difuso ou penetrante)
- Pós-intubação
- Hemangioma supraglótico
- Idiopático (p. ex., disfonia espástica)
- Neurológicas (p. ex., esclerose lateral amiotrófica, esclerose múltipla)
- Ingestão cáustica
- Doença sistêmica (p. ex., artrite reumatóide, policondrite)
- Tumores ou obstrução traqueal

pois de repetidos episódios de infecção laringotraqueal durante a infância ou mais tardiamente por uma intolerância ao esforço. Um paciente com estenose laríngea adquirida, produzida por trauma interno ou externo, tem a forma mais grave de estenose, e tem mais probabilidade de precisar de reconstrução cirúrgica ou de traqueotomia.

Terapia Médica

O tratamento da estenose da laringe deve incluir a prevenção. Em crianças, esta consiste em manuseio preciso das vias aéreas, particularmente os pacientes que requerem intubação prolongada. Nessas crianças, o manuseio da sedação ou da paralisia por pessoal experiente e a seleção do tamanho apropriado do tubo endotraqueal podem exercer toda influência no prognóstico. Em adultos, o manuseio cuidadoso das lesões mucosas produzidas por trauma ou pelas ressecções cirúrgicas reduz a possibilidade de estenose laríngea. Um tratamento eficiente e apropriado das doenças infecciosas ou inflamatórias, das lesões térmicas ou químicas, e do refluxo gastroesofágico poderá reduzir a probabilidade de estenose iatrogênica. O tratamento médico freqüentemente consiste de terapia de apoio, incluindo umidificação e, se for previsto um comprometimento temporário das vias aéreas, o uso de antibióticos ou de esteroidoterapia em um setor monitorizado e estritamente supervisionado. O tratamento do refluxo gastroesofágico ou da esofagite eosinofílica podem ocasionalmente reduzir o grau da estenose subglótica sem ter que recorrer à cirurgia. Do mesmo modo, o tratamento do distúrbio subjacente na estenose subglótica auto-imune poderá permitir a resolução não cirúrgica do defeito.

Avaliação Pré-Operatória

Se a estenose laríngea tem a magnitude para justificar a intervenção cirúrgica, deve ser otimizado o resultado potencial da cirurgia. Uma avaliação e tratamento adequados do refluxo gastroesofágico é pré-operatoriamente prudente, apesar da falta de prova definitiva que o refluxo tenha influência no resultado da cirurgia. A medicação anti-refluxo deve ser continuada 3 meses pós-operatoriamente. De modo semelhante, o tratamento da esofagite eosinofílica por dieta de eliminação (se não for de origem alérgica) ou por deglutição de fluticasona podem melhorar o resultado cirúrgico.

Em muitas crianças, especialmente nas que têm história de displasia broncopulmonar e em necessidade de oxigênio, é adequada investigação pneumológica. As exigências de mais de 1 litro por minuto podem tornar inoportuna a remoção do tubo de traqueotomia.

Algumas crianças poderão ter uma história de aspiração ou poderão ter potencial para aspiração após uma reconstrução que é mascarada por uma estenose grave. A colocação da criança em um aspirador deve ser de todo possível evitado. A avaliação funcional endoscópica e a videofluoroscopia (ou deglutição de bário modificada) podem fornecer valiosas informações referentes ao potencial da criança para aspirar. Se existir um alto-risco de aspiração, é melhor retardar quaisquer esforços de reconstrução.

Tratamento Cirúrgico

Na estenose laríngea, a terapia cirúrgica começa em assegurar as vias aéreas e em fazer a avaliação endoscópica para o diagnóstico. O tratamento endoscópico da estenose laríngea é bem-sucedido na maioria dos casos envolvendo os graus I ou II se não existirem fatores predisponentes a falhas (Tabela 7.5). As técnicas endoscópicas incluem dilatação, divisão ou retalho de microalçapão, ressecção endoscópica com ou sem colocação de *stent*, e excisão a *laser* de dióxido de carbono (18). É

> **TABELA 7.5**
>
> **FATORES QUE PREDISPÕEM A FALHAS NO TRATAMENTO DA ESTENOSE SUBGLÓTICA COM *LASER* CO_2**
>
> Falhas dos procedimentos endoscópicos anteriores
> Perda significante da rede cartilaginosa
> Perda combinada de estenose laringotraqueal
> Retração cicatricial circunferencial
> Tecido cicatricial fibrótico na área interaritenóidea da comissura posterior
> Tecido cicatricial abundante superior a 1 cm na dimensão vertical
> Infecção bacteriana grave da traquéia depois da traqueotomia
> Exposição do pericôndrio ou da cartilagem durante a excisão por *laser* CO_2 predispondo à pericondrite e condrite
> Doença traqueal concomitante

importante saber que a maioria das lesões do grau I e muitas do grau II poderão não requerer qualquer tratamento cirúrgico.

O tratamento da estenose laríngea por *laser* endoscópico tem apresentado sucesso entre 66% e 80% (19). Para o sucesso do tratamento é necessária uma cuidadosa seleção do paciente. Os fatores mencionados na Tabela 7.5 geralmente induzem ao fracasso do tratamento endoscópico. Embora muitas estenoses do grau I e do grau II sejam acessíveis às técnicas endoscópicas, as estenoses dos graus III e IV requerem alguma forma de procedimento cirúrgico aberto. As vantagens do tratamento endoscópico bem-sucedido incluem a excisão cirúrgica exata, baixa morbidade do procedimento, mínimo dano aos tecidos subjacentes e circundantes, e a capacidade de variar a quantidade de energia liberada. O tratamento endoscópico da estenose laríngea permite potencialmente um resultado bem-sucedido sem a traqueotomia. As técnicas do *laser* endoscópico, que usam alta energia durante período prolongado e lesam a cartilagem subjacente, podem criar ou agravar uma estenose. Por causa da proliferação bacteriana do trato aerodigestivo, é recomendada a terapia antibiótica profilática.

Se o tratamento endoscópico não for bem-sucedido ou se existem fatores que predispõem à falha da endoscopia, é disponível uma larga variedade de técnicas cirúrgicas abertas para o tratamento da estenose laríngea. Essas estenoses em geral são adquiridas e estão avançadas. Para selecionar a técnica cirúrgica apropriada, é imperativo o diagnóstico endoscópico. O estado da mobilidade das pregas vocais, o envolvimento da comissura posterior e a aparência completa das vias aéreas superiores e inferiores são essenciais à avaliação.

O objetivo da cirurgia aberta na correção da estenose laríngea é o de manter a função da voz e o de permitir a descanulação precoce (1). As contra-indicações à cirurgia reconstrutiva aberta são a contra-indicação relativa ao anestésico geral, a necessidade contínua da traqueotomia (mesmo quando bem-sucedida) ou um significante refluxo gastroesofágico (20). Nenhum desses é contra-indicação absoluta.

O tratamento cirúrgico das vias aéreas estenosadas evoluiu a partir da descrição original de Rethi (21) sobre a expansão da cricóide em adultos, que exigia uma divisão vertical da cricóide e a colocação de um *stent* durante tempo prolongado. Grande parte dos trabalhos subseqüentes sobre estenose da laringe foi executada em crianças, porque uma crescente população foi criada por intubação de neonatos. Em 1971, Grahne (22) publicou uma modificação do procedimento de Rethi. Em 1972, Fearon e Cotton (23) introduziram um novo procedimento desenvolvido em primatas e que corrigiu com sucesso estenoses subglóticas em pacientes pediátricos usando enxertos para aumentar o lúmen das vias aéreas.

Para a reconstrução das vias aéreas comprometidas por estenose laríngea em pacientes que são dependentes de traqueotomia e em pacientes que não têm traqueotomia mas apresentam significante intolerância ao esforço ou distúrbios do sono, são geralmente consideradas as técnicas cirúrgicas abertas.

Os otorrinolaringologistas devem ter no seu armamentário diversas técnicas cirúrgicas para capacitá-los ao tratamento bem-sucedido de uma variedade de condições patológicas (Tabela 7.6). É no melhor dos interesses do paciente que a cirurgia das suas vias aéreas seja individualizada às suas necessidades específicas, porque nenhum procedimento único pode cobrir suficientemente todas as manifestações da estenose laríngea.

Divisão Cricóide Anterior

No neonato em que tenha falhado a extubação poderá ser usado o procedimento da divisão cricóidea anterior em vez da traqueotomia (Fig. 7.1). A Tabela 7.7 menciona os critérios sugeridos para este procedimento. É importante eliminar outras causas de obstrução das vias aéreas, tais como laringomalacia, traqueomalacia, atresia coanal e retrognatismo. Neste grupo etário, o tratamento requer cuidadoso exame endoscópico e o tratamento das patologias reversíveis (p. ex., edema subglótico, granulação laríngea) por meio de intubação, de esteroidoterapia ou de excisão à *laser*. As lesões laríngeas mais graves, especialmente com extensa lesão da mucosa, podem ser tratadas com uma divisão cricóidea anterior, permitindo a extubação sem traqueotomia (24). Como, no lactente, o nível da comissura anterior se assesta na junção dos dois terços superiores com o 1/3 inferior da cartilagem cricóidea, a laringofissura deverá se estender somente até o 1/3 infe-

TABELA 7.6 — TRATAMENTO DA ESTENOSE LARÍNGEA

Médico
Prevenção
    Pessoal experiente em intubação
    Tubo endotraqueal corretamente dimensionado
Doença infecciosa
    Biópsia diagnóstica
    Rápido tratamento
Terapia de apoio
    Toalete pulmonar
    Umidificação
    Antibióticos, esteróides
Cirúrgico
Investigação pré-operatória
    Assegurar vias aéreas, avaliação endoscópica das dimensões das vias aéreas
    Função cardíaca e pulmonar
    Avaliação do refluxo gástrico
    Avaliação endoscópica da deglutição
    Estudos radiográficos
Estenoses graus I ou II, lesões unilaterais (p. ex., hemangiomas, cistos ou membranas finas)
    Dilatação
    Divisão
    Micro-trapdoor flaps
    Ressecção endoscópica
    Cirurgia a *laser*
Falha da extubação da estenose
    Divisão cricóidea anterior (p. ex., recém-nascido, lactente)
    Traqueotomia (p. ex., necessidade de O_2, doença pulmonar grave)
Estenoses graus II, III e IV, lesões circunferenciais, membranas espessas, falha da terapia endoscópica, perda da estrutura cartilaginosa
    Enxerto cartilaginoso anterior (p. ex., estenose moderada, colapso estomal)
    Enxerto anterior/divisão posterior com *stent* (p. ex., estenose grave)
    Enxerto anterior/divisão posterior com aumento do lúmen (p. ex., retalhos mioperiósticos)
    Ressecção cricotraqueal

rior da cartilagem tireóidea. O lactente requer intubação durante 10 dias após a divisão, embora este período de tempo possa ser reduzido se uma cobertura de cartilagem alar tireoidiana for colocada sobre o sítio dividido.

Reconstrução Laringotraqueal – Enxerto de Cartilagem Anterior

Para as estenoses subglóticas dos graus I ou II, se o tratamento endoscópico não for possível ou não teve sucesso, o enxerto autógeno de cartilagem costal anterior é um método altamente eficaz para a reconstrução das vias aéreas (25,26) (Fig. 7.2). Este método pode ser também eficaz em lesões selecionadas do grau III. Nesses casos é colocado um enxerto em forma de flange de barco entre a lâmina anterior dividida da cartilagem cricóidea e, se necessário, pode se estender para baixo, através de 2 ou 3 anéis traqueais. Não deverá transgredir a comissura anterior. Outras opções para material de enxerto incluem as cartilagens alar e auricular da tireóide, embora nenhuma dessas tenha a mesma integridade estrutural da cartilagem costal.

Reconstrução Laringotraqueal – Enxerto de Cartilagem Posterior

A estenose glótica posterior é uma seqüela comum da intubação prolongada e com freqüência é diagnosticada erroneamente como paralisia bilateral das pregas. Deverá haver uma associada fibrose ou ancilose das articulações cricoaritenóideas. Depois da divisão da lâmina da cartilagem cricóidea posterior, pode ser feito o implante de uma cartilagem costal como um procedimento único ou em 2 estágios (27). Um enxerto estreito (< 6 mm) é em geral suficiente, e um aumento excessivo tem o risco de aspiração. É usada a mesma técnica da estenose subglótica dos graus II ou III, principalmente com retração cricóidea posterior. Embora uma laringofissura completa permita um excelente acesso à cricóidea posterior, deve ser tomado cuidado tanto para dividir precisamente como para reconstruir a comissura anterior a fim de assegurar um perfeito alinhamento das pregas e minimizar o risco de disfunção vocal a longo-termo. É possível dividir a cricóidea posterior sem uma laringofissura, mesmo em um neonato, porém a colocação de suturas para estabilizar o defeito da cartilagem na cricóide posterior é muito desafiante em uma criança pequena se não for feita uma laringofissura. Uma alternativa é a colocação de um enxerto de cartilagem posterior em forma de flange, quando a estabilidade é de tal modo que não exige suturas.

Reconstrução Laringotraqueal – Enxertos de Cartilagem Anterior e Posterior

As estenoses subglóticas dos graus III e IV geralmente requerem enxertos de cartilagens costais anterior e posterior. Depois da colocação de um enxerto de cartilagem posterior, as vias aéreas anteriores podem ser fechadas por um tubo endotraqueal de tamanho apropriado para estimar o tamanho necessário do enxerto anterior. Se a cricóide anterior puder ser fechada sem tensão, não deverá ser necessário o enxerto anterior. Uma variação deste procedimento é um enxerto anterior com uma separação posterior da lâmina da cartilagem cricóidea – esta opção é em geral limitada a crianças de baixa-idade. A estenose subglótica grau IV poderá em geral requerer mais de um processo até se alcançar a descanulação pelo uso das técnicas de cartilagem de expansão (28).

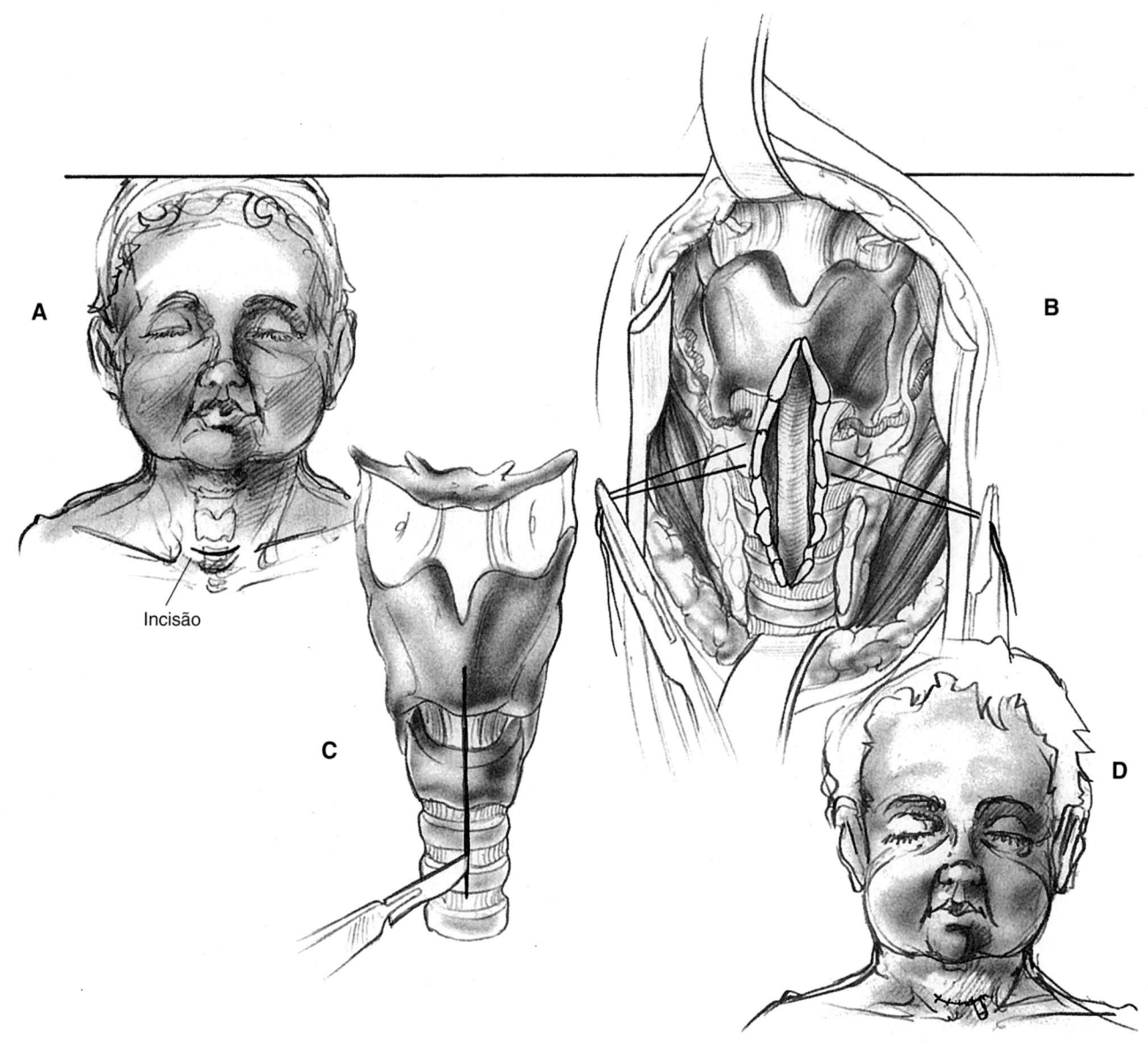

Figura 7.1
Divisão anterior da cricóide. **A:** Incisão da pele (nível cricóide). **B:** Incisão vertical através dos dois anéis traqueais superiores, da cricóidea, e da cartilagem tireóide inferior. **C:** Sutura de fixação. **D:** Fechamento da pele frouxa com dreno.

TABELA 7.7
CRITÉRIOS PARA EXECUTAR UM PROCEDIMENTO DE DIVISÃO ANTERIOR DA CRICÓIDE

Duas ou mais falhas da extubação secundárias a estados patológicos laríngeos
Peso da criança superior a 1.500 g
Nenhuma ventilação assistida durante 10 dias antes da avaliação
Necessidade de O_2 suplementar inferior a 30%
Sem insuficiência cardíaca congestiva durante 1 mês antes da avaliação
Ausência de infecção do trato respiratório superior ou inferior no momento da avaliação
Nenhuma medicação anti-hipertensiva durante 10 dias antes da avaliação

Adaptado de Cotton RT, Seid AB. Management of the extubation problem in the premature child: anterior cricoid split as an alternative to tracheotomy. *Ann Otol Rhinol Laryngol* 1980;89:508, com permissão.

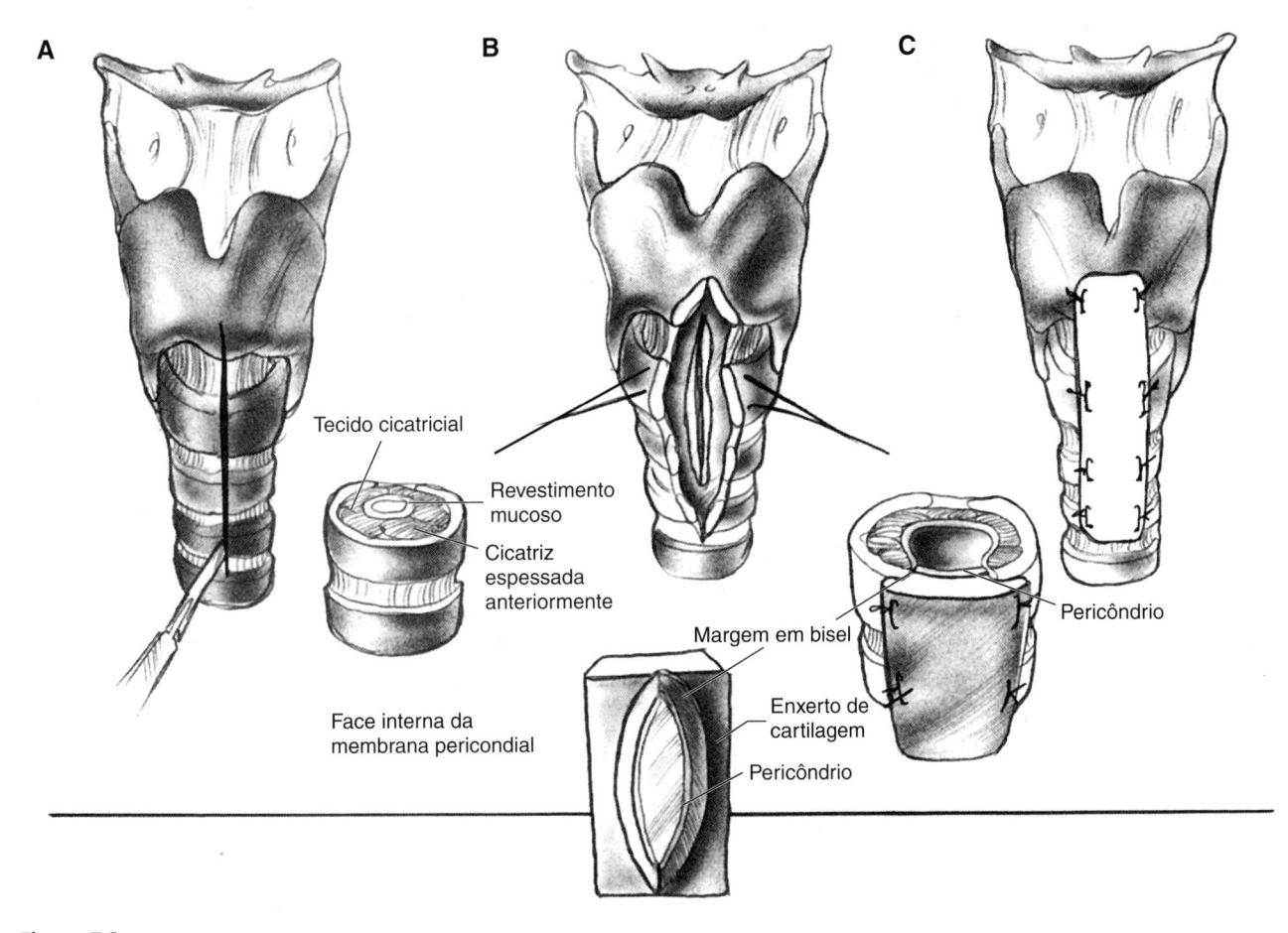

Figura 7.2
Laringofissura anterior com aumento anterior. **A:** Incisão vertical (inferior às pregas) através das cartilagens tireóidea, cricóidea e anéis traqueais superiores. **B:** Enxerto de cartilagem em bisel e elíptico. **C:** Enxerto de cartilagem no local com suturas Vicryl.

Ressecção Cricotraqueal

Uma alternativa ao enxerto de cartilagem anterior/posterior é a ressecção cricotraqueal (29,30) (Fig. 7.3). Este conceito consiste na remoção da porção doente da via aérea e introdução de tecido sadio na subglote. É um procedimento tecnicamente mais desafiante que o do enxerto de cartilagem anterior/posterior e por isso é reservado para a estenose subglótica grave (grau III ou IV). Também tem aplicação particular na reconstrução das vias aéreas em que uma reconstrução laringotraqueal anterior falhou. Existe uma probabilidade mais elevada de alcançar descanulação depois de um processo único de ressecção cricotraqueal que pela reconstrução laringotraqueal com aumento de cartilagem. As vantagens do procedimento incluem poupar a glote e evitar morbidade do sítio doador e do aspecto quase normal do revestimento mucoso das vias aéreas. As desvantagens consistem no risco para os nervos laríngeos recorrentes e uma deiscência anastomótica. A seleção do paciente é importante e a existência de cicatriz subglótica dentro de 3 mm das pregas vocais é uma contra-indicação relativa.

Opções de Stents (Moldes)

Em termos de *stent*s, a decisão principal que precisa ser tomada é a duração que é necessária da persistência do instrumento. Quanto mais instável a reconstrução da via aérea (p. ex., após um enxerto anterior/posterior), ou se existir história de falha de reconstrução anterior, mais prolongado é o período de permanência do *stent*. A permanência do *stent* a longo prazo pode ser alcançada com um tubo-T (Montgomery ou Hood) ou com um tubo de traqueotomia com um fio dentro do *stent* de Teflon (Aboulker ou Cotton-Lorenz) (Fig. 7.4). Os *stent*s com fio interno, apesar de terem sido outrora o alicerce da reconstrução laringotraqueal, tornaram-se um método cada vez mais raro de estabilização das vias aéreas. Em crianças com menos de 4 anos, devem ser evitados, porque esses tubos, com menos de 8 mm de diâmetro externo, portam um risco maior do muco ocluir seu lúmen. A permanência do *stent* a mais curto prazo pode ser mais adequadamente alcançada com um *stent* supra-estomal de Teflon, que deve ser idealmente removido depois de algumas semanas para evitar que ocorra estenose entre a extremidade distal do

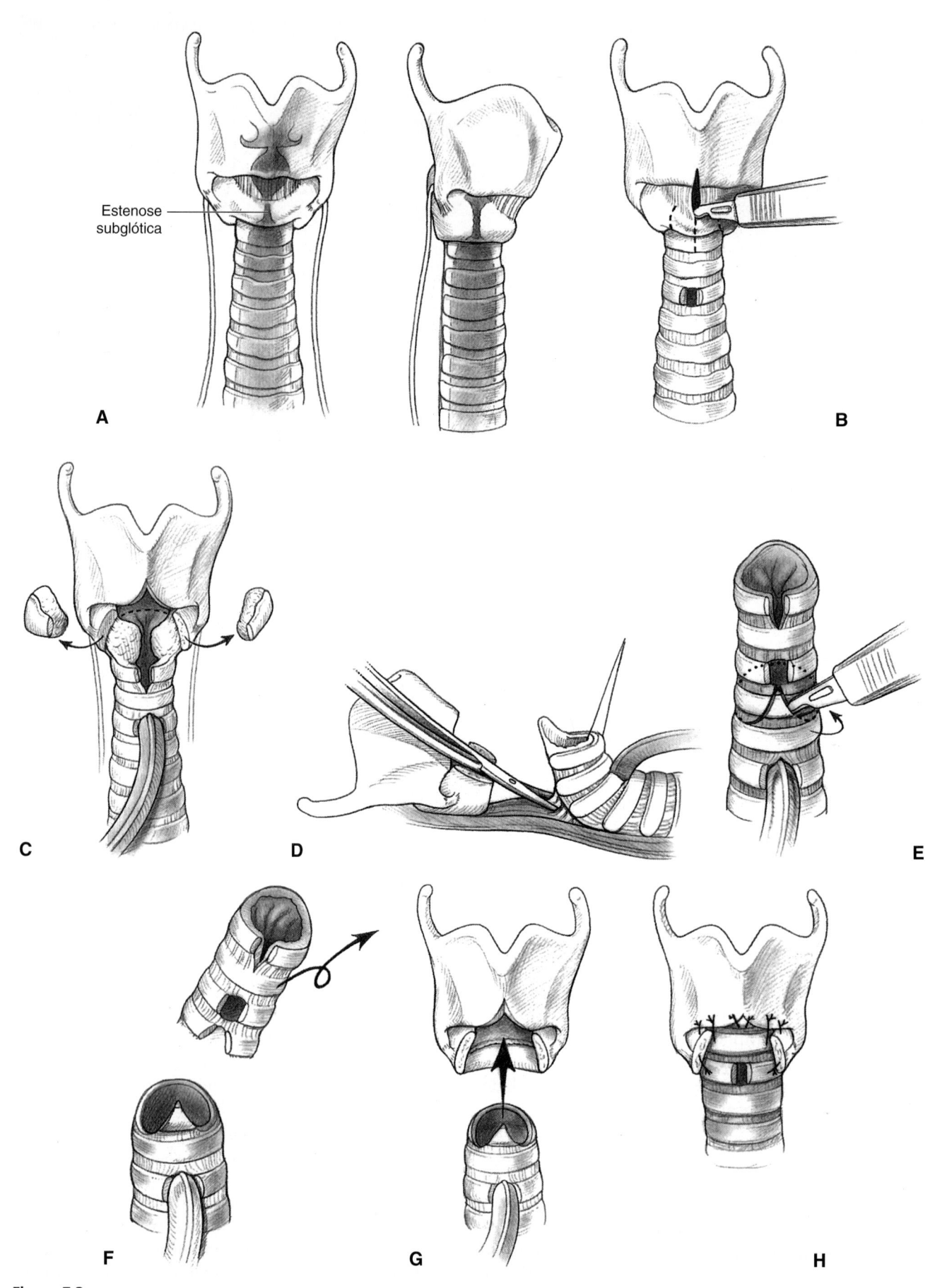

Figura 7.3

Ressecção cricotraqueal. **A:** Segmento estenosado para ressecção. **B:** Divisão anterior da cricóide. **C:** Excisão anterior da lâmina da cartilagem cricóidea. **D:** Elevação da traquéia para fora do esôfago. **E:** Traquéia superior estenosada para sacrifício. **F:** Remoção da traquéia superior estenosada. **G:** Telescopamento da traquéia na lâmina da cartilagem cricóidea posterior. **H:** Anastomose tirotraqueal.

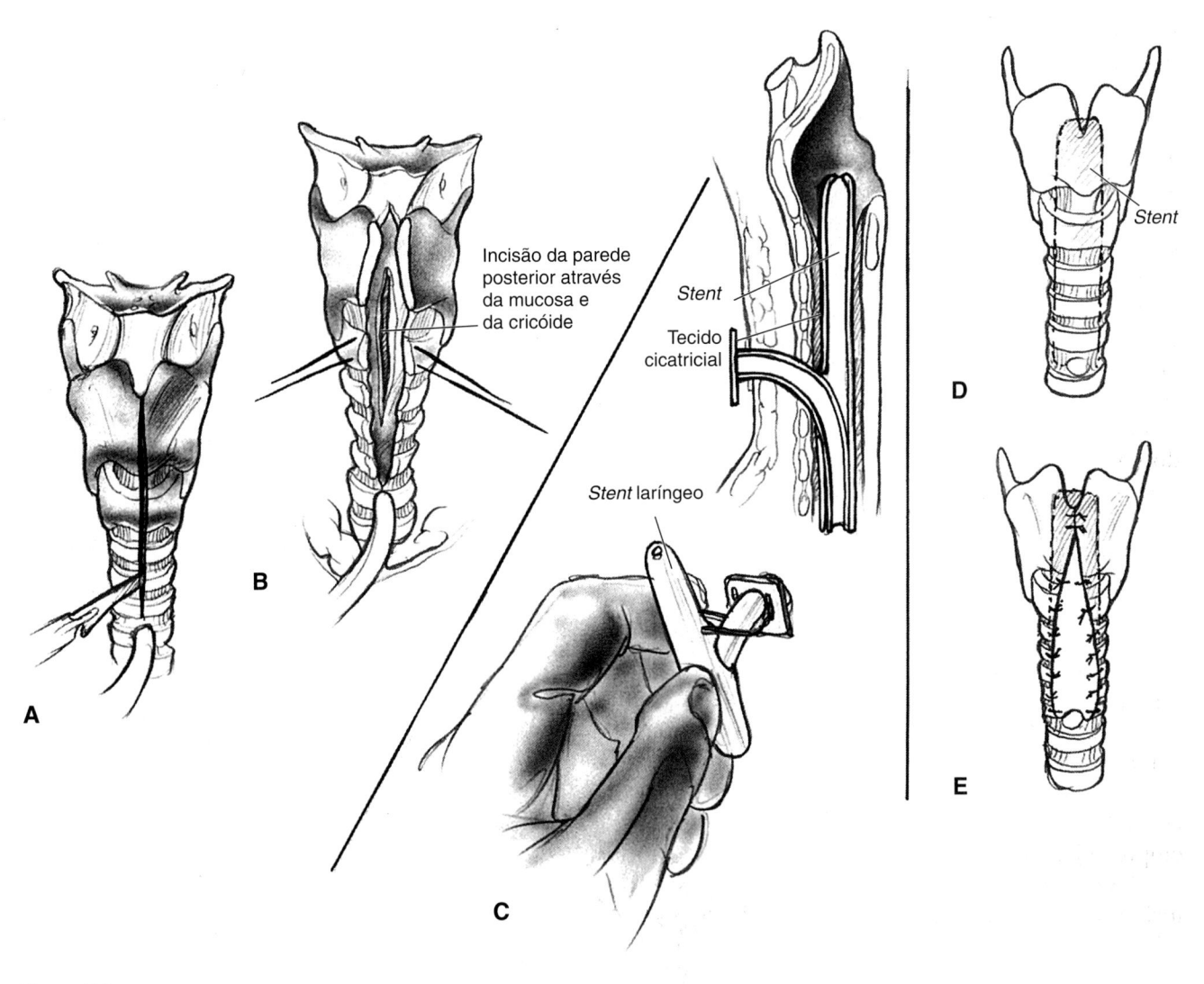

Figura 7.4
Laringofissura anterior com divisão da lâmina cricóidea posterior. **A:** Laringofissura vertical na linha média desde a fúrcula tireóidea até a traquéia proximal ou o estoma. **B:** Divisão da cricóide posterior. **C:** Tubo Holinger de traqueotomia de metal com fio para *stent* de Aboulker ou Cotton. **D:** *Stent* e tubo de traqueotomia no local. **E:** *Stent* e tubo de traqueotomia no local com um enxerto de cartilagem costal anterior.

stent e o tubo de traqueotomia. As mais novas gerações de *stent*s supra-estomais de silicone comportam menor risco de induzir estenose na sua ponta distal (27).

Se o período de permanência do *stent* for menor que 2 semanas, e a função pulmonar for suficiente, deve ser dada consideração ao procedimento de estágio único, usando o tubo endotraqueal como *stent*. Esta técnica é altamente dependente do acesso à unidade de tratamento intensivo de primeira classe. Deve ser evitada a paralisia para permitir à criança alguma oportunidade de manter suas próprias vias aéreas no evento da extubação acidental. A maioria das crianças com menos de 3 anos poderá precisar de sedação, e muitas crianças com mais de 3 anos não precisam. O período de intubação depende da cirurgia executada e pode variar entre 1 dia para os enxertos de cartilagem anterior selecionados até 14 dias para um enxerto de cartilagem anterior/posterior.

Em algumas circunstâncias, para uma reconstrução em 2 estágios, poderá não ser necessário nenhum *stent*. Um enxerto de cartilagem posterior raramente precisa de *stent*, e reconstruções cricotraqueais selecionadas podem não necessitar deste recurso.

TOMADA DE DECISÕES

No tratamento da estenose laríngea, antes de decidir sobre uma técnica cirúrgica reconstrutiva, deve ser considerado o tratamento endoscópico conservador. Esta abordagem deve incluir a dilatação endoscópica, a *laserterapia*, a remoção de tecido pelas técnicas microcirúrgicas, a esteroidoterapia local e sistêmica e a antibioticoterapia. Se essas técnicas não forem bem-sucedidas, pode ser considerada a reconstrução aberta das vias aéreas.

Ao tratar crianças, devem ser considerados vários aspectos peculiares. O paciente com estenose laríngea adquirida provocada por intubação prolongada, freqüentemente é portador de doença pulmonar crônica subjacente. A doença pulmonar, como a displasia broncopulmonar, deve ser medicamente tratada antes da correção cirúrgica das vias aéreas. Em muitas crianças com estenose laríngea, outras anomalias congênitas ou adquiridas requerem reparo cirúrgico. A reconstrução das vias aéreas deve ser retardada até que os outros procedimentos cirúrgicos estejam terminados, porque o tubo de traqueotomia existente permite o acesso seguro e fácil às vias aéreas.

Em adultos e crianças, qualquer indicação de refluxo gastroesofágico significativo deve ser submetido à correção por meios médicos (p. ex., bloqueadores da histamina-2 [H_2], antiácidos) ou por métodos cirúrgicos (p. ex., fundoplicação Nissen) antes da reconstrução das vias aéreas. Se o refluxo gastroesofágico não foi tratado com sucesso antes da reconstrução, a via aérea reconstruída pode sofrer lesões repetidas pelos conteúdos ácidos gástricos, causando tecido de granulação e maior estenose. Do mesmo modo, a esofagite eosinofílica requer intervenção e estabilização antes de empreender a cirurgia das vias aéreas.

A variedade de procedimentos cirúrgicos abertos, incluindo alguns que não são aqui mencionados, permitem ao otorrinolaringologista tratar a laringe estenosada independentemente dos fatores etiológicos. Uma estenose grave requer freqüentemente mais de uma correção cirúrgica para ser bem-sucedida. Por este motivo, as lesões estenóticas iniciais devem ser tratadas agressivamente para manter uma abertura nas vias aéreas.

COMPLICAÇÕES

As complicações relacionadas com a reconstrução das vias aéreas podem ocorrer intra-operatoriamente, logo pós-operatoriamente, ou tardiamente pós-operação. As complicações intra-operatórias incluem hipoxia, pneumotórax (em geral relacionado com a coleta da cartilagem costal) e pneumomediastino. Problemas semelhantes podem ocorrer pós-operatoriamente, como também podem ocorrer infecção das incisões, deslocamento do enxerto, desalojamento do *stent*, aspiração e entupimento do tubo de traqueotomia por muco. A reconstrução em estágio único comporta riscos particulares, incluindo obstrução do tubo endotraqueal, extubação imprevista, edema glótico e sintomas de supressão do narcótico.

Para todos os pacientes que recebem alta com tubo de traqueotomia devem ser ensinados os cuidados com a traqueotomia e fornecidos tubos de traqueotomia, incluindo um de tamanho menor que está no paciente, para o caso de necessidade de inserção em uma emergência.

A família deve ser instruída nos cuidados com a traqueotomia, incluindo a aspiração e a troca do tubo.

EMERGÊNCIAS

As complicações emergentes no tratamento da estenose laríngea incluem obstrução das vias aéreas, aspiração de um fio ou do *stent*, hemorragia ou formação de hematoma e pneumotórax com resultante dificuldade respiratória.

A obstrução das vias aéreas pode ser causada por tampão mucoso ou por tecido de granulação. Para evitar o tamponamento deve ser fornecido ar umidificado e regularmente feita mudança da cânula interna ou do tubo de traqueotomia. Os tampões mucosos devem ser cuidadosamente aspirados. O tecido de granulação pode ser tratado com esteróides (p. ex., dexametasona, 0,5 mg/kg/dia até o máximo de 20 mg por dia) por via oral ou aerossolizado através do tubo de traqueotomia, na dependência do sítio da granulação. Se o tecido de granulação for exuberante, o paciente pode precisar ser admitido e estritamente monitorizado durante a terapia. Os granulomas pedunculados solitários podem ser removidos com segurança com pinças durante a remoção do *stent* ou durante o intervalo no exame pós-operatório. Esses pacientes devem ser postos em uma dose de desmame dos esteróides aerossolizados.

Para evitar algumas dessas complicações, a técnica cirúrgica deve incluir o uso de drenos e, nos procedimentos abertos das vias aéreas, o fechamento da pele de modo que permita o escape de ar. Após os procedimentos reconstrutivos abertos, deve sempre ser feita uma radiografia de tórax. Se foi coletado um enxerto da cartilagem costal anterior, devendo ser colocado salino estéril na incisão e administrada uma pressão positiva respiratória para limitar a possibilidade de escape de ar. A boa técnica cirúrgica com uma cuidadosa hemostasia e boa orientação do pessoal auxiliar e da família pode minimizar essas emergências.

PONTOS IMPORTANTES

- No paciente pediátrico, a parte mais estreita das vias aéreas é a subglote; no adulto é a glote.
- Os sintomas da obstrução diferem de acordo com a localização. A estenose supraglótica apresenta-se com estridor inspiratório, as estenoses glóticas e subglóticas com estridor bifásico e a obstrução das vias aéreas inferiores com estridor expiratório.
- Para o diagnóstico da estenose laríngea é necessária a endoscopia, embora as radiografias lateral e anterior do pescoço, a tomografia computadorizada e a fluoroscopia possam também contribuir com informações.
- A estenose laríngea adquirida é muito mais comum que a estenose congênita e em geral é um processo mais difícil de reparar.
- O método mais importante para evitar a estenose laríngea adquirida é a instrumentação apropriada e experiente e o imediato tratamento médico das infecções ou das doenças inflamatórias.
- Para o tratamento a longo-termo das estenoses "fixas" ou firmes, a dilatação não é em geral bem-sucedida.
- O bom resultado da estenose da laringe requer avaliação cuidadosa de toda a via aérea, incluindo nasofaringe, supraglote, traquéia e parênquima pulmonar.
- Uma estenose grave pode requerer mais de um procedimento para que o reparo seja bem-sucedido.
- O refluxo gastroesofágico deve ser controlado antes do reparo cirúrgico da estenose laríngea.
- No diagnóstico e no acompanhamento da estenose laríngea, um método confiável e objetivo é a medida das vias aéreas por tubos endotraqueais.

REFERÊNCIAS

1. Fearon B, Cotton R. Subglottic stenosis in infants and children: the clinical problem and experimental surgical correction. *Can J Otolaryngol* 1972;1:281.
2. Tucker GF, Ossoff RH, Newman AN, Holinger LD. Histopathology of congenital subglottic stenosis. *Laryngoscope* 1979;89:866.
3. Walander A. The mechanism of origin of congenital malformation of the larynx. *Acta Otolaryngol (Stockh)* 1955;45:426.
4. Holinger PH, Kutnick SL, Schild JA. Subglottic stenosis in infants and children. *Ann Otol Rhinol Laryngol* 1976;85:591.
5. Miyamoto RC, Cotton RT, Rope AF et al. Association of anterior glottic webs with velocardiofacial syndrome (chromosome 22q11.2 deletion). *Otolaryngol Head Neck Surg* 2004;130:415-417.
6. McDonald IH, Stocks JG. Prolonged nasotracheal intubation. *Br J Anaesth* 1965;37:161.
7. Quiney RE, Gould SL Subglottic stenosis: a clinicopathologic study. *Clin Otolaryngol* 1985;10:315.
8. Ratner I, Whitfield J. Acquired subglottic stenosis in the very lowbirth-weight infant. *Am J Dis Child* 1983;137:40.
9. Sasaki CF, Horivchi M, Koss N. Tracheotomy-related subglottic stenosis: bacteriologic pathogenesis. *Laryngoscope* 1979;6:857.
10. Jackson C. High tracheotomy and other errors as the chief causes of chronic laryngeal stenosis. *Surg Gynecol Obstet* 1921;32:392.
11. Brantigan CO, Grow JB Sr. Cricothyroidotomy: elective use in respiratory problems requiring tracheotomy. *J Thorac Cardiovasc Surg* 1976;71:72.
12. McGill J, Clinton JE, Ruiz E. Cricothyrotomy in the emergency department. *Ann Emerg Med* 1983;11:361-364.
13. Esses BA, Jafek BW. Cricothyroidotomy: a decade of experience in Denver. *Ann Otol Rhinol Laryngol* 1987;96:519.
14. White D, Preciado DA, Stamper B, et al. Airway reconstruction in pediatric burn patients. *Otolaryngol Head Neck Surg* 2005;133:362-365.
15. Hawkins DB, Demeter MJ, Barnett TE. Caustic ingestion: controversies in management. A review of 214 cases. *Laryngoscope* 1980;90:98.
16. Little FB, Koofman JA, Kohut RI, Marshall RB. Effect of gastric acid on the pathogenesis of subglottic stenosis. *Ann Otol Rhinol Laryngol* 1985;94:516.
17. Calcaterra TC, Stem FS, Ward PH. Dilemma of delayed radiation injury of the larynx. *Ann Otol* 1972;81:501.
18. Dedo HH, Sooy CD. Endoscopic laser repair of posterior glottic, subglottic and tracheal stenosis by division or micro-trapdoor flap. *Laryngoscope* 1984;94:445.
19. Simpson GT, Strong MS, Healy GB, et al. Predictive factors of success or failure in the endoscopic management of laryngeal and tracheal stenosis. *Ann Otol Rhinol Laryngol* 1982;91:384.
20. Cotton RT. Management and prevention of subglottic stenosis in infants or children. In: Bluestone CD, Stool SE, eds. *Pediatric otolaryngology*, 2nd ed. Philadelphia: WB Saunders, 1990:1194.
21. Rethi A. An operation for cicatricial stenosis of the larynx. *J Laryngol Otol* 1956;70:283.
22. Grahne B. Operative treatment of severe chronic traumatic laryngeal stenosis in infants up to three years old. *Acta Otolaryngol (Stockh)* 1971;72:134.
23. Fearon B, Cotton RT. Surgical correction of subglottic stenosis of the larynx. *Ann Otol Rhinol Laryngol* 1972;81:508.
24. Cotton RT, Seid AB. Management of the extubation problem in the premature child. *Ann Otol Rhinol Laryngol* 1980;89:508.
25. Cotton RT, Evans JNG. Laryngotracheal reconstruction in children: five-year follow-up. *Ann Otol* 1981;90:516.
26. Cotton RT, Gray SD, Miller RP. Update of the Cincinnati experience in pediatric laryngotracheal reconstruction. *Laryngoscope* 1989;99:1111.
27. Rutter MJ, Cotton RT. The use of posterior cricoid grafting in managing isolated posterior glottic stenosis in children. *Arch Otolaryngol Head Neck Surg* 2004;130:737-739.
28. Gustafson LM, Hartley BE, Cotton RT. Acquired total (grade 4) subglottic stenosis in children. *Ann Otol Rhinol Laryngol* 2001;110:16-19.
29. Rutter MJ, Hartley BEJ, Cotton RT. Cricotracheal resection in children. *Arch Otolaryngol Head Neck Surg* 2001;127:289-292.
30. Monnier P, Lang F, Savary M. Partial cricotracheal resection for severe pediatric subglottic stenosis: update of the Lausanne experience. *Ann Otol Rhinol Laryngol* 1998;107:961-968.

CAPÍTULO 8

Traqueotomia Pediátrica

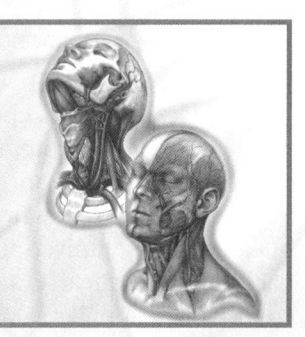

Ronald W. Deskin

O manuseio dos problemas das vias aéreas em crianças é às vezes uma difícil tarefa, exigindo cuidadosa avaliação e meticuloso planejamento. O resultado mais importante é uma via aérea segura, que possa ser tratada confortavelmente pela equipe que cuida da criança e resulte na mais baixa morbidade e mortalidade que for possível.

A decisão sobre se deve tratar a criança com problemas das vias aéreas por meio de intubação endotraqueal ou pela traqueotomia requer o acordo da equipe consistindo em geral do pediatra da criança, do intensivista, do anestesista e do otorrinolaringologista. É desejável uma equipe muito experiente. Ademais, no momento da tomada da decisão e no período de continuação do tratamento, é útil a opinião do grupo constituído de enfermeiros educadores, patologistas da fala, terapeutas respiratórios, agentes sociais e psicólogos. É também importante a consideração da experiência e da disponibilidade do tratamento em um determinado serviço médico. Os pais representam a parte vital da equipe. Tem sido muitas vezes observado que, quando se apresenta o assunto da traqueotomia, a resposta inicial dos pais é muito negativa. Depois que tenha sido tomada a decisão e completada a traqueotomia, o alívio dos pais com relação a este método de tratamento é demonstrado pela pergunta "Por que não fizemos isso antes?". A terceira resposta previsível dos pais da criança com uma traqueotomia é no momento da descanulação, quando os pais manifestam sérias preocupações e reservas sobre a resposta das vias aéreas à retirada do tubo.

A terminologia é algumas vezes confusa. Traqueotomia é derivada da palavra Grega *tome*, que significa "cortar". Traqueostomia é derivada da palavra grega *stomoun*, que significa "fazer uma abertura". Especificamente, traqueotomia refere-se ao procedimento cirúrgico de fazer uma abertura na traquéia. Traqueostomia refere-se ao orifício real na traquéia, e é também usada para descrever o tubo que é colocado neste orifício. As duas palavras são freqüentemente usadas intercambiavelmente. Por motivo de consistência, a palavra *traqueotomia* é sempre a usada neste capítulo.

HISTÓRIA

A história da traqueotomia inclui referências às incisões da traquéia apresentadas no *Rigveda*, um livro de medicina Hindu, escrito no ano 2.000 a.C. (1).

É descrito que, no 4º século antes de Cristo, Alexandre, o Grande, abriu com uma espada a traquéia de um soldado que estava sufocado com um osso alojado na garganta (1). Este procedimento cirúrgico é também mencionado por cirurgiões entre 100 a.C e 200 d.C., tais como Asclepíades, Areteus e Galeno (2). A partir do século 16 até 1830, o procedimento parece ter caído em desfavor e, durante 2.000 anos, foram mencionados somente 28 intervenções bem-sucedidas (2). A primeira referência à traqueotomia pediátrica, em 1650, foi em um menino de 7 anos de idade que havia aspirado um osso (3). Do início até os meados de 1800, foi relatado um grande número de casos de traqueotomias em pacientes com difteria. A traqueotomia foi muitas vezes o último recurso, porém resultou em uma taxa de sobrevivência de 32% (4).

Em 1907, Jackson publicou um texto e determinou os estágios dos desenvolvimentos progressivos da laringologia e de broncoesofagologia (3). Alguns dos seus protocolos de equipamentos e técnicas básicos estão ainda hoje em voga, e os estudos que se seguem têm usado esses métodos como pontos de comparação. Quando, nos meados de 1800, a anestesia geral foi iniciada, a traqueotomia era usada como uma via aérea temporária. No início de 1900 foi introduzida a intubação endotraqueal, e a traqueotomia tornou-se menos popular. A imunização contra a difteria e o evento dos sulfonamidas para outros problemas inflamatórios das vias aéreas reduziu a necessidade da traqueotomia (3).

Na década 1930, a epidemia de pólio reintroduziu a utilidade da traqueotomia (1). Na década 1960, as vacinas da pólio reduziram esta indicação. À medida que a anestesia geral se desenvolveu e a intubação endotraqueal tornou-se universal, a comparação entre a intubação endotraqueal e a traqueotomia suscitou uma controvérsia popular (5).

À medida que se desenvolveu a especialidade da medicina neonatal, o desejo de proporcionar uma via aérea segura para uma ventilação a longo-termo inspirou muitos estudos aprofundados sobre as vantagens e desvantagens da intubação endotraqueal *versus* traqueotomia. Enquanto que, antes da década 1970, o tratamento da inflamação aguda das vias aéreas era uma freqüente indicação para a traqueotomia, atualmente as indicações mais comuns para este procedimento são o tratamento da obstrução respiratória (p. ex., estenose subglótica grave) desenvolvendo-se em um lactente prematuro intubado/ventilado prolongadamente, a insuficiência respiratória por causa de problemas neurológicos incluindo traumas cranianos, o tratamento de secreções excessivas e a prevenção de aspirações (Tabela 8.1). A criança com a síndrome de Down porta muitas causas de obstrução das vias aéreas superiores (excessivo tecido linfóide, língua aumentada, forma e tamanho da faringe). Para a obstrução grave, deve ser considerada a traqueotomia eletiva juntamente com a adenotonsilectomia (6). Uma recente investigação por 85 pediatras otorrinolaringologistas, representando mais de 2.000 traqueotomias por ano, indicaram que 40% foram feitas por motivo de dependência de ventilador, 30% por obstrução extratorácica, 20% por disfunção neurológica e 10% por obstrução intratorácica (7,8).

TRAQUEOTOMIA *VERSUS* INTUBAÇÃO PROLONGADA

A escolha entre intubação endotraqueal ou traqueotomia é freqüentemente difícil. A decisão é influenciada, de modo geral, pela natureza do problema, pela prevista duração da anastomose ou do apoio das vias aéreas e por outros problemas médicos (4,9).

A intubação endotraqueal pode causar muito rapidamente lesão da glote, da área subglótica e da traquéia. Em consequência da pressão do tubo endotraqueal, poderá progredir o edema, a necrose e o dano da cartilagem. A pericondrite com infecção local induz ao retardamento da cura e formação de tecido cicatricial fibroso. Em adultos, quando é prevista a necessidade de intubação superior a 2 semanas, é em geral recomendada a traqueotomia. Na população pediátrica é difícil determinar o tempo absoluto antes da lesão. No grupo etário pediátrico, o uso do tubo endotraqueal sem revestimento e um cuidadoso manuseio do tubo com restrição dos movimentos aumentam o tempo durante o qual a intubação pode ser segura. As múltiplas auto-extubações com repetidas intubações podem indicar a necessidade mais precoce da traqueotomia (4).

Os tubos endotraqueais podem ser facilmente bloqueados, especialmente no lactente, devido ao seu pequeno lúmen. Na traqueotomia, pode ser colocado um tubo mais curto e mais largo, com menos espaço morto e menos dano às áreas laríngea e subglótica. A intubação pode ser executada por uma variedade de profissionais de saúde. A traqueotomia pediátrica requer um cirurgião experiente. A traqueotomia é mais confortável para o paciente. Se for previsto que a intubação seja relativamente curta e que a criança não se movimente muito, esta deve ser o método de escolha.

Globalmente, a traqueotomia é mais fácil de manejar, causa menos dano à laringe e à traquéia, e pode permitir que a criança receba alta do hospital, mesmo se for necessário continuar com a ventilação, e isso certamente não é possível com um tubo endotraqueal inserido. Os cuidados com a traqueotomia, a mudança do tubo e a reposição do tubo em uma situação de emergência são muito mais facilmente feitos pelos encarregados (inclusive pela família) do que seria possível com um tubo endotraqueal (4).

Em circunstâncias especiais, o paciente poderá receber uma reconstrução laringotraqueal em estágio-único em vez da traqueotomia. Quando uma criança pequena manifesta crupe recidivante ou dispnéia de esforço sem asma, exige que se suspeite de uma lesão subglótica. Se, pela endoscopia, for observada uma estenose não-vital, uma opção alternativa de tratamento para a criança sadia sob outros aspectos é a reconstrução laringotraqueal em vez da traqueotomia. Outro cenário em que se deve considerar uma reconstrução laringotraqueal imediata é em pacientes difíceis de serem extubados e que, pela broncoscopia, são considerados como tendo estenose subglótica. Esses pacientes devem ter boa função pulmonar, caso contrário, é indicada a traqueotomia.

TÉCNICA

Em razão das pequenas estruturas anatômicas, do pescoço curto e das estruturas vitais significantes, a execução da traqueotomia em uma criança requer muito mais atenção aos detalhes do que se poderá prever no paciente adulto. Uma traqueotomia planejada deve ser executada sob anestesia geral na sala de cirurgia e sob um tubo endotraqueal ou, em alguns casos, um broncoscópio. A criança é colocada em uma mesa com um rolo sob os ombros para distender o pescoço e projetar

TABELA 8.1
INDICAÇÕES PARA A TRAQUEOSTOMIA

Causa	Anastomose de Obstrução das Vias Aéreas	Toalete Pulmonar/Ventilação Assistida
Congênita	Estenose laríngea congênita Estenose subglótica congênita Hipoplasia traqueal congênita Micrognatia Seqüência de Robin Atresia coanal Anel vascular aórtico Macroglossia Traqueomalacia Membrana laríngea Cisto laríngeo Paralisia das pregas vocais	Cardiopatias congênitas Atresia esofágica com fístula traqueoesofágica Pulmão hipoplásico na hérnia diafragmática
Traumática	Trauma difuso do pescoço, traquéia ou laringe Trauma facial com edema grave do tecido mole Trauma do nervo recorrente laríngeo Corpo estranho Queimadura de inalação da face, do pescoço ou das vias aéreas superiores Aspiração tóxica	Trauma craniano Esmagamento do tórax Hemorragia intrapulmonar Choque pulmonar
Infecciosa	Epiglotite Laringotraqueite (crupe) Difteria Tétano Angina de Ludwig Abscesso retrofaríngeo Infecção profunda do pescoço com celulóide extensa	Pneumonia Bronquiolite Poliomielite Tétano (tratado) Encefalite Meningite Infecção intracraniana
Neoplásica	Tumor laríngeo Tumor traqueal Tumor da faringe ou da língua Papiloma Hemangioma Linfangioma ou higroma cístico	Tumor cerebral Tumor da medula espinal
Metabólica		Fibrose cística Coma prolongado Síndrome de angústia respiratória
Degenerativa ou de etiologia incerta		Insuficiência cardíaca Insuficiência pulmonar Degeneração do SNC ou neuromuscular Miastenia grave Síndrome de Guillain-Barré
Alérgica	Edema angioneurótico	Asma grave
Profilática	Cirurgia de cabeça e pescoço Intubação endotraqueal prolongada	
Outras	Colapso hipofaríngeo Apnéia obstrutiva do sono	

SNC, sistema nervoso central.
Segundo Myer C, Cotton R, Shott S. *The pediatric airway; an interdisciplinary approach*. Philadelphia: J.B. Lippincott, 1995:151-169, com permissão.

a traquéia mais para diante, tornando a palpação mais fácil. A cabeça deve ser fixada nesta posição, ou o anestesista poderá sustentar a cabeça e mantê-la nesta posição durante o procedimento (Fig. 8.1). É importante uma cuidadosa palpação do pescoço para localizar as marcas. A estrutura mais proeminente das vias aéreas deverá ser geralmente a cartilagem cricóidea. Esta estrutura, a parte superior da incisura da cartilagem tireóidea e a incisura esternal são marcadas com uma pena dermográfica. Os tubos de alimentação esofágicos e os estetoscópios devem ser retirados para evitar que uma inadvertida palpação desses planos seja con-

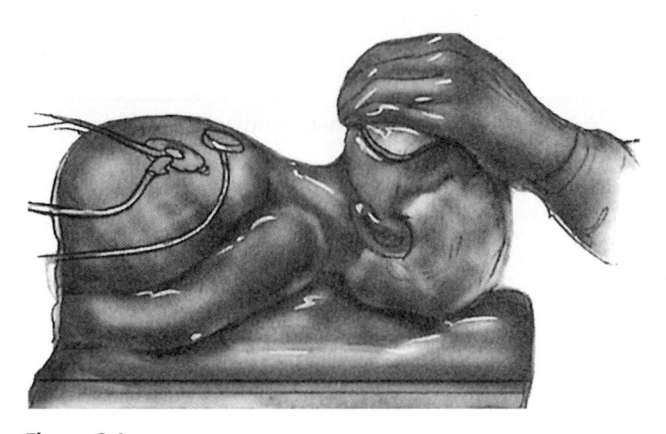

Figura 8.1
Posicionamento do paciente.

fundida com a própria traquéia. Para infiltrar a área anterior do pescoço, é usada a anestesia local com um vasoconstritor, lidocaína a 1% com epinefrina a 1:100.000. A seguir, o pescoço é preparado com uma solução desinfetante, como iodo povidona e a área é envolvida. Durante o procedimento é necessário que o anestesista tenha acesso à face e ao tubo endotraqueal. É melhor que essas áreas não sejam envolvidas com compressas e deve ser dada uma cuidadosa atenção para assegurar um campo estéril.

A incisão da pele deve ser feita (Fig. 8.2) de modo transverso ou vertical a meio-caminho entre a cartilagem cricóidea e a incisura supra-esternal. Preferimos a incisão vertical porque a retração é mais fácil, segura melhor o tubo da traqueotomia pós-operatoriamente, e não faz mais tarde ceder a incisão com o peso do tubo da traqueotomia. A incisão é feita através da pele, da gordura subcutânea e do músculo platisma. A hemostasia é obtida com o eletrocautério, e para os vasos maiores são usadas as ligaduras. Os músculos intra-hióideos são retraídos lateralmente (Fig. 8.3), e toda dissecção é feita do plano superior para o inferior (Fig. 8.4). O assistente suspende o tecido com a pinça dentada e retrai com retratores de veia. O istmo da tireóide deve ser retraído na parte superior ou inferior conforme for necessário, ou dividido se necessário. Em lactentes, o istmo é muito pequeno e em geral pode ser dividido pelo eletrocautério. Em crianças maiores, as ligaduras das suturas são executadas de modo comum. Quando a traquéia for isolada, é identificada a cartilagem cricóidea, e é feita a limpeza do 2º e do 3º anéis traqueais, proporcionando boa exposição dos anéis traqueais. Antes que seja feita a abertura são criadas suturas de tração lateralmente à projetada incisão vertical traqueal, para assim permitir fácil acesso a esta área pós-operatoriamente se ocorrer um imprevisto desalojamento do tubo (Fig. 8.5). A incisão vertical é feita através dos anéis traqueais 2 e 3. Neste ponto, o anestesista poderá notar uma perda da pressão positiva. À medida que o tubo endotraqueal está sendo retirado proximalmente, o sítio da traqueotomia vai sendo retraído lateralmente pelas suturas de tração para proporcionar fácil introdução do tubo de traqueotomia (Fig. 8.6). O tubo endotraqueal permanece no nível glótico e um pouco para dentro do espaço subglótico neste ponto, para permitir maior ventilação através do tubo endotraqueal se houver algum problema na colocação da traqueotomia. Através do sítio da traqueotomia e antes da colocação do tubo, deve ser colocado um cateter de sucção mole para proporcionar melhor visualização e remover o sangue e as secreções.

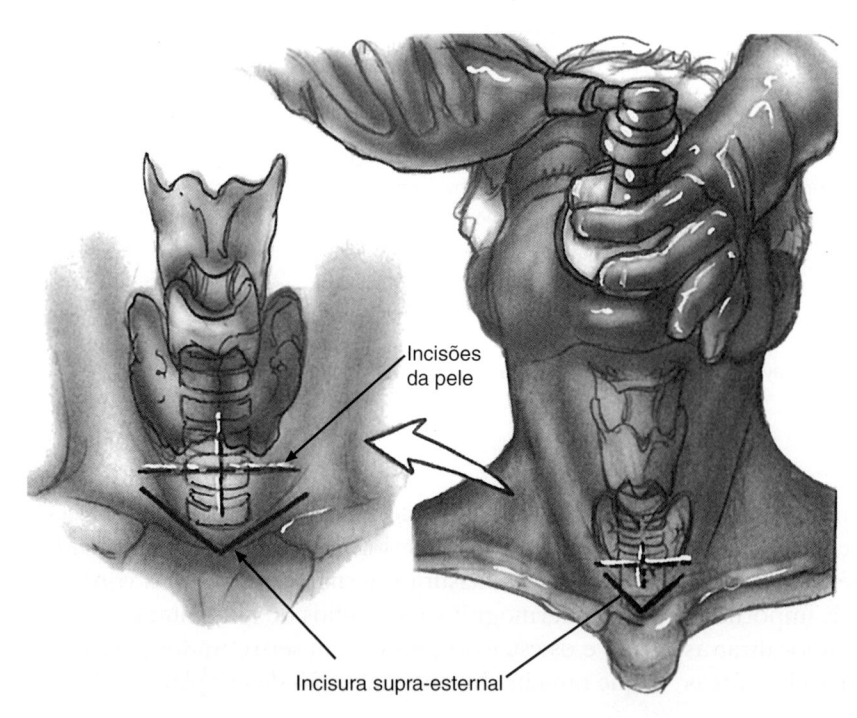

Figura 8.2
Anatomia das incisões do pescoço e da pele.

Figura 8.3
Identificação dos músculos intra-hióideos e da veia jugular anterior.

M. esternocleidomastóideo

M. esterno-hióideo
M. esternotireóideo

Identificar os músculos intra-hióideos e as veias jugulares anteriores

Veia jugular anterior

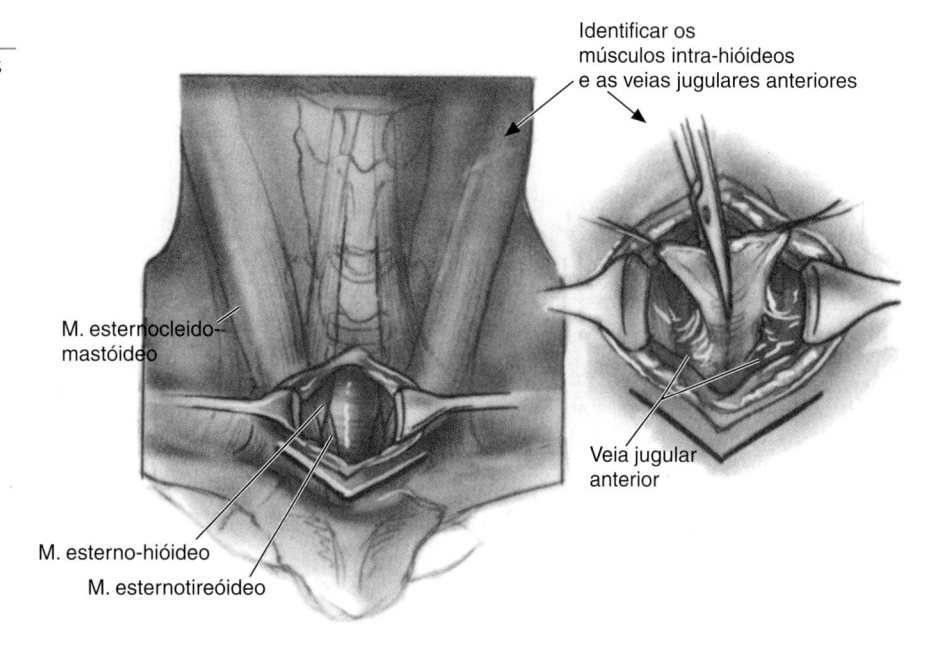

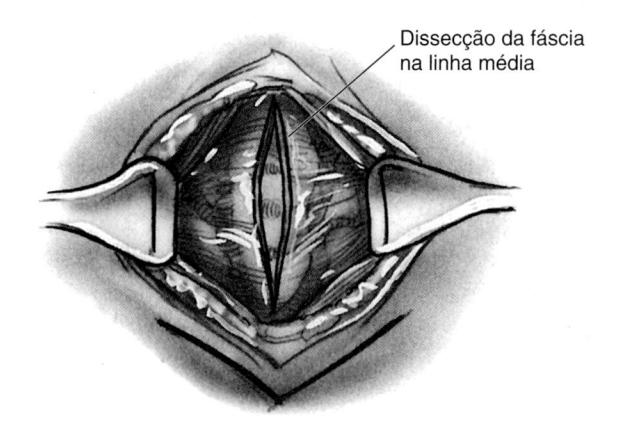

Figura 8.4
Dissecção da fáscia na linha média.

Dissecção da fáscia na linha média

Uma vez o tubo na posição, a área é inspecionada para se assegurar se a hemostasia é completa. Os laços da traqueotomia são então firmados, e o nó é fixado lateralmente em cada lado do pescoço. Ademais, é melhor não colocar este nó na parte posterior, porque ele pode ser confundido com os nós da bata hospitalar. Não é aconselhado suturar o tubo de traqueotomia à pele porque, se ocorrer no pós-operatório um desalojamento do tubo, isto retardaria sua remoção e a imediata reposição. As suturas de tração são então marcadas como direita e esquerda com um pedaço de esparadrapo de 1 polegada, e a seguir colada à parede anterior do tórax para proporcionar fácil acesso e evitar cruzamento e torção das suturas. O circuito de anestesia é conectado ao tubo de traqueotomia assim que o tubo é colocado e, se a ventilação estiver ocorrendo adequadamente ainda neste ponto, o tubo endotraqueal poderá ser completamente removido.

Incisar os anéis traqueais

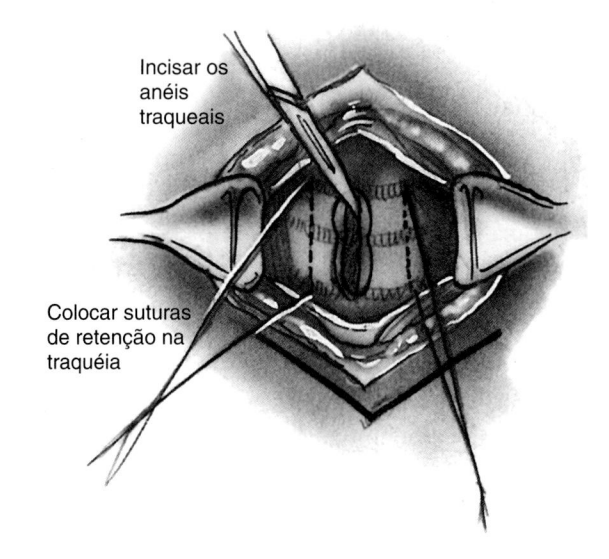

Colocar suturas de retenção na traquéia

Figura 8.5
Colocação da sutura de retenção e incisão da traquéia.

Posição do tubo traqueal

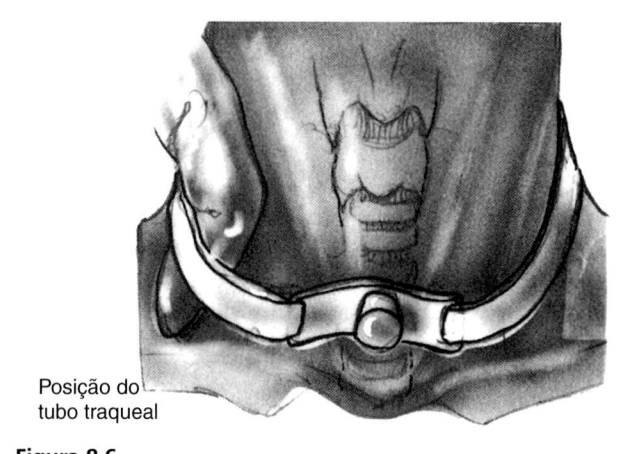

Figura 8.6
Posição do tubo traqueal.

A escolha do tubo de traqueotomia depende do estado respiratório da criança (10). Quando for previsto que a criança deva ser ventilada por pressão positiva, é permitida a colocação de um tubo com balonete, pelo menos no início, para evitar um escape, e é sempre preferido um tubo não-revestido. Se a criança não requer apoio ventilatório, pode ser colocado um tubo menor para exercer menor pressão sobre a traquéia e permitir a passagem do ar em volta da traquéia e chegar até às pregas vocais para a fonação. Entretanto, o diâmetro interno do tubo de traqueotomia deve ser apropriado para facilitar a sucção e a passagem de ar suficientes. Neste ponto, se existir dúvida quanto ao tamanho e à posição do tubo de traqueotomia, deve ser executada a laringoscopia e a broncoscopia. A incisão da traqueotomia não deve ser fechada, porque isto induziria à possibilidade de desenvolvimento de enfisema subcutâneo. A criança é então transferida para a unidade de tratamento intensivo para os cuidados específicos da traqueotomia.

TRATAMENTO PÓS-OPERATÓRIO

No Hospital

As necessidades ventilatórias são em geral determinadas pela equipe de tratamento intensivo. A sucção para o controle das secreções é feita a cada 1 ou 2 horas, e depois, nos primeiros dias, conforme for necessário. Durante os 5 ou 7 primeiros dias, de acordo com o caso, deverá ser feita a sedação e a contenção para evitar que o tubo de traqueotomia seja desalojado ou deslocado. Deve ser feita pós-operatoriamente uma radiografia de tórax – na sala de cirurgia ou na unidade de tratamento intensivo – para determinar não só o comprimento do tubo como sua posição com relação à carina. Se a criança não estiver em ventilador, poderá em geral ser capaz de tomar o alimento por via oral no dia imediato. O laço da traqueotomia é trocado durante a primeira semana para a limpeza, e a troca do primeiro tubo é em geral feita entre e o 5º e o 7º dias operatórios. Se a criança estiver em ventilador, o tubo de ventilação deverá ser posicionado na linha média do tórax ou do abdome, de modo que não exista torção lateral do tubo, que poderia deslocar o tubo ou alojar o lúmen contra a parede traqueal. Depois de 5 a 7 dias, quando está formado um bom trânsito, são removidas as suturas de tração, e a família e os encarregados domésticos começam a aprender os cuidados com a traqueotomia, a superação dos problemas da traqueotomia e com a ressuscitação cardiopulmonar. São tomadas as providências para preparar o equipamento doméstico para depois da alta hospitalar. Quando ainda no hospital, freqüentemente está envolvida uma equipe constituída de cirurgião de traqueotomia, enfermeiros educadores, terapeutas respiratórios, terapeutas da palavra e terapeutas ocasionais e físicos.

Em Casa

Em casa, é muito importante que um adulto responsável esteja presente a todo momento com a criança portadora de traqueotomia e que seja capaz de ressuscitar a criança se ocorrer algum problema. Manuais sobre cuidados com a traqueotomia estão disponíveis na maioria dos hospitais e comercialmente. É disponível pelo menos um manual que foi escrito pelo pai de uma criança com traqueotomia, e que é muito útil para as famílias. Além disso, são também importantes os video tapes sobre traqueotomias e o ensino com uma boneca traqueotomizada. Quando a criança está em casa, é importante que toda a equipe esteja à disposição, e é aconselhável notificar à companhia de eletricidade, à companhia telefônica, às equipes de emergência e à polícia local o fato de que existe em casa uma criança com traqueotomia. É também muito importante que os serviços de eletricidade e de telefone estejam mantidos, para a eventualidade de surgir uma emergência. Depois que a criança tiver alta, a equipe de traqueotomia deverá geralmente fazer seu acompanhamento com visitas regulares, e nestas incluir o seu pediatra.

COMPLICAÇÕES

As complicações das traqueotomias pediátricas são tipicamente diferenciadas entre intra-operatórias, pós-operatórias imediatas e pós-operatórias tardias. Em um lactente com menos de 1 ano, cada desses grupos tem sido relatado como representando respectivamente 3,3%, 13,3% e 38,3% (11). A taxa de mortalidade global para todos esses grupos tem sido descrita como sendo de 42%, a maioria refletindo a natureza do processo mórbido subjacente (11). A incidência de mortalidade por causa do próprio procedimento tem sido considerada como de 1,6% (11). Conforme previsto, as mais altas cifras de complicações são observadas em prematuros e em lactentes traqueotomizados por motivo de obstrução das vias aéreas superiores. Por outra parte, a taxa de ocorrência de estenose subglótica na intubação aumentou de 2% na década 1970 para 23% na década 1980, quando a intubação endotraqueal prolongada tornou-se popular (12).

A complicação intra-operatória mais comum é a hemorragia (4). Uma dissecção cuidadosa limitada da traquéia, com meticuloso controle do sangramento, poderá reduzir esta complicação. Um sangramento significante persistente que não seja controlado pelo eletrocautério, pelos laços da ligadura e pelo invólucro frouxo com Gelfoam poderá indicar uma anormalidade da coagulação. Um enfisema subcutâneo é resultado de aprisionamento de ar dentro dos planos de tecido mole e pode ser reduzido por não se suturar a incisão da pele e confinar a dissecção à linha-média da traquéia. Um enfisema subcutâneo extenso é tratado por um aumento do colo da incisão e, ocasionalmente, poderá ser colocado um dreno. Poderá ocorrer progressão para pneumomediastino e pneumotórax.

Ainda no decorrer da traqueotomia poderá ocorrer pneumomediastino e pneumotórax por lesão da abóbada da pleura. Isto pode também ocorrer por uma ruptura dos alvéolos causada por aumento da pressão negativa intratorácica. Uma tosse excessiva também pode causar este problema. Uma dissecção mínima pode reduzir esta ocorrência. Para detectar a presença de ar nesses espaços, deve ser feita uma radiografia de tórax na sala de recuperação para determinar a posição do tubo. Um grande pneumotórax pode exigir a colocação de tubo torácico.

A lesão esofágica e a fístula traqueoesofágica podem também ser evitadas por uma cuidadosa dissecção da linha média e a evitação dos tubos de alimentação e de estetoscópios esofágicos durante o procedimento da traqueotomia. A incisão na parede anterior da traquéia pode ter sido feita muito profundamente, assim causando dano à traquéia posterior e à parte da parede que separa a traquéia e o esôfago. A lesão do nervo laríngeo recorrente pode ser evitada por uma dissecção da linha média e por uma incisão traqueal vertical na linha média.

A complicação pós-operatória precoce mais comum da traqueotomia é o entupimento do tubo, que é em geral evitado por adequada sucção e umidificação (11).

As complicações pós-operatórias precoces podem incluir a descanulação acidental. Para evitar esta complicação, os laços da traqueotomia devem ser cuidadosamente fixados. Se isto ocorrer nos primeiros dias, antes que o trajeto esteja bem formado, as suturas de tração poderão ajudar na recolocação do tubo. Todos os encarregados pela criança devem aprender como distender apropriadamente o pescoço e recolocar o tubo se ocorrer descanulação. É uma boa idéia dispor de um tubo extra do mesmo calibre e um de tamanho menor para as necessidades de emergência. Ademais, se o tubo da traqueotomia não puder ser reposto, poderá ser colocado um tubo endotraqueal de tamanho apropriado através do estoma da traqueotomia. Na cabeceira do paciente deverá ser afixado um plano de ação para indicar se, no caso de não poder ser reposto o tubo de traqueotomia, esta criança deve ser ressuscitada pela laringe ou pela parte superior da traquéia. Este plano deverá também indicar aos encarregados que, nesses pacientes, é possível a intubação de bolsa-para-boca ou endotraqueal. Os problemas obstrutivos e traqueais superiores, sem dúvida, não podem ser tratados deste modo, e isto deve também ser fixado na cabeceira. O uso de um cateter de sucção maleável ou do laringoscópio flexível pode ajudar a localizar a abertura traqueal e o tubo de traqueotomia, ou o tubo endotraqueal poderá ser passado sobre o cateter de sucção ou sobre o laringoscópio flexível.

A traqueíte e a infecção do estoma podem ser controladas pelos cuidados locais, pela cuidadosa sucção quando necessária e pela umidificação adequada.

Comumente, as culturas só são feitas se as medidas de rotina não forem eficientes.

Em recém-nascidos especialmente, o tubo maleável de traqueotomia pode funcionar desse modo contra a parede traqueal devido às mudanças de posição e pode obstruir temporariamente as vias aéreas. Por isso, é importante que a equipe de enfermagem saiba que a posição da cabeça e a do corpo podem afetar as vias aéreas.

As complicações tardias incluem a descanulação acidental, o entupimento do tubo e as infecções do estoma traqueal.

Além disso, algumas complicações aumentam de acordo com a duração absoluta da exigência do tubo de traqueotomia. Pode ocorrer erosão da parede traqueal pela pressão do tubo de traqueotomia sobre a parede traqueal anterior. A artéria inominada cruza anteriormente a traquéia na entrada torácica superior e o tubo pode provocar erosão nesta área. Os tubos revestidos não são em geral usados na criança, porém podem também causar erosão da parede traqueal. Uma traqueotomia baixa, inferior ao 3º anel, pode predispor a este problema. Se existir qualquer dúvida no momento da colocação do tubo, a laringoscopia e a broncoscopia podem avaliar o tamanho relativo do lúmen traqueal e o tamanho do tubo. Qualquer sangramento na traqueotomia poderá indicar o potencial de uma grande complicação. Esta geralmente representa uma leve inflamação da traquéia por motivo de ressecamento ou por trauma da sucção, porém é necessária uma visualização direta para identificar a fonte do sangramento. Isto pode ser feito através do próprio tubo de traqueotomia ou através do estoma pelo broncoscópio flexível.

Na dependência da indicação para a traqueotomia e da condição da criança, deve ser executado um exame laringoscópico/broncoscópico formal a cada 6 a 9 meses enquanto a traqueotomia for mantida. Isto é especialmente importante em crianças com problemas neurológicos e espinais e que podem manter posições anormais do corpo.

Uma erosão da parede posterior pode resultar em fístula esofágica tardia. Um tubo nasogástrico de demora pode também predispor a este problema.

Granulomas traqueais são muito comuns na parede anterior do lábio superior do estoma traqueal. Essas formações podem inicialmente ser tecido de granulação e depois se transformarem em uma massa fibrosa, que pode ser pedunculada ou séssil. Um tubo demasiado grande ou a deficiência de cuidados com a incisão podem predispor a este problema. Se o granuloma tiver uma base larga e não estiver causando obstrução, poderá ser suficiente a observação. Se o granuloma for grande e pedunculado, é prudente removê-lo antes que ele possa obstruir o estoma durante a mudança do tubo de traqueotomia. A remoção é geralmente feita sob visão direta, com o broncoscópio no local, pressionando o granuloma para o estoma, onde ele pode ser capturado e excisado por dissecção aguda.

Poderá ocorrer colapso supra-estomal e estenose traqueal no mesmo sítio por pressão do tubo de traqueotomia com condrite local e enfraquecimento dos anéis da cartilagem e resultante colapso. Uma incisão traqueal transversa pode também causar este problema. A remoção de uma janela de cartilagem não é aconselhada em crianças, porque também pode causar este problema. Se o colapso supra-estomal estiver dificultando a descanulação, poderão ser necessários procedimentos reconstrutivos. A revisão do trajeto da traqueotomia com as suturas de apoio a partir da parede anterior colapsada através dos músculos intra-hióideos poderá ser suficiente, ou poderá ser necessária a reconstrução traqueal com enxertos de cartilagem. Os pequenos lactentes que precisam de traqueotomia prolongada são mais predispostos a este problema.

A estenose subglótica como resultado da traqueotomia pode ser reduzida evitando-se as traqueotomias altas e proporcionando-se um meticuloso cuidado à traqueotomia. As cricotirotomias são mal-aconselhadas em crianças, porque poderão condicionar esta complicação. Uma traqueotomia em uma criança hipóxica e não-sedada, cujo estado geral foi agravado durante o estágio de observação e não pode ser intubada de emergência, é melhor que seja evitada por um bom planejamento.

Fístulas traqueocutâneas persistentes têm sido relatadas com uma incidência elevada de até 20% a 40% (13,14). A idade da criança no momento da traqueotomia e a duração do tempo e permanência da traqueotomia parecem ser fatores significantes nesta complicação. Como a maioria das traqueotomias se destina para necessidades a longo-termo, a necessidade de canulação mais prolongada também aumentou, e esta complicação pode se tornar mais elevada. Depois da descanulação, se a fístula transcutânea persistir por mais de 6 a 12 meses, o tratamento consiste em excisão do trato fistuloso e fechamento em multicamadas e dreno pós-operatório. O uso deste último poderá reduzir o risco de enfisema subcutâneo. Outro método que pode ser usado é uma revisão para a traqueotomia fresca com rápida descanulação durante os próximos dias.

Quando a traqueotomia for executada por motivo de papilomatose obstrutiva das vias aéreas, uma doença distal freqüentemente precede a traqueotomia e o efeito adverso da traqueotomia pode ser confirmado na literatura (15).

TUBOS DE TRAQUEOTOMIA

O lúmen estreito da traquéia de uma criança e outras óbvias diferenças anatômicas induziram ao desenvolvimento de tubos plásticos de traqueotomia pediátrico para uso em vez dos pequenos tubos de metal de adultos. Um tubo mole e maleável conforma-se mais facilmente à traquéia do lactente ou da criança. São disponíveis múltiplos comprimentos e com vários diâmetros internos e externos de acordo com a faixa de idade e com o desenvolvimento da criança. Um tubo de traqueotomia pediátrico de cloreto de polivinil foi introduzido por Aberdeen em 1965 e marcou o início do desenvolvimento dos mais modernos tubos de traqueotomia pediátricos. Os tubos de cloreto de polivinil (Shiley e Portex) e os de silastic (Argyle e Bivona) são mais maleáveis e tendem a coletar menos secreções. Não possuem cânula interna e, em razão da sua maior maleabilidade, podem permitir mais fácil descanulação acidental. Os menores tubos de traqueotomia geralmente não têm revestimento. Tanto os tubos Shiley quanto os Bivona são disponíveis em tamanhos pediátricos padronizados e tamanhos neonatais sortidos. Para uma criança com anormalidades espinais e com traquéia deformada ou desviada poderá ser melhor um tubo de silicone mais mole. Os tubos de traqueotomia de metal de Holinger e Jackson possuem cânulas internas e podem ser mais ajustados para os procedimentos reconstrutivos quando se pode colocar um *stent* com fios no tubo de traqueotomia.

A cânula interna proporciona um método de limpeza do lúmen do tubo de traqueotomia, e é deixada no local durante os longos períodos de permanência do *stent*. Foram desenvolvidas mais conformidade e padronização ao tamanho do tubo e ao sistema de numeração, porém é ainda necessário maior progresso.

DESCANULAÇÃO

Antes da descanulação deve ser avaliado o problema que determinou a traqueotomia e ser considerado até que ponto este problema deva ser melhorado de modo que a traqueotomia não seja mais necessária (16). Além disso, as vias aéreas devem ser estudadas endoscopicamente, para se ter certeza de que não sejam criados novos problemas pela própria traqueotomia. Deve ser também avaliada a função das pregas vocais. Os granulomas supra-estomais devem ser tratados. Depois que tenham sido preenchidos esses critérios, são colocados tubos de traqueotomia cada vez menores até que o tubo de menor calibre possa ser fechado por uma duração suficiente de tempo para determinar se a criança pode respirar através da laringe. Esses fechamentos são feitos somente durante o dia se a criança estiver fora do hospital. O fechamento durante a noite é em geral feito no leito hospitalar monitorizado, logo antes da descanulação. Os estudos do sono são feitos somente se a situação indicar que sejam necessários. Os problemas respiratórios centrais poderão exigir este exame. Para documentar os critérios de descanulação poderá ser necessário o fechamento prolongado por motivo de doença pulmonar crônica com vias aéreas marginais. Em pequenos lactentes, mesmo os menores tubos de traqueotomia poderão encher completamente a traquéia de modo que o fechamento não seja possível. Os tubos fenestrados não são geralmente usados, mesmo durante o processo de descanulação, porque a formação de tecido de granulação por causa da irritação pela fenestração é uma ocorrência comum em crianças. Uma vez removido o tubo, é aplicada uma compressa com pressão leve e a criança é monitorizada no hospital durante 24 a 48 horas.

PREOCUPAÇÕES QUANTO À COMUNICAÇÃO

Atualmente, muitas traqueotomias são feitas para longo-termo e em lactentes com menos de 1 ano. Geralmente não existe qualquer problema de desenvolvimento da fala se a criança puder emitir sons em volta do tubo. A condição mórbida da criança também pode afetar o desenvolvimento da fala e da linguagem, bem como ocasionar perda da audição, estados de privação crônicos e atrasos evolutivos. Os fonoaudiólogos podem avaliar e agir, mesmo em uma unidade de tratamento intensivo, para ajudar nesses problemas. Se a criança já estava falando antes da traqueotomia, a canulação a longo-termo poderá induzir problemas, e a terapia da palavra é uma parte importante da terapia continuada. O uso de um tubo menor que permita a passagem de ar através das pregas vocais é adequado para a vocalização. Um tubo fenestrado é muito irritante para a parede traqueal e em geral não é recomendado. Uma válvula de falar com sentido único (Passey-Muir) pode ser usada para permitir que o ar possa fluir através das pregas vocais na exalação, e isto requer um tubo que não encha todo o lúmen traqueal. De outro modo a criança pode aprender a fechar, com o dedo ou com o queixo, a abertura do tubo da traqueotomia para a vocalização. Nossa experiência tem sido de que as crianças poderão aprender isto automaticamente desde que tenham capacidades normais. Porém é vital uma estimulação e um treinamento com um fonoaudiólogo. O treinamento da palavra durante a canulação poderá maximizar a linguagem receptiva, estimular o comportamento não-vocal e reduzir a frustração da criança e dos pais. As funções oromotoras são também mais bem mantidas e desenvolvidas através do treinamento da fala. Uma criança que é descanulada pré-lingüisticamente (com menos de 9 a 12 meses) em geral começa a falar apropriadamente e poderá ter pouco ou mesmo nenhum retardamento expressivo, porém pode ter problemas de voz e de apoio respiratório. Esses pontos podem ser auxiliados por uma adequada terapia da fala. As crianças que são descanuladas nas idades de 1 a 4 anos podem ter significantes atrasos expressivos e precisam de terapia específica além da terapia de apoio da voz e da respiração (17,18).

RESUMO

Embora a colocação de uma traqueotomia possa ser freqüentemente uma decisão muito difícil tanto para as famílias quanto para os médicos, esta manobra salvadora-de-vidas está bem estabelecida por sua capacidade de evitar futuras complicações para as vias aéreas. Um meticuloso cuidado da equipe cirúrgica pós-operatoriamente e uma atenção adequada aos detalhes do tratamento, incluindo terapia da palavra, poderão induzir ao resultado desejado. As crianças podem freqüentar a escola e funcionar na maioria das situações com outras crianças (exceto natação), desde que sejam disponíveis uma atitude correta e uma equipe de tratamento. A falta de atendimento a esses detalhes pode induzir a significantes frustrações, e mesmo a um prognóstico fatal.

PONTOS IMPORTANTES

- No tratamento dos problemas das vias aéreas de crianças, o resultado desejado é uma segura via aérea que alivie ou melhore o problema, que possa ser tratado em um determinado serviço e produza a mais baixa morbidade e mortalidade.
- Como o tratamento da criança com traqueotomia requer um grupo multidisciplinar, é desejável a formação de equipes dedicadas.
- Embora as palavras traqueotomia e traqueostomia sejam freqüentemente usadas de modo intercambiável, a primeira refere-se ao procedimento cirúrgico e ao ato de fazer uma abertura na traquéia, enquanto que a segunda refere-se ao orifício real na traquéia e é usada para descrever o tubo que é colocado no orifício.
- A história da traqueotomia data do ano 2000 a.C. e sua popularidade tem sido influenciada pela história das doenças e pelos desenvolvimentos dos seus tratamentos (p. ex., difteria e pólio).
- Recentes investigações mostram que as traqueotomias pediátricas são feitas para a dependência de ventilador.

- A escolha entre intubação endotraqueal e traqueotomia pode ser influenciada por uma variedade de fatores, porém em geral o fator determinante é a duração que é prevista para a intubação.
- Depois do tubo da traqueotomia no local, os cuidados gerais com o tubo são mais fáceis e podem ser feitos por um número maior de encarregados que é possível com a intubação.
- Com as muito poucas exceções dos casos de emergência, as traqueotomias pediátricas são executadas na sala de cirurgia, sob anestesia geral e através de um tubo endotraqueal.
- O modo da incisão da pele para a traqueotomia pediátrica é da escolha do cirurgião. Entretanto, a incisão cutânea vertical proporciona mais fácil acesso à traquéia, fixa melhor o tubo e em geral deixa uma cicatriz aceitável.
- Na traqueotomia pediátrica são importantes as suturas de tração para permitir pós-operatoriamente acesso a esta área se ocorrer um deslocamento do tubo antes de ser estabelecido um percurso satisfatório.
- Nos primeiros dias pós-operatórios são especialmente importantes os cuidados em uma unidade de tratamento intensivo, uma sedação adequada e um meticuloso cuidado do tubo.
- Para evitar apreensão e morbidade, os cuidados com a traqueotomia devem ser eficazmente ensinados aos pais e aos outros encarregados.
- Antes de cogitar descanulação, deve-se fazer uma cuidadosa avaliação da função das pregas vocais, apurar se foi superado o problema original que determinou a traqueotomia, e fazer uma avaliação quanto a novos problemas relacionados à própria traqueotomia.
- Um membro muito importante da equipe de traqueotomia é o patologista da palavra, que poderá agir com a criança sobre a capacidade vocal, as funções oromotoras e o apoio respiratório.

REFERÊNCIAS

1. Frost EAM. Tracing the tracheostomy. *Ann Otol* 1976;85:618-621.
2. Goodal EW. The story of tracheotomy. *Br J Child Dis* 1934;31:167-170.
3. Myer C, Cotton R, Shott S. *The pediatric airway: an interdisciplinary approach*. Philadelphia: JB Lippincott, 1995:151-169.
4. Myers E, Stool S, Johnson J. *Tracheotomy*. New York: Churchill Livingstone, 1985:3-11.
5. Stool S. Tracheotomy and/or intubation. In: Healy C, ed. *Common problems in pediatric otolaryngology*. Chicago: Year Book, 1990:423-429.
6. Jacobs IN, Gray RF, Todd NW. Upper airway obstruction in children with Down syndrome. *Arch Otol Head Neck Surg* 1996;122:945-950.
7. Wooley A, Muntz H, Prater D. Physician survey on care of children with tracheotomies. *Am J Otolaryngol* 1996;17:50-53.
8. Wetmore R, et al. Pediatric tracheostomy: a changing procedure? *Ann Otol Rhinol Laryngol* 1999;108:695-699.
9. Lewis C, et al. Tracheostomy in pediatric patients: a national perspective. *Arch Otolaryngol Head Neck Surg* 2003;129:523-530.
10. Casselbrant M. Tracheostomy. In: Bluestone CD, Stool S, eds. *Atlas of pediatric otolaryngology*. Philadelphia: WB Saunders, 1995:448-454.
11. Gianoli G, Miller R, Guarisco J. Tracheotomy in the first year of life. *Ann Otol Rhinol Laryngol* 1990;99:896-900.
12. Arcand P, Granger J. Pediatric tracheostomies: changing trends. *J Otolaryngol* 1988;17:121-126.
13. Wetmore R, Handler S, Potsic W. Pediatric tracheostomy: experiences during the past decade. *Ann Otol Rhinol Laryngol* 1982;91:628-631.
14. Joseph H, Jani P, Preece J. Pediatric tracheostomy: persistent tracheocutaneous fistula. *Int J Pediatr Otorhinolaryngol* 1991;22:231-234.
15. Shapiro AM, Rimmel FL, Shoemaker D, et al. Tracheotomy in children with juvenile-onset recurrent respiratory papillomatosis: the Children's Hospital of Pittsburgh experience. *Ann Rhinol Laryngol* 1996;105:1-5.
16. Benjamin B, Curley J. Infant tracheotomy: endoscopy and decannulation. *Int J Pediatr Otorhinolaryngol* 1990;20:113-118.
17. Simon B, Fowler S, Handler S, et al. Communication development in young children with long term tracheostomies. *Int J Pediatr Otorhinolaryngol* 1983;6:37-41.
18. Gluth, MB, et al. Postoperative management of pediatric tracheostomy: results of a nationwide survey. *Otol Head Neck Surg* 2000;122:701-705.

CAPÍTULO 9

Ingestão de Cáusticos e de Corpos Estranhos no Trato Aerodigestivo

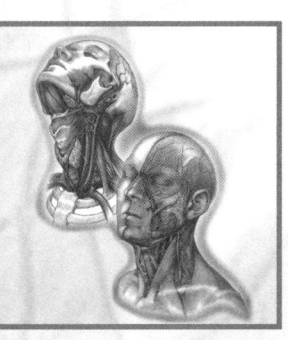

Ellen M. Friedman • Gabriel Calzada

LESÕES CÁUSTICAS ESOFÁGICAS

A mortalidade por queimaduras cáusticas do esôfago diminuiu durante os últimos 100 anos à medida que melhorou o tratamento das suas seqüelas. No século passado, os estreitamentos do esôfago, isoladamente, responderam por mais de 40%, e o tratamento das queimaduras não-observadas geralmente se centralizavam nas simples terapias de suporte (1). No século atual, as imagens e a endoscopia diagnóstica proporcionaram uma base para a intervenção médica inicial adequada para o tratamento por uma dilatação mais segura do estreitamento e pela reconstrução esofágica. As taxas de mortalidade atuais estão entre 0% e 20%, com a maioria das mortalidades causadas pelas queimaduras transmurais mais graves.

Os otorrinolaringologistas estiveram sempre na vanguarda do diagnóstico e do tratamento da ingestão cáustica. Em 1927, o Dr. Chevalier Jackson teve sucesso em lutar pelo rótulo especial dos agentes cáusticos. Sua campanha pela identificação das substâncias perigosas resultou em proeminente impressão da palavra "Veneno" nos agentes cáusticos, levando a uma maior conscientização no manuseio e na armazenagem de certos produtos. Outras medidas legislativas também beneficiaram o público. Essas leis obrigaram a redução da concentração de certos agentes para o consumo no varejo. O "Safe Packaging Act" tornou as garrafas mais difíceis para as crianças abrirem. Essas modificações e o maior conhecimento do publico reduziram de modo significativo as ingestões cáusticas. Adicionalmente, a mudança da lixívia sólida para a lixívia líquida e dos detergentes líquidos modificou significativamente o tipo da epidemiologia das ingestões cáusticas. A disponibilidade da forma líquida dos agentes cáusticos aumentou a quantidade de mucosa que pode ser lesada com uma deglutição *versus* os encontros anteriores de lesão mais localizada pela ingestão de sólidos que aderiam à mucosa.

Os agentes mais comumente responsáveis pela ingestão de cáusticos são de 3 categorias:

1. Agentes cáusticos ou álcalis (pH superior a 7), por exemplo, óxido de cálcio, detergentes de lavanderia.
2. Corrosivos ou ácidos (pH abaixo de 7), por exemplo, desinfetante de vasos sanitários, líquido de baterias e ácido sulfúrico.
3. Alvejantes (pH aproximadamente 7), por exemplo, hipoclorito de sódio.

Essas categorias causam 3 reações histológicas distintas quando em contato com a mucosa oral, esofágica ou gástrica. Os agentes cáusticos causam necrose de liquefação, provocando desintegração inicial da mucosa com penetração profunda para os tecidos. Este fato reflete-se no achado de maior envolvimento oral e esofágico nas queimaduras por óxido de cálcio. Os agentes corrosivos resultam em necrose de coagulação, que determina a formação de um coágulo sobre a mucosa, limitando desse modo a absorção mais profunda até que o agente chegue ao estômago, onde o pH ácido pode aumentar a ação. Isto explica a incidência mais elevada de complicações gástricas, tais como perfuração e a formação de estreitamentos nas ingestões ácidas (Fig. 9.1). Além disso, o sabor intensamente desagradável dos agentes ácidos causa freqüentemente engasgo, sufocação e salivação, podendo resultar em epiglotite química caso o agente ácido tiver contato com a epiglote (Fig. 9.2). Quando isto ocorre, é essencial a colocação de uma via aérea artificial, embora não exista consenso sobre a superioridade entre intubação endotraqueal e traqueotomia. Esta decisão deve ser mais provavelmente determinada pela clínica e pelo hospital onde a criança se encontra. Os alvejantes têm um pH essencialmente neutro e são considerados irritantes do esôfago. Em grande número de pacientes com história de ingestão de alvejantes não tem havido morbidade ou mortalidade significativas, nem complicações asso-

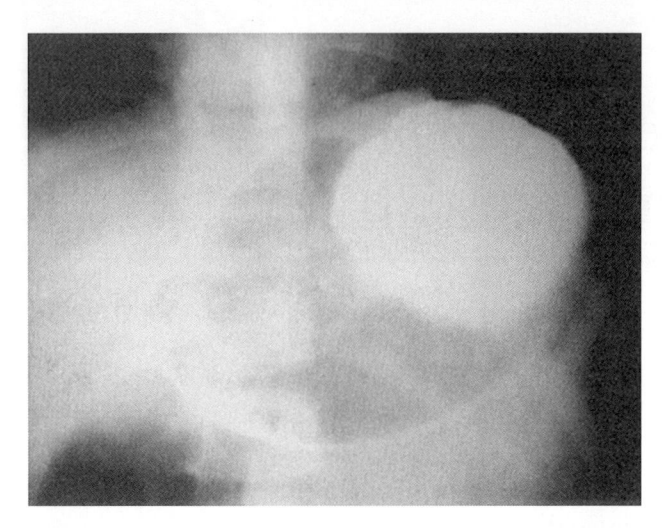

Figura 9.1
A deglutição de bário depois da ingestão de ácido revela o efeito do agente corrosivo no estômago, antes da perfuração gástrica.

ciadas. Por este motivo, não é justificada uma investigação intensiva nos pacientes que ingeriram alvejantes (2).

Muitos médicos que atuam em áreas urbanas têm observado um aumento das ingestões de agentes cáusticos de alisadores/condicionadores de cabelos (3,4). Os relatos da literatura observaram que 30% a 42% das ingestões de cáusticos são devidas a condicionadores/relaxantes de cabelos (4,6). O relaxante de cabelo é um creme alcalino com um pH de 11/12 e funciona desnaturando as proteínas estruturais para alisar o cabelo encaracolado. O Food and Drug Administration nem outra agência obriga os mesmos a serem vendidos em embalagem de abertura difícil para crianças. As crianças são atraídas para esses produtos pois têm um cheiro agradável e são embalados em grandes tubos coloridos.

Em 2003 Aronow *et al.* (4) descreveram sua experiência com a ingestão do cáustico do alisador/condicionador de cabelos e revisaram a literatura. Dentre 213 ingestões, observaram apenas 1 caso que apresentou lesão da mucosa esofágica em grau superior a 1 e nenhum caso com prognóstico clínico adverso. Com base na evidência até o momento, a ingestão de agentes alisadores/condicionadores de cabelos não suscita risco significativo de lesão grave esofágica nem gastrointestinal (GI) superior, não justificando a endoscopia de rotina nesta situação. A literatura sugere que esses pacientes devam ser mantidos de modo conservador com observação durante a noite, e com a adequada avaliação da ingesta oral (4-6).

O crescente aparecimento de pequenos objetos e utensílios domésticos que utilizam baterias de disco resultou em um aumento do número de aspirações dessas baterias. As baterias de disco podem causar dano da mucosa logo 1 hora depois da ingestão. O líquido contido dentro da bateria tem um pH alcalino extremamente alto que exsuda após a ingestão. Este escapamento pode produzir lesão esofágica grave. Subseqüentes perfurações esofágicas, formação de estreitamentos e morte têm sido produzidas por esta ingestão. As complicações podem ser minimizadas pela rápida retirada da bateria do esôfago. Se a bateria passou para o estômago em um paciente assintomático, mais provavelmente poderá ser eliminada pelas fezes. Se a bateria não for eliminada após 48 horas, é sugerida a remoção endoscópica.

A gravidade da lesão é determinada pela quantidade e pelo tipo do agente ingerido, pela presença de outros alimentos no estômago, pelo tempo de trânsito intestinal e pela presença de refluxo gastroesofágico. O contato inicial do agente poderá produzir alterações imediatas na mucosa, que progridem durante os 3 dias seguintes. Depois da fase aguda da lesão, começa um período latente, sendo que durante este tempo poderá ocorrer a formação de estreitamento. O processo poderá progredir rapidamente durante 1 mês ou durante um período de anos.

As queimaduras mucosas superficiais curam sem seqüelas. As queimaduras que se aprofundam bastante para alterar as camadas submucosa e muscular são complicadas por uma perda da mucosa significativa. Na área queimada desenvolve-se uma intensa resposta inflamatória em conjunto com dismotilidade esofágica, e um tecido de granulação com fibroblastos forma a matriz de fibras de colágeno no tecido conjuntivo neoformado. Dentro de 3 a 4 semanas da agressão inicial, as fibras do colágeno começam a se contrair, e a formação irregular desta matriz de colágeno possibilita a

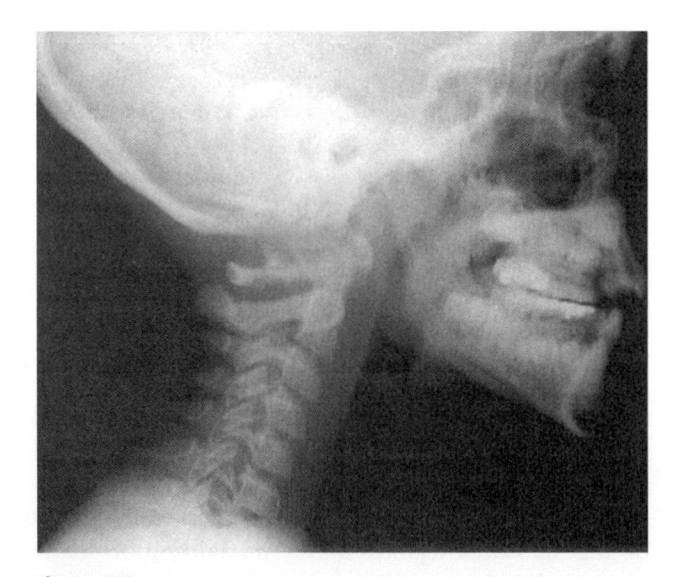

Figura 9.2
Os agentes ácidos provocam mais comumente inflamação epiglótica ou "epiglotite química".

formação de faixas adesivas. À medida que continua o processo de contração, formam-se pseudodivertículos entre essas aderências. No lúmen esofágico prossegue a formação de estreitamentos até que um denso tecido cicatricial fibroso substitua as camadas submucosa e muscular. De modo geral, somente as queimaduras circunferenciais produzem estreitamentos esofágicos muito graves para causar morbidade clinicamente significativa.

Apresentação Clínica

A maioria das ingestões infantis ocorre em pacientes menores de 5 anos e freqüentemente durante um período em que as crianças não estão sendo vigiadas. Este fato pode limitar muito a capacidade do médico de obter uma informação exata. A informação referente à quantidade e ao tipo do agente podem também ser indisponível; entretanto, se os pais trouxerem o vasilhame do agente suspeito ao setor de emergência ou ao consultório do médico, será mais útil.

A consulta inicial ao centro de controle de intoxicações é muito útil. Muitos estados possuem um centro de controle (CEATOX) em linha direta, com acesso telefônico durante 24 horas para ajudar no tratamento desses casos.

O centro de controle de intoxicações poderá ser capaz de identificar o preparado específico e poderá dar recomendações específicas quanto ao tratamento.

A significação prognóstica dos sinais e sintomas clínicos tem sido o alvo de discussão de muitos artigos na literatura (7,8). Parece que a maioria dos sintomas, sinais, temperatura e exames laboratoriais, incluindo hemograma completo e velocidade de sedimentação, não são consistentemente preditivos do envolvimento gastrointestinal. Rigo *et al.* (8) observaram que a idade da criança, a ingestão de ácidos fortes, uma leucocitose superior a 20.000 células/mm^3 e a presença de úlceras gástricas profundas e de necrose gástrica durante a endoscopia eram previsores significativos de morte depois da ingestão cáustica.

Mesmo o exame físico poderá não ser útil na previsão de lesão esofágica. É essencial lembrar que a presença ou ausência de lesões orais (p. ex., queimaduras labiais ou bucais) não podem predizer acuradamente a presença de envolvimento mais distal. É de interesse que, em alguns estudos, 70% dos pacientes tiveram queimaduras orofaríngeas sem a associação de lesão esofágica (9) (Fig. 9.3). Por esse motivo, a ausência ou presença de lesão visível ao exame físico não deve influenciar sobre as demais investigações. Ao contrário, certos indicadores de lesão grave, tais como dor toracoabdominal ou taquicardia com hipotensão, podem ser correlacionados confiavelmente com uma lesão significativa. Disfagia, dor retroesternal ou dor abdominal freqüentemente indicam lesões esofágicas graves. Rouquidão ou estridor advertem quanto a progressão da obstrução das vias aéreas a partir do edema supraglótico ou glótico ou da lesão traqueal (Tabela 9.1).

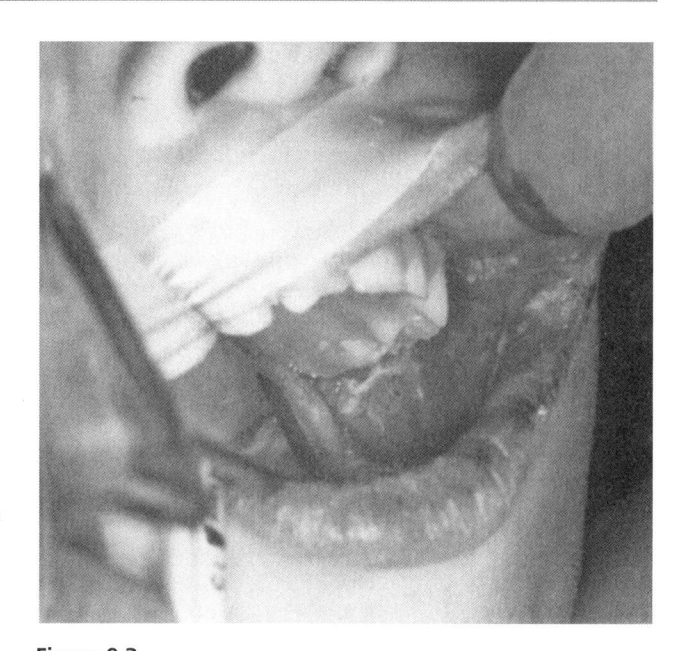

Figura 9.3
A presença ou ausência de queimadura nos lábios após uma ingestão cáustica não pode predizer confiavelmente a possibilidade de envolvimento do esôfago.

Tratamento

A maioria dos agentes cáusticos, nas suas embalagens traz instruções sobre como tratar a ingestão acidental. Infelizmente, grande parte dessas informações tem se demonstrado errônea. O uso de agentes neutralizantes, tais como o vinagre para a ingestão de lixívia e de bicarbonato de sódio, para neutralizar ingestões ácidas,

---

TABELA 9.1 — AVALIAÇÃO/DIAGNÓSTICO

- Não existe relação confiável entre os sinais, os sintomas, o exame físico e o grau da lesão, exceto quando exista disfagia, dor retroesternal ou dor abdominal, indicativos de lesão grave
- A endoscopia é essencial para avaliar o envolvimento esofágico, e deve ser executada entre 24 e 48 horas após o acidente, concedendo o tempo necessário para que a lesão se manifeste e evitando a instrumentação durante o período de debilidade da parede esofágica
- Para verificar perfuração ou para avaliar uma disfagia progredindo para a formação de estreitamento, é mais útil a deglutição de bário
- Na maioria dos casos de corpos estranhos nas vias aéreas, os filmes expiratórios ou a fluoroscopia do tórax são diagnósticos, revelando hiperaeração do pulmão obstruído e desvio do mediastino

pode causar reações químicas exotérmicas que poderão agravar a lesão do esôfago. A utilização de ácido (p. ex., sucos cítricos) para neutralizar a base tem sido condenada. Por isso, as atuais recomendações indicam o uso judicioso de agentes diluentes, tais como água ou leite, para remover o agente que estiver no esôfago. Uma criança que ingeriu uma substância perigosa deverá beber água ou manter a boca cuidadosamente irrigada com água ou leite (um tampão neutro) em grandes volumes. A ingestão do líquido não deve representar mais de 15 ml/kg do peso, pois o excesso de líquido pode induzir vômito (10). Lavagem gástrica e vômitos induzidos por eméticos (p. ex., ipeca) são contra-indicados. O vômito poderá causar repetição de exposição da mucosa ao agente e desse modo aumentar o risco de lesão. Outras intervenções no setor de emergência, tais como a lavagem gástrica, deverão ser evitadas, pois a passagem cega do tubo nasogástrico aumenta o risco de perfuração iatrogênica do esôfago. O papel dos antiácidos não foi completamente avaliado e comporta maior investigação.

Em decorrência do fato de que a história pode ser insuficiente e o exame físico inconclusivo, a visualização direta pela endoscopia representa o método mais confiável e exato para determinar a extensão da lesão esofágica. O momento de fazer a endoscopia é crucial. Se o exame for feito antes das 12 horas da ingestão, ainda não passou o tempo suficiente para que a lesão se manifeste completamente e, portanto, o dano poderá ser subestimado. Se a investigação for tardia, durante o período de debilidade estrutural da parede do esôfago poderá aumentar o risco de lesão iatrogênica durante o exame. Por isso, a endoscopia deve ser executada entre 24 e 48 horas após a ingestão para alcançar o mais alto grau de segurança do paciente e de fornecer mais informações.

Se a chegada do paciente for 48 horas após o acidente, a endoscopia deve ser evitada. Neste caso, o deglutograma com bário, embora não tão revelador nem confiável quanto a endoscopia, poderá ser usado como avaliação inicial. As técnicas radiográficas que usam os meios de contraste para estudar as lesões agudas podem ser imprecisas, com 30% a 90% de resultados falsos-negativos relatados em pacientes com envolvimento esofágico moderado. Entretanto, as lesões esofágicas graves têm sido descritas acuradamente pela demonstração radiográfica de atonia e má distensibilidade desde o dia do início da lesão (11). Esses achados conflitantes esclarecem o valor da visualização endoscópica direta do esôfago e do estômago como o método mais válido para estabelecer o grau da lesão. As crianças, nas quais houver pouca suspeita de ingestão real, podem ser acompanhadas por hospitalização e observação conservadora. Nesses casos, poderá também ser útil o deglutograma com bário. Na avaliação da lesão esofágica após a ingestão de substâncias cáusticas, tem sido usado o Tecnécio como marcador radiológico como uma técnica não-invasiva. Esta técnica foi utilizada em um grupo pequeno de pacientes com ingestão cáustica e mostrou-se promissora na avaliação da lesão do esôfago (12). Estudos mais recentes têm se focado no uso da minissonda ultra-sonográfica para determinar o prognóstico, o risco de estreitamento e o sangramento em pacientes com ingestão cáustica (13,14). A minissonda ultra-sonográfica tem demonstrado visualizar acuradamente as lesões na esofagite corrosiva, e tem sido prognosticamente útil. Entretanto, quando usada em conjunto às técnicas endoscópicas convencionais, não aumenta a acurácia quanto à previsão de complicações precoces ou tardias pelas ingestões cáusticas. Assim, a endoscopia padrão isoladamente é suficiente para a avaliação e para a previsão das complicações de sangramento e de estreitamento (14). São necessários futuros estudos para determinar a precisão desses exames não-invasivos.

O deglutograma com bário é mais útil para verificar perfuração ou para avaliar disfagia progressiva em decorrência da formação de estreitamentos. O exame do trato GI superior pelo bário é considerado útil na demonstração de muitas das seqüelas tardias das lesões corrosivas, que incluem estreitamentos esofágicos solitários ou múltiplos, pseudodivertículos intramurais e carcinoma. Os estudos com bário no estômago podem demonstrar cicatrização envolvendo predominantemente o antro, ou uma deformidade com múltiplos pseudodivertículos (15).

Para determinar o acometimento esofágico é feita a endoscopia, que poderá estabelecer um diagnóstico preciso, permitindo a terapia racional. Pela endoscopia, o grau 1 é lesão superficial, o grau 2 é lesão transmucosa e o grau 3 é lesão transmural. Devem ser feitas também observações concernentes à presença de lesões circunferenciais. O grau da lesão e o grau de envolvimento poderão determinar quais os pacientes que deverão se beneficiar da intervenção farmacológica e ajudar no prognóstico (Tabela 9.2).

Para reduzir a formação de estreitamentos, é indicada a administração corticóide, o qual tem se demonstrado mais eficaz nas lesões transmucosas (grau 2). As queimaduras superficiais (grau 1) freqüentemente não progridem para a formação de estreitamento nem para outras complicações e, por isso, não justificam a administração de corticóide. As queimaduras transmurais (grau 3) poderão exigir intervenção cirúrgica e podem realmente ser precipitadas pelo tratamento com corticóide. Por este motivo, os corticóides são contra-indicados nessas lesões graves. Os achados endoscópicos são essenciais para os pacientes, que

TABELA 9.2
ASPECTO ENDOSCÓPICO DAS QUEIMADURAS ESOFÁGICAS

Grau da Queimadura	Aspecto Endoscópico
Primeiro grau	Esofagite não-ulcerativa, eritema leve, edema da mucosa
Segundo grau	Exsudato esbranquiçado, eritema, ulceração subjacente que pode se estender para a musculatura
Terceiro grau	Tecido transmural pardo ou enegrecido, ulcerações profundas que podem se estender para o tecido periesofágico, lúmen pode ser obliterado

poderão se beneficiar com o início precoce de corticóide e eliminar aqueles nos quais o corticóide não é necessário ou será realmente prejudicial.

A dosagem apropriada do corticóide persiste controversa. Nenhum estudo controlado demonstra adequadamente a dose que deve ser usada. Os estudos da eficácia clínica dos corticóides têm sido conflitantes. Os diferentes métodos de estudos da lesão inicial, do esquema e da dose do corticóide usada, e a variabilidade da experiência com as queimaduras graves tornaram impossível um consenso (16). As recomendações atuais são para a prednisona, de 1 a 2 mg/kg/dia até a uma dosagem máxima de 60 mg por dia. Esta dosagem é continuada por um período de 21 dias em um regime de redução gradual.

O uso de antibióticos profiláticos é também controverso. Na revisão da literatura, uma crescente evidência sugere que os antibióticos não reduzem a incidência de estreitamentos nem de outras complicações. Nossa recomendação atual é se abster dos antibióticos até que o paciente manifeste sintomas ou sinais de uma infecção secundária.

Os agentes latirogênicos que reduzem a ligação cruzada do colágeno também têm sido utilizados para reduzir a incidência dos estreitamentos esofágicos. Os latirogênicos, tais como β-aminopropionitril, acetilcisteína e penicilamina mostraram reduzir a formação de estreitamentos laríngeos nas lesões por álcalis (17). Embora a toxicidade sistêmica tenha sido um fator limitante do uso clínico desses agentes, a continuidade do trabalho com as drogas mais bem toleradas (p. ex., penicilamina) poderá se comprovar útil.

A proteção da parede lesada do esôfago contra os efeitos do ácido gástrico poderá ser extremamente importante para diminuir o tecido de granulação e a subseqüente formação de retração. A terapia pelo sucralfato contra as queimaduras pela lixívia e pelos ácidos tem se mostrado promissora na cura da úlcera do esôfago sem a formação de estreitamentos. Assim como acontece com a terapêutica com corticóide, o sucesso com este tratamento pode ser maior no pacientes com queimaduras moderadas de 2º grau. O sucralfato deve ser administrado por via oral, como uma pasta a partir do seu comprimido, podendo limitar seu uso nas lesões mais graves. Estudos clínicos e laboratoriais com antiácidos líquidos, com bloqueadores da histamina-2 (H_2) ou com o omeprazol poderão representar outras formas importantes de terapêutica.

Os pacientes que sofreram lesões entre moderadas ou graves e ultrapassam a fase aguda, geralmente apresentam um grau variável do acometimento. Poderá resultar na formação de estreitamentos com longos segmentos possivelmente envolvidos e atonia esofágica. Desde 1920, tem sido usada a dilatação esofágica para ampliar o lúmen esofágico. Os estreitamentos podem se formar em múltipla localizações, ou com vários comprimentos ou gravidades, exigindo dilatação ou deglutição periódica de dilatadores cheios de mercúrio. A dilatação com cateter de balão pode ser usada com segurança, sendo eficaz em crianças nas quais se desenvolve estreitamento esofágico depois da lesão cáustica, embora seja seguida de taxas mais altas de complicações e de fracassos quando comparada com seu uso no estreitamento congênito do esôfago (18). Nos estreitamentos esofágicos secundários à ingestão cáustica, o tratamento a longo prazo exige repetidas hospitalizações para as dilatações seriadas. A freqüência e a cronologia ideais desses procedimentos não estão bem estabelecidas. As dilatações são freqüentemente acompanhadas de dificuldades na manutenção do estado de nutrição adequada e do controle da anemia crônica. Essas seqüelas podem ser debilitantes.

Para evitar a formação de estreitamento em determinados pacientes com lesões esofágicas de 2º e 3º graus, tem sido recomendada a colocação de *stent*s mecânicos. Não está esclarecido se esta técnica realmente melhorou o prognóstico a longo prazo desses pacientes.

A principal mudança no tratamento das ingestões cáusticas foi o crescente interesse na ressecção cirúrgica precoce do esôfago ou do estômago lesado por meio da reconstrução. Alguns centros têm abordado agressivamente este problema e recomendam a cirurgia inicial. Entretanto, as indicações para a cirurgia e a escolha da abordagem cirúrgica persistem controversas. Os pacientes com queimaduras grau 1 nunca devem sofrer cirurgia, pois há baixo risco de complicações sem o tratamento. Os pacientes com queimaduras grau 3 realmente se beneficiam pela intervenção cirúrgica agressiva precoce. Sem dúvida, os pacientes com envolvimento grau 2 requerem consideração meticulosa antes de ser tomada a conduta cirúrgica, pois somente uma porcentagem baixa de casos parece prosseguir para complicações maiores. A interposição do cólon é um procedimento cirúrgico com risco significativo incluindo a possibilidade de dismotilidade pós-operatória a longo prazo. Este procedimento não deve proporcionar qualquer vantagem sobre o risco potencial de formação de estreitamento. Essas decisões devem ser tomadas individualizadas, após a consideração de muitos fatores, incluindo a experiência regional e dos serviços médicos disponíveis (Tabela 9.3).

Complicações

Após a ingestão cáustica, a complicação mais comum é a formação de estreitamento. Esses estreitamentos podem ser leves e somente exigir pequenas alterações da dieta, ou podem ser gravemente debilitantes (Fig. 9.4). Podem também ocorrer outras complicações incluindo perfuração do esôfago, fístula traqueoesofágica, perfuração gástrica, mediastinite, pneumonia, sepse e morte. O desenvolvimento tardio de hérnia hiatal, esofagite de refluxo, estreitamento pélvico ou câncer do esôfago dentro de 25 a 69 anos após a lesão tornam o procedimento de esofagectomia e reconstrução uma alternativa razoável para a dilatação, a longo prazo, desses estreitamentos. É de grande importância a possibilidade de desenvolvimento de carcinoma do esôfago em pacientes que tiveram ingestão anterior de cáusticos. Esta forma de carcinoma esofágico é incomum, havendo ocorrência igual na proporção masculino-feminina, sendo comumente afetado um grupo etário mais jovem do que o esperado. Avaliando uma grande série de carcinomas esofágicos, foi encontrada nas histórias clínicas após uma incidência de 1% a 4% de ingestões cáusticas (19). Embora o grau exato de aumento de risco para carcinoma seja desconhecido, tem sido estimado como sendo 1.000 vezes maior. Felizmente, pelo fato de que esses carcinomas se desenvolvem tipicamente em tecido cicatricial, sua tendência para metástases distantes é baixa, e a cura em potencial pela ressecção é mais elevada. Por este motivo isoladamente, é justificado o acompanhamento a longo prazo para os pacientes com estreitamento esofágico, independente dos seus sintomas. Qualquer paciente que manifeste disfagia depois de anos da lesão cáustica deverá fazer uma avaliação radiológica e uma esofagoscopia (Tabela 9.4).

Figura 9.4
A formação de estreitamento esofágico após a ingestão cáustica pode ocorrer lentamente durante anos. Este estreitamento se desenvolveu dentro de 1 mês após a ingestão de soda cáustica.

CORPOS ESTRANHOS NO TRATO AERODIGESTIVO

Os acidentes com corpos estranhos ocorrem em 2 formas: por aspiração, na qual o objeto está alojado no eixo laringotraqueobrônquico; e por ingestão, na qual o objeto está localizado no esôfago. Ambas as formas apresentam muitas semelhanças, incluindo associação significativa de morbidade e mortalidade.

TABELA 9.3 — TRATAMENTO

- As queimaduras superficiais (grau 1) na maioria das vezes não progridem para a formação de estreitamento e por isso não justificam a terapêutica com corticóide
- As queimaduras transmucosas (grau 2) beneficiam-se pela administração de corticóide, diminuindo a formação de estreitamentos
- As queimaduras transmurais (grau 3) poderão precisar intervenção cirúrgica e podem ser atenuadas pelo tratamento com corticóide
- Usar judiciosamente agentes diluentes tais como água ou leite para remover a substância cáustica do esôfago
- A lavagem gástrica e o vômito induzido por emetizantes são contra-indicados

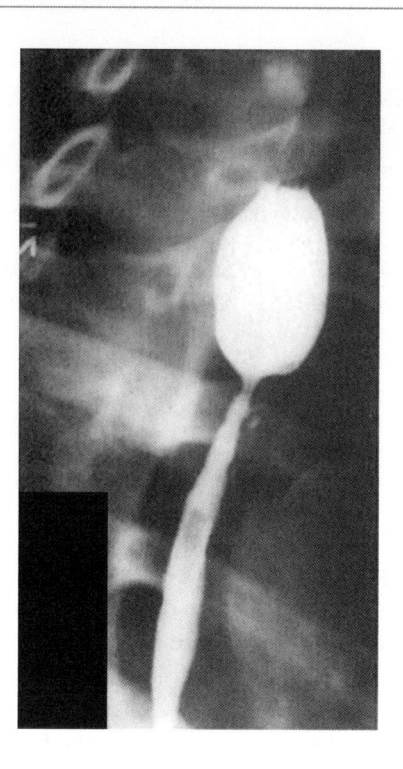

TABELA 9.4 — COMPLICAÇÕES

- A passagem cega do tubo nasogástrico aumenta o risco de perfuração esofágica iatrogênica
- A complicação mais comum de uma ingestão de cáustico é a formação de estreitamento. Outras complicações incluem perfuração do esôfago, fístula traqueoesofágica, perfuração gástrica, mediastinite, peritonite, pneumonia, sepse e morte
- Um corpo estranho no trato aerodigestivo deve ser removido endoscopicamente; procure sempre um segundo corpo estranho ou uma anormalidade anatômica subjacente

Nos Estados Unidos, durante o último quarto de século, a incidência de aspiração de corpos estranhos não se alterou significativamente, sendo improvável que ocorra enquanto as crianças continuem a colocar objetos nas suas bocas durante a exploração dos seus ambientes. Por outro lado, houve uma redução drástica do número de mortes infantis por asfixia decorrente de objetos ingeridos, respondendo por aproximadamente 3.000 mortes por ano (20). Entretanto, nos sobreviventes de asfixia prolongada, a morbidade associada é considerável.

O grupo etário mais comumente afetado são as crianças entre 2 e 4 anos de idade. Estudos de casos na última década refletem que as crianças com menos de 5 anos representam aproximadamente 85% dos casos, e as crianças com menos de 3 anos respondem por 73% (21). A alta incidência neste último grupo etário reflete a tendência oral dessas crianças e, além disso, as crianças desta idade não têm a dentição completa nem os mecanismos neuromusculares maduros para a deglutição adequada nem para a proteção das vias aéreas. Os meninos são afetados mais freqüentemente que as meninas, em uma proporção de 2:1. O episódio agudo é manifestado por engasgo e sufocação e é muito óbvio. Uma vez que a criança poderá estar longe da vista dos pais durante o episódio agudo, o período de dificuldade poderá não ter sido testemunhado por um adulto, tornando mais difícil um diagnóstico mais seguro. À medida que o corpo estranho desce no eixo traqueobrônquico, a dificuldade ativa cessa. Quando o corpo estranho se fixa no local de repouso final, os sintomas podem variar de gravidade na dependência do tamanho do objeto, do grau da obstrução e da reação dos tecidos circunvizinhos.

Dentre os pacientes com aspiração de corpo estranho, até 50% não têm uma história disponível. Quando for examinado um paciente com queixas pulmonares inespecíficas, tais como tosse intermitente ou sibilos, o diagnóstico diferencial é extenso. Sem um alto grau de suspeita de aspiração de corpo estranho, os médicos podem fazer testes para alergia, iniciar terapêutica para asma ou o tratamento para várias infecções ou pesquisas para diagnósticos mais exóticos enquanto omitem uma das etiologias mais comuns. Não é raro que um paciente seja tratado durante vários meses, incluindo repetidas hospitalizações por vários estados mórbidos errôneos antes de fazer uma broncoscopia para estabelecer o diagnóstico correto e a remoção do corpo estranho retido. Por isso, qualquer paciente com queixa pulmonar inespecífica prolongada deve suscitar dúvida sobre um corpo estranho retido. Não é surpreendente que uma revisão de Cohen *et al.* (22) entre 143 casos de aspiração de corpo estranho em crianças tivesse indicado que apenas 41% tivessem sido observadas por um médico no primeiro dia após o episódio. Reilly *et al.* (23) referem que 85% das lesões aerodigestivas por corpo estranho foram diagnosticadas na primeira consulta médica e que as aspirações de corpo estranho tiveram 7 vezes maior probabilidade de ter um atraso no diagnóstico que as ingestões de corpo estranho.

Os objetos mais comumente aspirados por crianças são produtos alimentares. A maioria é representada pelo amendoim, porém, as passas, os grãos, e outras sementes são também comuns. Os feijões e as sementes absorvem água no decorrer do tempo, e com o subseqüente aumento, produzem uma obstrução brônquica completa. Outros corpos estranhos também podem provocar aumento de reação do tecido circundante, podendo resultar em um estado conhecido por bronquite aracdônica, sendo observada radiologicamente por um tipo aranha (aracneiforme) na radiografia de tórax. Os corpos estranhos inertes são menos reativos e podem permanecer em uma mesma posição durante longos períodos sem causar obstrução crescente. Os corpos estranhos brônquicos inertes mais comuns são pequenos pedaços de brinquedos. Antigamente, os pedaços de brinquedos plásticos não eram radiopacos e portanto indetectáveis nas radiografias simples. Diversas companhias (p. ex., a Companhia 3 M e a Companhia Mattel) patrocinaram pesquisas e desenvolvimento que resultaram na invenção de um plástico radiopaco; entretanto, este plástico não tem sido usado com freqüência comercialmente. A aspiração de balões de látex resulta em elevada morbidade e mortalidade.

McGuirt *et al.* (24) observaram que os idosos apresentam também uma significativa incidência de aspiração de corpos estranhos, sendo talvez em decorrência de sua falha de dentição ou à supressão dos reflexos após a ingestão de álcool. Os corpos estranhos mais comumente aspirados por adultos são produtos alimentares ou partes de próteses dentárias.

Investigação

A ausculta do tórax revela mais comumente diminuição dos ruídos respiratórios no lado obstruído, com sibilo e redução da entrada de ar bem delimitados. Os sinais torácicos são freqüentemente interpretados erroneamente como asma ou pneumonia. Em decorrência dos sinais prolongados ou incomuns sem resposta clínica ao tratamento farmacológico de rotina, a broncoscopia não deve ser retardada. Embora o estudo não-invasivo mais importante para a investigação de corpos estranhos seja a pesquisa radiográfica quanto a sinais de obstrução, Strome (25) mostrou que 25% das radiografias simples em pacientes com corpos estranhos mostram-se dentro dos limites normais. Isto pode ser explicado devido ao fato de que os sinais marcadores radiológicos indicativos de aspiração de corpo estranho são mais rapidamente demonstrados por uma poliografia expiratória simples na radioscopia. As radiografias simples de tórax na inspiração poderão não demonstrar os sinais clássicos, pois somente na expiração pode-se ver o desvio do mediastino e a retenção de ar (Fig. 9.5). Por isso, o uso da radiografia expiratória ou da radioscopia poderão aumentar a probabilidade de estabelecer radiologicamente o diagnóstico correto. Quando não for disponível a radioscopia, as radiografias em decúbito lateral direito e esquerdo podem demonstrar a patologia. No pulmão normal não-obstruído, fisiologicamente na radiografia de tórax em decúbito lateral, o pulmão deverá estar deflacionado na posição inferior. Se a parte inferior do pulmão na radiografia em decúbito permanecer completamente arejada, deve haver obstrução, indicando a presença de um corpo estranho. Embora essas técnicas radiográficas sejam úteis para estabelecer o diagnóstico, aproximadamente 10% dos casos de aspiração de corpo estranho poderão apresentar radioscopia negativa. Por esse motivo, mesmo com a radioscopia negativa, um paciente com uma história clínica suspeita deverá ser submetido a investigação broncoscópica.

A broncoscopia deve ser efetuada por uma equipe experiente que inclua o endoscopista, o anestesista e a enfermeira. A retirada do corpo estranho em uma criança exige excelente comunicação entre os membros da equipe para assegurar que uma situação ruim não fique pior. Uma obstrução parcial das vias aéreas pode ficar rapidamente completa se não houver uma abordagem coordenada experiente. Deve ser tomado cuidado para remover o corpo estranho de um modo suave e eficiente sem impactar o corpo estranho mais distalmente nem fragmentar o objeto.

O principal avanço na remoção de corpos estranhos consiste nos avanços dos meios de remoção e dos tipos de agentes usados na anestesia, bem como no aperfeiçoamento dos instrumentos disponíveis para o endoscopista. A magnificação e a ampla variedade das pinças disponíveis facilitaram a remoção de corpos estranhos mesmo nas crianças menores. A broncoscopia não deve ser tentada sem uma gama completa de instrumentos disponíveis de tamanho adequado à idade. O endoscopista deverá pessoalmente testar o equipamento antes de iniciar o procedimento. O endoscopista deve se lembrar de que é necessária uma endoscopia completa para excluir a possibilidade da presença de múltiplos corpos estranhos, pois esta não é uma ocorrência rara. Após a retirada do corpo estranho, pois o endoscópio deve ser reintroduzido na traquéia para procurar outros corpos estranhos e para avaliar qualquer trauma à mucosa traqueal. A incidência de um segundo corpo estranho nas vias aéreas é de 5% (24).

A remoção do corpo estranho retido apresenta outra série de dificuldades. Existe a possibilidade de ter ocorrido a formação de tecido de granulação e de infecção pós-obstrução. A remoção pode ter sido prejudicada por má visualização associada ao edema, à granulação ou ao sangramento. Esses desafios somados reforçam a necessidade de um exame inicial, quando a remoção do corpo estranho poderá ser menos difícil. A instrumentação poderá provocar um edema, que em geral deve responder ao tratamento com corticóide intravenoso e pela inalação de vaponefrina. A drenagem postural deve ser evitada, pois é raro que esta possa resultar em remoção bem-sucedida do corpo estranho, e mais provavelmente pode deslocar este corpo estranho para outro local mais distante.

Os corpos estranhos esofágicos merecem comentário especial. Calcula-se que, anualmente, cerca de 1.500 pessoas morrem de complicações relacionadas com ingestão de corpo estranho, sendo as vítimas mais comuns as crianças (26). Os corpos estranhos esofágicos freqüentemente se apresentam com dificuldade respiratória de grau leve ou moderado. Este sinal é secundário à extrema complacência compartilhada entre o esôfago e a traquéia. Por esse motivo, o efeito de massa de um objeto impactado no esôfago poderá exercer um impacto significativo sobre as vias aéreas. A Figura 9.6 revela um paciente examinado no departamento de emergência apresentando dificuldade respiratória grave sendo submetido à traqueotomia de emergência. Na radiografia pós-operatória de tórax, a fonte da obstrução das vias aéreas foi demonstrada como sendo um corpo estranho alojado no esôfago. Interessantemente, a disfagia ou a sialorréia podem ser um sintoma tardio associado ao corpo estranho esofágico.

Os corpos estranhos mais comuns, as moedas, são prontamente observados nos exames radiológicos. O

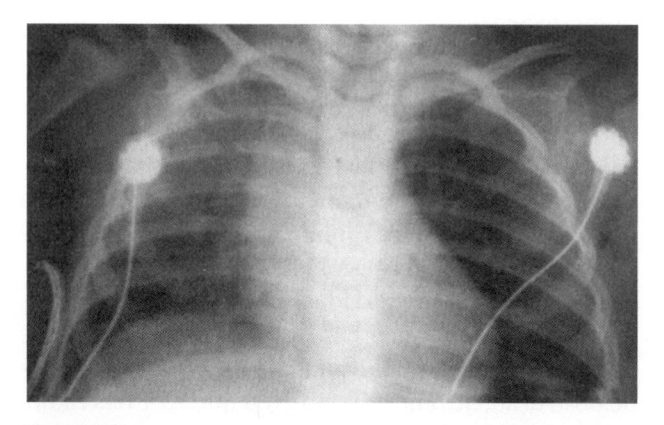

Figura 9.5
Radiografia de tórax mostrando um corpo estranho.

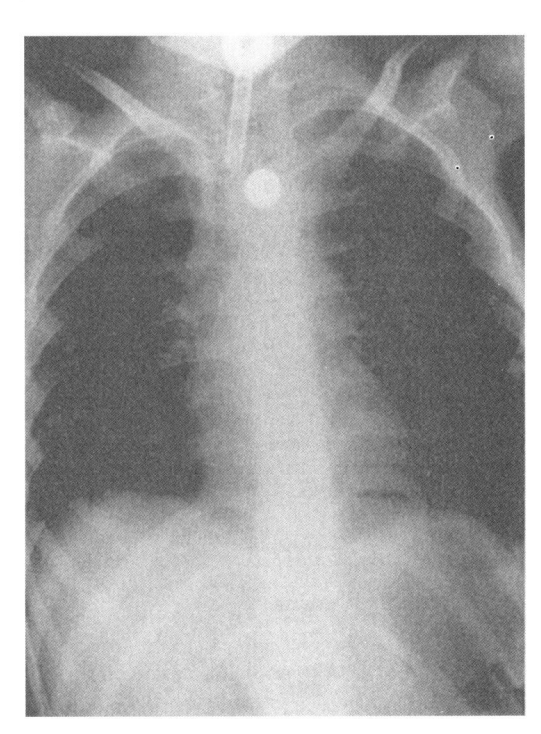

Figura 9.6
Neste paciente, foi realizada uma traqueotomia de emergência

cente aumento de relatos de casos demonstrando abuso infantil ou de síndrome de Munchausen com ingestão de corpo estranho ou de cáustico. Alguns casos são óbvios; outros são mais difíceis de reconhecer. Um aumento da vigilância poderá ajudar e proteger a criança em risco. A maioria dos estados americanos obriga a notificar os episódios suspeitos.

A melhor abordagem à ingestão cáustica e à aspiração ou à ingestão de corpo estranho é a prevenção. A prevenção pode ser abordada de 2 modos: modificação comercial legal e aumento do esclarecimento ao público.

Muitas medidas têm sido levadas a cabo, tanto pelo governo quanto pelo setor privado, melhorando a segurança. Têm sido programadas campanhas de educação pública. O diagnóstico precoce e as melhoras do tratamento resultaram em prognósticos favoráveis. Embora isto seja uma prevenção estimulante, permanece apenas como objetivo.

corpo estranho que mais comumente resulta em fatalidade é uma porção não digerida do cachorro-quente alojada no esôfago que se impacta sobre as vias aéreas podendo causar obstrução completa dessas vias. A localização mais comum de alojamento do corpo estranho esofágico é no estreitamento anatômico do esôfago – mais freqüentemente ao nível da C6 ou do músculo cricofaríngeo. Se o corpo estranho se alojar em outra área, deve ser investigada a possibilidade de um estreitamento anormal subjacente, como o estreitamento esofágico congênito.

O método mais seguro para a retirada de corpo estranho esofágico é sob anestesia geral com a devida proteção das vias aéreas. A retirada de corpo estranho esofágico sob radioscopia na sala de radiologia com o uso de um cateter-balão pode ser perigosa. Embora a remoção do corpo estranho do esôfago para dentro da laringe resultando em obstrução das vias aéreas seja uma ocorrência rara, não parece ser um risco justificado, quando é facilmente disponível uma alternativa segura, experimentada e verdadeira.

Recentemente, surgiu um achado interessante relacionado com as ingestões cáusticas e às aspirações de corpo estranho. Em certos casos, deve ser investigada a possibilidade de abuso infantil intencional (27-29). A negligência, ou um ato de omissão, podem resultar em um acidente, e isto poderá ser um sinal de uma família perturbada e de uma criança em risco. O abuso intencional é mais preocupante. Tem surgido um cres-

PONTOS IMPORTANTES

- As substâncias alcalinas (pH superior a 7) causam necrose de liquefação com desintegração inicial da mucosa e penetração mais profunda. As substâncias ácidas (pH inferior a 7) causam necrose de coagulação, limitando a absorção mais profunda na parte superior do esôfago.

- O alisante/condicionador é somente irritante esofágico, sendo altamente improvável que resulte em uma lesão significativa; por isso, as ingestões de alvejante não exigem investigação completa.

- A ingestão de alvejante de cabelo pode ser tratada de modo conservador com observação durante a noite e avaliação da ingesta oral adequada.

- A endoscopia poderá ajudar a identificar os pacientes com lesão esofágica de 2º grau que possam se beneficiar de corticóide oral.

- Um corpo estranho no trato aerodigestivo freqüentemente se apresenta como um episódio não testemunhado; por esta razão, este diagnóstico deve ser considerado em qualquer paciente com sintomas pulmonares prolongados ou incomuns.

- Um corpo estranho esofágico em uma criança pequena freqüentemente se apresenta com dificuldade respiratória no lugar de disfagia, a qual é um sintoma tardio.

REFERÊNCIAS

1. Thompson JN, Brown JD. Caustic ingestion and foreign bodies in the aerodigestive tract. In: Bailey BJ, Johnson JT, Pillsbury HC, et al., eds. *Head and neck surgery-otolaryngology*. Philadelphia: JB Lippincott, 1993:725-731.

2. Schild JA. Caustic ingestion in adult patients. Laryngoscope 1985;95:1199-1201.

3. Forsen JW, Muntz HR. Hair relaxer ingestion: a new trend. *Ann Otol Rhinol Laryngol* 1993;102:781-784.

4. Aronow SP, Aronow HD, Blanchard T, et al. Hair relaxers: a benign caustic ingestion? *J Pediatr Gastroenterol Nutr* 2003;36:120-125.
5. Ahsan S, Haupert M. Absence of esophageal injury in pediatric patients after hair relaxer ingestion. *Arch Otolaryngol Head Neck Surg* 1999;125:953-955.
6. Cox AJ 3rd, Eisenbeis JF. Ingestion of caustic hair relaxer: is endoscopy necessary? *Laryngoscope* 1997;107:897-902.
7. Friedman EM, Lovejoy FH Jr. The emergency management of caustic ingestions. *Emerg Med Clin North Am* 1984;2:77-86.
8. Rigo GP, Camellini L, Azzolini F, et al. What is the utility of selected clinical and endoscopic parameters in predicting the risk of death after caustic ingestion? *Endoscopy* 2002;34:304-310.
9. Hawkins DB, Demeter MI, Barnett TE. Caustic ingestion: controversies in management. A review of 214 cases. *Laryngoscope* 1980;90:98-109.
10. Holinger LD. Esophageal injury and stricture. In: Holinger LD, Lusk RP, Green CG, eds. *Pediatric laryngology and bronchoesophagology*. Philadelphia: Lippincott-Raven, 1997:3716.
11. Chen YM, Ott DJ, Thompson JN, et al. Progressive roentgenographic appearance of caustic esophagitis. *South Med J* 1988;81:724-728, 744.
12. Millar AJW, Numanoglu A, Mann M, et al. Detection of caustic esophageal injury with technetium 99m-labelled sucralfate. *J Pediatr Surg* 2001;36:262-265.
13. Kamijo Y, Kondo I, Kokuto M, et al. Miniprobe ultrasonography for determining prognosis in corrosive esophagitis. *Gastroenterol* 2004;99:851-854.
14. Chiu H, Lin J, Huang S, et al. Prediction of bleeding and stricture formation after corrosive ingestion by EUS concurrent with upper endoscopy. *Gastrointest Endosc* 2004;60:827-833.
15. Nagi B, Kochhar R, Thapa BR, et al, Radiological spectrum of late sequelae of corrosive injury to upper gastrointestinal tract. A pictorial review. *Acta Radiol* 2004;45:7-12.
16. Anderson KD, Rouse TM, Randolph JG. A controlled trial of corticosteroids in children with corrosive injury of the esophagus. *N Engl J Med* 1990;323:637-640.
17. Thompson IN. Corrosive esophageal injuries. II: An investigation of treatment methods and histochemical analysis of esophageal strictures in a new animal model. *Laryngoscope* 1987;97:1191-1202.
18. Yeming W, Somme S, Chenren S, et al. Balloon catheter dilation in children with congenital and acquire esophageal anomalies. *J Pediatr Surg* 2002;37:398-402.
19. Isolauri J, Markkula H. Lye ingestion and carcinoma of the esophagus. *Acta Chir Scand* 1989;155:269-271.
20. Kramer TA, Riding KH, Salkeld LJ. Tracheobronchial and esophageal foreign body in the pediatric population. *J Otolaryngol* 1986;15:355-338.
21. Darrin DH, Holinger LD. Foreign body of the larynx, trachea and bronchi. In: Bluestone CD, Stool S, Kenna MA, eds. *Pediatric otolaryngology*, 3rd ed. Philadelphia: WB Saunders, 1995:1390.
22. Cohen SR, Herbert WI, Lewis GB Jr, et al. Foreign bodies in the airway. Five-year retrospective study with special reference to management. *Ann Otol Rhinol Latyngol* 1980;89:437-442.
23. Reilly JS, Walter MA, Beste D, et al. Size/shape analysis of aerodigestive foreign bodies in children: a multi-institutional study. *Am J Otolaryngol* 1995;16:190-193.
24. McGuirt WF, Holmes KD, Feehs R, et al. Tracheobronchial foreign bodies. *Laryngoscope* 1988;98:615-618.
25. Strome M. Tracheobronchial foreign bodies: an updated approach. *Ann Otol Rhinol Laryngol* 1977;86:649-654.
26. Webb WA. Management of foreign bodies in the upper GI tract. *Gastroenterology* 1988;94:204-216.
27. Friedman EM. Caustic ingestion and foreign body aspiration: an overlooked form of child abuse. *Ann Otol Rhinol Laryngol* 1987;6:709-712.
28. Leavitt EB, Pincus RL, Bukachevsky R. Otolaryngologic manifestations of child abuse. *Arch Otolaryngol Head Neck Surg* 1992;118:629-631.
29. Winging JP, Bower CM, Cotton RT. Physical abuse of children. A retrospective review and an otolaryngology perspective. *Arch Otolaryngol Head Neck Surg* 1992;118:584-590.

CAPÍTULO 10

Papilomatose Respiratória Recorrente

Craig S. Derkay

Ao estudar a papilomatose respiratória recorrente (PRR) do trato aerodigestivo, é útil revisar nossos conhecimentos atuais sobre a etiologia da doença, incluindo algumas informações básicas sobre o papilomavírus humano (HPV), a histopatologia dos papilomas respiratórios, bem como a epidemiologia da doença e os fatores de risco para sua transmissão. Este capítulo focaliza também os aspectos clínicos comuns observados nas crianças com PRR, incluindo os achados pertinentes na história, no exame físico, na endoscopia e nos estudos de imagem. São também direcionados os tratamentos cirúrgicos, incluindo o uso das tecnologias *laser* e não-*laser*. Adicionalmente, são discutidas as terapias adjuvantes potenciais não-cirúrgicas e suas indicações atuais. É feita também a cobertura das complicações da própria doença, bem como dos seus tratamentos. Um sistema de estadiamento para o acompanhamento dos pacientes com PRR é apresentado junto com outras novas perspectivas para pesquisa e tratamento desta frustrante entidade.

A PRR é uma doença de origem viral, causada pelo HPV dos tipos 6 e 11, sendo acompanhada por lesões exofíticas das vias aéreas. Embora seja uma doença leve, tem conseqüências mórbidas potenciais em virtude de seu envolvimento com as vias aéreas e ao risco de conversão maligna.

A PRR é a neoplasia benigna mais comum da laringe em crianças, como também a segunda causa mais freqüente de rouquidão durante a infância. A doença é muitas vezes difícil de tratar em decorrência de sua tendência para a recorrência e da sua propagação para toda a árvore respiratória. Embora envolva mais freqüentemente a laringe, a PRR pode afetar todo o trato aerodigestivo. A evolução da doença é variável, alguns pacientes tendo uma remissão espontânea e outros passando por crescimento papilomatoso agressivo, requerendo múltiplos procedimentos cirúrgicos durante muitos anos.

Na maioria das séries pediátricas, a PRR é descoberta entre os 2 e os 4 anos de idade com um retardo no diagnóstico a partir do início dos sintomas, variando, em média, 1 ano (1). Setenta e cinco por cento das crianças foram diagnosticadas antes do seu quinto aniversário. É estimado que entre 1.500 e 2.500 novos casos de PRR de início na infância ocorrem nos Estados Unidos anualmente. A incidência entre crianças nos Estados Unidos é calculada em 4,3 por 100.000 crianças, traduzindo-se em mais de 15.000 procedimentos cirúrgicos, com um custo total de mais de $100 milhões por ano (2). Observações esporádicas sugerem que a maioria dos pacientes é representada por primogênitos; suas mães são primigestas jovens; e são originários de famílias de baixo nivel socioeconômico (2). A evolução clínica é imprevisível, com a possível transformação maligna na papilomatose invasiva crônica.

A PRR pode ter seu início clínico na infância ou na fase adulta. Em geral, são reconhecidas duas formas clínicas: uma forma juvenil e agressiva e uma forma adulta e menos agressiva. A forma agressiva, embora mais prevalente em crianças, pode também ocorrer em adultos. As crianças cuja PRR foi diagnosticada nas idades mais jovens (< 3 anos) foram consideradas como tendo 3,6 vezes mais probabilidade de ter 2 ou mais sítios anatômicos que aquelas cuja PRR foi diagnosticada em idades mais tardias (> 3 anos) (3).

ETIOLOGIA

Papilomavírus Humano

HPV é um pequeno vírus capsídico icosaédrico (20 lados) não-envelopado, contendo DNA, com um ácido desoxirribonucléico de 7.900 pares de comprimento. O conhecimento atual é que o HPV se estabelece por si mesmo na camada basal onde o DNA viral entra na célula e elabora RNA para produzir proteínas virais. Até a década de 1990, suspeitava-se, porém não se confirmava, que o HPV fosse o agente causal da PRR. Esta incerteza se desenvolveu pela incapacidade de cultivar o vírus *in vitro* e pela falha em demonstrar consistentemente partículas virais pela microscopia eletrônica ou anticorpos HPV. Atualmente, com o uso de sondas virais, tem sido identificado o DNA do HPV em virtualmente toda lesão de papiloma estudada. Os tipos mais comuns identificados nas vias aéreas são o HPV 6 e o HPV 11, os mesmos tipos responsáveis pelas verrugas genitais. Subtipos virais específicos podem estar correlacionados com a gravidade da doença e com a evolução clínica. As crianças infectadas com o HPV 11 parecem ter uma evolução obstrutiva das vias aéreas mais precoce na doença e uma necessidade maior de traqueotomia (3).

Os HPVs são agrupados com base na homologia genética, com os vírus que exibem menos de 90% de identidade nas regiões específicas do genoma viral sendo definidos numericamente como tipos separados. Tendo isto como base, foram identificados quase 100 tipos diferentes de HPVs. Esses agrupamentos correlacionam-se com as preferências teciduais, bem como com as semelhanças na fisiopatologia. Os grupos relacionados com lesões mucosas nos tratos aerodigestivo e genital incluem: os tipos HPV 6 e 11 com baixo potencial maligno; HPV-16 e 18 com um poder maligno muito mais alto; e HPV-31 e 33 com um potencial maligno situado de forma intermediária entre esses. Pelo menos 90 tipos diferentes de HPVs foram identificados e são designados por números (p. ex., HPV 6). Quanto mais próximos os números, mais semelhantes são os subtipos virais nas suas manifestações clínicas.

A propriedade fundamental do HPV é a indução da proliferação celular, embora seu mecanismo de ação seja obscuro. O conhecimento atual é que o HPV se estabelece por si mesmo na camada basal onde o DNA viral penetra na célula e é transcrito em RNA, que é então traduzido em proteínas virais. O genoma consiste de 3 regiões: 1 região reguladora corrente acima (URR) e 2 regiões designadas de acordo com a fase da infecção em que elas se manifestam, as regiões precoce (P) e a tardia (T). Os genes P são envolvidos em oncogenes potentes que são responsáveis pela replicação do genoma viral, pela interação com os filamentos intermediários das células do hospedeiro e pelas atividades de transformação. Os genes da região T codificam proteínas estruturais virais (4). Na regulação da proliferação viral são envolvidos diversos fatores.

Na patogenia das lesões induzidas pelo HPV, há probabilidade de que o sistema imune do hospedeiro exerça um papel importante. Na criança com PRR, tanto as respostas imunes humorais quanto as celulares podem estar comprometidas, e a imunocompetência do paciente pode também influenciar a evolução clínica do paciente. Por outro lado, no mau funcionamento das respostas imunes mediadas pelas células, foi demonstrado o papel das citocinas, tais como a interleucina-2, a interleucina-4, e a interleucina-10 e a expressão dos antígenos do complexo de histocompatibilidade maior (MHC) (5). Os papilomas com expressão reduzida desses antígenos podem iludir a vigilância imune e permitir que a doença progrida mais rapidamente.

Admite-se que o HPV infecte as células-tronco dentro da mucosa da camada basal (6). O DNA viral, após infectar as células-tronco, pode se expressar ativamente, ou pode se manter como uma infecção latente na mucosa, permanecendo clínica e histologicamente normal. Durante o período de latência, existe muito pouco RNA viral. De fato, o DNA do HPV pode ser detectado na mucosa aparentemente normal de pacientes de PRR que estiveram em remissão durante anos, explicando por que pode ocorrer a reativação e a recidiva clínica depois de muito tempo da remissão. Por isso, a reativação viral pode ocorrer a qualquer momento após ser estabelecida a infecção latente. Os papilomas respiratórios de início na idade adulta poderão refletir a ativação do vírus que está presente desde o nascimento ou uma infecção contraída na adolescência ou na idade adulta. Os produtos dos genes iniciais E6 e E7, e possivelmente do E5, são necessários para a indução do papiloma, porém os detalhes do mecanismo de ativação do HPV são desconhecidos. Para a "cura" do PRR, é necessário modular a resposta do hospedeiro para o vírus e, idealmente, eliminar a infecção latente.

A universalidade do HPV no trato genital inferior rivaliza com a de qualquer outra doença transmitida sexualmente no homem. É estimado que pelo menos 1 milhão de casos de papiloma genital ocorram por ano nos Estados Unidos, afetando cerca de 1% da população. Esta infecção manifesta-se mais comumente como condiloma acuminado envolvendo a cérvice, a vulva ou outros sítios anogenitais na mulher ou no pênis do parceiro sexual masculino da mulher afetada. Além disso, calcula-se que alterações colposcópicas (subclínicas) afetem quase 5 milhões de mulheres nos EUA. Um adicional de 14 milhões de mulheres, ou cerca de 10% da população feminina em idade de procriação, são DNA-positivas, porém não têm lesões visíveis, e mais de 80 milhões de mulheres, ou 60% da população em risco, são anticorpo HPV-positivas, porém DNA-negativas. A incidência de infecção pelo HPV em mulheres jovens universitárias sexualmente ativas é elevada, com uma incidência cumulativa de 43% durante um período de 36 meses, conforme um estudo recente. A infecção pelo HPV clinicamente aparente foi verificada em 1,5% a 5% dentre mulheres grávidas nos Estados Unidos. Assim como ocorre na PRR, o HPV 6 e o 11 são os subtipos mais comumente identificados no condiloma cervical.

Papilomatose Respiratória Recorrente

Histologicamente, a PRR mostra-se como massas pedunculadas com projeções digitiformes de epitélio escamoso estratificado não-queratinizado, apoiado por um centro de estroma de tecido conectivo altamente vascularizado (Fig. 10.1). A camada basal poderá ser normal ou hiperplásica, e figuras mitóticas são geralmente limitadas a esta camada. A diferenciação celular parece ser anormal, com uma expressão alterada e produção de queratina. O grau de atipia pode ser um sinal de tendência pré-maligna. As lesões da PRR ocorrem mais freqüentemente nos sítios anatômicos nos quais os epitélios ciliado e escamoso estão justapostos. Os sítios mais comuns de PRR são os lumens vestibulares, a superfície nasofaríngea do palato mole, a linha média da superfície laríngea da epiglote, as margens superior e inferior do ventrículo, a subsuperfície das pregas vocais, a carina e nos esporões brônquicos. Nos pacientes traqueotomizados, a PRR é muitas vezes encontrada no estoma e na traquéia mesotorácica, áreas que podem ser consideradas junções escamociliares iatrogênicas. As lesões do papiloma podem ser sésseis ou pedunculadas e freqüentemente ocorrem em agregados exofíticos irregulares (Fig. 10.2). As lesões têm tipicamente a coloração rósea ou branca. A implantação iatrogênica do papiloma pode ser evitado pelo cuidado de não lesar o epitélio escamoso ou ciliado não-doente adjacente às áreas com papiloma bem nítidos. O epitélio ciliado, quando exposto a trauma repetido e é substituído por epitélio não-ciliado, empreende metaplasia escamosa, criando uma junção escamociliar iatrogênica. Isto pode também explicar a observação que a PRR se desenvolve em presença de refluxo gastroesofágico não-controlado com um aumento da incidência de retração cicatricial laríngea (7).

EPIDEMIOLOGIA

A PRR pode afetar pessoas de qualquer idade, sendo o paciente mais jovem identificado com 1 dia de vida e o mais velho aos 84 anos (82). A PRR de início infantil (arbitrariamente definida como pacientes diagnosticados com menos de 12 anos) é mais vezes diagnosticada entre 2 e 4 anos de idade. A PRR em adultos atinge o pico entre as idades de 20 e 40 e manifesta uma leve predileção masculina; a distribuição entre meninos e meninas é aproximadamente igual, e não existem diferenças aparentes nas freqüências por sexo nem por etnicidade. A PRR com início na infância é mais comum e é mais agressiva que a contrapartida em adultos. O registro nacional de crianças com PRR, composto de clí-

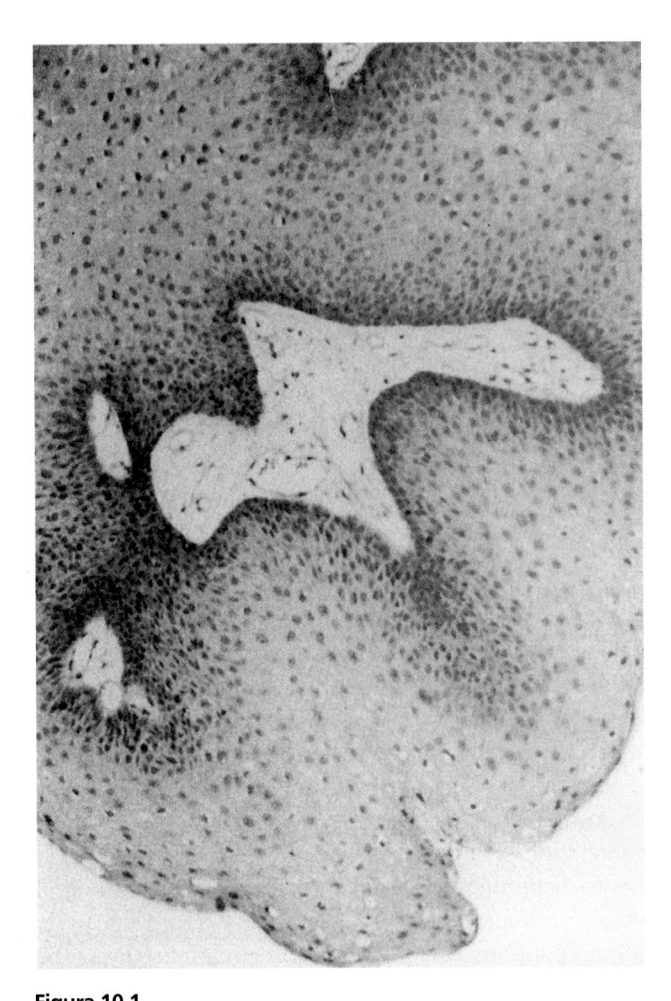

Figura 10.1
Corte histológico de papiloma mostrando projeções digitiformes do epitélio escamoso estratificado não-queratinizado e estroma de tecido conjuntivo vacuolizado. (Ver também *Prancha* em *Cores*.)

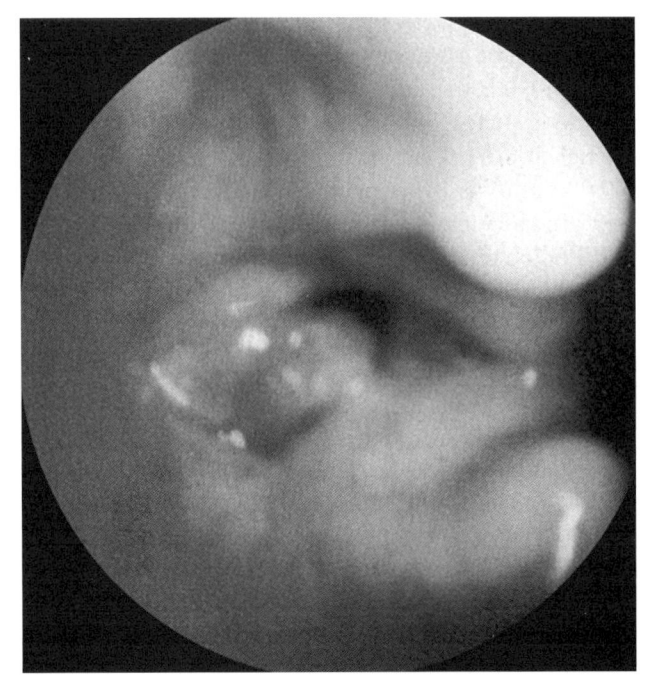

Figura 10.2
Lesões de papiloma séssil envolvendo as pregas vocais verdadeiras.

nicas de 22 serviços de otorrinolaringologia pediátrica (uma população consideravelmente distorcida por ser composta de crianças mais gravemente acometidas) calcula um número médio de procedimentos como sendo de 19,7 por criança, com uma média de 4,4 procedimentos por ano. As crianças diagnosticadas antes dos 3 anos de idade foram consideradas como tendo 3,6 vezes maior probabilidade de necessitar de mais de 4 procedimentos cirúrgicos por ano e 2,1 vezes maior probabilidade ter envolvimento de 2 ou mais sítios anatômicos que as diagnosticadas após o quarto aniversário. As crianças com maior progressão da doença são diagnosticadas em idade mais jovem que as que permanecem estáveis ou que ficam livres da doença (8). As crianças mais jovens têm maior probabilidade de apresentar a doença persistente e, mais freqüentemente, passar por um maior número de cirurgias no 1º ano, seguinte ao diagnóstico (9).

Em um estudo com clínicos otorrinolaringologistas nos Estados Unidos, a metade dos adultos com PRR precisou de menos de 5 procedimentos durante o decurso de sua vida, em comparação com menos de 25% das crianças. Porcentagens aproximadamente iguais de crianças e adultos (17% de crianças *vs*. 19% de adultos) tiveram PRR muito agressiva (definida como exigindo mais de 40 cirurgias durante a vida), embora os adultos tivessem mais anos para acumular essas operações (2). A verdadeira incidência e prevalência da PRR é incerta. Em uma subpopulação holandesa, incorporando 50% da população daquele país, a incidência da papilomatose laríngea foi de 3,84 casos por 100.000 (10). A taxa entre crianças foi de 3,62 por 100.000, enquanto os casos de início na fase adulta ocorreram com a incidência de 3,94 por 100.000. Essas cifras são comparáveis às encontradas em um estudo nos EUA, que estimou uma incidência de 4,3 por 100.000 crianças e de 1,8 por 100.000 adultos (2). Armstrong *et al*. (11) estimaram uma taxa incidente para a PRR de início juvenil entre 80 e 1.500 e uma prevalência entre 700 e 3.000, tomando como base uma análise epidemiológica em duas cidades dos EUA em 1999.

Transmissão

O modo exato de transmissão do HPV persiste obscuro. Diversos estudos relacionaram de forma convincente a PRR de início infantil às mães com infecção genital pelo HPV, enquanto que a evidência circunstancial sugere que a doença do adulto pode estar associada ao contato oral–genital. Estudos retrospectivos e prospectivos recentes confirmaram que o HPV pode passar por transmissão vertical da mãe para o filho. Kashima observou que os pacientes com PRR de início infantil tinham maior probabilidade de ser o 1º filho e nascido por via vaginal que os pacientes de controle de idade semelhante. Os pesquisadores levantaram a hipótese que as mães primigestas têm maior probabilidade de ter um 2º estágio do parto mais prolongado e que a exposição prolongada ao vírus induz a um risco maior elevado de infecção para o 1º filho. Sugeriram também que as lesões por HPV genital recém-adquiridas têm maior probabilidade de transmitir o vírus que as lesões mais antigas, explicando desse modo a mais alta incidência da doença papilomatosa observada entre a descendência de mães jovens de baixo *status* socioeconômico, o mesmo grupo que tem maior probabilidade de contrair doenças transmitidas sexualmente, como o HPV. Apesar da íntima associação aparente entre o condiloma materno e o desenvolvimento da PRR, poucas crianças expostas às verrugas genitais ao nascer realmente desenvolvem os sintomas clínicos. Não se sabe porque a PRR se desenvolve em tão poucas crianças cujas mães têm condiloma. O método mais provável de transmissão materno-fetal do HPV é através do contato direto no canal do parto. Isto poderá explicar a observação que a maioria das crianças em que se desenvolve a PRR nasce por via vaginal de mães com história de condiloma genital. Embora o HPV possa ser cultivado das secreções nasofaríngeas de 30% dos lactentes expostos ao HPV no canal do parto, o número de lactentes nos quais se prevê a evidência manifesta de PRR é apenas uma pequena fração desta. Claramente, outros fatores (imunidade do paciente, duração do tempo e volume de exposição ao vírus, e trauma local) devem ser determinantes importantes do desenvolvimento da PRR. Embora a cesariana possa parecer reduzir o risco de transmissão da doença, este procedimento é associado à morbidade e à mortalidade mais elevadas para a mãe e a muito mais alto custo econômico que o parto vaginal eletivo. Shah estimou que o risco da criança contrair da mãe que tem uma lesão condilomatosa ativa com parto por via vaginal é de apenas 1 em cerca de 400. As características que diferenciam uma criança das outras 399 são ilusórias. À luz das incertezas que cercam a exposição intraparto, há atualmente evidência insuficiente para apoiar o parto por cesariana em toda gestante com condiloma.

Deverá haver algum benefício em tratar o condiloma durante a gravidez, desde que seja efetuado sem aumento das taxas de aborto. Os relatos sobre papilomatose neonatal sugerem que, em pelo menos alguns casos, o desenvolvimento da doença pode ocorrer *in utero*. Como a intervenção cesariana ainda não evita o desenvolvimento da doença-papiloma em todos os casos, antes que a eficácia do parto através de cesariana na prevenção da doença papilomatosa possa ser completamente avaliada, é necessário um melhor conhecimento dos fatores de risco associados à PRR. Uma discussão entre a mãe em risco e o seu obstetra com relação ao problema da transmissão do HPV poderá ser adequada (12).

Atualmente estão em andamento estudos clínicos na fase III sobre uma vacina quadrivalente (HPV tipos 6, 11, 16 e 18). Os resultados preliminares sobre a vacina HPV 16/18 na prevenção da displasia cervical de mulheres em idade de reprodução foram encorajadores (13). Se forem obtidos resultados semelhantes com a vacina quadrivalente, pode-se esperar uma redução na suscetibilidade dos neonatos para os vírus entre as mães vacinadas.

ASPECTOS CLÍNICOS

Como a maioria dos sintomas comuns da PRR é relacionado à obstrução das vias aéreas, não é incomum que, no início, as crianças sejam diagnosticadas como tendo asma, laringite estridulosa ou bronquite crônica. A marca da PRR em crianças é a tríade de rouquidão lentamente progressiva, estridor e dificuldade respiratória. Embora a rouquidão na criança tenha tendência a passar despercebida, ou pelo menos reconhecida até que tenha alcançado certo grau de gravidade, qualquer lactente ou criança pequena com sintomas de alteração da voz, acompanhada de sintomas obstrutivos das vias aéreas ou de laringite estridulosa recidivante, justifica uma laringoscopia para excluir neoplasia, sendo a PRR a lesão mais freqüentemente encontrada.

A criança com PRR apresenta-se em maior número de vezes com algum grau de disfonia. Infelizmente, em particular nas crianças pequenas, as alterações da voz podem passar despercebidas. O estridor é muitas vezes o segundo sintoma clínico a se manifestar, começando como um ruído inspiratório e tornando-se bifásico com o progredir da doença. Menos comumente, o sintoma de apresentação pode ser tosse crônica, pneumonia recorrente, dispnéia, bloqueio do desenvolvimento, disfagia ou um evento agudo com risco de morte. A duração dos sintomas antes do diagnóstico é variável, com um período típico de cerca de 1 ano a partir do início dos sintomas até que seja feito o diagnóstico de PRR. Não raro é feito o diagnóstico errôneo de asma, laringite estridulosa, alergia, nódulos nas pregas vocais ou bronquite antes de se chegar ao diagnóstico definitivo.

Devido à raridade de PRR e da natureza lentamente progressiva da doença, alguns casos podem passar despercebidos até que provoquem dificuldade respiratória por obstrução das vias aéreas pelo papiloma. O resultado é uma necessidade relativamente alta de traqueotomias nessas crianças. Shapiro *et al.* notaram que os pacientes traqueotomizados em decorrência do PRR eram mais jovens com a doença mais disseminada, muitas vezes envolvendo as vias aéreas antes da traqueotomia. Na sua experiência com 13 pacientes, os autores não acharam que a traqueotomia por si mesma induzisse a propagação da doença para fora da laringe. No registro do CDC *(Centers for Disease Control and Prevention),* as crianças com traqueotomia tiveram o diagnóstico de PRR em idade mais jovem (2,7 anos) que as sem traqueotomia (3,9 anos). Outros autores sugeriram que a traqueotomia poderá ativar ou disseminar a doença mais para baixo no trato respiratório. Cole *et al.* (7) relataram que na metade dos seus pacientes com traqueotomia se desenvolveu papiloma traqueal e que, a despeito das tentativas para evitar este procedimento, 21% dos seus pacientes ainda necessitaram de uma traqueotomia a longo prazo. A traqueotomia prolongada e a presença de papiloma subglótico no momento da traqueotomia mostraram associação ao maior risco de propagação para a traquéia distal. A maioria dos pesquisadores concorda que a traqueotomia é um procedimento a ser evitado, salvo se absolutamente necessário. Quando a traqueotomia for inevitável, a descanulação deve ser considerada o mais rápido possível para que a doença possa ser tratada adequadamente pelas técnicas endoscópicas. As crianças com displasia broncopulmonar que exigem intubação endotraqueal prolongada podem também estar com maior risco de desenvolver PRR. Pela interrupção da continuidade da superfície da mucosa respiratória, o tubo endotraqueal pode exercer o mesmo papel que a traqueotomia na disseminação/implantação mecânica da PRR. A doença do refluxo gastroesofágico tem sido também identificada como um fator de risco potencial para a persistência da doença, embora sejam necessárias pesquisas adicionais para verificar esta observação esporádica.

A propagação extralaríngea dos papilomas respiratórios tem sido verificada em 13% a 30% das crianças e em 16% dos adultos com PRR (2,14). Os sítios mais freqüentes de disseminação extralaríngea foram, em ordem de freqüência, a cavidade oral, a traquéia e os brônquios. (2). Em uma recente revisão feita por 3 centros médicos acadêmicos, 12% das crianças com PRR apresentaram disseminação traqueal distal da sua doença e 7% tinham disseminação pulmonar. Uma via comum nas crianças com propagação distal foi o uso das técnicas de anestesia por ventilação de jato no tratamento cirúrgico da sua doença (15).

Uma possível ligação entre a PRR e condições de imunodeficiência tem sido observada. Tanto em crianças quanto em adultos com a síndrome de imunodeficiência adquirida ou com imunodeficiências congênitas ou que têm imunossupressão após o transplante de órgãos tem sido encontrada a PRR. Em diversos relatos de casos, tem sido documentada a transformação maligna da PRR em carcinoma de células escamosas. Em recente investigação feita pela ASPO *(American Society of Pediatric Otolaryngology)* reapresentando a metade dos serviços nos Estados Unidos, foi relatada pelo menos uma morte por PRR dentro de cada clínica (14). Quando a morte ocorre, é em geral decorrente de uma complicação dos freqüentes procedimentos cirúrgicos ou causada por insuficiência respiratória em razão da propagação distal da doença. A PRR que se apresenta no período neonatal é considerada como sendo um fator prognóstico negativo, com maior probabilidade de mortalidade e necessidade de traqueotomia.

AVALIAÇÃO DO PACIENTE

História

Em crianças, os sinais e sintomas mais consistentes de PRR são o estridor e a disfonia, persistente e progressivo, com o possível desenvolvimento de dificuldade respiratória. Na ausência de dificuldade respiratória grave, deve ser obtida uma cuidadosa história. As informações quanto ao tempo de início dos sintomas, de possível trauma das vias aéreas, incluindo intubação anterior e as características do choro são obviamente importantes. A rouquidão, embora uma queixa clínica freqüentemente benigna na criança pequena, indica sempre uma anormalidade da estrutura ou da função. Em razão da precisão da mecânica laríngea, a rouquidão pode resultar em uma lesão nitidamente pequena e, desse modo, ser um sinal na evolução de um processo mórbido. Por outro lado, se a origem da lesão for longe das pregas vocais, a rouquidão pode se apresentar como um sinal tardio. Embora seja histologicamente uma lesão semelhante, um papiloma que produz rouquidão em um paciente também pode, dependendo do seu tamanho e da sua localização, produzir estridor e obstrução em outro. A qualidade da mudança da voz pode dar apenas indicações limitadas quanto à sua etiologia, enquanto que outras característica, tais como a idade de início, a rapidez da progressão, as infecções associadas, a história de trauma ou de cirurgia e a presença de distúrbio respiratório ou cardíaco podem ser muito mais significativas. Uma voz rouca de baixa tonalidade e trêmula sugere lesão subglótica, enquanto que uma voz de alta tonalidade, estertorosa, uma afonia ou uma voz sôfrega sugere lesão glótica. A associação do estridor de alta tonalidade sugere também lesão glótica ou subglótica. Embora o estridor que se apresentou desde o nascimento seja mais freqüentemente associado à laringomalacia, à estenose subglótica, à paralisia das pregas vocais ou ao anel vascular, deve ser admitido que os neonatos podem também apresentar papilomatose. Os sintomas associados, tais como dificuldades na alimentação, sintomas alérgicos, abuso vocal e a presença de anomalias congênitas hereditárias podem ajudar a distinguir entre a PRR e os diagnósticos alternativos, incluindo nódulos nas pregas vocais, paralisia das pregas vocais, cistos subglóticos, hemangioma sub-glótico e estenose subglótica. Na ausência de história sugerindo qualquer dessas lesões, a revisão do período perinatal pode revelar a presença de um condiloma materno ou paterno. Se o início do estridor ou da disfonia for gradual e progressivo durante semanas ou meses, deve ser então considerado e investigado um crescimento neoplásico comprometendo as vias aéreas.

Certamente, nem toda a criança com voz ou choro rouco justifica investigação além da avaliação do sintoma. Entretanto, em presença de rouquidão com dificuldade respiratória, taquipnéia, redução da entrada de ar, taquicardia, cianose, disfagia, tosse crônica, bloqueio do desenvolvimento, pneumonia recidivante ou disfagia, a laringe deve ser visualizada e deve ser firmado o diagnóstico da causa da rouquidão. Qualquer criança com rouquidão lentamente progressiva merece investigação, e o clínico nunca deve esperar até que ocorra a afonia total ou problemas com as vias aéreas.

Exame Físico

As crianças que apresentam sintomas compatíveis com PRR devem ser submetidas a um exame físico completo. A freqüência respiratória assim como o grau de dificuldade devem ser avaliados por primeiro. O médico deve observar se a criança tem taquipnéia ou início de fadiga que possam indicar colapso respiratório iminente. Deve ser observado se a criança apresenta batimento das asas do nariz ou se usa os músculos acessórios do pescoço ou do tórax. Uma cianose progressiva ou a falta de ar pode obrigar a criança a sentar-se com o pescoço esticado, na tentativa de melhorar o fluxo de ar. Se a criança estiver em estado grave, os exames adicionais não devem ser feitos fora da sala de cirurgia (SC), do departamento de emergência ou da unidade de tratamento intensivo, locais onde sejam disponíveis os equipamentos para a intubação das vias aéreas, para a avaliação endoscópica e para possível traqueotomia. Na criança estável e bem oxigenada, os exames podem ser feitos em leito comum. A parte mais importante do exame é a ausculta com o estetoscópio. O médico deve ouvir no nariz, na boca aberta, no pescoço e no tórax para ajudar a localizar o provável sítio da obstrução respiratória. Uma técnica útil é pressionar o abdome com o estetoscópio e ouvir essas áreas. Deve ser também observado o ciclo respiratório, que é normalmente composto de uma fase inspiratória mais curta e uma expiratória mais longa. Um estridor de origem laríngea é mais freqüentemente musical e pode começar como inspiratório, mas pode progredir para bifásico pela piora do estreitamento das vias aéreas. O lactente com estridor deve ser colocado em várias posições para provocar qualquer alteração do estridor. Em uma criança com um estridor simples não se deve esperar que demonstre muita alteração do estridor com a mudança de posição em contraste com os portadores de laringomalacia, com um anel vascular ou com uma massa mediastínica. A oximetria de pulso possibilita uma análise quantitativa precisa do estado respiratório da criança. No paciente estável, no qual um diagnóstico provável poderá ser o de asma, a prova de função pulmonar combinada com a dosagem dos gases sanguíneos arteriais pode ser valiosa.

Endoscopia das Vias Aéreas

O diagnóstico pré-operatório da PRR é melhor realizado com um nasofaringoscópio de fibra óptica flexível. Uma cuidadosa inspeção seqüencial da faringe, hipofaringe, laringe e subglote fornece a informação clínica necessária para fazer o diagnóstico de PRR, permitindo calcular o tamanho do lúmen, a mobilidade das pregas vocais e a urgência da intervenção operatória. Os avanços dos nasofaringoscópios flexíveis resultaram em instrumentos pequenos de até 1,9 mm de diâmetro que permitem sua passagem nos menores recém-nascidos. Mesmo os aparelhos de menor diâmetro permitem imagens que podem ser observadas em um monitor de vídeo e registradas para maior revisão. A descongestão tópica e a anestesia local podem ser aplicadas por aerossol, por conta-gotas ou por tampão. O descongestionante de escolha é a oximetazolina, em razão da sua ausência em efeitos colaterais cardíacos. A tetracaína tópica ou a lidocaína podem ser usadas para facilitar a cooperação do paciente, porém a dosagem deve ser criticamente monitorizada no pequeno paciente para evitar a cardiotoxicidade.

A maioria dos médicos considera que, na criança pequena, a visualização com o nasofaringoscópio flexível é muito superior à obtida indiretamente com o laringoscópio e espelho. Entretanto, mesmo com boa anestesia tópica, é necessária a cooperação do paciente. Em lactentes, isto não representa um grande problema, pois podem ser facilmente contidos na posição sentada no colo dos pais ou da enfermeira para o exame. Por outra parte, a maioria dos pacientes com mais de 6 ou 7 anos pode ser "induzida por conversa" a colaborar no exame. O grupo etário intermediário, entre 1 e 6 anos, é o mais difícil de examinar, cansando a paciência e a habilidade do mais experiente dos médicos. Embora a avaliação dinâmica possa ser apreciada quando as crianças estão respirando espontaneamente, em qualquer criança suspeita de ter PRR e que não possa ser completamente examinada de forma ambulatorial, é justificada a endoscopia na SC sob anestesia.

OUTRAS CONSIDERAÇÕES

As crianças recém-diagnosticadas com PRR justificam um dispêndio de tempo substancial da parte do otorrinolaringologista para envolver a família em uma discussão franca e aberta sobre a doença e seu tratamento. Os grupos de apoio, tais como o Recurrent Respiratory Papilloma Foundation (RRPF: www. rrpf. org; P.O. Box 6643 Lawrenceville, NJ 08648-0643) e a International RRP ISA (Intl RRP ISA: www.rrpwebsite.org; P.O. Box 30821, Seattle, WA 98113-0821) podem representar um reforço vital para informações e apoio.

Os pacientes de PRR requerem freqüentes visitas ao consultório e procedimentos endoscópicos desde o início para estabilizar a agressividade da sua doença. São aconselhados a voltar ao consultório ou telefonar com a freqüência que for necessária enquanto os membros da família e o pessoal da equipe de saúde estejam habituados com os sintomas da criança e com seu nível de desconforto. Embora sejam muitas vezes recomendados monitores semelhantes aos de intercomunicação doméstica, os monitores de apnéia/ bradicardia e a oximetria de pulso não são geralmente necessários. A repetição da laringoscopia de fibra óptica flexível pode ser feita no consultório, como também a fonoterapia da fala e da palavra deve ser feita no início da evolução da doença. O controle de outros fatores médicos, tais como o refluxo e a asma, deverá também ser agressivamente conduzido.

TRATAMENTO CIRÚRGICO

Nenhuma modalidade isolada mostrou-se de forma consistente eficaz na erradicação da PRR. O padrão atual do tratamento é a cirurgia com o objetivo da remoção completa dos papilomas e preservação das estruturas normais. Em pacientes em que a doença esteja presente na comissura anterior ou na posterior ou papilomas altamente agressivos, o objetivo deverá ser a remoção subtotal com liberação das vias aéreas. É aconselhável reduzir o máximo possível o volume da doença, embora preservando a anatomia e a fisiologia normais, evitando as complicações de estenose subglótica, de formação de sinéquias e de diminuição das vias aéreas.

Até recentemente, o *laser* CO_2 era o favorito entre os instrumentos no tratamento da PRR envolvendo a laringe, a faringe, a parte superior da traquéia e as cavidades nasal e oral (2). Os estudos clínicos da ASPO observaram que atualmente o microdebridador devia ter uso mais favorável sobre o *laser* e sobre as técnicas microlaringoscópicas (14). Diversas revisões prospectivas e retrospectivas recentes demonstraram que os pacientes cujos papilomas eram tratados com o microdebridador eram submetidos ao menor tipo de operação, menos dor, e tinham menor custo quando comparados com os tratados com *laser* (16,17).

O *laser*, quando conjugado a um microscópio de operação, vaporiza as lesões com precisão, causando mínima hemorragia. Quando usado com técnica de não-tocar, minimiza o dano às pregas vocais e limita a escara cirúrgica. O *laser* CO_2 tem emissão de onda com o comprimento de 10.600 nm e converte a luz em energia térmica. Proporciona uma destruição controlada dos tecidos com vaporização de água. Cauteriza também as superfícies dos tecidos. A coluna de fumaça contém vapor d'água e material tecidual destruído. Embora o *laser* CO_2 permita precisão na cirurgia e excelente hemostasia, freqüentemente são necessários múltiplos procedimentos. Na tentativa de evitar a traqueotomia e de permitir que a criança desenvolva boa fonação com preservação da anatomia normal das pregas vocais, são recomendados freqüentes intervalos na laringoscopia a *laser*. A geração mais nova do micromanipulador a *laser* microponto possibilita ao cirurgião usar o tamanho de um ponto de 250 mm a 400 mm de comprimento focal e de 160 mm a 250 mm de comprimento focal.

Para reduzir o papiloma é usado inicialmente o modo desfocalizado e depois o foco de tamanho do ponto de 250 mm para excisar os papilomas de áreas potencialmente problemáticas como perto da comissura anterior e/ou da posterior e ao longo das pregas vocais. Embora o *laser* CO_2 seja o mais comumente usado para a PRR da laringe, pode também ser usado o KTP, bem como o *laser* de argônio (Tabela 10.1).

O uso do *laser* CO_2 sobre as pregas vocais deve ser judicioso, considerando o potencial para a significativa formação de tecido cicatricial pós-operatório devida a uma transferência de calor não-reconhecida. Para minimizar o risco de formação cicatricial nas pregas vocais, pode ser usada com sucesso a excisão com aço-frio segundo os princípios da microfonocirurgia, da infusão submucosa e da microinstrumentação. Esta abordagem pode ter vantagem sobre a cirurgia pelo *laser* CO_2, especialmente no paciente adulto com PRR (18,19). Zeitels e Sataloff (18), na sua série inicial, em um acompanhamento de 2 anos, relataram recorrência do papiloma em nenhum de 6 adultos submetidos à ressecção para a doença primária em um período de 2 anos de seguimento. Dentre os que apresentaram papilomatose recorrente, 6 de 16 (38%) tiveram recorrências após o procedimento com microrretalho. A *American Academy of Otolaryngology – Head and Neck Surgery (AAOHNS) Voice Committee* recentemente publicou que esta é a técnica preferida para adultos com PRR (20).

Publicações recentes esclareceram os benefícios potenciais das mais novas tecnologias cirúrgicas no tratamento da PRR. Bower *et al.* (21) avaliaram a factibilidade e a segurança do *flash pump dye laser* de bomba em 9 crianças e observaram bons resultados iniciais. McMillan *et al.* (22) publicaram resultados preliminares referentes às suas experiências positivas com este equipamento pulsado 585-nm em 3 pacientes. Bergler *et al.* (23) publicaram sua experiência com o uso bem-sucedido da coagulação do plasma de argônio no tratamento de uma criança de 3 anos com PRR recalcitrante.

Conforme antes mencionado, a maioria dos cirurgiões que atuam nos papilomas está agora complementando e em alguns casos substituindo seu uso do *laser* CO_2 pelo microdebridador microscópico como um meio de reduzir rapidamente a doença laríngea (14). Embora esta técnica seja relativamente nova (24), com o desenvolvimento de lâminas menores (< 2 mm), poderá oferecer ao paciente alguns benefícios em termos de redução da escara cirúrgica laríngea com relação ao *laser* CO_2, dando ao mesmo tempo segurança quanto aos efeitos da transferência de calor do *laser*, velocidade e menor custo.

Como atualmente não existe nenhum regime terapêutico que possa confiavelmente erradicar o HPV, quando existir dúvida sobre o papiloma em uma área que precisa ser removida, é prudente aceitar algum papiloma residual que arriscar dano ao tecido normal e produzir excessiva retração cicatricial. Mesmo com a remoção de todo o papiloma clinicamente evidente, o vírus pode permanecer latente no tecido adjacente, podendo explicar a natureza recorrente da PRR. Por isso, na doença extensiva, a finalidade da terapia deverá ser a de reduzir a carga do tumor, diminuir a propagação da doença, criar uma via aérea segura e patente, melhorar a qualidade da voz e aumentar o intervalo de tempo entre os procedimentos cirúrgicos. Para a doença na comissura anterior, é adequada a remoção do papiloma em estágios a fim de evitar a aposição de 2 superfícies mucosas cruentas. O cirurgião que não tenha conhecimento da lesão às camadas teciduais mais profundas com o uso não-judicioso do *laser* poderá encontrar retração não desejada e subseqüente função anormal das pregas vocais. O uso inadequado e agressivo do *laser* poderá também causar lesão aos tecidos não-acometidos e criar um ambiente propenso à im-

TABELA 10.1
MODALIDADES CIRÚRGICAS POTENCIAIS PARA A PRR

Microlaringoscopia com remoção de pinça
Ressecção pulverizada com microdebridador
Laser CO_2
Fonomicrocirúrgica
KTP/ *Laser* de Nd: YAG
Feixe *laser*

Nd:YAG, neodymium-yttrium-Aluminium-Garnet;
RPP, papilomatose respiratória recorrente.

plantação de partículas virais. O uso do *laser* CO_2 pode também resultar em dano tecidual local tardio, podendo estar relacionado com o número total de cirurgias a *laser* e com a gravidade da doença PRR.

Descrevo resumidamente por primeiro nosso atual procedimento para tratar a doença papilomatosa da laringe pelo *laser* de CO_2 e depois descrevo nossa técnica com o uso do microdebridador endoscópico. Esta técnica é modificada na dependência da localização da doença, do número de cirurgias anteriores na laringe e do grau de obstrução das vias aéreas. Em algumas circunstâncias, preferimos o uso do microdebridador, em outras o *laser* de CO_2 ou o KTP via broncoscópio com ventilação. Embora nossa técnica anestésica preferida seja a ventilação espontânea com suplementação pelo propofol, em alguns casos podemos usar a ventilação a jato ou as técnicas de anestesia por insuflação.

Planejamento Pré-Operatório

Independentemente da técnica planejada para a remoção, e antes que a criança entre na sala de cirurgia, o cirurgião, o anestesista e toda a equipe devem selecionar o tamanho adequado dos tubos endotraqueais, dos laringoscópios e dos broncoscópios e ter certeza de que todo o equipamento auxiliar incluindo telescópios, fonte de luz, pontos de aspiração e pinças estejam disponíveis e funcionem adequadamente. O cirurgião, juntamente com a equipe do CC, deve testar todo o equipamento usado para o procedimento — incluindo o microscópio cirúrgico com o tamanho adequado das lentes, a unidade de *laser*, o micromanipulador, a sucção filtrada e as unidades de evacuação de fumaça. Em nossa instituição, quando vai ser usado o *laser*, o cirurgião testa pessoalmente o *laser* com relação ao alinhamento do feixe antes de a criança entrar na sala. A segurança do *laser* é cuidadosamente monitorizada por uma comissão de segurança. Esta inclui um técnico em segurança de *laser*, enfermeiros do CC, um administrador hospitalar e um engenheiro biomédico. Todo o pessoal do CC é obrigado a colocar protetores dos olhos sempre que estejam trabalhando em volta do *laser*. Durante a cirurgia, todo o pessoal do CC é obrigado a colocar máscaras especiais para evitar a inalação de partículas virais liberadas durante o procedimento.

Antes da instituição de qualquer anestesia, o cirurgião deverá discutir a patologia com o anestesista. Adicionalmente, a equipe dentro do CC deve ser também informada quanto às preocupações do cirurgião de que a instrumentação apropriada esteja pronta. A equipe de trabalho intra-operatório é facilitada com a disponibilidade de monitores de vídeo durante a cirurgia, pois permite a todo o pessoal acompanhar o progresso da cirurgia. O diálogo entre o cirurgião e o anestesista é contínuo durante todo o procedimento, independentemente do estado atual da ventilação, da quantidade de sangramento observada, do movimento das pregas vocais, e do tempo de uso do *laser* em conjunto com a respiração e com a concentração de oxigênio na mistura anestésica. A decisão final sobre a técnica da anestesia deve ser compartilhada entre o anestesista e o cirurgião, se deve ser usado o tubo endotraqueal ou uma anestesia intravenosa total. Se for usado o *laser*, deve ser selecionado o menor tubo endotraqueal possível para o *laser* estar seguro e permitir a ventilação adequada. Se for necessário um tubo revestido, o revestimento deve ser cheio com soro fisiológico de tal modo que, se inadvertidamente alcançado pelo feixe do *laser*, o soro fisiológico possa agir como atenuante do calor e extintor do fogo. Alguns cirurgiões preferem usar o soro fisiológico colorido com azul de metileno como alerta adicional. Uma explosão nas vias aéreas por ignição do *laser* é um choque de emergência. O tratamento rápido e apropriado será facilitado se a equipe do CC for previamente prevenida e tenha discutido este desastre potencial.

Técnica Cirúrgica – *Laser* CO_2

Após obtido o consentimento escrito pelos membros da família, incluindo uma discussão sobre as complicações potenciais do *laser*, a criança é levada para o CC, o qual já foi preparado, inspecionado pelo cirurgião e pela equipe de *laser*. Ao executar a cirurgia para a PRR, é prudente ter no CC uma equipe de enfermagem experiente com a seqüência no qual é usado o equipamento e instruída no uso adequado do *laser*. No nosso serviço dispomos também de uma equipe de segurança do *laser* que proporciona a atualização anual para a equipe do CC e assegura a familiaridade com o equipamento e suas complicações potenciais. Todos os nossos anestesistas pediátricos estão familiarizados e confortáveis com a cirurgia microlaringoscópica a *laser* em crianças. Entretanto, em um hospital não-pediátrico e em serviço não-acadêmico, se existir apenas 1 ou 2 anestesistas experientes com essas técnicas, sempre que possível devem estar presentes. Este tipo de cirurgia não é aconselhável para cirurgiões sem experiência prévia, anestesistas ou enfermeiros do CC. É nossa prática insistir que o anestesista esteja presente e envolvido "com as mãos" em todas as partes críticas do procedimento cirúrgico, incluindo indução, fixação do tubo endotraqueal, posicionamento do paciente, mudança das técnicas de anestesia do tubo de segurança de *laser* para a extubação.

Em nosso serviço, a equipe de *laser* consiste de uma enfermeira instrumentadora, uma enfermeira circulante e uma enfermeira de *laser*. O *laser* é da responsabilidade da enfermeira de *laser*, permitindo que a enfermeira circulante e a enfermeira instrumentadora concentrem-se nas suas atribuições. Todo o pessoal do CC é equipado com máscaras de filtração para *laser* e óculos adequados. A sala é preliminarmente equipada com 1 microlaringoscópio de suspensão (Lindholm), uma série completa de laringoscópios Parson (Karl Storz Endoscopy America, Culver City, CA), 2 broncoscópios de ventilação de tamanho adequado e 1 telescópio de bastonete de 7.200-Å (Karl Storz Endoscopy America, Culver City, CA). Um microscópio com lentes de 400 mm é ajustado ao micromanipulador Accuspot 710. É também necessário um sortimento de aspiradores, alicates, pinças e fios elétricos, bem como um conjunto de cotonóides cirúrgicos e oximetazolina tópica. São também utilizados um vídeo de endoscopia equipado com monitor de televisão em cores, videocassete e registro digital, foto-impressora, câmera com 3 pontos e fonte de luz. É também disponível, quando necessário, fotografia durante toda a endoscopia. Adicionalmente, é levado para a sala um conjunto de traqueotomia, embora o conjunto não seja aberto.

A seqüência cirúrgica inicia com a indução da máscara usando o sevoflurano e a obtenção do acesso venoso. A dexametasona, na dose de 0,5 mg/kg, é rotineiramente administrada antes da cirurgia. A laringe é exposta pelo laringoscópio Parsons inserido a um fluxo de oxigênio a 6 L/min através de uma entrada de insuflação, e as pregas vocais são então pulverizadas com lidocaína a 2% usando-se uma seringa com uma agulha Cass inserida. É então efetuada uma laringoscopia diagnóstica usando-se o telescópio de 7.200-Å sob controle de vídeo para avaliar o grau da doença papilomatosa e da sua penetração na via aérea laríngea. Na dependência da extensão da doença, da história da criança e do intervalo desde a última endoscopia, deverá também ser feita uma completa traqueoscopia e broncoscopia. Também aqui, na dependência do nível de desconforto pré-operatório e operatório da criança, o cirurgião poderá preferir executar esta manobra com um telescópio de 7.200-Å (se existir baixa probabilidade de descobrir doença distal) ou com um broncoscópio ventilado de tamanho adequado (se existir alta probabilidade de existir doença distal). Neste estágio são feitas fotografias com o telescópio de 7.200-Å, e as fotos são impressas para o registro médico e para as discussões com a família. Se não existir doença distal, o paciente pode ser intubado pelo cirurgião com o tubo de segurança-*laser* (metal Xomed-Treace, Medtronics, Minneapolis) do menor calibre (disponível até 3,0), que permitirá ao anestesista a ventilação suficiente. Uma vez assegurada a via aérea com o tubo endotraqueal, o anestesista tem a opção de administrar relaxantes musculares, embora a criança seja mantida sob infusão contínua ou intermitente de infusões de propofol.

Deve ser enfatizado que não deve ser administrado nenhum relaxante muscular até que o cirurgião tenha avaliado o grau de obstrução laríngea e verificado que a via aérea está mantida. Esta precaução serve para evitar a situação em que a criança perde o fluxo respiratório e tem a via aérea obstruída pelo papiloma e/ou por sangue ou muco, precipitando uma hipoxia e possível laringoespasmo. Uma vez assegurada a via aérea, o tubo endotraqueal é fechado no local com um pedaço de esparadrapo (permitindo ao cirurgião fácil acesso para a remoção do tubo endotraqueal no caso de crise respiratória) e a criança submetida a microlaringoscopia com o microlaringoscópio. Prefiro suspender o microlaringoscópio até a mesa Mayo inserida à mesa do CC. Este instrumento permite que o sistema de suspensão seja movimentado ao longo do paciente e permite a angulação do laringoscópio em uma faixa de mais de 120 graus. Os olhos da criança devem ser protegidos contra qualquer exposição ao feixe de *laser* com gaze embebido em solução fisiológica. Lubrificantes são colocados nos olhos, e o campo operatório é protegido com toalhas umedecidas. Todo o pessoal do CC deve ser equipado com proteção ocular com escudos laterais e um sinal deve ser colocado fora da sala do CC avisando que um procedimento a *laser* está em progresso. Deve ser deixado fora da porta da sala do CC um par de óculos de segurança para as pessoas que desejem entrar na sala enquanto estiver ocorrendo a cirurgia com o *laser*. Para minimizar a exposição à coluna de fumaça do *laser* devem ser usadas máscaras especiais com poros extremamente pequenos. Em um ponto do microlaringoscópio é inserido um evacuador de fumaça de alto volume para coletar a coluna de fumaça do *laser*. Uma segunda sucção inserida ao evacuador é usada pelo cirurgião. Neste ponto, a FiO_2 liberada para o paciente deve ser a mais próxima possível da mistura do ar ambiente. Idealmente, o *laser* não deve ser usado senão depois que o oxigênio da mistura esteja entre 26% e 30%. Em circunstâncias selecionadas, pode ser justificado operar sob uma FiO_2 de 40% ou abaixo. Essas precauções são tomadas para minimizar a possibilidade de fogo induzido pelo *laser* no tubo endotraqueal.

Como um procedimento inicial, é usada uma pinça de saca-bocado para a obtenção de um espécime de biópsia da porção mais volumosa do papiloma. Uso o *laser* Accuspot nos campos iniciais de força de 4 watts, com intervalos de 0,1 segundo e repito o modo. O papiloma volumoso é manejado pela desfocalização do *laser*. Cotonóides umedecidos são colocados na subglote para diminuir o escape de ar e para proporcionar um anteparo contra os disparos errantes do *laser*. Os cotonóides devem ser mantidos úmidos, pois podem também atuar como fonte de combustão. Com o *laser* refocalizado, as lesões são gradualmente vaporizadas para o nível da mucosa, evitando a entrada no espaço de Reinke e nos músculos vocais mais profundos. Prefiro usar os campos de menor força para limitar a lesão térmica ao tecido circunjacente, embora isto resulte em maior tempo cirúrgico. Um dispositivo de sucção de pequeno calibre é mantido próximo do sítio de impacto do *laser* para remover a corrente quente da vaporização e para remover as escaras. Cotonóides embebidos em oximetazolina são também usados para remover as escaras e os detritos, bem como para facilitar a hemostasia. A ponta obtusa do aspirador pode ser usada como sonda e como retrator das sondas ventriculares ou para afastar as pregas vocais da região subglótica. Deve ser tomado cuidado para evitar lesão da comissura anterior e, nesta região, deve ser deixado pelo menos 1 mm de mucosa não-tratada, de modo que neste ponto não possa se desenvolver uma sinéquia durante o período de cicatrização. Considerações semelhantes devem ser tomadas quanto à comissura posterior. Começo normalmente o procedimento pela remoção dos papilomas na laringe supraglótica, seguido pela metade anterior de ambas as pregas vocais. Se for vista a presença da doença na parte posterior da glote ou na região subglótica, considero então que o tubo endotraqueal está obstruindo essas áreas do campo operatório e procuro um modo alternativo de anestesia. Prefiro uma técnica de respiração apnéica ou espontânea com insuflação de oxigênio, ou de oxigênio-sevoflurano enquanto o tubo endotraqueal é removido de modo intermitente. Muitos centros preferem o uso da ventilação a jato. Considero que todas essas técnicas são factíveis. Uma vez tomada a decisão da técnica apnéica, o anestesista aumenta a FiO_2 para 100%. A criança é extubada, porém deixada com o microlaringoscópio em suspenso, a porta de evacuação da fumaça do microlaringoscópio é desconectada e o tubo de oxigênio conectado à porta para iniciar o fluxo de O_2 a 6 L/min. Durante a técnica apnéica, o *laser* é usado inicialmente com intervalos de 2-6 minutos e a criança é reintubada com um tubo endotraqueal de cloreto de polivinil diretamente através do microlaringoscópio, usando-se um estilete para enrijecer o tubo e melhorar a angulação. Os níveis do CO_2 e do O_2 devem ser estritamente monitorizados e a duração do tempo "sob *laser*" é ajustado de modo adequado. Tipicamente, antes de proceder ao próximo ciclo, a criança é reoxigenada durante o mesmo período de tempo em que esteve apnéica. No fim do procedimento, a criança é reintubada com um tubo endotraqueal comum, usando-se a técnica Selinger para evitar qualquer dificuldade de restabelecer a via aérea durante a remoção do microlaringoscópio. A criança deve ser extubada somente quando completamente desperta. No pós-operatório, na sala de recuperação, é proporcionada alta umidificação e, ocasionalmente, a adrenalina racêmica é administrada. A seguir, o paciente é monitorizado cuidadosamente durante várias horas e, quando necessário, deve passar uma noite em um leito monitorizado. Como uma regra geral, quanto mais prolongada foi a doença papilomatosa e mais comprometidas estejam as vias aéreas, mais importante é que a criança seja monitorizada no pós-operatório em uma unidade de tratamento intensivo. Quando necessário, podem ser administradas doses adicionais de esteróides com intervalos de 6 horas, sendo imperativa a oximetria de pulso de modo contínuo.

Outra alternativa anestésica é o uso da ventilação a jato para a microcirurgia da laringe. A ventilalação a jato elimina o perigo potencial de fogo no tubo endotraqueal e permite boa visualização das pregas vocais. Uma limitação desta técnica é a possibilidade de transmissão de partículas do HPV para as vias aéreas distais. A cânula a jato pode ser colocada acima ou abaixo das pregas vocais, e cada uma dessas localizações tem seus benefícios particulares. Prefiro a colocação da cânula proximalmente à extremidade do laringoscópio para diminuir o risco de possível pneumotórax ou pneumomediastino. No caso de grandes lesões laríngeas, de estreitamento das vias aéreas ou de lesões em válvula de esfera, pode se desenvolver um alto-fluxo de obstrução de saída, que poderá induzir ao aumento da pressão intratorácica e um conseqüente pneumotórax. Isto também poderá ocorrer se houver um relaxamento muscular inadequado. A ventilação a jato requer também uma constante comunicação entre o cirurgião e o anestesista. Poderá ocorrer um ressecamento excessivo com dano da mucosa, como também pode ocorrer insuflação de ar para o estômago com distensão gástrica. Conforme mencionado, existe ainda o risco potencial de disseminação do papiloma ou de sangue para a árvore traqueobrônquica.

Técnica Cirúrgica – Microdebridador Endoscópico

Muitas das fases acima descritas para a técnica do *laser* CO_2 aplicam-se também ao uso do microdebridador endoscópico. Devemos esclarecer as principais diferenças. Primeiro, existe a necessidade de 1 pessoa a menos no centro cirúrgico – a enfermeira que opere o *laser*. Por outro lado, não se aplicam todas as precauções descritas com relação à segurança do *laser* e à aerossolização ou disseminação das partículas do HPV, bem como não é necessário manter a FiO_2 abaixo de 40%. Em conjunto com a equipe de enfermagem, são escolhidos um Xomed de comprimento adequado (Medtronics, Minneapolis, MN) e lâminas laríngeas Skimmer (18 cm *vs.* 22 cm, na dependência do tamanho da criança). Para a irrigação, é usada uma bolsa de

250 mL de solução salina estéril, e a unidade de microdebridador é ajustada entre 600 e 1.000 rpm no módulo de oscilação. Se uma biópsia for desejada, geralmente começo a cirurgia removendo a porção volumosa do papiloma e depois aplicando um hemostático de tecido utilizado em cirurgias imunológicas embebido em oximetazolina no local da biópsia para minimizar o sangramento. Prefiro operar com o maior aumento disponível e com a luz focalizada o mais alto possível. Insiro a câmara microscópica no monitor de vídeo, de modo que todo o pessoal do CC, incluindo a equipe de anestesia, possa acompanhar o progresso da cirurgia. Minha preferência é começar debridando os papilomas na supraglote, dirigindo primeiramente para as pregas vocais. Me sinto seguro trabalhando com um microdebridador na mão – preferindo remover o papiloma do lado esquerdo da laringe com o instrumento na minha mão direita e o do lado direito da laringe com o instrumento na minha mão esquerda. Minha outra mão segura uma microssucção, é usada para retrair o tecido e aspirar o sangue. Tenho o cuidado de evitar a criação de superfícies cruentas opostas com o microdebridador, tanto na comissura anterior quanto na posterior. Tenho também cuidado com relação à remoção dos papilomas sésseis da superfície das pregas vocais, preferindo deixar a doença em vez de sacrificar uma parte das pregas vocais. Talvez mais fácil do que com o *laser* CO_2, é possível remover papilomas na subglote e no terço proximal da traquéia com o microdebridador com a colocação de um telescópio de 7.200-Å em uma mão e o microdebridador na outra. Em decorrência da velocidade relativamente maior da remoção dos papilomas com esta técnica, tipicamente todo o procedimento exige menos de 45 minutos.

TRATAMENTO PÓS-OPERATÓRIO

As crianças com papiloma estável exigindo menos de quatro procedimentos cirúrgicos por ano e cujos pais de forma confiável trazem as mesmas antes de apresentarem sinais de dificuldade respiratória podem ser monitorizadas em casa com os aparelhos tipo-interfone são disponíveis comercialmente. As crianças nas quais os papilomas rapidamente se reorganizam e aquelas cujos pais esperam até que estejam em dificuldade respiratória antes de procurar cuidado médico podem requerer oximetria de pulso e consultas freqüentes em casa. Os pais das crianças com PRR são aconselhados a retornar ao consultório ou telefonar sempre que necessário. Eu lhes dou "carta branca" dentro da minha clínica e explico que seus filhos têm um problema especial que lhes dá acesso a falar com os médicos e com as enfermeiras e a chegarem inesperadamente ao consultório sempre que acharem que seu filho necessita de atendimento. Ainda não observei nenhuma família que tenha abusado deste privilégio e, ao contrário, têm aumentado sua confiança na equipe de saúde e têm evitado procedimentos urgentes e emergentes com o *laser*.

ESTADIAMENTO DA PAPILOMATOSE RESPIRATÓRIA RECORRENTE

Ao acompanhar a progressão da doença de uma criança, é útil comunicar-se com outros cirurgiões e tratar os pacientes com um modelo de protocolo para ter um sistema de escores a fim de avaliar a gravidade e a evolução de doença PRR. Embora tenham sido postulados diversos sistemas de escores e de estadiamentos para descrever as lesões da PRR, os médicos e os pesquisadores ainda não adotaram uma nomenclatura uniformemente aceitável que seja simples e compreensível. Esta circunstância tem criado confusão na literatura e nas comunicações de médico-paramédico com relação às respostas dos pacientes às terapias. Além disso, a ausência de um sistema de estadiamento universalmente aceito tem tornado difícil relatar acuradamente os resultados da terapia adjuvante ou documentar a história natural da doença. Nós postulamos um sistema de estadiamento/gravidade para a PRR com um modelo que incorpora as melhores qualidades dos sistemas existentes através de uma gradação numérica da extensão da papilomatose em subsítios aerodigestivos definidos, na avaliação dos parâmetros funcionais, catalogamos com diagramas o envolvimento dos subsítios, e atribuímos um escore numérico final à extensão atual da doença do paciente (Fig. 10.3) (25). Usando um *software* destinado à Universidade de Washington (Seattle) e licenciado para a ASPO, este sistema de estadiamento está agora computadorizado e disponível para os otorrinolaringologistas e broncoesofagologistas para permitir-lhes medir objetiva e subjetivamente a evolução clínica do paciente individualmente no decorrer do tempo. A tecnologia de dados encriptados com este *software* é promissora para permitir aos médicos ao redor do mundo compartilhar anonimamente alguns dados dos seus pacientes em um modelo que facilite nosso conhecimento desta doença e promova investigações multiinstitucionais.

MODALIDADES ADJUVANTES DE TRATAMENTO

Embora o tratamento cirúrgico persista como o alicerce da terapia para a PRR, ao final 20% dos pacientes com a doença poderão necessitar de alguma forma de terapia adjuvante (14). Os critérios mais largamente adotados

AVALIAÇÃO DO ESTADIAMENTO DA PAPILOMATOSE LARÍNGEA RECORRENTE

INICIAIS DO PACIENTE: _____ DATA DA CIRURGIA _____ CIRURGIÃO _____
  PACIENTE ID # _____ INSTITUIÇÃO _____

1. Há quanto tempo fez a última cirurgia para papiloma? _____ dias, ___ semanas, _____ meses,
   _____ anos, _____ não sabe
   _____ esta é a 1ª cirurgia para a criança
2. Contando com a cirurgia de hoje, quantas cirurgias de papiloma nos últimos 12 meses? _____
3. Descrever a voz do paciente hoje:
   Normal _____ (0), anormal _____ (1), afônica _____ (2)
4. Descrever o estridor do paciente hoje:
   Ausente ___ (0), presente na atividade ___ (1), presente no repouso ___ (2)
5. Descrever a urgência da intervenção de hoje:
   Esquematizada ___ (0), eletiva ___ (1), urgente ___ (2), emergente ___ (3)
6. Descrever o nível da dificuldade respiratória de hoje:
   nenhuma ___ (0), leve___ (1), mod. ___ (2), grave ___ (3), extrema ___ (4)
Escore total para as questões 3-6 = _____

PARA CADA SÍTIO, ESCORE: 0 = NENHUM, 1 = LESÃO SUPERFICIAL, 2 = LESÃO ELEVADA, 3 = LESÃO VOLUMOSA

LARINGE:
  Epiglote
    Superfície lingual ___ Superfície laríngea ___
  Pregas epiglóticas: Direita ___ Esquerda ___
  Pregas vocais falsas: Direita ___ Esquerda ___
  Prega vocal: Direita ___ Esquerda ___
  Aritenóides: Direita ___ Esquerda ___
  Comissura anterior ___
  Comissura posterior ___
  Subglote ___

TRAQUÉIA:
  Terço superior _____
  Terço médio _____
  Terço inferior _____
  Brônquios: Direito ___ Esquerdo ___
  Estoma da traqueotomia _____

OUTROS:
  Nariz _____
  Palato _____
  Faringe _____
  Esôfago _____
  Pulmões _____
  Outros _____

- -
ESCORE TOTAL DOS LUGARES _____ ESCORE CLÍNICO TOTAL _____

Figura 10.3

Estadiamento e esquema de gravidade de Coltrera/Derkay.

para iniciar a terapêutica adjuvante são a exigência de cirurgia superior da mais de quatro procedimentos por ano, a propagação multifocal distal da doença e/ou o rápido crescimento da doença papilomatosa com comprometimento das vias aéreas. As terapêuticas adjuvantes mais comumente recomendadas são o cidofovir (Vistide; HPMPC) e o α-interferon (Tabelas 10.2 e 10.3) (14).

Cidofovir é um análogo nucleotídeo com atividade antiviral contra a família dos herpesvírus sendo aprovado pelo Food and Drug Administration (FDA) para o tratamento da retinite pelo citomegalovírus (CMV) em pacientes com a infecção pelo vírus da imunodeficiência humana (HIV). Foi também demonstrado que induz apoptose nas células HPV-positivas (26). Snoeck (27) demonstrou uma resposta clínica inicial completa em 14/17 pacientes adultos com PRR laríngea que receberam cidofovir injetado localmente, e 10/14 permaneceram livres da doença. Embora Pransky *et al.* (28-30) não conseguissem reproduzir esses resultados em termos de respostas completas, puderam, entretanto, melhorar acentuadamente as vias aéreas e aumentar o intervalo de tempo entre os procedimentos cirúrgicos em 10 crianças gravemente afetadas com PRR, sem o desenvolvimento de efeitos adversos significativos. O uso do cidofovir para tratar a PRR tornou-se a terapêutica adjuvante mais comum (14) apesar da alarmante falta de estudos bem-controlados para demonstrar sua segurança e eficácia. Estudos em animais suscitaram a possibilidade de nefrotoxicidade e de carcinogênese com as doses atualmente usadas em humanos. Ademais, para pacientes pediátricos, a droga requer infiltração repetida na laringe sob anestesia geral, gerando o risco de comprometimento das vias aéreas elevando o custo e a morbidade potencial desta terapêutica. Em adultos, o uso do cidofovir em pacientes menos gravemente acometidos está sendo favorecido. Os relatos em pequenos grupos de pacientes por Chhetri *et al.* e por Co e Woo foram favoráveis, tendo mínimos efeitos colaterais em grupos selecionados de pacientes adultos (31-33).

TABELA 10.2
MODALIDADES ADJUVANTES DE TRATAMENTO PARA A PRR

α-Interferon
Indol-3-carbinol
Terapia fotodinâmica
Cidofovir
Aciclovir
Ribavirina
Ácido retinóico
Vacina da caxumba
Metotrexato
HspE7

PRR, papilomatose respiratória recorrente.

TABELA 10.3
NOVAS PERSPECTIVAS SOB INVESTIGAÇÃO PARA A PRR

Doença do refluxo extra-esofágico
Quimioterapia com multidrogas para a doença cavitária pulmonar
Papel das interleucinas, citocinas e fator da necrose tumoral
Desenvolvimento da vacina contra o HPV
Cidofovir
HspE7
Papel do parto via cesárea e da cirurgia ginecológica durante a gravidez na prevenção da PRR
Efeito da escolha da modalidade cirúrgica sobre o prognóstico da PRR
História natural da PRR

HPV, papilomavírus humano; PRR, papilomatose respiratória recorrente.

Os interferons representam uma classe de proteínas elaboradas pelas células em resposta a uma variedade de estímulos, incluindo a estimulação viral. As enzimas que são produzidas bloqueiam a replicação viral do RNA e do DNA e alteram as membranas celulares, tornando-as menos suscetíveis à penetração do vírus. O mecanismo exato pelo qual o interferon exerce sua resposta é desconhecido. É provável que possa modular a resposta imune do hospedeiro aumentando a produção de uma proteinocinase e endonuclease que inibem a síntese da proteína viral.

Os efeitos colaterais comuns do interferon caem em 2 categorias: reações agudas (febre e sintomas gerais de resfriado, calafrio, cefaléia, mialgias e náuseas que parecem diminuir com o prolongamento da terapêutica); e reações crônicas (diminuição da velocidade de crescimento da criança, elevação do nível das transaminases hepáticas, leucopenia, diplegia espástica e convulsões febris). Têm sido relatados casos de trombocitopenia, bem como de erupções, pele seca, alopécia, prurido generalizado e fadiga. Tem sido observado que o acetaminofeno alivia a febre, e que as injeções de interferon são mais bem toleradas na hora de dormir. O interferon produzido pelas técnicas de DNA recombinante parecem provocar menos efeitos colaterais e ter maior eficácia que o interferon dos bancos de sangue. A terapêutica é iniciada com 5 milhões de unidades/m^2 de superfície corporal administrados por injeção subcutânea diariamente durante 28 dias, e depois 3 dias por semana por pelo menos uma tentativa de 6 meses. Depois de 6 meses em crianças com excelentes respostas, e se os efeitos colaterais forem graves, a dosagem pode ser reduzida pra 3 milhões de unidades/m^2, 3 dias por semana, com uma lenta diminuição conforme a tolerância.

A fototerapia dinâmica no tratamento da PRR foi amplamente estudada por Abramson, Shikowitz e Steinberg (34) no Long Island Jewish Hospital. A fototerapia dinâmica é baseada na transferência de energia para uma droga fotossensível. A droga original foi o éter di-hematoporfirina (DHE), que tem a tendência de se concentrar mais no interior do papiloma que no tecido normal circundante. Os pacientes são tratados intravenosamente com 4,25 mg/kg de DHE antes da fotoativação com a bomba de corante de *laser* de argônio. Com o uso da terapia fotodinâmica e DHE foi observado uma pequena, porém significante redução no crescimento do PRR, especialmente nos pacientes com a doença mais grave. A desvantagem desta terapêutica é que os pacientes tornam-se acentuadamente fotossensíveis por períodos que duram de 2 a 8 semanas. Uma nova droga, m-tetra (hidroxifenil) clorina (Foscan, Scotia Holdings, UK), demonstrou eficácia em tumores induzidos pelo HPV em coelhos, demonstrando dano tecidual mínimo e menor fotossensibilidade. Atualmente, está em andamento estudo clínico usando esta droga na dose de 0,15 mg/kg. Os resultados preliminares em adultos são muito encorajadores, e crianças pequenas foram incorporadas ao protocolo.

Interesse recente foi concentrado no indol-3-carbinol (I3C) quimicamente puro, um suplemento dietético não-aprovado pelo FDA, o qual mostrou inibir a formação de papiloma em camundongos (35). Este composto é encontrado em altas concentrações de legumes crucíferos como repolho, brócolis e couve-flor. Em pequeno estudo sobre dieta no Long Island Jewish Hospital mostrou-se promissor, embora despertando preocupações sobre o quanto da droga ativa os pacientes estavam realmente recebendo. O I3C é disponível em forma química pura, e está sendo atualmente completada uma experiência clínica concentrada na Universidade de Pittsburgh (36). Foram tratados 18 pacientes com o I3C oral, com um acompanhamento mínimo de 8 meses e um acompanhamento médio de 14,6 meses. Trinta e três por cento (6 de 18) dos pacientes do estudo apresentaram uma parada do crescimento do papiloma e não precisaram de cirurgia desde o início do estudo. Seis pacientes mostraram redução da velocidade do crescimento do papiloma, e 6 (33%) não mostraram resposta clínica ao I3C. Os autores concluíram que o I3C parece ser seguro e bem tolerado e pode ser um tratamento eficaz para a PRR. Existe alguma preocupação se o I3C em forma pura poderá manter sua eficácia quando tomado com antiácidos ou com bloqueadores histamínicos (H_2). Um novo produto, Photosorb-DIM, disponível em forma de cápsulas ou com substância com realce de sabor, é sugerido para superar esta limitação. Dados preliminares sugerem uma relação linear entre a proporção das vias do metabolismo dos estrógenos (2-hidroxilação:16 α-hidroxilação) e a gravidade da doença PRR. As relações inferiores a 1 são associadas à doença grave e as superiores a 3 são associadas à doença leve.

A ribavirina é uma droga antiviral usada para pneumonia por vírus sincicial respiratório em lactentes, e também mostrou alguma promessa no tratamento da papilomatose laríngea agressiva. McGlennan (37) na Universidade de Minnesota recentemente completou uma experiência em 8 pacientes, usando a riboflavina em forma oral de 23 mg/kg/dia, dividida em 4 vezes após uma dose maior intravenosa inicial. Nos pacientes tratados foi observado um aumento das necessidades de intervenção cirúrgica.

Outro agente antiviral que tem sido proposto no tratamento da PRR é o aciclovir. Embora a atividade do aciclovir seja dependente da atividade da timidina cinase codificada no vírus (uma enzima que não se sabe se está codificada no papilomavírus), foram obtidos resultados conflitantes em diversas pequenas séries de estudos. Teoricamente, não se deveria esperar um resultado positivo. Entretanto, foi postulado que talvez o aciclovir seja mais eficaz quando existirem fatores de co-morbidade, como uma infecção simultânea com o vírus herpes simplex. Essas co-infecções com o vírus herpes simplex tipo 1 (HSV-1), com o CMV e com o vírus Epstein-Barr (EBV) têm sido atualmente demonstradas em pacientes de PRR. Os pacientes adultos com infecções virais parecem ter uma evolução clínica mais agressiva (38).

O controle ideal da doença do refluxo gastroesofágico tem sido postulado como uma maneira de melhorar o prognóstico dos pacientes em conjunto à terapia cirúrgica. Em uma avaliação prospectiva de 31 crianças com PRR, os tratamentos anti-refluxo em pacientes que seriam submetidos à cirurgia para papilomas respiratórios laríngeos recorrentes reduziram o número de complicações do tecido mole, especialmente a retração de tecido cicatricial e a formação de pregas. A terapêutica anti-refluxo profilática é justificada em qualquer paciente com cirurgia agendada em que ocorra uma perturbação da mucosa laríngea (7).

A utilização do HspE7, uma proteína de fusão recombinante do Hsp65 do bacilo *Mycobacterium bovis* de Calmette-Guérin (BCG) e a proteína E7 do HPV 16, está atualmente em curso para o tratamento das doenças relacionadas com o HPV (39). Em um estudo de intervenção do tipo rótulo-aberto, um único braço conduzido em 8 centros médicos universitários, foram envolvidos 27 pacientes masculinos e femininos com PRR, nas idades de 2 a 18 anos e acompanhados até 60 semanas. Antes de serem envolvidos no estudo, esses pacientes precisavam de cirurgia na média a cada 55 dias. Após a cirurgia clássica de desbastamento, os pacientes recebiam o HspE7, 500 mcg por via subcutânea mensalmente, 3 doses durante 60 dias. O ponto-final principal foi o intervalo de tempo até à próxima cirurgia em comparação com o intervalo intercirúrgico

(IIC) médio das 4 cirurgias anteriores do tratamento. A média do primeiro IIC pós-tratamento aumentou 93% para 106 dias ($p < 0,02$).

O IIC mediano para todas as cirurgias após o tratamento foi igualmente prolongado (média 107 dias, $p < 0,02$), indicando um efeito constante do tratamento e foi acompanhado de diminuição significativa do número de cirurgias necessárias ($p < 0,003$). Inesperadamente, o efeito do tratamento foi mais nítido nas 13 pacientes femininas, com aumentos estatisticamente significativos do primeiro IIC pós-tratamento (142%, $p < 0,03$) e IIC mediano (147%, $p < 0,03$). O tratamento com o HspE7 parece beneficiar de forma significativa os pacientes pediátricos com PRR, pois reduz a freqüência das cirurgias necessárias. Esses resultados estimularam o fabricante a prosseguir na aprovação do FDA para uma experiência confirmatória na fase III do produto.

Deve ser enfatizado que a participação nos protocolos nacionais e regionais das modalidades adjuvantes de tratamento é essencial para a comunidade científica aprender mais sobre a PRR. Um registro internacional de pacientes com PRR foi constituído com a colaboração da ASPO e da CDC. O registro acompanhou mais de 600 crianças em 22 sítios, com dados sobre mais de 11.000 procedimentos cirúrgicos. É de se esperar que o registro nacional possa ajudar na identificação de pacientes adequados para o envolvimento nos estudos multinstitucionais com as terapêuticas adjuvantes podendo ajudar a definir melhor os fatores de risco na transmissão do HPV e dos co-fatores que podem determinar a agressividade da PRR.

Uma iniciativa multicêntrica organizada pela PRR Task Force está atualmente em condução na tentativa de identificar os genes do hospedeiro que governam a suscetibilidade à PRR (40). É de se esperar que, determinando os genes do hospedeiro que regem a suscetibilidade, possamos aumentar nosso conhecimento não só da PRR como também da interação viral–hospedeiro em geral. O resultado final poderá induzir as modalidades inovadoras de tratamento.

PONTOS IMPORTANTES

- A papilomatose respiratória recorrente é uma doença caprichosa e frustrante, com potencial para conseqüências mórbidas em virtude de seu envolvimento com as vias aéreas e do risco de degeneração maligna.
- Nenhuma modalidade isolada de terapia mostrou-se consistentemente eficaz na erradicação da papilomatose respiratória recorrente.
- O objetivo da cirurgia é o de manter uma via aérea segura e uma voz aceitável e ao mesmo tempo evitar uma retração excessiva.
- Muitas terapêuticas adjuvantes têm sido investigadas para suplementar a cirurgia terapêutica. Essas medidas variam desde os suplementos dietéticos e controle do refluxo extra-esofágico até os potentes agentes antivirais e quimioterápicos e terapias fotodinâmicas. Embora muitas dessas modalidades tenham se mostrado promissoras, até o momento nenhuma terapêutica curou a papilomatose respiratória recorrente.
- Grandes passos estão sendo dados para se conhecer mais sobre a história natural da doença através do estabelecimento de um registro de pacientes de papilomatose respiratória recidivante nos *Centers for Disease Control and Prevention* e o desenvolvimento de *software* para ajudar aos médicos a partilharem informações e acompanharem acuradamente seus pacientes de papilomatose respiratória recorrente no decorrer do tempo.
- Futuras pesquisas referentes à prevenção da transmissão do papilomavírus da mãe para o filho são necessárias. Especificamente, precisam ser elucidados os papéis da intervenção por via cesárea e da cirurgia ginecológica durante a gravidez. É também necessário estudar o desenvolvimento de uma vacina contra o papilomavírus humano e os refinamentos das técnicas cirúrgicas para minimizar a escara cirúrgica da laringe.
- A cirurgia na papilomatose respiratória recorrente requer uma equipe experiente consistindo de otorrinolaringologista, anestesista e pessoal da sala de cirurgia trabalhando em conjunto em um serviço equipado adequadamente para tratar as vias aéreas pediátricas difíceis.
- Em decorrência da natureza recorrente da doença papilomatosa e do potencial para a obstrução das vias aéreas, o apoio e o esclarecimento dos pais tem um valor incalculável para a segurança da criança com papilomatose respiratória recorrente.

REFERÊNCIAS

1. Silverberg MJ, Thorsen P, Lindeberg H, et al. Clinical course of RRP in Danish children. *Arch Otolaryngol Head Neck Surg* 2004;130:711-716.
2. Derkay CS. Task force on recurrent respiratory papillomas. *Arch Otolaryngol Head Neck Surg* 1995;121:1386-1391.
3. Wiatrak BJ, Wiatrak DW, Broker TR, Lewis L. RRP: a longitudinal study comparing severity associated with HPV types 6 and 11 and other risk factors in a large pediatric population. *Laryngoscope* 2004;114:1-23.
4. Aaltonen LM, Rihkanen H, Vaheri A. Human papillomavirus in Larynx. *Laryngoscope* 2002;112:700-707.
5. Snowden RT, Thompson J, Horwitz E, Stocks RM. The predictive value of serum interleukins in recurrent respiratory papillomatosis; a preliminary study. *Laryngoscope* 2001;111:404-408.
6. Abramson AL, Nouri M, Mullooly V, et al. Latent human papillomavirus infection is comparable in the larynx and trachea. *J Med Virol* 2004;72:473-477.
7. Holland BW, Koufman JA, Postma GN, McGuirt WF Jr. Laryngopharyngeal reflux and laryngeal web formation in patients with pediatric recurrent respiratory papillomas. *Laryngoscope* 2002;112:1926-1929.
8. Reeves WC, Suparelia SS, Swanson KI, et al. National Registry for juvenile-onset RRP. *Arch Otolaryngol Head Neck Surg* 2003;129:976-982.

9. Ruparelia S, Unger ER, Nisnbaum R, et al. Predictors of remission in juvenile-onset RRP. Arch Otolaryngol Head Neck Surg 2003;129:1275-1278.
10. Lindeberg H, Elbrond O. Laryngeal papillomas: the epidemiology in a Danish subpopulation 1965-1984. Clin Otolaryngol 1991;15:125-131.
11. Armstrong LR, Preston EJ, Reichert M, et al. Incidence and prevalence of recurrent respiratory papillomatosis among children in Atlanta and Seattle. Clin Infect Dis 2000;31:107-109. Epub 2000 Jul 11.
12. Silverberg MJ, Thorsen P, Lindeberg H, et al. Condyloma in pregnancy is strongly predictive of juvenile-onset recurrent respiratory papillomatosis. Obstet Gynecol 2003;101: 645-652.
13. Koutsky LA, Ault KA, Wheeler CM, et al. Proof of Principle Study Investigators. A controlled trial of a human papillomavirus type 16 vaccine. N Engl J Med 2002;347:1645-1651.
14. Schraff S, Derkay CS, Burke B, Lawson L. American Society of Pediatric Otolaryngology members' experience with recurrent respiratory papillomatosis and the use of adjuvant therapy. Arch Otolaryngol Head Neck Surg 2004;130:1039-1042.
15. Silver RD, Rimell FL, Adams GL, et al. Diagnosis and management of pulmonary metastasis from recurrent respiratory papillomatosis. Otolaryngol Head Neck Surg 2003;129:622-629.
16. Patel N, Rowe M, Tunkel D. Treatment of RRP in children with the microdebrider. Ann Otol Rhinol Laryngol 2003;112:7-10.
17. Pasquale K, Wiatrak B, Woolley A, Lewis L. Microdebrider vs. CO_2 laser removal of RRP: a prospective analysis. Laryngoscope 2003;113:139-143.
18. Dean C, Sataloff RT, Hawkshaw M. Recurrent vocal fold papilloma: resection using cold instruments. Ear Nose Throat 11998;77:882-884.
19. Zeitels SM, Sataloff RT. Phonomicrosurgical resection of glottal papillomatosis. J Voice 1999;13:123-127.
20. Zeitels SM, Casiano RR, Gardner GM, et al. Voice and Swallowing Committee, American Academy of Otolaryngology-Head and Neck Surgery. Management of common voice problems: committee report. Otolaryngol Head Neck Surg 2002;126:333-348.
21. Bower CM, Wanes M, Flock S, et al. Flash pump bye laser treatment of laryngeal papillomas. Ann Otol Rhinol Laryngol 1998;107:1001-1005.
22. McMillan K, Shapshay SM, McGilligan JA, et al. A 585 n meter pulsed dye laser treatment of laryngeal papillomas: preliminary report. Laryngoscope 1998;108:968.
23. Bergler W, Honig M, Gotte K, et al. Treatment of recurrent respiratory papillomatosis with argon plasma coagulation. J Laryngol Otol 1997;111:381-384.
24. Myer CM, Wiliging P, Cotton R. Use of a laryngeal microresector system. Laryngoscope 1999;109:1165-1166.
25. Derkay CS, Malis DJ, Zalzal G, et al. A staging system for assessing severity of disease and response to therapy in recurrent respiratory papillomatosis. Laryngoscope 1998;108:935-937.
26. Armbruster C. Novel treatments for RRP. Expert Opin Investig Drugs 2002;11:1139-1148.
27. Snoeck R, Wellens W, Desloovere C, et al. Treatment of severe laryngeal papillomatosis with intralesional injections of cidofovir. J Med Virol 1998;54:219-225.
28. Pranksy SM, Magit AE, Kearns DB, et al. Intralesional cidofovir for recurrent respiratory papillomatosis in children. Arch Otolaryngol Head Neck Surg 1999;125:1143-1148.
29. Pransky SM, Brewster DF, Magit AE, Kearns DB. Clinical update on 10 children treated with intralesional cidofovir injections for severe RRP. Arch Otolaryngol Head Neck Surg 2000;126:1239-1243.
30. Pransky SM, Albright JT, Magit AE. Long-term follow-up of RRP managed with intralesional cidofovir. Laryngoscope 2003;113:1583-1587.
31. Chhetri DK, Blumin JH, Shapiro NL, Berke CS. Office based treatment of laryngeal papillomatosis with percutaneous injection of cidofovir. Otolaryngol Head Neck Surg 2002;126:642-648.
32. Bielamowicz S, Villagomez V, Stager SV, Wilson WR. Intralesional cidofovir therapy for laryngeal papilloma in an adult cohort. Laryngoscope 2002;112:696-699.
33. Co J, Woo P. Office based intralesional injection of cidofovir in adult-onset RRP. Ann Otol Rhinol Laryngol 2004;113:859-862.
34. Shikowitz MJ, Abramson AL, Freeman K, et al. Efficacy of DHE photodynamic therapy for respiratory papillomatosis: immediate and long-term results. Laryngoscope 1998;108:962-967.
35. Newfield L, Goldsmith A, Bradlow HL, et al. Estrogen metabolism and human papillomavirus-induced tumors of the larynx: chemo-prophylaxis with indole-3-carbinol. Anticancer Res 1993;13:337-341.
36. Rosen CA, Woodson GE, Thompson JW, et al. Preliminary results of the use of indole-3-carbinol for recurrent respiratory papillomatosis. Otolaryngol Head Neck Surg 1998;118:810-815.
37. McGlennan RC, Adams GL, Lewis CM, et al. A pilot trial for the treatment of laryngeal papillomatosis. Head Neck 1993;15:504-513,
38. Pou AM, Rimell FL, Jordan JA, et al. Adult respiratory papillomatosis: human papillomavims type and viral confections as predictors of prognosis. Am Otol Rhinol Laryngol 1995;104:758-762.
39. Derkay CS, Smith RJ, van Burik JAH, et al. HspE7 treatment of pediatric RRP: final results of an open-label trial. Ann Otol Rhinol Laryngol 2005;114:730-737.
40. Buchinsky FJ, Derkay CS, Leal SM, et al. Multicenter initiative seeking critical genes in respiratory papillomatosis. Laryngoscope. 2004;114:349-357.

CAPÍTULO 11

Tonsilite, Tonsilectomia e Adenoidectomia

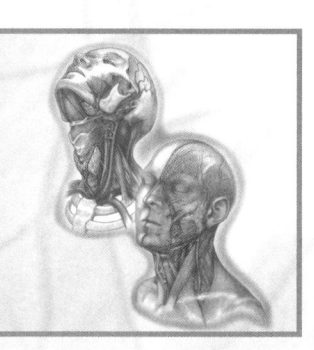

Linda Brodsky ▪ Christopher P. Poje

Os problemas de saúde originados de doenças das tonsilas palatinas e das adenóides estão entre os mais comumente encontrados na população geral. As queixas de dores de garganta, de infecções das vias aéreas superiores (IVAS), e as doenças das orelhas associadas respondem pelo maior número de consultas em pacientes na maioria dos serviços de cuidados primários pediátricos. Embora a incidência da tonsilectomia e da adenoidectomia esteja diminuindo, mesmo diante do aumento populacional, sua realização persiste atualmente como o principal procedimento cirúrgico em crianças nos Estados Unidos.

O otorrinolaringologista exerce um papel crítico no diagnóstico e no tratamento das doenças das tonsilas palatinas e das adenóides e das suas seqüelas. São importantes a anatomia básica, a fisiologia, o quadro clínico, a terapêutica não-cirúrgica e a seleção apropriada do paciente para a intervenção cirúrgica. Os princípios e as práticas do tratamento cirúrgico (pré-operatório, intra-operatório e pós-operatório) estão mudando rapidamente à medida que emergem novas tecnologias. O otorrinolaringologista precisa ter conhecimento das estratégias que ajudam a acelerar a cura e a minimizar as complicações. A avaliação clínica exata é particularmente importante, considerando-se a extensão e a natureza dos problemas encontrados nas crianças, que são mais freqüentemente acometidas.

Na população pediátrica, as doenças que mais comumente afetam as tonsilas palatinas e as adenóides são as infecções recidivantes e crônicas e a hiperplasia obstrutiva. O reconhecimento das alterações respiratórias durante o sono, variando desde a completa síndrome de apnéia obstrutiva do sono (SAOS) até a mais recentemente reconhecida síndrome de resistência das vias aéreas superiores, é importante pois se relaciona com o bem-estar físico, psicológico e cognitivo tanto da criança quanto do adulto. O abscesso peritonsilar (APT) é uma apresentação freqüente da doença tonsilar palatina, levando a um estudo separado. Podem também ocorrer infecções incomuns das tonsilas (p. ex., *mycoplasmo* sp), processos neoplásicos (mais comumente linfomas), doenças linfoproliferativas após o transplante de órgãos sólidos e doenças das tonsilas linguais que também serão discutidas separadamente.

ANATOMIA

As tonsilas palatinas, as tonsilas faríngeas (adenóides) e as tonsilas linguais são conhecidas como anel de Waldeyer e fazem parte do tecido linfóide associado à mucosa MALT *(mucosa-associated lymphoid tissue)*. Este "anel" de tecido linfóide é encontrado na entrada do trato aerodigestivo superior. Como tal, as tonsilas e as adenóides são a primeira linha de defesa do corpo para a proteção das vias aéreas inferiores e do trato gastrointestinal, bem como para o desenvolvimento da memória antigênica pelo hospedeiro (1).

Adenóides

As adenóides (tonsilas faríngeas) consistem em uma massa de tecido linfóide de forma triangular localizada na parte posterior da nasofaringe em forma de caixa (Fig. 11.1). A nasofaringe serve como um conduto para o ar inspirado e para as secreções nasossinusais que drenam da cavidade nasal para a orofaringe; serve como uma caixa de ressonância para a fala, e como uma área de drenagem para o complexo tuba auditiva/orelha média/mastóide.

As adenóides formadas durante o 3º ao 7º mês da embriogênese estão presentes ao nascer e são colonizadas por bactérias durante a primeira semana de vida. O aumento durante o início e o meio da infância ocorre em resposta a uma variedade de provocações antigênicas que podem incluir vírus, bactérias, alérgenos, alimentos e irritantes ambientais. Na maioria dos casos, as adenóides regridem no início da puberdade.

As relações anatômicas entre a nasofaringe e as adenóides têm implicações quanto às doenças no complexo localizado lateralmente (tuba auditiva–orelha média) e nos localizados anteriormente no nariz e cavidades paranasais, maxila e mandíbula. As obstruções

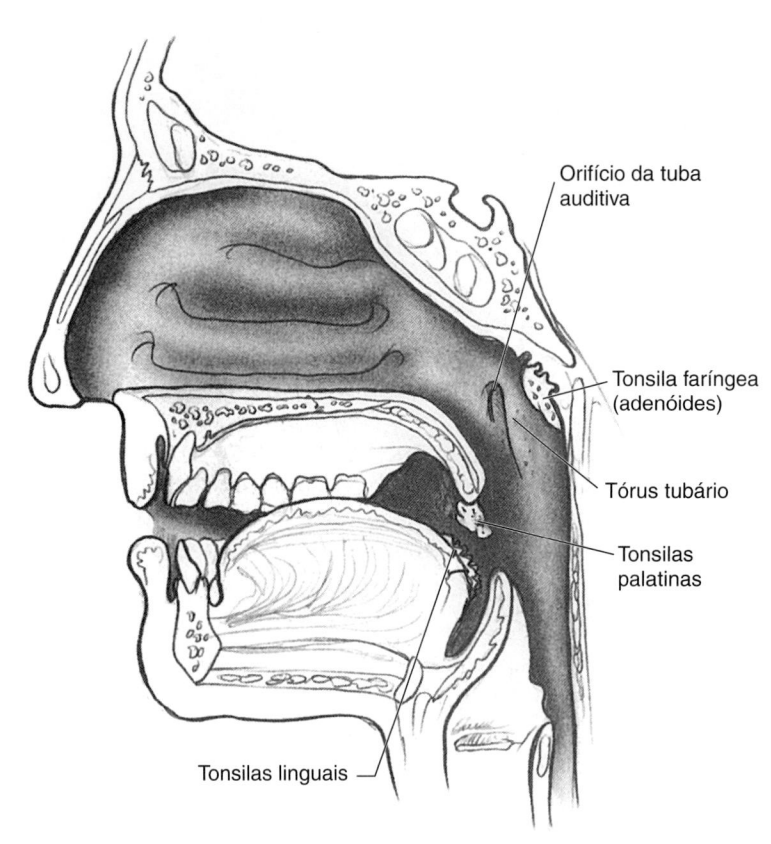

Figura 11.1

As adenóides estão situadas na parede posterior da nasofaringe. As cavidades paranasais (anteriormente) e o complexo tuba auditiva/orelha média/mastóide (lateralmente) drenam para este espaço que une o nariz com a nasofaringe. Ocasionalmente, as adenóides podem crescer muito dentro das coanas e para as cavidades nasais posteriores (cauda das conchas inferior e média). As tonsilas palatinas estão localizadas nas paredes laterais da orofaringe e se estendem das margens laterais do palato mole para a base da língua.

tanto funcionais quanto mecânicas da tuba auditiva pela inflamação adenóide, exercem um significativo papel no desenvolvimento da doença da orelha média (2). Na criança mais jovem, o aumento da adenóide e a infecção crônica são também importantes na sinusite recidivante ou crônica, bem como na rinite alérgica (3). O aumento das adenóides altera o fluxo aéreo nasal e resulta em relação funcionalmente anormal entre a maxila e a mandíbula (4).

Em crianças que inicialmente têm esqueleto craniofacial normal, a obstrução nasofaríngea resulta de adenóides que se tornaram demasiadamente grandes para uma nasofaringe de tamanho normal. Á medida que progride a respiração bucal, as mudanças nos vetores musculares exercem efeitos negativos sobre o crescimento do terço médio da face, podendo também resultar em um palato e uma nasofaringe mais estreitos e uma mandíbula anormalmente posicionada, resultando na conhecida face adenóide (4,5).

O suprimento sanguíneo das adenóides é através dos ramos faríngeos da artéria carótida externa; alguns ramos menores são enviados pelas artérias maxilar interna e facial. A inervação sensitiva é composta pelos nervos glossofaríngeo e vago. Por este motivo, a dor reflexa das as adenóides (bem como das tonsilas palatinas) pode ser sentida tanto nas orelhas quanto na garganta.

A anatomia macroscópica e microscópica das adenóides reflete suas múltiplas funções e difere significativamente daquelas das tonsilas. As adenóides são invaginadas por profundas dobras, com formação de algumas criptas, em acentuado contraste com o sistema de criptas extenso observado nas tonsilas. As adenóides possuem três tipos de epitélio de superfície: colunar pseudo-estratificado ciliado, escamoso estratificado e transicional (Tabela 11.1). As adenóides cronicamente infectadas ou aumentadas tendem a apresentar uma proporção maior do epitélio escamoso especializado (ativo no processamento de antígenos), uma diminuição da proporção do epitélio respiratório (ativo na depuração mucociliar) e um aumento da fibrose do tecido conjuntivo interfolicular (2). A estase das secreções nasossinusais que acompanha a obstrução nasofaríngea resulta em um aumento da exposição aos estímulos antigênicos, ocasionando adenóides cronicamente inflamadas e desreguladas.

Tonsilas Palatinas

As tonsilas palatinas são massas pareadas, geralmente de forma ovóide, localizadas nas paredes laterais da orofaringe (Figs. 11.1 e 11.2). Embora em geral confinadas à orofaringe, com um crescimento excessivo, as tonsilas palatinas podem se estender até a nasofaringe, apresentando-se com obstrução nasal. Mais freqüentemente, crescem estendendo-se para baixo, para a hipofaringe, conhecida como espaço da via aérea posterior entre a base da língua e a parede faríngea posterior, po-

TABELA 11.1
DIFERENÇAS ANATÔMICAS E FISIOLÓGICAS ENTRE AS ADENÓIDES E AS TONSILAS PALATINAS NORMAIS

	Adenóides	Tonsilas Palatinas
Sítio anatômico	Parede posterior da nasofaringe Pode crescer na coana	Paredes laterais da orofaringe Ocasionalmente se estende para a nasofaringe ou hipofaringe
Macroscópico	Forma triangular; invaginada por dobras profundas, poucas criptas	Em geral ovóide, algumas vezes bilobada Invaginada por 20-30 criptas

Microscópico	Três tipos de epitélio:
	  Pseudo-estratificado ciliado
	  Colunar
	  Escamoso
	Processamento de antígenos transicionais (Ag)
	Sem linfáticos aferentes
		Especializada em processamento de antígenos (Ag)
		Sem linfáticos aferentes

Fisiológico	*Clearance* mucociliar Processamento de antígenos Vigilância imunológica	Processamento de antígenos, vigilância imunológica

dendo levar a um tipo de respiração obstrutiva no sono (e acordado). Sua localização anatômica torna menos provável que esteja associada à doença do complexo tuba auditiva/orelha média e com as cavidades sinusais; entretanto, as tonsilas e as adenóides são freqüentemente acometidas, de modo simultâneo, por processos mórbidos semelhantes: infecção crônica/recorrente e/ou hiperplasia obstrutiva.

A hiperplasia da tonsila palatina pode causar uma posição anormal da língua, deixando a língua um pouco para fora da boca com padrão de fala anormal e alteração do crescimento orofacial e craniofacial (4,5). De modo semelhante às adenóides, a relação entre o volume da orofaringe, o tamanho das tonsilas e a etiologia da obstrução das vias aéreas superiores é multifatorial, sendo influenciado pela hiperplasia tonsilar, pelas variações anatômicas e por fatores genéticos (6). A superfície profunda das tonsilas palatinas é inserida à fáscia sobrejacente ao músculo constritor superior. Seu limite anterior é o músculo palatoglosso (pilar anterior) e o limite posterior é o músculo palatofaríngeo (pilar posterior). A tonsila palatina pode se estender para baixo e manter continuidade com o tecido tonsilar na base da língua.

O suprimento sanguíneo das tonsilas palatinas é altamente variável, porém em geral está a cargo das artérias faríngea ascendente, palatina ascendente, e ramos das artérias lingual e facial, todos os ramos derivados da artéria carótida externa. Mais raramente, os ramos poderão vir diretamente da própria carótida externa. A artéria carótida externa fica aproximadamente a 2 cm póstero-lateralmente à parte profunda das

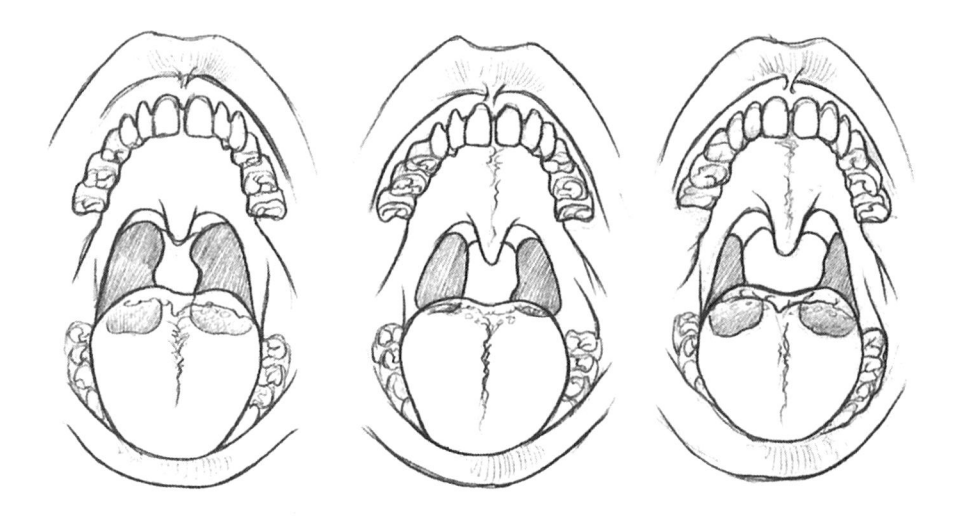

Figura 11.2
Embora as tonsilas palatinas sejam geralmente confinadas à orofaringe, podem ser bilobadas com extensão para dentro da hipofaringe ou mais raramente para a nasofaringe. A extensão inferior das tonsilas palatinas para o espaço posterior das vias aéreas deve ser suspeitada quando existir uma forte história de obstrução e o aspecto das tonsilas palatinas for relativamente normal quando visualizada no exame intra-oral.

tonsilas palatinas; por isso, na cirurgia deve ser tomado cuidado para se deter no plano apropriado da dissecção para evitar lesar um vaso localizado de forma aberrante. A drenagem linfática das tonsilas palatinas é primariamente para os linfonodos cervical profundo superior e jugular; por isso, a doença inflamatória das tonsilas palatinas é um fator significativo no desenvolvimento de adenite cervical/abscesso em crianças. A inervação sensitiva é feita pelo nervo glossofaríngeo e por alguns ramos do nervo palatino menor via gânglio esfenopalatino.

A estrutura histológica das tonsilas palatinas é intimamente relacionada com sua aparente função como órgão de defesa imunológica. Assim como ocorre com as adenóides, as tonsilas palatinas não possuem linfáticos aferentes, porém têm entre 10 e 30 invaginações criptiformes que se ramificam profundamente no seu parênquima e são revestidas por epitélio escamoso, especializado no processamento de antígenos. Este epitélio serve como via de acesso ao sistema imunológico contra os antígenos, sejam inalados ou ingeridos. O epitélio das criptas tem um sistema complexo de células especializadas em apresentação de antígenos e também microporos que liberam o antígeno nas células linfóides imunologicamente ativas subjacentes ao epitélio tonsilar. No processamento dos antígenos, foram descritas quatro zonas importantes (ou compartimentos): epitélio escamoso especializado, área extrafolicular (rica em células T), zona do manto do folículo linfóide, e centro germinativo do tecido linfóide (rico em células B). O processamento do antígeno com relação à anatomia funcional é descrito na seção seguinte sobre imunologia.

MICROBIOLOGIA E IMUNOLOGIA

A microbiologia e a imunologia das tonsilas palatinas e das adenóides são semelhantes e, por isso, são discutidas em conjunto.

Microbiologia

O estreptococo beta-hemolítico do grupo A (EBHGA) é classicamente descrito como a única bactéria implicada na tonsilite aguda. A resposta de anticorpos sistêmica, facilmente detectável, que ocorre após infecção pelo EBHGA, é a base para esta idéia. Entretanto, existem outros anticorpos e diferentes microorganismos (7,8) (Tabela 11.2). As bactérias encontradas são notavelmente semelhantes às observadas na otite e na sinusite.

O conhecimento da doença adenotonsilar aguda e crônica deve incluir o conhecimento dos seguintes conceitos: (a) presença de infecções polimicrobianas, (b) crescente presença de microorganismos produtores de betalactamase, (c) papel dos anaeróbios, (d) papel da concentração de antígenos bacterianos, (e) papel dos *Haemophilus influenzae* e de outros microorganismos produtores de betalactamase, (f) importância da obstrução das criptas resultante em estase bacteriana e no estabelecimento de infecção crônica, (g) interrupção da homeostase bacteriana normal desviando-se dos comensais para os patógenos potenciais, (h) papel dos mediadores inflamatórios, (i) importância da flora normal, como o *Streptococcus oralis* na prevenção da colonização por microorganismos patogênicos (9), e (j) limitada utilidade de se apoiar nas culturas de superfície para determinar com precisão a constitui-

TABELA 11.2
MICROORGANISMOS COMUMENTE ISOLADOS EM CULTURAS DE TONSILAS PALATINAS E ADENÓIDES

Bactérias
  Aeróbicas
    Estreptococos beta-hemolíticos do grupo A
    Estreptococos dos grupos B, C e F
    Haemophilus influenza (tipo b e não-tipáveis)
    Streptococcus pneumoniae
    Streptococcus epidermidis
    Moraxella catarrhalis
    Staphylococcus aureus
    Haemophilus parainfluenza
    Neisseria sp.
    Mycobacteria sp.
    Lactobacillus sp
    Diphteroides sp.
    Eikenella corrodens
    Pseudomonas aeruginosa
    Escherichia coli
    Helicobacter pylori
    Chlamydia pneumoniae
  Anaeróbicas
    Bacteroides sp.
    Peptococcus sp.
    Peptostreptococcus sp.
    Actinomycosis sp.
    Estreptococos microaerófilos
    Veillonella parvula
    Bifidobacterium adolescences
    Eubacterium sp.
    Lactobacillus sp.
    Fusobacterium sp.
    Bacteroides sp.
    Porphyromonas asaccharolytica
    Prevotella sp.

Vírus
  Epstein-Barr
  Adenovírus
  Influenza A e B
  Herpes simplex
  Sincicial respiratório
  Parainfluenza

Outros
  Mycobacterium (atípico não-tuberculoso)
  Candida albicans

ção bacteriológica no *cuore* das tonsilas, isto é, nas criptas tonsilares.

Uma etiologia exclusivamente viral como base de doença crônica é improvável, embora os vírus, como deflagradores da inflamação da mucosa, de obstrução das criptas e de ulceração com invasão e infecção secundária possam provavelmente ativar a infecção aguda. O vírus Epstein-Barr (EBV) pode se apresentar com uma grave faringotonsilite aguda, às vezes mesmo com obstrução das vias aéreas. O EBV pode estar também associado à hiperplasia adenotonsilar persistente. As influências não-microbianas sobre o desenvolvimento da inflamação crônica incluem a doença do refluxo gastroesofágico (DRGE) (10), a presença de radicais livres (11) e de outros imunomoduladores (11), e mais recentemente, os efeitos vibratórios do ronco crônico estão sendo cada vez mais estudados.

Imunologia

As tonsilas e as adenóides são os principais órgãos imunológicos do trato aerodigestivo superior. A microanatomia descrita anteriormente mostra o local de funcionamento e vigilância imunológica para o desenvolvimento do sistema de defesa do organismo. Uma revisão completa do assunto está acima do objetivo deste texto; entretanto, certos aspectos da imunologia desses órgãos têm implicações clínicas específicas e são aqui apresentados.

As tonsilas e as adenóides são exclusivas no fato de que são envolvidas tanto na imunidade local quanto na vigilância imunológica. A estimulação antigênica aguda e crônica por bactérias, vírus, alimentos e irritantes ambientais nas tonsilas palatinas e nas adenóides pode resultar na produção de anticorpos locais e sistêmicos, em um desvio das relações entre as células-B e as -T nos vários compartimentos celulares, e um aumento dos níveis da imunoglobulina local e sistêmica, que retornam ao normal após a tonsilectomia e a adenoidectomia. As tonsilas palatinas e as adenóides, ao contrário dos linfonodos, não possuem linfáticos aferentes; por isso, seus epitélios especializados exercem um papel importante na apresentação e no processamento do antígeno. Esta fase é seguida de respostas das células-T e -B, incluindo produção de imunoglobulina, expansão dos clones de memória e produção de imunomoduladores locais (11,12). As adenóides são também um alvo para a estimulação alérgica, podendo também resultar em sua hipertrofia (13).

O efeito da adenotonsilectomia sobre a imunidade como um todo parece ser mínimo. Os relatos sobre a redução da produção da imunoglobulina A (IgA) nasofaríngea contra a vacina pólio pós-adenoidectomia e o aumento da incidência da doença de Hodgkin depois de tonsilectomia e adenoidectomia foram considerados clinicamente não-significativos ou não-substanciados por estudos epidemiológicos em profundidade. Embora não tenha sido documentado nenhum efeito adverso específico depois de sua remoção, esses órgãos de "vigilância imunológica geral" proporcionam uma função imunológica que não deve ser facilmente descartada, particularmente na primeira infância quando sua atividade é maior. Por este motivo, sua remoção deverá ocorrer somente diante de entidades clínicas definidas claramente.

PATOGENIA DA DOENÇA ADENOTONSILAR

A patogenia da doença infecciosa/inflamatória das tonsilas palatinas e das adenóides tem suas bases na localização anatômica e na sua função inerente como órgãos de imunidade, processando material infeccioso e outros antígenos e depois se tornando, paradoxalmente, um foco de infecção/inflamação. A infecção viral com infecção bacteriana secundária poderá ser o mecanismo de início da doença crônica, porém os efeitos do meio ambiente, os fatores inerentes ao hospedeiro, o uso generalizado de antibióticos, as considerações ecológicas e a dieta podem ter sua importancia.

A inflamação e a perda da integridade do epitélio da cripta resultam em "criptite" crônica e obstrução da cripta, induzindo estase dos detritos da cripta e persistência do antígeno. As bactérias, mesmo as infreqüentemente encontradas nas criptas tonsilares palatinas normais, podem se multiplicar e eventualmente estabelecer infecção crônica. O papel do trauma mecânico aos linfócitos, por uma excessiva vibração das vias aéreas superiores como seria observado no ronco, exige mais estudo.

CLASSIFICAÇÃO CLÍNICA DAS DOENÇAS DAS ADENÓIDES E DAS TONSILAS PALATINAS

Uma classificação precisa das doenças clínicas das adenóides e das tonsilas palatinas pressupõe uma comunicação eficaz entre o otorrinolaringologista e o médico que enviou o paciente. A apresentação clínica descrita e definida com precisão permite ao otorrinolaringologista não só orientar a terapêutica medicamentosa como também selecionar os candidatos à cirurgia. Sugerimos um sistema de classificação, apresentado na Tabela 11.3.

Adenóides

Adenoidite Aguda

O diagnóstico da adenoidite aguda é particularmente difícil de ser diferenciado de uma IVAS induzida por vírus ou uma rinossinusite bacteriana verdadeira. Podem ser observadas rinorréia (algumas vezes purulenta), febre e, muitas vezes, otite média. Quando a infecção aguda é acompanhada por ronco de alta intensidade, que

TABELA 11.3
CLASSIFICAÇÃO CLÍNICA DAS DOENÇAS DAS TONSILAS E DAS ADENÓIDES

Infecção/inflamação
  Adenóides
    Adenoidite aguda (nasofaringite) resfriado comum
    Adenoidite aguda recorrente
    Adenoidite crônica (persistente)
  Tonsilas
    Tonsilas palatinas agudas
    Tonsilas palatinas agudas recorrentes
    Tonsilas palatinas crônicas (persistentes)
    Tonsilolitíase
Obstrução
  Nasofaríngea
  Orofaríngea
  Combinada
Neoplasia
  Benigna
  Doença linfoproliferativa
  Hiperplasia papilar linfóide
  Maligna

---

desaparece após o episódio, é provável a infecção das adenóides. A criança poderá também parecer mais doente que quando acometida por uma IVAS viral típica.

Adenoidite Aguda Recorrente

A adenoidite aguda recorrente é definida como a presença de quatro ou mais episódios de adenoidite aguda em seis meses. Assim como ocorre com a otite, caso a criança estiver assintomática entre as infecções e existir uma preocupação significativa quanto à imunodeficiência no paciente ou na família ou uma séria co-morbidade (como a asma), poderia ser considerada a profilaxia antimicrobiana. Entretanto, com o problema global da resistência aos antibióticos, a decisão de tratar com antibióticos profiláticos deve ser tomada com muita cautela e individualizando os pacientes. O uso diário de baixa-dosagem (a metade ou um terço da dose completa) ou a profilaxia episódica (períodos curtos de antibiótico no início da IVAS) poderá ser eficaz. A diferenciação entre sinusite aguda recorrente e adenoidite aguda recorrente poderá ser extremamente difícil de fazer tendo como base puramente o quadro clínico (14). A radiografia para avaliar as cavidades paranasais poderá ser útil. A adenoidite induzida por DRGE (doença do refluxo gastroesofágico) deve ser considerada, especialmente em crianças menores de 2 anos (15).

Adenoidite Crônica

Descarga nasal persistente, halitose, gotejamento nasal posterior e congestão crônica podem significar uma infecção crônica da adenóide. A maioria desses sintomas está muitas vezes associada à sinusite crônica; por isso, a diferenciação entre as duas é clinicamente um desafio. A associação de otite média poderá ser mais indicativa de adenoidite crônica. Na criança com otite média, deve ser considerada a presença de bactérias resistentes no tecido da adenóide (16). Em pacientes com doença persistente, é justificada uma cuidadosa investigação quanto à DRGE.

Hiperplasia Obstrutiva da Adenóide

A tríade de sintomas de obstrução nasal crônica (acompanhada de ronco e respiração bucal obrigatória), rinorréia e uma voz anasalada são consistentes com obstrução nasofaríngea por aumento da adenóide.

Tonsilas Palatinas

Tonsilite Aguda

Dor de garganta, febre, disfagia e linfonodos cervicais sensíveis em presença de tonsilas palatinas eritematosas e com exsudato são sintomas e sinais consistentes com o diagnóstico de tonsilite aguda. Nem todos esses sinais e sintomas estão presentes em todos os pacientes. Muitos médicos clínicos se apóiam em uma cultura positiva da garganta ou de rápido teste de antígeno para EBHGA como critério único para diagnosticar tonsilite aguda. Debate-se se é necessária uma cultura de garganta quando existirem sinais nítidos de infecção, exceto quando existem recorrências freqüentes ou a suspeita de um estado de portador assintomático. No paciente grave, com tonsilas palatinas claramente inflamadas, outras causas bacterianas ou a infecção pelo Epstein-Barr vírus – EBV (mononucleose infecciosa [MI]) devem ser também consideradas e tratadas. Existe uma grande variação da acurácia no diagnóstico clínico da tonsilite aguda. Por isso, a recomendação para a tonsilectomia com base no diagnóstico deve ser feita com cautela.

Tonsilite Aguda Recorrente

A tonsilite recorrente aguda tem sido definida como sendo de 4 a 7 episódios de tonsilite aguda em 1 ano, de 5 episódios em 2 anos consecutivos ou de 3 episódios por ano durante 3 anos consecutivos.

Tonsilite Crônica (Persistente)

Dor de garganta crônica, halitose, detritos tonsilares excessivos *(caseum)*, eritema peritonsilar, e adenopatia cervical persistente e sensível ao toque são condizentes com o diagnóstico de tonsilite crônica quando nenhuma outra fonte de infecção (como as cavidades sinusais ou as tonsilas linguais) possam ser implicadas.

Hiperplasia Tonsilar Obstrutiva

Tonsilas palatinas aumentadas podem causar ronco acompanhado de distúrbios obstrutivos (dormindo ou acordado), disfagia, alterações do esqueleto facial, alterações da voz (abafamento ou hipernasalidade). Tonsilas palatinas aumentadas, por si só, na ausência de sintomas identificáveis que afetem a saúde e o bem-estar, não precisam ser automaticamente removidas.

Infecções não habituais, como microbactéria atípica e actinomicose, e doenças lipoproliferativas em pacientes com transplantes de órgãos sólidos devem ser consideradas quando as tonsilas palatinas estiverem aumentadas (17). Nas tonsilas palatinas e na adenóide, podem ocorrer doença neoplásica benigna ou maligna. Uma hiperplasia tonsilar unilateral pode levar a esta suspeita. A presença de aumento da adenóide assimétrico em uma criança maior ou adolescente, sugere investigar quanto à malignidade.

AVALIAÇÃO CLÍNICA

Adenóide

A diferenciação entre infecção aguda e crônica da adenóide e das cavidades sinusais é um desafio particular, pois ambas as infecções se apresentam com rinorréia, tosse e gotejamento nasal posterior. Por isso, é sempre necessário um exame otorrinolaringológico completo, incluindo nasofaringoscopia ou o estudo por imagem das cavidades sinusais. A coexistência desses dois problemas (com infecção crônica da adenóide induzindo à sinusite secundária ou o inverso) pode ser por causa da DRGE, especialmente em crianças pequenas. Entretanto, quando a terapêutica medicamentosa falha, a adenoidectomia poderá controlar a infecção do nariz/nasofaringe em aproximadamente dois terços das crianças. No pré-operatório, os pais devem ter conhecimento de que, se os sintomas persistirem após a adenoidectomia, poderão ser necessários maior investigação e tratamento da doença concomitante e persistente das cavidades sinusais. Quando presente a sinusite não é incomum que leve 2 a 3 meses para desaparecer após a remoção da adenóide (10).

A hiperplasia obstrutiva da adenóide é mais bem diagnosticada pela história clínica e pelo exame físico. Observar a tríade de: respiração bucal obrigatória (tanto dormindo quanto acordado), ronco e voz anasalada. São comuns a rinorréia, o gotejamento nasal posterior e tosse crônica (especialmente noturna), porém não são específicos e, quando presentes, devem ser diferenciados da rinite alérgica e da não-alérgica, da DRGE e da sinusite. Devem ser pesquisados os sintomas associados de distúrbios respiratórios do sono (vistos na seção sobre Tonsilas).

A presença e a gravidade desses sintomas devem ser confirmadas pelo exame físico. Como podem coexistir vários processos patológicos, o julgamento clínico exerce um papel importante. A clássica *fácies adenoidiana*, caracterizada pelo aspecto de boca aberta, terço médio facial achatado e círculos escuros abaixo dos olhos é observada também em crianças com rinite alérgica ou com outras causas de obstrução nasal crônica. As alterações da relação maxila/mandíbula são freqüentemente identificadas. A avaliação da hiponasalidade é alcançada fazendo-se a criança repetir palavras que acentuem emissão nasal, como *milkman* ou *Mickey Mouse* e comparando-as com palavras de emissão não-nasais, como *baseball*. Outro método de avaliação é fechar o nariz durante uma frase emitida com o nariz tampado e comparar o grau de alteração quando relaxar a manobra. A perda da nasalidade apropriada apóia o diagnóstico de hiperplasia adenóide obstrutiva quando o exame intranasal resultou normal. É muito importante que, quando existam emissões nasais, o otorrinolaringologista seja capaz de diferenciar entre hiponasalidade e hipernasalidade. Pedir ao paciente para dizer frases, como *kitty cat, Susie sees Sally* e *hamper/pamper*, é útil na triagem entre anormalidades grosseiras da nasalidade. Quando em dúvida, deverá ser usada uma avaliação formal da fala com o uso de medidas objetivas (como a nasometria).

O exame físico deve incluir rinoscopia, anterior e posterior. A rinoscopia anterior, usando o otoscópio com inserção do espéculo nasal para as crianças mais velhas ou um grande espéculo de orelha para as mais jovens, representa um modo excelente de visualizar com aumento o interior do nariz. Esta técnica é facilmente disponível e familiar para crianças, resultando em maior aceitação ao exame. É feita então a avaliação da mucosa nasal, da presença e da localização de secreções (algumas vezes mesmo após seu descongestionamento) e do estado do septo nasal. As crianças com hiperplasia adenóide obstrutiva podem com freqüência apresentar um exame de aspecto normal; entretanto, quando as conchas nasais estiverem aumentadas ou exista descarga nasal, uma aspiração suave após a aplicação de um descongestionante tópico e anestésico poderá ajudar a diferenciar entre a obstrução anterior e a posterior. Nas crianças com idade de 3 ½ anos ou mais, que sejam obedientes ou cujos pais consigam contê-las, a nasofaringoscopia com fibra óptica flexível poderá ajudar a estabelecer o diagnóstico. O uso da nasofibroscopia poderá também ajudar na previsão do resultado da adenoidectomia na identificação do grau de obstrução, das adenóides coanais e de outras patologias intranasais (18).

Quando são percebidos sinais e sintomas típicos de hiperplasia adenóide obstrutiva, é desnecessária a radiografia de cavum ou rinofaringe para confirmar um diagnóstico clinicamente aparente. As radiografias de cavum são limitadas pela representação bidimensional de um espaço tridimensional e pela falta de confiabilidade na demonstração de pequenas quantidades de adenóides coanais causando obstrução. Quando os sintomas e o exame físico não estão de acordo, é útil uma tomografia computadorizada (TC) ou a nasofibroscopia.

A avaliação objetiva da infecção recorrente aguda ou crônica é muito mais difícil. É necessária a eliminação de outros diagnósticos, como doença da mucosa nasal, alergias, DRGE e sinusite. Quando sinais de espirros, prurido ocular e sensibilidade da pele estiverem presentes, a criança deverá ser avaliada quanto a atopia. Algumas vezes, particularmente ante uma exacerbação aguda, para esclarecer o diagnóstico poderão ser necessárias avaliações periódicas do paciente pelo otorrinolaringologista. Quando observados tosse noturna, rouquidão, pigarro, asma e eructação, faringe com aspecto inflamado e palato com inchaço, a DRGE deverá ser investigada.

O exame do palato deve fazer parte de toda avaliação otorrinolaringológica, particularmente quando se cogita a cirurgia das adenóides. As anormalidades do palato, como a fissura submucosa oculta, podem simular ou serem mascaradas pela hiperplasia da adenóide. Se esses problemas não forem identificados antes da cirurgia, uma fala hipernasalizada pode se acentuar ou instalar por motivo de IVP (insuficiência do véu palatino). Para corrigir este problema, poderão ser necessários a fonoaudióloga e o tratamento secundário cirúrgico ou protético. Uma úvula bífida, um movimento assimétrico do palato, uma diástase dos músculos da linha média, a história de regurgitação de líquidos pelo nariz, ou uma história familiar de insuficiência ou de fissura palatina devem justificar a rápida avaliação nasofaringoscópica do palato antes de empreender a adenoidectomia. Na nasofaringoscopia, a perda do abaulamento da linha média no lado nasal do palato significa a ausência do músculo da úvula, sendo seguido de alto risco de desenvolvimento de IVP no pós-operatório. As crianças com problemas neuromusculares ou do sistema nervoso central (SNC) estão também com maior risco de IVP pós-adenoidectomia.

Tonsilas Palatinas

A manifestação mais comum da doença tonsilar é a tonsilite aguda. É mais comumente tratada no consultório do clínico generalista sendo acompanhada de inflamação de garganta, disfagia, febre e adenopatia cervical dolorosa. As tonsilas palatinas podem apresentar-se de modo normal ou aumentadas, porém em geral são eritematosas. Freqüentemente, porém nem sempre, podem mostrar exsudato. Uma íntima inspeção das criptas poderá revelar se há material espessado obstruindo-as.

Muitos clínicos usam a confirmação de EBHGA no teste rápido para estreptococo no consultório como o único critério para o tratamento da tonsilite aguda com antibióticos. Mesmo na ausência de cultura positiva para EBHGA, os antibióticos oferecem um claro benefício clínico quando usado na situação clínica anteriormente mencionada. A tonsilite aguda pode causar morbidade significativa para o paciente e para a família; entretanto, as complicações graves são raras. Essas incluem adenite cervical com abscesso peritonsilar, APT, glomerulonefrite pós-estreptocócica, distúrbio neuropsiquiátrico auto-imune (PANDAS) (19) e febre reumática.

Quando o otorrinolaringologista observa o paciente, a fase aguda geralmente já passou e o exame físico é menos útil que a história na determinação de presença de infecção aguda recidivante ou crônica. As tonsilas palatinas podem parecer normais, ou poderão existir sinais mais sutis de doença crônica, como: eritema peritonsilar; linfonodos cervicais aumentados e sensíveis, *caseum*, ou uma redução do número previsto de criptas tonsilares, com uma superfície lisa e brilhante observada nas tonsilas. Apoiar-se somente na história dada pela família poderá superestimar ou subestimar o problema; por isso, quando os registros não são fidedignos para a documentação e o exame físico resulta totalmente normal, são indicadas várias consultas para documentar a freqüência e a gravidade da infecção.

A hiperplasia tonsilar palatina obstrutiva é atualmente a causa mais comum para a tonsilectomia. Esses pacientes se apresentam com variáveis graus de distúrbios obstrutivos respiratórios, tanto durante o sono quanto acordado. A presença de distúrbio respiratório do sono está sendo cada vez mais reconhecida como incluindo uma ampla faixa de distúrbios, desde a mais completa SAOS até a forma mais sutil de obstrução, como a síndrome da resistência das vias aéreas superiores (SRVA) (20-23). A obstrução é em geral multifatorial, especialmente em adultos. Os fatores anatômicos de uma via aérea estreita com excessivo tecido linfóide (ou mesmo nem tão excessivo) e tecido muscular/adiposo pode estar combinado com hipotonia neuromuscular. O distúrbio respiratório do sono pode incluir sintomas de ronco alto (acompanhado de período de respiração irregular), sufocação noturna e tosse, freqüente despertar e sono agitado, disfagia, enurese (em crianças) e distúrbios do comportamento. Enquanto o adulto pode apresentar hipersonolência durante o dia, as crianças são mais propensas a anormalidades comportamentais inespecíficas e atraso do desenvolvimento (23). Os pacientes mais seriamente acometidos podem apresentar atraso no desenvolvimento ou insuficiência cardíaca congestiva pela *cor pulmonale*, porém esses sintomas são raros. As crianças que estão em risco particular para distúrbios obstrutivos do sono (ou acordadas) secundários à hiperplasia tonsilar incluem as que têm anomalias craniofaciais, síndrome de Down e anormalidades neuromusculares ou do SNC. Estas crianças podem apresentar menor quantidade de tecido tonsilar palatina ou adenóide porém sofrem considerável grau de obstrução devido a outros fatores anatômicos.

O exame físico deve ser feito mantendo a criança com a boca aberta e a língua na base da boca. Deve-se observar a posição da língua, bem como o comprimento e a forma do palato. Utilizando-se dois abaixadores de língua para deprimir suavemente a parte anterior da língua, poderá em quase todos os casos evitar que a criança tenha o reflexo nauseoso. O reflexo nauseoso e a extrusão da língua podem fazer com que as tonsilas se situem medialmente e transmitam uma falsa impressão de aumento (Fig. 11.3). A extensão inferior das tonsilas deve ser examinada cuidadosamente, pois a área hipofaríngea poderá não ser observada claramente no exame intra-oral. Fazendo a criança pronunciar "aah" poderá permitir a visualização da parte inferior das tonsilas e ao mesmo tempo fornecer informação sobre a integridade do palato.

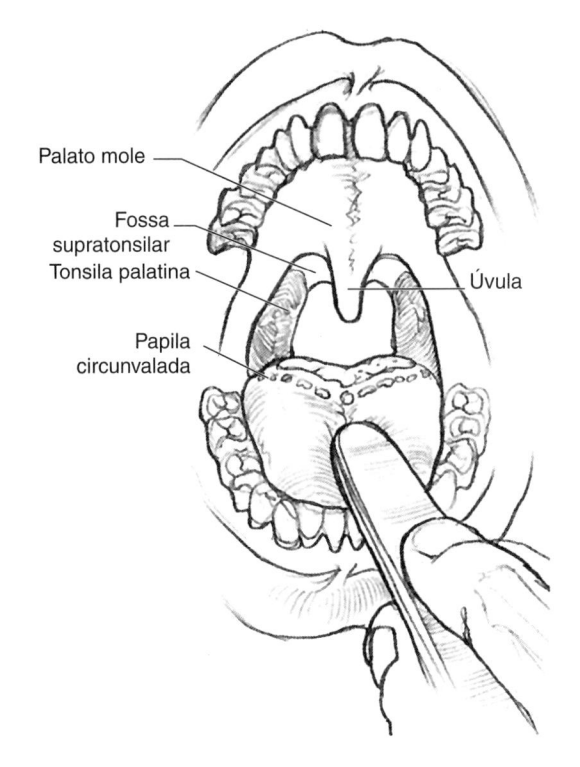

Figura 11.3

As tonsilas palatinas são examinadas com a língua apoiada na base da boca e com dois abaixadores de língua pressionando levemente para baixo anteriormente à papila circunvalada, desse modo evitando o reflexo nauseoso associado à medialização das tonsilas palatinas e uma falsa impressão de hiperplasia tonsilar palatina obstrutiva. O tamanho e a posição da língua vêm sendo reconhecidos cada vez mais como um dado importante ao ser avaliado o grau de obstrução das vias aéreas.

Recomenda-se um registro do exame físico das tonsilas palatinas (Fig. 11.4). Muitas vezes, porém nem sempre, a hiperplasia obstrutiva ocorre tanto nas tonsilas palatinas quanto nas adenóides, que então deverão ser removidas simultaneamente. Há dúvidas quando a obstrução da adenóide é aparente e a das tonsilas está em +1 ou +2. Nesses casos, o julgamento médico é substancial. Exceto quando existir hiperplasia significativa das tonsilas palatinas (+3 ou +4), estas não devem ser removidas, particularmente na criança mais velha, cujas tonsilas palatinas estão perto de "regredirem" e quando não existir história de infecção recorrente ou crônica. Sempre deve ser comentado com os pais os riscos cirúrgicos da tonsilectomia. Conforme já mencionado, em crianças com estrutura anormal das suas vias aéreas ou com doença neuromuscular, os menores graus de aumento tonsilar já podem causar problema.

No diagnóstico dos distúrbios respiratórios do sono, a polissonografia (PSG) é considerada o padrão-ouro. A PSG é muito diferente entre adultos e crianças, e é importante que o exame seja feito em um serviço adequado à idade do paciente. Nas crianças, as definições padronizadas e os dados normativos não são tão bem aceitos quanto no adulto. Como estima-se que entre 10% a 12% das crianças apresentam ronco (21), a PSG é pouco prática e muito cara para recomendá-la de rotina antes da adenotonsilectomia. Em uma criança cujo diagnóstico não está esclarecido e que tenha um risco incomum para a cirurgia, a PSG deve ser realizada. Atualmente, define-se a síndrome da apnéia obstrutiva do sono (SAOS) em crianças como mais freqüente do que um evento por hora com saturação de oxigênio abaixo de 92%. A síndrome de hipoventilação obstrutiva é definida como uma elevação da PCO_2 contínua final superior a 50 mmHg durante mais de 8% a 10% do período do sono. A síndrome de resistência das vias aéreas superiores (SRVA) estará presente quando a interrupção do sono estiver acompanhada de aumento do esforço respiratório sem qualquer apnéia ou hipopnéia significativa. Para um diagnóstico mais preciso, é necessária a manometria esofágica durante a PSG (21). É importante o reconhecimento de todas as manifestações dos distúrbios respiratórios do sono, pois as complicações desta entidade clínica incluem déficits cognitivos, anormalidades do crescimento e doença cardiopulmonar (24). Outras modalidades menos precisas de avaliação incluem uma filmagem com áudio ou vídeo do sono da criança. Entretanto, esses testes não são válidos, pois não detectam alterações significativas ou subestimam a gravidade de uma obstrução com risco de vida. Para um sumário da avaliação clínica das tonsilas palatinas e das adenóides, ver Tabela 11.4.

0 (na fossa)

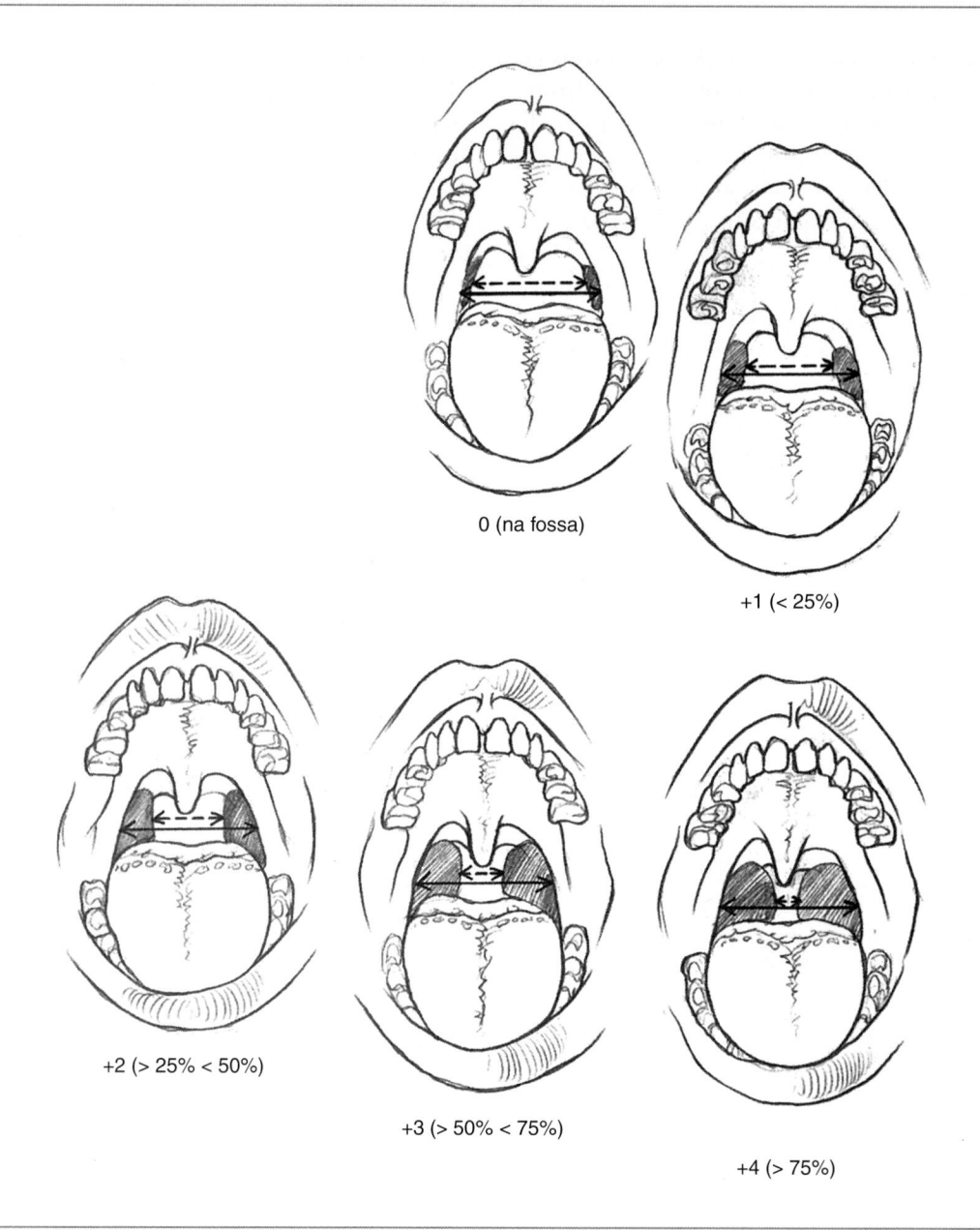

+1 (< 25%)

+2 (> 25% < 50%)

+3 (> 50% < 75%)

+4 (> 75%)

Figura 11.4
É postulada uma classificação gradativa padronizada com base nas relações entre as tonsilas palatinas e a nasofaringe (no plano medial até o lateral) quando medido entre os pilares anteriores. 0, tonsila na fossa; +1, < 25% das tonsilas ocupam a orofaringe; +2, > 25% a < 50%; +3, > 50% a < 75%; +4, > 75%. Deve ser usada a parte mais estreita da via aérea, e a localização deste ponto deve ser anotada conforme descrito na Figura 11.2. Esta classificação não leva em conta o espaço anterior até o posterior (a via aérea pós-lingual). Em algumas crianças, o aumento deste espaço pode responder pela hiperplasia tonsilar assintomática grave ou uma redução deste espaço pode responder por tonsilas palatinas menores que contribuem para obstrução das vias aéreas significativas. A contribuição do tamanho da língua e da posição, a forma e o tamanho do palato duro e mole não são considerados fatores neste sistema de gradação.

TRATAMENTO DAS DOENÇAS DAS ADENÓIDES E DAS TONSILAS PALATINAS

Outrora, a abordagem comum às doenças das adenóides e das tonsilas palatinas era a remoção. O papel da infecção crônica, a presença de criptite crônica, as alterações nas relações com os microrganismos comensais, o reconhecimento do papel da inflamação pelas alergias e pela DRGE, um maior conhecimento do papel das tonsilas palatinas e das adenóides na imunidade tanto local quanto sistêmica, e o desenvolvimento de formas alternativas de terapia, induziu a modificar esta abordagem. Uma cuidadosa avaliação do paciente, o uso judicioso de antibióticos, o reconhecimento e o tratamento com abordagens mais modernas às doenças das tonsilas palatinas e das adenóides contribuem para que as tonsilectomias e as adenoidectomias sejam indicadas com critério mais acurado.

TABELA 11.4
AVALIAÇÃO CLÍNICA DA ADENÓIDE E DAS TONSILAS

	Sintoma	Sinais	Testes Laboratoriais a Considerar	Diagnóstico Diferencial
Adenóide				
Obstrução	Respiração bucal obrigatória Hiponasalidade Ronco ou outros sintomas de alteração respiratória do sono[a]	Hiponasalidade Obstrução nasal que persiste depois da descongestão	Nasofaringoscopia Rx cavum Polissonografia	Desvio de septo Rinite Sinusite Doença linfoproliferativa
Infecção	Secreção nasal Tosse Halitose Gotejamento nasal posterior	Rinorréia Septo normal Otite média Retículos/inflamação faríngea	TC das cavidades sinusais Cintilografia com esvaziamento gástrico pHmetria de 24 horas	Sinusite DRGE Rinite
Tonsilas				
Obstrução	Roncos ou outros sintomas de alteração respiratória do sono Voz de "batata quente" Disfagia	Tonsilas aumentadas (+3/+4) Anormalidades craniofaciais Outras anomalias anatômicas	Polissonografia Fibroscopia	Doença neuromuscular DRGE
Infecção Aguda	Dor de garganta Disfagia Halitose Gânglios cervicais sensíveis	Eritema/exsudato tonsilar Linfonodos cervicais sensíveis	Cultura da tonsila palatina Hemograma	Distúrbio linfoproliferativo Bacteriana Viral (EBV)
Recorrente/crônica	Dor de garganta Halitose Gânglios cervicais sensíveis aumentados Caseum tonsilar	Tonsilas palatinas normais Eritema peritonsilar Caseum Menor número de criptas Linfonodos aumentados/sensíveis		Tonsilite lingual DRGE

[a]Esses podem incluir ronco, respiração irregular, sono agitado, enurese, despertar freqüente e problemas comportamentais/cognitivos. HMC, hemograma completo; TC, tomografia computadorizada; EBV, vírus Epstein/Barr; DRGE, doença do refluxo gastroesofágico.

Adenóide

A adenoidite recorrente ou crônica em conseqüência da infecção, particularmente quando associadas à otite média recorrente ou sinusite, deve ser tratada inicialmente com um antimicrobiano eficaz contra microorganismos produtores de betalactamase. A "recolocação da flora comensal" na nasofaringe tem sido considerada muito útil na otite média associada. Esta opção de tratamento é disponível em alguns países da Europa, porém ainda persiste de forma experimental nos Estados Unidos (9). A hiperplasia da adenóide pode também diminuir com um período de 6 a 8 semanas de esteróides intranasais; entretanto, os resultados a longo prazo são ainda desconhecidos. Quando é identificada a DRGE, é necessário o tratamento dietético adequado à idade, ao estilo de vida e à terapêutica de redução ácida (15). As indicações para a adenoidectomia estão listadas na Tabela 11.5. Antes da cirurgia, deve ser feito um cuidadoso histórico clínico pregresso (ver discussão sobre avaliação pré-operatória na seção Tonsilas Palatinas).

Recentemente, têm sido preconizadas técnicas cirúrgicas modernas para a adenoidectomia (24). O reconhecimento da presença da adenóide intranasal (coanas) e a disponibilidade de nova instrumentação induziram a esta tendência. Se for realizada a adenoidectomia completa, é imperativa a visualização direta por via intranasal usando fibroscópios ou por via intra-oral usando um espelho. A remoção do tecido com uma cureta afiada, com o adenótomo, ou com um microdebridador (25), ou com um coagulador de sucção dependerá da preferência do cirurgião. Entretanto, para cada modalidade, devem ser consideradas as satisfações clínicas (26), financeiras e de habilidade e preferência do cirurgião. Preferimos fazer uma adenoidectomia quase completa, por meio da visualização da nasofaringe, por espelho transoral, e remoção da adenóide usando uma cureta, deixando a área da tuba auditiva relativamente íntegra para evitar retração cicatricial e possível disfunção tubária permanente. Deve ser tomado grande cuidado com as coanas de modo que, nesta região, não ocorra estenose e subseqüente retração cicatricial por motivo de escolha cirúrgica. Em geral, pela visualização direta da nasofaringe, esses problemas podem ser evitados. A hemostasia pode ser feita com o tamponamento intra-operatório, com aplicação de subgalato de bismuto ou com a eletrocoagulação do leito da adenóide.

A fissura palatina e a IVP são contra-indicações à adenoidectomia. Entretanto, se for identificada pela polissonografia a apnéia obstrutiva do sono, uma adenoidectomia lateral ou superior cuidadosamente feita poderá ser suficiente para aliviar a obstrução, exercendo mínimo impacto negativo sobre a fala. Esses procedimentos podem ser também considerados em um paciente com insuficiência palatina e com doença grave das orelhas ou das cavidades sinusais.

Outras complicações pós-adenoidectomia incluem estenose nasofaríngea, sangramento, torcicolo, e mais raramente luxação da coluna cervical por hiperextensão durante a cirurgia, ou inflamação da fáscia cervical com torcicolo no pós-operatório. Deve ser tomado cuidado muito especial para evitar essas lesões da coluna em pacientes com síndrome de Down, que têm risco de subluxação. A maioria das crianças passa bem depois da adenoidectomia, sendo a queixa mais comum dos pacientes a halitose, que pode persistir por 1 a 2 semanas após a cirurgia.

TABELA 11.5
INDICAÇÕES PARA ADENOIDECTOMIA

Obstrução
  Hiperplasia da adenóide com obstrução nasal crônica ou respiração bucal obrigatória
  Distúrbios respiratórios durante o sono
    Síndrome de apnéia obstrutiva do sono
    Síndrome de resistência das vias aéreas superiores
    Síndrome de hipoventilação obstrutiva
  Bloqueio do desenvolvimento[a]
  Cor pulmonale[a]
  Anormalidades da deglutição[a]
  Anormalidades da fala[a]
  Anormalidades orofaciais/dentárias
  Doença linfoproliferativa
Infecção
  Adenoidite recidivante/crônica
  Otite média com derrame recidivante/crônico
  Otite media crônica
  Sinusite crônica
Neoplasia
  Suspeita de neoplasia, benigna ou maligna

[a]Não atribuível a outras causas.

Tonsilas Palatinas

Na tonsilite aguda por causa do EBHGA, a penicilina continua sendo o antibiótico de eleição. Mesmo quando a cultura da garganta for negativa para EBHGA a terapêutica antibiótica parece ser eficaz para melhorar os sintomas. Na tonsilite crônica e na hiperplasia tonsilar obstrutiva, uma tentativa terapêutica com um antibiótico eficaz contra microorganismos produtores de beta lactamase (como amoxicilina-clavulanato) durante 3 a 6 semanas poderá ser benéfica e corroborar a necessidade de tonsilectomia em aproximadamente 15% das crianças. Esta abordagem pode ser particularmente útil na criança mais velha, que poderá crescer com grandes tonsilas palatinas e adenóide caso apresentem uma pequena redução. Deve ser também considerada a profilaxia antibiótica nas raras ocasiões em que a tonsilectomia se apresente como um risco cirúrgico indevido, ou seja, inaceitável para a família em um determinado momento.

Quando as tonsilas palatinas e/a adenóide causam uma obstrução aguda das vias aéreas superiores, os meios mais eficazes de obter um alívio imediato são a colocação de uma via aérea nasofaríngea e esteróides intravenosos. A colocação apropriada é confirmada pela nasofaringoscopia com fibra óptica flexível ou pela avaliação clínica. Os pacientes com mononucleose infecciosa (MI) estão em risco particular de obstrução aguda das vias aéreas. Quando a infecção bacteriana estiver presente ou for suspeita, a terapêutica antimicrobiana será instituída. Entretanto, nos pacientes com MI a amoxicilina não deve ser usada, devido ao potencial para exantema cutâneo intenso. Quando existir abscesso peritonsilar (ATP) com MI ou em uma criança com resposta clínica pobre à terapêutica medicamentosa, muitas vezes é necessária a tonsilectomia imediata; entretanto, a maioria dos pacientes supera a fase aguda sem cirurgia.

No tratamento da doença tonsilar crônica, apesar dos avanços da terapia medicamentosa, a tonsilectomia continua sendo a base do tratamento. Os lactentes e as crianças com menos de 3 anos devem ser cuidadosamente selecionados, e todas as outras etiologias para os problemas das tonsilas e da adenóide devem ser consideradas cuidadosamente (Tabela 11.6). Em algumas crianças, o prognóstico deverá depender de outros fatores que coexistam ou que sejam resultado do aumento das tonsilas palatinas e das adenóides, como problemas ortodôntico/maxilofaciais, obesidade e DRGE. Por isso, antes de se empreender este procedimento, poderão ser benéficas as consultas entre pediatras, especialistas do sono, geneticistas, ortodontistas e cirurgiões maxilofaciais (27). Nos casos de tonsilectomia eletiva, pré-operatoriamente deve ser discutido em detalhes com os pais e com as crianças de mais idade sobre os riscos pós-operatórios de hemorragia, vômitos ou alimentação pobre, que podem resultar em desidratação, mal-estar geral, febre, halitose e dor de garganta. Embora a maioria dos sangramentos no pós-operatório possa ser tratada sem transfusão de sangue, é prudente discutir esta possibilidade antes do procedimento inicial. Para as Testemunhas de Jehovah, que se abstêm de transfusões por motivos religiosos, isto é especialmente importante. Alguns cirurgiões concordam em respeitar os desejos da família, enquanto que outros preferem avisar à família que vão obter uma ordem da justiça em caso de necessidade. A mortalidade comparativa está acima do alcance deste artigo, porém a família deve conhecer a filosofia do cirurgião ou da instituição como um componente do consentimento informado. Muitas pessoas vêem incorretamente a tonsilectomia e a adenoidectomia como uma "pequena" cirurgia, pelo fato de ser feita comumente. Dedicar tempo no período pré-operatório para preparar a família e a criança poderá ajudar a reduzir as expectativas irrealísticas pós-operatórias e, possivelmente, as complicações (Tabela 11.7).

Um cuidadoso histórico médico deve ser levantado com referência específica a qualquer caso de san-

TABELA 11.6
INDICAÇÕES PARA A TONSILECTOMIA

Obstrução
- Hiperplasia tonsilar com obstrução
- Distúrbios respiratórios durante o sono
  - Síndrome de apnéia obstrutiva do sono
  - Síndrome de resistência das vias aéreas superiores
  - Síndrome de hipoventilação obstrutiva
- Bloqueio do desenvolvimento[a]
- Cor pulmonale[a]
- Dificuldades na deglutição[a]
- Anormalidades da fala
- Anormalidades orofaciais/dentárias
- Distúrbio linfoproliferativo

Infecção
- Tonsilite recorrente/crônica
- Tonsilite com:
  - Abscesso nos linfonodos cervicais
  - Obstrução aguda das vias aéreas
  - Doenças das válvulas cardíacas
- Tonsilite persistente com:
  - Inflamação persistente da garganta
  - Sensibilidade dos linfonodos cervicais
  - Halitose
- Tonsilolitíase
- Estado de portador estreptocócico que não responde à terapia médica em uma criança ou família em risco
- Abscesso peritonsilar refratário à terapia médica ou em um paciente com tonsilite recorrente ou com abscesso recorrente

Neoplasia
- Suspeita de neoplasia, benigna ou maligna

[a]Não atribuível a outras causas.

TABELA 11.7
COMPLICAÇÕES DA DOENÇA ADENOTONSILAR E DA ADENOIDECTOMIA E TONSILECTOMIA

Complicação	Apresentação	Opções de Tratamento
Abscesso peritonsilar	Dor de garganta/disfagia	Antibióticos (i.v.)
	Abaulamento faringotonsilar	Aspiração por agulha/I & D
	Trismo	Tonsilectomia imediata
	Sialorréia	
Obstrução aguda das vias aéreas secundária à hiperplasia T & A	Estridor/estertores	Vias aéreas nasofaríngeas
	Voz abafada/hiponasal	Esteróides (i.v.)
	Sialorréia	Antibióticos (i.v.)
	Aumento das tonsilas e adenóides	
Hemorragia	Sangramento na boca ou no nariz	Controle local (cautério ou vasoconstritor)
	Deglutição freqüente	Controle local na SO ou quando incontrolável, ligadura/embolização arterial
		Avaliação de coagulopatia em casos selecionados
Obstrução das vias aéreas	Ocorre nas primeiras 4-24 horas	Vias aéreas nasofaríngeas
	Fendas palatinas	Esteróides (i.v.)
	Secreções hipofaríngeas	Aspiração suave
Desidratação	Má ingesta oral	Controle do vômito, se presente
	Mucosas secas	Hidratação i.v.
	Letargia	Orientação aos pais
		Controle da dor, se necessário
IVF persistente após adenoidectomia	Fala hipernasal (persistindo além de 2 meses pós-oper.)	Terapia da fala
		Cirurgia do palato
	Regurgitação nasal de fluidos	Prótese palatina
Edema pulmonar após alívio da obstr. das vias aéreas[a]	Dificuldade na oxigenação	Ventilação positiva expiratória final
	Secreções róseas espumosas pelo tubo endotraqueal	Diurético
		Morfina

i.v., intravenosa; I & D, incisão e drenagem; SO, sala de operação; T & A, tonsilectomia e adenoidectomia; IVF, insuficiência velofaríngea.
[a]Pode ocorrer depois do laringoespasmo ou do alívio da obstrução aguda ou crônica das vias aéreas pelo aumento das tonsilas palatinas ou das adenóides.

gramento na criança ou na família. Na presença de um histórico suspeito, deve ser solicitado um coagulograma. Na maioria dos centros, uma bateria dos testes e fatores de coagulação substituiu a pesquisa dos testes (tempo de sangria e tempo de coagulação). Os resultados anormais ou a suspeita da deficiência de fator específico de coagulação na história da família deve exigir uma consulta ao hematologista. No caso de uma criança com hemoglobinopatia, o hematologista pode ajudar na orientação. O paciente com doença falciforme requer tratamento com fluidos e com oxigenação do sangue. O histórico familiar de reação adversa à anestesia poderá revelar potencial para a hipertermia maligna. Em uma criança com síndrome de Down, devem ser feitas radiografias da coluna cervical (extensão e fixação) para testar subluxação de C1–C2 e evitar lesão de hiperextensão do pescoço durante a cirurgia. O paciente com diabetes *mellitus*, em razão das suas diferentes exigências nas ingestas de fluidos e de calorias no período pré-operatório, pode ser mais difícil de abordar e pode precisar de um tratamento endocrinológico estrito. Todos os outros problemas médicos crônicos, como convulsões, asma e anormalidades cardíacas, devem ser cuidadosamente avaliados e estabilizados antes da cirurgia.

As técnicas para a tonsilectomia são muito variáveis, e recentemente o princípio da dissecção cuidadosa do plano capsular tem sido um desafio pelos que defendem a tonsilotomia. Embora a tonsilotomia possa apresentar certos benefícios a curto prazo com relação à cicatrização, a taxa de reoperações precoces não é insignificante e, no prognóstico desses pacientes a longo prazo, é incerta. Reconhecer que muitos adultos que sofrem de distúrbios do sono tiveram o início deste sintoma na infância e que a continuação das vibrações pelo ronco poderá induzir a hiperplasia tonsilar, deverá conceder ao cirurgião um momento de reflexão antes de preferir a tonsilotomia no lugar da tonsilectomia subcapsular. Para todas essas técnicas, é necessária a hemostasia. As variações da técnica geralmente referem-se aos métodos de dissecção (bisturi, bisturi com cauterização monopolar, amigdalótomo, cauterização bipolar, redução da tonsila pela radiofreqüência de temperatura controlada e coblação) e dos métodos de hemostasia (cautério, químico, *laser* ou sutura). Atualmente, estamos envolvidos em um estudo duplo-cego randomizado comparando os dois tipos de cauterização com a coblação; entretanto, no momento em que está sendo escrito este capítulo, nossa técnica preferida é a que segue (28):

1. A anestesia geral é induzida e a via aérea é assegurada por intubação endotraqueal ou por uma máscara laríngea, de acordo com a preferência do anestesista. Para uma via aérea segura, eficaz e atraumática é imperativa uma estrita cooperação pré-operatória, intra-operatória e pós-operatoriamente com o anestesista.
2. O paciente é colocado na posição de Rose com um apoio de rolo no ombro. Um abridor de boca McGiver com um abaixador de língua fenestrado é colocado delicadamente na boca. Os instrumentos para tonsilectomia são colocados em uma mesa Mayo.
3. O palato mole é palpado para ter certeza da sua integridade. Um cateter de borracha vermelha é colocado através de uma ou de ambas as narinas até à nasofaringe, sendo tracionado para retrair a parte anterior do palato mole. Um microscópio é levado ao campo operatório e é realizada a adenoidectomia conforme descrita anteriormente.
4. Sob visão microscópica, é aplicada uma pinça Alyss ao pólo inferior da tonsila, que é tracionada medialmente. Uma baioneta bipolar de ponta obtusa (determinada em 10 W) incisa a mucosa entre as tonsilas linguais e o pólo inferior da tonsila. Isto evita uma excisão excessivamente profunda até à base da língua. A incisão é feita próximo ao pilar anterior e é prolongada da mucosa até o pólo superior da tonsila.
5. Um plano de dissecção subcapsular é desenvolvido alternando-se a cauterização dos vasos sanguíneos que são encontrados e dissecando-se o músculo e a fáscia. Em alguns casos, uma dissecção cuidadosa pode revelar e evitar o nervo glossofaríngeo. Alguns cirurgiões preferem soltar o abridor de boca durante um minuto entre as tonsilas para desse modo evitar o edema da língua.
6. Um mínimo sangramento é observado; pode ser usada uma gaze ancorada para secar a loja tonsilar, embora isto seja raramente necessário. A irrigação da nasofaringe e da rinofaringe poderá limpar os detritos e revelar os pontos residuais de sangramento, que então podem ser cauterizados (bipolar no leito da tonsila, sucção com cautério monopolar no leito da adenóide).
7. O abridor de boca é afrouxado, deixa-se passar vários minutos, e as fossas são reexaminadas quanto a pontos de sangramento. Se não for encontrado nada, o abridor é retirado.

Quando suspeitado um distúrbio linfoproliferativo, a peça cirúrgica é enviada à micropatologia para avaliar quanto à malignidade ou à infecção pelo EBV, com sérias conseqüências para um paciente transplantado quando imunocomprometido (29,30). As tonsilas palatinas aumentadas assimetricamente ou as tonsilas palatinas com suspeita de malignidade, de infecção incomum, ou de outras suspeitas, depois da remoção também devem ser enviadas para micro-histologia. No caso de suspeita de linfoma, a peça cirúrgica deve ser enviada em estado fresco para o patologista para uma preparação de estudos especiais que não são possíveis com as tonsilas em formalina. Nesses casos, é necessária uma comunicação com o patologista. Em outros casos, não é necessária a micropatologia, e alguns consideram desnecessário o exame da anatomia macroscópica, pois não traz benefícios adicionais ao tratamento clínico do paciente e aumenta custo desnecessário ao procedimento.

O manuseio pós-operatório nas fases iniciais da recuperação focaliza-se mais freqüentemente na proteção das vias aéreas até que o paciente esteja completamente acordado. Pequenas quantidades de sangue ou de secreções na entrada da laringe pode induzir laringoespasmo na extubação. Para as crianças que apresentam pouco ou nenhum risco cirúrgico e que não precisam de um tempo mais prolongado no hospital depois da tonsilectomia e da adenoidectomia, nós implementamos protocolos para a alta precoce. Estes consistem na administração intra-operatória de um antiemético, um antibiótico, analgésico, corticosteróides e reposição de fluidos vigorosa. O uso da anestesia local (16) é da escolha individual do cirurgião. Quando a criança está bastante alerta para a alta, poderá deixar a unidade de cirurgia no mesmo dia sem necessidade de estabelecer ingesta oral. O acompanhamento telefônico é feito pelas enfermeiras do hospital naquela tarde e na manhã seguinte. Uma vez a criança em casa, a família é aconselhada a deixar a criança retomar a atividade normal e manter uma dieta de líquidos simples na tarde da cirurgia para evitar vômitos pós-operatórios. Na manhã seguinte, pode-se começar a dieta regular, conforme for tolerada.

Um período completo de 10 dias de amoxicilina ajuda a reduzir a dor e a halitose, que muitas vezes é observada no pós-operatório.

A cirurgia da tonsilectomia no "hospital-dia" tornou-se padrão nos Estados Unidos. Exceções existem para a observação hospitalar durante a noite ou na unidade de tratamento intensivo. Isto assegura que durante as primeiras 24 horas da cirurgia algumas crianças não sejam enviadas para casa precocemente. Os critérios para a permanência hospitalar incluem:

1. Pacientes com apnéia obstrutiva do sono ou com síndromes craniofaciais, envolvendo as vias aéreas.
2. Pacientes que apresentam vômitos ou hemorragia.
3. Crianças com menos de 3 anos.
4. Pacientes que moram a mais de 60 minutos do hospital.
5. Pacientes que habitam em um ambiente socioeconômico no qual uma negligência inadvertida pode induzir complicações.
6. Pacientes com quaisquer outros problemas médicos, como síndrome de Down, paresia espástica (paralisia cerebral), diabetes, convulsões e doença cardíaca complexa ou instável, que poderia induzir complicações quando não estritamente tratada.

As complicações mais comuns da tonsilectomia são os vômitos, a desidratação, a hemorragia e a obstrução das vias aéreas. Depois do alívio de uma obstrução aguda ou crônica das vias aéreas poderá ocorrer edema pulmonar agudo, embora raramente. A apresentação e o tratamento das complicações são apresentados na Tabela 11.7.

ABSCESSO PERITONSILAR

O APT, outrora considerado como uma complicação da tonsilite, é atualmente reconhecido como sendo secundário à infecção de uma pequena glândula salivar (glândula de Weber), localizada entre a cápsula da tonsila palatina e os músculos da loja tonsilar. Caracterizado por uma grave inflamação de garganta, odinofagia com salivação, voz abafada e trismo, o APT é mais freqüentemente observado em crianças maiores, adolescentes e adultos. O exame físico revela um abaulamento peritonsilar com deslocamento medial e inferior da tonsila palatina. Muitas vezes, as próprias tonsilas palatinas parecem normais.

O tratamento consiste em hidratação, alívio da dor e antibióticos eficazes contra *Staphylococcus aureus* e anaeróbios. O tratamento eficaz em 75% das crianças com APT é a aspiração com agulha, sendo postulada como terapia de primeira linha, salvo se houver história de tonsilite recorrente ou de APT anterior, sugerindo a indicação de tonsilectomia imediata. Uma vez que a aspiração com agulha tenha sido executada com sucesso, se o paciente puder tolerar a ingesta oral, no setor de emergência é administrada uma dose de clindamicina. Acompanhamento ambulatorial durante os primeiros dias é importante até que seja confirmada a recuperação completa. Os pacientes com má ingesta oral, com iminente obstrução das vias aéreas, trismo grave, ou grandes abscessos são mais eficientemente tratados em regime de internação hospitalar.

TONSILAS LINGUAIS

As tonsilas linguais localizam-se na parte posterior da língua, definindo a hipofaringe e a valécula. A infecção ou a inflamação das tonsilas linguais pode se apresentar como uma dor aguda ou crônica da garganta e odinofagia. O principal contribuinte para a tonsilite lingual crônica é a DRGE. Tem sido também descrita a obstrução das vias aéreas secundária à tonsilite lingual com hiperplasia obstrutiva. O uso de uma via aérea nasofaríngea para ultrapassar a obstrução pode ser inicialmente preconizada junto com antibióticos e terapia anti-refluxo e, em alguns casos, corticosteróides. A excisão cirúrgica é raramente necessária; têm sido também postuladas a tonsilectomia por eletrocautério e por *laser* lingual.

HIPERPLASIA TONSILAR UNILATERAL

Quando uma tonsila palatina é muito maior que a outra, mais freqüentemente a etiologia é a infecção bacteriana crônica ou a colonização assimétrica na loja tonsilar.

Entretanto, o clínico deve suspeitar de infecções incomuns ou de neoplasias como fator etiológico. *Mycobacterium tuberculosis*, micobactérias atípicas, fungos ou *Actinomyces* podem ser as causas infecciosas da hiperplasia unilateral. Devem ser também considerados os processos neoplásicos, em particular os linfomas.

Ao remover uma tonsila palatina para diagnóstico, é necessária a consulta pré-operatória com o patologista quanto ao processamento adequado do material. Se uma malignidade for fortemente suspeitada, o oncologista poderá solicitar uma biópsia simultânea da medula óssea. São também recomendadas técnicas adequadas para a cultura, e, se necessário, não deve ser discutido o caso com o pessoal do laboratório.

PONTOS IMPORTANTES

- A tonsilectomia e a adenoidectomia estão entre os procedimentos cirúrgicos mais comumente executados atualmente nos Estados Unidos; entretanto, o declínio no papel da adenoidectomia e da tonsilectomia apesar do aumento da população-base é devido aos avanços na terapia médica e dos critérios mais rigorosos para a indicação da cirurgia (Tabelas 11.5 e 11.6).

- A adenóide e as tonsilas palatinas, em razão das suas localizações peculiares e funções diferenciais, mostram apresentações clínicas características. Por este motivo, devem ser avaliadas como dois órgãos distintos e freqüentemente requerem tratamento isoladamente (Tabela 11.1).

- O conhecimento da fisiopatologia básica das doenças das tonsilas palatinas e da adenóide poderá induzir o clínico a explorar novas condutas de tratamento medicamentoso antes de considerar a adenoidectomia e/ou a tonsilectomia.

- Tanto a história quanto o exame físico das tonsilas palatinas e da adenóide devem ser elaborados separadamente e com atenção aos detalhes. São recomendadas avaliações laboratoriais complementares (Tabela 11.4).

- A tonsilectomia e a adenoidectomia são procedimentos cirúrgicos maiores. Requerem a competência do médico conhecedor de todas as complicações possíveis e tratá-las com cuidado e atenção. O formulário de consentimento assinado pelos pais deve incluir explicações do processo de recuperação normal bem como complicações imprevistas. A identificação pré-operatória do paciente de mais alto risco com um adequado manuseio perioperatório e pós-operatório poderá aumentar a segurança desses procedimentos.

- A adenoidectomia com visualização direta é o método preferido de remoção para avaliar a extensão da remoção, para evitar certas áreas anatômicas onde a retração pode ser um problema, e para oferecer melhor hemostasia.

- Existem vários métodos de tonsilectomia que também são empregados na tonsilotomia. Todos requerem cuidadosa dissecção no plano subcapsular e meticulosa hemostasia.

- O abscesso peritonsilar pode ser tratado por aspiração com agulha e acompanhamento do paciente internado. Pacientes selecionados se beneficiam com tonsilectomia imediata e drenagem do abscesso.

REFERÊNCIAS

1. Arita M, Kodama S, Suzuki M, Mogi G. Single cell analysis of adenoid CD5+ B cells and their protective contributions to nasopharyngeal immunity. *Laryngoscope* 2003;113:484-491.
2. Yasan H, Dogru Tuz M, Candir O, et al. Otitis media with effusion and histopathologic properties of adenoid tissue. *Int J Pediatr Otorhinolaryngol* 2000;67:1179-1183.
3. Tosca MA, Riccio AM, Marseglia GL, et al. Nasal endoscopy in asthmatic children: assessment of rhinosinusitis and adenoiditis incidence, correlations with cytology and microbiology. *Clin Exp Allergy* 2001;331:609-615.
4. Nishimura T, Suzuki K. Anatomy of oral respiration: morphology of the oral cavity and pharynx. *Acta Otolaryngol* 2003;550[Suppl]:25-28.
5. Valera F, Travitzki L, Mattar S, et al. Muscular, functional and orthodontic changes in pre school children with enlarged adenoids and tonsils. *Int J Pediatr Otorhinolaryngol* 2003;67:761-770.
6. Gaultier C, Guilleminault C. Genetics, control of breathing and sleep disordered breathing: a review. *Sleep Med* 2001;2:297-308.
7. Brook I, Shah K. Bacteriology of adenoids and tonsils in children with recurrent adenotonsillitis. *Ann Otol Rhinol Laryngol* 2001;110:844-847.
8. Cirak MY, Ozdek A, Yilmaz D, et al. Detection of Helicobacter pylori and its CagA gene in tonsil and adenoid tissues by PCR. *Arch Otolaryngol Head Neck Surg* 2003;129:1225-1229.
9. Bernstein JM, Faden HS, Scannapieco F, et al. Interference of nontypeable Haemophilus influenzae and Moraxella catarrhalis by Streptococcus oralis in adenoid organ culture: a possible strategy for the treatment of the otitis-prone child. *Ann Otol Rhinol Laryngol* 2002;111:696-700.
10. Barrbero GJ. Gastroesophageal reflux and upper airway disease. *Otolaryngol Clin North Am* 1996;29:1:27-38.
11. Park S, Yeo S, Park K, et al. Superoxide dismutase in pediatric palatine tonsils and adenoids and its related clinical parameters. *Am J Otolaryngol* 2003;24:323-327.
12. Goldbart A, Goldman J, Li R, et al. Differential expression of cysthinly leukotriene receptors 1 and 2 in tonsils of children with obstructive sleep apnea syndrome or recurrent infection. *Chest* 2004;126:13-18.
13. Huang S, Giannoni C. The risk of adenoid hypertrophy in children with allergic rhinitis. *Ann Allergy Asthma Immunol* 2001;87:350-355.
14. Vanderberg SJ, Heatley DG. Efficacy of adenoidectomy in relieving symptoms of chronic sinusitis in children. *Arch Otolaryngol Head Neck Surg* 1997;123:675-678.
15. Carr MM, Poje C, Ehrig D, Brodsky L. Incidence of reflux in young children undergoing adenoidectomy. *Laryngoscope* 2001;111:2170-2172.
16. Karlidag T, Demirdag K, Kaygusuz Ozden M, et al. Resistant bacteria in the adenoid tissues of children with otitis media with effusion. *Int I Pediatr Otorhinolaryngol* 2002;64:35-40.
17. Williamson R, Huang R, Shapiro N. Adenotonsillar histopathology after organ transplantation. *Otolaryngol Head Neck Surg* 2001;125:231-240.
18. Kubba H, Bingham BJ. Can nasal endoscopy be used to predict residual symptoms after adenoidectomy for nasal obstruction? *Int J Pediatr Otorhinolaryngol* 2001;58:223-228.
19. Heubi C, Shott S. PANDAS: pediatric autoimmune neuropsychiatric disorders associated with streptococcal infections–an un common, but important indication for tonsillectomy. *Int J Pediatr Otorhinolaryngol* 2003;67:837-884.
20. Mora R, Salami F, Passali F, et al. OSAS in children. *Int J Pediatr Otorhinolaryngol* 2003;67S1:S229-S231.
21. Messner A, Pelayo R. Pediatric sleep-related breathing disorders. *Am J Otolaryngol* 2000;2L98-107.
22. Guilleminault C, Khramtsov A. Upper airway resistance syndrome in children: a clinical review. *Semin Pediatr Neurol* 2001;8:207-215.
23. Gozal D, O'Brien L, Row B. Consequences of snoring and sleep disordered breathing in children. *Pediatr Pulmonol* 2004;26[Suppl]:166-168.
24. Gorur K, Doven O, Unal M, et al. Preoperative and postoperative cardiac and clinical findings of patients with adenotonsillar hypertrophy. *Int J Pediatr Otorhinolaryngol* 2001;59:41-46.

25. Havas T, Lowinger D. Obstructive adenoid tissue: an indication for powered shaver adenoidectomy. *Arch Otolaryngol Head Neck Surg* 2002;128:789-791.
26. Steward M. Pediatric outcomes research: development of an outcomes instrument for tonsil and adenoid disease. *Laryngoscope* 2000;110:12-15.
27. Guilleminault C, Li K, Quo S, Inouye R. A prospective study on the surgical outcomes of children with sleep-disordered breathing. *Sleep* 2004;27(1):95-100.
28. Andrea M. Microsurgical bipolar cautery tonsillectomy. *Laryngoscope* 1993;103:1177-1178.
29. Shapiro N, Stocker A, Bhattacharyya N. Risk factors for adenotonsillar hypertrophy in children following solid organ transplantation. *Int J Pediatr Otorhinolaryngol* 2003;67:151-155.
30. Strong E, Rubinstein B, Senders C. Pathologic analysis of routine tonsillectomy and adenoidectomy specimens. *Otolaryngol Head Neck Surg* 2001;125:473-477.

CAPÍTULO 12

Controvérsias na Tonsilectomia, na Adenoidectomia e nos Tubos de Ventilação

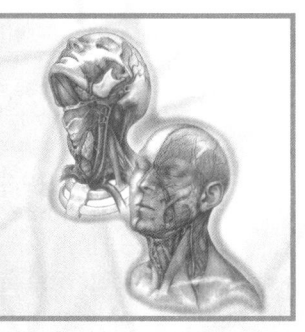

Charles D. Bluestone

Apesar da atual disponibilidade de experiências clínicas randomizadas que avaliaram a eficácia das indicações mais comuns para a tonsilectomia, a adenoidectomia, a miringotomia e a colocação do tubo de ventilação, existem ainda controvérsias entre médicos, pacientes e suas famílias, bem como administradores e pagantes dos planos de saúde. Muitos médicos clínicos estão preocupados pelos benefícios esperados desses procedimentos, os quais não superam seus riscos potenciais e os custos conhecidos. Este capítulo revisa os resultados, relata seus achados para a tomada da decisão clínica, e discute outras indicações potenciais para esses procedimentos que não foram submetidos a rigorosas experiências clínicas controladas randomizadas e subseqüentemente relatadas.

Aconselhamos a leitura de capítulos expostos em livros de texto recentes que orientam a tonsilectomia, a adenoidectomia, a otite média, a disfunção da tuba auditiva e as associadas complicações e seqüelas da otite média, que foram editados e tiveram como colaboradores Bluestone e Rosenfeld (1); Bluestone e Klein (2); Rosenfeld e Bluestone (3); e Bluestone (4). O médico clínico deve estar também familiarizado com as recentes publicações da American Academies of Pediatrics, da Family Physicians e da Otolaryngology-Head Surgery Practice Guidelines sobre a otite média aguda (5) e otite média com derrame.

INDICAÇÕES ABSOLUTAS PARA A TONSILECTOMIA E PARA A ADENOIDECTOMIA

Durante as duas últimas décadas, ficamos cada vez mais cientes de que existem indicações certas e definidas assim como opostas, para a tonsilectomia e para a adenoidectomia. Em lactentes ou crianças com tonsilas ou adenóides aumentadas que resultem em apnéia obstrutiva do sono ou em *cor pulmonale*, deve ser feita a remoção das tonsilas ou das adenóides, ou de ambas. Os pacientes que têm tonsilas obstrutivas não-responsivas à terapia antimicrobiana e resultando em bloqueio do crescimento ou em progressiva perda de peso em decorrência da acentuada dificuldade de deglutição devem também ter suas tonsilas removidas. As raras crianças nas quais se suspeita malignidade da tonsila, o procedimento preferido é a biópsia excisional (isto é, realizando tonsilectomia). Além disso, uma criança ocasionalmente poderá ter hemorragia tonsilar persistente/recorrente, relacionada à faringotonsilite aguda ou devida à hipertrofia tonsilar. Quando esta situação for grave, está indicada a tonsilectomia.

Para avaliar a obstrução das vias aéreas superiores por tonsilas/adenóides, são usados os seguintes métodos: (a) história: ronco, pausas/apnéia durante o sono, respiração bucal, e sonolência durante o dia; (b) exame físico: falta de união dos lábios, respiração bucal, hiponasalidade e distorção da palavra tal como "voz de batata quente". Nos casos extremos, o exame da criança poderá revelar evidência de insuficiência cardíaca congestiva. O exame da cavidade nasal ou do espaço nasal posterior pela rinoscopia direta ou indireta poderá revelar obstrução nasal secundária a uma adenóide obstrutiva. O exame endoscópico com fibra óptica flexível poderá ser útil na avaliação do grau da obstrução nasal produzida pela hipertrofia da adenóide; (c) radiografias: podem ser necessárias na criança difícil de examinar. Uma radiografia do cavum (rinofaringe) poderá ser útil na determinação do grau de obstrução nasal por causa das adenóides; (d) estudo formal do sono: deverá ser indicado em crianças que têm uma história de distúrbio do sono durante a noite e os pais não têm certeza se ela tem ou não pausas de sono ou a verdadeira apnéia do sono. Pode ser também indicado o estudo do sono quando a apnéia pareça ser de origem central ou quando coexista com apnéia periférica. Entretanto, na maioria dos casos, este estudo não é factível e o médico clínico-geral pode alternativamente pedir aos pais para gravarem um CD de áudio com o registro do sono da criança por aproximadamente 5 a 10 minutos durante 2 noites consecutivas. O médico clínico e os pais podem então avaliar este registro e determinar se a criança ronca enquanto dorme e, sendo assim, se existem pausas de sono ou episódios de apnéia.

Os potenciais fatores relacionados com o desenvolvimento de complicações cardiorrespiratórias em crianças com obstrução de vias aéreas em decorrência das tonsilas ou adenóides, ou ambas, podem estar ligados a um ou mais dos seguintes: (a) suscetibilidade da vascularização pulmonar; (b) anatomia craniofacial e malformações, como síndrome de Down; (c) obesidade (p. ex., síndrome de Pickwick); (d) cardiopatia congênita; (e) musculatura faríngea anormal; ou (f) uma infecção concomitante do trato aéreo superior. Atualmente, existe evidência de que a obesidade e a apnéia obstrutiva do sono em crianças podem estar associadas à insulino-resistência e à dislipidemia (7). Por outro lado, conforme recentemente relatado por Reuveni et al. (8), as crianças com apnéia obstrutiva do sono são "consumidores vorazes" dos serviços de saúde durante o ano precedente ao diagnóstico e tratamento da obstrução.

Quando é feito o diagnóstico de obstrução grave e a criança tem apnéia do sono ou evidência de hipoventilação alveolar, com ou sem *cor pulmonale*, geralmente está indicada tanto a tonsilectomia quanto a adenoidectomia. Em certos casos, as adenóides podem estar obstruindo totalmente a via aérea nasofaríngea, mas as tonsilas podem ser relativamente pequenas. Inversamente, as tonsilas podem obstruir a via aérea orofaríngea em associação às adenóides pequenas. Nesses casos, pode ser feita a adenoidectomia ou a tonsilectomia, porém na maioria das crianças ambas (tonsilas e adenóides) estão em geral envolvidas no processo. Quando o médico clínico estiver em dúvida, devem ser removidas tanto as tonsilas quanto as adenóides. Com relação à fisiopatologia da obstrução respiratória superior secundária à hipertrofia das tonsilas e das adenóides, embora tenhamos hoje uma grande margem de informação disponível, são necessários mais estudos nos quais estejam ausentes os sinais e sintomas de obstrução grave das vias aéreas.

As indicações anteriores são consideradas como absolutas para a tonsilectomia/adenoidectomia. Entretanto, a maioria das tonsilectomias/adenoidectomias são recomendadas com um embasamento eletivo e, para essas crianças, é importante revisar os resultados das experiências clínicas randomizadas que foram feitas e publicadas durante a década passada.

INDICAÇÕES PARA A TONSILECTOMIA

Os estados mórbidos nos quais está indicada a tonsilectomia são: (a) tonsilite aguda freqüentemente recidivante; (b) tonsilite crônica; (c) tonsilas obstrutivas, e (d) abscesso peritonsilar. Dentre essas 4 indicações, apenas uma pesquisa clínica randomizada foi conduzida para a tonsilite aguda freqüentemente recorrente.

Tonsilite Recorrente

Paradise *et al.*, em 1984 (9), relataram o resultado de uma experiência clínica randomizada envolvendo 187 crianças que estavam gravemente acometidas com faringotonsilite recidivante. Os pacientes eram incluídos quando seus episódios preenchiam os seguintes critérios: (a) freqüência da ocorrência: 7 ou mais episódios no ano anterior, 5 ou mais em cada um dos 2 anos precedentes, ou 3 ou mais episódios em cada um dos 3 anos precedentes; (b) aspectos clínicos: cada episódio tinha 1 ou mais das seguintes características: temperatura oral de pelo menos 38,3°C, linfadenopatia cervical (linfonodos aumentados > 2 cm) ou linfonodos cervicais sensíveis, exsudato tonsilar, *ou* cultura da garganta positiva para estreptococos beta-hemolíticos do grupo A; (c) tratamento antimicrobiano por motivo de episódios estreptocócicos comprovados ou suspeitos; (d) documentação dos episódios. As crianças com episódios não-documentados eram acompanhadas para documentar se elas tinham realmente tonsilite. Conforme relatado anteriormente por Paradise *et al.* (10), muitas crianças não apresentavam a freqüência/gravidade anteriormente descrita por seus pais. Deve ser reforçado que nem todos os episódios tiveram uma cultura positiva para o estreptococo preenchendo seus critérios de inclusão no estudo.

A Tabela 12.1 mostra que, após o 1º e 2º anos, a tonsilectomia foi eficaz nos pacientes que foram aleatoriamente dirigidos para a tonsilectomia ou para o controle não-cirúrgico. Os resultados no 3º ano foram também melhores no grupo cirúrgico, porém as diferenças não foram estatisticamente significativas. Noventa e seis por cento não foram randomizados e foram direcionados para tonsilectomia ou para nenhuma cirurgia de acordo com a decisão dos pais a favor ou contra a cirurgia. O prognóstico dessas crianças foi semelhante aos pacientes que foram incluídos na experiência randomizada. Como muitos pacientes do controle randomizado e dos grupos de cirurgia não randomizados também melhoraram até certo ponto, recomendamos que a decisão entre o tratamento cirúrgico e o não-cirúrgico para essas crianças seja individualizada. Entretanto, os resultados mostraram que a tonsilectomia reduziu significantemente o número de episódios de infecção de garganta durante o período de acompanhamento, incluindo os episódios de infecção

TABELA 12.1
EFICÁCIA DA TONSILECTOMIA NA PREVENÇÃO DA INFECÇÃO RECIDIVANTE DA GARGANTA

Acompanhamento	Grupo de Tratamento	Número de Casos	Episódios por Caso		Valor P[a]
			Média	Faixa	
Primeiro ano	Tonsilectomia	38	1,24	0-8	0,001
	Controle	35	3,09	0-10	
Segundo ano	Tonsilectomia	31	1,61	0-10	0,001
	Controle	29	2,66	0-7	
Terceiro ano	Tonsilectomia	22	1,77	0-6	NS
	Controle	20	2,20	2,20	

[a]NS, não significativo; P, valores pelo teste do qui-quadrado.
Adaptado de Paradise JL, Bluestone CD, Bachman RZ, et al. Efficacy of tonsillectomy for recurrente throat infection in severely affected children. *N Engl J Med* 1984;310:674-683, com permissão.

de garganta causada pelo estreptococo beta-hemolítico do Grupo A. Concluímos que a tonsilectomia eletiva como critério rigoroso é uma alternativa razoável para o tratamento clínico de crianças que tiveram infecção recorrente da garganta.

Para crianças menos gravemente acometidas, como as que apresentaram apenas 4 ou 5 episódios de infecção de garganta por ano, foi conduzida uma outra experiência clínica por Paradise *et al.* (11). Os resultados deste estudo mostraram que os pacientes do grupo da tonsilectomia tiveram significantemente menos infecções de garganta que os do grupo de controle (nenhuma cirurgia). Entretanto, a incidência média de episódios de infecção de garganta entre moderados-e-graves foi baixa nos grupos de controle (estatisticamente significativo, porém não clinicamente significativo). Assim, concluímos que, para as crianças com número moderado de infecções de garganta, nem a tonsilectomia nem a adenotonsilectomia devem ser recomendadas como regra geral. Ao contrário, postulamos aplicar os critérios dos nossos primeiros estudos clínicos conforme descritos anteriormente.

Tem havido um interesse crescente na microbiologia da tonsilite recidivante. Os pesquisadores então interessados em apurar se outras bactérias encontradas no *cuore* das tonsilas estão ou não envolvidas na infecção, além das que são atualmente admitidas como patogênicas, como estreptococo beta-hemolítico do grupo A, estreptococo beta-hemolítico não do grupo A, *Corynebacterium diphtheria*, *Corynebacterium hemolyticum*, *Neisseria gonorrhea* e *Chlamydia trachomatis*. Em um estudo realizado por Kielmovitch *et al.* (12), no *cuore tonsilar* de crianças com tonsilite recorrente, foram encontrados microrganismos polimicrobianos como também nos que tinham tonsilas obstrutivas. Em ambos os grupos, houve uma alta prevalência de *Streptococcus pyogenes*, bem como microorganismos aeróbios e anaeróbios produtores de betalactamase. A partir deste estudo, nós, como outros no passado, especulamos se a alta taxa de *S. pyogenes* no *cuore* das tonsilas obtidas dessas crianças poderia ter resultado em uma infecção estreptocócica persistente em decorrência da patogenicidade "passiva" de outras bactérias encontradas no *cuore tonsilar* e que eram produtoras de betalactamase. Essas outras bactérias podem não ser patogênicas, porém, uma vez que elas podem produzir betalactamase livre, a atividade terapêutica da penicilina poderá ser prejudicada quando o *S. pyogenes* for o microrganismo causador. Nesses casos, é postulado que um agente antimicrobiano lactamase, inibidor da betalactamase, deva ser mais eficaz na erradicação da infecção estreptocócica. Entretanto, ainda não existe evidência convincente que esses antibióticos possam ser eficazes.

Dos resultados da experiência clínica relatada por Paradise *et al.* (9,11), quando o médico estiver frente à tonsilite aguda recorrente, a freqüência, a gravidade e a duração dos episódios devem ser avaliadas em conjunto com o grau de incapacidade da criança (dias de escola perdidos etc.). Devem estar presentes os seguintes aspectos: exsudato tonsilar, febre, linfadenopatia cervical, presença ou ausência de estreptococos beta-hemolíticos nas culturas de garganta, e se a criança recebeu ou não a terapêutica antimicrobiana adequada e suficiente. A documentação de 1 ou mais episódios poderá também ser imperativa antes da tomada de decisão. Embora a freqüência das infecções de garganta encontrada nas crianças do estudo de Pittsburgh não tivesse demonstrado que a tonsilectomia fosse mais eficaz que a sua não-realização, a experiência de cada criança com esta doença e a decisão pró ou contra a intervenção cirúrgica deverão ser avaliados de maneira individualizada.

Tonsilite Crônica

Conforme afirmado anteriormente, não têm havido experiências clínicas randomizadas que tenham orientado a questão da eficácia e da segurança da tonsilectomia indicada para a tonsilite crônica. Entretanto, quando o médico estiver diante de uma dessas crianças, deverá avaliar a duração e a gravidade da doença e a incapacidade associada, e se o paciente deixou ou não de receber um período de terapêutica antimicrobiana apropriada e adequada. Para os pacientes portadores de tonsilas obstrutivas, na ausência de apnéia obstrutiva do sono ou de *cor pulmonale*, a duração e a gravidade devem ser muito longas e graves para justificar a recomendação do procedimento cirúrgico. Devem estar presentes certas características, tais como "voz de batata quente" e ronco, este possivelmente documentado por um registro de gravação/áudio obtido durante a noite pelos pais. Um período de tratamento com um agente antimicrobiano poderá ser benéfico no sentido de tentar reduzir o tamanho das tonsilas e de determinar se existe ou não infecção subclínica.

Tonsilas Obstrutivas

Um estudo relatou que o *S. pyogenes* foi encontrado em cerca de 1/4 dos pacientes que tinham tonsilas obstrutivas e que não tinham sido tratados anteriormente. Os microorganismos produtores de betalactamase encontrados no *cuore* dessas tonsilas poderiam estar envolvidos no processo patológico. Nesses casos, é possível que um agente betalactamase-estável ou inibidor possa ser mais eficaz que a penicilina isoladamente. Entretanto, pelas experiências clínicas no momento atual, não há evidência para apoiar este método de tratamento. Quando o tratamento médico falhou em reduzir o tamanho das tonsilas hipertrofiadas que estão obstruindo cronicamente as vias aéreas faríngeas causando ronco e distúrbios do sono, deverá ser considerada a tonsilectomia, embora a criança não preencha os critérios da apnéia obstrutiva do sono (ver anteriormente).

Abscesso Peritonsilar

O abscesso peritonsilar como uma indicação para a tonsilectomia não foi avaliado por uma publicação de estudo clínico randomizado retrospectivo. Entretanto, ao final, a decisão deve ser racional. Por exemplo, um adolescente que não tenha tido infecções anteriores de garganta e apresente um abscesso peritonsilar e seja bastante cooperador para permitir incisão e drenagem ou aspiração de agulha do abscesso, deverá provavelmente ser bem-sucedido quando tratado de forma ambulatorial com a ajuda de agentes anestésicos tópicos e locais. Este paciente deve ser acompanhado para investigar se irá ter ou não uma recorrência, pois as taxas de recorrências nesses pacientes são relativamente baixas. Entretanto, alguns médicos têm postulado a tonsilectomia no intervalo entre as recorrências. Por outro lado, em uma criança com freqüentes tonsilites agudas recorrentes durante os 2 últimos anos, e que depois manifesta um abscesso peritonsilar, em geral não é prudente a incisão e a drenagem com o uso de anestesia tópica/local. Quando o médico encontrar uma dessas crianças, o procedimento deve ser efetuado na sala de cirurgia e nesta ocasião é efetuada a tonsilectomia. Entre estes dois extremos, o médico deverá usar seu melhor julgamento clínico até que sejam efetuados e publicados estudos clínicos mais profundos sobre os riscos e benefícios da tonsilectomia nos abscessos peritonsilares.

INDICAÇÕES PARA A ADENOIDECTOMIA

A adenoidectomia é comumente recomendada para 4 condições: (a) prevenção de otite média recorrente/crônica; (b) adenóides obstrutivas; (c) sinusite recorrente/crônica; (d) adenoidite recorrente crônica. Dentre essas indicações, somente a prevenção da otite média recorrente/crônica foi avaliada em experiências clínicas randomizadas e publicadas; as restantes condições não foram.

Adenóides Obstrutivas e Adenoidite

No Children's Hospital de Pittsburgh foi conduzido um estudo por Paradise *et al.* em pacientes que tinham adenóides obstrutivas; os resultados desta investigação ainda não foram publicados. Embora ainda não esteja disponível o resultado deste estudo, pode-se prever que para a criança que tem obstrução nasal entre moderada-e-grave secundária à adenóide obstrutiva, a obstrução da adenóide poderá resultar em menor morbidade, tais como respiração bucal, ronco e hiponasalidade. Entretanto, na ausência de apnéia do sono ou de hipoventilação alveolar resultando em *cor pulmonale*, a cirurgia ainda persiste com benefício incerto. A questão torna-se portanto um problema de qualidade de vida, como melhora das vias aéreas nasais, que tem demonstrado melhorar o olfato e pode ajudar a evitar ou a reverter anormalidades de morfologia dentofacial. Além disso, uma criança que tem obstrução nasal poderá ter a fala hiponasalada resultando em uma fala mais normal depois da operação. Alguns médicos (e pais) relatam que o crescimento e o desenvolvimento melhoraram depois do alívio da obstrução nasal completa nas crianças com adenóides obstrutivas. Até que o estudo de Pittsburgh seja completamente avaliado e publicado, o médico que avalia uma criança que tenha obstrução nasal moderada-a-grave provocando falta de fechamento dos lábios, hiponasalidade e ronco à noite, deverá determinar a duração e a gravidade da obstrução e decidir se a criança tem verdadeiramente obstrução respiratória à noite. A gravação de um CD de áudio pode documentar este achado. Uma radiografia de cavum ou rinofaringe para documentar o tamanho das adenóides também poderá trazer benefício. Como existe muito pouca informação disponível sobre a epidemiologia, a história natural e a etiologia da adenoidite, é possível que algumas crianças cujas adenóides estejam causando obstrução possam ter adenoidite crônica e que um período de terapêutica antimicrobiana possa ser benéfico na redução do grau de obstrução nasal. Entretanto, não existem estudos que apóiem o uso rotineiro de agentes antimicrobianos para a adenoidite crônica. Por outro lado, foi tentado o uso de esteróides nasais, porém a eficácia a longo prazo é incerta. A alergia respiratória superior pode também ser causa de adenóide obstrutiva e, caso a criança apresente sinais e sintomas de alergia respiratória superior, uma investigação sobre esta possibilidade pode se comprovar vantajosa.

Sinusite Recorrente/Crônica

Para os pacientes que têm freqüentemente sinusite aguda recorrente/crônica, o benefício da adenoidectomia persiste incerto. Não foram feitos estudos clínicos randomizados prospectivos e publicados demonstrando que a adenoidectomia é eficaz na redução da morbidade da sinusite em crianças. Entretanto, tem havido algumas experiências não-controladas publicadas na literatura, que demonstraram a eficácia. Caso a criança apresente obstrução nasal entre moderada-a-grave secundária à obstrução da adenóide, deverá então ser considerada a cirurgia para melhorar a permeabilidade das vias aéreas nasais. Também neste caso, devem ser avaliadas a duração e a gravidade da obstrução, bem como os sinais clínicos e radiológicos. Nessas crianças, deverá ser indicado um período de terapêutica antimicrobiana pois a adenoidite pode estar causando a obstrução. Nesses pacientes, alergia respiratória superior pode estar presente também e deverá ser feita uma investigação para determinar a presença ou ausência desta condição. Quando presente, poderá ser benéfico um tratamento clínico, tal como anti-histamínicos sistêmicos, imunoterapia, controle da alergia ou terapêutica tópica nasal com esteróide.

ADENOIDECTOMIA COM OU SEM TONSILECTOMIA, E MIRINGOTOMIA COM OU SEM TIMPANOSTOMIA INSERÇÃO DE TUBO PARA OTITE MÉDIA

Otite média é o diagnóstico mais comumente feito pelos médicos que cuidam da saúde de lactentes e crianças. Em um estudo de quase 500 crianças de Boston acompanhadas desde o nascimento até os 7 anos de idade, o número médio de episódios de otite média no primeiro ano de vida foi de 1,2, e 17% tiveram 3 episódios ou mais. Durante os 6 anos de vida seguintes, aproximadamente 75% tiveram pelo menos 1 episódio por ano (13). Por que existe esta aparente alta incidência de otite média em lactentes e crianças pequenas, especialmente nas que estão em creches? A etiologia e a patogenia da otite média é multifatorial. Um episódio de otite média é, em geral, precedido de infecção viral do trato respiratório superior, o qual depois progride para uma infecção bacteriana secundária da orelha média. As bactérias ganham entrada para a orelha média através de uma tuba auditiva estrutural e funcionalmente imatura; a tuba auditiva em lactentes e em crianças pequenas é mais curta e tem um mecanismo de abertura menos eficaz que o das crianças maiores e dos adultos. Como o estado imunológico de lactentes e de crianças pequenas é também imaturo em comparação com o das crianças mais velhas e dos adultos, estão mais suscetíveis à infecção da orelha média. Por outro lado, tem sido demonstrado por muitos estudos que a permanência nas creches é acompanhada por um aumento de incidência de doença da orelha média. Por esse motivo, é mais provável que a otite média possa aumentar no futuro, em razão da disponibilidade generalizada das creches nos Estados Unidos. Há também probabilidade que os procedimentos cirúrgicos executados no esforço de evitar a otite média possam igualmente aumentar no futuro.

Otite Média Aguda Recorrente

Quando a otite média recorrente torna-se problemática, tal como quando a freqüência é de 3 ou mais episódios nos 6 meses anteriores, é desejável a prevenção (14). As opções são as de observação vigilante, o tratamento antimicrobiano profilático, a colocação de um tubo de ventilação ou a adenoidectomia. Quais são as evidências de que a miringotomia e a inserção de um tubo de ventilação são eficazes na prevenção da otite média aguda recorrente em lactentes e crianças pequenas? Gebhart (15) e Gonzalez et al. (16) concluíram estudos clínicos randomizados mostrando que a inserção do tubo de ventilação (timpanostomia) é mais eficaz que nenhuma cirurgia em lactentes predispostos às otites. Entretanto, os agentes profiláticos antimicrobianos também são eficazes na prevenção da otite média aguda recorrente neste grupo. Por outro lado, se os episódios não são freqüentes, o médico poderá não recomendar qualquer método de prevenção, pois a criança provavelmente deve melhorar com o avançar da idade. Em um estudo clínico relatado por Casselbrant et al. (17), tanto a amoxicilina quanto os tubos de ventilação ou timpanostomia mostraram-se mais eficazes do que o placebo. Esses investigadores concluíram que, se for desejável a prevenção, o método eficaz ideal é uma dose profilática de amoxicilina (20 mg/kg/dia). É, em geral, recomendada uma tentativa com agente antimicrobiano profilático durante 6 a 8 semanas, e para aqueles em que a profilaxia antimicrobiana falha, podem ser recomendados os tubos de ventilação (Tabela 12.2). Entretanto, com a relativamente rápida emergência de pneumococos-resistentes a múltiplos antibióticos (que, até certo ponto, é decorrente da profilaxia antimicrobiana em baixa-dose durante tempo prolongado [14]), a alternativa inicial mais razoável é a colocação de um tubo de ventilação. Para os lactentes e as crianças pequenas que continuam a ter episódios recorrentes de otite média aguda com otorréia apesar da presença dos tubos de ventilação, uma dose profilática diária de antibiótico é, em geral, eficaz. Nessas crianças, uma investigação quanto aos problemas imunes poderá revelar uma causa subjacente para a otorréia crônica recorrente.

Atualmente, dispomos de dois estudos clínicos que avaliaram a eficácia clínica da adenoidectomia, com ou sem tonsilectomia, em crianças que apresentavam otite média aguda recorrente. Paradise et al. (18) mostraram que a adenoidectomia com inserção de tubo de ventilação reduziu a taxa de episódios de otite média aguda durante o período de 3 anos (em comparação com apenas a colocação do tubo) em crianças que apresentaram episódios de otite média aguda após a eliminação geral ou retirada de um ou mais sets de tubos inseridos anteriormente (Tabela 12.3). Entretanto, um estudo clínico subseqüente de Paradise et al. (19), o qual comparou a adenoidectomia versus adenotonsilectomia versus controle (nenhuma cirurgia) em crianças que não tinham colocado tubo de ventilação, deixou de mostrar qualquer eficácia a longo prazo. Foram conduzidos dois estudos: um dirigido com 3 grupos em que não haviam outras indicações para remover as tonsilas, e um estudo em 2 grupos em que os pacientes tinham obstrução das vias aéreas em decorrência das tonsilas aumentadas, ou tonsilite recorrente ou ambas (Tabela 12.4).

Por esses motivos, recomendamos a inserção do tubo de ventilação como procedimento inicial, e a execução da adenoidectomia ou da tonsilectomia somente quando existirem outras indicações imperativas para sua remoção, tais como obstrução das vias aéreas ou infecção recorrente. Quando ocorrem episódios de otite média recorrente após a eliminação dos tubos, neste caso são recomendadas a adenoidectomia e a reinserção do tubo, independentemente do tamanho das adenóides.

Otite Média Crônica com Derrame

Quando a otite média com derrame torna-se crônica, a resolução espontânea torna-se incerta. O efeito do derrame crônico sobre a orelha e sobre a criança é controverso, porém em geral existe perda da audição e, quando o derrame ocorrer na primeira infância, poderá haver ou não problemas de desenvolvimento (20,21). Embora com estudos obtidos até os dias atuais, o efeito sobre o desenvolvimento da criança seja incerto, deve haver um efeito adverso sobre o equilíbrio, e as alterações estruturais na membrana do tímpano e na orelha média poderão induzir seqüelas permanentes.

TABELA 12.2

RESULTADO DO ESTUDO CLÍNICO RANDOMIZADO DE 2 ANOS COM AMOXICILINA PROFILÁTICA E DA INSERÇÃO DO TUBO DE VENTILAÇÃO VS. PLACEBO NA PREVENÇÃO DA OTITE MÉDIA AGUDA RECORRENTE EM 264 CRIANÇAS DE 7-35 MESES DE IDADE, EM PITTSBURGH

Resultado	Grupos de Tratamento			Grupo Valor P		
	1 Amoxicilina (N = 90)	2 Placebo (N = 80)	3 Tubo de ventilação (N = 86)	1 vs. 2	3 vs. 2	1 vs. 3
Taxas de OMA (criança/anos)	0,60	1,08	1,02	< 0,001	NS	0,001
Porcentagem média de tempo com OM	10,0	15,0	6,6	0,03	< 0,001	NS
Tempo médio para o primeiro episódio de OMA (meses)	22,1	8,2	11,2	0,002	NS	—

OMA, otite média aguda; OM, otite média; NS, não significativa.
Modificado de Casselbrant ML, Keleida PH, Rockette HR, et al. Efficacy of antimicrobial prophylaxis and of tympanostomy tube insertion for prevention of recurrent otitis media. Results of a randomized clínical trial. *Pediatr Infect Dis J* 1992;11:278-286, com permissão.

TABELA 12.3
EFICÁCIA DA ADENOIDECTOMIA NO TRATAMENTO DE OTITE MÉDIA RECORRENTE EM CRIANÇAS ANTERIORMENTE TRATADAS COM A COLOCAÇÃO DO TUBO DE VENTILAÇÃO

	Grupo de Tratamento	Número de Casos	Número Médio de Episódios de Otite Média	Valor P	Proporção de Dias com Otite Média	Valor P[a]
Primeiro ano	Adenoidectomia	48	1,06	0,51	15,0	0,04
	Controle	38	1,45		28,5	
Segundo ano	Adenoidectomia	45	1,09	0,01	17,8	0,005
	Controle	27	1,67		28,4	

[a]Valores P pelo teste do qui-quadrado.
Adaptado de Paradise JL, Bluestone CD, Rogers KD, et al. Efficacy of adenoidectomy for recurrent otitis media in children previously treated with tympanostomy tube placement; results of parallel, randomized and nonrandomized trials. *JAMA* 1990;263:2066-2073, com permissão.

Uma das opções para eliminar o derrame crônico da orelha média é a colocação de tubos de ventilação. Que evidência existe para que a miringotomia, com ou sem tubos de ventilação, possa representar um tratamento cirúrgico para o tratamento e a prevenção da otite média crônica com derrame? Mandel *et al.* (22) conduziram um estudo em Pittsburgh com 109 crianças que apresentaram derrame crônico da orelha média, refratárias à terapêutica antimicrobiana. Este estudo revelou que a miringotomia e os tubos de ventilação proporcionavam maior tempo sem otite média e melhor audição do que a miringotomia isolada ou o controle não-cirúrgico. Entretanto, em alguns pacientes com tubos de ventilação ocorreram otorréia e perfuração persistente. Essas crianças foram acompanhadas durante 3 anos do estudo e, no decorrer deste tempo somente uma miringotomia, com colocação do tubo de ventilação, foi necessária em 50% dos pacientes. Os restantes 50% precisaram de um segundo ou terceiro procedimento, 30% precisaram de um segundo procedimento, enquanto 20% tiveram até 3 cirurgias. Nós também observamos que a miringotomia sem a colocação de tubo de ventilação não proporciona nenhuma vantagem sobre nenhuma cirurgia, e ambos os métodos (somente miringotomia ou nenhuma cirurgia) apresentaram uma alta incidência de falhas do tratamento. Uma experiência subseqüente também de Mandel *et al.* (23) com 111 crianças com otite média crônica com derrame confirmou os achados do primeiro estudo (Tabela 12.5).

A adenoidectomia, com e sem tonsilectomia, como um método de prevenção da otite média, foi avaliada em diversos estudos clínicos durante os últimos 30 anos, porém só durante os últimos anos foram feitos e relatados estudos clínicos randomizados controlados. A adenoidectomia, com e sem tonsilectomia, foi avaliada por Maw (24) em 103 crianças em Bristol, Inglaterra, sendo que todas apresentaram derrame crônico da orelha média. Este investigador mostrou que a adenoidectomia era mais eficaz que nenhuma cirurgia e que a adenotonsilectomia nada acrescenta substancialmente à eficácia da adenoidectomia isolada. Um estudo subseqüente de Gates *et al.* (25) no Texas, com 578 crianças entre 4 e 8 anos de idade, todas com derrame crônico da orelha média, que não responderam à terapêutica antimicrobiana, mostrou que a adenoidectomia e a miringotomia, com ou sem inserção de tubo de timpanos-

TABELA 12.4
NÚMERO MÉDIO DE OTITES MÉDIAS AGUDAS APÓS A ADENOIDECTOMIA *VS.* ADENOTONSILECTOMIA *VS.* CONTROLE EM CRIANÇAS NÃO ANTERIORMENTE TRATADAS COM TUBOS DE VENTILAÇÃO

	Estudo com 3 Grupos			Estudo com 2 Grupos	
Ano	T&A	A	C	T&A	C
1	2,4[a]	1,8	2,1	1,7	2,2
2	1,3	1,7[a]	1,2	0,9	0,9
3	1,2	1,3	1,5	0,5	0,9

T&A, tonsilectomia e adenoidectomia; A, adenoidectomia; C, controle.
[a]P significante < 0,05.
Adaptado de Paradise JL, Bluestone CD, Colborn DK, et al. Adenoidectomy and adenotonsillectomy for recurrent acute otitis media: parallel randomized clinical trials in children not previously treated with tympanostomy tubes. *JAMA* 1999;282:945-953, com permissão.

TABELA 12.5
EXPERIÊNCIA RANDOMIZADA SOBRE 111 LACTENTES E CRIANÇAS DE PITTSBURGH COM OTITE MÉDIA CRÔNICA E DERRAME, QUE FORAM SUBMETIDAS Á MIRINGOTOMIA, Á MIRINGOTOMIA-TUBO DE TIMPANOSCOPIA E NENHUMA CIRURGIA (CONTROLE)

Medida do Resultado	Grupos de Tratamento			Diferença Estatisticamente Significante
	1 Sem Cirurgia (N = 35)	2 Miringotomia (N = 38)	3 Miringotomia e Tubo de Timpanoscopia (N = 36)	
Falha do tratamento (proporção de pacientes)	0,56	0,70	0,06	Sim[a]
Otite média aguda (episódios/pessoa-ano)	0,95	0,81	0,23	$p < 0,001$[b]
Derrame da orelha média (proporção de tempo)	0,64	0,61	0,17	$p < 0,001$[b]

[a]Taxa atuarial; intervalos de confiança de 90% para o Grupo 3 *vs.* Grupos 1 e 2.
[b]Para os Grupos 1 *vs.* 2 *vs.* 3.
Adaptado de Mandel EM, Rockette HE, Bluestone CD, *et al.* Efficacy of myringotomy with and without tympanostomy tubes for chronic otitis media with effusion. *Pediatr Infect Dis J* 1992;11:270-277, com permissão.

copia, era mais eficaz do que a miringotomia com ou sem tubos; a miringotomia sem tubo apresentou o pior resultado (Tabela 12.6). Paradise *et al.* (18) conduziram um estudo com 99 crianças de Pittsburgh que receberam anteriormente tubo de ventilação e que tiveram recidiva da sua otite média depois que os tubos foram eliminados espontaneamente. Nós mostramos que, para crianças com risco selecionadas e que anteriormente todas receberam a inserção de tubos, a eficácia da adenoidectomia foi definida, porém limitada a um período de 2 anos. O efeito da adenoidectomia também foi maior no derrame da orelha média que para a otite média aguda recorrente (ver Tabela 12.2).

De modo semelhante às nossas recomendações para a cirurgia quando a otite média aguda for um problema e a cirurgia for necessária, preferimos inicialmente colocar tubos de ventilação e reservar a adenoidectomia (quando a única indicação for a patologia restrita ao ouvido) para as crianças nas quais houve uma ou mais falhas nas colocações de tubo de ventilação no passado, independentemente do tamanho da adenóide. Quando for realizada a adenoidectomia, quando a recorrência ocorrer após a eliminação, também será feita a miringotomia, porém, nesse estágio, a inserção do tubo de ventilação é opcional. Os fatores contra a colocação do tubo de ventilação devem ser individualizados, devendo os pais serem informados que, se a adenoidectomia não tiver sucesso na prevenção da recidiva da doença, em uma data mais tardia poderá ser colocado o tubo de ventilação. A miringotomia ou a tonsilectomia deve ser suspensa quando a otite média crônica com derrame for a única indicação para a cirurgia. Essas recomendações são semelhantes às atuais indicações (6).

Uma recente revisão realizada por Kay (26) de 2.462 casos operados no Children's Hospital of Pittsburgh revelou que, quando lactentes e crianças têm um indicação de adenoidectomia para a otite média, para sinusite recorrente/crônica ou por obstrução das vias aéreas nasal posterior, as probabilidades para requerer uma tonsilectomia algum tempo depois que é feita a adenoidectomia é de quase 30% em crianças operadas abaixo dos 2 anos, de 15% quando a criança teve a adenoidectomia entre 2 e 4 anos de idade, de 6% quando a adenoidectomia foi entre 5 a 7 anos e de 2% nas crianças com mais de 7 anos. Portanto, a remoção das tonsilas palatinas no momento da indicação da adenoidectomia por motivo de otite média não é apoiada por este estudo clínico ou por nós (na falta de outras indicações mais convincentes).

A eficácia da miringotomia a *laser* CO_2 no tratamento da otite média crônica com derrame não foi confirmada em estudo clínico randomizado controlado avaliando os prognósticos a longo prazo entre a miringotomia a *laser* e a miringotomia comum e a colocação do tubo de ventilação (27). A possibilidade da execução da miringotosmia à *laser* e a colocação do tubo de ventilação como um procedimento de consultório parece ser promissora (28). O mesmo poderá ser alcançado com a miringotomia comum.

A otorréia observada após a inserção do tubo de ventilação é uma ocorrência freqüente que, em geral, requer medicação ototópica, com ou sem administração de um agente antimicrobiano. Quando esta conduta não der resultado, poderá ser necessária a terapêutica antimicrobiana parenteral e, possivelmente, a cirurgia timpanomastóidea (1,29,30).

TABELA 12.6
EFICÁCIA DOS VÁRIOS TRATAMENTOS EM 578 CRIANÇAS COM OTITE CRÔNICA MÉDIA COM DERRAME

Resultado[a]	Miringotomia	Miringotomia e Inserção de Tubo	Adenoidectomia e Miringotomia	Adenoidectomia, Miringotomia e Inserção de Tubo
Porcentagem de tempo com derrame	49,1	34,9	30,2	25,8
Porcentagem de tempo com perda de audição[b]	37,5	30,4	22,0	22,4
Tempo médio para a primeira recorrência (dias)	54	222	92	240
Numero de retratamentos cirúrgicos	66	36	17	17

[a]Durante o acompanhamento de 2 anos.
[b]Perda de audição igual ou superior a 20.
Adaptado de Gates GA, Avery CA, Prihoda TJ, et al. Effectiveness of adenoidectomy and tympanostomy tubes in treatment of chronic otitis media with effusion. *N Engl J Med* 1987;317:1444, com permissão.

RECOMENDAÇÕES PARA OS MÉDICOS

Conforme pode ser observado pela descrição dos estudos anteriormente descritos, durante os últimos anos houve um grande número de informações decorrentes de estudos clínicos randomizados com relação às indicações para a cirurgia da tonsilectomia, da adenoidectomia e do tubo de ventilação. Entretanto, estes estudos clínicos tiveram critérios muito específicos para a entrada, e muitos pacientes foram excluídos. Por isso, as decisões a favor ou contra a intervenção cirúrgica (miringotomia/tubo de ventilação/adenoidectomia/tonsilectomia) devem ser *individualizadas*. A Tabela 12.7 mostra alguns dos fatores no processo de tomada de decisão para recomendar a cirurgia no tratamento da otite média, como freqüência, duração, e gravidade da otite média (incluindo o grau de perda de audição); apurar se a criança recebeu tratamento médico adequado; e determinar se a criança manifestou uma falha na profilaxia antimicrobiana. A idade do paciente é importante, pois, no campo operatório comum, a adenoidectomia e a tonsilectomia têm um risco maior em lactentes. A maioria dos médicos poderá não recomendar a cirurgia na faringe (tonsilectomia, adenoidectomia ou ambas) para as crianças que apresentem risco anestésico, salvo se a criança tiver obstrução grave do trato respiratório superior. Igualmente, a estação do ano poderá ser um determinante, pois uma criança maior com otite média pode desejar entrar em natação competitiva, tornando menos desejável a inserção de tubos de ventilação. Outras indicações para a cirurgia nas orelhas ou na faringe poderão tornar a decisão de executar cirurgia na orelha média ou na faringe mais rigorosa, tal como a alteração morfológica timpânica (p. ex., uma bolsa com retração profunda), a presença de apnéia do sono decorrente de tonsilas ou de adenóides obstrutivas ou tonsilite freqüentemente recorrente. Por outra parte, os pacientes que fazem parte de grupos especiais podem se beneficiar mais pela inserção de tubos de ventilação que pela observação cuidadosa, tal como ocorre com as crianças portadoras de fissura palatina ou como as que têm síndrome de Down.

TABELA 12.7
FATORES NO PROCESSO DE TOMADA DE DECISÃO PRÓ OU CONTRA A CIRURGIA NA OTITE MÉDIA RECORRENTE/CRÔNICA

- Freqüência, duração e gravidade da otite média
- Falha da prevenção/tratamento médico
- Idade e estado físico da criança
- Presença de outros fatores que exijam cirurgia nas orelhas/faringe
- Pacientes especiais

PONTOS IMPORTANTES

- Persiste a controvérsia sobre as indicações da cirurgia da tonsilectomia, da adenoidectomia, da miringotomia e do tubo de ventilação, apesar dos estudos clínicos randomizados recentes que indicaram a eficácia dessas cirurgias.

- A obstrução grave das vias aéreas superiores causada por hipertrofia das tonsilas ou das adenóides ou de ambas e resultando em apnéia do sono ou em *cor pulmonale* ou em ambos é uma indicação absoluta para a tonsilectomia e a adenoidectomia.

- A documentação de freqüência, da gravidade e da duração da tonsilite é um passo importante no processo de tomada de decisão para a tonsilectomia.

- Em um estudo clínico randomizado, a tonsilectomia mostrou-se eficaz na redução do número de infecções de garganta recorrente.

- Uma hipótese não-comprovada, porém potencialmente importante, é que a enzima β-lactamase proveniente de bactérias que podem ser isoladas do *cuore* recorrentemente infectadas poderão interferir na atividade da penicilina contra o *S. pyogenes*.

- Apesar da falta de evidência conclusiva de estudos clínicos randomizados, a tonsilectomia eletiva pode ser eficaz na tonsilite crônica e no abscesso peritonsilar. Na ausência de apnéia do sono ou de hipoventilação alveolar resultante em *cor pulmonale*, a eficácia da adenoidectomia para o alívio da obstrução nasal decorrente da hipertrofia da adenóide persiste incerta; entretanto, o olfato, bem como a hiponasalidade podem ser melhorados.

- Em 3 estudos clínicos randomizados conduzidos na Inglaterra, no Texas e em Pittsburgh, a adenoidectomia mostrou-se eficaz na prevenção da otite média com derrame; o último desses estudos mostrou também a eficácia na prevenção das crises recorrentes de otite média aguda em pacientes que tiveram colocação anterior de tubos de ventilação, porém um estudo subseqüente deixou de revelar a eficácia da adenoidectomia, com ou sem tonsilectomia, em crianças que não tinham recebido tubos de ventilação no passado. A eficácia dos tubos de ventilação na prevenção da otite média recorrente e da otite média crônica com derrame também foi demonstrada em estudos clínicos, três dos quais foram conduzidos em Pittsburgh. Apesar da evidência que tanto a adenoidectomia quanto a inserção do tubo de ventilação sejam eficazes, as decisões a favor e contra a intervenção cirúrgica devem ser individualizadas para cada paciente com otite média crônica recorrente ou com otite média crônica/recorrente com derrame.

REFERÊNCIAS

1. Bluestone CD, Rosenfeld RM. *Surgical atlas of pediatric otolaryngology.* Hamilton, Ontario: BC Decker, 2002:1-136.
2. Bluestone CD, Klein JO. Otitis media and eustachian tube dysfunction. In: Bluestone CD, Stool SE, Alper CM, et al, eds. *Pediatric otolaryngology,* 4th ed. Philadelphia: WB Saunders, 2003:474-778.
3. Rosenfeld RM, Bluestone CD. Clinical efficacy of surgical therapy. In: Rosenfeld RM, Bluestone CD, eds. *Evidence-based otitis media,* 2nd ed. Hamilton, Ontario: BC Decker, 2003:227-240.
4. Bluestone CD. *Eustachian tube*: structures, function, role in otitis media. Hamilton, Ontario: BC Decker, 2005:145-175.
5. American Academy of Pediatrics: clinical practice guidelinesacute otitis media. *Pediatrics* 2004;133:1451-1465.
6. American Academy of Pediatrics: clinical practice guidelines-otitis media with effusion. *Pediatrics* 2004a;133:1412-1429.
7. De la Eva RC, Baur LA, Donaghue KC, et al. Metabolic correlates with obstructive sleep apnea in obese subjects. *J Pediatr* 2002;140:654-659.
8. Reuveni J, Simon T, Tal A, et al. Health care services utilization in children with obstructive sleep apnea syndrome. *Pediatrics* 2002;116:68-72.
9. Paradise JL, Bluestone CD, Bachman RZ, et al. Efficacy of tonsillectomy for recurrent throat infection in severely affected children: results of parallel randomized and nonrandomized clinical trials. *N Engl J Med* 1984;310:674-683.
10. Paradise JL, Bluestone CD, Bachman RZ, et al. History of recurrent sore throat as an indication for tonsillectomy, predictive limitations of histories that are undocumented. *N Engl J Med* 1978;298:409-413.
11. Paradise JL, Bluestone CD, Colborn DK, et al. Tonsillectomy and adenotonsillectomy for recurrent throat infection in moderately affected children. *Pediatrics* 2002;110:7-11.
12. Kielmovitch IH, Keleti G, Bluestone CD, et al. Microbiology of obstructive tonsillar hypertrophy and recurrent tonsillitis. *Arch Otolaryngol Head Neck Surg* 1989;15:721-724.
13. Teele DW, Klein JO, Rosner B, et al. Epidemiology of otitis media during the first seven years of life in children in Greater Boston: a prospective, cohort study. *J Infect Dis* 1989;160:83-99.
14. Dowell SF, Butler JC, Giebink GS, et al. Acute otitis media: management and surveillance in an era of pneumococcal resistance-a report from the Drug-Resistant Streptococcus pneumoniae Therapeutic Working Group. *Pediatr Infect Dis J* 1999;18:1-9.
15. Gebhart DE. Tympanostomy tubes in the otitis media prone child. *Laryngoscope* 1981;91:849-866.
16. Gonzalez C, Arnold JE, Woody EA, et al. Prevention of recurrent acute otitis media: chemoprophylaxis versus tympanostomy tubes. *Laryngoscope* 1986;96:1330-1334.
17. Casselbrant ML, Kaleida PH, Rockette HE, et al. Efficacy of antimicrobial prophylaxis and of tympanostomy tube insertion for prevention of recurrent acute otitis media: results of a randomized clinical trial. *Pediatr Infect Dis J* 1992;11:278-286.
18. Paradise JL, Bluestone CD, Rogers KD, et al. Efficacy of adenoidectomy for recurrent otitis media in children previously treated with tympanostomy-tube placement: results of parallel randomized and nonrandomized trials. *JAMA* 1990;263:2066-2073.
19. Paradise IL, Bluestone CD, Colborn DK, et al. Adenoidectomy and adenotonsillectomy for recurrent acute otitis media: parallel randomized clinical trials in children not previously treated with tympanostomy tubes. *JAMA* 1999;282:945-953.
20. Paradise JL, Feldman HM, Campbell TF, et al. Effect of early or delayed insertion of tympanostomy tubes for persistent otitis media on developmental outcomes at the age of three years. *N Engl J Med* 2001;344:1179-1187.
21. Paradise JL, Feldman HM, Campbell IT, et al. Early versus delayed insertion of tympanostomy tubes for

persistent otitis media; developmental outcomes at the age of three years in relation to pre-randomization illness patterns and hearing levels. *Pediatr Infect Dis* J 12003;22:309-314.
22. Mandel EM, Rockette HE, Bluestone CD, et al. Myringotomy with and without tympanostomy tubes for chronic otitis media with effusion. *Arch Otolaryngol Head Neck Surg* 1989;115:1217-1224.
23. Mandel EM, Rockette HE, Bluestone CD, et al. Efficacy of myringotomy with and without tympanostomy tubes for chronic otitis media with effusion. *Pediatr Infect Dis* 11992;11:270-277.
24. Maw AR. Chronic otitis media with effusion (glue ear) and adenotonsillectomy: prospective randomized controlled study. *Br Med J* 1983;287:1586-1588.
25. Gates GA, Avery CA, Prihoda TJ, et al. Effectiveness of adenoidectomy and tympanostomy tubes in the treatment of chronic otitis media with effusion. *N Engl J Med* 1987;317:1444-1451.
26. Kay DJ. Rates and risk-factors for subsequent tonsillectomy after prior adenoidectomy. Thesis. Graduate Faculty of Graduate School of Public Health, University of Pittsburgh, 2004:1-18.
27. Prokopakis EM, Hajiioannou JK, Velegrakis GA, et al. The role of assisted tympanostomy (LAT) in treating allergic children with chronic secretory otitis media. *Int J Pediatr Otorhinolaryngol* 2002;62:207-214.
28. Friedman O, Deutch ES, Reilly IS, et al. The feasibility of office-based laser-assisted tympanic membrane fenestration with tympanostomy tube insertion: the duPont Hospital experience. *Int J Pediatr Otorhinolaryngol* 2002;62:31-35.
29. Bluestone CD, Klein JO. *Otitis media in infants and children*, 3rd ed. Philadelphia: WB Saunders, 2001.
30. Ah-Tye C, Paradise IL, Colbom DK. Otorrhea in young children after tympanostomy-tube placement for persistent middle-ear effusion: prevalence, incidence, and duration. *Pediatrics* 2001;107:1251-1258.

CAPÍTULO 13

Massas e Cistos Congênitos do Pescoço

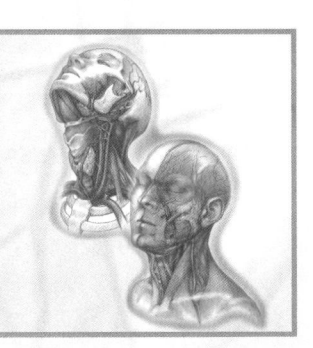

Robert L. Pincus

Massas congênitas são as massas cervicais não-inflamatórias em crianças. Embora geralmente presente ao nascer, podem aparecer em qualquer idade. Cada tipo de massa tem uma apresentação e localização típicas no pescoço (Tabela 13.1).

MASSAS LATERAIS DO PESCOÇO

Anomalias Branquiais

Anomalias branquiais (ABs) respondem por cerca de 17% das massas cervicais pediátricas (1). O aparelho branquial foi descrito primeiro por Baer em 1827. Atualmente a maioria dos técnicos acredita, embora seja controvertido, que os cistos cervicais laterais são de origem broncogênica (2). Um cisto branquial é um trato sem uma abertura interna ou externa. Fístulas branquiais são abertas do trato aerodigestivo para a pele. Os cistos são considerados como remanescentes aprisionados das fissuras ou dos sacos branquiais; os seios (com ou sem cisto) são remanescentes de fissuras e de sacos, e as fístulas resultam da persistência tanto das fissuras quanto dos sacos. Os cistos no início são observados clinicamente mais tarde que as fístulas ou os seios. A evolução de cada AB é caudal para as estruturas derivadas do seu arco e dorsal para as estruturas que se desenvolveram a partir do arco seguinte.

TABELA 13.1

MASSAS CERVICAIS SEGUNDO A LOCALIZAÇÃO

Massas cervicais laterais
  Anomalias branquiais
  Laringocele
  Cisto tímico
  Pseudotumor do lactente

Massas na linha média
  Cisto do ducto tireoglosso
  Cisto dermóide
  Rânula
  Teratoma do pescoço

Todo o pescoço
  Hemangioma
  Malformação linfática

O conhecimento da apresentação e da evolução das ABs requer o conhecimento da embriologia do aparelho branquial. Um planejamento cirúrgico apropriado é essencial para evitar excisão incompleta das ABs. As recorrências podem ocorrer em aproximadamente 22% dos pacientes que foram submetidos à cirurgia (2). O aparelho branquial começa a se desenvolver durante a 2ª semana da gestação. No começo da 4ª semana estão presentes 4 pares bem definidos de arcos branquiais, separados pelas fissuras branquiais. Cada arco tem 1 artéria, 1 barra cartilaginosa, músculos e nervo (Tabela 13.2 e Fig. 13.1) (3). As primeiras ABs provavelmente constituem menos de 1% das ABs, embora em uma série tenham se mostrado em 25% (4). As primeiras ABs geralmente aparecem na face ou estão relacionadas ao pavilhão da orelha. Work (5) descreveu anomalias tipo I e tipo II. As primeiras ABs tipo I encerram somente elementos epidermóides sem cartilagem nem estruturas anexas. Aparecem como anomalias de duplicação do canal externo e podem passar próximas do nervo facial. As primeiras ABs tipo II são mais comuns. Encerram tanto ectoderma quanto mesoderma e podem ser encontradas no pescoço (5). As anomalias tipo II são observadas tipicamente em infecções, como um abscesso abaixo do ângulo da mandíbula. Passam por cima e através da glândula parótida, lateral ou medialmente ao nervo facial, e terminam inferiormente ao canal auditivo externo na junção da cartilagem óssea.

As segundas ABs são o tipo mais comum. Podem se mostrar como um cisto, um seio ou uma fístula. Se a membrana que separa a 2ª fissura e o saco se romper, poderá persistir um trato fistuloso completo. Os tratos sinusais podem ocorrer de outro modo, abrindo-se interna ou externamente. As segundas ABs mostram-se na parte anterior do músculo esternocleidomastóideo. O trato passa profundamente às estruturas do 2º arco, incluindo a carótida externa, o músculo estilo-hióideo, o ventre posterior do músculo digástrico e superficialmente às estruturas de derivação do 3º arco, como a carótida externa. O trato termina na fossa tonsilar.

TABELA 13.2
EMBRIOLOGIA DAS MASSAS DO PESCOÇO

Arco	Nervo	Músculo	Estrutura Esquelética	Artéria
Primeiro (mandibular)	Trigêmeo (V)	Músculos da mastigação, milo-hióide, digástrico anterior, tensor do tímpano, tensor do véu palatino	Martelo, bigorna, parte da mandíbula	Maxilar
Segundo (hióide)	Facial (VII)	Músculos da expressão facial, estapédio, estilo-hióideo, digástrico posterior	Estribo, estilóide, corno menor do hióide, corpo superior do hióide	Estribo
Terceiro	Glossofaríngeo (IX)	Estilofaríngeo	Corno maior do hióide, corpo inferior do hióide	Carótida comum e interna
Quarto	Laríngeo superior (X)	Constritores da faringe, cricotireóideo	Cartilagens laríngeas	Subclávia à direita Arco da aorta à esquerda
Sexto	Laríngeo recorrente (X)	Músculos intrínsecos da laringe	Cartilagens laríngeas	Artéria pulmonar à direita, ducto arterial à esquerda

Os segundos cistos branquiais aparecem como massas flutuantes indolentes abaixo do ângulo da mandíbula e na frente da margem anterior do músculo esternocleidomastóideo (Fig. 13.2). Podem aumentar subitamente depois de infecção respiratória superior. Os cistos da fissura branquial, embora comumente observados por primeiro em crianças e em adultos jovens, podem chamar a atenção clínica em qualquer idade. O tratamento é feito com antimicrobianos e excisão cirúrgica.

Os defeitos do 3º arco branquial são raros. São encontrados na parte baixa do pescoço e também anteriormente ao músculo esternocleidomastóideo. As terceiras ABs são profundas aos derivados do 3º arco, tais como o nervo glossofaríngeo e a artéria carótida interna, porém superficialmente às estruturas de derivação do 4º arco, como o nervo vago. Entram na faringe pela membrana tireóidea ou pelo seio piriforme.

Uma anomalia do 4º arco branquial foi relatada primeiro por Sanborn (6) em 1972. A partir daí, foram relatados mais de 60 casos; todos, com exceção de 3, estavam situados do lado esquerdo. Os defeitos do 4º-arco derivam do ápice do seio piriforme e percorrem inferiormente ao nervo laríngeo superior. Podem se manifestar como uma tireoidite recorrente ou como abscessos recorrentes na parte inferior do pescoço (7).

O tratamento de escolha para todas as ABs é a excisão cirúrgica eletiva. Os abscessos devem ser primei-

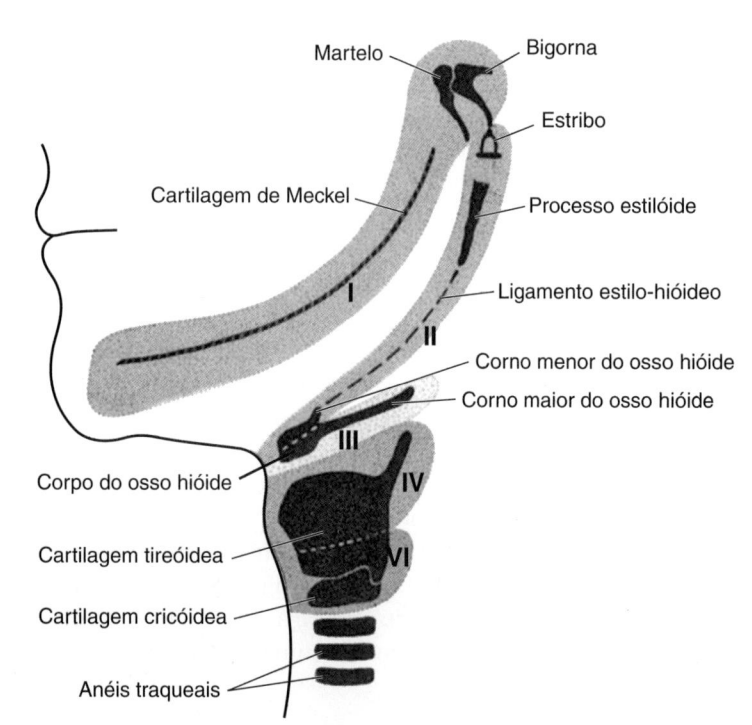

Figura 13.1

Estruturas definitivas formadas pelos componentes cartilaginosos dos vários arcos faríngeos. (Segundo Sadler TW. *Langman's medical embryology*, 8th ed. Philadelphia: Lippincott Williams & Wilkins, 2000, com permissão.) (Ver também *Prancha* em *Cores*.)

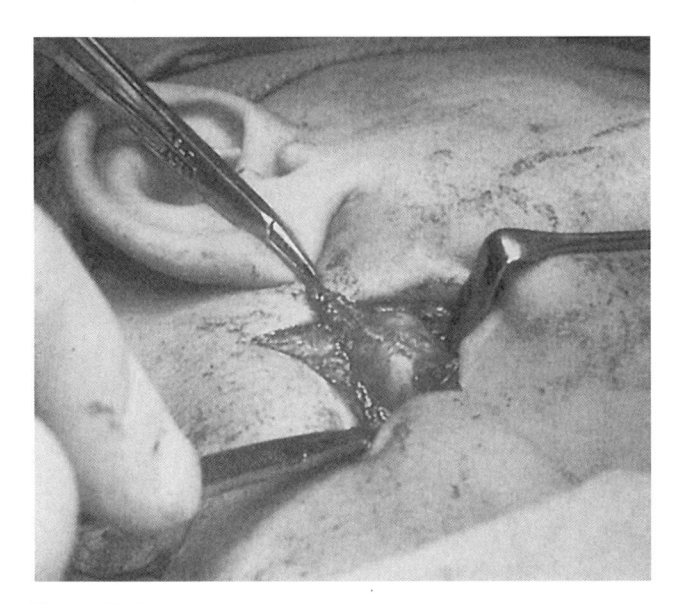

Figura 13.2
Segundo cisto branquial.

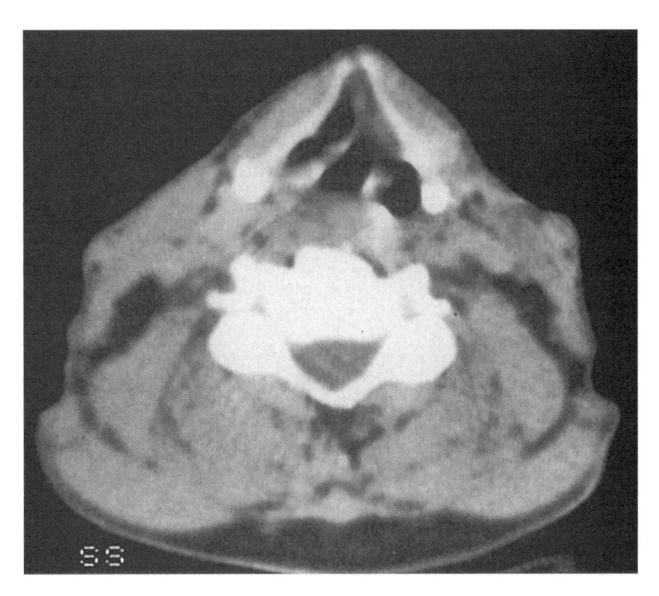

Figura 13.3
Tomografia computadorizada de uma laringocele interna.

ro tratados por incisão e drenagem. Em seguida deve ser removido o cisto, tendo seu percurso seguido até sua origem no sistema aerodigestório. Na 3ª e na 4ª ABs, a inspeção do seio piriforme deverá preceder a exploração cirúrgica. Rosenfeld e Biller (8) recomendaram a remoção da parte posterior da cartilagem tireóidea para ganhar adequada exposição ao seio piriformem excisão da quarta ABs. Armados com o conhecimento da via do trato, deve ser tomado cuidado para evitar dano às estruturas neurais e vasculares da vizinhança. É usada uma abordagem externa, muitas vezes com uma incisão oblíqua. Em um pescoço que não tenha sido anteriormente operado nem infectado, é incomum a recorrência (2). Em duas séries de recorrências, foi usada como uma alternativa a incisão e a drenagem do pescoço com cauterização endoscópica da abertura do seio piriforme, e a taxa de recorrências variou entre 0% e 18% (9,10).

Laringoceles

As laringoceles externas podem aparecer como inflamações císticas anteriormente ao músculo esternocleidomastóideo e representam raras causas de dificuldade respiratória no recém-nascido. Uma laringocele é um herniamento cheio de ar do sáculo do ventrículo laríngeo. As laringoceles são consideradas como causadas por um aumento prolongado da pressão intraglótica em pacientes com um longo sáculo predisponente. Os sintomas mais comuns das laringoceles são: tosse, rouquidão e uma sensação de corpo estranho. As laringoceles internas são confinadas dentro da laringe e se mostram como tumefações císticas da dobra ariepiglótica (Fig. 13.3). As laringoceles externas estendem-se através da membrana tireóidea, chegam até a assestar-se lateralmente à cartilagem tireóidea e são observadas como massas cervicais laterais. A infecção secundária de uma laringocele pode causar uma laringopiocele, que se mostra como um abscesso do pescoço. Para as laringoceles internas e externas sintomáticas é recomendada a cirurgia. Para a maioria das laringoceles internas pode ser usada a remoção endoscópica à *laser*, com uma abordagem externa para as lesões maiores. Não é necessária a traqueostomia, salvo se foi penetrada a via aérea. As laringoceles requerem incisão e drenagem e terapia antibiótica apropriada antes da ressecção. É recomendada a endoscopia, porque um carcinoma pode causar uma laringocele pela criação de uma válvula no ventrículo.

Cistos Tímicos

Durante a 6ª semana da vida fetal, a 3ª bolsa faríngea dá origem ao primórdio pareado da glândula tímica. Na 9ª semana, o timo desceu para baixo das clavículas e a extremidade superior desta glândula regrediu. Os remanescentes císticos podem persistir como pregas de cistos ao longo da via de migração do ângulo da mandíbula até à linha média do pescoço. Foram relatados menos de 100 casos de timo ectópico no pescoço, dois terços dos quais surgiram à esquerda da linha média. Quando se mostram na parte superior do pescoço, geralmente são confundidos com cisto da 3ª fissura branquial. Entretanto, na imagem de ressonância magnética (IRM), o aspecto do tecido tímico cervical sólido é paralelo com o timo mediastínico (11).

Pseudotumor do Lactente

O pseudotumor do lactente, também conhecido como tumor do esternocleidomastóideo da primeira infância e *fibromatosis coli*, afeta 0,4% dos recém-nascidos. É tipicamente observado por primeiro como uma massa dura redonda no músculo esternocleidomastóideo em

2 a 3 semanas depois do nascimento. Geralmente se manifestam na junção do 1/3 superior e médio do músculo e não são sensíveis. O diagnóstico diferencial inclui massas cervicais e neoplasias laterais do pescoço. O diagnóstico pode ser feito pela ultra-sonografia e não é necessária a biópsia. O tratamento é conservador, com resolução completa entre 80% e 100% no 1º aniversário. Entre 0% e 20% progridem para torcicolo muscular congênito, que pode exigir liberação muscular (12).

MASSAS NA LINHA MÉDIA DO PESCOÇO

Cistos do Ducto Tireoglosso

Os cistos do ducto tireoglosso desenvolvem-se a partir dos remanescentes do primórdio da tireóide que desce do forame cego na base da língua, começando no dia 17 da gestação. O primórdio tireoidiano passa anterior, posteriormente, ou através do osso hióide na sua descida na linha média do pescoço. Os remanescentes da tireóide podem permanecer em qualquer sítio ao longo desta rota e formar cistos ou fístulas (13).

Os cistos do ducto tireoglosso aparecem como massas císticas na linha média do pescoço em qualquer parte ao longo de descida da glândula tireóide. Geralmente, são observados por primeiro na criança pequena, embora possam ser encontrados em qualquer idade. Os cistos do ducto tireoglosso têm em geral 2 a 4 cm de diâmetro e aumentam gradualmente de tamanho. Podem aumentar rapidamente depois de infecção do trato aéreo superior. Elevam-se pela protrusão da língua. As fístulas são o resultado de infecção drenada cirurgicamente ou espontaneamente para a pele. Os cistos do ducto tireoglosso devem ser tratados cirurgicamente, depois de confirmar primeiro a existência de uma tireóide normal. A cirurgia deverá remover o cisto e todo o trato até à base da língua. As tentativas de excisão local induzem à alta taxa de recorrência. Se a parte central do osso hióide e o manguito da base da língua estiverem incluídos no espécime, conforme descrito por Sistrunk (14), a taxa de recorrência diminui para 3%.

Carcinomas têm sido descritos como derivando de cistos do ducto tireoglosso. Nesses casos, a tireoidectomia como auxiliar persiste controvertida.

Cistos Dermóides

Cistos dermóides são lesões teratomatosas benignas. Aparecem como massas cervicais na linha média, geralmente na região submentual (Fig. 13.4). Dentre os cistos dermóides da cabeça e do pescoço, 23% são observados no soalho da boca. Raramente são encontrados lateralmente. Esses cistos encerram variedades de origem ectodérmica e mesodérmica. O principal diagnóstico diferencial é com o cisto do ducto tireoglosso. Os cistos dermóides não se elevam com a protrusão da língua, como ocorre com os cistos do ducto tireoglos-

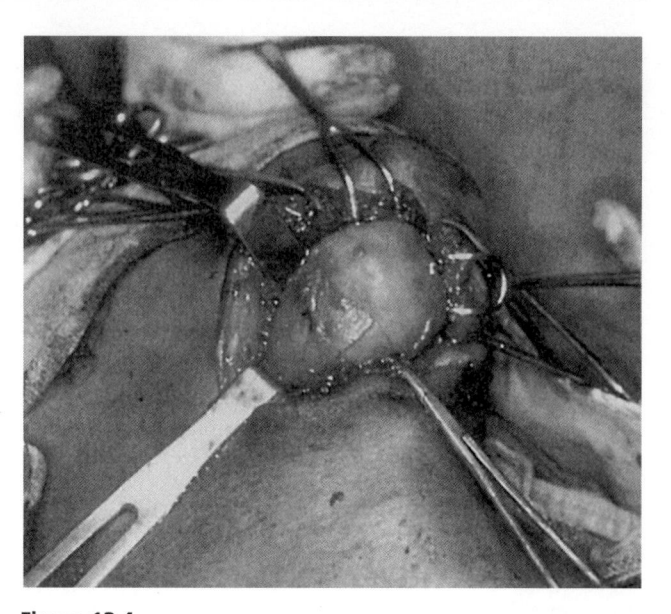

Figura 13.4
Cisto dermóide submentual.

so. Se eles elevam o soalho da boca, podem ser confundidos com uma rânula. O tratamento é por excisão cirúrgica. Os cistos infectados devem ser tratados com antimicrobianos apropriados, incisão e drenagem quando necessárias, antes da excisão.

Rânulas

Rânulas são pseudocistos do soalho da boca, causados por extravasamento mucoso de glândula sublingual bloqueada. Podem aparecer no pescoço como massas submentuais isoladas ou em associação à rânula sublingual visível (Fig. 13.5). São em geral fora da linha média. A principal diferenciação é com um dermóide. O tratamento consiste em excisão em contraste com a glândula sublingual de origem.

Teratomas do Pescoço

Os teratomas do pescoço são encontrados em recém-nascidos, que muitas vezes apresentam sintomas respiratórios agudos por causa da compressão traqueal, às vezes associada à compressão esofágica. As lesões são grandes, semicísticas e encapsuladas. Freqüentemente envolvem a glândula tireóidea e causam sintomas devido ao seu tamanho. As massas são constituídas de elementos maduros de ectoderma, mesoderma, endoderma e tecido embrionário imaturo. O principal diagnóstico diferencial é com uma malformação linfática. As malformações linfáticas são císticas e têm margens mal-definidas. Os teratomas da cabeça e do pescoço, geralmente descobertas antenatalmente pela ultra-sonografia. Nos teratomas a ultra-sonografia mostra ecogenicidade mista em vez do tipo multilocular observados nas malformações linfáticas. Na tomografia computadorizada (TC) e na ressonância magnética (RM), os teratomas mostram áreas focais de baixa

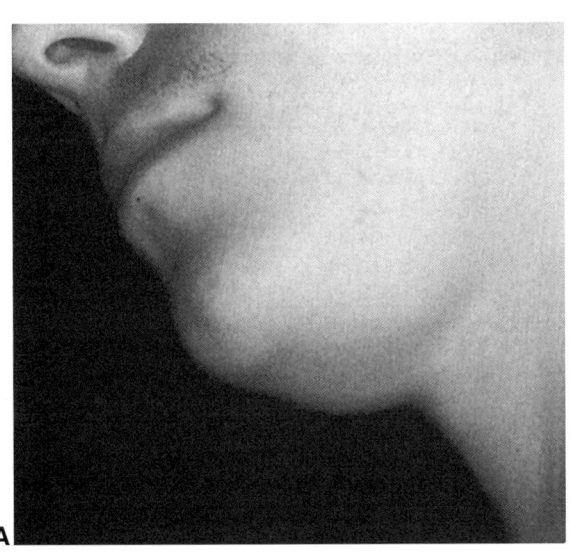

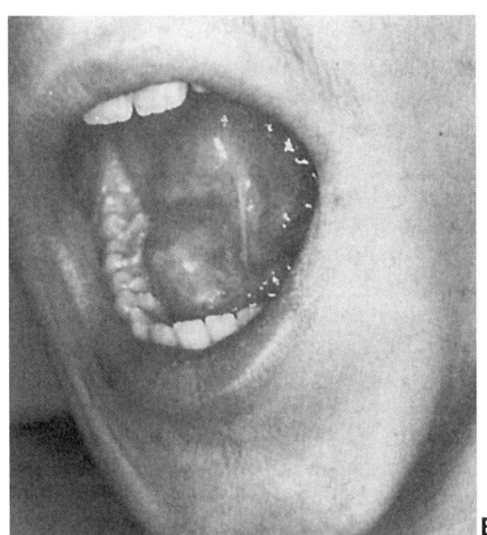

Figura 13.5
A: Rânula. **B:** Vista intra-oral do mesmo paciente.

atenuação e alta intensidade. São verdadeiras neoplasias, derivando de células germinativas embriológicas deslocadas, e 5% ou menos foram relatadas como sendo teratomas imaturos. Em geral, a excisão cirúrgica é realizada de emergência (15).

MASSAS DE TODO O PESCOÇO

Malformações Linfáticas

Malformações linfáticas são massas benignas, multiloculadas, moles, compressivas e indolentes, observadas por primeiro em geral ao nascer ou logo depois. A incidência foi relatada como sendo de 1,2 a 2,8 por mil nascimentos (16). As malformações linfáticas derivam do mesmo primórdio que os vasos linfáticos normais. São mais comuns no triângulo posterior do pescoço, mas pode se estender através da linha média.

As malformações linfáticas cervicais raramente causam sintomas afora a deformidade cosmética (Fig. 13.6). Grandes massas na parte anterior do pescoço podem produzir compressão das vias aéreas ou da faringe. Esta ocorrência pode ser agravada por aumento súbito depois de infecção do trato respiratório superior ou de hemorragia dentro da massa. Têm sido relatadas taxas de mortalidade de 3% a 5%. O diagnóstico diferencial inclui cistos branquiais, cistos do ducto tireoglosso, e a maioria dos outros cistos e massas do pescoço. O diagnóstico é baseado no exame físico e na TC ou na RM, ou no encontro de cistos multiloculados de paredes finas. O tratamento é individualizado e persiste principalmente na excisão cirúrgica com cuidado para não lesar as estruturas normais. As taxas de recorrência variam entre 20% e 50%. As lesões extensas, as lesões que envolvem múltiplos sítios e as que afetam o trato aerodigestório são as que mostram mais altas taxas de recorrência (16). Como uma malformação linfática geralmente não segue os planos de clivagem naturais, a dissecção pode ser fastidiosa. Deve ser evitado o sacrifício das estruturas neurais e das vasculares normais. A OK-432, uma mistura liofilizada de cepas de *Streptococcus pyogenes* do grupo A incubada com penicilina G, tem sido usada como um agente esclerosante com uma taxa de sucesso de 60% a 66% (10,17).

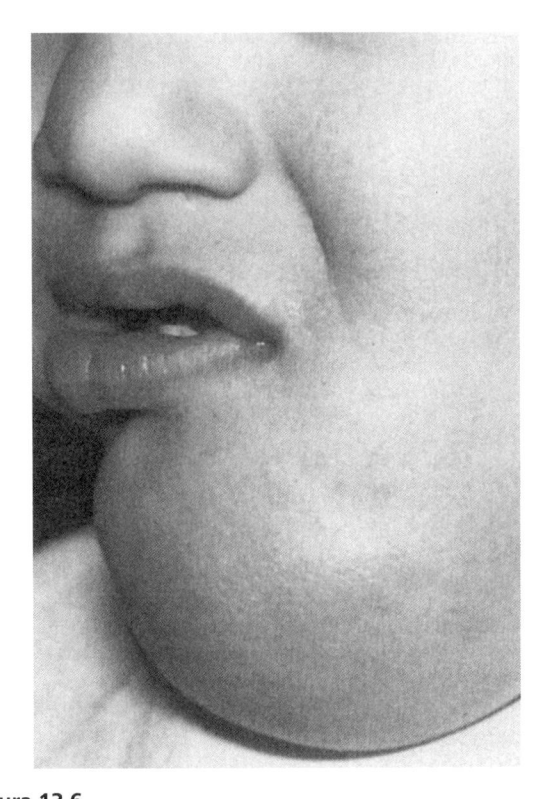

Figura 13.6
Malformação linfática em um paciente.

Hemangiomas

Os hemangiomas são as neoplasias da cabeça e pescoço mais comuns em criança. São principalmente cutâneos e mucosos, mas podem ser localizados nos tecidos profundos.

Menos de 1/3 dos hemangiomas estão presentes ao nascer. São em geral observados nos primeiros meses de vida e aumentam progressivamente nos 12 meses seguintes. Em quase 90% dos casos ocorre involução, e a terapia poderá não ser necessária (18). Ocorrem hemangiomas invasivos nos tecidos subcutâneos profundos e nas camadas profundas das fáscias e músculos, e não têm probabilidade de regredirem espontaneamente. Aparecem mais comumente como "inchações" avermelhadas e dolorosas, com margens distintas e superfícies brilhantes. Os músculos mais freqüentemente envolvidos são o trapézio, o escaleno e o esternocleidomastóideo. O envolvimento coincidente da pele é incomum.

O tratamento deve ser individualizado. A maioria dos hemangiomas congênitos involui espontaneamente e pode ser tratada de modo conservador e com o apoio de família. Para os hemangiomas sediados profundamente na cabeça e no pescoço, o tratamento de escolha é a excisão cirúrgica de campo-largo. Deve ser tomado cuidado para evitar dano às estruturas vitais. Os esteróides e o *laser* podem ser adjuvantes úteis para a excisão, porém a irradiação não é recomendada (18). O papel dos agentes esclerosantes é ainda controvertido (10,18) (Tabelas 13.3 a 13.7 e Fig. 13.7).

TABELA 13.4 — TRATAMENTO
MASSAS CONGÊNITAS DO PESCOÇO

Lesão	Terapia
Anomalias branquiais	Excisão
Primeiro	Em geral requer dissecção do nervo facial
Segundo	Entre as artérias carótida interna e externa até a fossa tonsilar
Terceiro	Profundo até à artéria carótida interna até à supraglote ou piriforme? Papel da drenagem ou do cautério endoscópico
Quarto	Profundo ao nervo laríngeo superior no sulco intra-esofágico até o ápice piriforme
Laringocele externa	Endoscopia e abordagem externa ou abordagem endoscópica
Cisto do ducto tireoglosso	Excisão com o osso hióide central até à base da língua
Cisto tímico	Excisão
Cisto dermóide	Excisão
Rânula	Excisão com a glândula sublingual de origem
Teratoma	Estabelecer via aérea, excisão de emergência
Malformação linfática	Excisão total sem sacrifício das estruturas neurais ou vasculares normais
Hemangioma invasivo	Tratamento individualizado, excisão, possíveis esteróides adjuntos

TABELA 13.3 — DIAGNÓSTICO
MASSAS CONGÊNITAS DO PESCOÇO

Sítio	Características
Cervical lateral	
Anomalias branquiais	Anterior ao músculo esternocleidomastóideo
Laringoceles externas	Cheia de ar, compressível
Cisto tímico	Ângulo do pescoço com o mediastino superior, às vezes confundido com terceiro AB
Pseudotumor do lactente	Duro, não-sensível, dentro do músculo esternocleidomastóideo
Linha média	
Cisto do ducto tireoglosso	Eleva-se durante a deglutição
Rânula	Linha média ou junto, cístico, e se estende para o soalho da boca
Dermóide	Em geral submentual, duro
Teratoma	Neonato com obstrução das vias aéreas
Todo o pescoço	
Malformação linfática	Cistos multiloculados de paredes finas na ultra-sonografia
Hemangioma invasivo	Inchação dolorosa localizada, mais comum no trapézio, no escaleno e nos músculos esternocleidomastóideos

TABELA 13.5 — COMPLICAÇÕES
MASSAS CONGÊNITAS DO PESCOÇO

Lesão	Complicação
Anomalias branquiais	Abscesso do pescoço
Laringocele externa	Laringopiocele
Cisto do ducto tireoglosso	Abscesso do pescoço
Teratoma	Obstrução aguda das vias aéreas
Linfangioma	Abscesso secundário à obstrução das vias aéreas

TABELA 13.6 — EMERGÊNCIAS
MASSAS CONGÊNITAS DO PESCOÇO

Obstrução das vias aéreas
  Teratoma
  Linfangioma maciço
  Formação secundária de abscesso

Abscesso do pescoço
  Infecção secundária, às vezes depois de infecção respiratória superior
  Anomalias branquiais
  Laringocele
  Cisto do ducto tireoglosso
  Malformação linfática

Capítulo 13 ■ MASSAS E CISTOS CONGÊNITOS DO PESCOÇO | **185**

TABELA 13.7
INDICADORES CLÍNICOS PARA OS CISTOS CONGÊNITOS (FISSURA BRANQUIAL, DUCTO TIREOGLOSSO)

Estratégia
Indicadores
   Conhecimento ou suspeita do cisto congênito do pescoço
   Exames laboratoriais, se indicados
   Outros exames, quando indicados
   Tipo de anestesia, se indicada
   Localização do hospital, se indicada
   Procedimento
Critério para a alta
   Vias aéreas adequadas
   Ingesta oral suficiente
   Ausência de sangramento
   Ausência de infecção
   Remoção de drenos

Prognóstico
Resultados
   Evidência patológica de remoção completa do cisto
   Cicatrização satisfatória da incisão
Acompanhamento
   Plano para terapia de malignidade, se diagnosticada
   Observação quanto à recorrência do cisto

A American Academy of Otolaryngology — Head and Neck Surgery e a American Society for Head and Neck Surgery publicou Indicadores clínicos para os procedimentos cirúrgicos. Esses Indicadores Clínicos são afirmativas educacionais que foram delineadas para ajudar aos cirurgiões nas suas clínicas e para promover discussão. Esses indicadores não são guias práticos nem representam padrões de prática com os quais os profissionais devam se conformar.

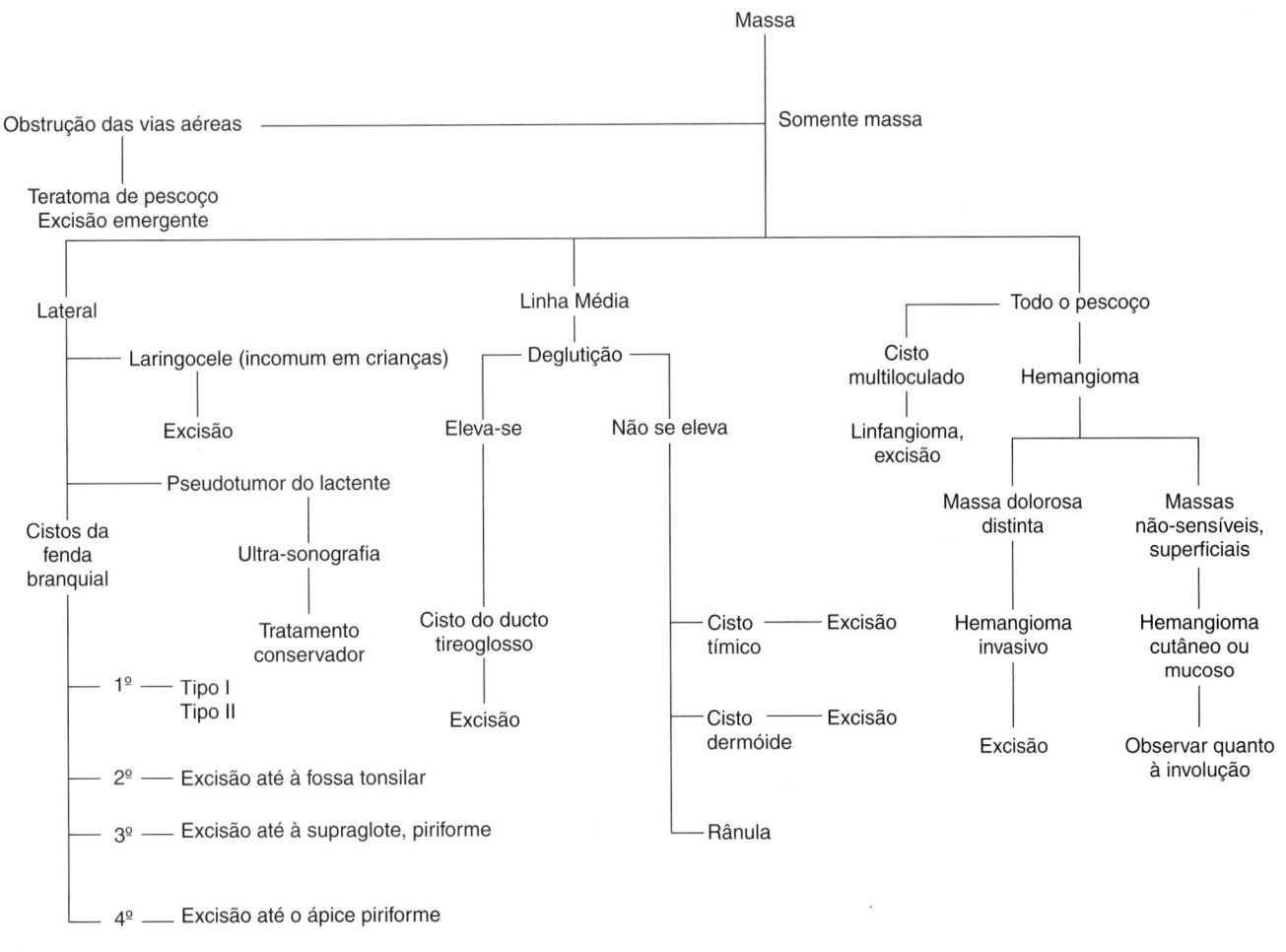

Figura 13.7
Algoritmo para tratamento das massas congênitas do pescoço.

PONTOS IMPORTANTES

- As massas mais comuns em crianças são as massas não-inflamatórias congênitas do pescoço. Geralmente são observadas por primeiro ao nascer, mas podem aparecer em qualquer idade.
- Cada massa tem uma apresentação e uma localização típica no pescoço.
- Anomalias branquiais (AB), laringoceles, timo ectópico cervical e pseudotumores da primeira infância ocorrem lateralmente.
- A apresentação das ABs pode ser prevista por um conhecimento da embriologia do aparelho branquial. As segundas ABs são as mais comuns e são encontradas na parte anterior do músculo esternocleidomastóideo no pescoço. As laringoceles externas podem também aparecer na parte anterior do músculo esternocleidomastóideo.
- Os pseudotumores da primeira infância são observados na idade de 3 a 4 semanas como uma massa indolor dentro do músculo esternocleidomastóideo. Podem ser diagnosticados pela ultra-sonografia.
- Laringoceles são herniamentos cheios de ar saídos do sáculo do ventrículo laríngeo.
- Cistos do ducto tireoglosso aparecem como massas na linha média cervical, que se movimentam durante a deglutição. São formados por um remanescente do primórdio da tireóide depois da sua descida do forame cego. A excisão requer a remoção de um centro do osso hióide e a base da língua, conforme descrito por Sistrunk.
- Os cistos dermóides, os tematomas e as rânulas são observados na linha média como lesões de massa.
- Os teratomas ocorrem também na linha média, porém são em geral observados em recém-nascidos, causam sintomas respiratórios agudos por causa da compressão traqueal e requerem intervenção urgente.
- Malformações linfáticas e hemangiomas são encontrados em todo o pescoço e às vezes cruzam a linha média. Os hemangiomas invasivos, diferentemente dos hemangiomas cutâneos, não regridem espontaneamente.
- Para todas as massas da cabeça e do pescoço que não cessem espontaneamente, afora os pseudotumores, o tratamento de escolha continua sendo a excisão cirúrgica sem o sacrifício das estruturas neurais e vasculares normais. Os pseudotumores são tratados de modo conservador.

REFERÊNCIAS

1. Kenealy JF, Torsiglieri AI, Tom LW. Branchial cleft anomolies: a five-year retrospective review. *Trans Penn Acad Ophthalmol Otolaryngol* 1990;42:1022-1025.
2. Chandler JR, Mitchell B. Branchial cleft cysts, sinuses and fistulas. *Otolaryngol Clin North Am* 1981;13:175.
3. Sadler TW. Langman's medical embryology, 8th ed. Philadelphia: Lippincott Williams & Wilkins, 2000.
4. Choi SS, Zalzal GH. Branchial anomolies: a review of 52 cases. *Laryngoscope* 1995;105:909-913.
5. Work WP Cysts and congenital lesions of the parotid glands. *Otolaryngol Clin North Am* 1977;10:339.
6. Sanborn WD. A branchial cleft of fourth pouch origin. *J Pediatr Surg* 1972;7:82.
7. Jeyakumar A, Hengerer AS. Various presentations of fourth branchial anomalies. *Ear Nose Throat J* 2004;83:640-644.
8. Rosenfeld RM, Biller HE Fourth branchial pouch sinus: diagnosis and management. *Otolaryngol Head Neck Surg* 1991;105:449. Jordan JA, Graves JE, Manning SC, et al. Endoscopic cauterization for treatment of fourth branchial cleft sinuses. *Arch Otolaryngol Head Neck Surg* 1998;124:1021-1024.
10. Kim KH, Sung MW, Jong-Lyel R, et al. Sclerotherapy for congenital lesions in the head and neck. *Otolaryngol Head Neck Surg* 2004;131:307-316.
11. Scott KJ, Schroeder AA, Greinwald JH Jr. Ectopic cervical thymus an uncommon diagnosis in the evaluation of pediatric neck masses. *Arch Otolaryngol Head Neck Surg* 2002;128:714-717.
12. Maddalozzo J, Goldenberg JD. Pseudotumor of infancy: the role of ultrasonography. *Ear Nose Throat J* 1996;75:248-254.
13. Allard RH. The thyroglossal duct cyst. *Head Neck Surg* 1982;5:134-146.
14. Sistrunk WW. The surgical treatment of cysts of the thyroglossal tract. *Ann Surg* 1920;71:120.
15. April MM, Ward RF, Garelick JM. Diagnosis, management, and follow-up of congenital head and neck teratomas. *Laryngoscope* 1998;108:1398-1401.
16. Orvidas LJ, Kasperbauer JL. Pediatric lymphangiomas of the head and neck. *Ann Otol Rhinol Laryngol* 2000;109:411-421.
17. Giguere CM, Bauman NM, Smith RJH. New treatment options for lymphangioma in infants and children. *Ann Otol Rhinol Laryngol* 2004;111:1066-1075.
18. Stal S, Hamilton S, Spira M. Hemangiomas, lymphangiomas, and vascular malformations of the head and neck. *Otolaryngol Clin North Am* 1986;19:769-796.

CAPÍTULO 14

Anomalias Congênitas do Nariz

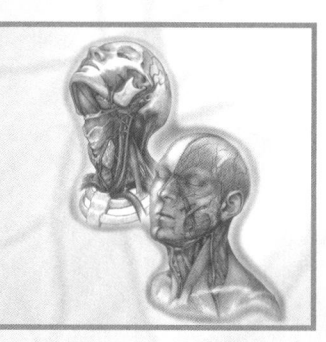

John P. Bent ▪ Roy B. Sessions

Sempre que um lactente apresentar uma massa nasal na linha média, as considerações diagnósticas incluem cisto dermóide nasal, glioma e encefalocele. Essas lesões congênitas e relativamente incomuns compartilham desenvolvimento anormal da base do crânio. Conseqüentemente, a massa nasal freqüentemente mantém uma conexão com o sistema nervoso central (SNC). Conseqüente à investigação deve se processar criteriosamente, porém prontamente, porque tanto a intervenção precipitada quanto a tardia comportam riscos.

Os avanços radiológicos facilitaram enormemente a abordagem das anomalias congênitas nasais. A imagem de ressonância magnética (IRM) e/ou a tomografia computadorizada (TC) permitem avaliação detalhada da doença e de quaisquer defeitos da base do crânio. Com isso, o planejamento cirúrgico, incluindo o papel potencial, se tiver algum, do neurocirurgião, pode ser cuidadosamente selecionado. Uma variedade de abordagens dá, ao cirurgião, maior flexibilidade e, a despeito da localização desses defeitos, a maioria das crianças afetadas porta um excelente prognóstico.

EMBRIOLOGIA

Para entender o intrincado das massas nasais congênitas da linha média, deve-se compreender o desenvolvimento normal da base anterior do crânio. Os dois passos importantes deste processo são a formação do tubo neural a partir do ectoderma e a subseqüente migração das células da crista neural para o mesênquima a fim de formar a base do crânio e a face (Fig. 14.1).

Na terceira semana da gestação aparece um sulco neural na linha média ao longo da superfície dorsal do embrião. Logo depois a placa ectodérmica se espessa, formando finalmente o tubo neural. Durante a quarta semana este precursor do SNC funde-se, começando o fechamento na porção média do embrião antes de progredir tanto para diante como para trás. Os neuroporos das extremidades caudal e cranial do neurotubo fecham-se mais tarde.

O neuroporo anterior forma-se no recesso óptico do seio esfenóide, enquanto a área imediatamente proximal ao neuroporo anterior forma as estruturas frontal, nasal e etmoidal.

À medida que progride o fechamento do tubo neural, as células da crista neural, nas porções laterais do tubo, migram entre o tubo e o ectoderma superficial para dentro do mesênquima, que deverá no final formar osso e cartilagem. O neuroporo anterior é o ponto mais distal de migração das células da crista neural; a falta das células da crista neural e o fechamento relativamente tarde do tubo predispõem esta região a defeitos de desenvolvimento.

Uma vez que as células da crista neural migram para a sua posição, o mesênquima subjacente organiza-se em estruturas esqueléticas, formando diversos espaços importantes (Fig. 14.2).

- Fontículo nasofrontal – o hiato entre os ossos frontal e nasal.
- Cápsula nasal – o precursor das cartilagens nasais e do septo, que é contínuo com o labirinto etmóide.
- Espaço pré-nasal – entre os ossos nasais e a cápsula nasal.
- Forame cego – a região entre os ossos etmóides e o frontal, que se conecta com o espaço pré-nasal.

Sob condições normais, esses espaços desaparecem durante o crescimento fetal.

Se as anomalias congênitas do nariz estão relacionadas com fatores genéticos ou ambientais, ou com ambos, não se sabe ainda. As pesquisas laboratoriais sugerem que as proteínas extracelulares guiem as propriedades adesivas e migratórias das células da crista neural (1). As falhas na embriologia normal das células da crista neural podem induzir a uma das seguintes lesões congênitas.

Cisto Dermóide

O ectoderma de superfície e o neuroectoderma se mantêm em contacto direto antes da infiltração mesenqui-

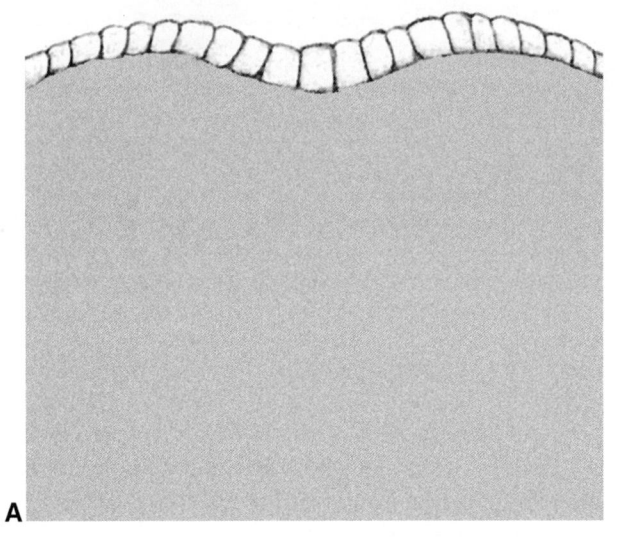

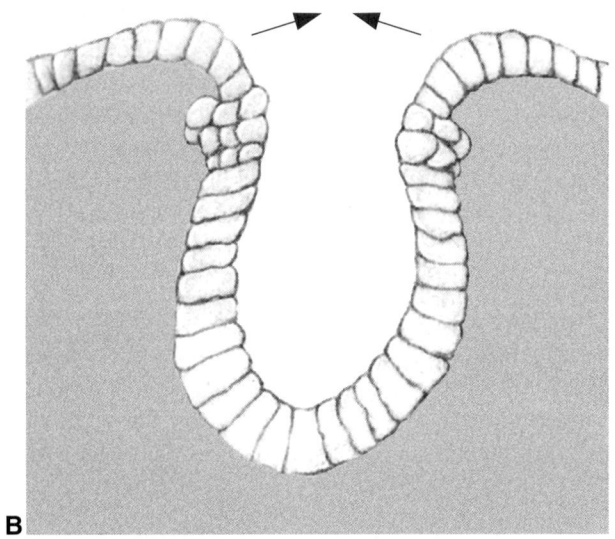

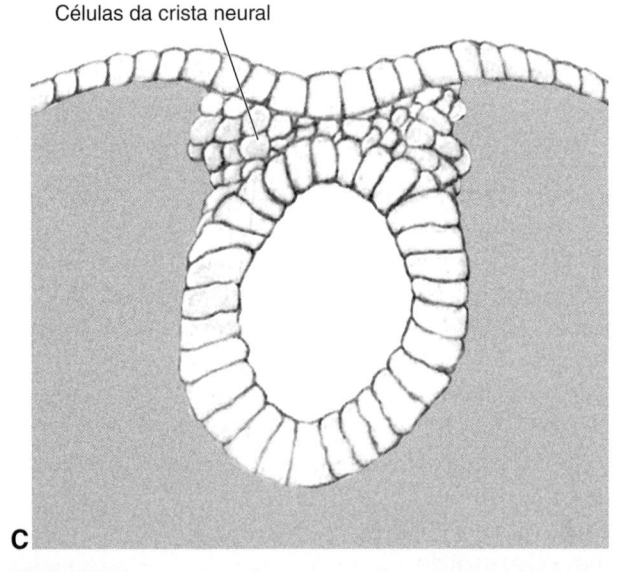

Figura 14.1
Formação do tubo neural. Vista dorsal do embrião com o sulco neural em desenvolvimento. Observe o fechamento da linha média por primeiro. **A:** Sulco neural. **B:** Aprofundamento do sulco.

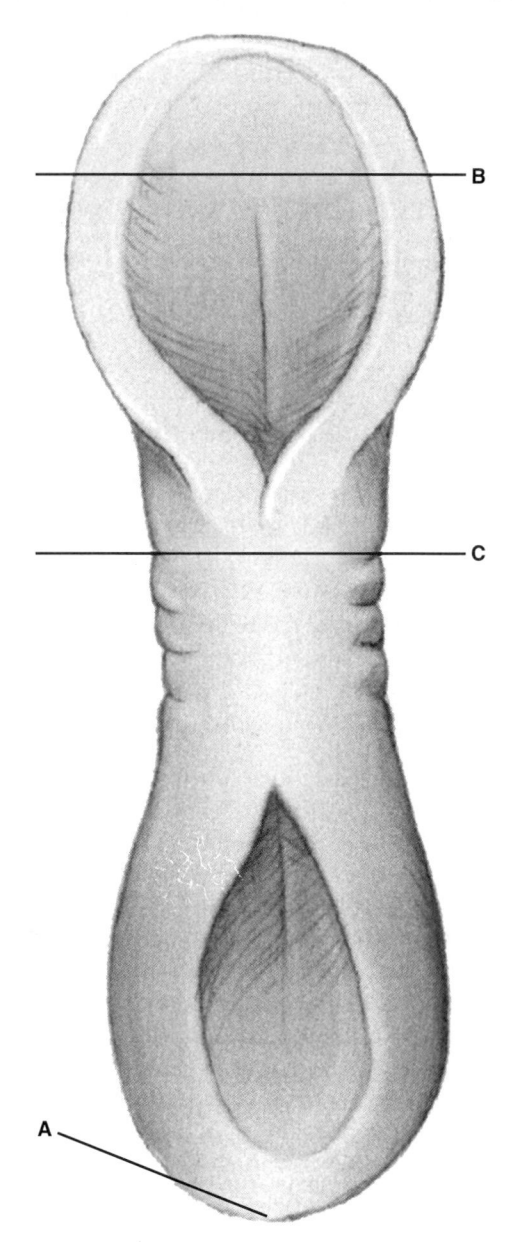

Figura 14.1 *(Continuação)*
C: Tubo neural separado da superfície ectodérmica; células da crista neural espalhadas entre a superfície e o tubo neural.

mal, particularmente na junção das placas ósseas. Se a pele em desenvolvimento aderir aos tecidos fibrosos da cápsula nasal no espaço pré-nasal ou fontículo, ela poderá ser puxada para trás e para cima, formando um trato revestido por epitélio escamoso para a base anterior do crânio (2,3). Ligamentos durais simultâneos poderão permitir uma conexão da pele com a dura-máter através do forame cego, cercado por osso de condensação (Fig. 14.3). Uma vez que o trato se forma, os cistos dermóides podem surgir em qualquer parte ao longo da via. Teorias alternativas simplistas sugeriram que a dura penetra no septo fetal, ou que os sacos de epitélio ficam aprisionados abaixo do ectoderma fundido (4).

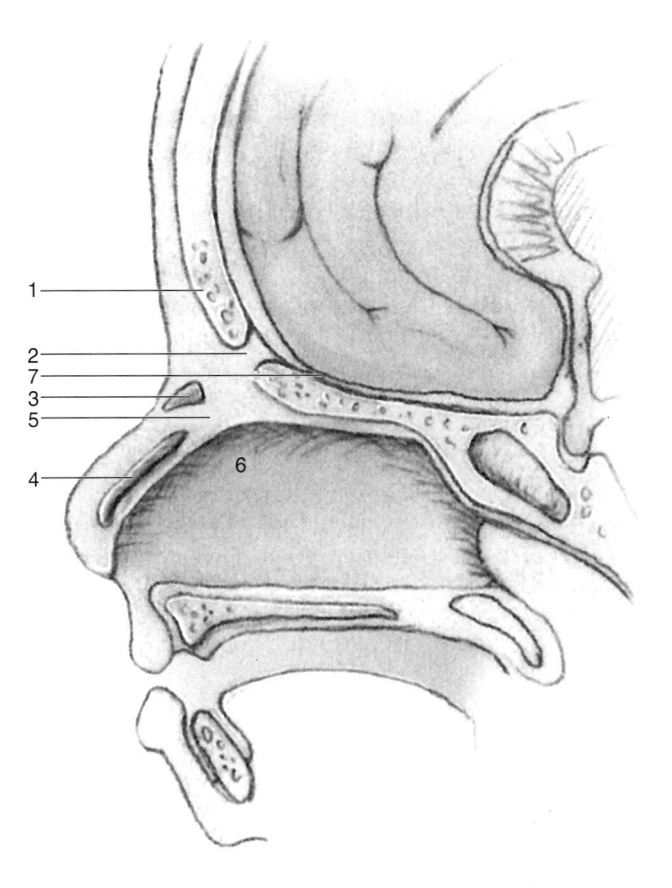

Figura 14.2
Anatomia embrionária normal do nariz e da parte anterior da base do crânio. 1, cartilagem frontal; 2, fontículo frontonasal; 3, osso nasal; 4, cartilagem nasal; 5, espaço pré-nasal; 6, cápsula nasal; 7, dura-máter.

Glioma

Existem também diversas teorias sobre a embriogênese dos gliomas. De acordo com Gorenstein *et al.* (5), os gliomas formam-se mais provavelmente quando o fechamento da sutura craniana promove o isolamento do tecido cerebral em relação à cavidade intracraniana. A haste fibrosa que alguns fibromas mantêm com o SNC apóia esta teoria e sugere uma relação evolutiva entre gliomas e encefaloceles. Teorias menos aceitas sobre a formação dos gliomas incluem um ninho de neuroepitélio ectópico, ou uma proliferação de tecido olfativo através da lâmina crivosa (1).

Encefalocele

As encefaloceles, de modo semelhante aos gliomas, provavelmente originam-se da falha no fechamento do crânio; entretanto, diferentemente dos gliomas, nas encefaloceles o osso nunca se fecha, deixando um defeito intracraniano-extracraniano persistente. A causa precisa deste dismorfismo, como ocorre com os dermóides e os gliomas, permanece ilusória. A especulação sustenta que em qualquer parte ao longo da linha de fechamento do tubo

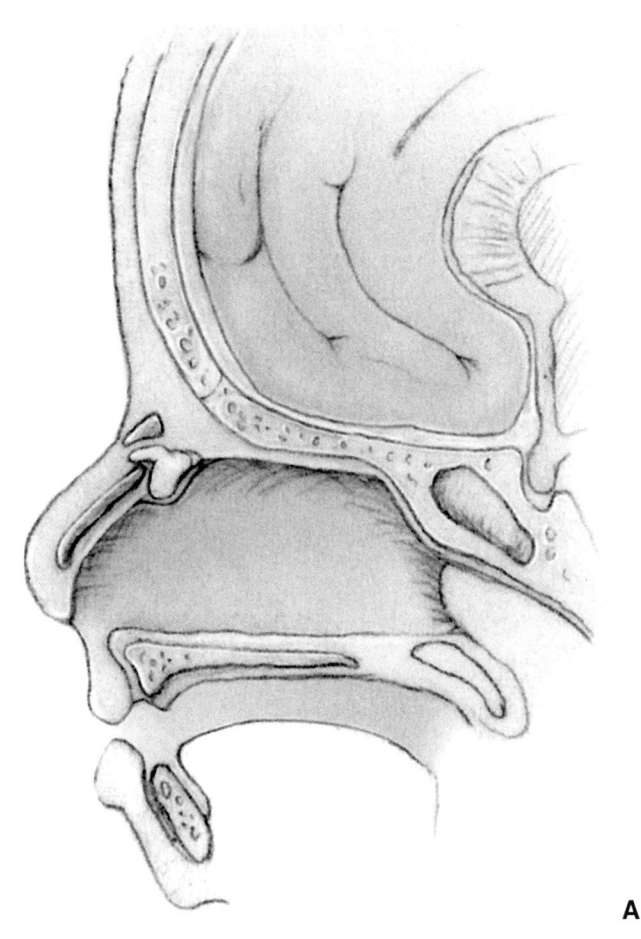

A

Figura 14.3
Desenvolvimento de um cisto dermóide nasal congênito.
A: Fechamento normal do fontículo, forame cego, com um canal sinusal estendendo-se até o começo do espaço pré-nasal.
(Continua.)

neural deverá existir uma barreira ou atraso na migração das células da crista neural. Subseqüentemente, o mesênquima forma-se de modo impróprio, deixando a base do crânio aberta e permitindo herniamento de tecido neural (6). Como a linha média é o ponto mais provável de migração, é a região que naturalmente representa o sítio desses defeitos. A Figura 14.4 mostra o paralelo entre a formação do glioma e da encefalocele.

ASPECTOS CLÍNICOS E PATOLÓGICOS

Os cistos dermóides encerram componentes mesodérmicos e, conseqüentemente, podem conter folículos pilosos, glândulas sudoríparas, músculo liso e tecido sebáceo, além do seu revestimento epitelial escamoso. Os cistos dermóides nasais representam aproximadamente 10% dos cistos dermóides da cabeça e do pescoço e 1% de todos os cistos dermóides (7). A maioria dos cistos dermóides tem um canal fistuloso que se exterioriza por meio de uma pequena abertura da pele ao longo da linha média nasal (Fig. 14.5). Esta característica o

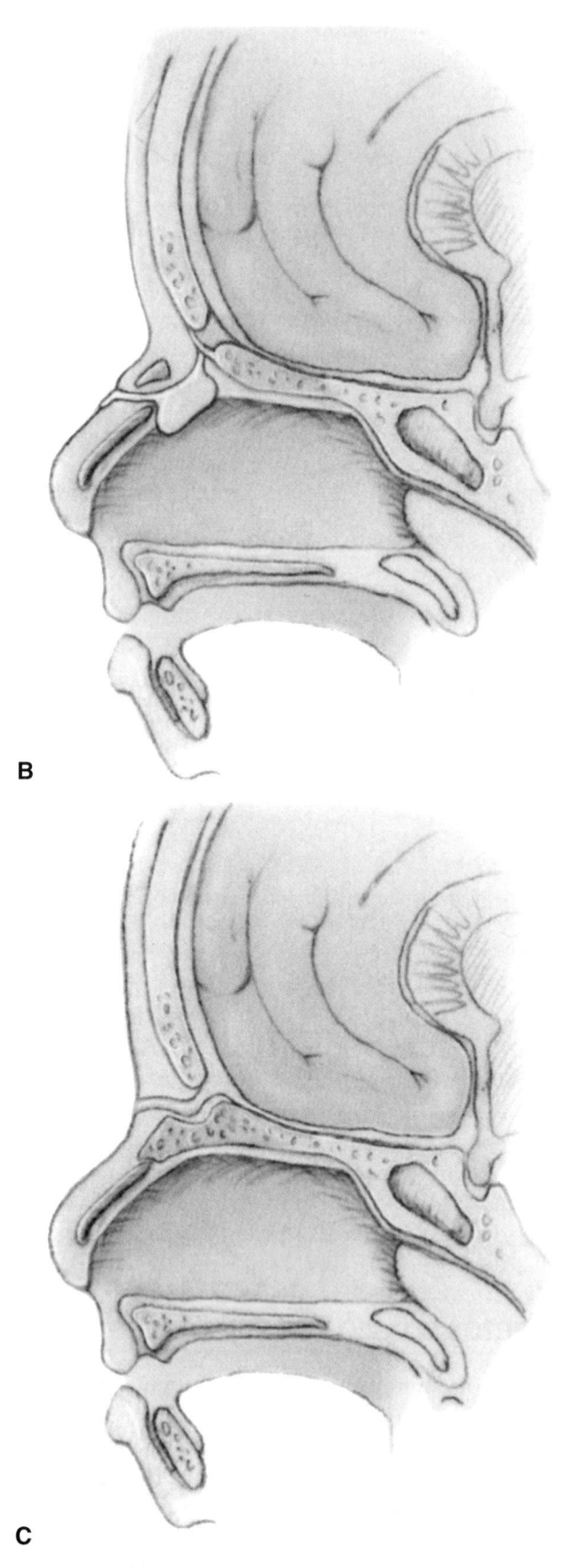

Figura 14.4
Desenvolvimento de glioma e encefalocele congênita.
A: Herniamento da dura-máter e do tecido glial (encefalocele) através do fontículo.

Figura 14.3 *(Continuação)*
B: Forame cego patente com fístula a partir do dorso nasal até o espaço pré-nasal. **C:** Fontículo patente e canal fistular sinusal até à glabela.

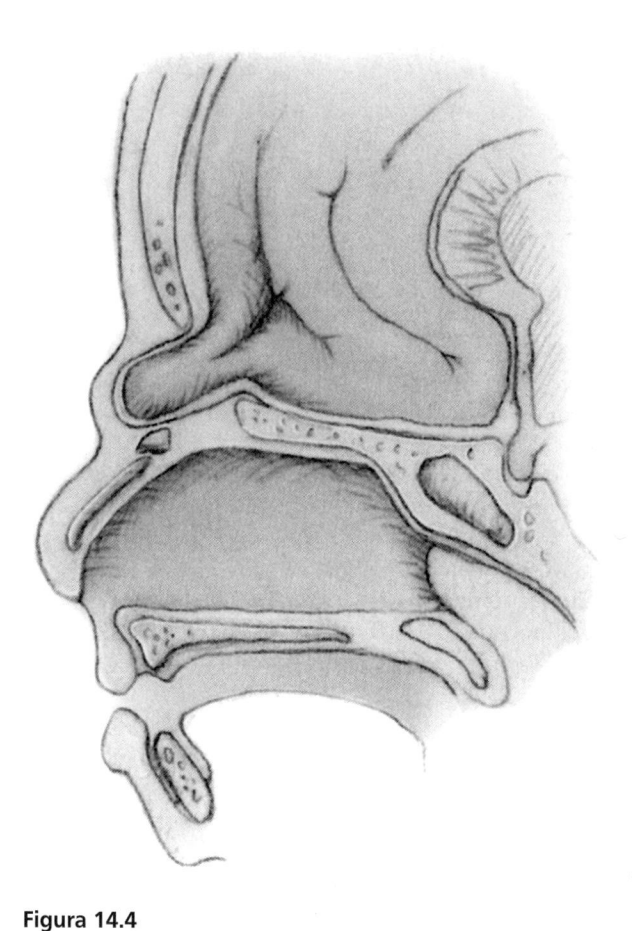

distingue dos cistos de inclusão epidérmica, que também apresentam componentes mesodérmicos. O canal geralmente contém um cisto, porém ocasionalmente pode apresentar múltiplos ao longo do seu percurso. Poderá manifestar-se cutaneamente em qualquer parte desde a glabela até a columela, mas tipicamente sai do dorso. Os sinais e sintomas podem consistir de eritema, presença de massa localizada com um dorso nasal alargado, alteração da sensibilidade, saída de secreção purulenta, ou simplesmente preocupação dos pais em relação à estética. O canal fistuloso sinusal pode ser curto e o cisto pequeno, mas pode se estender para a cavidade intracraniana através do forame cego. Nos casos com conexão intracraniana impõem um maior risco para meningite. As estimativas antigas, baseadas em achados cirúrgicos e em radiologia antiquada, que revelavam uma taxa de 26% de extensão intracraniana (8), foram reforçadas por estudos atuais demonstrando uma taxa de 20% a 36% de conexão com o SNC (9,10). Os médicos, quando corretamente alertados pelo canal fistuloso, diagnosticam corretamente os cistos dermóides em cerca de 60% dos casos antes que a criança alcance os 12 meses de idade (11). A maioria das

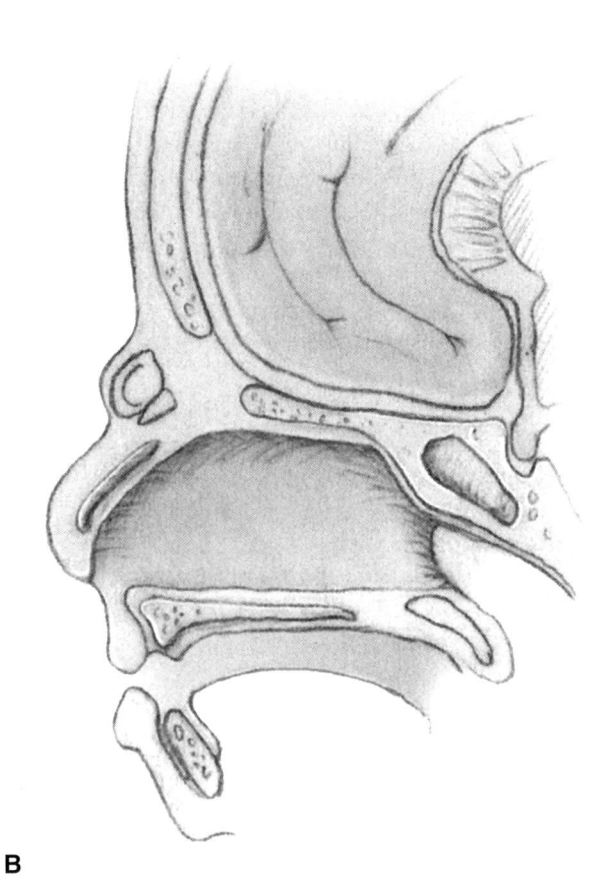

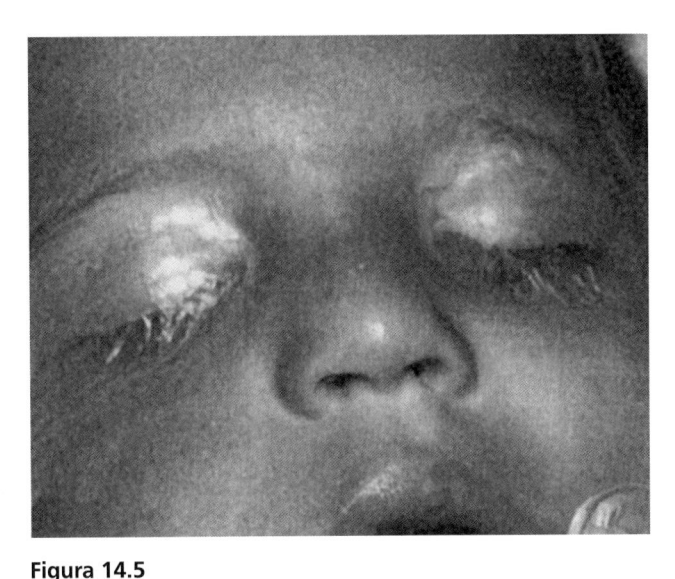

Figura 14.5
Trato sinusal abrindo-se no dorso nasal.

séries relata uma predileção pelo sexo masculino. Do ponto de vista genético, os cistos dermóides nasais parecem ser esporádicos, porém têm sido observados casos isolados de predisposição familiar sob uma forma autossômica-dominante (12).

Os gliomas geralmente se apresentam no início da vida com sintomas de obstrução nasal. Observa-se uma relação de 6:3:1 entre lesões extranasais: intranasais:combinadas (5). As massas não estão em geral na linha média, não são compressíveis, são acompanhadas de um canal fistuloso, não são expansíveis com o choro e não são transilumináveis. Essas características ajudam a distinguir entre gliomas, cistos dermóides e encefaloceles. Aproximadamente 15% mantêm uma conexão com a dura-máter; este fenômeno se aplica mais aos gliomas intranasais do que aos extranasais (13). Essas conexões poderão ocorrer através do forame cego ou da sutura nasofrontal e colocam as crianças acometidas em risco de desenvolver meningite.

As encefaloceles encerram tanto o tecido meníngeo quanto cerebral. Tendem a ser mais medialmente localizadas do que os gliomas. Para as finalidades desta discussão, as meningoceles, que contêm tecido meníngeo, porém não glial, são também designadas como encefaloceles. As encefaloceles, diferentemente dos gliomas, sempre ocorrem através de um defeito significativo na base do crânio e, conseqüentemente, portam um prognóstico mais grave. Ademais, esses pacientes têm mais probabilidade de ter características sindrômicas ou co-morbidades associadas. As encefaloceles, tomando-se como base a localização do defeito na base do crânio, são classificadas como occipitais, basais ou sincipitais. As encefaloceles occipitais representam 75% desses defeitos, porém não são aqui estudadas por se localizarem distantes do nariz.

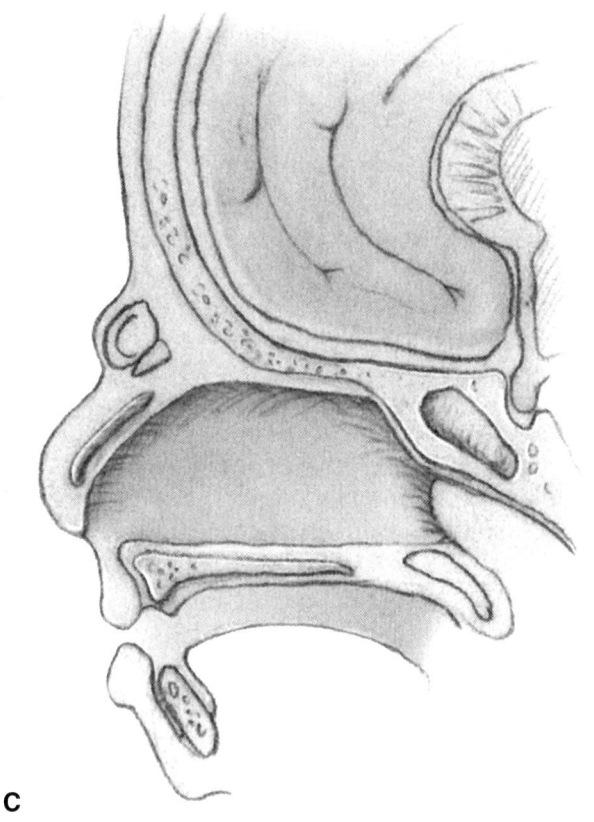

Figura 14.4 *(Continuação)*
B: Fechamento de ossos para formar um glioma. **C:** Glioma intranasal em conexão com o sistema nervoso central.

As encefaloceles sincipitais, também conhecidas como frontoetmoidais, compreendem 15% das encefaloceles. Ocorre entre os ossos frontal e etmóide no forame cego, imediatamente anterior à placa cribriforme. As encefaloceles sincipitais podem ser subdivididas como segue (Fig. 14.6):

1. Nasofrontal – Esses defeitos são localizados na glabela, entre os ossos nasal e frontal (Fig. 14.7). Comumente esses pacientes têm um deslocamento lateral das paredes orbitárias mediais e um deslocamento do nariz para baixo.
2. Nasoetmoidal – O saco extrui através do forame cego, passando sob o osso nasal e acima das cartilagens laterais superiores, criando uma massa nasal lateral. Conseqüentemente, as cartilagens laterais superiores e o septo são distorcidos e deslocados para baixo.
3. Naso-orbitário – Assim como a encefalocele nasoetmoidal, a encefalocele naso-orbitária atravessa o forame cego antes de se estender para dentro da órbita por meio de um defeito da sua parede medial.

Essas lesões são, em geral, pulsáteis e mostram classicamente expansão durante o choro, o esforço ou uma compressão da veia jugular (sinal de Furstenberg).

As encefaloceles basais geralmente não manifestam desfiguramento craniofacial, exceto o alargamento da raiz nasal ou hipertelorismo. São menos comuns que as encefaloceles sincipital ou occipital; foram descritos quatro tipos (14):

1. Transetmoidal – A variante mais comum, estende-se medialmente até o corneto superior, através de um defeito da lâmina crivosa.
2. Esfenoetmoidal – O saco faz protrusão para dentro da nasofaringe por meio de um defeito entre o etmóide posterior e a parede anterior do esfenóide.
3. Transesfenoidal – O saco também se apresenta na nasofaringe, saindo intracranialmente através um canal craniofaríngeo aberto.
4. Esfenomaxilar – Esta encefalocele cruza a órbita através da fissura orbitária superior e em seguida da inferior para alcançar a fossa esfenomaxilar.

As encefaloceles basais causam obstrução nasal. Tipicamente, as encefaloceles intranasais podem ser diferenciadas dos pólipos pela sua localização medial, e não lateral aos cornetos.

Os aspectos típicos dos cistos dermóides nasais, bem como os gliomas e as encefaloceles, são mostrados na Tabela 14.1.

AVALIAÇÃO

Observando-se a presença de um canal fistuloso nasal externo na linha média, o médico deve proceder a uma investigação radiológica para o diagnóstico diferencial. Em alguns casos, as vias que parecem conectar uma massa com a cavidade intracraniana na RM ou na TC, podem somente representar uma haste fibrosa que não impõe risco ao paciente. Nos casos nos quais a criança apresentar uma massa externa na linha média sem um canal fistuloso, o diagnóstico diferencial inclui glioma e encefalocele, além de hemangioma, neurofibroma e neoplasias mais obscuras. Devido à pequena, porém real possibilidade de meningite a partir de uma conexão intracraniana, ou da complicação menos ameaçadora, porém legítima, de uma destruição gradual do tecido local, deve ser também iniciada uma investigação radiológica quanto às lesões do canal fistuloso. Em um lactente, esses estudos de imagens podem em geral ser feitos durante o sono de rotina; as crianças com mais de 6 meses geralmente precisam de sedação. Apesar da provável necessidade de sedação do paciente, o otorrinolaringologista deve obter rapidamente um estudo de imagem, pois o risco da demora do tratamento de um defeito intracraniano supera quaisquer preocupações quanto à anestesia para a realização do exame.

Para o estudo radiológico, pode-se usar a ressonância magnética (RM) ou a tomografia computadorizada (TC). Nos casos de grandes defeitos da base do crânio, como ocorre nas encefaloceles, a TC tridimensional tem sido comprovadamente útil (15). De modo geral, a TC tende a dar melhor detalhe dos ossos, enquanto que a RM ilustra melhor o tecido mole. Sessions, em 1982 (3), notou que a evidência tomográfica de um forame cego aumentado ou de uma crista etmoidal bífida sugerem extensão intracraniana (16). Embora a TC exiba melhor a crista e a parte anterior da base do crânio, a RM pode mostrar adequadamente a imagem dessas estruturas. A RM tem também a vantagem de fornecer imagens sagitais diretas, bem como um claro esboço da lesão, em contraste com o tecido circundante (Fig. 14.8). Além disso, a RM não tem risco de radiação. Dois recentes estudos (com o total de 18 pacientes) mostraram que a RM é o modo mais preciso para avaliar as lesões congênitas nasais sem quaisquer resultados falso-negativos (9,16). Por essas razões, somos a favor da RM como o procedimento de escolha. Huisman et al. (16) relataram 2 pacientes com RMs mostrando possíveis componentes intracranianos que não foram detectados pela TC nem pela cirurgia. Por este motivo, a RM deve ser suplementada por uma TC quando necessário para detalhar a parte anterior da base do crânio ou os ossos nasais, ou para esclarecer as irregularidades intracranianas ambíguas.

Capítulo 14 ■ ANOMALIAS CONGÊNITAS DO NARIZ | 193

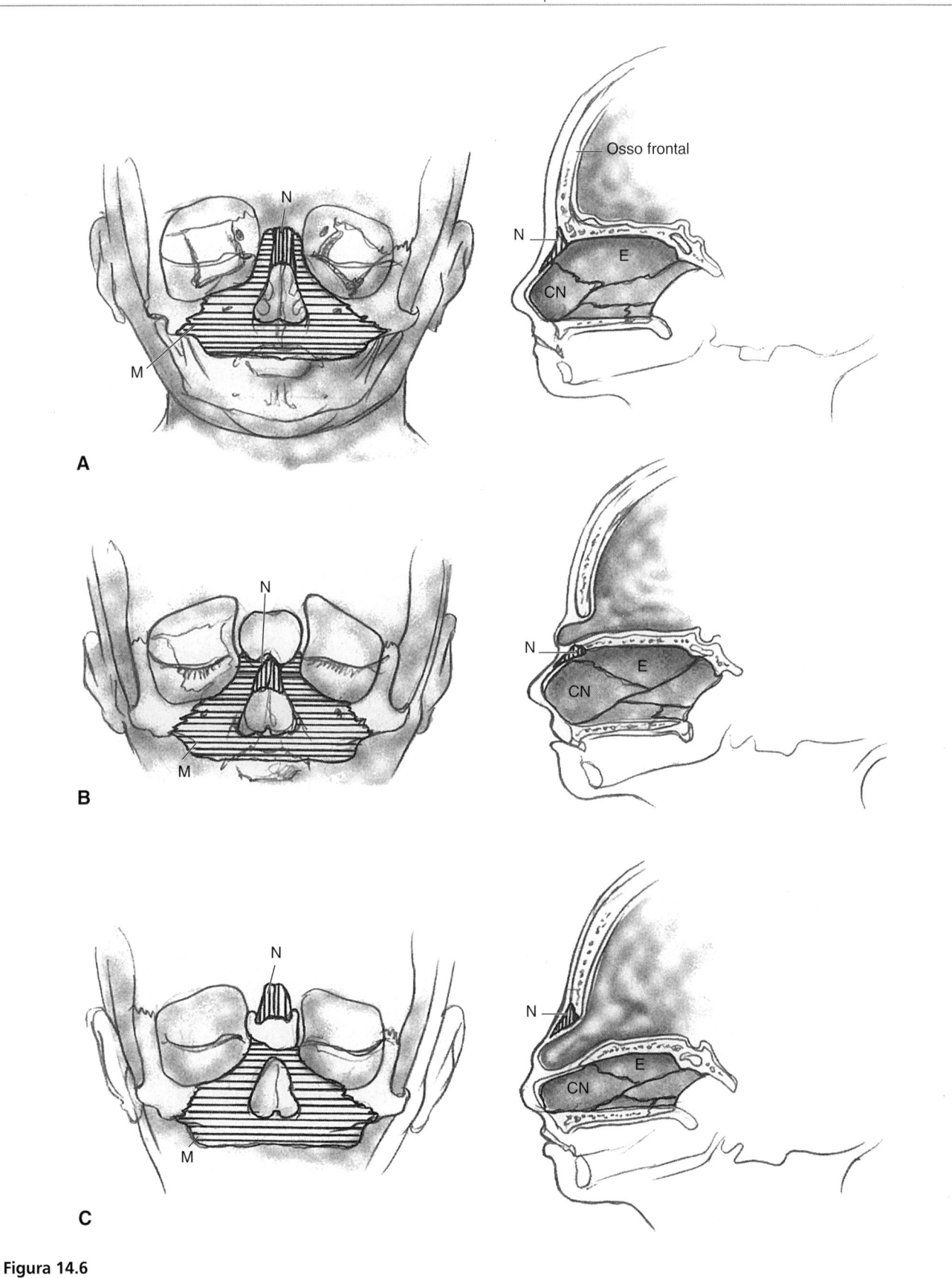

Figura 14.6
Encefalocele sincipital. E, osso etmóide; M, maxila; N, ossos nasais; CN, cartilagens nasais. **A:** Normal. **B:** Encefalocele nasofrontal com defeito ósseo cranial. **C:** Encefalocele nasoetmoidal, com defeito ósseo caudal dos ossos nasais.

TABELA 14.1
ASPECTOS CLÍNICOS DAS MASSAS NASAIS CONGÊNITAS

	Anomalias Associadas	Linha Média	Defeito Cosmético	Risco de Infecção (Tecido Mole)	Risco de Meningite
Cisto dermóide	N	G	S	S	S
Glioma	N	AV	AV	N	S
Encefalocele	AV	AV	AV	N	S

S, sim; N, não; AV, algumas vezes; G, geralmente; R, raramente.

TRATAMENTO CIRÚRGICO

Existe controvérsia não só quanto à época de se realizar a cirurgia como também quanto ao método. Retardando a intervenção, o médico corre o risco de crescimento da lesão e infecção. Matson e Ingraham, em 1951 (17), mostraram que os pacientes tratados depois de uma complicação intracraniana evoluíam pior do que os tratados profilaticamente. Por esta razão, as lesões com conexões intracranianas confirmadas devem ser tratadas sem demora. Por outro lado, se a RM demonstrar claramente a inexistência de conexão intracraniana, pode ser concedido o prazo de 2 a 5 anos para a cirurgia, desde que não se desenvolva uma infecção dentro do cisto. O adiamento da cirurgia concede tempo para a criança crescer, facilitando a dissecção cirúrgica e atenuando os riscos de alteração do crescimento nasal pela ruptura do tecido. O médico deve considerar esses benefícios, bem como as preocupações da família antes de fazer a recomendação sobre a época da cirurgia.

Existe uma variedade de acessos cirúrgicos para a exérese do cisto dermóide que são preferidos por diferentes autoridades e incluem incisão vertical ou horizontal na linha média, rinotomia lateral, incisão transglabelar ou uma rinoplastia externa. As que são feitas sobre ou paralelas ao dorso nasal têm sido base principal da exposição cirúrgica durante anos (Fig. 14.9), e as cicatrizes que deixam são em geral muito sutis. En-

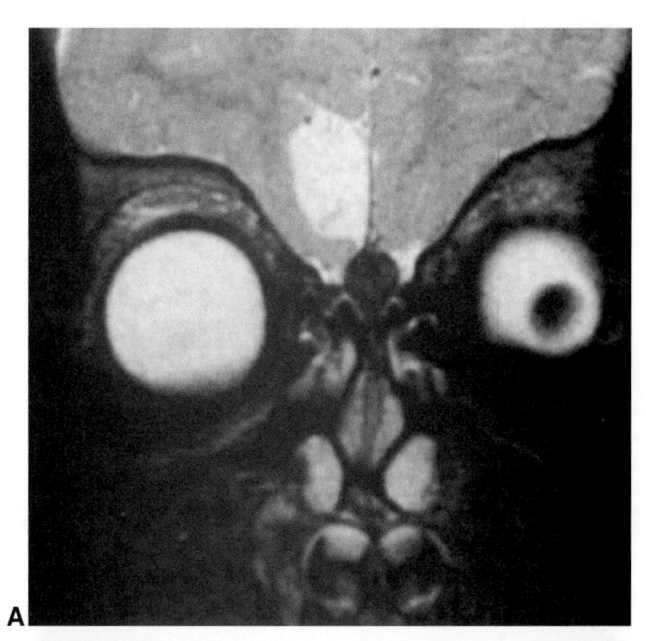

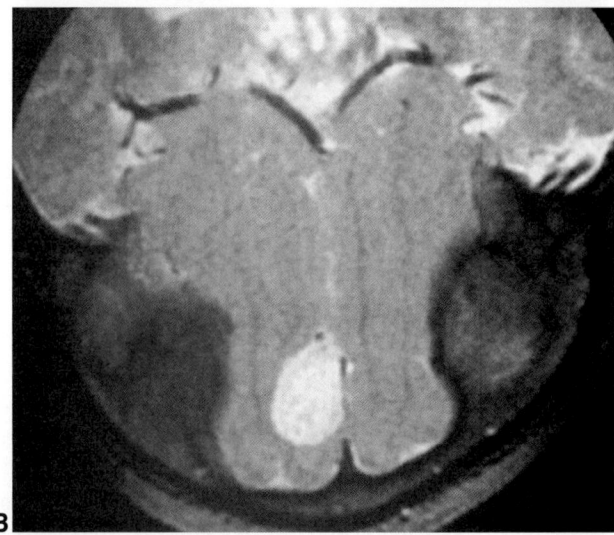

Figura 14.7
Imagem de ressonância magnética da encefalocele nasofrontal.

Figura 14.8
A, B: Imagem de ressonância magnética coronal e axial mostrando um cisto dermóide no lobo frontal.

Trato Sinusal	Comunicação Intracraniana	Apresentação Intranasal	Compressível/ Expansível	Fratura da Base do Crânio	Abóboda do Etmóide Baixo
G	AV	N	N	AV	N
N	R	AV	N	N	N
N	S	AV	S	S	AV

tretanto, devem ser consideradas as alternativas que minimizam a retração cicatricial sobre a derme, principalmente nesta era de cirurgia "minimamente invasiva". Pollock (18) sugeriu uma rinotomia transversa ou uma rinotomia vertical em ziguezague para minimizar a contratura da incisão. Mankarious e Smith (19) descreveram incisão da rinoplastia externa e a utilização de um "punch" para liberar a pele sã da fístula e da derme adjacente. Como o canal fistuloso tende a penetrar nos ossos nasais caudalmente, a rinoplastia aberta proporciona excelente exposição (Fig. 14.10). Combinando este modo com uma osteotomia vertical na linha média, quando necessário, para separar os ossos nasais, proporciona-se uma boa exposição da parte anterior da base do crânio. Embora a abordagem do *degloving* mesofacial facilite a exposição da mesoface e

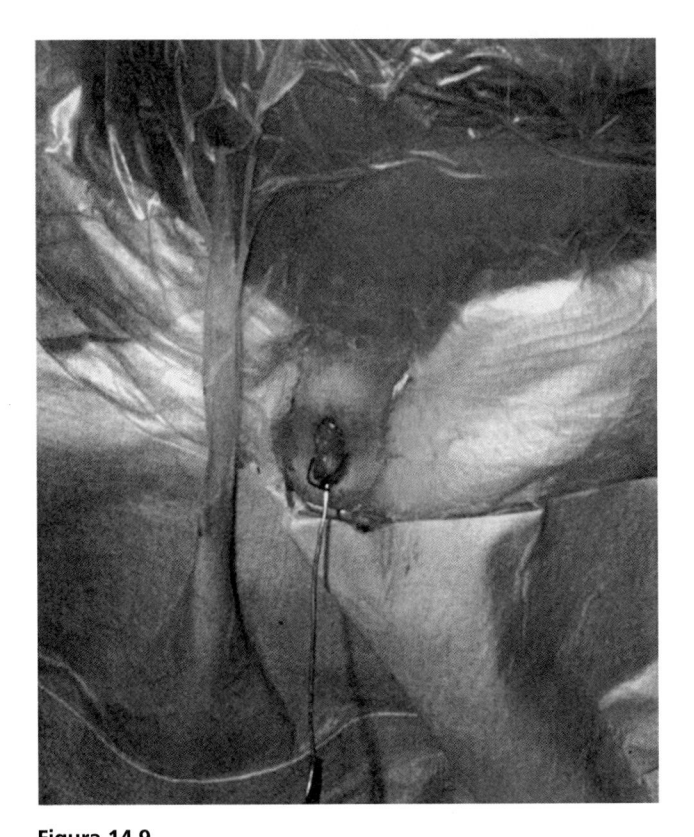

Figura 14.9
Incisão vertical na linha média.

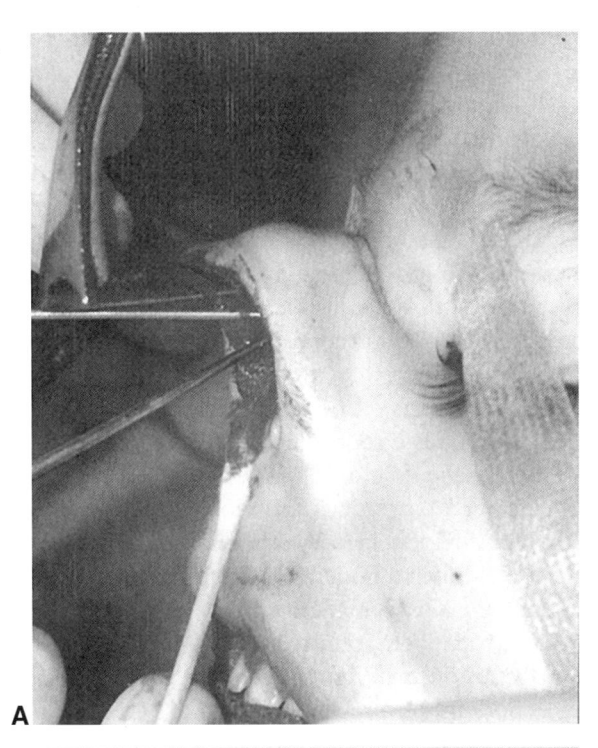

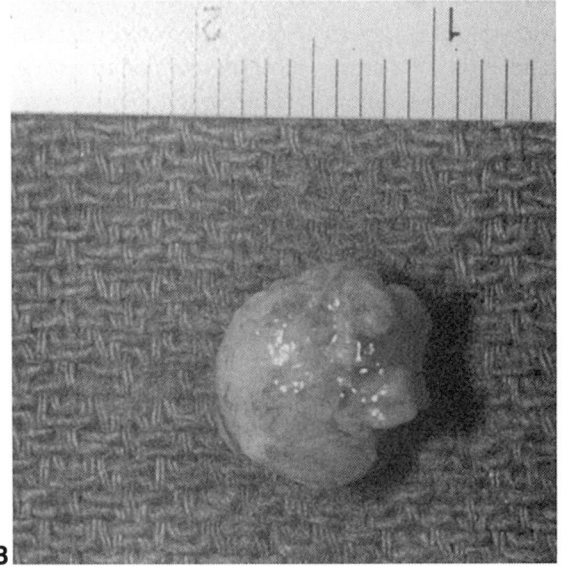

Figura 14.10
A: Incisão de rinoplastia aberta com o retrator no local, demonstrando a larga exposição. **B:** Espécime removido facilmente, por meio de rinoplastia aberta.

elimine a necessidade de incisão transcolumelar, não permite o grau de exposição cefálica da linha média, obtido pela abordagem da rinoplastia aberta. A rinoplastia aberta facilita também a reconstrução simples do dorso nasal, quando necessário, para minimizar a depressão resultante. No caso infreqüente de um canal fistuloso localizado na parte superior da glabela, uma abordagem de rinoplastia externa poderia ser insuficiente, sendo, nestes casos, de melhor valia uma abordagem transglabelar (20).

Uma vez que o cirurgião tenha seguido o canal fistuloso através dos ossos nasais, e independentemente da incisão que tenha sido feita, o uso de magnificação de imagem e de instrumentos otológicos facilita grandemente o procedimento. O cisto deve ser cuidadosamente dissecado, sendo mantida sua parede intacta e liberada do osso adjacente e dos tecidos da cavidade em que está contido. Um neurocirurgião deve ser antes consultado para estar disponível na eventualidade de uma comunicação intracraniana imprevista. Na abordagem à base do crânio, a lesão deve estar livre ou terminar em uma haste fibrosa. Havendo qualquer dúvida sobre se a haste representa um canal revestido por epitélio na base do crânio, pode ser feito um corte de congelação da parte mais superior da extensão extracraniana. A evidência histológica de um canal com revestimento epitelial poderá exigir uma craniotomia para completar a excisão. Sem a prova histológica ou radiográfica da extensão intracraniana, *não* deve ser iniciada a craniotomia. As recorrências variam de 6% a 12% e podem geralmente ser tratadas de modo comum (21,22).

Os gliomas devem ser incisados intranasalmente. Idealmente, o cirurgião deve identificar a haste e amputá-la, de modo que não fique tecido grosseiro *in situ*. Na dependência da localização da lesão, poderá ser necessária uma incisão externa da pele. Rahbar *et al.* (22) recentemente relataram uma série de 10 gliomas excisados sem complicação nem recorrência. Naturalmente, deve ser disponível um neurocirurgião para os inesperados defeitos da base do crânio.

As lesões com um potencial ou conhecido componente intracraniano devem ser tratadas conjuntamente pelo otorrinolaringologista e pelo neurocirurgião. De modo geral, o otorrinolaringologista iniciará a abordagem mesofacial, e em seguida o neurocirurgião ganhará o acesso intracraniano por meio de um campo estéril separado, usando um retalho bicoronal e craniotomia frontal. Depois de liberar o espécime, o neurocirurgião corrige o defeito da base do crânio com um retalho periosteal, e depois o otorrinolaringologista retorna para fechar, com técnicas cosméticas, as incisões da mesoface. No caso de encefaloceles, todo o procedimento deve ser executado pelo neurocirurgião, estando o otorrinolaringologista disponível para proporcionar a excisão intranasal quando necessária.

Como, dentre as três anormalidades congênitas da base do crânio discutidas neste capítulo, as encefaloceles apresentam os maiores defeitos, elas têm o mais alto potencial para complicações. As fístulas liquóricas representam o problema mais comum. Embora as encefaloceles caiam dentro do campo de ação dos neurocirurgiões, os otorrinolaringologistas podem exercer um papel de apoio no fechamento dos defeitos via exposição endoscópica por baixo, ou ajudando a tratar e reparar a fístula liquórica pós-operatória. A adição de cola de fibrina e tampões de materiais absorvíveis aumentam o armamentário dos rinologistas para essas funções.

PONTOS IMPORTANTES

- Os cistos dermóides nasais, os gliomas e as encefaloceles compartilham a embriogênese, mas em geral podem ser diferenciadas com base nos aspectos clínicos.

- As comunicações reais ou potenciais com o sistema nervoso central impõem o mais desafiante aspecto do manuejo dessas três lesões.

- Uma vez que se suspeite de uma massa nasal congênita, deve ser obtida uma imagem de ressonância magnética. Se a RM deixar qualquer dúvida quanto à anatomia do osso ou à extensão intracraniana, deve ser usada a TC.

- Aproximadamente 25% dos cistos dermóides e 15% dos gliomas têm extensão intracraniana, que comporta o risco de meningite e por isso justifica o pronto tratamento cirúrgico. A cirurgia para as lesões sem extensão intracraniana comprovada devem ser adiadas temporariamente.

- O tratamento cirúrgico bem planejado e com a consulta neurocirúrgica geralmente induz a resultado bem-sucedido. As encefaloceles portam o pior prognóstico, devido ao tamanho dos defeitos associados na base do crânio e às morbidades associadas.

REFERÊNCIAS

1. Bronner-Fraser M. Adhesive interactions in neural crest morphogenesis. In: Maderson P, ed. *Developmental and evolutionary aspects of the neural crest*. New York: Wiley and Sons, 1987:21.

2. Pratt L. Midline cysts of the nasal dorsum: embryologic origin and treatment. *Laryngoscope* 1965;75:968-980.

3. Sessions R. Nasal dermoid sinuses; new concepts and explanations. *Laryngoscope* 1982;92[Suppl 29]:1-29.

4. Littlewood A. Congenital nasal dermoid cysts and sinuses. *Br J Plast Surg* 1961;16:169-176.

5. Gorenstein A, Kern EB, Facer GW, Laws ER. Nasal gliomas. *Arch Otolaryngol* 1980;106:536-540.

6. Hengerer A. *Congenital anomalies of the nose: their embryology, diagnosis, and management* [Monograph]. Philadelphia: American Academy of Otolaryngology-Head and Neck Surgery, 1987.

7. McCaffrey TV, McDonald TL Gorenstein A. Dermoid cysts of the nose: review of 21 cases. *Otolaryngol Head Neck Surg* 1979;87:52-59.
8. Clark WD, Bailey BL Stiernberg CM. Nasal dermoid with intracranial involvement. *Otolaryngol Head Neck Surg* 1985;92:102-104.
9. Bloom DC, Carvalho DS, Dory C, et al. Imaging and surgical approach of nasal dermoids. *Int J Pediatr Otorhinolaryngol* 2002;62:111-122.
10. Rahbar R, Resto VA, Robson CD, et al. Nasal glioma and encephalocele: diagnosis and management. *Laryngoscope* 2003;113:2069-2077.
11. Kelly IH, Strome M, Hall B. Surgical update on nasal dermoids. *Arch Otolaryngol* 1982;108:239-242.
12. Baarsma EA. The median nasal sinus and dermoid cyst. *Arch Otol* 1980;226:107-113.
13. Frodel J, Larrabee W, Raisis J. The nasal dermoid. *Otolaryngol Head Neck Surg* 1989;101:392-396.
14. Suwanhella C, Suwanhella N. A morphological classification of sincipital encephaloceles. *J Neurosurg* 1972;36:201-208.
15. Schlosser RJ, Faust CD, Gross CW. Three-dimensional computed tomography of congenital anomalies. *Int J Pediatr Otorhinolaryngol* 2002;65:125-131.
16. Huisman TA, Schneider JF, Kellenberger CL et al. Developmental nasal midline masses in children: neuroradiological evaluation. *Eur Radiol* 2004;14:243-249.
17. Matson, DD, Ingraham FD. Intracranial complications of congenital dermoid sinuses. *Pediatrics* 1951;8:463-474.
18. Pollock RA. Surgical approaches to the nasal dermoid cyst. *Ann Plast Surg* 1983;10:498-501.
19. Mankarious LA, Smith Rj. External rhinoplasty approach for extirpation and immediate reconstruction of congenital midline nasal dermoids. *Ann Otol Rhinol Laryngol* 1998;107:786-789.
20. Kellman RM, Goyal P, Rodziewicz GS. The transglabellar subcranial approach for nasal dermoids with intracranial extension. *Laryngoscope* 2004;114:1368-1372.
21. Denoyelle E Ducroz V, Roger G, Garabedian EN. Nasal dermoid cysts in children. *Laryngoscope* 1997;107:795-800.
22. Rahbar R, Shah P, Mulliken JB, et al. The presentation and management of nasal dermoid: a 30-year experience. *Arch Otolaryngol Head Neck Surg* 2003;129:464-471.

CAPÍTULO 15

Rinossinusite em Pediatria

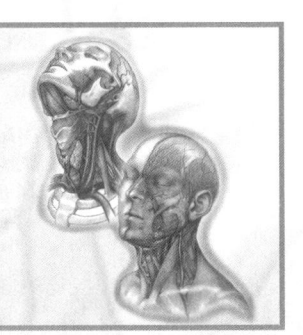

Rodney P. Lusk

O objetivo deste capítulo é revisar a etiologia, o diagnóstico e o tratamento médico e cirúrgico da sinusite em pediatria. As doenças associadas à sinusite aguda e crônica são de diferenciação difícil e variada (Tabela 15.1). Atualmente sabe-se que a rinorréia purulenta prolongada não é a norma e pode ser secundária à rinorréia purulenta crônica ou rinossinusite. As crianças têm um sistema imune imaturo e se freqüentam creches estão expostas às infecções das vias aéreas superiores e possível sinusite recorrente. Não infreqüentemente, os pais são solicitados a retirar seus filhos das creches quando apresentam rinorréia purulenta. Esta situação pode representar absenteísmo do trabalho para os pais e perda de rendimento para o empregado e para o empregador. Mesmo na criança de menor idade, as cavidades sinusais já estão presentes, embora não completamente desenvolvidas. A sinusite crônica comumente envolve com igual freqüência tanto as cavidades sinusais maxilares quanto as etmoidais anteriores.

SINAIS E SINTOMAS

O diagnóstico entre a sinusite recorrente e a crônica é difícil em decorrência da falta de especificidade dos sinais e sintomas. As infecções das vias respiratórias superiores são freqüentemente confundidas com sinusite, e o delineamento principal entre as duas parece ter como base a cronicidade. Wald (1) refere que os sintomas do resfriado comum melhoram em 5 a 7 dias e, se persistirem por mais de 10 dias, são provavelmente secundários à sinusite aguda ou aos sintomas persistentes de sinusite crônica. Na sinusite crônica os sintomas levam 3 semanas para desaparecerem. A documentação da história torna-se difícil quando o médico prescreve antibióticos por telefone sem fazer um exame físico. Wald divide os sintomas em sinusite comum, que ocorre secundariamente a uma infecção de vias aéreas superiores (IVAS), e infecções mais graves, que são acompanhadas de temperatura retal acima de 39°C e secreção nasal viscosa e purulenta. Esta autora argumenta que a maioria das infecções sinusais não graves cessa espontaneamente, enquanto que a sinusite mais grave requer tratamento com antibióticos. Os sinais e sintomas e seu grau de gravidade podem variar com a idade do paciente (Tabela 15.2). O paciente jovem tem freqüentemente congestão nasal e rinorréia purulenta anterior. O paciente mais velho pode não ser tão sintomático mas queixa-se de congestão nasal, gotejamento nasal posterior ou dor de garganta secundária ao corrimento crônico. A tosse é uma queixa freqüente, sendo, em geral, mais intensa durante a noite. Entretanto, a tosse durante o dia é mais significativa, pois tem mais probabilidade de estar associada à sinusite. A relação entre a tosse e a sinusite crônica não está esclarecida. O sintoma tosse crônica é mais dramático no paciente asmático, cujas crises de asma são muitas vezes exacerbados nas infecções agudas. A febre é muito mais comum no paciente jovem sendo uma queixa freqüente, embora raramente documentada no consultório.

A dor pode se manifestar de forma variada. As crianças mais jovens podem se mostrar mais irritáveis e manifestar pressão semelhante a um "cinto preso na cabeça". O paciente mais velho queixa-se de cefaléia e pode ser capaz de localizar a área da dor. Dor facial, uma queixa principalmente dos pacientes mais velhos, é infreqüente nas infecções crônicas, mas pode estar presente nas infecções agudas.

Os sinais da infecção sinusal consistem em congestão nasal com dilatação da mucosa, que adquire um aspecto azulado. A secreção nasal está presente com freqüência, com uma viscosidade variada, podendo ser clara, amarelada ou esverdeada. Uma secreção clara é em geral considerada como associada à alergia, enquanto que a drenagem amarela ou esverdeada é admitida como sendo infecciosa. Outro sinal comum é o das pálpebras inferiores escuras (olheiras) com edema da maxila. A importância deste achado é igualmente obscura, pois é encontrada em uma variedade de condições mórbidas.

TABELA 15.1 — DIAGNÓSTICO
DIAGNÓSTICO DIFERENCIAL DE DOENÇAS SEMELHANTES À SINUSITE CRÔNICA EM PEDIATRIA

Sinusite crônica
Hipertrofia da adenóide
Infecções de vias respiratórias superiores (virais) recorrentes
Alergias
Deficiências imunológicas
Discinesia ciliar

EXAME FÍSICO

O exame físico da criança é difícil, decorrente da sua falta de colaboração (Tabela 15.3). A abordagem à criança deve ser calma e não-ameaçadora. Os movimentos da cabeça para um lado e para o outro e o estreitamento do vestíbulo nasal desencadeado pelo choro tornam o exame virtualmente impossível. Se a criança recusar o exame, pouco poderá ser ganho, tentando forçá-la. Os instrumentos usados para examinar a cavidade nasal podem incluir um espéculo nasal e fotóforo, microscópio com espéculo nasal, otoscópio, fibra óptica flexível ou rígida. O fotóforo oferece um método peculiar de executar o exame nasal anterior. A luz frontal é muito clara, e a via aérea nasal anterior pode ser visualizada por lentes que permitem uma boa visualização da região anterior do nariz e do meato médio. A rinoscopia anterior, independentemente do método usado, é interessante, mas perde para a nasofaringoscopia flexível. O laringoscópio flexível é muito vantajoso no paciente mais velho no pós-operatório.

Aconselhamos examinar primeiro a orelha com o otoscópio. Se a criança tolerar a otoscopia, o médico obteve a confiança da criança, podendo então ser tentada a rinoscopia anterior com o otoscópio. Se tudo correr bem, pode ser conseguida a vasoconstrição com a oximetazolina a 0,05%. Uma mistura de 1:1 com oximetazolina a 0,05% e lidocaína a 4% pode promover a anestesia e a vasoconstrição eficaz para então realizar a nasofaringoscopia. Depois de vários minutos, o nariz deve ser reexaminado quanto à possível secreção purulenta. Em crianças, a presença de pólipos é em geral sinal de fibrose cística ou de sinusite fúngica alérgica. É bom sinal se o meato médio estiver limpo, porém não garante que a cavidade sinusal esteja livre de doença. Em uma criança que seja incomumente cooperadora, pode ser executado o exame com o nasofibroscópio rígido sob anestesia local. O uso de um fibroscópio de 2,7 mm no meato médio, como é freqüentemente recomendado no adulto, é virtualmente impossível em crianças.

Em virtude destes fatos, o exame físico fornece apenas indícios para o diagnóstico de possível sinusite, porém não o diagnóstico definitivo.

TABELA 15.2
SINAIS E SINTOMAS DA SINUSITE CRÔNICA

Descarga nasal purulenta
Tosse diurna e noturna
Obstrução das vias aéreas nasais
Cefaléia, irritabilidade ou dor facial
Febre
Gotejamento nasal posterior

TABELA 15.3
EXAME FÍSICO NA SINUSITE CRÔNICA

1. Em crianças só pode ser executada a rinoscopia anterior
2. Visualizar a concha média e depois o meato médio
3. Um meato médio limpo não afirma a inexistência de doença
4. Pesquise descarga purulenta no meato médio
5. Os pólipos são raros em crianças

OUTROS MÉTODOS DIAGNÓSTICOS

A Tabela 15.4 fornece uma lista de outras modalidades diagnósticas úteis na avaliação. A transiluminação não tem utilidade para crianças, as cavidades sinusais são muito pequenas, não transiluminam, e não oferecem vantagem diagnóstica. A ultra-sonografia pode ser usada somente para as cavidades sinusais e tem sido considerada inconsistente com as radiografias simples. As radiografias simples têm sido consideradas imprecisas em comparação com a tomografia computadorizada (TC) (Fig. 15.1). McAlister et al. (2) no St. Louis Children's Hospital estudaram prospectivamente 70 crianças com sintomas de sinusite crônica e compararam as radiografias simples com a TC coronal. Observaram discrepância entre a TC e a radiografia simples entre 29% a 23% e concluíram que a radiografia simples tanto superestima quanto subestima a quantidade de doença sinusal detectada na TC. Achados semelhantes foram referidos por Lazar et al. (3). A TC tornou-se o padrão-ouro para a avaliação da sinusite crônica em crianças, e a quantidade de radiação pela TC é equivalente à de uma série completa de radiografias sinusais. Estudos recentes observaram uma alta correlação entre a TC e a doença clinicamente significativa em crianças (4).

TABELA 15.4
OUTROS AUXÍLIOS DIAGNÓSTICOS NA SINUSITE CRÔNICA EM PEDIATRIA

Transiluminação: Não ajuda em crianças
Ultra-sonografia: Somente para a cavidade sinusal maxilar, sendo inconsistente
Radiografia simples: Avaliação imprecisa das cavidades etmoidais
Tomografia computadorizada: Avaliação mais precisa das cavidades sinusais

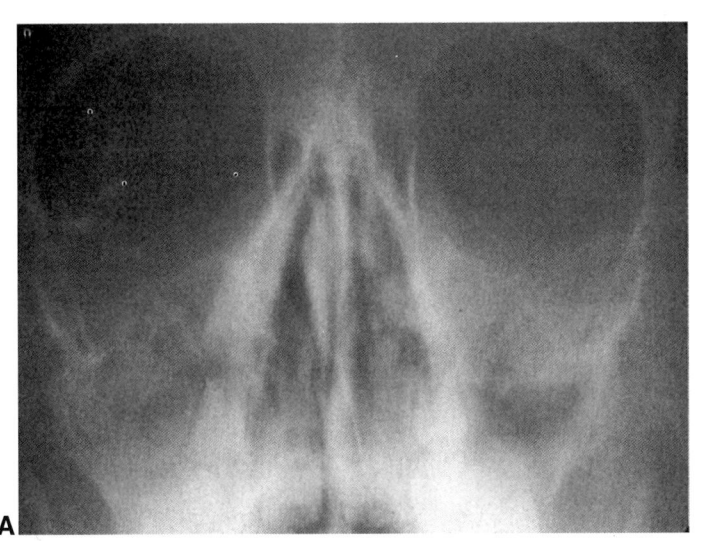

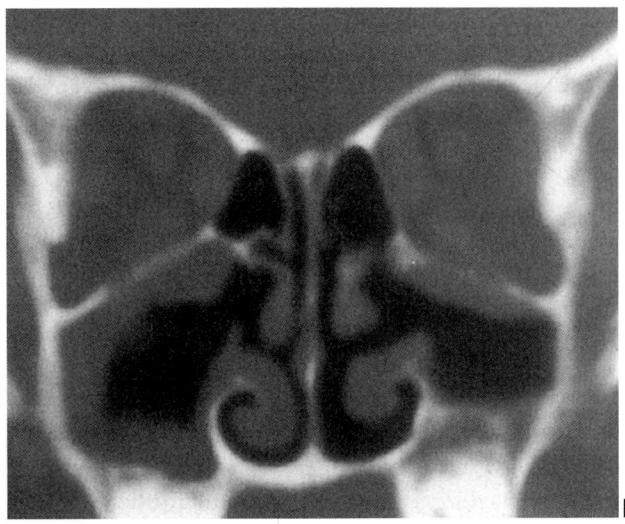

Figura 15.1
A: Radiografia simples de uma criança que teve uma cirurgia endoscópica das cavidades sinusais. Observe a opacificação da cavidade maxilar direita e o espessamento significativo da mucosa da cavidade maxilar esquerda. Nesta radiografia é difícil a visualização das cavidades etmoidais. **B:** Tomografia computadorizada do mesmo paciente, feita cerca de 20 minutos depois. Não é observada qualquer doença nas células etmoidais e o verdadeiro espessamento da mucosa da cavidade sinusal maxilar direita está representado como uma opacificação nas radiografias simples. O seio maxilar direito está claro, exceto quanto ao espessamento ao longo do teto da cavidade sinusal. Observe que as antrostomias maxilares estão amplamente patentes.

ETIOLOGIA

Nosso conhecimento sobre a etiologia da sinusite crônica continua evoluindo. Atualmente a pedra angular do nosso conhecimento sobre sinusite crônica decorre do fato que inicialmente haverá uma obstrução inflamatória do óstio natural da cavidade sinusal. A causa da inflamação pode ser multifatorial. Uma área que parece particularmente predisposta à obstrução é o complexo ostiomeatal. Para este canal estreito, o infundíbulo, drenam as cavidades sinusais frontal, etmoidal anterior e maxilar. O infundíbulo tem como borda o processo uncinado anteriormente e posteriormente, a bula etmoidal. As cavidades sinusais frontais drenam mais freqüentemente na porção superior do infundíbulo, e as cavidades sinusais maxilares drenam na metade posterior. Um edema de qualquer etiologia pode estreitar o infundíbulo ou o óstio e pode causar obstrução, resultando em infecção secundária. Uma infecção bacteriana é freqüentemente precedida por uma infecção viral do trato respiratório superior (IVAS). Os vírus mais comumente encontrados em pacientes com sinusite aguda são: rinovírus parainfluenza, influenza e adenovírus. A obstrução pode ser secundária às anormalidades anatômicas ou inflamação secundária a IVAS, alergias ou barotrauma. Durante muitos anos admitiu-se que uma variação anatômica em torno do complexo ostiomeatal estaria associada à incidência mais alta de sinusite crônica. As crianças portadoras de desvio do septo, de concha paradoxal ou de células infraorbitárias não apresentam uma incidência mais alta de sinusites crônicas. Inclusive, pacientes com concha média bolhosa têm uma menor incidência de sinusite. A explicação para este achado é obscura. Este estudo foi conduzido a partir de TCs obtidas em crianças que estavam há 4 semanas recebendo antibióticos de largo espectro e *sprays* de esteróides nasais. Este trabalho foi confirmado por outros investigadores. Parece que as variações anatômicas não são tão importantes quanto outrora foi admitido.

Atualmente sabemos que a função ciliar é necessária para a saúde das cavidades paranasais; sabemos também que a sinusite crônica é associada à anormalidade dos cílios. Em pacientes com infecções das mucosas, os cílios vibram mais lentamente e com menor eficácia. Quando 2 superfícies ciliadas (nariz e óstio) se põem em conjunto, ocorre uma alteração localizada do *clearance* ciliar e uma mistura secundária das secreções. Na área do óstio, as secreções podem se infectar secundariamente e causar sinusite crônica. A função ciliar é importante, pois com freqüência os óstios são pequenos e localizados em posições que não levam à drenagem espontânea. O melhor exemplo disso é a sinusite maxilar, em que o óstio está localizado na margem medial superior. Um exemplo de disfunção ciliar significativa é a síndrome de Kartagener, e virtualmente todos esses pacientes têm evidência de sinusite crônica. Alguns investigadores acreditam que a doença do refluxo gastroesofágico (DRGE) exerce um papel vital na etiologia da sinusite crônica. Barbero (5) verificou que a existência paralela de inflamação das vias aéreas superiores, sinusite refratária e refluxo gastroesofágico sugere uma relação causal. É provável que em alguns pacientes exista uma relação entre DRGE e sinusite, porém esta freqüência não é conhecida. A suposta etiologia desta associação seria uma inflamação seguida de obstrução do óstio. As secreções gástricas são muito cáusticas para a mucosa nasal, e só ocasionalmente, às vezes em muito poucos dias, a regurgitação pode ser suficiente para resultar em um estado mórbido. Uma exposição infreqüente não pode ser detectada pelos meios atuais de diagnóstico.

A maioria dos episódios de sinusite ocorre nos meses de inverno, quando as infecções virais do trato respiratório superior estão no auge. Esta falta de correlação com o pico da incidência da alergia põe em dúvida o papel da alergia como um todo na sinusite. Sem dúvida, em pacientes individualizados, a alergia sazonal exerce um papel na sinusite. Em outros pacientes, as alergias ambientais e alimentares, que não são sazonais, podem também desempenhar um papel importante. Uma variedade de deficiências imunes e de disfunções ciliares pode também estar associada à sinusite crônica.

BACTERIOLOGIA

Apesar da importância da sinusite, relativamente poucos estudos investigaram a microbiologia da sinusite crônica na criança. Isto provavelmente decorre da inacessibilidade das cavidades paranasais, exceto da maxilar, que é acessível por punção, porém requer anestesia geral nos pacientes mais jovens.

A literatura que focaliza a sinusite crônica *versus* a aguda é insuficiente, porém algumas informações úteis podem ser apuradas dos estudos executados sobre a sinusite aguda. As investigações sobre a sinusite aguda observaram que o microorganismo mais comum é o *Streptococcus pneumoniae* (30%), seguido de perto pela *Moraxella catarrhalis* e pelo *Haemophilus influenzae* (20%). O *Haemophilus influenzae* é geralmente não-tipável. Tanto a *M. catarrhalis* quanto o *H. influenzae* manifestam uma alta produção de enzimas produtoras de β-lactamase e por isso são resistentes a muitos antibióticos. Os anaeróbios foram infreqüentemente encontrados (apenas 1 em 79 aspirados sinusais) e o *Staphylococcus* é também raro. Um quarto dentre os pacientes com sinusite maxilar bilateral apresentou culturas bacterianas discordantes. Como as culturas foram tomadas cerca de 10 dias após o início dos sintomas, na maioria das vezes não foram encontrados vírus. As bactérias envolvidas nas infecções subagudas (ou seja, infecções que persistem entre 10 e 21 dias) são semelhantes às encontradas na sinusite aguda, com o *S. pneumoniae*, a *M. catarrhalis* e o *H. influenzae* sendo os mais comuns (Tabela 15.5).

TABELA 15.5
BACTÉRIAS MAIS COMUNS NA SINUSITE CRÔNICA PEDIÁTRICA

Bactérias aeróbias
   Streptococcus pneumoniae
   Moraxella catarrhalis
   Haemophilus influenzae
   Staphylococcus aureus
   Streptococcus α-hemolíticos
   Pseudomonas aeruginosa
Bactérias anaeróbias
   Peptococos
   Peptostreptococos
   Bacteroides

As bactérias cultivadas na sinusite crônica são semelhantes, com exceções importantes. Brooks *et al.* (6) observaram uma alta incidência (aproximadamente 50%) de bactérias anaeróbias na cultura dos conteúdos das cavidades maxilares. A maioria dos anaeróbios eram cocos anaeróbios e *Bacteroides sp*. Nord *et al.* fizeram culturas somente da cavidade maxilar e encontraram uma alta incidência de bactérias anaeróbias. Lusk e Muntz (7) obtiveram cultura da bula etmoidal em 105 crianças para as quais o tratamento medicamentoso agressivo havia falhado e que foram levadas à cirurgia. Os principais microorganismos isolados foram *Streptococcus* α-hemolíticos, *Staphylococcus aureus, M. catarrhalis, S. pneumoniae,* e *H. influenzae* tipo não-b. Somente 12 microorganismos anaeróbios e 4 fungos foram isolados. Dentre as bulas etmoidais, 40 não mostraram desenvolvimento de microorganismos no momento do exame. Esses dados mostraram-se verdadeiros em mais de 600 culturas. Os autores concluíram que a terapêutica antibiótica deve cobrir o *Streptococcus* α-hemolítico e o *S. aureus,* bem como as outras bactérias encontradas na sinusite aguda e na recorrente. As culturas anaeróbias são semelhantes às relatadas por Brooks *et al.* (6). É possível que a cavidade maxilar tenha o potencial para um ambiente mais anaeróbio e que a microbiologia das 2 cavidades maxilares seja diferente, um lado e o outro.

Tem sido observado um aumento alarmante da incidência de bactérias resistentes no trato respiratório superior. A resistência do *S. pneumoniae* à penicilina e a outros agentes antimicrobianos está aumentando em todo o mundo. As primeiras cepas resistentes de *S. pneumoniae* foram identificadas na África do Sul e logo depois na Espanha e na Hungria. Estudos epidemiológicos demonstraram que o uso freqüente de antibióticos e de profilaxia antibiótica para a prevenção da otite média são fatores de risco para a propagação de cepas resistentes. Particularmente problemáticos são os ambientes institucionais como as creches e os hospitais. Por isso, a incidência de bactérias resistentes é mais elevada em crianças e em famílias numerosas, devido ao maior uso de antibióticos. A incidência de resistência está definitivamente aumentando no decorrer dos anos e está alcançando 30% em algumas regiões dos Estados Unidos.

TRATAMENTO MEDICAMENTOSO

A limpeza mecânica das vias aéreas nasais com irrigação salina vem sendo cada vez mais reconhecida como um coadjuvante valioso no tratamento da sinusite crônica (1), Parsons proporciona um excelente recurso para a receita de solução salina hipertônica tamponada para irrigação nasal e sugestões para seu uso. Inanli *et al.* (1) observaram que os pacientes com sinusite aguda curavam mais rapidamente quando era usada a oximetazolina (0,05%) ou a solução salina hipertônica (3% normal). Observaram também que a função mucociliar não retornava ao normal antes de 3 semanas. O tratamento para outras etiologias possíveis de sinusite, incluindo alergias, deficiências imunes, e outras, deve ser instituído, antes de considerar a intervenção cirúrgica. A pedra angular do tratamento médico da sinusite aguda e crônica continua sendo a terapêutica antibiótica. Atualmente, as classes antimicrobianas orais usadas para tratar a rinossinusite aguda incluem os β-lactâmicos, os macrolídeos/azalídios, lincosamidas, sulfa/trimetoprim (Tabela 15.6). Uma discussão completa dessas classes de antibióticos está além do objetivo deste capítulo, mas pode ser encontrado no Suplemento do *Otolaryngology-Head and Neck Surgery*, Antimicrobial Treament Guidelines for Acute Bacterial Rhinosinusitis (8). Os antibióticos devem ser reservados para os pacientes com infecção bacteriana, com o objetivo de erradicar o patógeno do sítio da infecção. A recomendação atual para o tratamento de pacientes pediátricos com doença leve e que não receberam antibióticos nas 4 ou 6 semanas anteriores consiste na amoxicilina/clavulanato em altas doses (90 mg/6,4 mg/kg/dia), amoxicilina em alta dose (90 mg/kg/dia), cefpodoxima-proxetil, cefuroxima axetil ou cefdinir (8). Se o paciente tiver história de hipersensibilidade imediata tipo I aos antibióticos β-lactâmicos considere então o trimetoprim/sulfametoxazol (TMP/SMX), azitromicina, claritromicina, ou eritromicina. Se o paciente recebeu antibióticos nas últimas 4 a 6 semanas, considere altas doses de amoxicilina/clavulanato (90 mg/6,4 mg/kg/dia), cefdinir, cefpodoxima proxetil, ou cefuroxima axetil. Se o paciente tiver hipersensibilidade tipo I, considere as mesmas alternativas. Às vezes, é adequada a terapêutica combinada. Os exemplos de terapêutica combinada incluem alta dose de amoxicilina ou clindamicina com cefixima ou rifampicina. A rifampicina não deve ser usada como monoterapia por mais de 10 a 14 dias, uma vez que a resistência ocorre rapidamente (8).

O tratamento da sinusite aguda e da recorrente deve cobrir o *S. penumoniae*, a *M. catarrhalis*, e o *H. influenzae*. Essas 3 bactérias respondem por 70% das etiologias das sinusites. Setenta e cinco por cento das *M. catarrhalis* e 30% dos *H. influenzae* são produtores de β-lactamase; por esta razão, o antibiótico selecionado deve cobrir os produtores de β-lactamase. Wald (9) observou que 40% dos episódios das sinusites agudas têm cura espontânea. Se este for o caso, o papel dos produtores de β-lactamase fica reduzido em cerca de 10%. Nenhum estudo prospectivo em crianças avaliou a eficácia bacteriológica de repetidas aspirações das cavidades sinusais. A duração adequada da terapêutica antibiótica ainda não foi estudada de modo sistemático em crianças e tem como base as investigações na otite média. A sinusite aguda é tratada de modo geral empiricamente durante 10 a 14 dias, com melhora dos sintomas em 48 a 72 horas. Os sintomas podem persistir por 3 semanas. Se neste tempo não ocorreu melhora significativa, deve ser indicada uma alternativa antibiótica. Caso o paciente ainda apresentar sintomas quando estiver no fim do 1º período de tratamento, o antibiótico deverá ser continuado por mais 7 a 10 dias.

A bacteriologia da rinossinusite crônica inclui as mesmas bactérias encontradas nas infecções agudas e uma incidência mais alta de *S. aureus*, de estreptococos α-hemolítico e de anaeróbios e bactérias Gram-negativas. As infecções fúngicas parecem exercer um papel significativo em adultos, porém um papel muito menor em crianças. As razões para este fato não são claras (10).

Nenhum estudo avaliou a eficácia dos antibióticos profiláticos no tratamento da sinusite recorrente ou da crônica. Nossa prática atual é usar um antibiótico de largo espectro que possa cobrir as bactérias da sinusite aguda, bem como o *Streptococcus* e o *S. aureus* durante 4 semanas (Tabela 15.5). É tentador usar antibióticos

TABELA 15.6
TRATAMENTO MÉDICO DA SINUSITE PEDIÁTRICA

Dosagem antimicrobiana

Amoxil, 40 mg/kg/dia, dividida em 3 doses
Amoxicilina-clavulanato de potássio (Clavulin), 40/10 mg/kg/dia dividida em 3 doses
Eritromicina-sulfisoxazol (Pediazole), 50/150 mg/kg/dia dividida em 4 doses (não disponível no Brasil)
Trimetoprim-sulfametoxazol (Sulfa ou Bactrim), 40/8 mg/kg/dia em doses divididas
Cefuroxima axetil (Zinnat), 30 mg/kg/dia, dividida em 2 doses
Cefprozil (Cefzil), 30 mg/kg/dia, dividido em 2 doses
Cefpodoxima proxetil (Orelox) 10 mg/kg/dia, dividido em 2 doses
Clindamicina (Dalacin), 30 mg/kg/dia, dividida em 4 doses
Claritomicina (Kloricial), 15 mg/kg/dia, dividida em 2 doses
Azitromicina (Zitromax), 10 mg/kg/dia, em 1 dose-carga

profiláticos, entretanto, esta prática tem estado sob constante escrutínio e pode ser uma causa importante para o surgimento de bactérias resistentes. A rifampicina, o loracarbef e a clindamicina têm sido considerados eficazes contra as cepas de *S. pneumoniae* penicilino-resistentes.

O papel dos anaeróbios não está bem definido, mas deve ser considerado em pacientes com sinusite crônica. O metronizadol e a clindamicina podem então ser considerados (6).

Coadjuvantes ao tratamento antibiótico como os anti-histamínicos, os descongestionantes tópicos ou sistêmicos, e os antiinflamatórios não foram estudados em crianças nem em adultos. Atualmente usamos os *sprays* nasais de esteróides em nossos pacientes, porém é um método empírico de tratamento e não pode ser apoiado por estudos prospectivos.

TRATAMENTO CIRÚRGICO

A literatura que avalia o tratamento cirúrgico da sinusite pediátrica persiste confusa. Isto é devido em parte à natureza multifatorial da doença. Para tratar a sinusite pediátrica crônica, têm sido usadas as modalidades cirúrgicas que se seguem (Tabela 15.7).

Adenoidectomia

Investigações anteriores demonstraram, em crianças, a associação entre adenóides doentes e a evidência de sinusite. Huggill e Ballantyne observaram que deve existir uma relação entre adenoidite, hipertrofia da adenóide, e a freqüência de sinusite. Merck observou que quanto maior o volume da adenóide, maior a incidência da opacificação maxilar nas radiografias simples. O papel da tonsilectomia e da adenoidectomia no tratamento da sinusite é obscuro, porém alguns investigadores indicam que é eficaz. Griffiths foi um dos primeiros investigadores a assinalar que as indicações para a tonsilectomia e para a adenoidectomia eram mal fundamentadas. Paul observou que a rinorréia foi tratada eficientemente só com antibióticos em 11 dentre 50 pacientes, enquanto que a taxa de cura pela tonsilectomia e adenoidectomia foi de apenas 18 dentre 50 pacientes. Atualmente existe crescente evidência de que a adenoidectomia

TABELA 15.7
TRATAMENTO CIRÚRGICO DA SINUSITE PEDIÁTRICA

Eficácia duvidosa
- Tonsilectomia
- Punção sinusal
- Antrostomia meatal inferior

Eficácia provável
- Adenoidectomia (como 1º tratamento)
- Antrostomia do meato médio
- Etmoidectomia anterior ou anterior e posterior

pode ser benéfica no tratamento da rinossinusite (12,13). Conforme um investigador (14) afirmou há mais de 40 anos, "Nenhuma cavidade sinusal pode ficar livre de secreções quando a cavidade nasal com a qual ela se comunica estiver repleta de secreção". É prudente uma adenóide de grande volume ser removida como um modo inicial da abordagem para observar se os sintomas cessam (Fig. 15.2). Rosenfeld (12) estudou esta abordagem para tratar sinusite refratária, e acredita que é válida. Não está claro se a redução do tamanho da adenóide é o fator principal no tratamento da sinusite, e Rosenfeld recomenda que a adenoidectomia deva ser realizada primeiro, independente do seu tamanho. Atualmente existe concordância entre muitos investigadores que a adenoidectomia pode alterar a freqüência da rinossinusite (13) e representa um primeiro passo razoável no tratamento cirúrgico da rinossinusite crônica (13,15,16).

Lavado ou Punção Antral

O lavado ou punção antral foi descrito como um método não só para detectar como para tratar a sinusite recorrente. Uma das suas deficiências óbvias é que visa somente as cavidades sinusais maxilares. A punção pode ser feita por meio do óstio natural, do meato inferior. A punção é raramente bem-sucedida com uma única intervenção, e por isso só raramente é usada como um procedimento primário. A punção é executada principalmente para se obter cultura dos conteúdos da cavidade sinusal maxilar.

Antrostomia Meatal Inferior ou Janelas Nasossinusais

Durante algum tempo, as janelas antrais nasais (JNS) eram o alicerce do tratamento cirúrgico da rinossinusi-

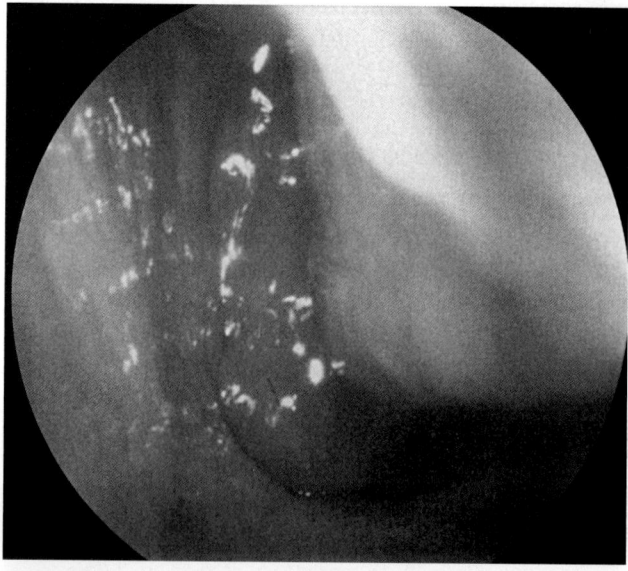

Figura 15.2

Aumento da adenóide. (Ver também *Prancha* em *Cores*.)

te crônica. Atualmente o tratamento é raramente usado, exceto em crianças com imunodeficiência subjacente, com AIDS, e em alguns casos de fibrose cística. Lund executou uma avaliação retrospectiva e prospectiva sobre a antrostomia meatal inferior e observou que, retrospectivamente, em avaliações repetidas, 45% das antrostomias se fechavam. Seu estudo prospectivo revelou que a antrostomia devia ter mais de 1 cm para se manter patente e raramente permanecem patentes em crianças. Muntz e Lusk (7) executaram uma avaliação retrospectiva em 39 crianças que foram tratadas com antrostomia meatal inferior bilateral e observaram que os sintomas não foram controlados em 60% dos pacientes dentro de 1 mês e em 73% em 6 meses. Por este motivo, abandonaram o procedimento em crianças.

Antrostomia pelo Meato Médio

Um mecanismo alternativo para ventilar a cavidade sinusal maxilar é abrir o óstio natural através de uma antrostomia pelo meato médio. Ostrum foi o primeiro investigador nos Estados Unidos a tratar um caso com antrostomia por meato médio. Hilding fez uma série de experiências em coelhos, criando janelas antrais maxilares em diferentes sítios, e concluiu que o índice de infecção poderia ser mais alto se o óstio natural fosse aberto. Com base nestes achados, torna-se heresia abrir o óstio natural da cavidade sinusal maxilar. Wilkerson reacendeu o interesse na antrostomia por intermédio do meato médio e mostrou que era eficaz no tratamento de alguns pacientes com sinusite crônica. Atualmente existe boa evidência de que a antrostomia pelo meato médio permanece patente. A falha em identificar o óstio natural ou de alargá-lo poderá resultar em obstrução persistente e em doença. O debate prossegue com relação à necessidade de alargar o óstio maxilar e, quando isto se faz, o quanto deverá ser alargado. Muitos clínicos estão agora mais conservadores no alargamento do óstio.

Etmoidectomia

A etmoidectomia teve uma grande aceitação como um método para tratar rinossinusite crônica medicamente refratária em adultos e crianças. Pode ser executada por abordagens externas, intranasais ou transnasais. Com o advento do sistema de lentes de Hopkins, a etmoidectomia endoscópica tornou-se o procedimento-padrão e permitiu que seja executada seguramente em crianças. O papel da etmoidectomia endoscópica em crianças é aceito como uma opção viável na sinusite crônica refratária. Gross *et al.* e Lusk e Muntz (7) estabeleceram que a etmoidectomia endoscópica pode ser executada com segurança em crianças. A esfenoetmoidectomia extensa em geral não é justificada em crianças, salvo se existirem pólipos sintomáticos, secundários à fibrose cística ou à sinusite fúngica alérgica. Em crianças, em geral, tudo quanto é necessário é a etmoidectomia anterior e uma pequena antrostomia da cavidade sinusal maxilar. As cavidades sinusais etmóide e esfenóide posteriores não são geralmente acometidas; por isso, é adequado um procedimento conservador mais limitado. O uso de procedimentos endoscópicos permitiu o tratamento mais conservador das sinusites fúngicas em crianças. Gross e Lusk e Muntz (7) relataram resultados encorajadores em crianças submetidas à etmoidectomia endoscópica. Terris e Davidson revisaram a literatura da cirurgia sinusal endoscópica em adultos e em crianças e encontraram 1.713 pacientes operados, dos quais 91% melhoraram. Subjetivamente, 63% declararam que estavam muito bem, 28% estavam bem, e 9% acusaram resultados insatisfatórios. As taxas de revisão foram em torno de 12%. Esses achados são consistentes com nossas próprias observações em crianças (7). Uma taxa alta de percentagem de sucessos em crianças tem sido relatada por certo número de investigadores (17). Hebert e Bent (18) procederam a uma metanálise da cirurgia sinusal endoscópica em crianças e encontraram um resultado uniformemente elevado de percentagem de sucessos (Tabela 15.8). Chang (19) relatou um índice de satisfação de 86% da cirurgia quando a mesma foi avaliada pelos pais. As melhoras dos sintomas isolados foram como segue: obstrução nasal, 91%; rinorréia purulenta, 90%; gotejamento nasal posterior, 90%; cefaléia, 97%; hiposmia, 89%; e tosse crônica, 96%. Este estudo foi restrito a crianças asiáticas. Ramadan notou que as crianças que tomaram dexametasona no momento da sua 1ª cirurgia tinham menos edema no momento da sua 2ª revisão, e admitiu que a 2ª revisão poderia não ser necessária. O uso de material absorvível, como o MeroGel (Medtronics, Minneapolis, MN) reduziu a necessidade de uma 2ª cirurgia pois admite-se que reduz a escara cirúrgica (20,21). Deve ser colocado seco na cavidade nasal (Fig. 15.3) e depois ser injetado 2 a 4 ml de solução salina normal para promover a ab-

TABELA 15.8
RESULTADOS COM % DE SUCESSO APÓS A CIRURGIA ENDOSCÓPICA FUNCIONAL (FES) – FUNCTIONAL ENDOSCOPIC SURGERY

Estudos dos Autores	Nº	%
Rosenfeld	18	89
Younis e Lazar	500	88
Stankiewicz	77	93
Lusk e Muntz	24	92
Triglia *et al.*	24	100
Haltom e Cannon	44	86
Wolf *et al.*	124	87
Bolt *et al.*	21	77
Herbert e Bent	50	77
Total	832	88,4

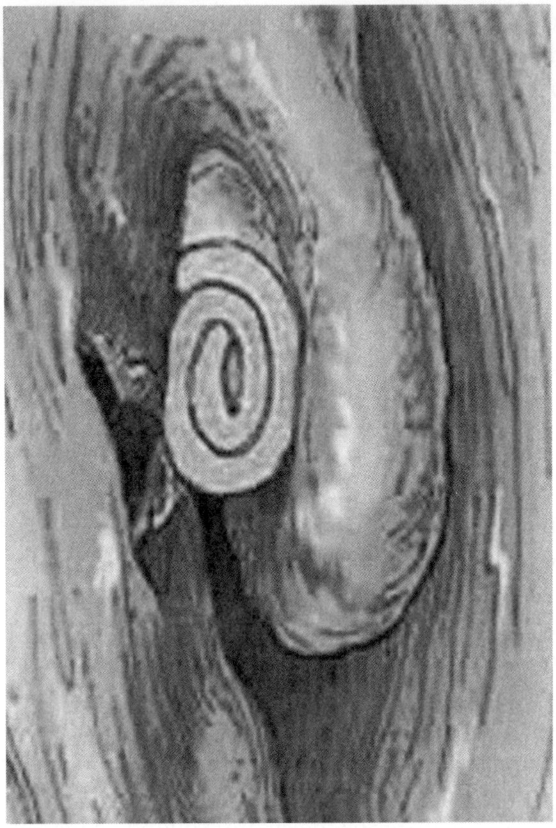

Figura 15.3
Compressa nasal bioabsorvível (MeroGel) colocada no meato médio.

sorção dentro de 2 semanas. Se o MeroGel não for irrigado com solução salina, poderá permanecer na cavidade pelo tempo que for desejado.

Em crianças a cavidade etmóide é estreita, e pode ser difícil saber exatamente onde você está. A segurança da cirurgia de revisão endoscópica sinusal e a extensão da cirurgia exigida para a fibrose cística foi facilitada pelo uso da navegação com imagens (Fig. 15.4). Estas, entretanto, ainda não estão à disposição de muitos.

Estudos em cobaias (22,23) induziu à suspeita que a cirurgia endoscópica sinusal pode determinar a interrupção do crescimento facial. Bothwell *et al.* (24) examinaram o crescimento facial de crianças que fizeram cirurgia endoscópica sinusal com a idade média de 3,1 anos. Sessenta e sete crianças que tiveram cirurgia endoscópica sinusal foram examinadas quanto à interrupção do crescimento facial 10 anos mais tarde, com média de idade de 13,2 anos. Quarenta e seis crianças que passaram pela cirurgia endoscópica sinusal foram comparadas com 21 crianças que tinham sinusite crônica mas não tinham sido operadas. Foi realizada uma análise antropomórfica quantitativa com 12 medidas faciais padronizadas, e um técnico em cirurgia plástica facial fez uma análise qualitativa. Por esses parâmetros, não foi encontrada nenhuma evidência que a cirurgia endoscópica sinusal tenha afetado o crescimento facial em crianças quando comparadas com sinusite crônica, com a população normal.

COMPLICAÇÕES

A Tabela 15.9 resume as complicações da sinusite.

Complicações Orbitárias

As complicações da sinusite aguda e crônica são mais bem tratadas quando reconhecidas precocemente. A maioria das complicações deriva das infecções agudas das cavidades paranasais e se estende para a órbita e para as cavidades cranianas adjacentes. Observa-se uma distribuição bimodal das complicações orbitárias e intracranianas. As complicações orbitárias são mais comuns nas crianças mais jovens, têm morbidade mais significativa, e potencialmente acarretam perigo de vida. As crianças com menos de 7 anos de idade são mais prontamente tratadas com tratamento médico clínico medicamentoso mais agressivo, enquanto as crianças mais velhas têm maior probabilidade de precisar de intervenção cirúrgica e desenvolverem complicações intracranianas (25). Para avaliar as complicações intracranianas de crianças com ≥ 7 anos deve ser realizada a ressonância magnética (RM) além da tomografia computadorizada (TC) (Figs. 15.5 e 15.6). Deverão ser discutidos com os pais esses fatores de risco. As infecções das cavidades sinusais podem se propagar para a órbita através das artérias, das veias e dos linfáticos, porém mais freqüentemente se disseminam por extensão direta por uma deiscência na lâmina papirácea.

Os sinais e sintomas das complicações orbitárias podem ser usados para o estadiamento da doença e para orientar o tratamento. A classificação proposta por Chandler *et al.* é mais aceita.

- Grupo 1: Edema das pálpebras (pré-septal) sem flutuação; obstrução da drenagem venosa; sem associação de perda visual nem limitação dos movimentos oculares.
- Grupo 2: Celulite orbitária com edema difuso do tecido adiposo nos conteúdos orbitários, secundariamente à inflamação e a infecções bacterianas; não existe formação de abscesso.
- Grupo 3: Abscesso subperióstico; formação de abscesso entre o periósteo orbitário e a parede óssea orbitária. A massa desloca o globo na direção oposta (em geral para baixo e para o lado); a proptose pode ser grave com diminuição da mobilidade ocular e da acuidade visual. O abscesso pode se romper para dentro da órbita através do septo orbitário.

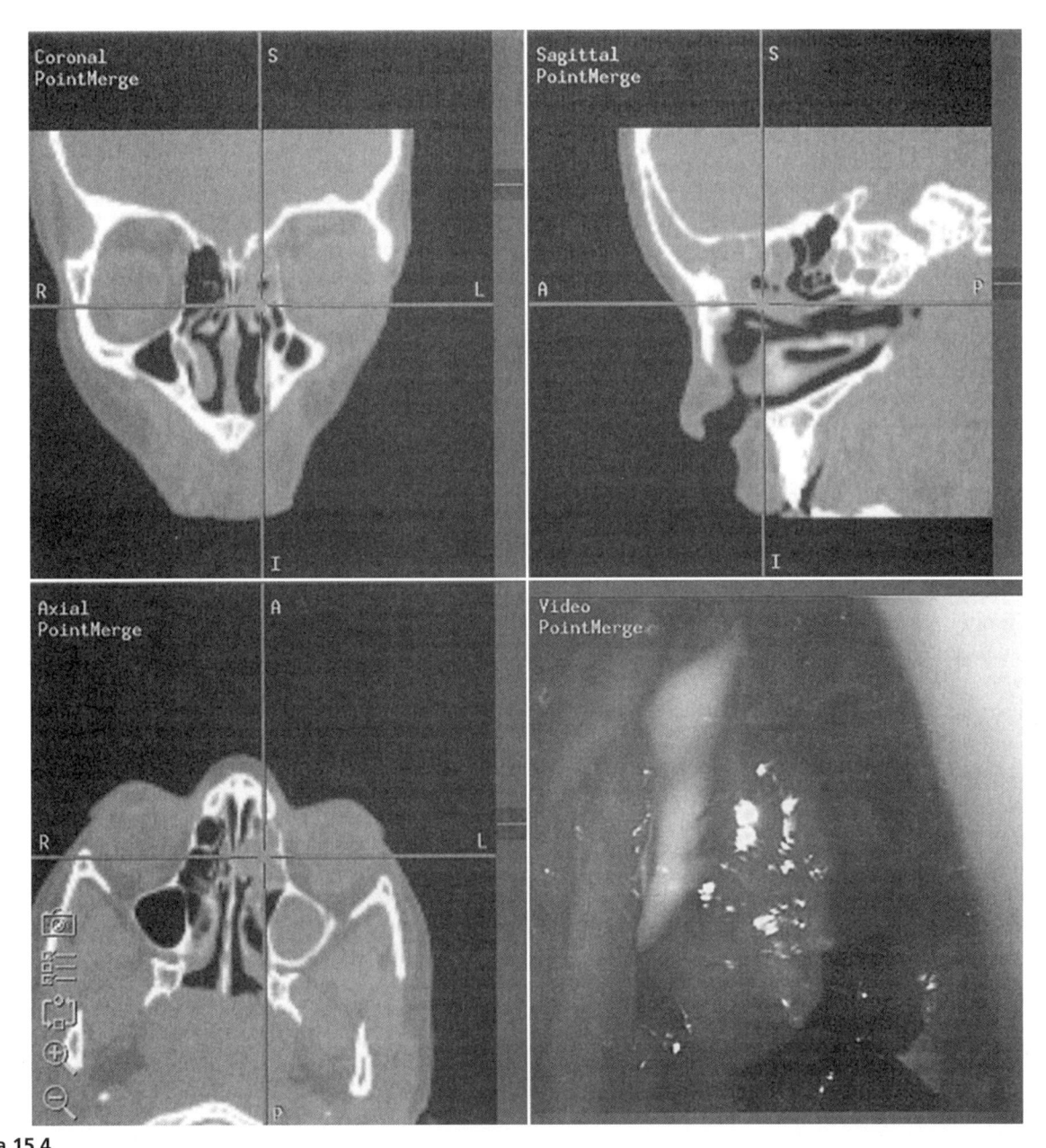

Figura 15.4
Imagem guiada em crianças; sonda na cavidade sinusal do esfenóide. (Ver também *Prancha* em *Cores*.)

Grupo 4: Abscesso orbitário; um abscesso isolado dentro da órbita. A proptose é em geral grave, porém é simétrica e não deslocada, como no abscesso subperióstico. Resulta na oftalmoplegia completa e ocorre perda visual em 13%.

Grupo 5: Trombose do seio cavernoso; progressão da flebite para dentro do corpo cavernoso e para o lado oposto, resultando em sintomas bilaterais.

Esses estágios são importantes, pois ajudam a especificar o tratamento e a definir o prognóstico.

O exame físico é importante. A proptose pode ocorrer com qualquer reação inflamatória dentro da órbita. Se a proptose for simétrica, provavelmente toda a órbita está envolvida, porém se for assimétrica, será uma massa no quadrante oposto que provavelmente está causando a proptose (Fig. 15.7). De modo geral, quanto mais acentuada a proptose, maior a pressão, e mais grave e portanto mais perigosa a infecção. O melhor método para diagnosticar os abscessos subperiósticos e orbitários é a TC axial. A sinusite cavernosa é rara, porém ocorre em crianças (26).

Se a infecção se origina nas cavidades paranasais, as etiologias mais prováveis são as mesmas bactérias que causam a sinusite aguda: *S. pneumoniae, S. influenzae, M. catarrhalis* e *S. pyogenes*. O *S. aureus* tem maior probabilidade de responder pelas infecções crônicas e

TABELA 15.9 COMPLICAÇÕES DA DOENÇA SINUSAL PERSISTENTE
Orbitárias
Inflamação orbitária (pré-septal)
Celulite orbitária
Abscesso do subperiósteo
Abscesso orbitário
Trombose do seio cavernoso
Cegueira
Intracranianas
Meningite
Abscesso epidural
Abscesso subdural
Abscesso cerebral agudo e crônico

na criança mais velha. As complicações intracranianas têm mais chance de serem causadas pelo *Streptococcus* sp e *Staphylococus* (27).

A perda progressiva da acuidade visual é um sintoma que requer investigação e intervenção rápida. A perda visual pode ser secundária à pressão direta sobre o nervo óptico ou secundária à neurite. Independente da causa, quando o abscesso é drenado, a perda visual em geral reverte rapidamente.

A celulite e o abscesso orbitários são infecções com potencial de morte. O tratamento dessas infecções requer a perícia de muitos especialistas. O tratamento médico começa com antibióticos intravenosos agressivos que cruzem a barreira hematocefálica para evitar a infecção intracraniana. As indicações para a intervenção cirúrgica são variáveis. Os sinais e sintomas de febre, motilidade e perda da acuidade visual devem ser cuidadosamente monitorizados. Se não for

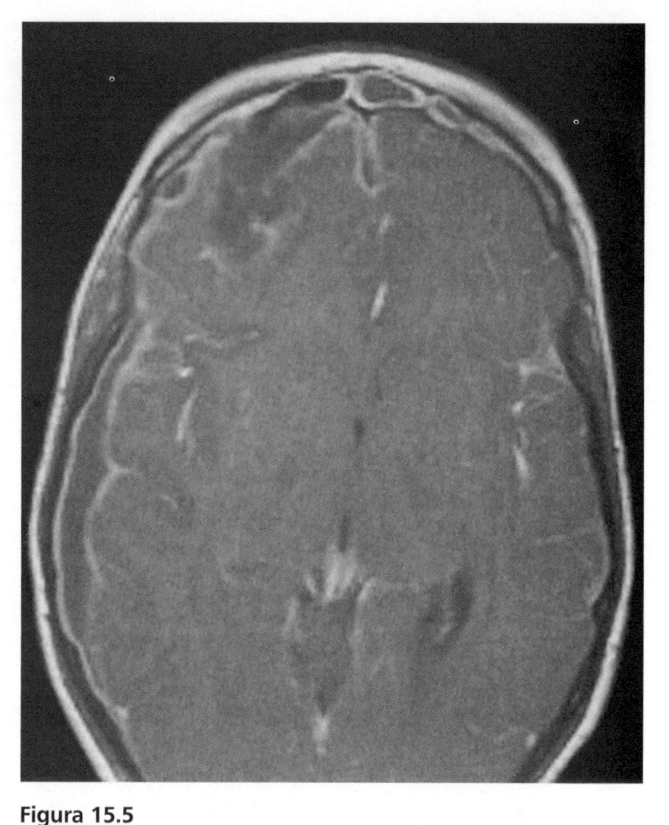

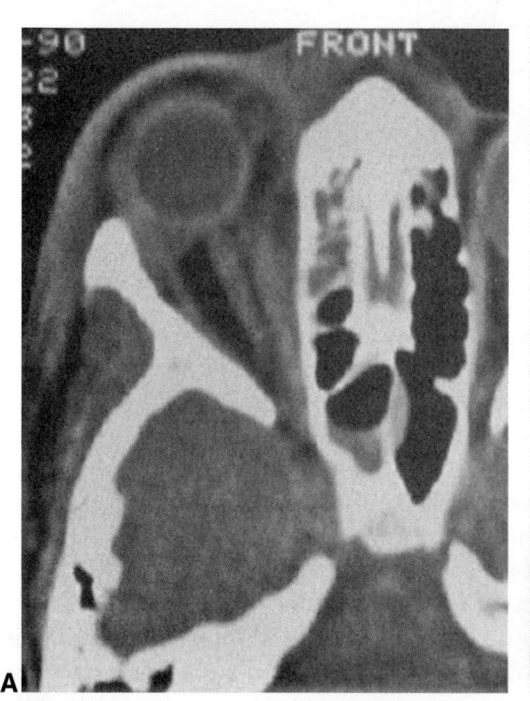

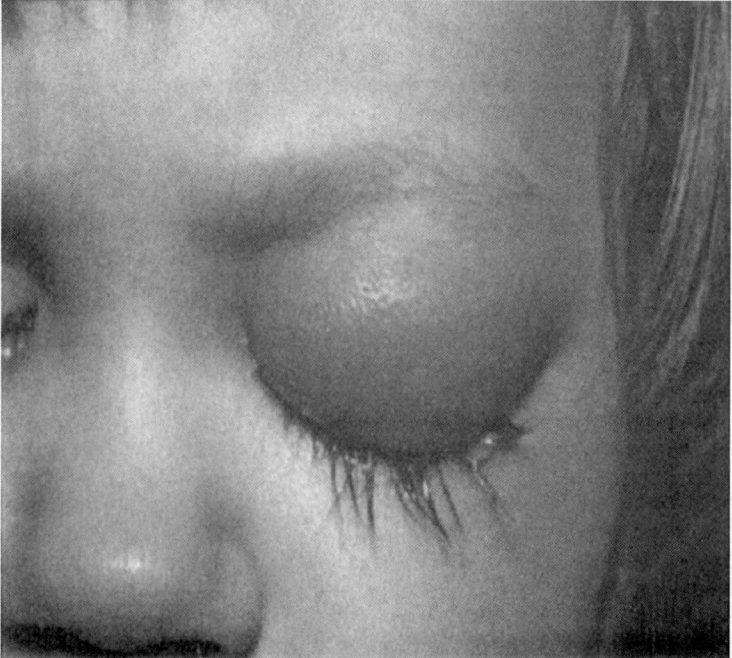

Figura 15.5
Tomografia computadorizada de paciente com sinusite frontal e abscesso epidural.

Figura 15.6
A: Imagem de ressonância magnética do mesmo paciente com sinusite frontal e abscesso epidural. **B:** Fotografia clínica do paciente. (Ver também *Prancha* em *Cores*.)

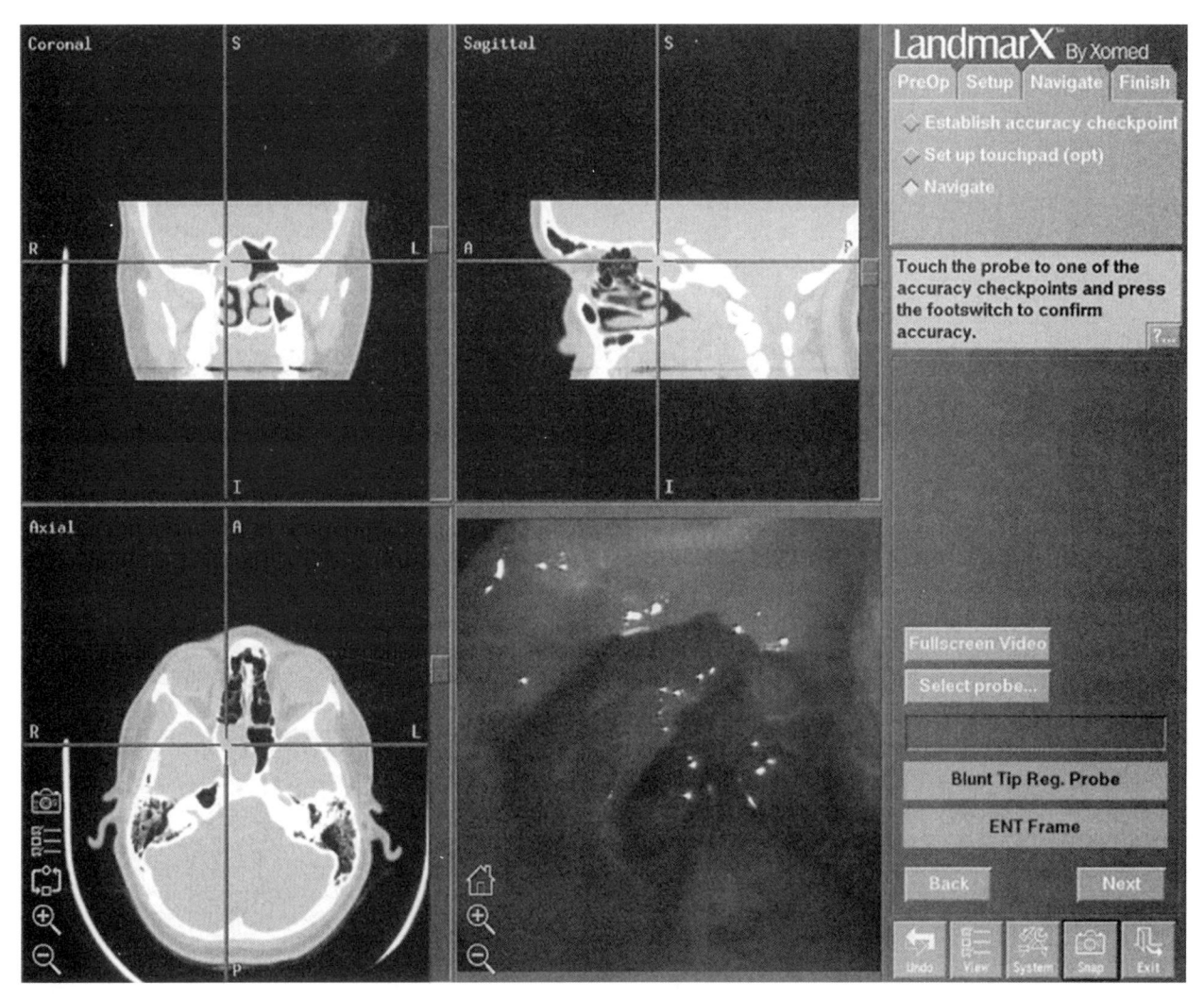

Figura 15.7
Paciente com abscesso do subperiósteo da órbita. (Ver também *Prancha* em *Cores*.)

observada nenhuma melhora depois de 24 horas de antibióticos intravenosos, ou se o estado do paciente se agravar, é feita uma TC para identificar um possível abscesso. Se for encontrado abscesso, deve ser drenado cirurgicamente. Se for percebido diminuição da acuidade visual, serão necessárias avaliação e intervenção cirúrgica imediata. Existe algum debate sobre o quanto precisa ser removido da lâmina papirácea no momento da drenagem do abscesso. Arjmand *et al.* recomendam a remoção de uma porção maior da lâmina orbital do osso etmóide para a drenagem. Manning (16) recomenda a remoção de uma parte muito menor da lâmina orbital do osso etmóide, com resultados igualmente bons. A tendência, atualmente, é que o abscesso subperióstico possa ser drenado endoscopicamente com segurança. Com a drenagem endoscópica as crianças se recuperam muito mais rapidamente, e o tempo de hospitalização é aproximadamente metade do necessário quando se usa a abordagem externa A abordagem endoscópica de uma cavidade sinusal agudamente infectada é tecnicamente mais difícil, porém é seguida de uma incidência mais baixa de complicações que na abordagem externa. O cirurgião deve decidir qual o procedimento é mais seguro e eficaz.

Uma infecção orbitária que se estende posteriormente para a cavidade sinusal é muito perigosa e pode ter seqüelas significativas (26). A maioria dos pacientes com esta complicação secundária de sinusite tem envolvimento da cavidade sinusal esfenoidal, que freqüentemente se estende para o etmóide. Os sinais e sintomas da tromboflebite do seio cavernoso são semelhantes aos mencionados da celulite orbitária, aos dos abscessos, ou dos abscessos do subperiósteo. Se for suspeitada trombose do seio cavernoso ou complicações intracranianas, estarão indicadas de emergência uma TC e uma RM com contraste. Se existir uma trombose do seio cavernoso, a TC deverá mostrar a falta de contraste em um ou em ambos os seios cavernosos. Uma antibioticoterapia intravenosa agressiva deve ser dirigida contra cocos Gram-positivos (*S. aureus*) e bacilos Gram-negativos com uma cefalosporina de 3ª geração, como a ceftriaxona. Se for envolvida a cavidade sinusal do esfenóide, deverá ser drenada através do etmóide.

Complicações Intracranianas

As complicações intracranianas incluem meningite e abscessos epidural, subdural e cerebral agudo ou crônico. As complicações intracranianas mais comuns das sinusites são os abscessos cerebrais que só são precedidos em freqüência pelas complicações orbitárias. A localização mais comum dos abscessos é a subdural, seguida de perto pelo abscesso do lobo frontal ou por uma combinação dos dois. As seqüelas intracranianas têm mais probabilidade de ocorrer em crianças maiores ou adultos, e em pacientes masculinos (25); a incidência é variável com a localização. Os abscessos cerebrais e a inflamação são mais rapidamente identificados pela RM e têm mais probabilidade de ocorrer nos lobos frontais (25). Essas localizações são particularmente silenciosas e podem ser difíceis de diagnosticar clinicamente. Muitos pacientes não apresentam sinais de aumento da pressão intracraniana. Os sinais de hipertensão intracraniana incluem bradicardia, papiledema (este poderá não estar presente, pois leva algum tempo para se desenvolver), rigidez da nuca, hipertensão, náuseas, vômitos e rebaixamento da consciência. Uma pupila dilatada é um sinal importante e sugere herniamento transtentorial. Os sintomas comuns de abscesso intracraniano consistem de febre, cefaléia, alterações comportamentais, convulsões, rigidez de nuca, sinais neurológicos focais e, ocasionalmente, fotofobia. Os pacientes com abscesso subdural são em geral observados primeiro por motivo de cefaléia contínua, elevação súbita da temperatura e líquor cerebroespinal (LCE) claro. Os pacientes com abscesso subdural apresentam-se toxemiados, com alterações mentais, cefaléia intensa, rigidez da nuca, alterações neurológicas focais, papiledema e LCE (líquor cerebroespinal) opaco com leucócitos, porém sem bactérias nem culturas positivas. Admite-se que esses abscessos representem as complicações intracranianas mais perigosas e demandem cirurgia de urgência.

Os abscessos intracranianos envolvem os mesmos patógenos que as infecções da orelha média e da sinusite aguda (*S. pneumoniae*, *H. influenzae* e *M. catarrhalis*). A sinusite crônica mostra uma incidência muito mais elevada de *S. aureus* e de estreptococos α-hemolíticos, que também devem ser cobertos. A terapêutica clínica deve incluir antibióticos que passem através da barreira hematoencefálica e cobrir as bactérias mais comumente cultivadas. Diversos regimes têm sido propostos: cefuroxima e metronidazol, cloranfenicol (75 a 100 mg/kg/dia) e oxacilina (150 a 200 mg/kg/dia).

O *Pocket Book of Pediatric Antimicrobial Therapy* recomenda que, até ser identificada a etiologia específica, seja administrada a meticilina (150 a 200 mg/kg/dia, IV a cada 6 horas), *e* aminoglicosídeo ou cefotaxima (150 a 100 mg/kg/dia, IV a cada 6 horas) *e* metronidazol (30 mg/kg/dia, IV a cada 8 horas). A duração do tratamento é individualizada.

O tratamento médico isoladamente tem mostrado sucesso variável (28). Johnson *et al.* não conseguiram a cura de um único paciente com o tratamento clínico, que consistiu mais freqüentemente de cloranfenicol (75 a 100 mg/kg/dia) e oxacilina (150 a 200 mg/kg/dia). O tratamento exclusivamente clínico medicamentoso parece ser mais apropriado no estádio "celulite" de formação do abscesso (24). Rennels *et al.* concluíram que os antibióticos tinham a maior possibilidade de sucesso quando a lesão for pequena e os sintomas forem de curta duração.

O tratamento cirúrgico tem como base a extensão e a localização da doença. A abordagem intracraniana é ditada pela localização da lesão.

PONTOS IMPORTANTES

- A sinusite crônica em crianças está sendo diagnosticada mais freqüentemente pelos pediatras, pelo clínico geral e pelos otorrinolaringologistas.
- Os sinais e sintomas variam com a idade da criança e não são diagnósticos de sinusite. Os sintomas mais comuns são descarga nasal purulenta, obstrução nasal e irritabilidade.
- O exame físico é limitado à rinoscopia anterior, em decorrência da colaboração limitada da criança e ao nariz estreito na faixa etária pediátrica.
- As radiografias simples não definem a extensão da doença e são particularmente deficientes nas cavidades sinusais etmoidais. Para definir a anatomia e a extensão do envolvimento da cavidade sinusal são necessárias TCs coronais.
- As bactérias mais freqüentemente responsáveis pela sinusite crônica em pediatria são os estreptococos α-hemolíticos, o *S. aureus*, o *S. pneumoniae*, a *M. catarrhalia* e o *H. influenzae*.
- Os antibióticos mais freqüentemente usados para a sinusite crônica são a amoxicilina/clavulanato de potássio (Clavulim) e as cefalosporinas de segunda geração.
- As modalidades cirúrgicas de questionável valor são a tonsilectomia, a punção das cavidades sinusais maxilares. A adenoidectomia está sendo mais aceita como uma terapêutica inicial. Atualmente a maioria dos investigadores admite que o tamanho da adenóide não é o único nem o principal fator determinante para uma adenoidectomia. As taxas de sucesso descritas são variáveis mas provavelmente estão em torno de 50%.
- A etmoidectomia endoscópica (anterior, ou anterior e posterior) e a antrostomia maxilar têm mostrado sucesso comprovado de acordo com a experiência de alguns autores e são 80% a 90% bem-sucedidas no controle dos sintomas da sinusite crônica.

- Com a cirurgia endoscópica das cavidades sinusais não é mais necessário um segundo tempo cirúrgico.
- As emergências na sinusite são em geral secundárias à sinusite aguda e associadas às infecções que se estendem para dentro das cavidades oribitária e intracraniana. Essas infecções são potencialmente ameaçadoras para a vida e com uma alta incidência de morbidade.
- Na sinusite crônica existem ainda aspectos não esclarecidos. A sua incidência não está definida claramente. A etiologia da sinusite é multifatorial e complica as experiências clínicas. A flora bacteriana deve ser conhecida, a fim de direcionar a terapêutica clínica medicamentosa adequada. A duração da antibioticoterapia e o papel dos antibióticos profiláticos requerem maior estudo. O papel dos anti-histamínicos e dos esteróides sistêmicos e tópicos nasais ainda não está determinado e requer maior investigação.

REFERÊNCIAS

1. Inanli S, Ozturk O, Korkmaz M, et al. The effects of topical agents of fluticasone propionate, oxymetazoline, and 3% and 0.9% sodium chloride solutions on mucociliary clearance in the therapy of acute bacterial rhinosinusitis in vivo. *Laryngoscope* 2002;112:320-325.
2. McAlister WH, Lusk RP, Muntz HR. Comparison of plain radiographs and coronal CT scans in infants and children with recurrent sinusitis [see comments]. *AJR Am J Roentgenol* 1989;153:1259-1264.
3. Lazar RH, Younis RT, Parvey LS. Comparison of plain radiographs, coronal CT, and intraoperative findings in children with chronic sinusitis. *Otolaryngol Head Neck Surg* 1992;107:29-34.
4. Bhattacharyya N, Jones DT, Hill M, et al. The diagnostic accuracy of computed tomography in pediatric chronic rhinosinusitis. *Arch Otolaryngol Head Neck Surg* 2004;130:1029-1032.
5. Barbero GJ. Gastroesophageal reflux and upper airway disease: a commentary. *Otolaryngol Clin North Am* 1996;29(1):27-38.
6. Brooks I, Gooch WM III, Jenkins SG, et al. Medical management of acute bacterial sinusitis: recommendations of a clinical advisory committee on pediatric and adult sinusitis. *Ann Otol Rhinol Laryngol Suppl* 2000;182:2-20.
7. Lusk RP, Muntz HR. Endoscopic sinus surgery in children with chronic sinusitis: a pilot study. *Laryngoscope* 1990;100:654-658.
8. Anon JB, Jacobs MR, Poole MD, et al. Antimicrobial treatment guidelines for acute bacterial rhinosinusitis. *Otolaryngol Head Neck Surg* 2004;130(Suppl 1):1-45.
9. Wald ER. Diagnosis and management of sinusitis in children [review]. *Adv Pediatr Infect Dis* 1996;12:1-20.
10. Benninger MS, Ferguson BI, Hadley JA, et al. Adult chronic rhinosinusitis: definitions, diagnosis, epidemiology, and pathophysiology. *Otolaryngol Head Neck Surg* 2003;129(Suppl 3):51-32.
11. Subramanian HN, Schechtman KB, Hamilos DL. A retrospective analysis of treatment outcomes and time to relapse after intensive medical treatment for chronic sinusitis. *Am J Rhinol* 2002;16:303-312.
12. Goldsmith AJ, Rosenfeld RM. Treatment of pediatric sinusitis. *Pediatr Clin North Am* 2003;50:413-426.
13. Ungkanont K, Damrongsak S. Effect of adenoidectomy in children with complex problems of rhinosinusitis and associated diseases. *Int J Pediatr Otorhinolaryngol* 2004;68:447-451.
14. Van Alyea OF. *Nasal sinus and anatomical and clinical considerations.* Baltimore: Williams and Wilkins Company, 1942.
15. Don DM, Yellon RE, Casselbrant ML, et al. Efficacy of a stepwise protocol that includes intravenous antibiotic therapy for the management of chronic sinusitis in children and adolescents. *Arch Otolaryngol Head Neck Surg* 2001;127:1093-1098.
16. Manning S. Surgical intervention for sinusitis in children. *Curr Allergy Asthma Rep* 2001;1:289-296.
17. Manning SC, Wasserman RL, Silver R, et al. Results of endoscopic sinus surgery in pediatric patients with chronic sinusitis and asthma. *Arch Otolaryngol Head Neck Surg* 1994;120:1142-1145.
18. Hebert RL, Bent JP3. Meta-analysis of outcomes of pediatric functional endoscopic sinus surgery. *Laryngoscope* 1998;108:796-799.
19. Chang PH, Lee LA, Huang CC, et al. Functional endoscopic sinus surgery in children using a limited approach. *Arch Otolaryngol Head Neck Surg* 2004;130:1033-1036.
20. Catalano PJ, Roffman EJ. Evaluation of middle meatal stenting after minimally invasive sinus techniques (MIST). *Otolaryngol Head Neck Surg* 2003;128:875-881.
21. Miller RS, Steward DL, Tami TA, et al. The clinical effects of hyaluronic acid ester nasal dressing (Merogel) on intranasal wound healing after functional endoscopic sinus surgery. *Otolaryngol Head Neck Surg* 2003;128:862-869.
22. Mair EA, Bolger WE, Breisch EA. Sinus and facial growth after pediatric endoscopic sinus surgery. *Arch Otolaryngol Head Neck Surg* 1995;121:547-552.
23. Carpenter KM, Graham SM, Smith RJ. Facial skeletal growth after endoscopic sinus surgery in the piglet model. *Am J Rhinol* 1997;11:211-217.
24. Bothwell MR, Piccirillo JE Lusk RP, et al. Long-term outcome of facial growth after functional endoscopic sinus surgery. *Otolaryngol Head Neck Surg* 2002;126:628-634.
25. Herrmann BW, Forsen JW Jr. Simultaneous intracranial and orbital complications of acute rhinosinusitis in children. *Int J Pediatr Otorhinolaryngol* 2004;68:619-625.
26. Cannon ML, Antonio BL, McCloskey JJ, et al. Cavernous sinus thrombosis complicating sinusitis. *Pediatr Crit Care Med* 2004;5:86-88.
27. Reynolds DJ, Kodsi SR, Rubin SE, et al. Intracranial infection associated with preseptal and orbital cellulitis in the pediatric patient. *J AAPOS* 2003;7:413-417.
28. Heran NS, Steinbok P, Cochrane DD. Conservative neurosurgical management of intracranial epidural abscesses in children. *Neurosurgery* 2003;53:893-897.

CAPÍTULO 16

Doenças das Glândulas Salivares em Crianças

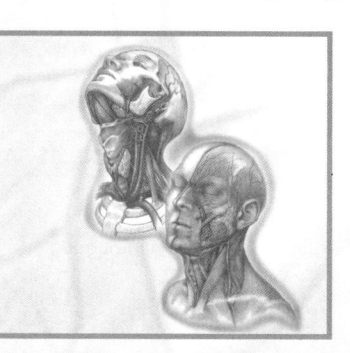

Karen B. Zur ▪ Charles M. Myer III

As doenças salivares pediátricas, tanto as benignas quanto as malignas, não são tão prevalentes quanto as da população adulta. As doenças não-neoplásicas englobam inflamações agudas e crônicas (bacterianas e virais), cistos, doenças granulomatosas, síndrome de Sjögren, sialolitíase e sialorréia (que é predominantemente um fenômeno pediátrico). As doenças neoplásicas são subcategorizadas em mesenquimais *versus* epiteliais e classificadas ainda como benignas ou malignas. Esta miscelânea de doenças afeta predominantemente as parótidas e submandibulares, mas pode afetar também as glândulas salivares menores.

A avaliação da patologia das glândulas salivares de crianças é a mesma feita para a população adulta, com ênfase em uma história e um exame físico cuidadosos. Cada um dos tópicos discutidos neste capítulo trata das ferramentas diagnósticas específicas para ajudar na avaliação, bem como das intervenções médicas ou cirúrgicas, ou ambas, atualmente recomendadas.

CONDIÇÕES INFLAMATÓRIAS

As doenças salivares pediátricas mais comuns são as inflamações agudas e crônicas das glândulas salivares maiores e menores (Tabela 16.1).

Sialadenite Aguda

Sialadenite Bacteriana Aguda

A sialadenite aguda, como seu nome indica, é uma inflamação aguda da glândula afetada, caracterizada por sensibilidade, dor localizada e edema sobrejacente. Ocasionalmente, pode ser observada uma drenagem purulenta proveniente do ducto da glândula envolvida. A estase salivar, por causa da redução de produção de saliva ou da obstrução do ducto, aumenta o risco de sialadenite. Condições como sialolitíase, estreitamento ductal, trauma, sialectasia congênita, doenças auto-imunes e desidratação contribuem para a estase. A glândula parótida, em razão de sua composição serosa (e por isso menos bacteriostática), é mais suscetível à sialadenite supurativa aguda do que a glândula mucinosa submandibular. Durante a última década, o uso de antibióticos, juntamente com a hidratação e o tratamento eletrolítico, quase eliminou o desenvolvimento da parotidite supurativa aguda fulminante em pacientes cirúrgicos hospitalizados. Os microorganismos predominantes incluem bactérias aeróbias e anaeróbias. Os aeróbios comuns incluem *Staphylococcus aureus* e *Haemophilus influenzae,* enquanto que os anaeróbios predominantes são bacilos Gram-negativos e as espécies *Peptostreptococcus* (1).

O tratamento é o mesmo usado para a população adulta. As medidas locais para aumentar o fluxo salivar, como a massagem glandular, os sialagogos, o calor local e a hidratação, complementam o uso dos antibióticos sistêmicos. A escolha inicial do antimicrobiano deve incluir um agente antiestafilocócico penicilinase-resistente que pode ser ajustado se nenhuma melhora clínica for observada dentro de vários dias ou com base nos resultados das culturas.

Os episódios de sialadenite aguda recorrente em crianças freqüentemente cessam na puberdade (2). Uma abordagem conservadora entre os episódios consiste em dilatação intermitente dos ductos para evitar estreitamentos. Nesses pacientes deve ser feita uma sialografia para excluir estreitamento do ducto ou alterações na arquitetura da glândula. Se forem observadas alterações crônicas, deve ser executada a exérese da glândula salivar. Quando é envolvida a glândula submandibular, é recomendada a excisão da glândula. Quando é envolvida a parótida, o processo de tomada de decisão é complicado pelo nervo facial. Têm sido descritas várias alternativas cirúrgicas com sucesso limitado (3). A abordagem mais eficaz e confiável é a parotidectomia total com preservação do nervo facial. Uma parotidectomia superficial isolada aumenta o risco de infecções recorrentes por causa da possível formação de sialocele.

TABELA 16.1
DOENÇAS DAS GLÂNDULAS SALIVARES: DIAGNÓSTICO E TRATAMENTO

Doença	Aspecto	Tratamento
Sialadenite bacteriana aguda	Início agudo; pré-púbere; saliva purulenta no ducto; inflamação difusa e sensibilidade	Hidratação; sialagogos; massagem; antibióticos
Sialadenite neonatal	Massa eritematosa, quente e sensível no neonato; pus pela expressão do ducto; *S. aureus* e *Pseudomonas aeruginosa* mais comuns	Hidratação; antibióticos; evitar manipulação da glândula; se não responder aos antibióticos, incisão e drenagem
Viral	Início agudo; semelhante à sialadenite bacteriana, porém sem pus	Sintomático
Sialectasia crônica	Aumento unilateral, difuso, intermitente, relacionado com o ato de comer	Para a exacerbação aguda, antibióticos; dilatação ductal e incisão; se refratário, parotidectomia
Sialolitíase	Rara na população pediátrica; dor e tumefação unilateral relacionadas com o ato de comer	Sialagogos; remoção de cálculos; considere litotripsia por choque de onda eletromagnética
Cistos	Na maioria observados na glândula sublingual (rânula)	Marsupialização ou excisão
Lesões granulomatosas	Aumento crônico; nodularidades	Tratar a doença subjacente
Síndrome de Sjögren	Aumento bilateral e simétrico das glândulas; xerostomia; incomum em crianças; pode ocorrer em associação com outras doenças auto-imunes	Sintomático; acompanhamento a longo prazo
Sialorréia	Anormal em crianças com mais de 4 anos; perturbação neurológica ou mental	Fisioterapia; anticolinérgicos/anti-histamínicos; cirúrgico; em alguns casos, neurotoxina botulínica A (BOTOX)

Sialadenite Neonatal

As infecções da parótida e das glândulas submandibulares são raras, porém crescentemente reconhecidas no neonato prematuro. O diagnóstico é clínico e confirmado pela presença de uma massa quente, eritematosa e sensível que, pela expressão do ducto da glândula, dá saída a um líquido purulento.

A sialadenite supurativa aguda da primeira infância é considerada como conseqüente à redução do fluxo salivar, imaturidade imunológica e presença de bactérias na cavidade oral desses neonatos (4). Desidratação, alimentação prolongada por tubo orogástrico e anomalias congênitas do assoalho da boca têm sido também associadas à sialadenite no neonato (4).

Os patógenos mais comumente identificados são *Staphylococcus aureus* e *Pseudomonas aeruginosa*. O tratamento é semelhante ao da sialadenite aguda na criança e no adulto. A hidratação e a terapia antimicrobiana devem induzir a uma resposta dentro de 48 a 72 horas. Diferentemente do que é prática no paciente adulto, na criança pré-termo é importante evitar a manipulação da glândula para reduzir o risco de septicemia (4). Se não for notada melhora satisfatória com essas medidas, é recomendada a incisão e a drenagem. As recidivas são incomuns.

O diagnóstico diferencial da inflamação unilateral da glândula neste grupo etário inclui a necrose adiposa submandibular, o linfangioma infectado e a linfadenite cervical. Para confirmar o diagnóstico, pode ser feita a ultra-sonografia, mas ela não é indicada de rotina.

Sialadenite Viral

Caxumba

A condição inflamatória que mais comumente afeta a glândula parótida é a caxumba. A caxumba é causada pelo paramixovírus, que tem um período de 2 a 3 semanas de incubação e conhecida capacidade de inflamar as gônadas, as meninges e também o pâncreas. A caxumba é mais comumente observada no inverno e na primavera. O período contagioso ocorre 2 a 3 dias antes do desenvolvimento do aumento da glândula, com um pródromo caracterizado por mal-estar, febre, calafrios, anorexia e dor de garganta.

Os sinais clínicos são semelhantes aos devidos à sialadenite bacteriana, porém sem a presença de pus no orifício do ducto. O tratamento é sintomático.

Doença da Glândula Salivar no Paciente com HIV

Em crianças, as manifestações orais são uma das indicações clínicas mais precoces da presença e da progressão da infecção pelo vírus da imunodeficiência humana (HIV) (5). Nos Estados Unidos, foi estimado que

4% das crianças infectadas pelo HIV apresentam doença das glândulas salivares (6). Nesses pacientes pediátricos, a doença da glândula salivar pode se manifestar como aumento, xerostomia ou ambos.

O aumento da glândula salivar é mais comumente observado nas parótidas, seguido pelas sublinguais e submandibulares (7). É caracterizado por um crescimento gradual que causa assimetria facial. O aumento das parótidas tem mostrado associação com linfadenopatia generalizada e com pneumonite intersticial linfóide (PIL), que incide entre as idades de 4 meses e 4,5 anos (5). São abundantes as teorias sobre os cistos linfoepiteliais observados nesta afecção. Uma delas postula uma relação com a infiltração de linfócitos T CD8+ na glândula (5). Os cistos linfoepiteliais são causados pela obstrução dos ductos salivares pelos linfonodos que são aprisionados durante o desenvolvimento da glândula parótida. Essas lesões linfoepiteliais benignas (LLBs) são observadas inicialmente como um inchaço progressivo indolor da parótida, sendo bilaterais em até 20% dos casos (8). Na população com HIV, elas são bilaterais em 80% dos casos. Os pseudocistos da parótida são secundários à inflamação viral e freqüentemente representam a manifestação inicial da infecção pelo HIV. Em toda criança com cisto da parótida devem ser feitos testes para HIV (8).

As opções de tratamento devem ser individualizadas ao paciente, com a consideração dos riscos e benefícios das intervenções propostas. A maioria dos cistos linfoepiteliais deverá regredir com a terapia anti-retroviral (5). A intervenção cirúrgica só é apropriada nos casos graves de disfunção salivar ou de desfiguramento. A abordagem é a aspiração do cisto, a excisão parcial da glândula ou a escleroterapia pela doxiciclina (5). A escleroterapia pode ser útil para evitar o crescimento do cisto em 75% dos casos e para a regressão em apenas 25% dos casos (8).

A modalidade diagnóstica de escolha nos pacientes com HIV com aumento da glândula salivar é a tomografia computadorizada (TC) ou a ressonância magnética (RM). O uso da ultra-sonografia na avaliação do aumento da glândula salivar nesta população tem sido proposto como uma alternativa para a imagem convencional e na triagem para malignidade (no linfoma, que se mostra sólido). Uma vez excluída a malignidade, o tratamento do aumento da glândula salivar nos pacientes com HIV é o de observação vigilante (5).

Vírus Epstein-Barr (EBV)

A infecção pelo vírus Epstein-Barr (EBV) é uma causa conhecida de mononucleose, que é transmitida pela saliva. Ele tem sido também implicado na patogenia de certos tipos de tumores das glândulas salivares nos pacientes adultos, porém não nos pacientes pediátricos (9).

A adenopatia da mononucleose pode envolver os linfonodos periparotídeos e perissubmandibulares.

Inflamação Crônica

A patogenia do espectro da doença inflamatória salivar crônica também mudou com a interação entre sialadenite, sialectasia e sialolitíase. Na sialadenite inflamatória crônica existe também um grupo heterogêneo de distúrbios, que incluem as doenças granulomatosas específicas e inespecíficas.

Sialectasia Crônica

A inflamação crônica das glândulas salivares pode induzir dilatação ductal, estase salivar crônica, infecções ascendentes e destruição parenquimatosa. Mais comum em adultos com uma história de sialadenite recorrente da infância, sialolitíase e estreitamentos ou estenoses. A apresentação é unilateral, com aumento difuso da glândula envolvida e tumefação relacionada com o ato de comer. A sialografia pode identificar um estreitamento com dilatação ductal proximal. O tratamento consiste em um espectro de terapias que inclui dilatação ductal ou incisão do ducto (se o estreitamento for distal). No caso de sialectasia da parótida a terapia conservadora é menos eficaz. Nesta situação, será necessária uma parotidectomia com preservação do nervo facial.

Em razão da morbidade associada à dissecção do nervo facial em um campo inflamado, têm sido postulados modos alternativos de terapia. Foi postulado o uso da toxina botulínica A para modular a estimulação parassimpática e reduzir o fluxo salivar (10). A teoria é que a quimiodesnervação induz a atrofia dos ácinos da glândula parótida.

Sialolitíase

As causas mais comuns de patologia das glândulas salivares são as inflamações aguda e crônica (11). Entre estas, a sialolitíase é um raro distúrbio observado na população pediátrica. O local mais comum de formação de cálculos são as glândulas submandibulares, seguidas em freqüência pela glândula parótida. As glândulas sublinguais e as salivares menores são raramente afetadas (12). Fatores fisiológicos, como pH alcalino, concentração alta de cálcio e conteúdo de mucina da saliva contribuem para a formação de cálculos. Além disso, tem sido especulado que a tortuosidade do canal de Wharton com passagem de secreções contra a gravidade pode promover estase e cálculo (12).

Relativamente poucos casos de formação de cálculos em glândulas salivares de crianças têm sido relatados na literatura. Em uma revisão feita em 1995, no total, foram citados 86 casos (12). Os sintomas de apresentação mais comuns incluíram inchaço unilateral intermitente da glândula afetada com dor ipsilateral, relacionados com o ato de comer.

Quando é suspeitada uma obstrução, a radiografia é 90% sensível. No passado, eram usados os filmes panorâmico e ântero-posterior; entretanto, por causa da sobreposição óssea do esqueleto facial, esses estudos não são eficazes para identificar cálculos. Para identificar sialólitos opacos, as cintigrafias TC axiais são úteis. A maioria dos cálculos pode ser encontrada ao longo do percurso dos ductos (de Stenson ou de Wharton) (12) com rara ocorrência de cálculos intraparenquimatosos. Os sialólitos não-opacos podem ser diagnosticados pela ultra-sonografia e, em particular, pela ultra-sonografia com Doppler colorido (11).

A fisiopatologia subjacente que causa a formação de cálculos é a estase secundária à obstrução do ducto, à redução de produção de saliva, ou ao efeito colateral da farmacoterapia. A etiologia mais comum da obstrução crônica do ducto é o tampão de muco com deposição de sais de cálcio. A mordida acidental do ducto de Stenson também pode contribuir para o estreitamento desse ducto e estase. O decréscimo da produção de saliva em virtude de uma doença auto-imune é menos comumente encontrado na população pediátrica.

A finalidade do tratamento da sialolitíase é restaurar a estrutura parenquimatosa normal da glândula e permitir sua recuperação funcional a longo prazo (11). Um modo conservador de terapia, e na maioria das vezes eficaz, consiste na estimulação da produção de saliva ensinando a criança a sugar sialagogos ácidos. Em crianças, tem sido relatado que, com este recurso, os cálculos submandibulares são expulsos do ducto de modo espontâneo. A eliminação espontânea dos cálculos da parótida é menos provável por causa da passagem do ducto de Stenson através do músculo bucinador (11).

Se o tratamento conservador falhar, os modos alternativos incluem dilatação do ducto, sialolitotomia ou sialadenectomia. Esta última deve ser indicada se o cálculo estiver localizado no terço posterior da glândula ou quando o dano ao parênquima resulta em uma glândula não-funcional. Para avaliar esta possibilidade, devem ser usadas imagens radiográficas que incluam sialografia, cintigrafia, ultra-sonografia e RM.

Por causa da morbidade potencial da sialolitotomia e da sialadenectomia, recentemente foi proposto um modo menos invasivo. A litotripsia extracorpórea por choque de onda eletromagnética (LECOE) melhorou a abordagem não-cirúrgica ao tratamento de cálculo das glândulas salivares (11). Em seu relato de sete pacientes tratados com LECOE não-invasiva, Ottaviani *et al.* relataram desintegração total do cálculo em 71% dos pacientes e desintegração parcial em 29%. A terapia LECOE é instituída depois da resolução do estado inflamatório agudo por antibióticos e agentes antiinflamatórios. Em todos os pacientes que foram estudados, foi observado alívio dos sintomas. Depois de uma média de cinco sessões, todos, com exceção de um caso, tiveram uma completa recuperação funcional da glândula, conforme observada na cintigrafia (11).

Cistos

Os cistos de retenção de muco são revestidos de epitélio que resulta da obstrução do ducto. Em sua maioria vistos na glândula sublingual e se apresentando como rânula, esses cistos verdadeiros envolvem as glândulas salivares menores. Uma rânula, que representa um extravasamento de mucina, se estende para baixo do músculo miloióideo e pode ser observada no início como uma massa cervical ou intra-oral ou ambas. O tratamento é por marsupialização ou por excisão (3).

Lesões Granulomatosas

Um aumento crônico das glândulas salivares pode ser em razão da inflamação granulomatosa que resulta em nodularidades da glândula, as quais devem ser diferenciadas das neoplasias. Este aspecto tem sido relatado em casos de tuberculose, sarcoidose, histoplasmose, tularemia, doença da arranhadura do gato e toxoplasmose (3).

NEOPLASIAS DAS GLÂNDULAS SALIVARES

As neoplasias com origem nas glândulas salivares são relativamente incomuns na população pediátrica. Representam 8% de todos os tumores pediátricos de cabeça e pescoço, sendo o 4º mais freqüente depois das neoplasias da nasofaringe, da pele e da tireóide (13). O tipo histológico dos tumores observados na população pediátrica *versus* adulta é o mesmo; entretanto, a incidência da ocorrência de cada subtipo é diferente nesses grupos. Aproximadamente 15% a 25% de todos os tumores das glândulas salivares em adultos são malignos, enquanto que na população pediátrica esta incidência é mais elevada, aproximando-se de 50% quando são excluídas as neoplasias vasculares (13). Quando são incluídos os tumores vasculares nessas estatísticas, aproximadamente 35% das lesões das glândulas salivares em crianças são malignas. Assim, uma massa sólida identificada em uma criança tem uma probabilidade 2,5 vezes maior de malignidade em comparação com uma massa sólida identificada no adulto.

As neoplasias das glândulas salivares podem ser classificadas em tumores benignos (incluindo as lesões vasculares) e malignos. Esses últimos, com base na histologia, são subclassificados em malignidades de baixo grau e de alto grau.

Tumores Mesenquimais

Os tumores benignos das glândulas salivares podem ser de origem não-epitelial ou epitelial. As lesões mesenquimais incluem hemangiomas (73,5% dos tumores não-epiteliais), malformações vasculares linfáticas (18,5%), tumores neurogênicos (4,2%), lipomas (1,5%), e as lesões mais raras, xantomas e fibromas (14).

Os hemangiomas respondem por aproximadamente 50% a 60% das neoplasias observadas na população pediátrica (15). Essas lesões são não-encapsuladas, freqüentemente infiltrantes, compostas de massas sólidas de células e de múltiplos capilares anastomosantes que substituem a estrutura acinar da glândula, não afetando as estruturas ductais nem o nervo facial. Têm um aspecto esponjoso e lobulado, de cor azul-púrpura. A distribuição dos hemangiomas entre as várias glândulas salivares é conforme segue: 80% ocorrem na parótida, 18% nas glândulas submandibulares e 2% nas glândulas salivares menores (15). Dois tipos de hemangiomas são encontrados: a forma capilar, presente ao nascer, cresce rapidamente e muitas vezes regride por volta de 1 ano de idade; a forma cavernosa, que aparece na criança maior, é mais agressiva, tem tendência a sangrar e deformar. Este subtipo de hemangioma é mais difícil de tratar.

Os hemangiomas capilares são mais comumente encontrados em meninas, ao nascer ou no decorrer dos primeiros meses de vida. O diagnóstico clínico é a regra, e a evolução para a resolução é quase previsível (não obstante controvertida) com o tratamento conservador. Os hemangiomas cavernosos são observados inicialmente mais tarde na vida.

O diagnóstico dos hemangiomas salivares, na maioria das vezes, é baseado no exame físico. Os hemangiomas que envolvem as glândulas salivares, especificamente a área da parótida, podem ser muito deformantes. Eles geralmente estão confinados à região intracapsular e podem estender-se para a pele sobrejacente. Para diferenciar entre esta lesão vascular e uma massa cística, a imagem ultra-sonográfica poderá ser útil, porém ela não pode definir a extensão da lesão. Nos casos incomuns, deve ser feita uma RM; esta modalidade radiográfica é diagnóstica e pode ajudar a definir os limites da massa.

O tratamento dos hemangiomas não será necessário se a massa for pequena e não estiver envolvendo órgãos vitais nem afetando suas funções. De modo geral, ocorre involução espontânea nas idades de 4 a 6 anos. Em certos casos, uma tentativa de prednisona, 3 a 5 mg/kg/dia durante várias semanas, pode servir como um curso eficaz inicial de tratamento (15). Não existe um protocolo de tratamento, porém um recente estudo examinando 1.109 casos de hemangiomas cutâneos (incluindo lesões da cabeça e do pescoço) sugeriu que os corticosteróides sistêmicos são eficazes em 36% dos pacientes, independente da dosagem, do agente farmacológico e da duração da terapia (variando de 7 semanas com o regime convencional de prednisolona até 35 dias de altas doses de metilprednisolona). Segundo este relato, a dimensão da lesão e a idade no início do tratamento são fatores importantes que afetam a resposta à terapia. Além disso, os autores citaram uma taxa de 21% de rebote no crescimento depois da interrupção da terapia sistêmica (16). É importante reconhecer que a corticoterapia sistêmica a longo prazo não é benigna. A eficácia da terapia deve ser questionada se não for observada nenhuma resposta dentro de várias semanas, já que as complicações sistêmicas são bem conhecidas.

Nos pacientes jovens com hemangiomas, as indicações para a intervenção cirúrgica são o aumento do tumor, o crescimento rápido do tumor, a falta de involução do tumor e a hemorragia dentro das lesões.

As malformações vasculares linfáticas representam o tipo do segundo tumor benigno mais comum das glândulas salivares. Essas malformações linfáticas não substituem o parênquima glandular normal que é observado nos hemangiomas; ao contrário disso, nas adjacências dos vasos linfáticos dilatados é encontrado tecido glandular salivar normal. Os linfangiomas, do mesmo modo que os hemangiomas, são lesões moles, difusas, não-isoladas que se distendem na posição para baixo e tornam-se abauladas e compressíveis na posição para cima. Estão presentes ao nascer, com cerca de 50% a 60% dos tumores se manifestando antes dos 12 meses de idade e 90% antes dos 24 meses. Ocasionalmente, pode ocorrer um rápido aumento depois de trauma, de infecção ou de hemorragia espontânea no cisto. Os subtipos histológicos são as malformações venosas e linfáticas macrocísticas, microcísticas e mistas.

O diagnóstico radiológico é definitivo com a TC ou com o clássico sinal de níveis hidroaéreos observados na RM. Esses exames podem delinear a extensão da lesão e o envolvimento dos órgãos circundantes. Os higromas císticos, diferentemente dos hemangiomas, requerem excisão cirúrgica, porque as lesões não regridem espontaneamente. O momento da intervenção não está claramente estabelecido. Intuitivamente, se for observado comprometimento das vias aéreas, deve ser executada intervenção urgente. De outro modo, a excisão poderá ser planejada em uma base de rotina, porém não deve ser adiada para mais tarde do que alguns anos de idade devido ao risco de infecção crônica e inflamação da massa, especialmente se de origem da parótida, que poderá lesar o nervo facial.

A injeção de agentes esclerosantes tem sido proposta, juntamente com o uso de radioterapia e tratamento eletromagnético; entretanto, essas alternativas de tratamento têm sido usadas sem sucesso expressivo e com o risco de morbidade significativa (17) (Tabela 16.2). Relatos mais recentes sobre o uso de injeções intralesionais de OK-432 no tratamento de malformações vasculares linfáticas macrocísticas da cabeça e do pescoço mostram alguma resposta depois de 1 ou 2 injeções. OK-432 não foi aprovado para uso nos Estados Unidos pelo Food and Drug Administration e é usado experimentalmente em instituições selecionadas naquele país.

Tumores Mesenquimatosos Malignos

O sarcoma mais comum em crianças é o rabdomiossarcoma, ocorrendo mais comumente na nasofaringe e na órbita (18). Sua ocorrência tem sido relatada em 2,1% a 3,5% dos tumores malignos das glândulas salivares em crianças (18,19). Em geral, a glândula parótida é envolvida secundariamente em casos de doenças avançadas e raramente é observado como um tumor primário dessa glândula

Os clássicos achados histológicos no rabdomiossarcoma incluem as "pequenas células redondas azuis" com um escasso citoplasma e com núcleo de aparência primitiva (20). Os achados radiográficos na TC demonstram atenuação heterogênea e isoatenuação em relação ao músculo. Os sinais na RM revelam tipicamente uma massa heterogênea com margens mal-definidas, isointensas com relação ao músculo, que se impregnam difusamente pela administração de contraste (20).

O diagnóstico dos rabdomiossarcomas é confirmado pela aspiração de agulha fina, biópsia incisional ou ambas. A terapia definitiva inclui uma combinação de intervenções em ordem variável, com base nos protocolos de tratamento. A abordagem cirúrgica consiste em sialadenectomia, ampla ressecção local do tecido envolvido (mandíbula, pele, músculo) e limitada dissecção do linfonodo, quando indicada (19). Existem protocolos de radioterapia e de quimioterapia, que devem ser baseados nas práticas locais. Incluem radioterapia e quimioterapia adjuvantes, quimioterapia de indução seguida por cirurgia e radiação pós-operatória e quimioterapia adicional, e quimioterapia de indução com quimioterapia adicional pós-operatória (19) (Tabela 16.3).

Tumores Sólidos das Glândulas Salivares

Neoplasias Epiteliais

Depois de excluir os tumores mesenquimais clinicamente evidentes, as massas sólidas das glândulas salivares são difíceis de avaliar em crianças (15). De modo geral, a história, os sinais físicos, os exames radiológicos, os testes cutâneos, os resultados serológicos e os achados da biópsia por agulha fina podem sugerir um processo mórbido, porém a certeza diagnóstica é quase sempre alcançada depois da excisão do tumor (15). Foi observado que, com relação às neoplasias salivares pediátricas, quanto mais alta ou maior é a glândula, maior a probabilidade de malignidade. Esta relação é inversa quando comparada com o que é conhecido na população adulta (13,20). A localização predominante para os tumores salivares é a glândula parótida (65,8%) e a maioria desses tumores é maligna (80%) (13).

Nos pacientes com tumores neoplásicos das glândulas salivares, a apresentação mais comumente observada é uma lesão em massa. Em uma série de tumores pediátricos da parótida relatados pela Massachusetts Eye and Ear Infirmary, 89% das neoplasias foram observadas no ângulo da mandíbula; nenhuma dessas estava acompanhada de adenopatia cervical (15).

A avaliação de uma massa solitária da glândula salivar deve incluir uma história e um exame físico detalhados. No presente capítulo, o estudo é focado na glândula parótida porque, na criança, é o local mais provável de envolvimento do tumor. Em muitos casos,

TABELA 16.2

NEOPLASIAS BENIGNAS DAS GLÂNDULAS SALIVARES: DIAGNÓSTICO E TRATAMENTO

Histologia	Aspecto	Tratamento
Origem mesenquimal		
Hemangiomas	74% dos tumores mesenquimais; presente ao nascer	Observação; se sintomáticos, esteróides; para as complicações, excisão cirúrgica
Malformações vasculares linfáticas	19%; maioria observada na idade de 24 meses; distensível em posição baixa	Excisão cirúrgica; agentes esclerosantes – não geralmente aceito
Origem epitelial		
Adenoma pleomórfico (misto)	Crescimento lento, indolente, livremente móvel	Parotidectomia com preservação do nervo facial
Tumor de Warthin	Parótida; unilateral, massa indolente multifocal, às vezes cístico	Parotidectomia com preservação do nervo facial
Oncocitoma	Rico em mitocôndrias	Excisão cirúrgica
Adenoma monomórfico	Raro; crescimento lento	Excisão cirúrgica

TABELA 16.3
NEOPLASIAS MALIGNAS DAS GLÂNDULAS SALIVARES: DIAGNÓSTICO E TRATAMENTO

Histologia	Aspecto	Tratamento
Origem mesenquimal		
Rabdomiossarcoma	Sarcoma mais comum em crianças; "pequenas células azuis"; parótida envolvida secundariamente	Combinação de cirurgia, radiação e quimioterapia em qualquer ordem
Origem epitelial		
Carcinoma mucoepidermóide (CME)	Maioria das malignidades das glândulas salivares; cístico ou sólido; baixo, intermediário, alto grau	Ampla excisão local ou parotidectomia total com preservação do nervo facial; sem clara indicação para dissecção eletiva do pescoço; dissecção modificada do pescoço para os linfonodos clínicos; nenhum protocolo para radiação ou quimioterapia pós-operatória
Carcinoma de células acinares	Segunda malignidade mais comum; 90% de sobrevida em 5 anos com a terapia combinada	Excisão local ampla com preservação do nervo facial; relatada quimioterapia adjuvante; possível radiação pós-operatória
Adenocarcinoma	Massa sólida	Excisão local ampla com preservação do nervo facial; relatada quimioterapia adjuvante
Carcinoma indiferenciado	Mau prognóstico	Parotidectomia com preservação do nervo facial, exceto quando obviamente envolvido
Carcinoma cístico adenóide	Raro em crianças; neurotrófico	Ampla excisão local; considere ressecção/biopsia do nervo facial se sugestiva; quimioterapia
Carcinoma de células escamosas	Extremamente raro em crianças	Ampla excisão local; considere possível taxa de propagação para os linfonodos mais alta do que em adultos
Carcinoma ex-pleomórfico	Extremamente raro em crianças	Ampla excisão local com preservação do nervo facial se possível

as técnicas de imagens radiográficas podem proporcionar um alto grau de especificidade que pode ser usado para orientar a terapia e para planejar a abordagem cirúrgica. Os méritos de cada modalidade diagnóstica são descritos em cada entidade patológica descrita. De modo geral, pode ser usada a ultra-sonografia para avaliar o tamanho da glândula parótida, distinguir entre doença difusa e focal, avaliar a vascularização e as estruturas vasculares adjacentes, distinguir entre lesões císticas e sólidas, e guiar a aspiração por agulha fina.

Contudo, a TC contrastada e a RM proporcionam informação diagnóstica mais precisa. Na maioria das doenças pediátricas da parótida, especialmente quando é suspeitada uma condição inflamatória, a modalidade de escolha é a TC. Esta é capaz de detectar depósitos de cálcio com uma sensibilidade 10 vezes maior que a das radiografias simples. As calcificações solitárias ou múltiplas indicam geralmente a presença de sialadenite crônica. Se for observada calcificação dentro do parênquima da glândula, porém não dentro de uma massa, a condição mais provável é um processo inflamatório crônico. Se, ao contrário, a calcificação estiver dentro de uma massa da glândula salivar, a lesão é mais comumente um adenoma pleomórfico (21).

Nas situações em que é encontrada uma neuropatia craniana (especificamente, envolvendo o nervo facial) ou uma massa não-palpável é útil à RM. Esta modalidade mostra, muitas vezes mais nitidamente do que a TC, as margens de uma glândula salivar. Existe controvérsia sobre as indicações para o uso da TC *versus* da RM nas massas salivares (21).

Na avaliação das massas salivares solitárias, depois da avaliação radiográfica, é necessário o exame citológico para distinguir entre um tumor e uma inflamação e reconhecer se um tumor é maligno ou benigno. A sensibilidade na detecção da presença de um tumor na glândula salivar pelo uso da aspiração por agulha fina (AAF) é considerada como sendo de 92% (22). A sensibilidade para determinar se o tumor é maligno é entre 84% e 88%, enquanto que a especificidade de malignidade situa-se entre 95% e 100%. Os relatos sobre a realização de AAF em crianças são encorajadores, citando um mínimo de desconforto e nenhuma necessidade de anestesia geral (22). Diferentemente de certos casos depois de biópsias abertas de lesões malignas do pescoço, a realização de uma AAF não traz o risco de disseminação do tumor e não potencializa dificuldades na ressecção subseqüente, nem facilita a fistulização do tumor através da pele e na recorrência precoce do mesmo na incisão (23).

Pelos motivos mencionados, a recomendação aceita é fazer a AAF para a verificação citológica e a classificação, a fim de permitir a radiação pré-operatória em certos tipos de neoplasias (p. ex., rabdomiossarcomas). Nos casos em que a biopsia de aspiração for inconclusiva, o procedimento mínimo para o diagnóstico e o tratamento de uma massa solitária deve ser uma parotidectomia superficial (ou excisão da glândula submandibular) com preservação do nervo facial. Como as malignidades de alto grau são extremamente incomuns em crianças, a preservação do nervo facial deve ser a regra, salvo se estiver envolvido no tumor. Com isso em mente, os pais devem ser sempre esclarecidos sobre os riscos de lesão do nervo facial e sobre a necessidade do sacrifício no caso de um achado intra-operatório sugerir um alto grau de malignidade.

Tumores Benignos

As neoplasias salivares benignas de origem epitelial incluem adenoma pleomórfico (misto), tumor de Warthin, oncocitoma e adenoma (ver Tabela 16.2). O tumor benigno misto é a massa tumoral sólida mais comumente observada em crianças (15) e, entre as lesões benignas, é o tipo histológico mais comum (13).

Os adenomas pleomórficos compreendem uma mistura heterogênea de componentes de tecido epitelial e conectivo que são bem encapsulados, com ocasional interdigitação para o parênquima circunjacente. As lesões têm crescimento lento, são indolores, livremente móveis, e não envolvem os nervos faciais. Os locais de origem mais comuns são a cauda da parótida e o palato duro.

A imagem de um tumor misto mostra o aspecto de uma massa benigna. Nas TCs, as margens estão bem definidas, e a massa não se impregna. Os grandes tumores tendem a lobular, adquirindo um aspecto característico tanto na TC quanto na RM. Na TC, a lobulação se mostra como um conglomerado de massas, enquanto que na RM confirma-se como uma massa única. As calcificações dentro da massa são altamente características deste tumor.

O tumor de Warthin (cistadenoma linfomatoso papilar) é o próximo tumor benigno mais comum das glândulas salivares maiores, sendo encontrado somente na glândula parótida (20). Sua manifestação mais comum é de uma massa unilateral multifocal e indolor, que muitas vezes é cística. Histologicamente, esses tumores consistem em uma dupla camada de oncócitos ricos em mitocôndrias que repousam em um denso estroma linfóide revestindo as projeções papilares. Na TC e na RM, os tumores de Warthin são lesões císticas ou sólidas, bem encapsuladas, homogêneas, muitas vezes na cauda da parótida. Quando são observadas lesões múltiplas em uma parótida ou bilateralmente, o diagnóstico mais provável é o de cistadenoma linfomatoso papilar. O tratamento é a parotidectomia superficial com preservação do nervo facial.

O oncocitoma (adenoma oxifílico) descreve um tumor sólido que é inteiramente composto de oncócitos ricos em mitocôndrias. As imagens são inespecíficas, e o tratamento é a excisão cirúrgica.

Os adenomas monomórficos ocorrem raramente. São lesões benignas e encapsuladas que crescem lentamente na glândula parótida (na maioria dos casos) com ocasional envolvimento das glândulas salivares menores (lábio superior) (21). Histologicamente, esses tumores lembram o carcinoma cístico adenóide, porém não provocam a invasão observada neste último. O tratamento é a extirpação cirúrgica.

Outras neoplasias benignas raras incluem neurofibromas, xantomas e angiolipomas.

Tumores Malignos

Cânceres de origem epitelial são comuns no adulto; malignidades epiteliais pediátricas são raras. Uma revisão de 9.993 casos de lesões das glândulas salivares feita pelo "Armed Force Institute of Pathology" em 1972 demonstrou 430 lesões (4,3%) ocorrendo em crianças com menos de 15 anos. Dentre estas, 3% eram malignas. As malignidades primárias das glândulas salivares incluem carcinomas, sarcomas e linfomas. Assim como ocorre na população adulta, o tumor maligno mais comum é o carcinoma mucoepidermóide. O local mais comum de tumores malignos das glândulas salivares é a parótida.

As malignidades das glândulas salivares, de modo geral, ocorrem na infância mais tardia, enquanto que as malignidades de alto grau são mais predominantes na criança de menos idade (15 anos e menos).

O tumor maligno mais comum da glândula salivar na população pediátrica é o carcinoma mucoepidermóide (CME) (52% a 55%) (14,18). É a única neoplasia epitelial composta de proporções variáveis de células epidermóides, mucosas e intermediárias. Historicamente, o comportamento clínico dessa neoplasia é dependente do seu aspecto histológico, variando desde um tipo de comportamento benigno de baixo grau até de uma neoplasia de alto grau extremamente agressiva, com uma elevada taxa de mortalidade. Os carcinomas mucoepidermóides de baixo grau têm um alto conteúdo mucinoso, formando espaços císticos. Inversamente, os carcinomas de alto grau são mal circunscritos, tendem a ser sólidos e têm uma composição predominantemente escamosa. No CME de alto grau são observados pleomorfismo nuclear, alta taxa mitótica e necrose. Os CMEs intermediários são menos císticos e mais sólidos do que as lesões de baixo grau e não exibem as características das neoplasias de alto grau mencionadas anteriormente.

Tem sido relatado que a maioria dos CMEs se apresenta nas glândulas salivares maiores e o restante nas glândulas salivares menores (13,14). O CME é a modalidade de malignidade de glândula salivar mais comum induzida pela radiação. Em crianças, uma porcentagem maior de malignidades de glândulas salivares aparece como segundas malignidades depois de radiação (6%) do que como malignidade primária da glândula salivar (0,08%) (14). Este fato enfatiza a importância do acompanhamento a longo prazo para as glândulas salivares de crianças que receberam multimodalidades de terapias por uma variedade de tumores primários pediátricos. Os achados na TC e na RM variam com o grau do tumor. O CME de baixo grau aparece como um adenoma pleomórfico, enquanto que as lesões de alto grau têm margens indistintas de infiltração e são mais homogêneas.

O tratamento das neoplasias das glândulas salivares consiste na ampla excisão local do tumor ou em uma parotidectomia total com preservação do nervo facial. Como as malignidades de alto grau são incomuns em crianças, a preservação do nervo facial é a regra desde que não tenha sido envolvido pelo tumor (13,15) (ver Tabela 16.3).

As indicações para a dissecção eletiva do pescoço não são definidas na literatura, mas, de acordo com alguns relatos, não parecem ser necessárias em crianças com malignidades das glândulas salivares (13). Em pacientes com linfadenopatia clinicamente sugestiva, é postulada uma dissecção cervical modificada.

O problema da administração de radiação pós-operatória na população pediátrica é controvertido, à luz do inerente risco de desenvolvimento de uma segunda malignidade. As complicações relacionadas com a radioterapia não são triviais, com um estudo relatando uma taxa de 60% de seqüelas, como cáries dentárias, trismo prolongado, deformidade facial e osteorradionecrose. Devido à relativa infreqüência de malignidades das glândulas salivares pediátricas, não existe qualquer protocolo estabelecido e padronizado para a radioterapia ou a quimioterapia pós-operatória. Alguns autores defendem a radioterapia pós-operatória para malignidades de alto grau, tumor microscópico residual, invasão perineural, extensão para o tecido mole, múltiplos níveis de linfadenopatia, presença de um tumor profundo com envolvimento do nervo facial e após cirurgia de resgate (13).

Com relação à quimioterapia adjuvante para as neoplasias salivares malignas, são encontrados poucos relatos na literatura. Os regimes eficazes incluem o metotrexato e a doxorrubicina para o CME e uma combinação de 5-fluorouracil, doxorrubicina e ciclofosfamida (Cytoxan) para o tratamento dos adenocarcinomas e do carcinoma de células ácinas. O carcinoma cístico adenóide é admitidamente mais bem tratado com cisplatina, doxorrubicina e 5-fluorouracil (13) (ver Tabela 16.3).

Outras neoplasias epiteliais malignas menos comuns incluem carcinoma de células ácinas [16,8% dos tumores malignos das glândulas salivares (18)], adenocarcinoma (8,1%), carcinoma indiferenciado (8,7%), carcinoma cístico adenóide (7,6%), carcinoma de células escamosas (1,3%) e carcinoma ex-pleomórfico.

O prognóstico das neoplasias salivares malignas na população pediátrica é dependente do tipo e do grau do tumor. Na malignidade mais comum (CME), as taxas de recaída para as malignidades de alto grau estão na faixa de 30% a 50% depois da parotidectomia e enucleação, respectivamente (18). A sobrevida em 5 anos para os pacientes com CME de baixo grau é de 85% a 95%. O prognóstico parece ser melhor para crianças do que para adultos e no estádio mais baixo e no grau mais baixo da doença. Nos casos de carcinoma mucoepidermóide, a metástase para os linfonodos cervicais ocorre em 20% dos casos. Apesar dessas estatísticas, a taxa de sobrevida em 5 anos depois da extirpação cirúrgica e da radioterapia pós-operatória é superior a 90%, com resultados semelhantes descritos para o carcinoma de células ácinas (18). O prognóstico para outras malignidades é muito pior. Digno de nota é que o carcinoma de células escamosas é uma neoplasia extremamente rara nas glândulas salivares pediátricas. Na literatura existem poucos relatos sem qualquer acompanhamento, exceto de uma criança de 4 anos que morreu pela doença dentro de 4 meses depois do diagnóstico e da intervenção inicial. Com base nos poucos relatos de casos, é claro que uma taxa mais elevada de recorrência local e de metástases para os linfonodos cervicais deve ser esperada em crianças em comparação com adultos (18).

CONDIÇÕES AUTO-IMUNES

Síndrome de Sjögren

A síndrome de Sjögren (SS) é uma condição auto-imune caracterizada por inflamação crônica das glândulas salivares e lacrimais, resultando respectivamente em xerostomia e ceratoconjuntivite (CCJ). A SS pode ocorrer isoladamente (primária) ou em associação a outras doenças do tecido conectivo sistêmico (secundária), como artrite reumatóide, lúpus eritematoso sistêmico, esclerodermia, poliarterite nodosa ou dermatomiosite.

As manifestações comuns de envolvimento das glândulas salivares consistem em aumento bilateral simétrico das glândulas parótidas (e ocasionalmente das glândulas submandibulares). Algumas vezes podem ser observados episódios de aumento unilateral ou intermitente da parótida (24).

Em crianças, diferentemente do que ocorre em adultos, esta afecção é incomum. Na população pediátrica foram publicados cerca de 200 casos (24). O diagnóstico diferencial com o aumento crônico da glândula salivar inclui tumores primários, linfoma, infecções bacterianas ou virais agudas, sarcoidose, tuberculose, histoplasmose, sensibilidade ao chumbo ou ao cobre, sialadenite crônica, cirrose hepática, diabetes melito e desnutrição.

O diagnóstico da SS pediátrica é feito em bases clínicas, pela história clínica, pelo exame físico e pelos dados laboratoriais com achados histológicos de infiltração linfocítica ou plasmocítica das glândulas envolvidas, que ajudam a confirmar a suspeita diagnóstica (24). A suspeita clínica deve ser levantada quando uma constelação de sintomas incluir aumento recorrente da glândula salivar, xerostomia crônica ou xeroftalmia (25). A avaliação deve incluir o teste de Schirmer, a coloração da córnea pela rosa-bengala verificada pelo exame com uma lâmpada de fenda, exames laboratoriais, cintigrafia e biópsia da glândula salivar.

O painel laboratorial deve incluir velocidade de sedimentação dos eritrócitos, anticorpos antinucleares, fator reumatóide, hemograma completo, inibidor lúpico, anticorpos anti-SS-A/anti-SS-B, EBV e estudos de imunoglobulina quantitativa (24,25). Esses exames são feitos para excluir SS secundária. A cintilografia é realizada para avaliar o estado funcional da glândula.

Para confirmar a suspeita de SS deve ser feita uma biópsia das glândulas salivares. A biópsia das glândulas salivares menores tornou-se amplamente usada como a modalidade diagnóstica de escolha. As biópsias de lábios mostram-se pouco sensíveis e muitas vezes fornecem amostras insuficientes da glândula salivar. Os relatos na literatura citam uma taxa de sensibilidade de 33% a 58% com biópsia do lábio inferior (24). Em uma das mais recentes publicações, McGuirt et al. (24) realizaram biópsias da cauda da parótida e observaram uma taxa de sensibilidade de 100% em 6 pacientes. Não foi relatada qualquer complicação com este tipo de biópsia. Histologicamente, a SS é idêntica ao que tem sido conhecido como doença de Mikulicz.

O tratamento é direcionado para a prevenção das complicações intra-orais e oculares devidas à síndrome seca. A xerostomia crônica aumenta a incidência de cáries dentárias; os métodos apropriados de prevenção das cáries dentárias consistem em redução de açúcar, aplicação tópica de flúor e uma estrita monitorização das placas dentárias. Os sintomas da xerostomia grave podem ser aliviados por freqüentes bochechos com água, uso de saliva artificial comercial, combinações aerossolizadas de água e glicerina e o uso de sialagogos. Mais recentemente, para o tratamento da xerostomia de adultos, têm sido recomendados agentes farmacêuticos, como a pilocarpina (Salagen). Infelizmente, não foi feito nenhum estudo para provar a segurança e a eficácia desses agentes na população pediátrica.

Nos casos de SS primária é necessário o acompanhamento a longo prazo para ter certeza de que não se desenvolveu nenhuma doença sistêmica. Nos casos de SS secundária é necessário o tratamento com antiinflamatórios sistêmicos. A curto prazo, para tratamento do edema sintomático da glândula parótida são necessários antibióticos e corticosteróides sistêmicos (ver Tabela 16.1).

Outra razão para o acompanhamento desses pacientes a longo prazo é a associação ocasional da SS com o linfoma na população adulta. Numerosos relatos documentam o maior risco de linfoma não-Hodgkin entre 6 meses a 13 anos depois do diagnóstico inicial da SS em adultos. Com este fato em mente, entre os 200 casos relatados de SS na população pediátrica, o linfoma não se desenvolveu em nenhum caso (24,25).

OUTROS DISTÚRBIOS

Sialorréia

O excesso de baba, ou sialorréia, é o escoamento patológico de saliva da cavidade oral. É mais comumente observado em pacientes neurológica ou mentalmente comprometidos. É um importante sintoma clínico em cerca de 10% a 38% dos pacientes com paralisia cerebral (PC) (26).

A salivação é um estado fisiológico normal observado no lactente até ser alcançada a maturação e a consciência social. Comumente, o ato de babar deve cessar por volta dos 3 a 4 anos de idade. Na cavidade oral e na orofaringe são produzidos 1,5 a 2 L de saliva por dia. No estado não-estimulado, quase 80% do fluxo da saliva é produzido pelas glândulas submandibulares e sublinguais, 10% a 15% pelas glândulas parótidas e 5% a 10% pelas glândulas salivares menores (27,28).

A sialorréia é muitas vezes manifestação de falta de coordenação do mecanismo da deglutição, mais comumente na fase oral. Este déficit pode ser central, como na PC ou no retardamento mental, ou periférico, como na paralisia do nervo facial ou do nervo glossofaríngeo (28). Ela não é decorrente da superprodução de saliva, porque os estudos demonstraram que os pacientes com sialorréia produzem a mesma quantidade de saliva que os controles (29). Vários outros fatores que contribuem são o mau controle da cabeça, a postura constante de boca aberta, o controle deficiente dos lábios e da língua, o reflexo do engasgo hipoativo, a diminuição da sensação intra-oral e o constante movimento com a língua. A baba também pode ser causada por obstrução nasal crônica secundária à hipertrofia adenotonsilar, deformidade septal nasal, hipertrofia dos cornetos ou rinorréia. Uma obstrução nasal pode exacerbar a sialorréia por estimular um posicionamento com a boca aberta. Esses locais potenciais de patologia devem ser averiguados antes da manipulação do fluxo salivar.

O tratamento é em geral primeiramente clínico. A abordagem consiste em fisioterapia, farmacoterapia anticolinégica/anti-histamínica ou ambas. A fisioterapia tem se mostrado eficaz em crianças hiperativas, sendo também eficaz como adjunta mesmo em crianças com menos coordenação neuromuscular quando iniciada cedo na infância (28). Embora os resultados não sejam uniformes, é recomendado fazer uma consulta fisioterápica antes de empreender intervenção cirúrgica (28) (ver Tabela 16.1).

A finalidade da farmacoterapia é reduzir o fluxo salivar pelo bloqueio da estimulação parassimpática das glândulas salivares. A falta de adesão e do sucesso com esta via de tratamento deriva dos intoleráveis efeitos colaterais, como retenção urinária, constipação, visão borrada, xerostomia e agitação, tornando essas drogas menos desejáveis para uso a longo prazo.

A radioterapia para tratamento da sialorréia não é mais recomendada em decorrência do risco de desenvolvimento de malignidade.

O tratamento cirúrgico da sialorréia tem sido dirigido para o redirecionamento do fluxo da saliva ou para a redução da excreção salivar. O objetivo é reduzir o fluxo salivar de modo significativo, mantendo o ambiente intra-oral úmido para evitar cáries dentárias e xerostomia.

O redirecionamento do ducto submandibular era o tratamento de escolha na instituição dos autores até 1981. O tratamento é fácil de realizar e apresenta em geral bons resultados; entretanto, o aumento do fluxo salivar para a orofaringe pode causar contaminação do trato respiratório inferior pela saliva. O redirecionamento no paciente com doença esofágica espástica grave ou estenose esofágica deve ser evitado, sendo indicado um estudo com bário pré-operatoriamente.

As complicações relacionadas com a relocalização do ducto submandibular incluem rânula e formação de cisto lateral do pescoço, que exigem cirurgia adicional. Algumas instituições recomendam a adição de excisão simultânea da glândula sublingual para completar o procedimento (30). Ao executar este procedimento, é essencial evitar as grandes veias do soalho da boca, porque a ligadura dessas veias pode resultar em edema da língua.

A desnervação do estímulo parassimpático via neurectomia timpânica bilateral ou secção do nervo da corda do tímpano bilateral tem sido relatada com uma taxa de sucesso variando de 47% a 100%. Para uma taxa de sucesso aproximada de 75%, devem ser seccionados ambos os nervos bilateralmente (31). As desvantagens consistem em sucesso apenas a curto prazo devido ao recrescimento mais tardio das fibras pré-ganglionares, à perda do paladar nos dois terços anteriores da língua, à produção de saliva mucóide e a procedimentos otológicos bilaterais. A principal contra-indicação é uma história de perda de audição sensório-neural unilateral.

Outra opção é a excisão da glândula submandibular, isoladamente ou em combinação com outro procedimento. A abordagem a esta glândula é simples e conhecida do otorrinolaringologista. Com este procedimento, obviamente o fluxo salivar é bastante diminuído, facilitando potencialmente cáries dentárias e disfagia secundária à falta de lubrificação. A excisão das glândulas parótidas não tem tido defensores por causa do risco de lesão dos nervos faciais.

Para controlar a sialorréia, é comumente realizada a ligadura do ducto parotídeo em conjunto com a excisão do ducto submandibular. A ligadura dos ductos submandibulares não é recomendada em razão do maior risco de formação de cálculos em comparação com a ligadura da parótida. Hipotetiza-se que isso se deva à alcalinidade e viscosidade mais altas da saliva submandibular, à concentração mais alta de sais de cálcio e de fosfato, ao sistema ductal mais longo e à estase associada com a localização do orifício na parte superior da glândula (32).

Em nossa instituição, a abordagem recomendada é a excisão bilateral da glândula submandibular com ligadura bilateral do ducto parotídeo. Isso objetiva o repouso do fluxo da glândula salivar, bem como a produção salivar estimulável durante a ingestão alimentar. Uma revisão de 93 pacientes submetidos a este procedimento mostrou uma redução importante da salivação em 65% dos pacientes e eliminação da salivação em 21% dos pacientes (32).

Relatos recentes sugeriram o uso de injeções da neurotoxina botulínica tipo A (BoNT) nas glândulas salivares maiores como uma opção para o tratamento da sialorréia. A eficácia terapêutica é baseada na ação anticolinérgica da toxina ao nível dos receptores da glândula salivar. Por isso, a toxina botulínica pode deprimir a capacidade secretória das glândulas, que é responsável pela secreção de água e de eletrólitos. Foi também demonstrado que a toxina não afeta a parte adrenérgica da inervação da glândula salivar, que é principalmente responsável pela descarga de proteína. Assim, o paciente retém uma secreção basal suficiente, evitando a xerostomia e as cáries dentárias. As injeções intraglandulares devem ser feitas com uma agulha de calibre 25 e com guia ultra-sonográfico. Segundo o protocolo descrito por Jongerius *et al.* (26), as dosagens dependentes do peso são injetadas em cada glândula: 15 U/glândula para crianças que pesam menos de 15 kg, 20 U/glândula para crianças pesando entre 15 e 25 kg e 25 U/glândula para crianças com mais de 25 kg. Cada dose é fracionada e dividida sobre três locais da glândula. É relatado que o efeito da toxina persiste aproximadamente 3 meses.

Quando for observada sialorréia persistente ou recorrente depois da intervenção cirúrgica, poderão ser úteis as cintigrafias radionuclídicas usando o 99 m tecnécio pertecnetato (^{99m}Tc) para elucidar a necessidade de repetir a ligadura dos ductos parotídeos. Entretanto, nenhum estudo bem-delineado relatou achados em grupos de pacientes que foram submetidos a procedimentos bem-sucedidos em comparação com aqueles com maus resultados que permitissem a interpretação útil dessas cintigrafias (30).

Trauma

Uma lesão das glândulas salivares pode ser resultado de trauma fechado ou penetrante, bem como secundária à radioterapia. Uma avaliação sistemática do parênquima da glândula, da integridade do ducto e do estado do nervo facial poderá assegurar um tratamento apropriado. A lesão à substância da glândula não exige terapia específica, exceto a irrigação do ferimento e possível drenagem e antibióticos. A avaliação da função do nervo facial é essencial no momento da apresentação. Os ferimentos penetrantes profundos com comprometimento do nervo facial devem ser tratados cirurgicamente dentro de 3 dias. Uma lesão anterior à linha de Ohngren (uma linha vertical imaginária entre o canto lateral e o forame mentoniano) não necessita reparo do nervo facial, porque a regeneração é altamente provável. Posteriormente a essa linha, é necessário o reparo primário. A exploração do tronco principal do nervo facial e a identificação dos seus ramos poderão ajudar a reconhecer os pontos proximal e distal do coto do nervo.

Quando for observado um ferimento penetrante para trás da margem anterior do masseter, deve ser suspeitada uma lesão do ducto de Stensen. Essa lesão exige exploração e reparo primário, mais freqüentemente sobre um *stent* de borracha de silicone inerte (Silastic). A sondagem do ducto transoralmente poderá ajudar a identificar o local da lesão se este não foi claramente observado na exploração do ferimento. Se não for possível uma reanastomose primária por causa da perda de substância do ducto, então o ducto poderá ser reorientado intra-oralmente. Outra opção é a ligadura do coto proximal, permitindo a atrofia da glândula parótida. Os traumas fechados podem resultar em hematomas ou em pseudocistos da glândula salivar. Os detalhes da história em geral podem elucidar a etiologia de um início agudo de uma massa na parótida, como um hematoma ou uma apresentação tardia de um cisto. Poderá ser necessário aspirar ou drenar essas coleções. Para evitar reacúmulo de fluido, deve ser aplicada uma compressa de pressão. A ultra-sonografia pré-tratamento geralmente é diagnóstica.

A pneumoparotidite é muito menos comum na população pediátrica, e não exige tratamento. É observada em indivíduos que exercem maior pressão intra-oral/bucal para tocar um instrumento musical ou em sopradores de vidro.

As glândulas salivares são sensíveis ao trauma da radiação. Uma complicação prevista é a xerostomia, que pode ser tratada com preparados de saliva artificial. Nesses casos deve ser aconselhado o aumento da hidratação e o uso de sialagogos para evitar as cáries dentárias. É também importante uma estrita vigilância, porque o risco de uma malignidade secundária é maior, mesmo depois de uma radiação em baixa dose.

PONTOS IMPORTANTES

- Os distúrbios mais comuns das glândulas salivares pediátricas são de natureza inflamatória.

- Todos os cistos das glândulas salivares pediátricas devem ser avaliados para excluir HIV como uma etiologia subjacente.

- A sialolitíase é incomum na população pediátrica. O local mais comumente afetado é a glândula submandibular, seguido pela parótida. Noventa por cento dos cálculos são radiopacos.

- As neoplasias das glândulas salivares representam 8% das neoplasias pediátricas da cabeça e do pescoço (a 4ª mais comum depois dos tumores da nasofaringe, da pele e da tireóide).

- Cinqüenta por cento das neoplasias salivares pediátricas, excluindo as neoplasias vasculares, são malignas (taxa mais elevada do que em adultos). Uma massa sólida em uma criança tem 2,5 vezes mais probabilidade de ser maligna do que em adultos.

- Setenta e quatro por cento dos tumores salivares benignos são hemangiomas. A maioria ocorre na glândula parótida e o diagnóstico é clínico. O tratamento é conservador, salvo quando ocorre uma rápida progressão ou uma obstrução funcional.

- Os linfangiomas respondem por 19% das neoplasias salivares benignas na população pediátrica. Os linfangiomas, diferentemente dos hemangiomas, não substituem o parênquima glandular. O tratamento é cirúrgico.

- A localização predominante para os tumores salivares é a glândula parótida (65,8%). A maioria desses tumores é de natureza maligna (80%) e se manifesta no ângulo da mandíbula.

- No diagnóstico dos tumores das glândulas salivares existe um papel para a aspiração por agulha fina; entretanto, o diagnóstico definitivo deve ser baseado em cortes patológicos permanentes.

- Embora a modalidade diagnóstica de escolha para avaliar as doenças das glândulas salivares seja a TC, não existe certeza quanto à comparação entre TC e RM.

REFERÊNCIAS

1. Brook I. Aerobic and anaerobic microbiology of suppurative sialadenitis. *J Med Microbiol* 2002;51:526-529.
2. Gazi G, Bhutta Z. Sialectasis pediatrica recurrens. *Acta De Odontol Pediatr* 1987;8:21-28.
3. Walner D, Myer C. Salivary gland disease. In: Cummings C, ed. *Otolaryngology Head & Neck Surgery*, 3rd ed. St. Louis: Mosby, 1998:116-132.
4. Singh SA, Singhal N. Suppurative submandibular sialadenitis in a preterm infant. *Int J Pediatr Otorhinolaryngol* 2004;68:593-595.
5. Pinto A, De Rossi SS. Salivary gland disease in pediatric HIV patients: an update. *J Dent Child* 2004;71:33-37.
6. Flaitz C, Wullbrandt B, Sexton J, et al. Prevalence of orodental findings in HIV-infected Romanian children. *Pediatr Dent* 2001;23:44-50.
7. Schiodt M, Greenspan D, Levy JA, et al. Does HIV cause salivary gland disease? *AIDS* 1989;3:819-822.
8. Marsot-Dupuch K, Quillard J, Meyohas MC. Head and neck lesions in the immunocompromised host. *Eur Radiol* 2004;14 Suppl 3:E155-167, Review.
9. Venkateswaran L, Gan YJ, Sixbey JW, et al. Epstein-Barr virus infection in salivary gland tumors in children and young adults. *Cancer* 2000;89:463-466.
10. Guntinas-Lichius O, Jungehulsing M. Treatment of chronic parotid sialectasis with botulinum toxin A. *Laryngoscope* 2002;112:586-587.
11. Ottaviani F, Marchisio P, Arisi E, et al. Extracorporeal shockwave lithotripsy for salivary calculi in pediatric patients. *Acta Otolaryngol* 2001;121:873-876.
12. Bodner L, Fliss DM. Parotid and submandibular calculi in children. *Int J Pediatr Otorhinolaryngol* 1995;31:35-42.
13. Ribeiro K de C, Kowalski LP, Saba LM, et al. Epithelial salivary glands neoplasms in children and adolescents: a forty-four-year experience. *Med Pediatr Oncol* 2002;39:594-600.
14. Hicks J, Flaitz C. Mucoepidermoid carcinoma of salivary glands in children and adolescents: assessment of proliferation markers. *Oral Oncol* 2000;36:454-460.
15. Camacho AE, Goodman ML, Eavey RD. Pathologic correlation of the unknown solid parotid mass in children. *Otolaryngol Head Neck Surg* 1989;101:566-571.
16. Akyuz C, Yaris N, Kutluk T, et al. Management of cutaneous hemangiomas: a retrospective analysis of 1109 cases and comparison of conventional dose prednisolone with high-dose methyprednisolone therapy. *Pediatr Hematol Oncol* 2001;18:47-55.
17. Emery PJ, Bailey CM, Evans JN. Cystic hygroma of the head and neck: a review of 37 cases. *J Laryngol Otol* 1984;98:613-619.
18. Rasp G, Permanetter W. Malignant salivary gland tumors: squamous cell carcinoma of the submandibular gland in a child. *Am J Otolaryngol* 1992;13:109-112.
19. Salomao DR, Sigman JD, Greenebaum E, et al. Rhabdomyosarcoma presenting as a parotid gland mass in pediatric patients: fine-needle aspiration biopsy findings. *Cancer* 1998;84:245-251.
20. Lowe LH, Stokes LS, Johnson JE, et al. Swelling at the angle of the mandible: imaging of the pediatric parotid gland and periparotid region. *Radiographics* 2001;21:1211-1227.
21. Som PM, Brandwein M. Salivary glands. In: Som PM, Curtin HD, eds. *Head and Neck Imaging*, 3rd ed. St. Louis: Mosby; 1996:823-915.
22. Frable MA, Frable WJ. Fine-needle aspiration biopsy of salivary glands. *Laryngoscope* 1991;101:245-249.
23. Derias NW, Chong WH, O'Connor AE. Fine needle aspiration cytology of a head and neck swelling in a child: a noninvasive approach to diagnosis. *J Laryngol Otol* 1992;106:755-757.
24. McGuirt WF Jr, Whang C, Moreland W. The role of parotid biopsy in the diagnosis of pediatric Sjögren syndrome. *Arch Otolaryngol Head Neck Surg* 2002;128:1279-1281.
25. Franklin DJ, Smith RJ, Person DA. Sjögrer's syndrome in children. *Otolaryngol Head Neck Surg* 1986;94:230-235.
26. Jongerius PH, van den Hoogen FJ, van Limbeek J, et al. Effect of botulinum toxin in the treatment of drooling: a controlled clinical trial. *Pediatrics* 2004;114:620-627.
27. Mankarious L, Bottrill L, Huchzermeyer P, et al. Long-term follow-up of submandibular duct rerouting for the treatment of sialorrhea in the pediatric population. *Otolaryngol Head Neck Surg* 1999;120:303-307.
28. Cotton RT, Richardson MA. The effect of submandibular duct rerouting in the treatment of sialorrhea in children. *Otolaryngol Head Neck Surg* 1981;89:535-541.
29. Ekedahl C, Hallen O. Quantitative measurement of drooling. *Acta Otolaryngol* 1973;75:464-469.
30. Crysdale W, Raveh E, Mc Cann C, et al. Management of drooling in individuals with neurodisability: a surgical experience. *Dev Med Child Neurol* 2001;43:379-383.
31. Goode RL, Smith IRA. The surgical management of sialorrhea. *Laryngoscope* 1970;80:1078-1089.
32. Stem Y, Feinmesser R, Collins M, et al. Bilateral submandibular gland excision with parotid duct ligation for treatment of sialorrhea in children: long-term results. *Arch Otolaryngol Head Neck Surg* 2002;128:801-803.

CAPÍTULO 17

Anatomia e Fisiologia do Sistema da Tuba Auditiva

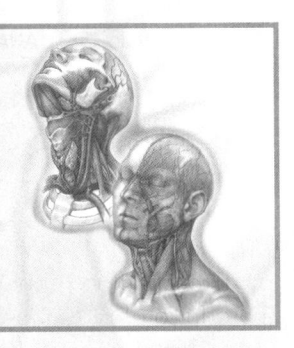

Charles D. Bluestone

Para todos os profissionais envolvidos no tratamento de pacientes com doenças e distúrbios da orelha média e das suas estruturas anatômicas adjacentes, é importante o conhecimento da anatomia e da fisiologia da tuba auditiva. Este capítulo descreve não só a anatomia e a fisiologia da tuba, como também fornece informações sobre como a disfunção da tuba auditiva e das estruturas com ela relacionadas podem resultar em anormalidades da orelha média e da mastóide. Resumindo simplesmente, uma disfunção de tuba auditiva poderá resultar em "demasiado fechada", "demasiado aberta", "demasiado curta", "demasiado rija", ou "não quer abrir", ou cada extremidade do sistema poderá estar "demasiado fechada", ou "demasiado aberta", ou desenvolver pressões anormais que podem resultar em doenças da orelha média (1) (ver também Capítulo 12).

A tuba auditiva não deve ser considerada como uma entidade separada das estruturas que a cercam. Em vez disso, faz parte de um sistema de órgãos contíguos que incluem o nariz, o palato, a nasofaringe proximal à tuba, a orelha média e, na sua extremidade distal, a mastóide (Fig. 17.1). Na realidade, a tuba auditiva não é uma tuba, porém um órgão consistindo em um lúmen com sua mucosa, cartilagem, tecido mole circundante, músculos peritubários (isto é, tensor do véu palatino, salpingofaríngeo e tensor do tímpano) e seu suporte ósseo superior, o sulco esfenóide (2).

ANATOMIA DO SISTEMA DA TUBA AUDITIVA

O lúmen da tuba auditiva é mais largo tanto na extremidade proximal (nasofaríngea) quanto na distal (orelha média) que na porção média. O mais estreito é o istmo. Um estudo recente feito por Sudo *et al.* (3) sobre nove espécimes do osso temporal humano demonstrou que a porção do istmo do lúmen está quase na extremidade distal da parte cartilaginosa e não na junção das partes cartilaginosa e óssea. Os autores designaram o segmento onde as porções cartilaginosa e óssea se conectam como *porção juncional*, que foi determinada como tendo 3 mm de comprimento no adulto (3). Na parede lateral da nasofaringe, uma proeminência, o tórus tubário, faz protrusão para dentro da nasofaringe. Esta proeminência é formada pelo abundante tecido mole que recobre a cartilagem da tuba auditiva. Anteriormente a esta se situa o orifício nasofaríngeo triangular da tuba (Fig. 17.2A). Partindo do tórus tubário, uma prega elevada de mucosa, a dobra salpingofaríngea, desce verticalmente. Na parede posterior da nasofaringe estão as adenóides, ou tonsilas nasofaríngeas, compostas de abundante tecido linfóide. Acima da adenóide existe uma depressão variável, chamada bolsa faríngea. Para trás do tórus tubário se assenta um saco profundo, estendendo-se posteriormente para a nasofaringe ao longo da margem média da tuba auditiva. Esta depressão conhecida como fossa de Rosenmüller tem altura variável de 8 a 10 mm e em profundidade de 3 a 10 mm (4). O tecido adenoidiano geralmente estende-se para esta fossa, dando apoio do tecido mole à tuba.

No adulto, a tuba auditiva é mais longa que no lactente e na criança pequena. A maior parte do seu crescimento tem lugar antes dos 6 anos (5). Têm sido observadas tubas auditivas curtas, de 30 mm e longas, de até 40 mm, porém a faixa comum de crescimento relatada na literatura é de 31 a 38 mm (4,6,7). De modo geral é aceito que o terço posterior (11 a 14 mm) da tuba do adulto é óssea, e os dois terços anteriores (20 a 25 mm) são compostos de membrana e de cartilagem (4,8). A tuba auditiva em adultos situa-se em um ângulo de 45 graus com relação ao plano horizontal. Em lactentes, esta inclinação é de apenas 10 graus (4). A anatomia da base do crânio pode estar relacionada com o comprimento da tuba auditiva, que pode estar relacionada, por sua vez, com a suscetibilidade da orelha média para a doença (9).

A configuração anatômica da tuba auditiva e suas relações com as outras estruturas são apresentadas na

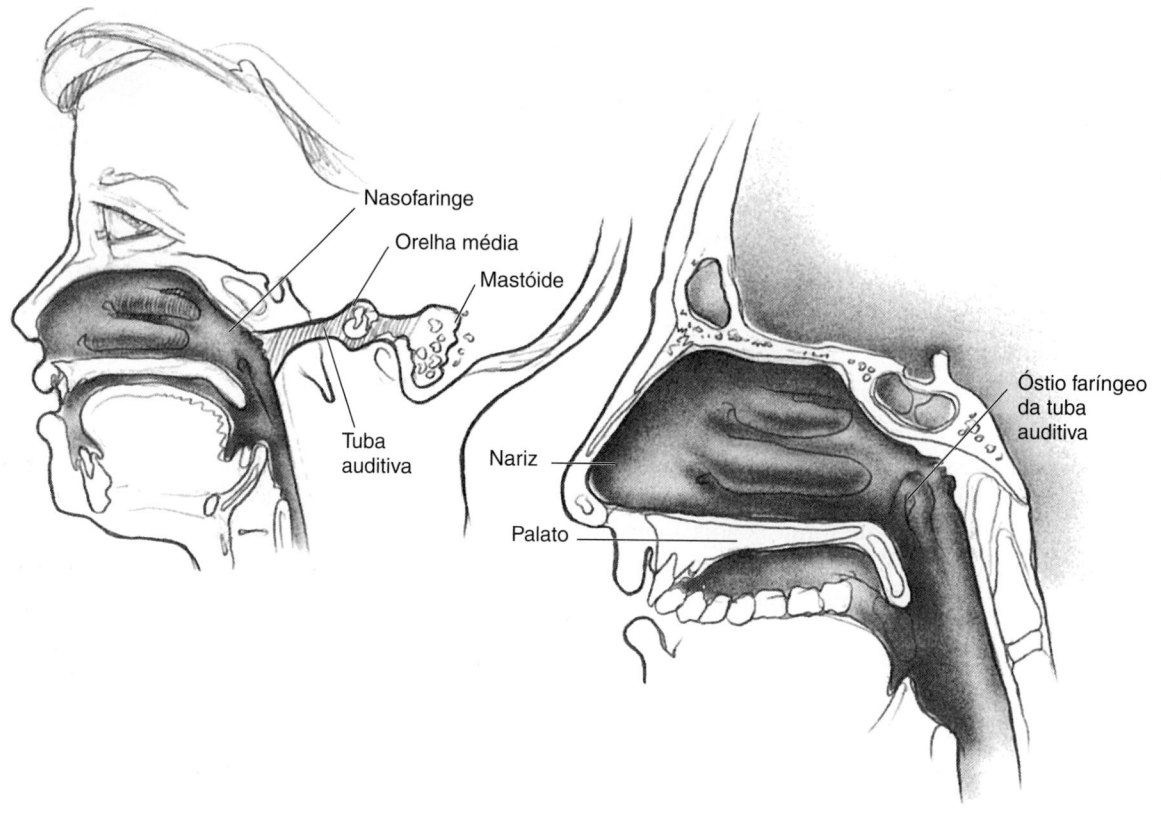

Figura 17.1
A tuba auditiva conecta o nariz e a nasofaringe com a orelha e a mastóide como um sistema.

Figura 17.2A. A tuba auditiva óssea (pró-tímpano) situa-se completamente dentro da porção pétrea do osso temporal sendo diretamente contígua com a parede anterior da parte superior da orelha média. A junção da tuba óssea com o epitímpano fica a 4 mm acima do assoalho da cavidade timpânica (8). Esta relação, embora válida, é interpretada erroneamente nas descrições e nos desenhos da junção tuba auditiva-orelha média e tem alguma importância na depuração funcional dos fluidos da orelha média.

A porção óssea da tuba (pró-timpânica ou orelha média) tem um percurso que é linear ântero-medialmente, seguindo o ápice petroso e desviando pouco do plano horizontal. O lúmen é grosseiramente triangular, medindo 2 a 3 mm verticalmente e 3 a 4 mm ao longo da base horizontal. A parte óssea sadia fica aberta durante todo tempo, em contraste com a porção fibrocartilaginosa, que está fechada em repouso e se abre durante a deglutição ou quando forçada a abrir, tal como durante a manobra de Valsalva. As porções óssea e cartilaginosa da tuba auditiva encontram-se em uma superfície óssea irregular e formam um ângulo de aproximadamente 160 graus entre si. A parede medial da porção óssea da tuba consiste de duas partes – póstero-lateral (labiríntica) e ântero-medial (carotídea) – cujo tamanho, forma e relações dependem da posição da artéria carótida interna. A espessura média da porção ântero-medial é de 1,5 a 3 mm, e em 2% das pessoas a parede é ausente, expondo a artéria carótida.

A tuba cartilaginosa depois percorre ântero-medialmente e inferiormente, formando, na maioria dos casos, um ângulo de 30 a 40 graus com o plano transversal e de 45 graus com o plano sagital (8). A tuba é aplicada estritamente à parte basal do crânio e ajustada ao sulco da tuba entre a grande asa do osso esfenóide e a porção pétrea do osso temporal. A tuba cartilaginosa é inserida firmemente na sua extremidade posterior ao orifício ósseo por meio de fitas fibrosas e em geral se estende por alguma distância (3 mm) para dentro da parte óssea da tuba. Sua extremidade ínfero-medial é inserida ao tubérculo na margem posterior da lâmina pterigóide medial (4,6,10).

A tuba, na sua parte cartilaginosa, tem uma parede superior mediolateral em forma de gancho (Fig. 17.2B), sendo completada lateral e inferiormente por uma discreta membrana que serve como o sítio de inserção do músculo dilatador da tuba ou do músculo tensor do véu palatino (4,6,11). O lúmen tubário é conformado como dois cones juntos nos seus ápices. A junção dos cones é o ponto mais estreito do lúmen sendo designado istmo. Sua posição é em geral descrita como na junção ou próxima das porções óssea e carti-

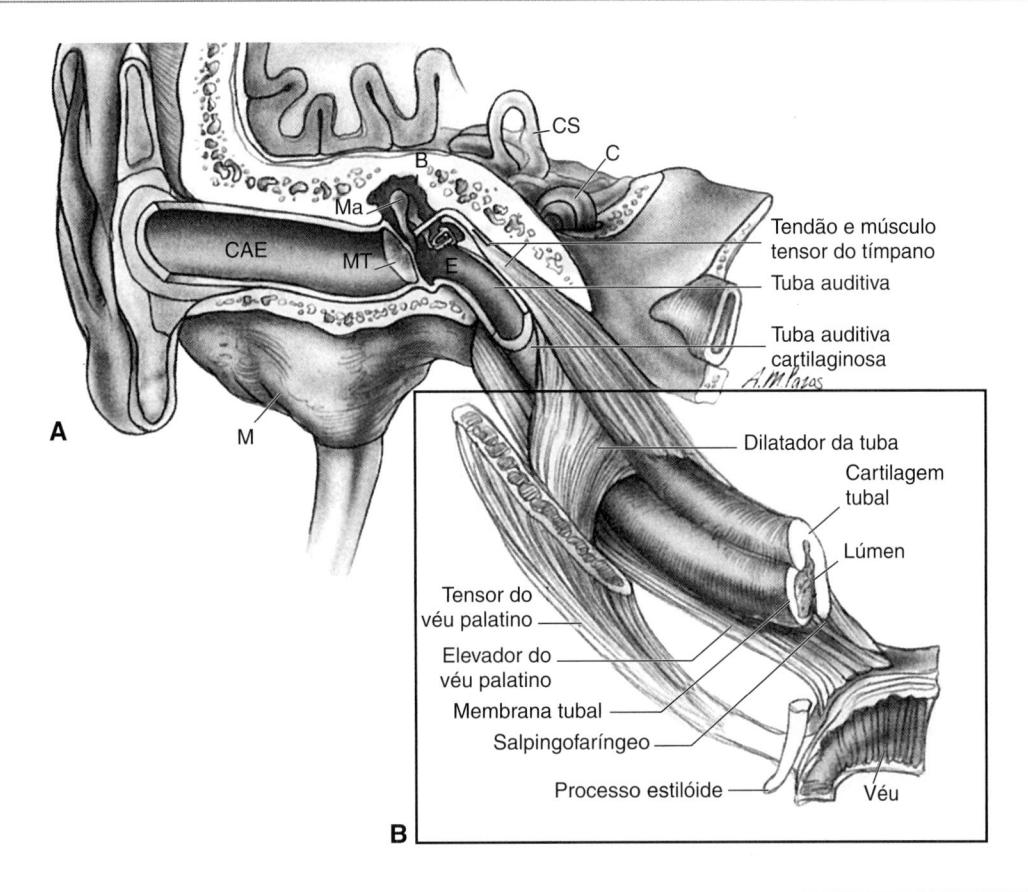

Figura 17.2
A: Dissecção completa da tuba auditiva e da orelha média. Estão especialmente evidentes as relações entre a tuba auditiva, os músculos paratubais e a base do crânio, bem como a posição da junção entre a parte óssea da tuba e a orelha média. **B:** Relação entre o feixe muscular superficial (tensor do véu palatino) e o feixe profundo (dilatador da tuba) com a parede lateral da tuba auditiva. C, cóclea; CAE, canal auditivo externo; B, bigorna; M, mastóide; Ma, martelo; E, estribo; CS, canais semicirculares; MT, membrana timpânica.

laginosa da tuba. Neste ponto, o lúmen tem aproximadamente 2 mm de altura e 1 mm de largura (4). A partir do istmo, o lúmen se expande para aproximadamente 8 a 10 mm de altura e 1 a 2 mm de diâmetro no orifício faríngeo. A cartilagem tubária aumenta de massa do nascimento até à puberdade, e este desenvolvimento tem implicações fisiológicas (12,13).

A parte cartilaginosa da tuba auditiva do adulto não segue uma linha reta, mas se estende ao longo de uma curva a partir da junção da parte óssea com a cartilaginosa até a parte medial da placa pterigóide, aproximando-se da base do crânio na maior parte do seu percurso. A tuba auditiva cruza a margem superior do músculo constritor superior imediatamente por trás da sua terminação dentro da nasofaringe. O revestimento fibroso anterior espessado da cartilagem medial do tubo pressiona-se contra a parede faríngea, formando uma prega proeminente, o tórus tubário, que mede 10 a 15 mm de espessura (4). O tórus tubário é o sítio de origem do músculo salpingopalatino sendo o ponto de origem do músculo salpingofaríngeo que se situa dentro da dobra salpingofaríngea dirigida ínfero-posteriormente (14).

A mucosa de revestimento da tuba auditiva mantém continuidade com a da nasofaringe e a da orelha média sendo caracterizada por epitélio respiratório. A diferenciação estrutural deste revestimento mucoso é evidente: no orifício nasofaríngeo predominam glândulas mucosas, e ocorrem alterações gradativas até a mistura de células caliciformes, colunares e ciliadas nas proximidades do tímpano (15). O revestimento é pregueado, proporcionando uma área de superfície maior (16). Existe também presença de tecido linfóide associado à mucosa (17).

Músculos da Tuba Auditiva

A tuba auditiva dispõe de quatro músculos: tensor do véu palatino, elevador do véu palatino, salpingofaríngeo e tensor do tímpano (Fig. 17.2). Em uma ou outra vez, cada um desses músculos, direta ou indiretamente, participa na função tubária (4,18).

No estado de repouso, a tuba mantém-se fechada. Abre-se durante a deglutição, o bocejo e o espirro, permitindo o equilíbrio entre as pressões da orelha média e a atmosférica. Embora ainda existam controvérsias sobre o mecanismo da abertura tubária, a maioria das evidências anatômicas e fisiológicas apóia a hipótese de que a abertura é somente induzida pelo músculo tensor do véu palatino (19-21). Entretanto, Swarts e Rood (22) proporcionaram alguma evidência de que o elevador do véu palatino exerce alguma função na abertura da parte anterior da tuba. O fechamento da tuba tem sido atribuído à reaproximação passiva das paredes tubárias por forças extrínsecas exercidas pelos tecidos circunjacentes deformados, pelo recuo das fibras elásticas de dentro da parede tubária ou por ambos os mecanismos. Dados clínicos e experimentais mais recentes sugerem que, pelo menos em certas crianças não bem formadas, o músculo pterigóideo interno estreitamente aplicado pode ajudar no fechamento tubário por um aumento da sua massa dentro da fossa pterigóidea. Esse aumento aplica uma pressão medial ao músculo tensor do véu palatino e conseqüentemente à parede membranosa lateral da tuba auditiva (21,23,24).

O músculo tensor do véu palatino é composto de dois feixes regularmente distintos de fibras, divididos por uma camada de tecido fibroelástico. Os feixes assestam-se médio-lateralmente à tuba. O feixe mais lateral (o verdadeiro tensor do véu palatino) é composto por um formato triangular invertido, que tem sua origem na fossa escafóide e em toda a prega óssea lateral do sulco da tuba durante todo o percurso da tuba auditiva (Fig. 17.2A). Os feixes descem anterior, lateral e inferiormente para convergir em um tendão que cerca o processo estilóide da lâmina pterigóidea medial em volta de uma bolsa interposta (ver Fig. 17.2B). Este grupo de fibras depois se insere na margem posterior do processo horizontal do osso palatino, para dentro da aponeurose palatina da parte anterior do véu (Fig. 17.3). As fibras musculares mais póstero-inferiores não possuem origem óssea, e se estendem para dentro do canal do músculo tensor do tímpano. Neste ponto, o último grupo de fibras musculares recebe um segun-

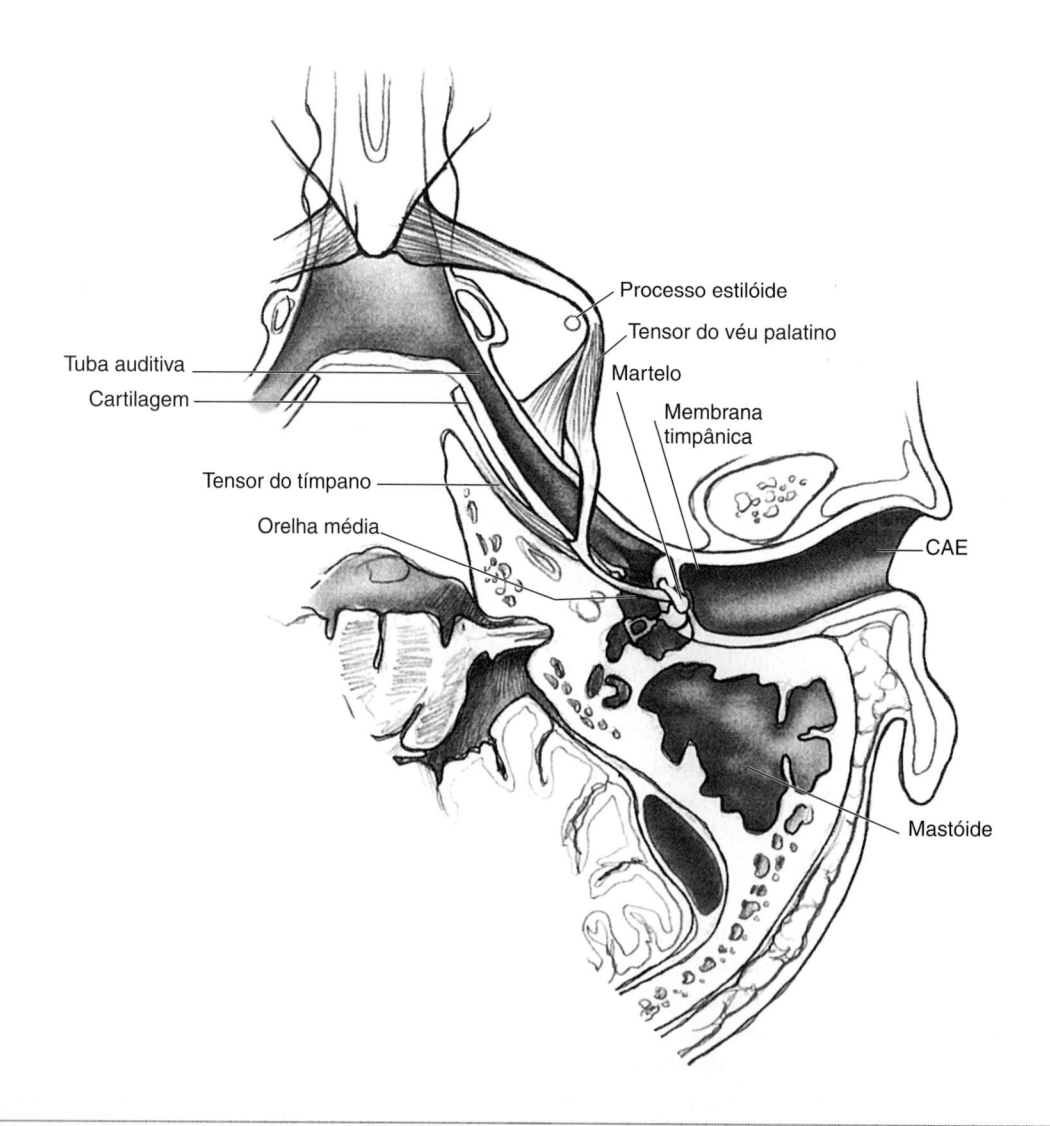

Figura 17.3

O desenho mostra a inserção do músculo tensor do véu palatino ao longo da parede lateral da tuba auditiva, incluindo seu percurso em volta do processo estilóide do osso pterigóide e sua inserção na margem posterior do palato duro. *CAE*, conduto auditivo externo.

do afluxo de músculos que se originam das cartilagens tubárias e do osso esfenóide. Essas massas musculares convergem para um tendão que cerca o processo cocleariforme e se inserem no manúbrio do martelo. Esta disposição impõe uma forma semelhante a dois feixes ao músculo tensor do tímpano (11).

O feixe medial do músculo tensor do véu palatino situa-se imediatamente adjacente à parede membranosa lateral da tuba auditiva sendo designado músculo dilatador da tuba (11). Tem sua origem superior no terço posterior da parede membranosa lateral da tuba auditiva. As fibras descem agudamente para entrar e se misturar com as fibras do músculo tensor do véu palatino. Este feixe interno é responsável pela dilatação ativa da tuba, determinando um deslocamento ínfero-lateral da parede membranosa (11,18,24).

O músculo elevador do véu palatino deriva da parte inferior do ápice petroso e da margem inferior da lâmina medial da cartilagem tubária. As fibras passam ínfero-medialmente, paralelamente à cartilagem tubária e se mantêm dentro da abóbada do assoalho tubário. Eles se espalham e se misturam com a superfície dorsal do palato mole (8,18). A maioria dos investigadores nega uma origem tubária para este músculo e admite que esteja relacionado com a tuba somente através de tecido conjuntivo frouxo. O levantador não é o principal dilatador da tuba, porém provavelmente acrescenta-se ao seu apoio e contribui para sua função elevando o ramo medial da cartilagem na extremidade faríngea da tuba auditiva (25).

O músculo salpingofaríngeo deriva das margens medial e inferior da cartilagem tubária via retalhos de fibras musculares e tendinosas (ver Fig. 17.2*A*). Em seguida, o músculo percorre ínfero-posteriormente para se misturar com a massa do músculo palatofaríngeo (18). Rosen (14) examinou 10 cabeças humanas hemisseccionadas e identificou o músculo em nove casos. Entretanto, em todos os casos, as fibras musculares eram poucas e aparentavam não apresentar qualquer capacidade para funcionar fisiologicamente.

Anatomia do Lactente *versus* do Adulto

É provável que as diferenças da anatomia do lactente em comparação com a do adulto estejam em parte relacionadas com o aumento da incidência da otite média no grupo etário pediátrico. Essas diferenças anatômicas só recentemente foram descritas. A tuba auditiva do lactente é cerca de 50% mais longa relativamente à do adulto; seu comprimento médio é de aproximadamente 18 mm. A tuba cartilaginosa representa um pouco menos de dois terços do seu tamanho, enquanto que a porção óssea é relativamente mais longa e tem diâmetro mais largo que a do adulto. A altura do orifício faríngeo da tuba auditiva do lactente é de cerca da metade daquela do adulto, porém a largura é semelhante. O óstio da tuba é mais exposto no lactente que no adulto uma vez que se situa mais inferiormente na abóbada nasofaríngea superficial. A direção da tuba é variável desde horizontal até um ângulo de cerca de 10 graus da horizontal, e a tuba não é angulada no istmo, porém meramente se estreita (8). Holborow (26) demonstrou que, em 20 lactentes, a lâmina cartilaginosa medial é relativamente mais curta pois na tuba do lactente é encontrada menos massa e rigidez tubária que na da criança mais velha e na do adulto. No lactente, o músculo tensor do véu palatino é menos eficiente.

O comprimento da tuba auditiva aumenta rapidamente durante a primeira infância, essencialmente alcançando seu tamanho de adulto na idade de 7 anos (27). Ishima *et al.* (28) observaram o comprimento do lúmen da tuba do lactente como sendo de 21 mm quando comparado com o comprimento médio de 37 mm do adulto. O efeito dessas mudanças na eficiência da função da tuba auditiva não foi ainda determinado, porém as mudanças da função relacionadas com a idade sugerem atividade muscular mais eficiente e um sistema que tem menos probabilidade de atuar como um conduto passivo para as secreções nasais. A massa de cartilagem aumenta desde o nascimento até à puberdade (12). A densidade da elastina na cartilagem é menor no lactente (29), porém a densidade das células da cartilagem é maior (30). O volume do coxim gorduroso de Ostmann é menor no lactente, porém a largura é semelhante nos dois grupos etários (31). A relação angular entre o músculo tensor do véu palatino e a cartilagem varia no lactente, porém é relativamente estável no adulto (32). A Tabela 17.1 resume as diferenças entre a anatomia da tuba auditiva do lactente e a do adulto.

Algumas dessas diferenças de desenvolvimento, ou possivelmente todas entre o lactente e o adulto são devidas ao mecanismo ativo relativamente menos eficiente da abertura tubária no lactente e na criança, que poderá deixar este grupo etário suscetível a doenças da orelha média. Como o lactente (e a criança de pouca idade) tem uma tuba auditiva mais curta que a criança maior e o adulto, as secreções nasofaríngeas podem refluir mais facilmente para a orelha média através da tuba e produzir otite média.

FISIOLOGIA DA TUBA AUDITIVA

A tuba auditiva tem pelo menos três funções fisiológicas com relação à orelha média (Fig. 17.4): (a) regulação da pressão (ventilação) da orelha média para equilibrar a pressão de gás da orelha média com a pressão atmosférica; (b) proteção de pressões sonoras e de secreções da nasofaringe; e (c) direcionamento das secreções produzidas na orelha média para dentro da na-

TABELA 17.1
DIFERENÇAS NO DESENVOLVIMENTO ENTRE A ANATOMIA DA TUBA AUDITIVA ENTRE LACTENTES E ADULTOS

Aspectos Anatômicos da Tuba Auditiva	Do Lactente, Comparado com o Adulto, é	Referência
Comprimento da tuba	Mais curto	Ishijima et al., 2000 (5)
Ângulo da tuba com o plano horizontal	10° vs. 45°	Proctor, 1967 (4)
Ângulo do músculo tensor do véu palatino com a cartilagem	Variável vs. estável	Swarts e Rood, 1993 (32)
	Maior	Yamaguchi et al., 1990 (30)
Densidade das células da cartilagem	Menor	Matsune et al., 1993 (29)
Lúmen	Área menor	Kitajiri et al., 1987; Suzuki et al., 1996 (33,34)
Coxim gorduroso de Ostmann	Relativamente mais larga	Aoki et al., 1994 (31)
Dobras mucosas	Maior	Sudo e Sando, 1996 (35)

sofaringe. Embora a mais importante dessas funções seja a regulagem da pressão, as funções de proteção, de drenagem e de *clearance* devem ser revistas de modo a permitir que o leitor seja capaz de compreender a função de regulagem de pressão. O termo *regulagem da pressão* é mais exato que o de *ventilação*, uma vez que a orelha média é uma cavidade com pressão equilibrada (regulada) e não continuamente ventilada. Na exposição que se segue, o fluxo através da tuba inclui não só o de gás (fluxo aéreo) como o de líquido.

O *clearance* das secreções da orelha média é proporcionado pelo sistema mucociliar da tuba auditiva e parte pela própria mucosa da orelha média. Na função tubária ideal, a abertura ativa intermitente da tuba auditiva, resultante somente da contração do músculo tensor do véu palatino durante a deglutição, mantém quase as pressões ambientais na orelha média (19,20).

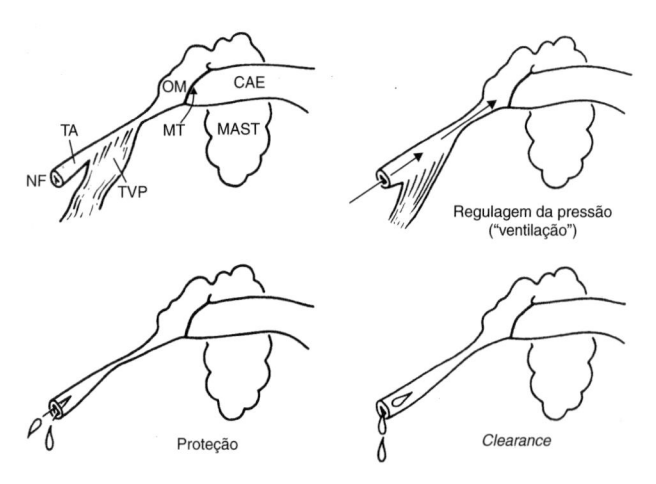

Figura 17.4
As três funções fisiológicas da tuba auditiva com relação à orelha média. NF, nasofaringe; TA, tuba auditiva; TVP, músculo tensor do véu palatino; OM, orelha média; MT, membrana timpânica; CAE, canal auditivo externo. (Reproduzido de Bluestone CD, Klein JO. Otitis media and eustachian tube dysfunction. In: Bluestone CD, Stool SE, Alper CM, et al., eds. *Pediatric otolaryngology*, 4th ed. Philadelphia: WB Saunders, 2003:513, com permissão.)

A avaliação dessas funções tem sido útil para o conhecimento da fisiologia e da fisiopatologia da tuba auditiva, bem como para o diagnóstico e tratamento das doenças da orelha média (36).

Funções de Proteção e de *Clearance*

Outrora, as funções de *clearance* e de drenagem da tuba auditiva eram avaliadas por métodos variados. Técnicas radiográficas têm sido usadas para avaliar o fluxo do meio de contraste da orelha média (membrana timpânica não-íntegra) para dentro da nasofaringe (37-42). Bauer (43) avaliou o *clearance* observando a presença do azul de metileno na faringe depois de ter sido instilado na orelha média. Elbrond e Larsen (44) avaliaram o fluxo mucociliar orelha média-tuba auditiva determinando o tempo de decorrência após colocação de sacarina na mucosa da orelha média até que o paciente declarasse estar sentindo o gosto. Infelizmente, todos esses métodos são qualitativos e realmente testam a patência da tuba auditiva ao invés de medir a função do *clearance* quantitativo da tuba. Embora as anormalidades da função protetora estejam diretamente relacionadas com a patogênese da otite média, esta função tem sido avaliada somente através das técnicas radiográficas por um teste que é uma modificação do teste da patência tubária descrito por Wittenborg e Neuhauser (39-41,45).

Modelo das Funções de Proteção e de *Clearance*

A tuba auditiva, a orelha média, e o sistema ar–célula da mastóide podem ser comparados a um frasco com um gargalo longo e estreito (Fig. 17.5). A boca do frasco representa a extremidade nasofaríngea; o gargalo estreito, o istmo da tuba auditiva; e a parte do corpo do frasco é a orelha média e a câmara de ar da mastóide. O fluxo fluido através do gargalo depende da pressão no final, do raio e do comprimento do gargalo e da viscosidade do líquido. Quando é instilada uma pequena

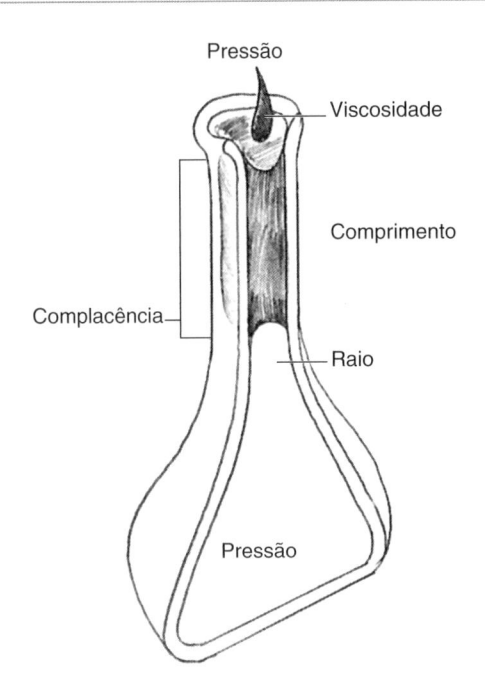

Figura 17.5
Modelo de um frasco imitando o sistema de células aéreas tuba auditiva–orelha-média–mastóide, em que a boca do frasco representa a extremidade nasofaríngea da tuba auditiva, o gargalo é a parte cartilaginosa da tuba, e a ampola representa as células da orelha média e da mastóide. (Redesenhado de Bluestone CD, Klein JO. Otitis media and eustachian tube dysfunction. In: Bluestone CD, Stool SE, Alper CM, et al., eds. *Pediatric otolaryngology*, 4th ed. Philadelphia: WB Saunders, 2003:516, com permissão.)

Figura 17.6
Modelo de um frasco usado para mostrar como o comprimento mais curto da tuba auditiva poderá afetar adversamente a função protetora na criança em comparação com o adulto. (Redesenhado de Bluestone CD, Klein JO. Otitis media and eustachian tube dysfunction. In: Bluestone CD, Stool PE, Alper CM, et al., eds. *Pediatric otolaryngology*, 4th ed. Philadelphia: WB Saunders, 2003:520, com permissão.)

quantidade de líquido na boca do frasco, o fluxo do líquido se detém em algum ponto do gargalo estreito em decorrência da capilaridade dentro do gargalo e à relativa pressão positiva do ar que se desenvolve no corpo do frasco. Este desenho geométrico básico é considerado essencial para a função protetora do sistema tuba auditiva–orelha média. Se o gargalo for suficientemente largo, ocorrerá refluxo do fluxo do fluido para dentro do corpo do frasco. Isto é análogo a uma tuba auditiva humana anormalmente patente, em que existe não só um fluxo livre de ar da nasofaringe para a orelha média como também fluxo livre das secreções nasofaríngeas, podendo resultar em otite média de refluxo (46,47). A Figura 17.6 mostra que um frasco com gargalo curto não poderá ser tão protetor quanto um frasco com gargalo longo (48). Conforme foi descrito, os lactentes têm anatomicamente uma tuba auditiva mais curta que um adulto, tornando mais provável a ocorrência do refluxo no lactente. A posição do frasco com relação ao líquido é outro fator importante. No homem, a posição supina facilita o fluxo do líquido para dentro da orelha média. Por isso, os lactentes podem estar em risco particular para desenvolver otite média de refluxo por estar freqüentemente em posição supina.

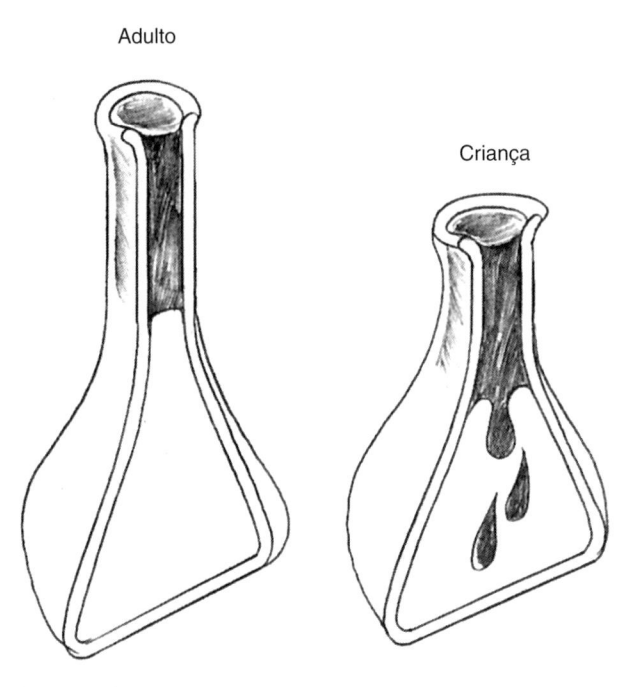

O refluxo de um líquido em um vaso pode também ocorrer se for feito um orifício no corpo deste vaso (Fig. 17.7*A* e *B*), pois assim fazendo evita-se a criação de uma leve pressão positiva no fundo do vaso, que detém o refluxo. Nesta situação, perde-se o revestimento fisiológico da orelha média e da mastóide. Este orifício é análogo ao de uma perfuração da membrana timpânica ou à presença de um tubo de timpanostomia (tubo de ventilação), que poderá permitir o refluxo das secreções da nasofaringe como resultado da perda do revestimento de ar da orelha média–mastóide. Do mesmo modo, depois de uma mastoidectomia radical, uma tuba auditiva patente poderá causar uma otorréia preocupante (49).

Se for aplicada uma pressão negativa ao fundo do frasco, o líquido é aspirado para dentro do vaso (Fig. 17.7*A* e *C*). Na situação clínica representada pelo modelo, uma alta pressão negativa de ar na orelha média poderá induzir aspiração das secreções da nasofaringe para dentro da orelha média. Se for aplicada uma pressão positiva na boca do frasco, o líquido é insuflado para dentro do frasco (Fig. 17.7*A* e *D*). Assoar o nariz, chorar, deglutir com o nariz fechado, nadar, ou estar aterrissando dentro de um avião poderá criar elevada pressão positiva nasofaríngea e resultar em uma condição semelhante no sistema humano.

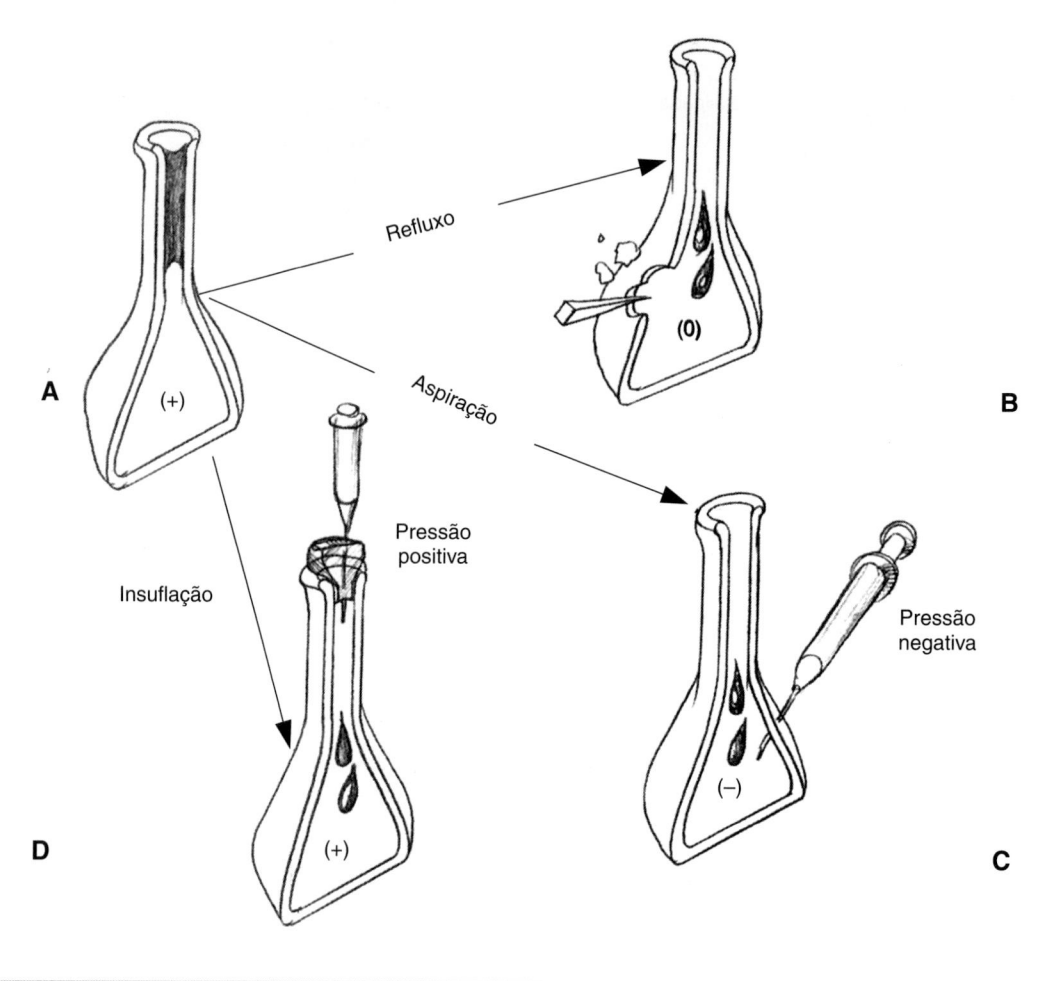

Figura 17.7
O fluido flui para dentro de um frasco, como um modelo da função da tuba auditiva–orelha média. **A:** Função normal. **B:** Efeito da perfuração. **C:** Efeito da pressão negativa sobre o fundo do vaso. **D:** Efeito da pressão positiva sobre o gargalo do vidro. (Redesenhado de Bluestone CD, Klein JO. Otitis media and eustachian tube dysfunction. In: Bluestone CD, Stool SE, Alper CM, et al., eds. *Pediatric otolaryngology*, 4th ed. Philadelphia: WB Saunders, 2003:522, com permissão.)

Uma das principais diferenças entre um frasco com gargalo rijo e uma estrutura biológica como a tuba auditiva é a de que o istmo da tuba humana é complacente. A aplicação de pressão positiva na boca de um frasco com um gargalo complacente distende o gargalo, facilitando o fluxo de fluido para dentro do vaso. Assim, é necessária menor pressão positiva para insuflar líquido para dentro do vaso. No homem, a insuflação das secreções nasofaríngeas para dentro da orelha média ocorre mais rapidamente se a tuba auditiva for anormalmente distensível (isto é, se tiver maior complacência). Quando for aplicada uma pressão negativa em um frasco com gargalo complacente, não ocorre fluxo de fluido através do istmo quando a pressão negativa for aplicada lentamente no fundo do vidro. Neste caso, ocorre fluxo do fluido mesmo se o gargalo estiver colapsado. Entretanto, se a pressão negativa for aplicada subitamente, um bloqueio temporário do istmo complacente impede o fluxo do fluido. Por este motivo, a velocidade com que é aplicada a pressão negativa e a complacência do sistema parecem ser fatores essenciais nos resultados.

Clinicamente, a aspiração do gás para dentro da orelha média é possível uma vez que a pressão negativa na orelha média se produz lentamente à medida que o gás é absorvido pela mucosa da orelha média. Inversamente, a aplicação súbita de pressão negativa na orelha média, como ocorre nas alterações rápidas da pressão atmosférica (como na aterrissagem de um avião, em uma descida após um mergulho ou em uma tentativa de testar a função ventilatória da tuba auditiva), poderá fechar a tuba e evitar o fluxo de ar.

Certos aspectos do fluxo de fluido para dentro da nasofaringe podem ser demonstrados pela inversão do frasco do modelo. Neste caso, o líquido retido no corpo do frasco não flui para fora devido à relativa pressão negativa que se desenvolve dentro da câmara. Entretanto, se for feito um furo no vaso, o líquido drena para fora do frasco uma vez que a sucção é interrompida. Clinicamente, ocorrem essas condições nos casos de efusão da orelha média; a pressão é aliviada pela ruptura espontânea da membrana timpânica ou pela miringotomia. A insuflação de ar dentro do vidro pode também aliviar a pressão, podendo explicar o sucesso dos métodos de Politzer ou de Valsalva no *clearance* da efusão da orelha média resultante do barotrauma.

Os exemplos do fluxo fluido através do frasco representam alguns dos aspectos mecânicos da fisiologia do sistema da orelha média humana. Outros fatores que podem afetar o fluxo de líquido e de ar através da orelha média, são: (a) o sistema de transporte mucociliar da tuba auditiva e da orelha média *(clearance)*; (b) abertura e fechamento tubários ativos para bombear o líquido para fora da orelha média (43); e (c) os fatores da tensão superficial.

A função de *clearance* tem sido estudada por inserção de material estranho na orelha média de modelos animais (50). Este material flui para a parte da orelha média da tuba auditiva. Este movimento é relacionado com a atividade ciliar que ocorre na tuba auditiva e em partes da orelha média; essas células ciliadas da orelha média estão cada vez mais ativas à medida que suas localizações ficam mais distais à abertura da tuba auditiva. Em uma série de experiências brilhantes de Honjo (42), a tuba auditiva demonstrou "bombear" líquido para fora da orelha média, tanto em modelos animais quanto no homem. Entretanto, quando existe pressão negativa dentro da orelha média, esta função é impedida.

Diversos investigadores determinaram certos fatores de tensão superficial que podem estar envolvidos na função normal da tuba auditiva. Birkin e Brookler (51) isolaram substâncias que abaixam a tensão superficial por lavagens da tuba auditiva de cães e postularam que essas substâncias poderão agir para facilitar a função das tubas auditivas, de modo semelhante ao do surfactante nos pulmões. Rapport *et al.* (52), em experiências em animais, descreveram uma substância semelhante e demonstraram o efeito do lavado sobre a pressão de abertura da tuba auditiva. Outros também demonstraram a presença de um fosfolipídio semelhante ao surfactante na orelha média e na tuba auditiva de animais e de humanos (53,54). Em um estudo em gerbilos, Fornadley e Burns (55) produziram derrames na orelha média injetando *Streptococcus pneumoniae* inativos na orelha média através da membrana timpânica, aumentando a pressão de abertura da tuba auditiva. Quando os investigadores introduziram surfactante endógeno, a pressão de abertura diminuiu. Outra investigação mostrou que a pressão negativa na orelha média pode reduzir o *clearance* (56). Recentemente Bunne *et al.* (57) postularam que forças mucoadesivas podem estar envolvidas não somente nas doenças da orelha média, como também na aeração da orelha média após a colocação do tubo de ventilação.

Por esses estudos, é aparente que a função do *clearance* do sistema tuba auditiva–orelha média é importante para manter a orelha média sadia. Como a otite média é tão comum na espécie humana, a remoção eficiente dos derrames da orelha média deverá depender, em grande parte, dessas funções.

Função de Regulagem da Pressão

Pelos estudos em crianças, foi postulada a função da tuba auditiva (49). Durante o repouso, a tuba auditiva normal está funcionalmente obstruída ou colapsada; provavelmente desenvolve-se uma leve pressão negativa na orelha média. Quando a tuba funciona idealmente, sua dilatação ativa intermitente (abertura) mantém a pressão ambiente da orelha média quase normal. Sob condições fisiológicas, as flutuações da pressão ambiente são bidirecionais (isto é, dentro e fora da orelha média) de magnitude relativamente pequena e não-facilmente percebidas (58). Essas flutuações refletem o aumento e a diminuição das pressões barométricas às cambiantes condições e elevações atmosféricas locais. Entretanto, as alterações dentro da orelha média podem aumentar direcionalmente, podem alcançar apreciáveis magnitudes, e podem resultar em alterações patológicas. A principal razão para essas condições é que a orelha média é uma bolsa de gases relativamente rígida (não-colapsável) na qual os gases são intercambiados entre o seu espaço e o da mucosa (59). A pressão diferencial excede 54 mmHg entre o espaço da orelha média e a pressão atmosférica e a microcirculação na mucosa. Isto significa um gradiente de difusão orientado da cavidade da orelha média para a mucosa, que poderá gerar uma subpressão (relativa à pressão ambiente) da orelha média, superior a 600 mmH$_2$O durante o equilíbrio. Doyle *et al.* (60), em experiências em primatas, demonstraram que o intercâmbio de oxigênio (O_2) com o dióxido de carbono (CO_2) tem difusão limitada, enquanto que o nitrogênio (N_2) tem perfusão limitada. Alguns investigadores postularam que os gases podem passar para dentro e para fora da orelha média através da membrana timpânica, porém Doyle *et al.* (61), em experiências em animais, mostraram que não existe troca transtimpânica do canal auditivo externo para dentro da orelha média; poderá ocorrer intercâmbio do N_2, porém não em taxas fisiológicas.

Elner *et al.* (62), em um esforço para descrever a função normal da tuba auditiva, usaram a técnica de microfluxo dentro de uma câmara de pressão e estudaram 102 adultos com membrana timpânica íntegra, sem nenhuma história aparente de doença otológica. Os pacientes foram divididos em quatro grupos de acordo com sua capacidade de equilibrar relativas pressões positivas e negativas estáticas de 100 mmH$_2$O na orelha média. Os pacientes do grupo 1 foram capazes de equilibrar completamente as diferenças de pressão através da membrana timpânica. Os do grupo 2 equilibravam a pressão positiva, porém uma pequena pressão negativa residual persistia na orelha média. Os indivíduos do grupo 3 eram capazes de equilibrar somente uma relativa pressão positiva, persistindo uma pequena pressão residual, porém nenhuma pressão negativa. Os pacientes do grupo 4 foram incapazes de equilibrar qualquer pressão. Esses dados indicam provavelmente um excesso de rigidez da tuba auditiva nos indivíduos dos grupos 2 a 4 em comparação com os do grupo 1. Este estudo mostrou também que 95% dos adultos normais podem equilibrar uma pressão positiva aplicada e que 93% podem equilibrar pressão negativa aplicada até alguma extensão durante a deglutição ativa. Entretanto, aproximadamente 28% dos indivíduos não podem equilibrar completamente a pressão positiva ou a negativa, ou ambas.

As crianças têm a função ventilatória da tuba auditiva menos eficiente que dos adultos. Bylander (63) comparou a função da tuba auditiva de 53 crianças com as de 55 adultos, todos com membranas timpânicas íntegras, aparentemente sadios otologicamente. Usando uma câmara de pressão, Bylander e Tjernstrom (64) relataram que 35,8% das crianças não podiam equilibrar pressão intratimpânica aplicada (–100 mmH$_2$O) pela deglutição, enquanto apenas 5% dos adultos foram incapazes de executar esta função. As crianças nas idades de 3 a 6 anos apresentaram uma função pior que as de 7 a 12 anos. Neste estudo, e em outro subseqüente, conduzido pelo mesmo grupo de pesquisa, as crianças que tinham evidência timpanométrica de pressão negativa dentro da orelha média tinham função deficiente da tuba auditiva (64). Desses estudos pode ser concluído que, mesmo em crianças com aparência otologicamente normal, a função da tuba auditiva não é tão boa quanto nos adultos; por isso, a incidência mais alta de doenças da orelha média em crianças pode ser devida a esta circunstância.

Muitas crianças sem doença aparente da orelha média têm pressão negativa alta dentro da orelha média. Entretanto, em crianças, a função da tuba auditiva melhora com o avançar da idade, fato consistente com a redução da incidência da otite média desde a idade de lactente até à adolescência.

Outra explicação para a alta pressão negativa na orelha média de crianças é a possibilidade de que algumas pessoas que são "fungadores" habituais criam realmente subpressões dentro da orelha média em conseqüência deste ato (65). Este mecanismo não é incomum em crianças.

Brooks (66), ao estudar a medida da pressão da orelha média em um grande grupo de crianças aparentemente normais, determinou que a pressão da orelha média em repouso se mantém entre 0 e –175 mmH$_2$O; entretanto, têm sido descritas pressões fora desta faixa como normais em grande número de crianças aparentemente assintomáticas, medidas por triagem de pressão da orelha média. Uma pressão negativa alta na orelha média não indica necessariamente doença; poderá indicar apenas obstrução tubária fisiológica. Nesses casos ocorre ventilação, mas somente após o gradiente de pressão da orelha média atingir uma pressão de abertura. Foi sugerido que essas crianças devem ser consideradas em risco para problemas da orelha média até que haja uma melhor compreensão sobre a fisiologia normal e anormal da tuba auditiva (67). Alberti e Kristensen (68), em adultos normais, obtiveram pressões de 50 a –50 mmH$_2$O da orelha média em repouso. Também neste caso, uma pressão fora desta faixa não indica necessariamente que o paciente tenha doença da orelha; entretanto, uma pressão negativa alta dentro da orelha média pode resultar em derrame da orelha média (69).

A rapidez de absorção do gás pela orelha média tem sido relatada por vários investigadores como sendo de 1 mL no período de 24 horas (70). Entretanto, como para chegar a esta cifra foram extrapolados os valores tomados durante um curto período, falta ainda determinar a verdadeira rapidez de absorção do gás em humanos durante um período de 24 horas.

Em um estudo de Cantekin et al. (71) em macacos *rhesus* foram obtidos timpanogramas seriados para determinar o processo de absorção de gases. Em animais alertas, durante um período de observação de 4 horas a pressão da orelha média se mantinha aproximadamente normal, enquanto que, quando os animais eram anestesiados e não havendo deglutição, a pressão da orelha média diminuía para –60 mmH$_2$O persistindo neste nível. Esta experiência esclareceu que normalmente os gases da orelha média estão quase em equilíbrio com os gases do sangue da mucosa e dos tecidos e com a pressão gasosa da orelha interna.

Nessas circunstâncias, a rapidez de absorção dos gases é baixa pois os gradientes de pressão parcial não são grandes. Na tuba auditiva funcionante, as freqüentes aberturas da tuba equilibram rapidamente as diferenças de pressão entre a orelha média e a nasofaringe com o pequeno volume de ar que entra na orelha média; entretanto, uma tuba auditiva funcionando anormalmente pode alterar este mecanismo (72-74).

Grontved et al. (75) usaram a técnica cromatográfica dos gases para medir as tensões gasosas nas orelhas médias de 26 adultos otologicamente sadios. Observaram que o CO_2 (média, 52 mmHg) e o N_2 (média, 605 mmHg) mantinham-se relativamente estáveis, porém os valores do O_2 flutuavam mais (média, 54 mmHg; faixa, 73 a 111 mmHg). Assim, a orelha média normal tem níveis de O_2 mais baixos e de N_2 mais altos que o do ar ambiente, porém provavelmente semelhantes ao do sangue venoso (76). Shupak *et al.* (77) relataram que as tensões do O_2 e do CO_2 da orelha média afetam o sistema de regulagem da pressão, mais provavelmente através de uma alça de *feedback* entre os quimiorreceptores da orelha média e o tronco cerebral. Portanto, a pressão não é regulada somente pelo diferencial entre as pressões da orelha média e a do ambiente.

PONTOS IMPORTANTES

- A tuba auditiva não é um isolado anatômico, mas faz parte de um sistema formado pelo nariz, nasofaringe, orelha média e mastóide. Na realidade a tuba auditiva não é só um tubo, e sim um órgão.
- A tuba auditiva é mais curta no lactente e na criança pequena em comparação com a criança maior, o adolescente e o adulto, resultando em menor proteção contra as secreções nasofaríngeas.
- A parte cartilaginosa da tuba auditiva, quando em repouso e em condições fisiológicas se mantém sempre fechada, enquanto que a porção óssea está aberta durante todo o tempo.
- A tuba auditiva é revestida com epitélio respiratório.
- O principal músculo que abre ativamente a tuba auditiva sendo funcionalmente importante é o tensor do véu palatino.
- O músculo tensor do véu palatino tem dois feixes distintos. O feixe posterior se estende para formar o músculo tensor do tímpano, porém não tem qualquer papel conhecido na função da tuba auditiva.
- A tuba auditiva tem as seguintes funções com relação à orelha média: regulagem da pressão, proteção e *clearance*.
- A orelha média e a mastóide, no estado normal, são protegidas contra as secreções nasofaríngeas indesejáveis pela anatomia do sistema tubo auditivo e pelo revestimento de gases da orelha média.
- O fluxo líquido da nasofaringe, como as secreções indesejáveis da nasofaringe, é facilitado quando a membrana timpânica não está íntegra, uma vez que o revestimento de ar da orelha média está alterado. A composição dos gases da orelha média não é idêntica à do ar ambiente; os níveis do O_2 são mais baixos e os do CO_2 e do N_2 são mais altos.

REFERÊNCIAS

1. Bluestone CD. Eustachian tube function and dysfunction. In: Rosenfeld RM, Bluestone CD, eds. *Evidence-based otitis media*, 2nd ed. Hamilton, Ontario: BC Decker, 2003:163-179.
2. Bluestone CD. Studies in otitis media: Children's Hospital of Pittsburgh-University of Pittsburgh Progress Report-2004. *Laryngoscope* 2004;114:1-26.
3. Sudo M, Sando I, Ikui A. Narrowest (isthmus) portion of eustachian tube: a computer-aided 3-D reconstruction and measurement study. *Ann Otol Rhinol Laryngol* 1997;106:583-588.
4. Proctor B. Embryology and anatomy of the eustachian tube. *Arch Otolaryngol* 1967;86:503-514.
5. Ishijima K, Sando I, Balaban C, et al. Length of the eustachian tube and its potential development: computer-aided threedimensional reconstruction and measurement study. *Ann Otol Rhinol Laryngol* 2000;109:542-548.
6. Anson B, ed. *Morris' human anatomy*. New York: McGraw-Hill, 1967:1195.
7. Doyle WJ. A functionoanatomic description of eustachian tube vector relations in four ethnic populations: an osteologic study. Doctoral dissertation, University of Pittsburgh, 1977.
8. Graves GO, Edwards LF The eustachian tube: review of its descriptive, microscopic, topographic, and clinical anatomy. *Arch Otolaryngol* 1944;39:359.
9. Todd NW. Cranial anatomy and otitis media. *Am J Otol* 1998;19:558-564.
10. Rood IS, Doyle WJ. The nasopharyngeal orifice of the auditory tube: implications for tubal dynamics anatomy. *Cleft Palate J* 1982;19:119-128.
11. Rood SR, Doyle WJ. Morphology of tensor veli palatini, tensor tympani, and dilatator tubae muscles. *Ann Otol Rhinol Laryngol* 1978;87:202-210.
12. Todhunter JS, Siegel MI, Doyle WL Computer-generated eustachian tube shape analysis. In: Lim DJ, Bluestone CD, Klein JO, et al., eds. *Proceedings of the Third International Symposium on recent advances in otitis media with effusion*. Hamilton, Ontario: BC Decker, 1984:101-104.
13. Kitajiri M, Sando I, Takahara T Postnatal development of the eustachian tube and its surrounding structures. *Ann Otol Rhinol Laryngol* 1987;96:191-198.
14. Rosen LM. The morphology of the salpingopharyngeus muscle.[Thesis]. University of Pittsburgh, 1970.
15. Tos M. Anatomy and histology of the middle ear. *Clin Rev Allergy* 1984;2:267-284.
16. Sudo M, Sando 1. Developmental changes in folding of the human eustachian tube. *Acta Otolaryngol* 1996;116:307-311.
17. Matsune S, Takahashi H, Sando L. Mucosa-associated lymphoid tissue in middle ear and eustachian tube in children. *Int J Pediatr Otorhinolaryngol* 1996,34:229-236.
18. Rood SR. The morphology of m. tensor veli palatini in the fivemonth human fetus. *Am J Anat* 1973;138:191.
19. Rich AR. A physiological study of the eustachian tube and its related muscles. *Bull Johns Hopkins Hosp* 1920;31:206.
20. Honjo I, Okazaki N, Kumazawa T. Experimental study of the eustachian tube function with regard to its related muscles. *Acta Otolaryngol* 1979;87:84-88.
21. Cantekin EI, Doyle WJ, Reichert TI, et al. Dilation of the eustachian tube by electrical stimulation of the mandibular nerve. *Ann Otol Rhinol Laryngol* 1979;88:40-51.
22. Swarts JD, Rood SR. The morphometry and three-dimensional structure of the adult eustachian tube: implications for function. *Cleft Palate J* 1990;27:374-381.
23. Doyle WJ, Cantekin EI, Bluestone CD, et al. Nonhuman primate model of cleft palate and its implications for middle-ear pathology. *Ann Otol Rhinol Laryngol* 1980;89:41-46.
24. Ross M. Functional anatomy of the tensor palatine: its relevance in cleft palate surgery. *Arch Otolaryngol* 1971;93:1-8.

25. Sudo M, Sando I, Suzuki C. Three-dimensional reconstruction and measurement study of human eustachian tube structures: a hypothesis of eustachian tube function. *Ann Otol Rhinol Laryngol* 1998;107:547-554.
26. Holborow C. Eustachian tube function: changes throughout childhood and neuro-muscular control. *J Laryngol Otol* 1975;89:47-55.
27. Sadler-Kimes D, Siegel MI, Todhunter IS. Age-related morphologic differences in the components of the eustachian tube: middle-ear system. *Ann Otol Rhinol Laryngol* 1989;98:854-858.
28. Ishijima K, Sando I, Balaban C, et al. Length of eustachian tube and its postnatal development: a computer-aided three-dimensional reconstruction and measurement study. *Ann Otol Rhinol Laryngol* 2000;109:542-548.
29. Matsune S, Sando L Takahashi H. Comparative study of elastic at the hinge portion of eustachian tube cartilage in normal and cleft palate individuals. In: Lim DJ, Bluestone CD, Klein JO, et al., eds. *Proceedings of the Fifth International Symposium on recent advances in otitis media.* Hamilton, Ontario: BC Decker, 1993:4-6.
30. Yamaguchi N, Sando I, Hashida Y, et al. Histopathologic study of otitis media in individuals with head and neck tumors. *Ann Otol Rhinol Laryngol* 1990;99:827-832.
31. Aoki H, Sando I, Takahashi H. Anatomic relationships between Ostmann's fatty tissue and eustachian tube. *Ann Otol Rhinol Laryngol* 1994;103:211-214.
32. Swans JD, Rood SR. Preliminary analysis of the morphometry of the infant eustachian tube. In: Lim DJ, Bluestone CD, Klein JO, et al., eds. *Proceedings of the Third International Symposium on recent advances in otitis media.* Hamilton, Ontario: BC Decker, 1993:111-113.
33. Kitajiri M, Sando I, Takahara T. Postnatal development of the eustachian tube and its surrounding structures. *Ann Otol Rhinol Laryngol* 1987;96:191-198.
34. Suzuki C, Balaban C, Sando I, et al. Postnatal development of eustachian tube: a computer-aided 3-D reconstruction and measurement study. *Acta Otolaryngol* 1998;118:837-843.
35. Sudo M, Sando I. Developmental changes in folding of the human eustachian tube. *Acta Otolatyngol* 1996;116:307-311.
36. Bluestone CD, Klein JO. *Otitis media in infants and children,* 3rd ed. Philadelphia: WB Saunders, 2001:16-57.
37. Aschan GK. The anatomy of the eustachian tube with regard to its function. *Acta Soc Med Upsalien* 1955;60:1-13.
38. Compere WE Jr. The radiologic evaluation of eustachian tube function. *Arch Otolaryngol* 1960;71:386-389.
39. Bluestone CD. Eustachian tube obstruction in the infant with cleft palate. *Ann Otol Rhinol Laryngol* 1971;80:1-30.
40. Bluestone CD, Paradise JL, Beery QC. Physiology of the eustachian tube in the pathogenesis and management of middle-ear effusions. *Laryngoscope* 1972;82:1654-1670.
41. Bluestone CD, Wittel RA, Paradise JL, et al. Eustachian tube function as related to adenoidectomy for otitis media. *Trans Am Acad Ophthalmol Otolaryngol* 1972;76:1325-1339.
42. Honjo I. Experimental study of the pumping function of the eustachian tube. *Acta Otolaryngol* 1981;91:84-89.
43. Bauer E Tubal function in the glue ear: urea for glue ears. *J Laryngol Otol* 1975;89:63-71.
44. Elbrond O, Larsen E. Mucociliary function of the eustachian tube. *Arch Otolaryngol* 1976;102:539-541.
45. Wittenborg MH, Neuhauser EB. Simple roentgenographic demonstration of eustachian tubes and abnormalities. *AIR Am J Roentgenol* 1963;89:1194-2000.
46. Bluestone CD. Perilymphatic fistula and eustachian tube surgery. In: Bluestone CD, Rosenfeld RM, eds. *Surgical atlas of pediatric otolaryngology.* Hamilton, Ontario: BC Decker, 2002:123-132.
47. Bluestone CD, Magit AE. The abnormally patulous eustachian tube. In: Brackmann DE, Shelton C, Arriaga MA, eds. *Otologic surgery,* 2nd ed. Philadelphia: WB Saunders, 2001:82-87.
48. Bluestone CD, Klein JO. Otitis media and eustachian tube dysfunction. In: Bluestone CD, Stool SE, Alper CM, et al., eds. *Pediatric otolaryngology,* 4th ed. Philadelphia: WB Saunders, 2003:497-535.
49. Bluestone CD, Beery QC. Concepts on the pathogenesis of middle-ear effusions. *Ann Otol Rhinol Laryngol* 1976;85:182-186.
50. Albiin N, Hellström S, Stenfors L-E. Clearance of effusion material from the attic space: an experimental study in the rat. *Int J Pediatr Otorhinolaryngol* 1983;5:1-10.
51. Birkin EA, Brookler KH. Surface tension lowering substance of the canine eustachian tube. *Ann Otol Rhinol Laryngol* 1972;81:268-271.
52. Rapport PN, Lim DJ, Weiss HJ. Surface active agent in eustachian tube function. *Arch Otolaryngol* 1975;101:305-311.
53. Hagan WE. Surface tension lowering substance in eustachian tube function. *Laryngoscope* 1977;87:1033-1045.
54. Karchev T, Watanabe N, Fujiyoshi T, et al. Surfactant-producing epithelium in the dorsal part of the cartilaginous eustachian tube of mice. *Acta Otolaryngol* 1994;114:64-69.
55. Fornadley JA, Burns JK. The effect of surfactant on eustachian tube function in a gerbil model of otitis media with effusion. *Otolaryngol Head Neck Surg* 1994;110:110-114.
56. Takahashi H, Honjo I, Hayashi M, et al. Clearance function of eustachian tube and negative middle-ear pressure. *Ann Otol Rhinol Laryngol* 1992;101:759-762.
57. Bunne M, Falk B, Hellstrom S, et al. Variability of eustachian tube function in children with secretory otitis media: evaluations at tube insertion and at follow-up. *Int J Pediatr Otorhinolaryngol* 2000;52:131-141.
58. Doyle WJ, Seroky IT. Middle-ear gas exchange in rhesus monkeys. *Ann Otol Rhinol Laryngol* 1994;103:636-645.
59. Alper CM, Karnavas WJ, Swarts JD, et al. Middle-ear gas composition of cynomolgus monkeys: prediction and measurement. In: Lim DJ, Bluestone CD, Casselbrant ML, et al., eds. *Proceedings of the Sixth International Symposium on recent advances in otitis media.* Burlington, Ontario: BC Decker, 1996:116-119.
60. Doyle WJ, Seroky IT, Alper CM. Gas exchange across the middle-ear mucosa in monkeys: estimation of exchange rate. *Arch Otolaryngol Head Neck Surg* 1995;121:887-892.
61. Doyle WJ, Alper CM, Seroky JT, et al. Exchange rates of gases across the tympanic membrane in rhesus monkeys. *Acta Otolaryngol* 1998;118:567-573.

62. Elner A, Ingelstedt S, Ivarsson A. The normal function of the eustachian tube: a study of 102 cases. *Acta Otolaryngol* 1971;72:320-328.
63. Bylander A. Comparison of eustachian tube function in children and adults with normal ears. *Ann Otol Rhinol Laryngol* 1980;89:20-24.
64. Bylander A, Tjernstrom O. Changes in eustachian tube function with age in children with normal ears: a longitudinal study. *Acta Otolaryngol* 1983;96:467-477.
65. Falk B, Magnuson B. Eustachian tube closing failure in children with persistent middle-ear effusion. *Int J Pediatr Otorhinolaryngol* 1984;7:97-106.
66. Brooks DN. The use of the electroacoustic impedance bridge in the assessment of middle-ear function. *Int Audiol* 1969;8:563.
67. Bluestone CD, Beery QC, Paradise JL. Audiometry and tympanometry in relation to middle-ear effusions in children. *Laryngoscope* 1973;83:594-604.
68. Alberti PW, Kristensen R. The clinical application of impedance audiometry: a preliminary appraisal of an electroacoustic impedance bridge. *Laryngoscope* 1970;80:735-746.
69. Swarts JD, Alper CM, Seroky IT et al. In vivo observation with magnetic resonance imaging of middle-ear effusion in response to experimental underpressures. *Ann Otol Rhinol Laryngol* 1995;104:522-528.
70. Ingelstedt S, Ivarsson A, Jonson B. Quantitative determination of tubal ventilation during changes in ambient pressure as during ascent and descent in aviation. *Acta Otolaryngol* 197;228(Suppl):31.
71. Cantekin EI, Doyle W), Phillips CD, et al. Gas absorption in the middle ear. *Ann Otol Rhinol Laryngol* 1980;89:71-75.
72. Alper CM, Tabari R, Seroky JT, et al. Magnetic resonance imaging of the development of otitis media with effusion caused by functional obstruction of the eustachian tube. *Ann Otol Rhinol Laryngol* 1997;106:422-431.
73. Buchman CA, Doyle WL Skoner D, et al. Otologic manifestations of experimental rhinovirus infection. *Laryngoscope* 1994;104:1295-1299.
74. Doyle WJ, Seroky JT, Angelini BL, et al. Abnormal middle ear pressures during experimental influenza A virus infection: role of eustachian tube function. *Auris Naris Larynx* 2000;27:323-326.
75. Grontved A, Moller A, Jorgensen L. Studies on gas tension in the normal middle ear. *Acta Otolaryngol* 1990;109:271-277.
76. Ostfeld EJ, Silberberg A. Gas composition and pressure in the middle ear: a model for the physiological steady state. *Laryngoscope* 1991;101:297-304.
77. Shupak A, Tabari R, Swarts JD, et al. Effects of middle-ear oxygen and carbon dioxide tensions on eustachian tube ventilatory function. *Laryngoscope* 1996;106:221-224.

CAPÍTULO 18

Otite Média com Derrame

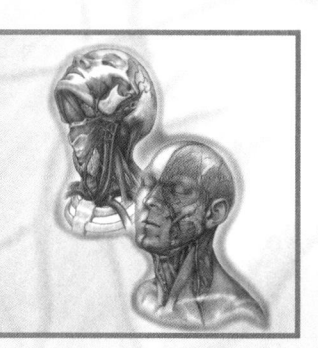

Margaret A. Kenna ▪ Adriane DeWitt Latz

A otite média (OM) é a causa mais comum para a consulta médica otorrinolaringológica de crianças pré-escolares (1). Os gastos com o tratamento da otite média em crianças com menos de 13 anos são superiores a U$4 bilhões por ano (2,3). As complicações sem risco de vida, como a perda auditiva condutiva são freqüentes, e existe muita controvérsia sobre a importância e o tratamento dessas complicações (4). Apesar da evolução no diagnóstico e no tratamento da OM, ainda ocorrem complicações graves (4).

DEFINIÇÕES E TERMINOLOGIA

A otite média representa um estado inflamatório da orelha média e do espaço da mastóide, sem referência à etiologia ou à patogenia (5). Para definir os vários processos inflamatórios relacionados com a OM têm sido usados numerosos termos e classificações. A terminologia atual tem como base o conhecimento da patogenia da OM, bem como na etiologia e na evolução clínica. A presença ou ausência de *derrame da orelha média* (OME) e sua duração ajudam a definir melhor o processo. O derrame é o líquido que resulta da infecção e da inflamação da mucosa e pode ocorrer em todas as áreas do osso temporal pneumatizado. O derrame pode ser seroso (fino, aquoso), mucóide (espesso, viscoso) ou purulento (pus). A seqüência cronológica do processo pode ser descrita como aguda (duração de 0 a 3 semanas), subaguda (duração de 3 a 12 semanas) ou crônica (mais de 12 semanas de duração). Entretanto, poderá ser difícil determinar a duração da doença, salvo se o estado anterior da orelha média do paciente era conhecido do examinador. As audiometrias e as timpanometrias obtidas anteriormente podem, muitas vezes, ajudar a definir a sua duração.

O conceito de *otite média aguda recorrente (OMAR)* indica 4 ou mais episódios de OM em 1 ano ou 3 ou mais episódios em um período de 6 meses. A OMAR refratária ao tratamento apresenta sinais e sintomas persistentes de OMA apesar da terapêutica medicamentosa apropriada (6). A otite média com derrame (OME) pode ocorrer como uma resposta pós-inflamatória à OMAR por uma infecção viral, ou por causa de uma disfunção da tuba auditiva (7). Quando a OME é uma coleção fluida persistente, poderá causar redução da mobilidade da membrana timpânica, servindo como uma barreira à condução do som (8). Muitas crianças com OME são assintomáticas. A otite média crônica supurativa (OMCS) é caracterizada pela persistência de otorréia purulenta através de perfuração da membrana timpânica (MT) ou por tubo de ventilação (TV) que não responde à terapêutica medicamentosa. Uma descrição mais detalhada da MT (íntegra, perfurada, presença de TV, retraída, atelectásica ou presença de timpanosclerose) pode ajudar a definir mais claramente o exame (5).

EPIDEMIOLOGIA

A epidemiologia da OM tem sido bastante estudada (2,5). Uma história de OMA iniciando-se durante o 1º ano de vida é importante pois a maioria das crianças com OMA recorrente tem seu 1º episódio antes dos 12 meses de idade (5). Se a criança não apresentou otite média antes dos 3 anos de idade, é estatisticamente improvável que ela venha a desenvolver OM grave ou recorrente. Em um estudo de Bondy *et al.* (2), a proporção de crianças com diagnóstico de OM foi mais elevada (42% a 60%) no grupo etário de 7 a 36 meses. Outros estudos demonstraram que a incidência mais alta de OMA em ambos os sexos é na faixa etária de 6 a 11 meses (4,5).

Mais de 50% das crianças têm um episódio de OME no seu 1º ano de vida (9). Embora muitos episódios curem espontaneamente, 30% a 40% persistem e entre 5% a 10% dos episódios duram um ano ou mais (5,10) (Fig. 18.1). A OME é diagnosticada 2,2 milhões de vezes anualmente (3). Investigações que incluíram

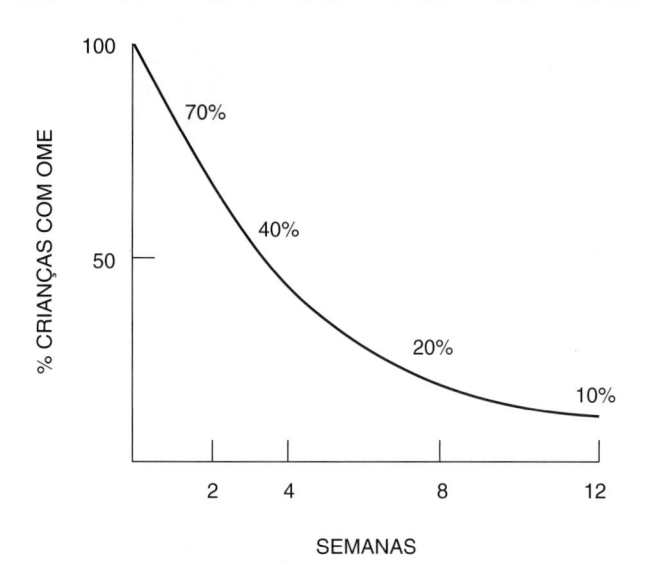

Figura 18.1
Duração da efusão após o primeiro episódio de otite média aguda. (Adaptado de Teele DW, Klein JO, Rosner BA. Epidemiology of otitis media in children. *Ann Otol Rhinol Laryngol* 1980;89(Suppl 68):5]. Segundo Bluestone CD, Klein JO. Otitis media and eustachian tube dysfunction. In Bluestone CD, Stool SE. eds. *Pediatric otolayngology*, 4th ed. Philadelphia: Saunders, 2003:487, com permissão.)

crianças sadias revelam uma alta incidência de OME assintomática (5). A incidência de OME parece alcançar o seu pico durante o 2º ano de vida, sendo mais prevalente durante os meses de inverno, e é associada às infecções de vias aéreas superiores (IVAS). A maioria das crianças com OMA assintomática evolui para a cura dentro de alguns meses sem intervenção médica ou cirúrgica (5).

A incidência da OMA, em alguns estudos, tem se mostrado semelhante entre meninos e meninas. Entretanto, vários outros estudos mostraram uma incidência maior em meninos (5,9). Embora alguns estudos tenham mostrado uma incidência mais elevada de OM em crianças brancas americanas e hispânicas em comparação com as crianças negras americanas, Casselbrant *et al.* (11) e Paradise *et al.* (11a) observaram que as crianças negras tinham tanto doença da orelha média quanto as brancas que tinham recebido tratamento equivalente. Uma incidência muito alta de infecções da orelha média foi relatada em índios americanos e em esquimós, apesar do acesso ao tratamento medicamentoso (5).

Casselbrant *et al.* (11b) mostraram uma forte predisposição genética para a OM, com uma incidência mais alta em crianças que tinham irmãos ou pais com história significativa de OM. As crianças que vivem em ambientes promíscuos ou com baixas condições sócio-econômicas, que dispõem de deficiente assistência médica ou ambos, são também consideradas como tendo maior incidência de OM tanto aguda quanto crônica (12). Todavia, esses fatores não se mostram definitivos em todos os estudos, e podem refletir simplesmente em um aumento da exposição a muitas outras crianças com IVAS. Além disso, está bem estabelecida a relação entre a freqüência às creches e uma maior incidência de OM em crianças com menos de 3 anos (5,12,13). Os fatores contribuintes para este aumento de incidência incluem a exposição a grande número de outras crianças (freqüentemente com IVAS), redução do período da amamentação ao seio materno e a exposição ao tabagismo passivo. A variação sazonal da incidência da OM também tem sido relatada como sendo mais comum no inverno, no outono e na primavera (5). Todos os estudos demonstram uma correlação entre a freqüência das IVAS e a incidência da OM, e a OME que é associada à IVAS nos meses de inverno persiste mais tempo que no verão (5).

FATORES DE RISCO PARA A DOENÇA DA ORELHA MÉDIA

Tem sido observado que muitas alterações médicas ou anatômicas aumentam o risco de doença da orelha média. As alterações craniofaciais que afetam a função da tuba auditiva (TA) freqüentemente aumentam o risco de OM. A criança com fenda palatina ou com uma deformidade do terço médio da face, da base do crânio, ou das cavidades paranasais têm incidência estatisticamente mais alta de OM em todas as idades, especialmente durante os 2 primeiros anos de vida (5). Embora alguns estudos tenham demonstrado que a incidência das doenças da orelha média diminuem depois do reparo cirúrgico da fenda palatina, muitas crianças com fenda palatina continuam a ter problemas da orelha média. Outras alterações craniofaciais associadas ao maior risco de OM incluem a síndrome de Down, a síndrome de Apert e as mucopolissacaridoses (5).

As crianças portadoras de imunodeficiência congênita ou adquirida têm risco mais alto de infecções, incluindo as doenças da orelha média. As crianças com condições, como hipogamaglobulinemia, deficiência de imunoglobulina A (IgA), síndrome de Di George, infecção pelo vírus da imunodeficiência humana (HIV), e imunodeficiências induzidas por drogas (quimioterapia, esteróides) têm muitas vezes dificuldade de combater e debelar infecções. Os lactentes e crianças pequenas têm um sistema imune imaturo, que parece torná-los ainda mais suscetíveis à OM.

Outras condições associadas ao aumento da incidência de OM incluem alergia, obstrução nasal (rinossinusite, hipertrofia de adenóide, tumores nasais ou nasofaríngeos), disfunção ciliar, intubação nasal ou colocação de tubo nasogástrico durante tempo prolongado e, possivelmente, refluxo gastroesofágico (5,14). Há muito tempo vem sendo postulado o papel da alergia na etiologia da OM (Fig. 18.2). A 1ª diretriz sobre OME não encontrou nenhum dado a favor da combinação anti-histamínico-descongestionante no tratamento da OME (12). Uma metanálise de 4 estudos randomizados não mostrou qualquer benefício significativo para os anti-histamínicos ou descongestionantes *versus* placebo. A 2ª diretriz sobre OME observou que nenhum estudo adicional foi publicado desde 1994 para modificar esta observação (7).

A maioria das crianças com OM recorrente ou persistente tem sistema imune íntegro. Entretanto, se as infecções da orelha média são especialmente graves ou associadas à rinossinusite recorrente, bronquite ou problemas gastrointestinais, devem existir anormalidades imunológicas. A mucosa da orelha média tem um sistema imune secretório semelhante ao do resto do trato respiratório. Os derrames da orelha média que resultam de infecção aguda ou crônica contêm imunoglobulinas (IgA, IgG, IgM, IgD), complexos imunes e mediadores químicos envolvidos na resposta inflamatória. As possíveis deficiências imunes humorais em crianças com OM incluem IgA, IgG (especialmente as subclasses 2 e 3 da IgG) e deficiência do complemento (5,15). A otite média pode também ser uma das múltiplas complicações observadas em presença de neutropenia ou da doença por HIV. Os defeitos da função imune celular, como problemas com a quimiotaxia, com a fagocitose e com a destruição, podem predispor à OM. Ao comparar as crianças predispostas à OM com outras que têm episódios ocasionais de OM, Prellner e Kalm notaram uma redução da capacidade das crianças predispostas à OM em produzir anticorpos contra os antígenos associados à OMA, e essas crianças apresentam também um retardo da maturação das células-B.

FISIOPATOLOGIA

A patogenia da OM tem como base a função anormal da TA. Em lactentes e crianças a TA, em comparação com a dos adultos, é mais curta, mais horizontal e funcionalmente menos madura. Estados como as IVAS induzem edema e congestão da mucosa respiratória da TA e da orelha média, com estreitamento do lúmen da TA. Esta circunstância determina um aumento da pressão negativa na orelha média, causando um influxo de bactérias e de vírus quando a TA se abre. As bactérias e o vírus na orelha média provocam uma resposta inflamatória (5). A resposta inflamatória aguda consiste em edema da mucosa, ingurgitamento capilar e infiltração de leucócitos polimorfonucleares para dentro do espaço da orelha média. À medida que a resposta inflamatória vai ficando crônica, ocorre maior infiltração de leucócitos, proliferação da mucosa da lâmina própria, destruição enzimática do osso e formação de tecido de granulação, alterações essas que pioram a obstrução e a ventilação da orelha média e da TA (5).

Outras variáveis que podem afetar o desempenho da TA são as tubas patentes ou funcional/anatomicamente obstruídas, e as anormalidades da mucosa respiratória incluindo alergia, imunocomprometimento e disfunção ciliar (Fig. 18.2). A alergia vem sendo há muito tempo implicada no mecanismo da OM, porém seu mecanismo exato de ação persiste obscuro. As possibilidades incluem edema/inflamação da mucosa da orelha média-mastóide-TA ou obstrução nasal alérgica. Entretanto, como grande número de crianças altamente alérgicas não tem otite significativa, e muitas crianças com otite significativa não têm alergia documentada, a relação entre alergia e OME não está diretamente estabelecida. Durante muito tempo especulou-se sobre a relação entre alergia alimentar e OME. Embora não tenha se chegado a nenhum consenso, um estudo de Aydogan *et al.* (16) observou alergia alimentar em 44% dos pacientes diagnosticados com OME. Inversamente, em pacientes com conhecida alergia alimentar, 25% foram observados como tendo OME. No grupo de controle, 18% foram diagnosticados com alergia alimentar e 3% foram diagnosticados com OME.

As crianças com imunocomprometimento congênito ou adquirido requerem consideração especial,

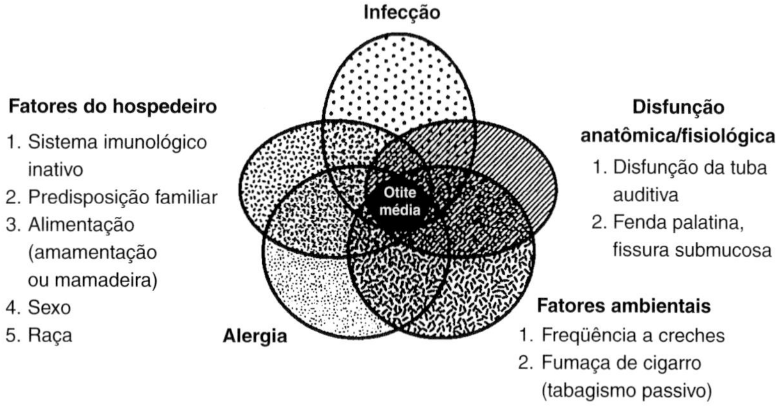

Figura 18.2

Fatores envolvidos na etiologia e na patologia da otite média. (Segundo Bluestone CD, Klein JO. Otitis media and eustachian tube dysfunction. In: Bluestone CD, Stool SE, eds. *Pediatric otolaryngology*, 4th ed. Philadelphia: Saunders, 2003:512, com permissão).

Fatores do hospedeiro
1. Sistema imunológico inativo
2. Predisposição familiar
3. Alimentação (amamentação ou mamadeira)
4. Sexo
5. Raça

Infecção

Alergia

Disfunção anatômica/fisiológica
1. Disfunção da tuba auditiva
2. Fenda palatina, fissura submucosa

Fatores ambientais
1. Freqüência a creches
2. Fumaça de cigarro (tabagismo passivo)

pois freqüentemente são mais suscetíveis às infecções, incluindo OM, e causadas por microorganismos atípicos. As anormalidades imunes congênitas incluem deficiência de células B, como hipogamaglobulinemia e deficiência de IgA; deficiência de células T como a síndrome de Di George; deficiência combinada de células T e B incluindo ataxia-telangiectasia; defeitos dos fagócitos, como a síndrome de Chediak-Hagashi; e deficiências do complemento. As alterações adquiridas são as secundárias às neoplasias e aos processos inflamatórios, como infecções agudas e crônicas. As drogas que causam deficiência imune incluem esteróides, agentes quimioterápicos e agentes anti-rejeição usados em pacientes transplantados. Embora as formas graves de imunodeficiência sejam incomuns em crianças, muitas crianças sadias sob outros aspectos, porém predispostas às otites podem ter sistema imune imaturo, conforme documentado por deficiente resposta às vacinas antigênicas polissacarídicas incluindo *Haemophilus influenzae* tipo B (HIB), do tétano e a pneumocócica.

As alterações fisiológicas ou anatômicas da musculatura relacionadas com o palato (especialmente o tensor do véu palatino) podem causar ou agravar a disfunção da TA. Por exemplo, muitas anormalidades craniofaciais incluindo fenda palatina, síndrome de Crouzon, síndrome de Apert e síndrome de Down são acompanhadas de anormalidades da base do crânio ou da musculatura do palato com resultante disfunção da TA.

MICROBIOLOGIA

Os patógenos aeróbios mais comumente identificados em associação à OMA são *Streptococcus pneumoniae* (30% a 50%), *Haemophilus influenzae* não-tipável (20% a 30%), *Moraxella catarrhalis* (10% a 20%) e estreptococos do grupo A (1% a 5%) (5,6). Outras bactérias como *Straphylococcus aureus* e organismos entéricos Gram-negativos incluindo *Escherichia coli*, espécies *Klebsiella* e *Pseudomonas aeruginosa* são consistentemente isoladas em uma pequena proporção de pacientes. Em neonatos e crianças pequenas, os patógenos ainda mais comumente isolados são o *S. pneumoniae* e o *H. influenzae*; entretanto, *S. aureus*, estreptococos do grupo B, patógenos entéricos Gram-negativos e outros microorganismos são encontrados em até 20% dos casos. Nas crianças imunocomprometidas ou naquelas que exigem hospitalização prolongada, têm sido isolados microorganismos atípicos (p. ex., *Mycobacterium tuberculosis, Mycoplasma pneumoniae,* e *Chlamydia trachomatis*). *M. pneumoniae* é um importante patógeno respiratório superior em crianças e adultos; embora tenha sido pouco isolado do fluido da orelha média em crianças imunocompetentes, não é considerado um dos patógenos principais para a OM. A *Chlamydia trachomatis* é encontrada em pneumonites em lactentes e tem sido ocasionalmente isolada da orelha média de lactentes de mais de 6 meses.

As bactérias produtoras de β-lactamase estão cada vez mais causando doença da orelha média. Até 34% dos *H. influenzae* e 100% dos *M. catarrahalis* são β-lactamase-positivos (17). Embora o *S. pneumoniae* não produza β-lactamase, outros fatores de resistência, incluindo alterações cromossômicas, induzem à redução das proteínas ligadoras à penicilina e ao aumento da resistência à sulfa, ao cloranfenicol, à tetraciclina e à trimetoprima. A porcentagem exata de resistência bacteriana de qualquer microorganismo em particular varia de acordo com a área geográfica e com a população estudada. Os possíveis fatores clínicos no desenvolvimento da resistência da bactéria a um antimicrobiano incluem múltiplos e prolongados tratamentos (incluindo profiláticos), o fato de não completar o tratamento prescrito e a administração adequada.

Em pacientes com OMA refratária exibindo sinais de toxicidade, apesar de antibióticos de maior espectro, culturas da orelha média desenvolvem principalmente bactérias Gram-positivas (estafilococos coagulase-negativos, *Staphylococcus aureus* e *Streptococcus pneumoniae,* em ordem decrescente de incidência), na ocasião da miringotomia realizada de emergência (6). Block *et al.* (18) pesquisando crianças nas idades de 7 a 24 meses, que tinham tomado a vacina pneumocócica heptavalente e que apresentaram OMA grave ou refratária, observaram que elas tinham duas vezes mais bactérias Gram-negativas que *S. pneumoniae.*

Anteriormente, a OME era freqüentemente considerada como estéril. Entretanto, diversos estudos isolaram *S. pneumoniae, H. influenzae, M. catarrhalis* e estreptococos do grupo A em 30% a 50% das crianças com OME crônica (5,19). Em 1995, Post *et al.* relataram a utilidade da reação de cadeia da polimerase (PCR) na detecção do DNA bacteriano em espécimes de OME pediátricos que haviam se mostrado estéreis pelas técnicas de cultura tradicionais. Neste estudo, 77,3% dos pacientes mostraram testes PCR positivos para um ou mais dos microorganismos comuns (*M. catarrhalis, S. pneumoniae, H. influenzae*) enquanto somente 28,9% tinham PCR e cultura positivas para um ou mais desses microorganismos. Nenhuma amostra se mostrou positiva na cultura negativa para o PCR. Embora esses resultados não sejam prova de um processo infeccioso bacteriano agudo, os mesmos sugerem que as bactérias podem estar presentes em uma porcentagem mais elevada de amostras de OME do que era anteriormente admitido. Um resultado positivo do PCR poderá indicar a presença de bactéria viável, embora não-cultivável (20). O papel das bactérias anaeróbias na OME crônica persiste obscuro; foram isolados em até 10% das amostras de OME crônica (19). As bactérias anaeróbias exercem um papel menor na patogenia da OMA. Na OME crônica, têm sido isolados microorganismos anaeróbios, como esp. *Peptostreptococcus*, esp. *Prevotella*, e *Propionibacterium acnes* (19).

O papel dos vírus como microorganismos primários ou co-patogênicos na OM tem obtido crescente atenção. Em fluidos da orelha média têm sido isolados vírus, como o sincicial respiratório, rinovírus, influenza vírus, enterovírus e parainfluenza vírus. Em um menor número de casos foram isolados o citomegalovírus e o herpes simplex vírus. Os vírus respiratórios podem potencializar a colonização rinofaríngea pelas bactérias, e aumentar a incidência da OM. É também conhecido que a OM pode acompanhar os exantemas virais, incluindo o sarampo e o vírus Epstein-Barr.

AVALIAÇÃO

História

O diagnóstico da OM é baseado na história e no exame físico (Tabela 18.1). A OMA é caracterizada por início agudo de sinais e sintomas de inflamação da orelha média, com fluido presente na orelha média observado ao exame físico. Os sintomas são variáveis, porém comumente consistem de febre, irritabilidade, otalgia e perda auditiva. Outros sintomas incluem anorexia, náuseas, vômitos e cefaléia. As próprias crianças podem se queixar de perda auditiva, tonturas e zumbidos. Até 2/3 das crianças com OMA apresentam febre, porém uma temperatura acima de 40°C é incomum e pode representar bacteremia ou outras complicações (Tabela 18.2). Os pais e responsáveis pelos lactentes e crianças pequenas podem notar a perda auditiva ou a perda do equilíbrio. Como a TA é menos funcional quando a criança está deitada, os sintomas parecem piorar à noite ou durante as sestas. Nas crianças com OME, o único sintoma poderá ser a perda auditiva. Em crianças com a orelha drenando (em especial se cronicamente) poderá haver pouca ou nenhuma dor e elas podem dormir bem, porém também podem se queixar de perda auditiva e ocasionalmente apresentar febre baixa. As crianças com perfuração seca da MT e que deixam cair água no canal auditivo externo podem sentir desconforto significativo. Finalmente, as crianças com atelectasia da MT são também em geral assintomáticas, embora muitas acusem também perda auditiva.

Exame Físico

Embora a otoscopia seja a parte mais importante do exame físico na OM, é essencial uma avaliação completa da cabeça e do pescoço. Devem ser avaliados o canal auditivo externo, a MT e a orelha média. Se a orelha estiver forçada para diante, com edema ou eritema do sulco auricular posterior, uma mastoidite deve ser considerado. A otoscopia pneumática requer que a criança fique imóvel, porém não desconfortável. Se a criança for extremamente rebelde ou não possa ser imobilizada com segurança, poderá ser necessária a sedação ou mesmo a anestesia geral se for considerado que o exame seja muito importante para o diagnóstico e o tratamento da doença da orelha média.

A MT normal é de cor cinza e translúcida, com mobilidade normal à otoscopia pneumática. As marcas da orelha média que podem ser vistas através de uma MT normal incluem o processo curto do martelo, a articulação incudoestapediana e, ocasionalmente, o nervo corda do tímpano. A posição da MT pode ser neutra, abaulada ou retraída. Uma MT anormal tem freqüentemente coloração opaca, mas pode ser amarela ou azul (indicando OME), vermelha escura (trauma, hemorragia) ou vermelha (OMA ou hiperemia devida ao choro ou à tosse). A mobilidade da MT deve ser avaliada tanto na pressão positiva quanto na negativa. A redução da mobilidade da MT tanto na posição positiva quanto na negativa indica freqüentemente OME, enquanto que o movimento somente na pressão negativa sugere disfunção da TA. No caso de uma patente TV ou de uma perfuração da MT, não é observada qualquer mobilidade de MT. O derrame da orelha média pode ser descrito como seroso (mais fluido, aquoso), mucóide (espesso, viscoso) purulento, ou claro (que pode indicar infecção). Podem ser observados níveis hidroaéreos ou bolhas, indicando aeração intermitente da orelha média através da TA.

TABELA 18.1 DIAGNÓSTICO DA OTITE MÉDIA

Otoscopia pneumática
Impedanciometria
Audiometria comportamental
Timpanocentese (para microorganismos)
Tomografia computadorizada (na suspeita de complicações)

TABELA 18.2 SINAIS E SINTOMAS DA OTITE MÉDIA

Sinais e sintomas comuns
- Otalgia
- Otorréia
- Febre
- Irritabilidade

Sinais e sintomas menos comuns
- Zumbidos
- Vertigens
- Paralisia facial
- Edema atrás da orelha

A localização e o tamanho de uma perfuração da MT devem ser devidamente observados; poderá ser de qualquer tamanho e ocasionalmente pode existir mais de uma perfuração. Uma MT perfurada agudamente é freqüentemente eritematosa e espessada, com otorréia através do orifício. As perfurações no quadrante póstero-superior podem ser difíceis de visualizar e muitas vezes estão associadas ao colesteatoma. A avaliação da MT pode revelar outras patologias incluindo timpanosclerose, bolsas de retração ou áreas de atelectasia. A timpanosclerose mostra-se como áreas brancas e espessadas na MT e devem ser distinguidas do colesteatoma. As bolsas de retração podem estar localizadas em qualquer parte da MT e podem representar zonas de atelectasia, de TV ou de locais de perfuração cicatrizados, ou o efeito de pressão negativa persistente na orelha média. As bolsas de retração, especialmente quando cheias de detritos ou acompanhadas de otorréia, podem indicar colesteatoma.

Avaliação da Audição

A avaliação da audição é uma parte essencial da investigação em todo paciente com história de doença da orelha média. O método de investigação audiológica pode ser dividido em 2 grupos: (a) a avaliação audiométrica, para testar a audição periférica; (b) a imitanciometria para avaliar a rigidez da MT e do sistema da orelha média. A perda condutiva da audição é o achado mais comum na história da OM. O tipo da avaliação audiométrica varia com base na idade do paciente, no nível da cooperação e na maturidade. As emissões otoacústicas (EOA) são uma das técnicas de escolha para a triagem da audição no berçário de recém-nascidos. O derrame da orelha média é uma das principais causas da falha de emissão otoacústica; por este motivo, a EOA não deve ser usada para a avaliação da audição relacionada com doença da orelha média. A resposta auditiva do tronco cerebral é o método de escolha para distinguir entre a perda de audição condutiva e a neurossensorial em lactentes com menos de 6 meses. A resposta auditiva do tronco cerebral é também recomendada em crianças que sejam incapazes de participar em outros tipos de avaliação audiométrica decorrente da falta de cooperação ou de maturidade, independentemente da idade, ou quando for necessária uma informação específica da orelha. A audiometria de observação comportamental (AOC) é recomendada para lactentes com menos de 6 meses a 1 ano, e a audiometria de reforço visual (ARV) é usada para lactentes de 1 a 2 anos. A precisão de AOC e de ARV está apoiada na experiência do fonoaudiólogo e no nível de desenvolvimento da criança. AOC e ARV não diferenciam precisamente entre uma perda de audição condutiva da neurossensorial e em geral não dão uma informação específica da orelha. A audiometria condicionada é recomendada para uma criança maior de 2 anos que seja colaborativa, e o método não só é específico da audição, como também distingue os tipos de perda auditiva (condutiva ou neurossensorial). A audiometria convencional pode ser usada em uma criança que colabora, com mais de 5 anos de idade.

A timpanometria consiste na medida do som refletido pela MT e pelas estruturas da orelha média. Proporciona uma representação gráfica das alterações da complacência à medida que são variadas as pressões da orelha-canal. Diferentes tipos timpanométricos são associados às patologias da orelha média e da MT. As medidas do volume orelha-canal podem ser empreendidas para avaliar melhor o estado da orelha média e especificamente da MT. As crianças com a MT perfurada ou com um TV poderão ter um maior "volume orelha-canal". Diferentes técnicas de imitanciometria estão disponíveis para avaliar melhor a orelha média, quando necessário.

A refletometria acústica é usada para medir o nível total do som refletido e transmitido. No canal auditivo externo é colocado um instrumento manual para proporcionar um som de 80 dB que varia de 2.000 a 4.500 Hz em um período de 100 ms. A sensibilidade e a especificidade desse método é dependente do operador e é variável de regular a excelente (5). Embora a refletometria acústica não seja largamente usada para o diagnóstico da doença da orelha média, poderá ser auxiliar útil à otoscopia e à impedanciometria.

TRATAMENTO E PREVENÇÃO

A base para tratar a OM consiste na resolução dos sintomas da doença e na prevenção das complicações. As razões secundárias incluem "ganhar tempo" até que a função da TA e o sistema imune da criança tenham amadurecido e, em muitos casos, aguardar até o fim das IVAS sazonais. O tratamento é comumente clínico, sendo reservada a intervenção cirúrgica para as falhas da terapia clínica (Tabelas 18.3 e 18.4). A OMA apresenta uma taxa de resolução espontânea de 60% dentro de 24 horas e de 80% dentro de 2 a 3 dias (21). As razões para resolução espontânea deverá incluir a drenagem do derrame da OM para fora da TA ou através de uma MT perfurada, à eficácia da imunidade local ou

TABELA 18.3 — TRATAMENTO DA OTITE MÉDIA

Observação a critério do médico
Analgésicos
Antimicrobianos
Profilaxia antimicrobiana
Tubos de ventilação
Adenoidectomia com ou sem tonsilectomia

TABELA 18.4
POSSÍVEIS ESTRATÉGIAS DE TRATAMENTO PARA A OTITE MÉDIA COM EFUSÃO

Antimicrobianos
Esteróides intranasais
Tratamento da alergia
Inflação da tuba auditiva
Miringotomia, com ou sem colocação de TV
Adenoidectomia, com ou sem miringotomia e colocação de TV

---

sistêmica, ou à OMA que tenha resultado de um vírus ou de algum processo não-infeccioso. Algumas vezes o diagnóstico pode estar inadequado, especialmente em uma criança que está chorando e com a MT vermelha. Os indicadores mais recentes referentes ao diagnóstico e tratamento em crianças de 2 meses a 12 anos de idade com OMA não-complicada são provenientes de uma diretriz baseada em evidência clínica. A American Academy of Pediatrics e a American Academy of Family Physicians estabeleceram uma comissão composta de médicos encarregados de cuidados primários, e de técnicos nos campos de otorrinolaringologia, de epidemiologia e de doenças infecciosas para revisarem a literatura e estabelecerem as linhas básicas (22). Essas são somente indicações, e cada paciente deve ser tratado levando-se em conta a idade da criança e a gravidade da doença, bem como qualquer processo mórbido subjacente que possa tornar a OM mais difícil de tratar ou que tenha menos probabilidade de resolução espontânea.

Diagnóstico da OMA e Indicações do Tratamento

Nas indicações da OMA foram feitas as seguintes recomendações (22):

1. *"Confirmar a história de início agudo, identificar os sinais de derrame da orelha média (OME) e avaliar quanto à presença de sinais e sintomas de inflamação da orelha média".*
2. *"Deve ser completada uma avaliação da dor e, se existir dor, o clínico deve recomendar o tratamento para reduzi-la".*
3A. *"A observação sem o uso de agentes antimicrobianos em uma criança com OMA não complicada é uma opção para casos selecionados, com base na certeza do diagnóstico, na idade, na gravidade da doença e da garantia do acompanhamento".*
3B. *"Se for tomada a decisão de tratar com um agente antimicrobiano, o clínico deve prescrever a amoxicilina para a maioria das crianças. Quando for usada a amoxicilina, a dose deve ser de 40 a 50 mg/kg/d".*
4. *"Se o paciente deixar de responder à opção inicial do tratamento dentro de 48 a 72 horas, o clínico deve reexaminar o paciente para confirmar a OMA e excluir outras causas da doença. Se for confirmada OMA no paciente tratado inicialmente por observação, o clínico deve começar a terapia antimicrobiana. Se o paciente foi inicialmente tratado com um agente antimicrobiano, o clínico deve trocar para outra terapêutica".*
5. *"Durante o período de lactente e a primeira infância, existe redução da incidência de infecções do trato respiratório quando a criança freqüenta creche; assim, poderá reduzir significativamente as recidivas de OMA. A implementação da amamentação no peito materno por pelo menos os primeiros seis meses também parece ser útil contra o desenvolvimento de episódios precoces e decorrentes de OMA" (23).*
6. Não são feitas recomendações sobre o uso de medicamentos complementares ou alternativos. Esta abstenção é baseada na falta de evidência da eficácia ou da eficiência de qualquer medicamento complementar ou alternativo em comparação com história natural da OMA.

Um diagnóstico definitivo de OMA deve preencher os seguintes critérios: início agudo, presença de fluido na orelha média e sinais e sintomas de inflamação da OM. A posição da MT pode ser neutra, abaulada, retraída ou cheia. A cor de uma MT anormal é em geral opaca, mas pode parecer amarela ou azul (indicando OME), vermelha-escuro (trauma, hemorragia) ou vermelha (OMA ou hiperemia devida ao choro ou tosse). O abaulamento, quando combinado com coloração e mobilidade, é o melhor preditivo de OMA. Se a dor não for suficientemente tratada com doses apropriadas de acetaminofeno ou de ibuprofeno ou se uma dor significativa persistir por mais de 24 horas, deve ser empreendida avaliação médica mais aprofundada. Se a criança tem um TV, ou uma perfuração suspeita ou confirmada da MT, a analgesia tópica deve ser evitada. Se for observada a presença de otorréia através do TV ou de perfuração da MT, deve ser considerado o uso de gotas otológicas antimicrobianas que tenham sido aprovadas para uso na presença de uma MT não-íntegra. Como ainda não foi bem estudada nenhuma estratégia particular de tratamento neste campo, o clínico deve usar seu próprio julgamento de escolha da medicação para a otalgia.

A opção de simples observação consiste em espera vigilante durante 48 a 72 horas em crianças selecionadas, somente com o tratamento da dor. Os pacientes apropriados para esta opção devem incluir crianças sadias na idade de 6 meses a 2 anos sem sintomas graves e com o diagnóstico incerto de OMA, ou crianças nas idades de 2 a 12 anos que não tenham sintomas graves ou tenham um diagnóstico incerto. Se for escolhida esta opção, o paciente e a família devem ter acesso assegurado ao médico se for necessário um reexame ou o uso de medicações. Se existirem complicações, se a criança tem uma condição clínica de base que possa tornar esta opção potencialmente problemática, ou se a família não tem pronto acesso aos cuidados do acompanhamento médico, ou se a família não se mostra satisfeita com esta opção, então esta não deve ser uma estratégia apropriada de tratamento para esta criança.

A recomendação para o uso da amoxicilina é feita em razão da sua segurança e do seu perfil de eficácia geral. Entretanto, se a criança for imunocomprometida, se for suspeitada a presença de microorganismos atípicos ou resistentes, ou se o paciente for alérgico à amoxicilina, devem ser considerados outros agentes antimicrobianos. As recomendações para a OMA também estabelecem: *"Quando é prescrito um agente antimicrobiano para a OMA, o decurso do tempo para a resposta clínica deve ser de 48 a 72 horas. Quando o tratamento escolhido for a observação e não foi notada a melhora espontânea em 24 a 48 horas, está indicada a terapia antimicrobiana para limitar a duração da doença"* (7). Se o paciente tiver doença grave, se a cobertura inicial for para *H. influenzae* ou *M. catarrhalis*, ou se os pacientes tratados inicialmente com amoxicilina não melhorarem, recomenda-se a amoxicilina-clavulanato. Como sempre, o clínico deve usar seu próprio julgamento para cada paciente, tomando como base o exame físico, o uso anterior ou recente de agentes antimicrobianos pela criança, a gravidade da doença e o perfil alérgico das medicações.

Tratamento Cirúrgico da OMA

A diretriz para a OMA não se refere ao tratamento cirúrgico

Recomendações para a Otite Média com Derrame

O tratamento de rotina da presença de fluido assintomático na orelha média tem sido controverso. Em maio de 2004, foi publicada uma diretriz para o diagnóstico e o tratamento da OME (7). Foi selecionada uma comissão composta de peritos nos campos de cuidados primários, otorrinolaringologia, doenças infecciosas, epidemiologia, audição, fala e linguagem, e enfermagem clínica avançada, incluindo representantes da American Academy of Pediatrics, American Academy of Family Physicians, e American Academy of Otolaryngology-Head and Neck Surgery, para revisar as diretrizes para a OME. As recomendações foram destinadas a crianças entre 2 meses a 12 anos com ou sem incapacidades do desenvolvimento ou doenças subjacentes que predisponham à OME e suas seqüelas. O médico deve considerá-las como orientações de tratamento e deve ser sempre observada a situação de cada paciente. As recomendações-chaves foram as seguintes:

1. *"Documentar a lateralidade, a duração do derrame e a gravidade dos sintomas associados"* (7). Como o tratamento da OME é diferente daquele da OMA, as duas devem ser diferenciadas. Para a OME foi recomendado como método diagnóstico principal a otoscopia pneumática e, para confirmação, a timpanometria.
2. Distinguir quais as crianças com OME que estão em risco de problemas da fala, da linguagem, ou do aprendizado, e iniciar a rápida intervenção quando indicada (7).
3. *"A criança com OME que não estiver em risco, tratar somente com observação durante 3 meses a partir da data de início do derrame (se for conhecida) ou do diagnóstico (se o início for conhecido)"* (7).
4. É recomendado o teste da audição quando a OME persiste por 3 meses ou mais, ou se estiver presente ou suspeita uma significante perda da audição, de atraso da fala ou da linguagem, ou problemas de aprendizado (7).
5. As crianças *"com OME persistente, que não estejam em risco, devem ser reexaminadas com intervalos de 3-6 meses até que não exista mais derrame, nem seja identificada perda da audição significativa nem suspeitas anomalias estruturais do tímpano ou da orelha média"* (7).
6. Se for indicada a cirurgia para a OME, o procedimento inicial deve ser a colocação de um TV. A repetição da cirurgia para a OME deve consistir em adenoidectomia com miringotomia e possível inserção de tubo (7).

A diretriz com relação à OME também refere:

1. Os programas de triagem para a OME com base na população não são indicados para crianças sadias e assintomáticas.
2. Os anti-histamínicos e descongestionantes não melhoram a velocidade da cura da OME e por isso não devem ser usados como tratamento.
3. Os antimicrobianos e corticosteróides não têm eficácia comprovada a longo prazo na resolução da OME e não devem ser usados como rotina de tratamento.

Prevenção

Várias medidas têm sido sugeridas para evitar a OM, incluindo profilaxia antimicrobiana, controle da alergia, tonsilectomia ou adenoidectomia ou ambas, vacinação, administração de imunoglobulinas, e a mudança dos possíveis contribuintes ambientais. O tratamento da alergia poderá ajudar se for identificado um alérgeno específico. A gamaglobulina intravenosa poderá ocasionalmente ser recomendada para uma deficiência comprovada ou suspeita de gamaglobulinas. Entretanto, como no caso das alergias, o tratamento médico ou cirúrgico específico da otite deverá ser necessário enquanto se espera que a alergia seja mais controlada e o sistema imune esteja mais maduro. As mudanças dos fatores ambientais que podem ajudar a diminuir a OM incluem a remoção dos possíveis alérgenos, o prolongamento do aleitamento materno, ou a retirada da criança da creche (ou transferindo-a para um ambiente mais amplo como uma colocação familiar), e evitando a exposição ao tabagismo passivo (5).

As vacinas contra as bactérias e vírus que são encontrados na OM proporcionam um método intrigante para a possível prevenção. A maioria das pesquisas sobre vacinas tem sido direcionada para o *S. pneumoniae* e para o *H. influenzae* não-tipificável, que são importantes atualmente, uma vez que essas bactérias têm desenvolvido resistência antimicrobiana significativa. A mais antiga vacina *S. pneumoniae* 23-valente não demonstrou ser muito imunogênea em crianças menores de 2 anos. Entretanto, a nova vacina *S. pneumoniae* heptavalente parece ser muito eficaz contra a doença pneumocócica invasiva. O uso da vacina conjugada heptavalente pneumocócica induziu a um grande declínio da doença pneumocócica invasiva (bacteremia, meningite e pneumonia) e a um decréscimo mais modesto das infecções do trato respiratório (OMAs) (24). Estudos recentes em crianças vacinadas revelaram um aumento de infecções por sorotipos não-incluídos na vacina (24-26). Diversos estudos mostraram apenas um pequeno efeito da vacinação pneumocócica conjugada sobre a OMA em crianças menores de 2 anos (26-28).

A vacinação contra vírus que são associados à OM apresenta potencial de grande benefício. Clements *et al.* relataram que as crianças nas idades de 6 a 30 meses que tinham recebido a vacina da influenza, tiveram 32% menos episódios de OMA que as que não a tinham recebido a vacina. Hoberman *et al.* (29) observaram que a vacina da influenza não era mais eficaz que os placebos em crianças nas idades entre 6 e 24 meses. Não existe consenso sobre a vacina da influenza e a prevenção da OM em crianças menores de 2 anos. Este grupo etário continua a manifestar o maior número de episódios de OMA, porém não parece desenvolver forte resposta imune à vacinação como as crianças mais velhas exibem.

Terapêutica Cirúrgica: Miringotomia e Inserção de Tubo de Ventilação

O uso de tubos de ventilação tornou-se o tratamento de escolha para os seguintes casos: (a) OMA recorrente e que não responde à terapêutica clínica (b) OM crônica com derrame persistente por 3 meses e perda auditiva condutiva, (c) pressão negativa na orelha média com iminente colesteatoma, e (d) intervenção em presença de complicações da OM. A inserção de tubos de ventilação não só normaliza a pressão na orelha média, como também diminui a freqüência e a gravidade da OMA e geralmente cura a perda auditiva condutiva que acompanha o derrame persistente (5). Para as crianças com OMA recorrente muito intensa, podem ser necessários tanto os tubos de ventilação quanto os antibióticos profiláticos. As crianças que precisam de tubos e de antibióticos para tratar eficazmente sua otite podem ter leve disfunção imune, que melhora no decorrer do tempo. O tempo médio em que os TVs devem permanecer no local e patentes é de 6 a 12 meses depois da sua inserção.

As complicações dos tubos de ventilação incluem otorréia, persistência da perfuração da MT depois que o tubo foi removido, retração ou timpanosclerose, entupimento do tubo, formação de tecido de granulação em volta do tubo, áreas atróficas ou afinadas na MT (onde estava o tubo), extrusão precoce ou extrusão para dentro da orelha média e colesteatoma. A otorréia é relativamente comum, ocorrendo em 12% a 30% das vezes logo depois da inserção do tubo, especialmente se a OME for purulenta ou mucóide, e em até 50% das crianças durante algum tempo em que os tubos estão no local. A otorréia ocorre muitas vezes secundariamente a uma IVAS. As perfurações da membrana timpânica que não se fecham espontaneamente ocorrem em até 2% a 3% das orelhas com TVs, embora este número seja ainda mais elevado (17%) com os tubos de longa duração (30). Os fatores que podem estar relacionados com uma incidência mais elevada de persistência da perfuração incluem a retenção do tubo por mais de 36 meses e múltiplas séries de tubos (5).

Adenoidectomia e Tonsilectomia

Historicamente, a adenoidectomia tem sido recomendada como um tratamento auxiliar no tratamento da OM crônica. Os resultados dos estudos que avaliaram a eficácia da adenoidectomia na prevenção ou na diminuição da doença da orelha média é amplamente variável. Nesses estudos são encontradas algumas diferenças fundamentais com relação a: (a) definição da OM, (b) presença ou ausência de alergia ambiental, (c) tamanho das adenóides, (d) estado da TA, e (e) cirurgias concomitantes (p. ex., tonsilectomia). Diversos estudos comprovaram que o tempo da recidiva do derrame, a duração do derrame, e a necessidade de outra cirurgia foram reduzidos no grupo adenoidectomizado (5). Paradise *et al.* avaliaram também a utilidade da adenoidectomia no tratamento da

OMA recorrente e determinaram que o número de episódios de OMA foi de 35% no grupo da adenoidectomia *versus* 28% no grupo de controle (TVs sem adenoidectomia); veja referência 30a. Gates *et al.* avaliaram várias combinações de miringotomia, adenoidectomia e colocação de TV em casos de OME. Observaram que o tempo para a recorrência da OME reduziu em 29% (somente tubo), 38% (adenoidectomia e miringotomia), e 47% (adenoidectomia e tubos).

As informações sobre adenoidectomia em crianças com menos de 4 anos persistem limitadas (7). Para evitar o caso de uma única reinserção de tubo são necessárias aproximadamente 8 adenoidectomias (entretanto, isto provavelmente representa uma redução maior de OMA/OME, incluindo as que não precisaram cirurgia adicional) (31).

Embora a evidência esporádica sugira que a tonsilectomia é útil, nenhum estudo demonstra eficácia significativa da tonsilectomia e adenoidectomia em conjunto sobre a adenoidectomia isolada na prevenção da OM.

COMPLICAÇÕES

Desde a introdução dos antimicrobianos, a incidência tanto das complicações supurativas intratemporais quanto das complicações intracranianas associadas à OM caiu vertiginosamente. Entretanto, ainda ocorrem complicações, sendo necessária vigilância para evitar a morbidade e a mortalidade potenciais que podem estar associadas a elas (4). As complicações podem ser divididas nos grupos intratemporal e intracraniano (Tabela 18.5). A complicação mais comum, sem dúvida, é a perda auditiva condutiva, geralmente decorrente da presença de OME. Na última década, houve um expressivo interesse no efeito a longo prazo da OME no desenvolvimento da fala, da linguagem e do desenvolvimento cognitivo da criança. Embora tenham sido feitos muitos estudos, os resultados continuam controversos. As possíveis razões para as discrepâncias nesses tipos de estudos incluem: (a) documentação apropriada da história da OM, (b) cronologia da investigação audiológica, (c) estado otológico no momento da avaliação cognitiva, e (d) a variação dos pacientes estudados. Roberts *et al.* (32) mostraram que o ambiente de estimulação onde a criança recebe os cuidados é mais fortemente relacionado com o sucesso escolar do que a própria OME ou a perda auditiva. Este problema é difícil de ser bem estudado em decorrência dos múltiplos fatores que se misturam; entretanto, as recomendações atuais persistem sobre as intervenções cirúrgicas quando a criança tem perda auditiva, atraso da fala, baixo desempenho escolar (ou uma combinação entre esses) no campo da OME que se prolonga por mais de 3 meses (7).

Considerando a alta incidência da OM, felizmente as situações de emergência são infreqüentes. A Tabela 18.6 fornece resumidamente alguns dos sinais de alerta nas OMs que potencialmente se complicam. Se o paciente continuar com febre, tendo dor intensa, ou exibir qualquer das combinações constantes da Tabela 18.5, deve ser considerada a intervenção imediata. Na avaliação de neonatos e de pacientes imunocomprometidos deve ser suspeitada a presença de possíveis microorganismos atípicos. Os estudos iniciais consistem no exame físico e na timpanocentese para obter um microorganismo para cultura e antibiograma; neste momento, deve ser também considerada a miringotomia e a inserção de um TV. A tomografia computadorizada (TC) e a ressonância magnética (RM) podem ajudar a diferenciar entre complicações intracranianas e intratemporais. Se o paciente não responder prontamente aos antimicrobianos intravenosos e à timpanocentese/miringotomia, deve ser considerada a timpanomastoidectomia. Se forem suspeitadas ou confirmadas complicações intracranianas, deve ser encaminhado ao neurocirurgião.

TABELA 18.5 — COMPLICAÇÕES DA OTITE MÉDIA

Intratemporais
- Perda auditiva (condutiva e neurossensorial)
- Perfuração da membrana timpânica (aguda e crônica)
- Otite média supurada crônica (± colesteatoma)
- Bolsa/atelectasia de retração
- Colesteatoma
- Otite média adesiva
- Timpanosclerose
- Descontinuidade/fixação da cadeia ossicular
- Mastoidite
- Petrosite
- Labirintite
- Paresia ou paralisia facial
- Granuloma de colesterol
- Dermatite eczematóide infecciosa

Intracranianas
- Meningite
- Empiema subdural
- Abscesso cerebral
- Abscesso extradural
- Trombose sinusal lateral
- Hidrocefalia otítica

TABELA 18.6 — EMERGÊNCIAS NA OTITE MÉDIA

- Dor intensa
- Perda auditiva neurossensorial
- Paresia ou paralisia facial
- Vertigem grave
- Lactente ou hospedeiro imunocomprometido
- Qualquer complicação intracraniana suspeita/confirmada

RESUMO

A otite média é uma das doenças mais comuns da infância e representa um problema médico dispendioso. Fatores como o surgimento de microorganismos bacterianos resistentes, introdução freqüente de novos agentes antimicrobianos e a falta de consenso sobre o papel da alergia, do refluxo gastroesofágico e de infecção viral continuam a nos desafiar com relação ao próprio diagnóstico e ao tratamento. São necessários mais estudos para avaliar adequadamente o efeito da doença da orelha média sobre a fala, a linguagem e o desenvolvimento cognitivo.

PONTOS IMPORTANTES

- A otite média é um estado inflamatório do espaço da orelha média, sem referência à patogenia.
- A otite média é a 2ª doença mais comum da infância depois das IVAS.
- Até os 3 anos, pelo menos dois terços das crianças já apresentaram um episódio de OM.
- Após um episódio de OMA, dois terços das crianças apresentam derrame OME que persiste 2 meses ou mais.
- Os fatores epidemiológicos relacionados ao aumento da incidência de OM incluem a freqüência às creches, à presença de um dos pais ou irmãos com OM, ser do sexo masculino, e existir tabagismo passivo.
- Os microorganismos bacterianos que mais comumente causam OMA são *S. pneumoniae, H. influenzae, M. catarrhalis* e estreptococos do grupo A.
- Dentre as crianças com OME, 50% apresentam cultura positiva em sua OME, incluindo *S. pneumoniae, H. influenzae* e *M. catarrhalis;* pelo PCR, cerca de 80% têm evidência de persistência bacteriana.
- Na patogenia da doença da orelha média, o fator mais importante é provavelmente a disfunção da tuba auditiva.
- Uma OME prolongada acompanhada de perda auditiva pode interferir no desenvolvimento da fala e da linguagem.
- Fatores, como alérgenos, freqüência às creches, exposição secundária ao tabagismo passivo, duração e posição no aleitamento ao peito materno podem exercer um papel na freqüência da OM.
- As complicações da OM com risco de vida são incomuns, mas ocorrem, e podem produzir severas seqüelas neurológicas, incluindo morte.
- O tratamento da OM é inicialmente medicamentoso, sendo a terapêutica cirúrgica geralmente reservada para as falhas do tratamento ou as complicações.

REFERÊNCIAS

1. Auinger P, Lanphear BP, Kalkwarf HJ, et al Trends in otitis media among children in the United States. *Pediatrics* 2003,112:514-520.
2. Bondy J, Berman S, Glazner J, et al. Direct expenditures related, to otitis media diagnoses: extrapolations from a pediatric Medicaid cohort. *Pediatrics* 2000;105:e72.
3. Shekelle P, Takata G, Chan LS, et al. *Diagnosis, natural history and late effects of otitis media with effusion: evidence report/technology assessment no. 55.* Rockville, MD: Agency for Healthcare Research and Quality, AHRQ Publication No 03-E023, 2002.
4. Bluestone CD, Klein JO. Intratemporal complications and sequelae of otitis media. In: Bluestone CD, Stool SE, Alper CM, et al., eds. *Pediatric otolaryngology,* 4th ed, Philadelphia: Saunders, 2003:687-764.
5. Bluestone CD, Klein JO. Otitis media and eustachian tube dysfunction. In: Bluestone CD, Stool SE, Alper CM, et al., eds. *Pediatric otolaryngology,* 4th ed. Philadelphia: Saunders, 2003:474-685.
6. Shiao AS, Guo YC, Hsieh ST. Bacteriology of medically refractory acute otitis media in children: a 9-year retrospective study. *Int J Pediatr Otorhinolaryngol* 2004;68:759-765.
7. American Academy of Family Physicians, American Academy of Otolaryngology- Head and Neck Surgery, American Academy of Pediatrics Subcommittee on otitis media with effusion, otitis media with effusion. *Pediatrics* 2004;113(5):1412-1429.
8. Williamson L Otitis media with effusion. Clin Evidence 2002;7:469-476.
9. Casselbrant ML, Mandel EM. *Evidence-based otitis media,* 2nd ed. Hamilton, Ontario: BC Decker Inc, 2003.
10. Stool SE, Berg AO, Berman S, et al. Otitis media with effusion in young children. In: *Clinical Practice Guideline,* Number 12. Rockville, MD: Agency for Health Care Policy and Research, Public Health Service, U.S. Department of Health and Human Services, 1994. Publication No. 94-0622.
11. Casselbrant ML, Mandel EM, Kurs-Lasky M, et al. Otitis media in a population of black American and white American infants, 0-2 years of age. *Int J Pediatr Otorhinolaryngol* 33:11-16, 1995.
11a. Paradise JL, Rockettte HE, Colburn K, et al. Otitis media in 2253 Pittsburgh-area infants: prevalence and risk factors during the first two years of life. *Pediatrics* 1997;99:318-33.
11b. Casselbrant ML, Mandel EM, Fall PA, et al. The heritability of otitis media: a twin and triplet study. *JAMA* 1999;282:2125-2130.
12. Vernacchio L, Lesko SM, Vezina RM, et al. Racial/ethnic disparities in the diagnosis of otitis media in infancy. *Int J Pediatr Otorhinolaryngol* 2004;68:795-804.
13. Farjo RS, Foxman B, Patel ML et al. Diversity and sharing of Haemophilus influenzae strains colonizing healthy children attending day-care centers. *Pediatr Infect Dis J* 2004;23:41-46.
14. Tasker A, Dettmar PW, Panetti M, et al. Is gastric reflux a cause of otitis media with effusion in children? *Laryngoscope* 2002;112:1930-1934.
15. Veenhoven R, Rijkers G, Schilder A, et al. Immunoglobulins in otitis-prone children. *Pediatr Res* 2004;55:159-162.
16. Aydogan B, Kiroglu M, Altintas D, et al. The role of food allergy in otitis media with effusion. *Otolaryngol Head Neck Surg* 2004;30:747-750.
17. Piglansky L, Leibovitz E, Raiz S, et al. Bacteriologic and clinical efficacy of high dose amoxicillin for therapy of acute otitis media in children. *Pediatr Infect Dis* 12003;22:405-413.

18. Block SL, Hedrick L, Harrison CJ, et al. Community-wide vaccination with the heptavalent pneumococcal conjugate significantly alters the microbiology of acute otitis media. *Pediatr Infect Dis J* 2004;23:839-841.
19. Brook I, Yocum P, Shah K, et al. Increased antimicrobial resistance in organisms recovered from otitis media with effusion. *J Laryngol Otolaryngol* 2003;7:449-453.
20. Palmu AA, Saukkoriipi PA, Lahdenkari MI, et al. Does the presence of pneumococcal DNA in middle-ear fluid indicate pneumococcal etiology in acute otitis media? *J Infect Dis* 2004;189:775-784.
21. Rosenfeld RM, Kay D. Natural history of untreated otitis media. *Laryngoscope*. 2003;113:1645-1657.
22. American Academy of Pediatrics Subcommittee on management of acute otitis media. Diagnosis and management of acute otitis media. *Pediatrics* 2004;113:1451-1465.
23. Daly KA, Giebink GS. Clinical epidemiology of otitis media. *Pediatr Infect Dis J* 2000;19(Suppl 5):S31-S36.
24. Posfay-Barbe KM, Wald ER. Pneumococcal vaccines: Do they prevent infection and how? *Curr Opin Infect Dis* 2004;17:177-184.
25. Pelton SI, Loughlin AM, Marchant CD. Seven valent pneumococcal conjugate vaccine: immunization in two Boston communities: changes in serotypes and antimicrobial susceptibility among streptococcus pneumoniae isolates. *Pediatr Infect Dis J* 2004;23:1015-1022.
26. Veenhoven R, Bogaert D, Uiterwaal C, et al. Effect of conjugate pneumococcal vaccine followed by polysaccharide pneumococcal vaccine on recurrent acute otitis media: a randomized study. *Lancet* 2003;28:2189-2195.
27. Straetemans M, Sanders EA, Veenhoven RH, et al. Review of randomized controlled trials on pneumococcal vaccination for prevention of otitis media. *Pediatr Infect Dis J* 2003;22:515-524.
28. Jenson HB, Baltimore RS. Impact of pneumococcal and influenza vaccines on otitis media. *Curr Opin Pediatr* 2004;16:58-60.
29. Hoberman A, Greenbeerg DP, Paradise IL, et al. Effectiveness of inactivated influenza vaccine in preventing acute otitis media in young children: a randomized controlled trial. *JAMA* 2003; 290:1608-1616.
30. Kay DI, Nelson M, Rosenfeld RM. Meta-analysis of tympanostomy tube sequelae. *Otolaryngol Head Neck Surg* 2001;124:374-380.
30a. Friedberg J. Adenoidectomy with and without tonsillectomy for recurrent acute otitis media. In: Alper CM, Bluestone CD, Cassselbrant ML, et al., eds. *Advanced therapy of otitis media.* Hamilton, Ontario: BC Decker, 2004:122-124.
31. Coyte PC, Croxford R, McIsaac W, et al. The role of adjuvant adenoidectomy and tonsillectomy in the outcome of insertion of tympanostomy tubes. *N Engl J Med* 2001;344:1188-1195.
32. Roberts JE, Burchinal MR, Zeisel SA. Otitis media in early childhood in relation to children's school-age language and academic skills. *Pediatrics* 2002;110:696-706.

CAPÍTULO 19

Audiologia Pediátrica

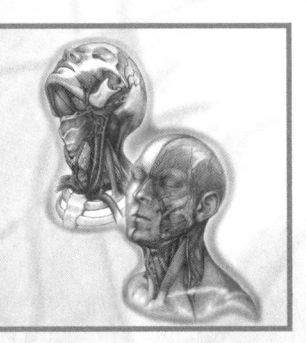

Deborah L. Carlson ■ Hilary L. Reeh

A perda auditiva em crianças tem conseqüências relacionadas com a fala, a linguagem, a cognição, ao desenvolvimento educacional e social. Dentre 1.000 pessoas com menos de 18 anos, quinze têm algum tempo de deficiência auditiva. Entre 1.000 crianças, duas ou três têm perda auditiva neurossensorial (PANS) de início precoce, intensa o suficiente para impedir a aquisição da linguagem normal. A metade dessas crianças, mesmo recebendo educação especial, atinge apenas o nível do quarto grau de instrução na ocasião em que se gradua nas escolas superiores. O diagnóstico precoce, a intervenção e uma abordagem colaborativa são os elementos essenciais no tratamento dos pacientes pediátricos com perda da audição. O otorrinolaringologista e o audiologista devem manter uma estrita relação de trabalho com respeito ao diagnóstico e ao tratamento contínuo desses pacientes.

DESENVOLVIMENTO DO COMPORTAMENTO AUDITIVO

O desenvolvimento do comportamento auditivo começa gestacionalmente com o desenvolvimento embriológico das estruturas anatômicas e prossegue até à adolescência com a maturação do sistema nervoso central auditivo (SNCA). Do ponto de vista sensorial, o neonato está preparado para responder aos sons desde o nascimento. Um complexo processamento, incluindo o reconhecimento da voz da mãe e a diferenciação de vozes e de sons emitidos pela voz foi demonstrado no pequeno lactente. Entretanto, o nível do som que é necessário para evocar uma resposta diminui durante os primeiros 12 meses de vida de acordo com tipos de desenvolvimento normais.

As respostas iniciais do recém-nascido aos sons, como do *abalo* e a cessação da atividade, são apenas reflexas. À medida que o lactente amadurece cognitivamente e adquire controle motor, começa a localizar o som no plano horizontal e depois no vertical. No decorrer do tempo, mostra aumento de interesse e respostas mais interativas aos comandos orais. Os estímulos complexos ou de amplo espectro da freqüência são mais eficazes do que os sons simples ou outros sinais de espectro estreito para despertar respostas do lactente. Com a ajuda de testes apropriados, os estímulos complexos provocam níveis relativamente normais de respostas limiares. Inversamente, as respostas aos estímulos de tonalidades simples parecem inicialmente mais elevadas, atingindo os níveis limiares de adulto na idade de 6 meses. O desenvolvimento dessas respostas aumenta os limiares para os sons puros até 30 dB para as freqüências agudas e de 15 dB para as freqüências graves.

Para as finalidades de testes auditivos e de habilitação, é importante se ter em mente que alterações anatômicas são contínuas desde o nascimento. Por exemplo, a orelha externa continua a crescer por toda a infância. A porção óssea do canal auditivo externo altera sua forma até os 7 anos de idade e a orelha cresce até os 9 anos. A primeira alteração pós-natal na orelha média é uma mudança posicional da membrana timpânica. A orelha interna (isto é, a cóclea) tem o tamanho de adulto ao nascimento e pode responder ao som desde a 25ª semana gestacional (1).

O SNCA continua a desenvolver-se até à adolescência. A mielinização do tronco encefálico está completa desde 1 ano de idade, enquanto que as estruturas cerebrais completam a mielinização aos 10 anos ou mais. A continuação da maturação relaciona-se ao desenvolvimento anatômico da ramificação dendrítica e à formação dos sítios de sinapse neural (2). Essas alterações fisiológicas contínuas facilitam a eficiência do SNCA na manipulação da informação auditiva. Por outra parte, a privação sensorial causa morte celular ou alterações funcionais que diminuem a eficiência do SNCA. Na seleção e na interpretação das técnicas dos testes auditivos, bem como nas estratégias de reabilitação, devem ser considerados os efeitos das alterações anatômicas e evolutivas pós-natais. A influência desses é discutida nas seções subseqüentes deste capítulo.

TRIAGEM AUDITIVA

Triagem Neonatal

A avaliação da audição deve começar ao nascer. A prevalência de PANS entre leve e moderada é calculada como sendo de aproximadamente seis casos para 1.000 nativivos, enquanto que a prevalência de PANS profunda é estimada como sendo de um caso entre 1.000 lactentes sadios. Os lactentes que não passam na triagem neonatal devem receber ampla e oportuna avaliação audiológica de modo que possam ser feitos os encaminhamentos médicos, reabilitadores e educacionais.

Em 1990, o U.S. Department of Health and Human Services (DHHS) estimou a idade média para a detecção da perda auditiva como sendo de 2,5 anos, em comparação com a idade aproximada de 7 meses no Reino Unido. Naquela época, o DHHS declarou o objetivo de reduzir a idade para a identificação da perda auditiva no ano 2000 (3). Cinco anos depois, Stein (4) sugeriu que a idade real para a identificação depende em grande parte do grau da perda auditiva. Suas estimativas mostraram uma média de idade para a identificação de perda auditiva congênita entre intensa e profunda variando em menos de 6 meses a 18 meses. Os lactentes que tinham recebido tratamento em uma unidade de tratamento intensivo e que foram considerados de risco para surdez tinham, no momento da apresentação, a idade próxima dos 12 meses. Yoshinaga-Itano (5), em um cuidadoso estudo controlado, demonstrou níveis normais de linguagem em alguns lactentes que tinham sido identificados e recebido intervenção precoce. As crianças com perda profunda da audição mostraram capacidades de linguagem tão altas quanto as que tinham perda apenas muito leve quando a intervenção começou antes da idade dos 6 meses.

A multidisciplinar Joint Committee on Infant Hearing (JCIH) (6) forneceu recomendações para a detecção da perda auditiva em lactentes. A comissão endossou a detecção universal da perda auditiva do lactente na idade de 3 meses e a intervenção na idade de 6 meses. A Tabela 19.1 descreve os indicadores de risco relacionados à perda auditiva entre neonatos e

TABELA 19.1
RECOMENDAÇÕES DA COMISSÃO CONJUNTA SOBRE AUDIÇÃO INFANTIL (JCIH), ANO 2000, SOBRE OS INDICADORES DA PERDA AUDITIVA NEUROSSENSORIAL OU CONDUTIVA

Nascimento – 28 Dias (Triagem Universal Indisponível)	29 dias – 2 anos (Perda Auditiva Neurossensorial ou Condutiva Progressiva ou de Início Tardio	Monitorização Contínua Audiológica e Médica
1. Doença ou estado precisando admissão de ≥ 48 h em uma unidade de tratamento intensivo neonatal 2. Estigmas ou outros sinais de uma síndrome conhecida que inclua perda auditiva sensório-neural ou condutiva 3. História familiar de perda auditiva sensório-neural infantil permanente 4. Anomalias craniofaciais, incluindo as que têm anormalidades morfológicas das orelhas e do canal auditivo[a] 5. Infecções *in utero*, como citomegalovírus, herpes, rubéola ou toxoplasmose	1. Preocupação dos pais ou dos encarregados sobre audição, fala, linguagem ou retardamento do desenvolvimento 2. História familiar de perda auditiva infantil permanente 3. Estigmas ou outros sinais associados à síndrome que inclua perda auditiva sensório-neural ou condutiva ou disfunção da tuba auditiva 4. Infecções pós-natais associadas à perda neurossensorial, incluindo meningite bacteriana 5. Infecção *in utero* como citomegalovírus, herpes, rubéola, sífilis e toxoplasmose 6. Indicadores neonatais, em especial a bilirrubina em um nível sérico que precise exsanguineotransfusão, hipertensão pulmonar do neonato devida à ventilação mecânica, e estados que exijam de oxigenação por membrana extracorpórea 7. Síndromes acompanhadas de perda progressiva da audição, como neurofibromatose, osteopetrose e síndrome de Usher 8. Doença neurodegenerativa (p. ex., síndrome de Hunter) ou neuropatia sensório-motora (p. ex., ataxia de Friedreich e síndrome de Charcot-Marie-Tooth) 9. Traumatismo craniano 10. Otite média com derrame, recorrente ou persistente por ≥ 3 meses	1. Lactentes e crianças com perda auditiva condutiva unilateral, leve ou crônica 2. Lactentes em maior risco de neuropatia auditiva: (a) lactentes que tiveram uma evolução neonatal comprometida e receberam tratamento neonatal intensivo, (b) crianças com história familiar de perda auditiva infantil, e (c) lactentes com hiperbilirrubinemia

[a]É recomendado o exame de lactentes com esses fatores de risco a cada 6 meses até à idade de 3 anos. Esses lactentes devem ser examinados mesmo quando passaram na triagem auditiva neonatal.

lactentes. Embora esses indicadores ajudem a identificar a perda auditiva, cerca de 50% dos lactentes com acentuada perda congênita da audição não apresentam os indicadores do risco (7), e aproximadamente dois dentre três recém-nascidos com perda da audição não necessitam de tratamento especializado na unidade de tratamento intensivo neonatal (8).

A JCIH enfatizou que, além da identificação e intervenção precoces, é importante o exame audiológico periódico dos lactentes para detectar a perda auditiva de início tardio. As crianças com indicadores de perda auditiva progressiva ou de início tardio (Tabela 19.1) devem ser examinadas em um mínimo de uma vez a cada 6 meses até à idade dos 3 anos, que é o período crítico para o desenvolvimento da fala e da linguagem. Além dos 3 anos, a monitorização deve ocorrer na base do quando-necessário, sendo dada consideração principal às preocupações dos pais sobre a audição dos filhos.

Em 1993, um painel de consenso sobre a identificação precoce da perda auditiva pelo National Institutes of Health (NIH) endossou a necessidade de todos os neonatos passarem pela triagem auditiva antes da alta do berçário (9). O painel recomendou ainda mais: (a) um processo de triagem em dois estágios, combinando o uso das emissões otoacústicas (EOA) e dos potenciais evocados auditivos de tronco encefálico (PEATE); (b) necessidade de programas de ampla intervenção e tratamento; (c) monitorização continuada da perda auditiva por todo o período neonatal e da primeira infância; e (d) instrução dos encarregados dos cuidados primários e dos promotores de saúde sobre os sinais precoces da perda auditiva. No momento da publicação do consenso do NIH, Havaí e Rhode Island eram os únicos estados que tinham leis que obrigavam o exame auditivo do recém-nascido. Em novembro de 2004, 42 estados (além do Distrito de Columbia) tinham leis de Detecção e Intervenção Precoce (EDHI) ou programas de obediência voluntária para a triagem de mais de 85% dos recém-nascidos (38 Estados tinham leis e 4 Estados tinham programas voluntários). Dois terços desses estatutos passaram depois de 1998. As atuais estimativas mostram que 90% dos neonatos passam pela triagem da perda auditiva antes da idade de 1 mês (até 22% em 1998). Entretanto, somente a metade dos diagnosticados com perda auditiva são envolvidos no programa de intervenção precoce na idade de 6 meses (10).

O uso do PEATE para a triagem auditiva foi bem aceito. O PEATE tem uma sensibilidade média de 98% e uma especificidade de 96% (11). O PEATE é mais comumente evocado pelo estímulo "clique" com níveis de intensidade entre 30 e 40 dB NA. Quando o PEATE é utilizado para descrever a sensibilidade auditiva, o resultado fornece uma estimativa da audição limitada à faixa de freqüência de 1.000 a 4.000 Hz.

O teste de EOA é comumente usado para a triagem do recém-nascido. Sua popularidade para a triagem é baseada no fato de que é uma medida não-invasiva da função coclear (célula ciliada externa) e portanto é representativa da função auditiva periférica. Os testes de EOA são independentes dos efeitos do sistema auditivo neural e central, têm custo de administração relativamente baixo e podem ser executados durante uma faixa de freqüência relativamente larga (1.000 a 6.000 Hz). As amplitudes da EOA, diferentemente do PEATE, são mais robustas ao nascer do que na idade adulta.

Tanto as emissões otoacústicas evocadas transitórias (TEOASs) quanto as emissões otoacústicas evocadas por produto de distorção (DPOAEs) são descritas como tendo excelente sensibilidade (90% a 100%), com especificidade na faixa de 82% a 84% (12). As faixas de falso-positivos da DPOAEs variam de 11% a 35% na dependência do critério de passagem que foi usado (13). As taxas de falhas ou das comumente relatadas "falhas" de uma triagem EOA inicial variam consideravelmente de acordo com os relatos, de 10% a 40%. Os fatores que afetam os testes de EOA incluem o nível de ruído no ambiente do teste, a presença de verniz no canal auditivo externo, a disfunção da orelha média, e as reduzidas respostas dos neonatos prematuros de peso muito baixo.

Triagem Escolar

A identificação da perda auditiva continua bem durante a infância. A maioria dos Estados exige a triagem auditiva nos vários intervalos através dos anos escolares. O objetivo principal dessas triagens é o de identificar a perda auditiva que pode interferir com a comunicação e, portanto, com a educação. O modo mais comum e razoavelmente acessível de triagem é a audiometria de condução aérea de tons puros.

As recomendações para a triagem auditiva com base na escola são claramente definidas pelos departamentos de saúde dos Estados. A American Academy of Audiology (14) e a American Speech-Language-Hearing Association (15) recomendam a triagem de tons puros na entrada da criança na escola, anualmente no jardim de infância até o terceiro grau, sétimo grau e no décimo primeiro grau. Devem ser disponíveis triagens adicionais quando requisitadas pelo pessoal escolar ou pelos pais. A triagem deve ser conduzida com as freqüências de 20 dB NA para as freqüências de 1.000 Hz, 2.000 Hz e 4.000 Hz. Como as triagens não são conduzidas em ambientes controlados acusticamente, os níveis de ruídos ambientais devem permanecer baixos, compatíveis com o ANSI S3.1,

1991. A falta de resposta em qualquer freqüência em qualquer das orelhas exige um reexame. A falha em um exame requer o encaminhamento para uma avaliação audiológica dentro de 1 mês do reexame e não mais tarde do que 3 meses da triagem inicial.

AVALIAÇÃO AUDIOLÓGICA COMPORTAMENTAL

Considerações Gerais sobre os Testes

Depois de uma falha em um teste de triagem ou de outra referência é recomendada uma avaliação audiológica completa. Para proporcionar estimativas sobre os limiares de audição de crianças com menos de 5 meses de idade, são usados testes objetivos, como o PEATE e EOAs. Para crianças com mais de 5 anos, essas medidas devem ser suplementadas com testes audiológicos comportamentais.

O objetivo da avaliação audiológica comportamental é estabelecer o grau e a natureza de qualquer perda auditiva em cada orelha. Esta informação fornece evidências para o diagnóstico médico e o tratamento cirúrgico, para a seleção apropriada da amplificação ou de outras medidas (re)habilitativas, e para estabelecer uma linha básica para a avaliação continuada da função auditiva. O audiologista aborda esta avaliação com um completo conhecimento dos processos maturacionais auditivos, das etapas do desenvolvimento, e de uma variedade de testes de estímulos e de técnicas. Na população pediátrica, os testes são muitas vezes completados durante várias sessões.

Bateria de Testes

Um audiologista pediátrico baseia-se em uma bateria de testes e de observações profissionais para diagnosticar e (re)habilitar a perda auditiva. A avaliação consiste na observação do comportamento da criança, na história do caso, na determinação da idade evolutiva, no exame otoscópico comum, timpanometria, avaliação dos reflexos acústicos e teste audiométrico comportamental (condução aérea e condução óssea) tanto aos estímulos da fala quanto aos específicos da freqüência. A informação obtida de cada fase da avaliação pode ajudar o audiologista a estabelecer a seleção e a seqüência dos exames.

As prioridades claramente estabelecidas e a contínua flexibilidade na seleção dos testes e dos estímulos são essenciais para maximizar a informação diagnóstica. Por exemplo, na criança pequena, o encaminhamento para o PEATE deve ser secundário às tentativas de teste comportamental. Somente depois que os métodos comportamentais forem considerados sem sucesso, ou que deixam dúvida sobre os níveis estimados da audição, será indicado o encaminhamento para o PEATE.

Teste de Imitanciometria

O teste de imitanciometria fornece informações sobre a função da orelha média e é realizado precocemente na bateria de testes. O volume do canal auditivo, os achados timpanométricos e os níveis dos reflexos acústicos fornecem informações objetivas sobre a natureza da perda auditiva. Em razão do contínuo crescimento do meato auditivo externo, o volume do canal auditivo em crianças (0,5 a 1,0 cm^3) é menor do que de adultos (0,6 cm^3 a 2,0 cm^3).

As classificações timpanográficas e os dados dos reflexos acústicos de lactentes com pelo menos 4 meses de idade são interpretados do mesmo modo que os de adultos. Entre crianças com menos de 4 meses, os sinais timpanométricos podem ser influenciados pelos fatores do desenvolvimento, incluindo ossificação incompleta da parede do canal que aumenta o volume e a complacência, e a não-reabsorção do mesênquima na orelha média, que aumenta a resistência (16). Nesses casos, os resultados anormais da timpanometria neste estágio têm a mesma significação que no adulto; entretanto, os timpanogramas normais podem refletir movimentos da parede do canal em oposição ao movimento real da membrana timpânica ou do sistema da orelha média. Estudos recentes estabeleceram que, em lactentes, podem ser obtidos timpanogramas e reflexos acústicos válidos usando uma sonda com sons de 1.000 Hz em vez do tradicional tom de 226 Hz (17).

Teste da Fala

O teste biológico comportamental começa tipicamente pela estimulação da fala para proporcionar uma idéia global de como a criança está respondendo e para servir como uma referência para o teste específico da freqüência. Para uma criança, o sinal de amplo espectro da fala é mais interessante e mais significativo e em geral pode ser obtido com limiares mais baixos do que os estímulos freqüência-específicos.

Para os lactentes e os ablactentes, deve ser obtido o limiar de percepção da fala (SAT). Este representa o nível mais baixo em que a criança responde à presença da voz. O SAT é obtido por meio de uma tarefa de apontar para uma figura com um nível de aproximadamente 10 dB abaixo de um esperado limiar da fala (SRT). Desde que a criança esteja falando inteligivelmente, podem ser usados os procedimentos SRT padronizados. Para crianças, o SRT ou o SAT podem ser provocados usando-se tanto os estímulos de condução aérea como óssea. A avaliação do reconhecimento da palavra entre crianças não é, em geral, realizado senão depois que ela alcança a idade evolutiva dos 3 anos ou mais. Em razão da curta faixa de atenção de muitas crianças pequenas, esta tarefa é a mais baixa prioridade na bateria de testes e é adiada até que tenham sido feitas tentativas para obter informações específicas da freqüência. As tarefas do reconhecimento das palavras podem ser executadas pela identificação de figuras, como as das Northwestern University Children´s Perception of Speech (NU-CHIPS), da Word Identification by Picture Identification (WIPI) ou da Pediatric Sentence Identification (PSI).

Teste de Tons Puros

Na bateria de testes comportamentais, o alvo principal é obter os limiares específicos da orelha e da freqüência. Isto é tipicamente acompanhado de tons modulados em um campo aberto ou com tons puros quando são usados fones de inserção ou os tradicionais fones auriculares. A freqüência inicial do teste é de 2.000 Hz, que complementa a informação de baixa freqüência obtida no procedimento SAT/SRT e tem mais probabilidade de refletir PASN. O estímulo de 2.000 Hz é seguido por um estímulo de 500 Hz, que é comumente comprometido na perda auditiva de condução. São apresentadas outras oitavas de freqüência conforme forem toleradas pela faixa da atenção da criança.

Técnicas dos Testes Comportamentais

Os testes comportamentais são realizados em uma sala tratada acusticamente. Os estímulos são apresentados com um ou mais tipos de transdutor, incluindo alto-falantes em campo aberto, ar (fones de inserção ou auricular) e transdutores de condução óssea. Como os fones de inserção são pequenos e de baixo peso, é possível se obter, em crianças pequenas, informações de cada orelha em separado. Para obter níveis de resposta comportamental de uma criança, são usadas três técnicas de testes – audiometria de observação comportamental, audiometria de reforço visual e audiometria condicionada. Essas técnicas fornecem estimativas variadas dos níveis de audição de acordo com a idade de desenvolvimento da criança. Por essas técnicas podem ser obtidas respostas da condução aérea, da condução óssea e do limiar da fala.

Audiometria de Observação Comportamental

A audiometria de observação comportamental (AOC) apóia-se nas respostas reflexas e nas mudanças do estado (p. ex., cessação da sucção, abalo, afastamento ocular, quietude). É reservada para lactentes muito pequenos ou para crianças com retardamento do desenvolvimento (as que desempenham em um nível de desenvolvimento abaixo dos 5 meses). As respostas não-condicionadas obtidas pela audiometria de observação comportamental são variáveis e imprecisas, determinam rapidamente o hábito, são influenciadas pelo tipo de estímulo, e são mais freqüentemente interpretadas segundo as tendências dos observadores. A AOC tem limitado valor para quantificar a sensibilidade auditiva; por isso, o diagnóstico definitivo nunca depende somente dos resultados da AOC.

Audiometria de Reforço Visual

No momento em que a criança atinge a idade evolutiva de 5 meses, o audiologista pode receber melhor informação audiométrica por meio da audiometria de reforço visual (ARV). Esta é um paradigma condicionante em que a criança vira-se naturalmente ou é treinada a olhar para um estímulo auditivo. Este comportamento é reforçado por uma luz que pisca ou por um brinquedo animado. Com o uso de tipos variados de reforço, é mantido o interesse da criança, e a resposta de voltar a cabeça é mantida em vez de rapidamente se extinguir. Na maioria dos casos, este procedimento permite o uso de uma técnica limiar padronizada para obter níveis de audição. A resposta de voltar a cabeça pode ser especialmente útil em um ambiente de campo sonoro, no qual as preferências de localização sugerem possíveis diferenças entre as orelhas. Com as respostas de imitância e de condução óssea, a diferença de localização pode fornecer informações semelhantes às obtidas pelo teste audiométrico de Weber.

A ARV pode também ser bem-sucedida com fones de ouvido de inserção. Widen *et al.* (18) demonstraram sucesso do teste ARV em 95% dos lactentes de 8 a 12 meses de idade usando fones de inserção. Sua técnica resultou em níveis mínimos de respostas (NMRs) específicas a cada orelha em duas ou três freqüências de tom puro e para o estímulo da fala nos lactentes testados. Achados semelhantes foram relatados por Parry *et al.* (19) incluindo valores normativos potenciais para NMRs nas freqüências de oitavas de 500 Hz até 4.000 Hz.

Audiometria Condicionada

Uma vez que o desenvolvimento da criança tenha alcançado os 2 anos de idade, ela poderá aprender a responder ao estímulo por meio da audiometria condicionada. Nesta modalidade (Fig. 19.1), a criança é treinada a executar uma atividade, como fazer um jogo, empilhar argolas, jogar um bloco em um balde, em resposta a um estímulo auditivo. Esta tarefa é apresentada como uma atividade de brinquedo e pode ser mudada durante a sessão do teste para manter o interesse da criança. Pode ser usada a técnica do limiar padronizado, e são previstos os limiares normais de adulto.

Na idade evolutiva de 5 anos, para a avaliação audiológica podem ser usadas as técnicas comuns de adulto. Entretanto, o audiologista deve permanecer flexível na implementação e na reversão para qualquer

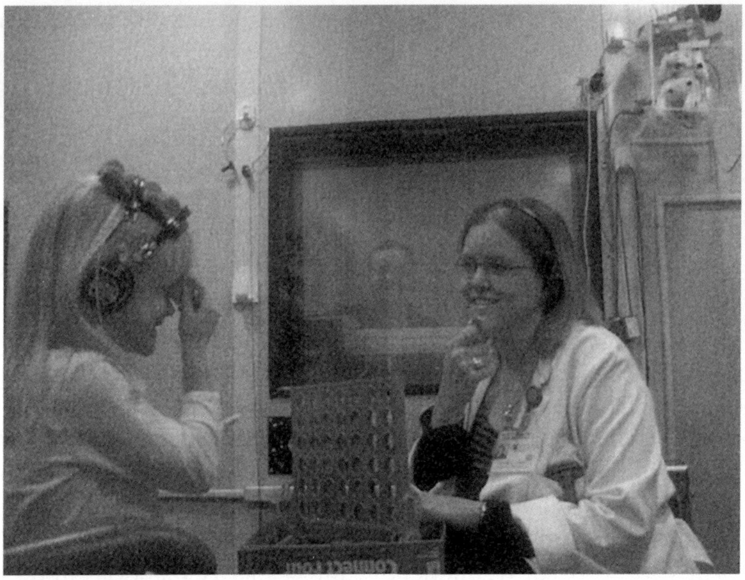

Figura 19.1
Audiometria condicionada ao brinquedo.

das técnicas de testes comportamentais pediátricos. Esta flexibilidade maximiza a quantidade de informações obtidas e se aplicam a um diagnóstico definitivo de perda da audição.

TESTES ESPECIAIS

Potenciais Evocados Auditivos de Tronco Encefálico (PEATE)

Quando os testes comportamentais não forneceram dados definitivos, ou quando existem dúvidas sobre os níveis da audição, deve ser executado o teste PEATE. Este teste, quando evocado por estímulos cliques, pode fornecer uma estimativa do limiar de audição na faixa de 1.000 a 4.000 Hz em crianças pequenas ou nas que são difíceis de testar. Com o uso adicional do estímulo *tone burst* de 500 Hz, poderá ser estimada a sensibilidade auditiva de baixa freqüência. Além disso, poderá ser estimada a especificidade da freqüência, acrescentando *tone bursts* de 1.000 Hz, 2.000 Hz e 4.000 Hz. Os limiares do PEATE, por estímulos específicos de freqüência, ficam geralmente dentro de 15 dB dos que são geralmente esperados utilizando-se limiares comportamentais de tons puros. Um estímulo conduzido por via aérea pode definir a natureza da perda auditiva. As limitações do PEATE estão além da finalidade deste capítulo, mas podem ser encontradas em outro local (20).

O PEATE acompanha a neuromaturação do SNCA, com estruturas do nervo auditivo e do tronco cerebral continuando a se desenvolver dos 18 aos 24 meses após o nascimento. O PEATE do recém-nascido é pricipalmente composto pelas ondas I, III e V. A onda V tem menor amplitude do que a do adulto. A onda I do PEATE alcança a latência do adulto na idade dos 3 meses. A onda V apresenta uma rápida diminuição da latência durante os 3 primeiros meses de vida, e continua a mudar gradualmente durante os primeiros 18 meses até 2 anos (20).

O PEATE é obtido de melhor maneira com a criança em estado de sono natural, que pode ser obtido pedindo à família a privação do sono ou a alimentar a criança antes do teste. Quando não for possível o sono natural, pode ser usada a sedação consciente. Os sedativos comuns são o hidrato de cloral ou o midazolam. O uso da sedação deve ser recomendado e supervisionado por um médico, e deve ser disponível o apoio da enfermagem para a monitorização durante toda a duração do teste. A interpretação do PEATE é baseada nas questões maturacionais descritas anteriormente.

Resposta Auditiva de Estado-Estável (RAEE)

A resposta auditiva de estado-estável (RAEE) é uma nova técnica de potencial evocado que se mostra grande promissora na previsão dos limiares freqüência-específicos. A técnica RAEE usa como estímulo um sinal de tom puro de amplitude modulada e uma análise estatística ou um algoritmo para a determinação da resposta (21). Esta técnica mostrou-se melhor previsor da perda auditiva na faixa de severa a profunda, com apenas uma regular concordância com os níveis de audição entre normal e perda auditiva leve (22). Adicionalmente, a RAEE requer que a criança esteja em um estado muito quieto e é obtido melhor sob sedação. Estão em andamento maiores pesquisas e refinamento da técnica RAEE, encontrando-se atualmente no mercado várias unidades clínicas de RAEE.

Teste de Emissão Otoacústica (EOA)

O teste EOA, como uma medida objetiva, fornece informações sobre as estimativas da função das células ciliadas externas e a resultante inferência nos níveis de audição. Os resultados são interpretados em termos da presença de função das células ciliadas externas em uma definida região de freqüência e em geral indica que os limiares devem ser melhores que 30 dB para TEOAs e de 40 a 55 db para DPEOAs. Dirija-se à seção anterior sobre triagem auditiva infantil e ao Capítulo 52, Vol I para informações adicionais sobre EOAs.

REVISÃO DOS RESULTADOS DOS TESTES

Os dados audiológicos devem ser revistos como uma bateria total de testes. Os resultados de cada teste devem ser cruzados para assegurar uma estimativa precisa da audição e da confiabilidade do teste. Os resultados mais objetivos do teste de imitância dão suporte aos resultados do teste comportamental na diferenciação da natureza da perda auditiva. Isto é particularmente importante para os pacientes difíceis de ser testados, cujas respostas comportamentais são muitas vezes deficientes, e portanto as medidas de testes objetivos devem predominar. Por exemplo, a ausência de resposta comportamental ao som pode sugerir uma perda auditiva; entretanto, a presença adicional do nível do reflexo acústico normal sugere um potencial para uma função auditiva normal e justifica observação e avaliação mais detalhada. Nesses casos, a EOA poderá acrescentar mais uma dimensão objetiva.

Na revisão dos dados audiológicos comportamentais em crianças, a idade cronológica e o estado do desenvolvimento são referências essenciais. Se o nível do desenvolvimento estiver abaixo de 5 meses, os resultados são vistos como níveis mínimos de respostas, em oposição aos verdadeiros limiares de representação.

Na Figura 19.2, o resultado do teste comportamental de um lactente de 6 meses apresenta-se logo ao lado da faixa considerada normal para adultos (0 a 25 dB). Os timpanogramas mostram curvas de pressão-complacência (tipo A) normal, com reflexos acústicos presentes em níveis normais. Considerando a história de prematuridade de 2 meses e nenhuma preocupação dos pais quanto à audição, o audiologista acha que as respostas comportamentais estão dentro dos limites normais pelo menos para a melhor orelha. Esta interpretação é baseada no nível evolutivo da criança, e não na idade cronológica. O tratamento continuado deste paciente consiste em testes comportamentais em 1 a 2 meses para acompanhar o processo evolutivo da criança. A faixa de 0 a 15 dB é considerada normal para lactentes de aproximadamente 5 meses de idade através dos graus elementares iniciais (o período crítico para o desenvolvimento da fala, da linguagem e da capacidade cognitiva). Uma interpretação diferente do audiograma da Figura 19.2 se aplica a uma criança de 1 ano que está se desenvolvendo normalmente. Neste caso, é suspeitada uma perda de audição leve na ore-

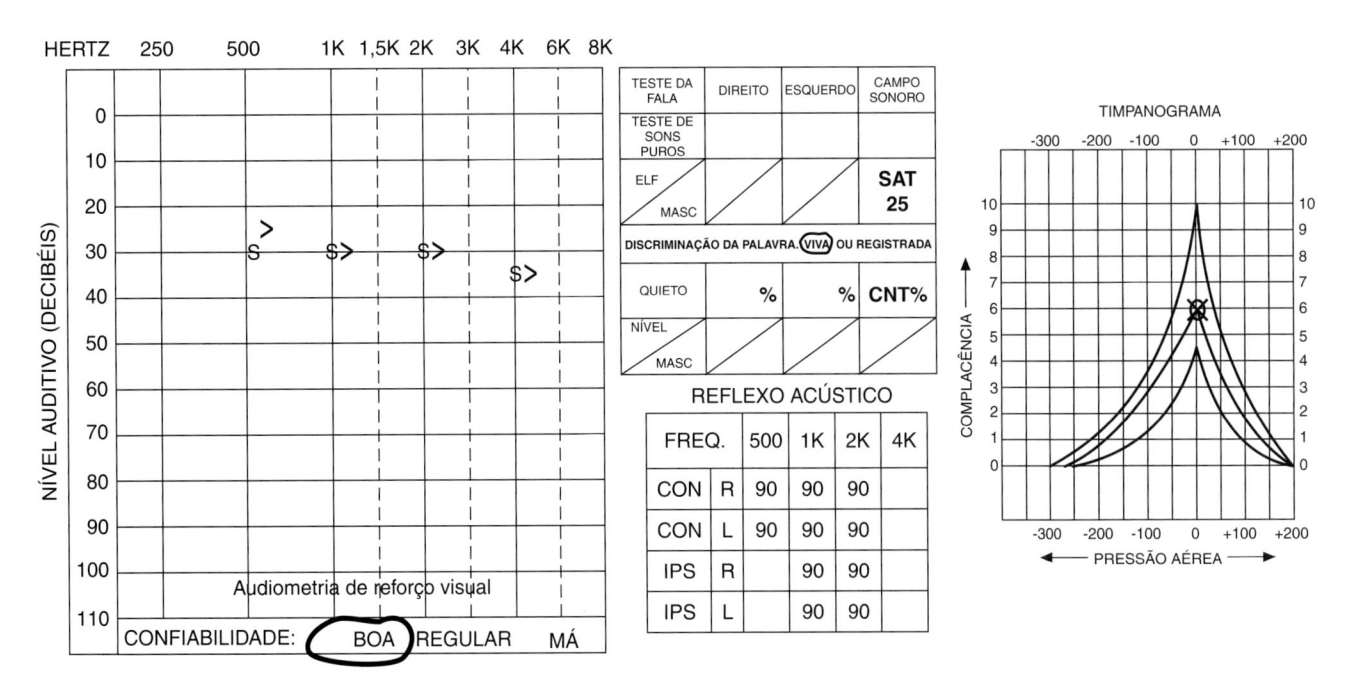

Figura 19.2
Exemplos dos resultados dos testes audiológicos pediátricos.

lha que ouve melhor, e os testes comportamentais devem ser repetidos.

A interpretação dos resultados dos testes entre a população pediátrica mais jovem é altamente individualizada. Embora a descrição básica da perda auditiva seja semelhante à dos adultos, os efeitos da perda auditiva sobre o desenvolvimento da capacidade de comunicação diferem dos que se iniciam na idade adulta. A Tabela 19.2 mostra os efeitos potencialmente incapacitantes dos variados graus de perda auditiva sobre o desenvolvimento da fala e da linguagem. São também esclarecidas as implicações da perda auditiva no campo educacional. Esta informação é importante na determinação do tratamento apropriado da perda auditiva.

TRATAMENTO DA PERDA AUDITIVA

Amplificação

As crianças que estão na fase de desenvolvimento da capacidade da fala e da linguagem precisam ouvir sons consistentemente com o modelo da fala e desenvolverem capacidades de ouvir adultos, como o conhecimento do contexto da fala e serem capazes de completar os vazios quando ouvirem situações não-ideais. A Fi-

TABELA 19.2
EFEITOS INCAPACITANTES DA PERDA AUDITIVA EM CRIANÇAS

Nível Auditivo Médio 500-2.000 Hz	Descrição	Condição Possível	Audição Sem Amplificação	Efeito Incapacitante se Não For Tratada no Primeiro Ano de Vida	Provável Necessidade
0-15 dB	Faixa normal	Perda auditiva condutiva	Todos os sons da fala	Nenhum	Nenhum
15-25 dB	Perda auditiva discreta	Perda auditiva condutiva, leve perda auditiva sensorioneural	Sons vogais claramente; Sons consoantes mudos algumas vezes despercebidos	Leve disfunção auditiva no aprendizado da linguagem	Consideração sobre a necessidade de aparelho auditivo; Fala/leitura; Treinamento auditivo; Terapia da fala
25-30 dB	Perda auditiva leve	Perda auditiva condutiva ou sensorioneural	Alguns sons da fala; Sons vocais mais altos	Disfunção do aprendizado auditivo; Leve atraso da linguagem; Leve problema da fala; Desatenção	Assento preferencial; Aparelho auditivo; Fala/leitura; Treinamento auditivo; Terapia da fala
30-50 dB	Perda auditiva moderada	Perda auditiva condutiva por distúrbio crônico da orelha média; Perda auditiva sensorioneural	Quase nenhum som da fala no nível de conversação normal	Problemas da fala; Atraso da linguagem; Disfunção do aprendizado; Desatenção	Todos acima, além de consideração de situação de classe especial
50-70 dB	Perda auditiva severa	Perda sensorioneural ou mista por causa de uma combinação de doença da orelha média e envolvimento sensorioneural	Nenhum som da fala no nível da conversação normal	Graves problemas da fala; Atraso da linguagem; Disfunção do aprendizado; Desatenção	Todos acima; Provável orientação para classes especiais
70+ dB	Perda auditiva profunda	Perda sensorioneural ou mista devida a uma combinação de doença da orelha média e envolvimento sensorioneural	Nem a fala nem outros sons	Graves problemas da fala; Atraso da linguagem; Disfunção do aprendizado; Desatenção	Todos acima; Provável referência para classes especiais

Segundo Northern JL, Downs MP. *Hearing in children*, 5th ed. Baltimore: Williams & Wilkins, 2002, 14, com permissão.

gura 19.3 mostra o espectro da fala. Nos níveis médios da conversação, as consoantes mudas: *s, p, k, th, f* e *sh* caem nos níveis normais de audição do adulto ou abaixo, de modo que é necessária boa audição para uma detecção mais consistente desses sons. Esta é a razão para determinar a faixa crítica de audição de 0 a 15 dB para uma criança pequena.

A amplificação, como uma técnica (re)habilitativa na perda de audição educacionalmente significante, é ainda mais complicada pela necessidade de intervenção o mais cedo possível. Para toda criança pequena, a obtenção dos limiares da audição e a seleção de uma amplificação apropriada representa um processo contínuo. A seleção de aparelhos de audição para crianças pequenas requer a consideração dos atributos peculiares da orelha pequena. O contínuo crescimento do canal auditivo exige estrita atenção e monitorização do ganho e amplificação do aparelho auditivo e saída do aparelho auditivo. Os níveis de pressão de saída são descritos nas especificações do fabricante nos níveis relativos ao canal auditivo estimulado do adulto (acoplador de 2 cc);

entretanto, esses níveis de pressão sonora podem ter 15 a 20 dB mais altos no pequeno canal auditivo de uma criança. Para acomodar essas diferenças em crianças pequenas, é recomendado o uso das diferenças entre a orelha real e o acoplador (RECD) (22). Esta medida compara a diferença no desempenho de um sinal calibrado entre a orelha da criança e o acoplador comum de 2 cc. Isto municia o audiologista com fatores de correção para testes simulados de orelha real, permitindo o ajustamento do aparelho de audição sem estar inserido à orelha da criança.

Por outra parte, devido ao menor tamanho da concha e ao canal auditivo mais curto, a freqüência da ressonância do canal auditivo infantil é muito mais elevada (7.200 Hz) do que a freqüência da ressonância típica do adulto, que é de aproximadamente 2.700 Hz. Essas alterações afetam a seleção do ganho e o pico das respostas da freqüência. Como a freqüência da ressonância diminui rapidamente até à idade de 24 meses, quando se aproxima dos valores do adulto, é necessária a monitorização continuada do ganho do apa-

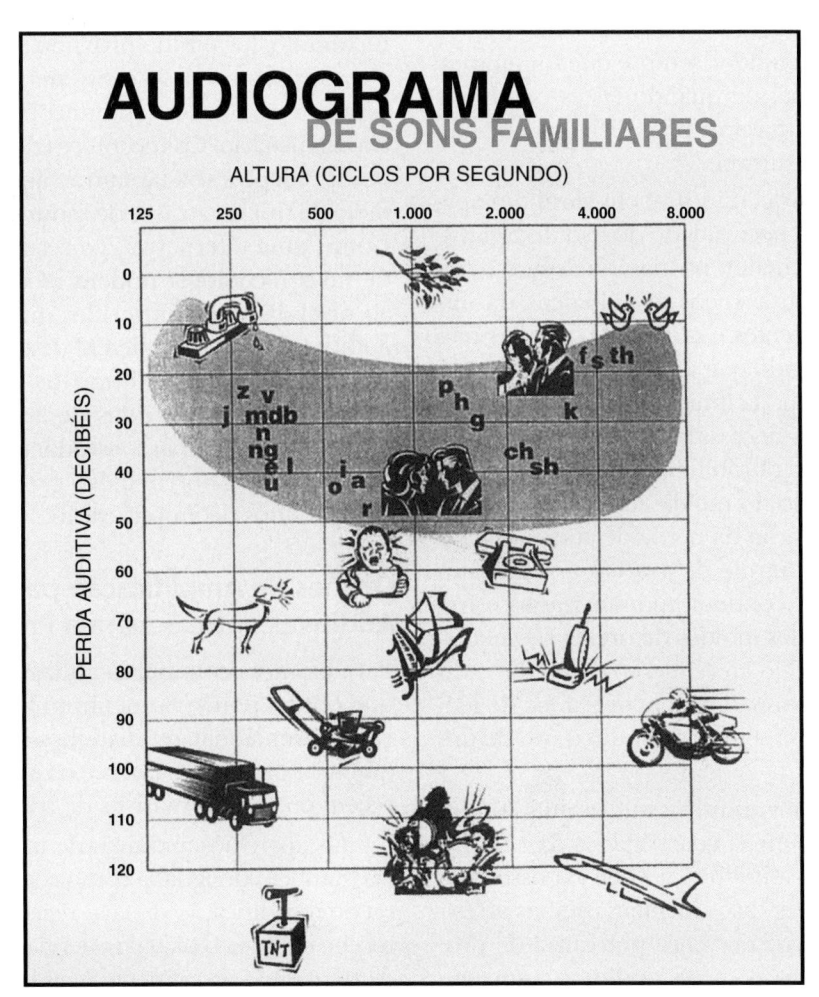

Figura 19.3
Audiograma de sons familiares.

relho de audição. As medidas da orelha real pela tecnologia do microfone de inserção e abordagem de ajustamentos prescritivos, como o nível de sensação desejado (NSD) (23), são eficazes na monitorização dessas alterações e na prevenção do desconforto acústico ou da superamplificação. A tecnologia atual dos aparelhos auditivos digitais proporciona uma larga seleção de opções de amplificação e de flexibilidade para otimizar o ganho, a freqüência da resposta e a resultante audibilidade da fala.

Outras considerações sobre o ajuste dos aparelhos auditivos pediátricos são o tipo do ajuste e o estilo do aparelho. Os benefícios da amplificação binaural são bem documentados. Os efeitos da privação auditiva foram demonstrados em crianças como em adultos. Em um estudo retrospectivo envolvendo crianças com PASN bilateral, moderada, de início precoce, Gelfand e Silman (24) observaram uma redução estatisticamente significante nos escores de reconhecimento da fala na orelha não proletizada de crianças com prótese auditiva unilateral (ou adaptação neuronal). Não foram observadas diferenças significantes no reconhecimento da fala entre ouvidos proletizados por dispositivos monoaurais e os binaurais. Por isso, os aparelhos binaurais devem ser utilizados sempre que for aparente uma audição residual ou quando testes contínuos comprovem que esta situação é prejudicial ou que não confere benefício mensurável.

O melhor estilo para crianças é em geral um aparelho retroauricular. A necessidade do uso de um instrumento de caixa foi abolido na maioria dos casos na medida que ocorreram avanços tecnológicos da instrumentação. Para lactentes e crianças pequenas não é, em geral, recomendado o aparelho intracanal, pelo motivo do seu tamanho, da limitada flexibilidade dos seus componentes, da necessidade de freqüente aumento do tamanho e da durabilidade global. Como no caso de adultos, o estilo do molde auricular depende do grau e da configuração da perda de audição. Para segurança e melhor controle de *feedback* é usado um material mais mole. A contínua monitorização e freqüentes substituições dos moldes de orelha são necessários devido ao contínuo crescimento da orelha e do canal auditivo até aproximadamente os 9 anos de idade. Neste tempo, poderá ser considerado o uso de um aparelho intracanal.

Quando os aparelhos auditivos que usam a condução aérea não preenchem as necessidades da amplificação, os aparelhos de amplificação por via óssea podem ser utilizados. Esses casos incluem orelhas atrésicas ou micróticas, otorréia crônica por causa de problemas na orelha média e canais auditivos anormalmente pequenos. Em razão da baixa fidelidade de som produzida pelos osciladores ósseos, dos problemas de manutenção, da colocação apropriada e da natureza incômoda do sistema de condução óssea, o uso desses aparelhos deve ser somente considerado quando não for possível as formas mais tradicionais de amplificação. Como uma alternativa, o uso de um aparelho auditivo implantado cirurgicamente e ancorado no osso (BAHA) demonstrou-se benéfico em crianças com perda condutiva da audição e que não podem se adaptar às formas mais tradicionais de amplificação (25). Embora a idade de implantação do BAHA seja atualmente a de 5 anos ou mais, este aparelho de amplificação quando aplicado externamente pode ser aplicado com um dispositivo especial para se adaptar às crianças pequenas.

Instrumentos Auxiliares

Além da amplificação tradicional, outras aplicações podem maximizar os benefícios da amplificação. Os sistemas FM pessoais ou de sala de aula são muitas vezes usados para melhorar a relação entre sinal e ruído, a reverberação, e os problemas de distância que degradam o sinal recebido pelo aparelho auditivo. O sistema FM trabalha esses problemas por meio de um microfone remoto, localizado próximo ao estímulo-alvo, como a voz do professor ou o sistema de vídeo e transmite a resposta para um receptor acoplado ao aparelho auditivo do usuário. Os receptores de FM podem ser portados no corpo e se adaptam ao aparelho de audição por meio de fios ou através de indução por bobina elétrica. Como uma alternativa, os receptores miniaturizados de nova tecnologia podem atualmente ser colocados ao nível da orelha, inseridos diretamente ao aparelho auditivo. Os sistemas de FM de salas de aula são usados nas escolas para melhorar as deficientes condições acústicas de muitas salas de aula. Esses sistemas são também usados para estudantes com perturbações mínimas e que obtêm baixo ganho com outras formas de aparelhos de amplificação.

Opções de Amplificação para Perdas Auditivas entre Severa a Profunda

Para crianças com perda auditiva severa a profunda e que obtém pouco ou nenhum benefício da amplificação convencional, os aparelhos de transposição de freqüência, os auxílios táteis e os implantes cocleares oferecem outras alternativas de tratamento.

Os aparelhos auditivos de transposição de freqüência (também designada como compressão de freqüência ou de recodificação da fala) recebem o sinal da fala que recebe e desvia o pico da energia para uma outra região de freqüência, geralmente mais baixa. O conceito é mobilizar a energia para uma região ou área ao longo da membrana basilar onde o indivíduo tenha uma audição utilizável. Diversas versões desses aparelhos têm sido disponíveis, com a versão mais comum usando a compressão digital de freqüência (26,27).

Os implantes cocleares oferecem outra opção para a perda auditiva severa a profunda. A avaliação para os implantes cocleares envolve mais que o grau da perda auditiva e é mais bem conduzida pela equipe de implante coclear consistindo de neuro-otologista, audiologista, fonoaudiólogo, educador e, quando disponível, um psicólogo e um agente social. Depois da colocação cirúrgica do implante, é necessária uma ampla quantidade de acompanhamento e de reabilitações aurais. O grau de benefício obtido com o implante coclear é variável e depende de vários fatores, entre os quais se inclui a idade no início da perda auditiva, a idade no momento da cirurgia, a etiologia, a duração da privação auditiva, a quantidade da audição residual, o estado da cóclea, o modo de comunicação, o ambiente educacional, o envolvimento e as expectativas dos pais, a interação e a coordenação da equipe, o processamento das capacidades da criança e o mapeamento da precisão do processador da fala. O campo do implante coclear evolui rapidamente, com animadores progressos da tecnologia. O leitor deve se dirigir ao Capítulo 74, Vol I para uma discussão mais completa sobre a seleção dos candidatos e sobre os benefícios dos implantes cocleares.

PAPEL DO OTORRINOLARINGOLOGISTA NO PROCESSO DE REABILITAÇÃO

O papel do otorrinolaringologista no processo de amplificação é fazer a avaliação médica sobre o tipo da perda auditiva e o esclarecimento quanto ao uso do aparelho auditivo. O U.S. Food and Administration requer a melhora clínica dentro de 6 meses do uso para uma criança com menos de 18 anos que utiliza um aparelho auditivo. Muitos Estados requerem também uma declaração indicando o efeito da perda auditiva sobre o desempenho educacional da criança antes que esta seja incluída nos serviços federais de educação especial do Individual with Disabilities Education Act (IDEA). O IDEA foi autorizado em 1997 e foi reautorizado em 2004. Em uma criança portadora de uma amplificação, é também importante a monitorização otológica do estado da orelha média. As mudanças típicas do limiar de 20 a 40 dB que acompanham o derrame da orelha média podem afetar grandemente o benefício que a criança recebe de um aparelho auditivo. O pequeno tamanho da orelha da criança exige também periódica monitorização quanto ao excesso de cerume. A presença de cerume excessivo, porém não-oclusivo, pode ser problemática quando o tubo receptor da moldagem da orelha ou do aparelho auditivo se apóia contra ou é orientado na direção do cerume.

DISTÚRBIOS DO PROCESSAMENTO AUDITIVO (CENTRAL)

A bateria de testes que foi estudada neste capítulo é importante para diagnosticar a perda auditiva periférica ou a perda da sensibilidade. Entretanto, muitas crianças chegam ao consultório do médico com sintomas de surdez, problemas de aprendizado e de atenção não relacionados com perda de audição. Apesar da audição normal, essas crianças falham nos programas de triagem auditiva escolar, ou os pais e professores acham que a criança não ouve apropriadamente. As crianças com esses problemas têm, freqüentemente, distúrbios do processamento auditivo (DPA).

Definição do Distúrbio do Processamento Auditivo (Central)

Conforme é definido pela American Speech-Language-Hearing Association (ASHA) Working Group on Auditory Processing Disorders, a perda do Processamento Auditivo (Central) PA(C) "...refere-se à eficiência e à eficácia com que o sistema nervoso central utiliza o sistema de informação auditiva...". A PA(C) inclui os mecanismos auditivos que englobam as seguintes habilidades ou capacidades: localização e lateralização do som; discriminação auditiva; reconhecimento do padrão auditivo; aspectos temporais da audição, incluindo integrações temporais, discriminação temporal (p. ex., detecção do hiato temporal), ordenação temporal e disfarce temporal; desempenho auditivo entre sinais acústicos competitivos (incluindo audição dicótica); e desempenho auditivo com sinais acústicos degradativos (28). Em termos não-técnicos, o processamento auditivo relaciona-se ao que o cérebro faz com o que recebe do sinal auditivo. Este conceito envolve a recepção do sinal, a percepção e, no final, a compreensão. Na Tabela 19.3 são mostrados os sinais do DPA. Essas dificuldades são semelhantes às de uma criança com distúrbio do déficit de atenção. Entretanto, o DPA, diferentemente do distúrbio do déficit de atenção, tem uma base auditiva. Um distúrbio do processamento auditivo poderá existir por si só ou, mais comumente, coexistir com déficits da linguagem, do aprendizado ou da atenção.

Testes para Distúrbio do Processamento Auditivo

O objetivos dos testes do PA(C) é avaliar a integridade do SNCA e quantificar e qualificar os tipos de dificuldades encontradas. Como o SNCA é um sistema internamente redundante – isto é, dispõe de múltiplas vias –

TABELA 19.3
SINAIS DE DISTÚRBIO DO PROCESSAMENTO AUDITIVO (CENTRAL)

Distração fácil
Respostas retardadas
Freqüentes pedidos de repetição
Sintomas de perda auditiva
Freqüentes reversões
Dificuldade de cumprir as ordens
Inconsistência do desempenho acadêmico
Dificuldades comportamentais inexplicáveis

---

o teste do PA(C) é executado através do controle da redundância externa (teste do estímulo). A redundância do teste do estímulo é manipulada por meio da forma de apresentação (monaural, binaural, dicótica, diótica) e pela redundância do sinal (freqüência, intensidade, alterações do tempo). A Tabela 19.4 mostra uma variedade de testes do PA(C) usados na avaliação de crianças. A bateria de testes consiste de componentes comportamentais e eletrofisiológicos e em geral é aplicada a crianças de 6 anos ou mais. O componente comportamental é composto de uma seleção de tarefas que fornecem informações sobre a quantidade e os tipos de dificuldades que as crianças sentem.

Os testes eletrofisiológicos definem ainda mais a adequação e a maturação das vias auditivas centrais. O PEATE, a resposta da latência média e de longa latência são potenciais exógenos evocados que são despertados por um evento externo como um estímulo auditivo. Refletem a função de SNCA desde a extremidade distal do oitavo nervo craniano até o córtex auditivo. O P300 é um potencial evocado endógeno, que é provocado por um evento interno assim como a percepção ou a cognição. É usado para avaliar as funções de processamento no nível cortical. A supressão contralateral da EOA representa outra contribuição para a bateria de testes do PA(C).

Tratamento do Distúrbio do Processamento Auditivo

Uma vez diagnosticado o DPA(C), o tratamento deve ser considerado. O tratamento tipicamente se inclui em quatro categorias: (a) modificações ambientais (p. ex., base preferencial das modificações acústicas); (b) estratégias compensadoras (p. ex., aumentos dos indícios visuais ou multissensoriais, dicas, repetição, revisão, interrupções de audição, tampões de orelha, leituras em gravadores); (c) remediação direta (p. ex., orientar habilidades, como memória auditiva ou treinamento perceptual, metalingüística, metacognição, dessensibilização de ruídos, esclarecimento e retreinamento neural); e (d) amplificação (p. ex., sistemas de FM de estilo pessoal ou em salas de aula). Dentro dessas categorias gerais, as estratégias podem ser úteis para compensar as ineficiências dos SNCAs. Os benefícios das modificações ambientais podem incluir estratégias para reduzir reverberação ou distrações. As estratégias compensadoras são destinadas a proporcionar sistemas redundantes para ajudar a criança na obtenção das informações necessárias. A remediação direta consiste na terapia para melhorar as áreas de debilidade, aumentando desse modo a eficiência do SNCA. Os sistemas de amplificação FM melhoram a relação sinal/ruído, fornecem intensidade uniforme da voz do locutor e preservam uma faixa larga de respostas de freqüência. Como a maioria das crianças com DPA tem sensibilidade auditiva normal, é essencial tomar precauções no ajustamento dos sistemas de amplificação pessoal. O volume de saída não deve exceder 105 dB SPL (os sistemas FM para estudantes com perda auditiva têm intensidade de 145 dB SPL). Para preencher essas necessidades, são disponíveis aparelhos tipo fones de ouvido com sistema de FM de nível de intensidade de saída mais baixo.

CONCLUSÕES

O diagnóstico e o tratamento da perda auditiva entre crianças representam um estreito e colaborativo esforço entre otorrinolaringologista, audiologista, pediatra geral e pessoal educativo. As dúvidas sobre os fatores de risco da perda auditiva, a observação das capacidades de comunicação, e as descrições dos pais sobre o desenvolvimento da fala e linguagem devem ser freqüentes e ocorrem durante todas as visitas ao consultório. As preocupações dos pais sobre a audição são bons

---

TABELA 19.4
TESTES COMUMENTE USADOS PARA DIAGNOSTICAR DISTÚRBIOS DO PROCESSAMENTO AUDITIVO EM CRIANÇAS

Tarefas monoaurais	Tarefas dicóticas
Fala *in ruido*	Testes de palavras espondáicas
Fala filtrada	Teste dicótico digital
Teste de freqüência padrão	Teste da vogal-consoante dicótica
Seqüência altura-freqüência	Teste da sentença-identificação pediátrica
Teste duração-modelo	
Tarefas binaurais	**Testes eletrofisiológicos**
Teste de sentenças competitiva	REATE
Fala *in ruido* diótico	Resposta da latência média
Fusão binaural	Longa latência
Detecção do hiato casual	P300 auditivo
Síntese fonêmica	

indicadores da perda auditiva e devem resultar em imediata referência para a avaliação médica e audiológica. O diagnóstico precoce e continuado dos distúrbios auditivos periféricos e centrais induz ao tratamento eficaz e melhora a qualidade de vida e o sucesso educacional da criança com perda auditiva.

> **PONTOS IMPORTANTES**
>
> - Dentre 1.000 crianças com menos de 18 anos, quinze apresentam algum tipo de perda auditiva.
> - A evolução do sistema auditivo começa com o desenvolvimento embriológico e prossegue até à adolescência com a maturação do SNCA.
> - A identificação da perda auditiva em crianças começa ao nascer e deve ser executada com os indicadores de alto risco, triagem de DEATE e de EOA.
> - Aproximadamente 50% dos lactentes com substancial perda congênita da audição não apresentam indicadores de alto risco.
> - O teste do limiar audiométrico comportamental do lactente pode começar a partir dos 5 meses.
> - O limiar do PEATE fornece uma estimativa da sensibilidade da audição na faixa de 1.000 a 4.000 Hz.
> - A interpretação da bateria dos testes audiológicos pediátricos requer conhecimento do nível de desenvolvimento da criança, das limitações dos testes usados e dos efeitos incapacitantes da perda auditiva.
> - O uso da amplificação pelas crianças é um processo contínuo, e necessita de freqüente monitorização e ajustes.
> - As crianças com audição normal e que apresentam sintomas de perda auditiva devem passar por um teste de DPA.
> - O diagnóstico e o tratamento da perda auditiva em crianças requer um esforço contínuo de colaboração entre otorrinolaringologistas, audiologistas, pediatras e pessoal educacional.

REFERÊNCIAS

1. Peck JE. Development of hearing, III: postnatal development. *J Am Acad Audiol* 1995;6:113-123.
2. Musiek FE, Verkest SB, Gollegly KM. Effects of neuromaturation on auditory evoked potentials. *Semin Hear* 1988;9:1-13.
3. U.S. Department of Health and Human Services, Public Health Service. *Healthy people* 2000. Washington, DC: DHHS publication PHS 91-50213, US Government Printing Office, 1990.
4. Stein LK. Commentary on the real age of identification of congenital hearing loss. *Audio J Today* 1995;7:10-11.
5. Yoshinaga-Itano C. Efficacy of early identification and early intervention. *Semin Hear* 1995;16:115-123.
6. Joint Committee on Infant Hearing. *Year 2000 position statement*. Rockville, MD: ASHA, 2000.
7. Mauk GW, White KR, Mortensen LB, et al. The effectiveness of screening programs based on high-risk characteristics in early identification of hearing impairment. *Ear Hear* 1991;12:312-319.
8. Stein LK, Jabaley T, Spitz R, et al. The hearing impaired infant: patterns of identification and habilitation revisited. *Ear Hear* 1990;11:201-205.
9. National Institutes of Health. *Early identification of hearing impairment in infants and young children. NIH Consensus Statement*. Bethesda, MD: National Institutes of Health, 1993:1-24.
10. *Early hearing detection and intervention talking points*. American Speech-Language-Hearing Association Web site, 2004.
11. Herrmann BS, Thornton AR, Joseph JM. Automated infant hearing screening using the ABR: development and validation. *Am J Audiol* 1995;4:6-14.
12. White KR. Practicality, validity, and cost-efficiency of universal newborn hearing screening using evoked otoacoustic emissions. In: *Program and abstracts of the NIH consensus development conference*. Bethesda: National Institutes of Health, 1993:115-118.
13. Barker SE, Lesperance MM, Kileny PR. Outcome of newborn hearing screening by ABR compared with four different DPOAE pass criteria. *Am J Audiol* 2000;9:1-7.
14. American Academy of Audiology. Identification of hearing loss and middle-ear dysfunction in preschool and school-aged children. *Audiol Today* 1997;9:18-23.
15. American Speech-Language-Hearing Association. *Guidelines for audiologic screening: panel on audiological assessment*. Rockville, MD: ASHA, 1996:333-383.
16. Margolis RH, Hunter LL. Acoustic immittance measurements. In: Roeser RJ, Valente M, Hosford-Dunn H, eds. *Audiology: diagnosis*. New York: Thieme, 2000:381-428.
17. Margolis RH, Bass-Ringdahl S, Hanks WD, et al. Tympanometry in newborn infants: 1 kHz norms. *J Am Acad Audiol* 2003;14:383-392.
18. Widen JE, Folsom RC, Cone-Wesson B, et al. Identification of neonatal hearing impairment: hearing status at 8 to 12 months corrected age using a visual reinforcement audiometry protocol. *Ear Hear* 2000;21:471-487.
19. Parry G, Hacking C, Bamford J, et al. Minimal response levels for visual reinforcement audiometry in infants. *Int J Audiol* 2003;42:413-417.
20. Hall JW III. *Handbook of auditory evoked responses*. Needham Heights, MA: Allyn & Bacon, 1992.
21. Dimitrijevic A, John MS, Van Roon P, et al. Estimating the audiogram using multiple auditory steady-state responses. *J Am Acad Audiol* 2002;13:205-224.
22. Sininger Y. Audiologic assessment in infants. *Curr Opin Otolaryngol Head Neck Surg* 2003;11:378-382.
23. Seewald RC, Mondie KS, Sinclair ST, et al. Predictive validity of a procedure for pediatric hearing instrument fitting. *Am J Audiol* 1999;8:143-152.
24. Gelfand SA, Silman S. Apparent auditory deprivation in children: implications of monaural versus binaural amplification. *J Am Acad Audiol* 1993;4:313-318.
25. Seeman R, Liu R, Di Toppa J. Results of pediatric bone-anchored hearing aid implantation. *J Otolaryngol* 2004;33:71-74.
26. McDermott HJ, Knight MR. Preliminary results with the AVR Impact frequency-transposition aid. *J Am Acad Audiol* 2001;12:121-127.
27. Miller-Hansen DR, Nelson PB, et al. Evaluating the benefit of speech recoding hearing aids in children. *Am J Audiol* 2003;12:106-113.
28. American Speech-Language-Hearing Association (2005). (Central) Auditory Processing Disorders. Available at http://www.asha.org/members/deskref-journals/deskref/default.

CAPÍTULO 20

Perda Auditiva Sensorioneural

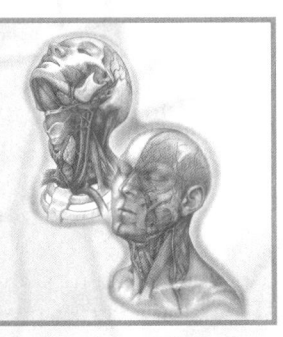

Patrick E. Brookhouser

A perda auditiva congênita ou de início precoce, na faixa entre moderada e profunda (41 a 100 dB) quando permanente, deturpa a percepção da criança quanto à produção da sua própria fala, bem como a fala dos outros. As pesquisas confirmam a existência de um período crítico durante os primeiros anos de vida para a aquisição ideal da fala e da linguagem e durante o qual a ausência de um adequado estímulo do desenvolvimento organizacional das vias auditivas centrais pode estar retardado. Os estudos longitudinais demonstram melhores capacidades comunicativas entre lactentes de iguais possibilidades cognitivas cujas perdas auditivas são identificadas e instituídas a intervenção antes dos 6 meses de idade (1,2). A perda auditiva sensorioneural unilateral (PASNU) persistente, na faixa entre moderada e profunda, pode induzir o mau desempenho escolar, aumento da probabilidade de repetir séries e problemas de comportamento escolar (3).

Nos países desenvolvidos, 1,0 a 2,0 em cada 1.000 crianças em idade escolar exibe PASN bilateral de 50 dB ou pior, incluindo 0,5 a 1,0/1.000 cujas perdas bilaterais excedem 75 dB. Os neonatos admitidos nas unidades de tratamento intensivo (UTI) estão em risco maior de perda auditiva, que em alguns estudos afeta 2% a 5% dessas crianças. Lactentes com dificuldade de audição são encontrados em número cinco vezes maior que os portadores de perda entre severa e profunda (4). Uma PASN de 45 dB ou pior entre crianças em idade escolar nos EUA apresenta uma prevalência de aproximadamente 3/1.000, e 13/1.000 têm PASN pior que 26 dB. Entre 30% a 40% das crianças com perda auditiva exibem desafios evolutivos relacionados com a saúde que podem afetar o desenvolvimento comunicativo.

A identificação da perda auditiva na primeira infância tem sido dificultada pela falta de uma técnica da triagem com suficiente sensibilidade e especificidade para uso no período de recém-nascido. A Joint Committee on Infant Hearing (JCIH) (estabelecida em 1969) assumiu posições afirmativas enumerando os indicadores de risco de perda auditiva para objetivar uma série de lactentes para triagem auditiva, porém esta estratégia deixou de identificar cerca de 50% das crianças com PASN. Os programas estaduais de detecção e intervenção precoce de audição (Early Hearing Detection and Intervention (EHDI)) foram promovidos por legislação federal que acompanhou estudos de factibilidade de triagem auditiva universal do recém-nascido utilizando as emissões otoacústicas evocadas (EOAE) e os potenciais evocados auditivos de tronco encefálico (PEATE) automatizada. Ambas as técnicas estão sendo usadas para a triagem inicial do recém-nascido, porém os programas com as mais baixas taxas falso-positivas nos berçários dos grandes centros geralmente retestam as falhas iniciais com o PEATE. Este protocolo poderá também identificar as crianças com neuropatia auditiva (também conhecido como dissincronia) em que fortes respostas EOAE podem coexistir com formas de ondas PEATE anormais ou ausentes. Dentre os lactentes que falham na retriagem, aproximadamente 3% em bons programas precisam de um rápido encaminhamento para uma ampla avaliação audiológica. Se forem preenchidos os objetivos da EHDI: (a) todos os recém-nascidos deverão ser triados para perda auditiva antes de 1 mês de idade, preferivelmente antes da alta hospitalar; (b) todos os neonatos com triagem positiva deverão obter uma avaliação audiológica diagnóstica antes dos 3 meses de idade; e (c) lactentes com perda auditiva identificada deverão começar a receber serviços de intervenção precoce apropriados antes dos 6 meses de idade. Embora a porcentagem de neonatos que recebem triagem inicial continue a aumentar, o problema dos lactentes que deixam de receber a triagem de acompanhamento persiste como um desafio.

AVALIAÇÃO

A equipe de avaliação a uma criança com perda auditiva educacionalmente significante requer acesso a (a) um otorrinolaringologista com experiência pediátrica, (b) uma equipe audiológica pediátrica competente em testes comportamentais e eletrofisiológicos, (c) um pediatra familiarizado com sinais sutis relacionados às síndromes de perda auditiva, (d) um geneticista, (e) um oftalmologista pediátrico perito em eletrorretinografia, (f) um psicólogo para avaliar as capacidades cognitivas, (g) um educador de surdez com prática em intervenção precoce, e (h) um fonoudiólogo. Deve ser disponível uma consulta de neurologia e de neurorradiologia pediátrica. Devem ser consideradas tanto as causas genéticas como as não-genéticas.

A história dos casos deve incluir detalhes da história pré-natal, do parto e pós-natal, e uma história familiar completa quanto a perda auditiva; distúrbios da fala e da linguagem; doenças da orelha, do nariz e da garganta; e deformidades craniofaciais bem como de síndromes ou doenças renais, morte súbita em um membro da família e na idade jovem, doença da tireóide, tumores intracranianos, surdez progressiva e manchas café-com-leite, para mencionar somente alguns. Deve ser cuidadosamente documentada a consangüinidade marital na ascendência. O exame físico deve focalizar-se nos componentes sutis das síndromes de perda auditiva, como deslocamento ou malformação auricular, fístulas pré-auriculares ou branquiais, mechas de cabelos brancos, íris heterocrômica, escleras azuis, distopia do canto, assimetria facial. Deve ser feita uma avaliação oftalmológica com testes de visão. Outras medidas que devem ser obtidas, quando apropriadas, podem incluir eletrocardiograma, exames hematológicos e químicos básicos, estudos da tireóide, exames para infecções congênitas [p. ex., toxoplasmose, sífilis, citomegalovírus (CMV)], ultra-sonografia renal e estudos de imagem do osso temporal. Embora a infecção congênita pelo CMV responda por uma significante porcentagem de casos de surdez infantil, a confirmação deve ser baseada nos achados laboratoriais positivos (p. ex., isolamento viral) dentro das primeiras 2 ou 3 semanas de vida.

A avaliação audiológica pediátrica deve determinar o tipo da perda auditiva (isto é, condutiva, SN ou mista); o grau da perda (leve, moderada, severa, profunda ou anacústica); a configuração audiométrica e simetria da perda; e, finalmente, pela avaliação seriada, a estabilidade ou a progressão da perda. Devem ser usadas, quando apropriadas, as medidas comportamentais, eletrofisiológicas e da orelha média. O teste rotacional computadorizado facilita a avaliação do sistema vestibular pediátrico. Em crianças, uma PASN progressiva ou flutuante, com ou sem vertigens, suscita a possibilidade de outras doenças possivelmente tratáveis, e nesses casos é indicada uma investigação mais ampla. O tratamento imediato das infecções da orelha média é imperativo para assegurar resultados de limiares mais precisos (Fig. 20.1). Uma pesquisa diligente quanto à causa de PASN infantil pode ser inconclusiva em 30% a 40% dos casos. Os clínicos devem estar preparados para orientar as preocupações da família sobre a falta de um diagnóstico definitivo em razão do seu impacto quanto ao risco de perda auditiva na futura descendência e à possibilidade de progressão da perda auditiva do seu próprio filho.

CONSIDERAÇÕES DIAGNÓSTICAS NÃO-GENÉTICAS

Infecção por Citomegalovírus

O citomegalovírus é o causador mais prevalente de infecções virais intra-uterinas, responsável por aproximadamente 40.000 neonatos infectados anualmente nos Estados Unidos. A transmissão direta do CMV entre humanos pode ocorrer verticalmente (isto é, da mãe para o filho) ou horizontalmente (de pessoa a pessoa), bem como através de órgãos transplantados de portadores soropositivos. A infecção primária, causando poucos sintomas nos hospedeiros imunocompetentes, pode levar meses ou anos expelindo o vírus na saliva, na urina, no sêmen e nos fluidos da cérvice e da vagina. A viremia materna facilita a passagem transplacentar do CMV para o feto. Foi documentada uma afinidade particular do CMV para os neurônios do VIII nervo e pelas células ependimárias que revestem os ventrículos cerebrais (4a,b). A transmissão do CMV para o feto, embora possa ocorrer tanto durante a infecção materna primária quanto na recorrente, a taxa de transmissão e as seqüelas são reduzidas em dois terços quando haviam anticorpos maternos preexistentes. A incidência de infecção congênita pelo CMV é particularmente elevada (20% a 25%) na descendência de mães com menos de 20 anos e de baixo estado socioeconômico (ESE), a maioria não sendo casada (80% em um estudo) e em que deve ser solicitada a confirmação sorológica da infecção (4c,d)

O citomegalovírus pode ser também transmitido a 4% a 10% dos neonatos perinatalmente e pós-natalmente pela excreção do vírus através da cérvice, pela presença do vírus no leite humano ou por transfusões de sangue. Os neonatos infectados perinatalmente podem manifestar pneumonite, lento aumento de peso, adenopatia, icterícia, anemia e linfocitose atípica. Os neonatos infectados congenitamente excretam o vírus nas secreções corporais desde o nascimento, e os que são infectados na fase peri ou pós-natal podem começar a excretar o vírus entre 3 e 12 semanas de idade. Por esses motivos, o diagnóstico definitivo da verdadeira infecção congênita pelo CMV requer isolamento do vírus da urina ou da saliva (p. ex., pela reação de cadeia da polimerase) dentro das 2 primeiras semanas de vida. Aproximadamente 5% a 10% dos neonatos in-

Efeito do derrame da orelha média em um paciente com PASN moderada

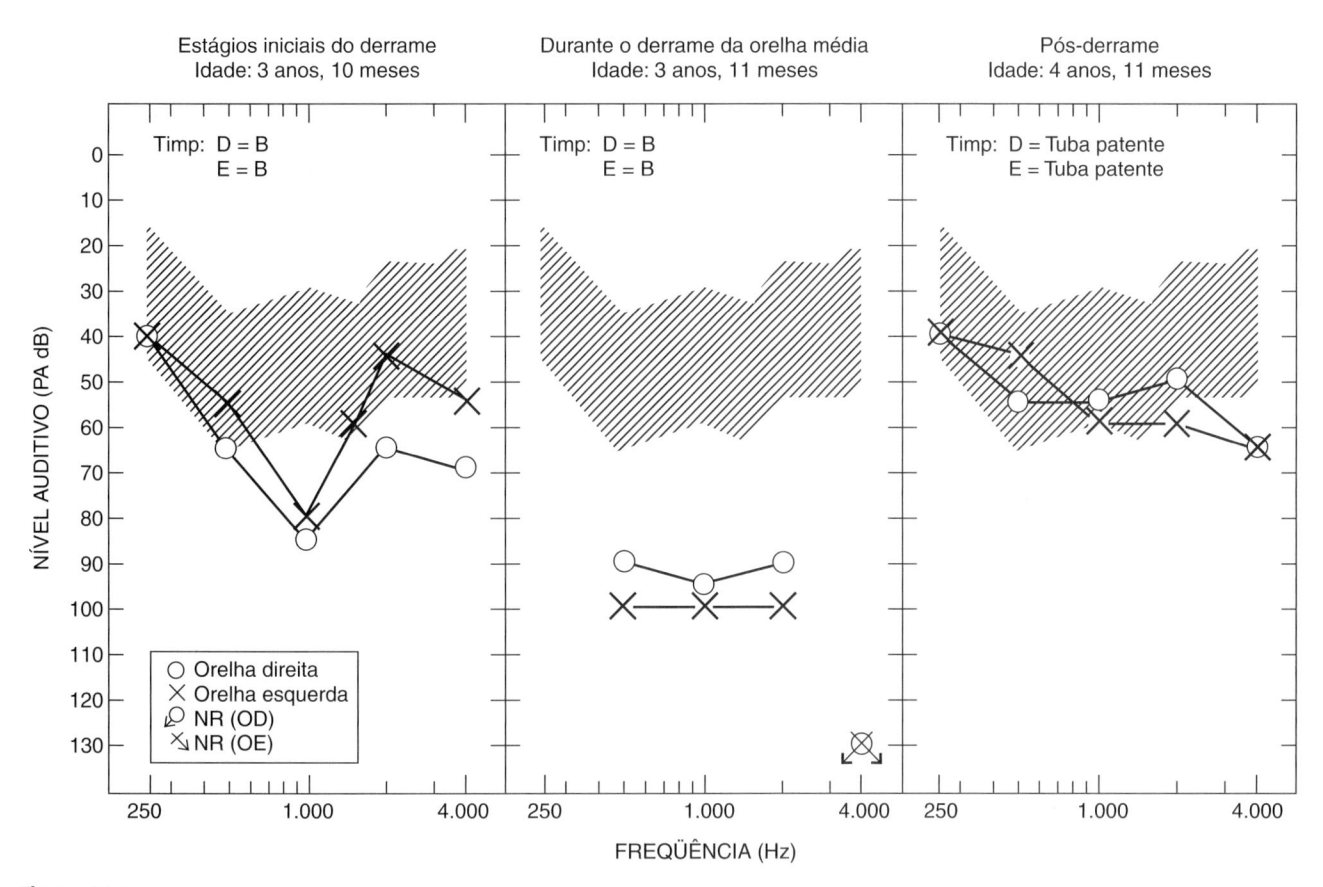

Figura 20-1
Efeitos do derrame da orelha média em um paciente com perda auditiva neurossensorial (PASN) moderada.

fectados são sintomáticos, 90% apresentando a doença de inclusão citomegálica (DIC) com envolvimento do sistema nervoso central (SNC) e do sistema reticuloendotelial, hepatomegalia, petéquias, e icterícia como sintomas de apresentação comum. Em quase todos os neonatos com DIC podem ser previstos déficits mental e perceptual intensos na idade dos 2 anos, acompanhados de PASN entre severa a profunda e de anormalidades oculares, como retinite e atrofia óptica em 25% a 30% dos casos. Os 90% dos neonatos infectados pelo CMV que se mostram assintomáticos ao nascer têm um melhor prognóstico quanto ao desenvolvimento neurológico normal, porém podem se desenvolver outras seqüelas, incluindo PASN (10% a 15% dos casos).

A infecção congênita pelo CMV tem sido considerada como responsável por um terço das perdas auditivas neusossensoriais de crianças pequenas. Anualmente, 6.000 recém-nascidos ou mais com infecção pelo CMV apresentam ou poderão apresentar perda auditiva, que poderá ter início retardado por meses ou anos e manifestar propensão para flutuar e progredir de intensidade no decorrer do tempo. Dahle *et al.* (5) observaram que as crianças sintomáticas tinham mais probabilidade que suas contrapartidas assintomáticas para desenvolver PASN bilateral entre moderada a severa que se apresentava mais cedo (idade média de 33 *vs.* 44 meses) e mostravam maior tendência para flutuar (54% *vs.* 29%) e progredir para a intensidade em uma idade mais jovem (média de 26 *vs.* 51 meses) (Tabela 20.1). O retardamento do início da PASN variou de 6 meses a 16 anos, e pouco menos da metade (47%) dos assintomáticos mais jovens demonstraram perda auditiva aos 2 anos de idade (Tabela 20.2). Em um estudo de Rivera *et al.* (6), 48% (87 dentre 180) dos lactentes com CMV congênita sintomática tinham PASN, com 70% (61 dentre 87) observadas ao nascer, enquanto que 30% (26 dentre 87) manifestaram início tardio. Entre essas crianças com deficiência auditiva, 63% (55 dentre 87) apresentaram perda progressiva da audição. Os neonatos que manifestaram petéquias e retardamento do crescimento intra-uterino tiveram duas a três vezes mais probabilidade de ter PASN que os que não apresentaram esses sinais. Noyola *et al.* (7) obser-

TABELA 20.1
RESUMO DOS RESULTADOS AUDIOLÓGICOS DE CRIANÇAS COM INFECÇÃO CONGÊNITA PELO CITOMEGALOVÍRUS

	Assintomáticos	Sintomáticos
Número total de crianças	651	209
Número de crianças (%) com PANS em uma ou mais freqüências audiométricas	48 (7,4%)	85 (40,7%)
Características da perda		
Perda unilateral	25 (52,1%)	28 (32,9)
Perda bilateral	23 (47,9%)	57 (67,1%)
Perda só das altas freqüências (4.000-8.000 Hz)	18 (37,5%)	11 (12,9%)
Perda de início tardio	18 (37,5%)	23 (27,1%)
Idade média (faixa) do início tardio	44 meses (24-182)	33 meses (6-197)
Perda progressiva	26 (54,2%)	46 (54,1%)
Idade média (faixa) da primeira progressão	51 meses (3-186)	26 meses (2-209)
Perdas flutuantes	26 (54,1%)	25 (29,4%)
Melhora da perda	23 (47,9%)	18 (21,2%)

Segundo Dahle AJ, Fowler KB, Wright JD, et al. Longitudinal investigation of hearing disorders in children with congenital cytomegalovirus. J Am Acad Audiol 2000;11:283-290, com permissão.

varam que as crianças que excretavam CMV por menos de 4 semanas estavam em risco significantemente maior de desenvolver PASN e piora progressiva dos limiares que as crianças que excretavam CMV por mais de 4 anos. Uma abordagem ao registro de alto risco, sem o benefício do isolamento do CMV de espécimes de urina ou de saliva neonatal, poderá omitir CMV assintomática em neonatos, e os protocolos de triagem auditiva universais poderão deixar de detectar uma grande proporção de perdas auditivas relacionadas ao CMV de início tardio. Uma melhor conduta recomenda avaliações audiológicas seriadas (com intervalos de 6 a 12 meses) durante os 5 ou 6 primeiros anos de vida, em qualquer criança suspeita de portar infecção congênita pelo CMV.

A terapia antiviral em neonatos com CMV congênito sintomático tem sido feita em experiências limitadas (5). Depois de 6 meses de acompanhamento com PEATE, 84% de um grupo selecionado aleatoriamente para ser tratado com o ganciclovir demonstrou melhora da audição ou manteve sinais de PEATE normais *versus* 59% dos controles não-tratados. Nenhum dos pacientes tratados exibiu perdas progressivas durante um período de 6 meses conforme mostraram 41% do grupo de controle. No fim de 1 ano, 21% dos pacientes do grupo sob tratamento mostraram maior perda auditiva que no início, enquanto 68% do grupo de controle mostraram piora dos limiares auditivos. Durante o tratamento com o ganciclovir, quase dois terços dos lactentes tratados mostraram significante neutropenia.

A vacina Towne, feita com o CMV vivo-atenuado, pode induzir não só anticorpos anti-CMV como imunidade celular, porém, em todos os testes populacionais, mostrou carecer de suficiente imunogenicidade para provocar imunidade persistente. Uma estratégia vacinante alternativa utiliza subunidades virais não-infecciosas, especificamente uma parte do envoltório viral consistindo de uma glicoproteína gB, para induzir anticorpos neutralizantes de ação prolongada.

Histopatologicamente, os ossos temporais de lactentes que morreram de doença de inclusão citomegálica (DIC) revelaram corpos de inclusão característicos nas células da estria vascular, da membrana de Reissner, do limbo espiral, do sáculo, do utrículo e dos canais semicirculares. Não foram encontradas células contendo inclusão no órgão de Corti, nas cristas, nem nos gânglios, porém pelo menos em uma parte do ducto coclear foi observada hidropsia endolinfática.

TABELA 20.2
PORCENTAGEM CUMULATIVA DE PERDA AUDITIVA RELACIONADA COM O CITOMEGALOVÍRUS POR IDADE

Idade	Assintomáticos (%)	Sintomáticos (%)
Nascimento há 1 mês	25,5	43,5
3 meses	31,4	55,3
6 meses	43,1	67,3
2 anos	47,1	82,4
3 anos	58,8	88,2
4 anos	72,5	89,4
6 anos	86,6	95,3
7-15 anos	100,0	100,0

Adaptado de Dahle AJ, Fowler KB, Wright JD, et al. Longitudinal investigation of hearing disorders in children with congenital cytomegalovirus. J Am Acad Audiol 2000;11:283-290, com permissão.

Toxoplasmose Congênita

O gato da família é o hospedeiro definitivo de um protozoário intracelular obrigatório, o *Toxoplasma gondii*, e os oocistos podem ser eliminados aos milhões na matéria fecal nas infecções agudas. A ingestão dá origem aos taquizoítos, que penetram nas células, se reproduzem, e se disseminam para infectar os tecidos, tais como SNC, olhos, esqueleto e músculo cardíaco, e placenta. Os bradizoítos são encistados dentro das células do hospedeiro no SNC, no tecido esquelético, e no músculo cardíaco, onde geralmente permanecem, salvo quando reativados nos indivíduos imunocomprometidos. O toxoplasma propaga-se ao homem pela ingestão dos oocistos nos alimentos contaminados por fezes de gato ou produtos de carne mal cozida (p. ex., de porco e de carneiro) contendo os cistos. Aproximadamente 85% das mulheres em idade de procriação nos Estados Unidos são soronegativas e, portanto, suscetíveis à infecção primária pelo toxoplasma. O desenvolvimento de uma vacina antitoxoplasma para administração aos portadores felinos e aos hospedeiros, como carneiros, mostra-se promissor como uma medida de controle.

A prevalência de infecção congênita pelo *T. gondii* nos Estados Unidos é estimada em 1 a 10/10.000 nativivos, na maioria exibindo poucos sintomas (8). As infecções fetais variam desde aproximadamente 15% no primeiro trimestre até 30% durante o segundo e 60% durante o terceiro trimestre. O risco de doença congênita grave é inversamente proporcional à taxa de transmissão, com o mais elevado risco de toxoplasmose congênita grave em associação à infecção primária materna durante a 10ª até à 24ª semana de gestação. A administração da espiramicina às gestantes com infecção primária documentada durante a gestação poderá reduzir a transmissão para o feto em 60%. Entre os neonatos infectados congenitamente, 75% a 80% são assintomáticos ao nascer (90% em um estudo), outros 15% exibem sinais oculares, e os restantes 10% são afetados gravemente (8a). Os neonatos com infecção subclínica, quando não-tratados, estão em alto risco de coriorretinite mais tardia, manifestada por decrescente acuidade visual (até 85% na idade de 20), progressivo envolvimento do SNC com diminuição da função intelectual, surdez, e puberdade precoce. Entre os neonatos com toxoplasmose objetivamente assintomática ao nascer, 90% foram identificados pelo New England Newborn Screening Program por estudos diagnósticos dirigidos (tomografia computadorizada [TC] craniana, exame do líquido cerebrospinal [LCE], exame oftalmológico incluindo retinoscopia), como tendo evidência de envolvimento do SNC em 40% desses neonatos.

O teste compulsório para a soropositividade ao toxoplasma no início da gravidez foi implementado na França e em outros países com alta prevalência da doença. A infecção materna é confirmada pela presença da IgG específica em uma mulher anteriormente soronegativa ou um título de IgG ascendente depois de um intervalo de 3 semanas ou mais. Após o diagnóstico, a terapia pela espiramicina deve ser iniciada durante o primeiro e início do segundo trimestre da infecção, enquanto para o final do segundo trimestre uma combinação de pirimetamina e sulfadiazina poderá reduzir a freqüência da transmissão transplacentar e de graves seqüelas fetais. A terapia deve ser continuada durante toda a gestação, com a adição do ácido folínico para atenuar a supressão da medula óssea. Os estudos sobre o tratamento pré-natal das mães infectadas revelam uma taxa de infecção fetal de 0,6% quando a infecção materna ocorre pré-concepção ou no início da gestação, uma taxa de infecção de 3,7% para a infecção primária durante a 6ª a 16ª semana de gestação, e de 20% se a infecção ocorrer durante a 16ª até a 25ª semana, a última sendo de 70% abaixo do que é observado nas mulheres não-tratadas.

Os achados ultra-sonográficos sugestivos de infecção fetal devem incluir calcificações intracranianas, dilatação ventricular, hepatomegalia, ascite e aumento da espessura placentar. O neonato sintomático com toxoplasmose congênita pode exibir hidrocefalia, microcefalia, calcificações intracranianas, coriorretinite, estrabismo, cegueira, epilepsia, retardamento psicomotor ou mental, trombocitopenia com petéquias e anemia. A reação de cadeia de polimerase confirma a infecção congênita detectando pré-natalmente o DNA do *T. gondii* no líquido amniótico ou no sangue do cordão umbilical do feto, ou pós-natalmente na urina, no sangue, no líquido cerebrospinal, nos lavados broncoalveolares, nos derrames pleurais, nos materiais oculares e nos líquidos ascíticos. A descendência de mães com infecção deve ser tratada por até 1 ano com períodos alternativos de pirimetamina e sulfadiazina, conjugados com ácido folínico. O acompanhamento deve incluir TC para avaliar o estado do SNC, exame oftalmológico para a coriorretinite, e avaliação audiológica para detectar perda auditiva de início retardado. Os estudos de prognóstico indicam que o tratamento dos neonatos infectados congenitamente poderá reduzir a freqüência da coriorretinite de 60% para 10%.

Dentre os lactentes que foram infectados congenitamente, quando não-tratados, 15% a 25% deverão desenvolver PASN. Um estudo longitudinal sobre lactentes avaliados com PEATE e testes audiológicos comportamentais, realizados em Chicago, não encontrou perdas auditivas entre 57 infectados (9). A histopatologia do osso temporal de dois lactentes infectados revelou cicatrizes calcificadas, predominantemente na estria vascular, comparáveis às que são observadas no SNC. A coriorretinite pode ser encontrada tanto na toxoplasmose congênita quanto na adquirida pós-natalmente, apresentando-se em geral como lesões brancas focais na retina, com uma suprajacente imensa reação inflamatória viral. Os achados histopatológicos na toxoplasmose do SNC incluem vasculite periaquedutal e periventricular, nódulos microgliais e focos necróticos, muitas vezes com taquizoítos ou cistos adjacentes, que podem progredir para a calcificação, dando origem a distintos sinais nos estudos de imagens do cérebro. Os mais comumente envolvidos são o córtex e os gânglios basais. Têm sido descritas diminuição ou resolução das calcificações cerebrais durante o tratamento no primeiro ano de vida.

Sífilis Congênita

A sífilis congênita (SC), causada pela transmissão transplacentar do espiroqueta *Treponema pallidum*, pode ser evidente ao nascer ou pode não se manifestar senão na quinta década da vida. A infecção do feto pode ocorrer durante qualquer estágio da doença materna, embora seja mais provável durante a sífilis primária (70% a 100%) e menos provavelmente (30%) durante o último estágio da doença. Nos Estados Unidos, a incidência da sífilis congênita caiu de 27,8 para 11,2/100.000 nativivos entre 1997 e 2000 (10). O Centers for Disease Control (CDC) and Prevention classificam um caso como sendo de SC se um nativivo (a) apresentou uma evidência de SC ao exame físico e teste sorológico treponêmico, exame radiológico ou exame do líquido cerebrospinal positivos; (b) apresentou positividade ao ensaio da absorção de anticorpos treponêmicos fluorescentes 19S-anticorpo IgM, ou ao ensaio imunoabsorvente ligado à enzima IgM; (c) teve *T. pallidum* identificado nas lesões externas, na placenta, no cordão umbilical, ou nos espécimes de necropsia ou se a mãe apresentava lesões sifilíticas no parto; (d) se nasceu de uma mulher com sífilis não-tratada ou insuficientemente tratada antes ou durante a gravidez; ou (e) se nasceu de uma mulher com sífilis cuja resposta à terapia pela penicilina não foi documentada ou foi comprovada como insuficiente (isto é, mostrou um declínio inferior a quatro vezes nos títulos sorológicos não-treponêmicos) ou tem exames radiológicos ou do LCE compatíveis com sífilis ou não foi submetida a um exame radiológico ou do LCE quanto à presença de sífilis.

Entre as gestantes com sífilis não-tratada, somente 20% têm um neonato normal (11). Em aproximadamente 25% dos casos ocorre morte fetal, enquanto outros 10% a 20% desses neonatos podem morrer perinatalmente. Cerca de 10% dos neonatos sobreviventes com SC exibem alguns sinais ao nascer. Esta forma de início precoce apresenta-se dentro dos 3 primeiros meses de vida e é em geral por causa da infecção materna no início da gravidez. Esses neonatos têm baixo peso de nascimento, hepatoesplenomegalia, e envolvimento cutaneomucoso, que pode induzir rinite ("ronco") e um exantema cutâneo maculopaposo e descamativo, envolvendo caracteristicamente as palmas e as solas. Os estigmas clássicos da sífilis congênita consistem em PASN, ceratite intersticial, dentes de Hutchinson (chanfraduras nos incisivos), molares de amora, articulações de Clutton (derrames bilaterais indolentes do joelho), perfuração do septo nasal e nariz em sela e bossas frontais. Os sinais esqueléticos incluem osteocondrite e periostite dos ossos longos induzindo à deformidade em "tíbia de sabre" com evidência radiográfica (particularmente no úmero e no fêmur) de alterações simétricas, como extremidades metafisárias em serra, espessamento do periósteo e defeitos metafisários da tíbia medial superior. As alterações radiográficas poderão ser os únicos achados em até 20% da SC de início precoce.

A descendência de mães soro-reativas deve ser submetida a escrutínio quanto à SC, além do exame histopatológico da placenta ou do cordão umbilical, usando as técnicas de corantes de anticorpos fluorescentes antitreponêmicas. Mesmo quando a sífilis materna foi tratada de modo suficiente, o neonato deve ser tratado, salvo se foi documentada uma redução dos anticorpos treponêmicos maternos. Antes de ser instituída a terapia para a SC em recém-nascidos, devem ser consultadas as recomendações atuais do CDC (12).

As estimativas de prevalência de perda auditiva entre pacientes com SC variam de 3% a 38%, com aproximadamente 37% dos casos apresentando-se antes da idade dos 10, 51% antes dos 25 a 35 anos de idade, e 12% na vida ainda mais tardia. Alguns lactentes afetados apresentam PASN durante o período neonatal, precisando de acompanhamento audiológico, porque a perda auditiva poderá ser o único sintoma de apresentação da SC. Uma configuração audiométrica comum é uma PASN plana bilateral que pode se apresentar nas crianças como uma perturbação súbita bilateral e profunda, geralmente sem vertigens. Na SC tardia, a perda auditiva pode ser súbita, assimétrica, flutuante e progressiva, freqüentemente acompanhada por zumbidos e vertigens episódicos. Os escores de discriminação da fala são tipicamente mais deficientes que os previstos pela configuração audiométrica, pelo recrutamento e pelas respostas calóricas fracas ou ausentes. Um teste de fístula labiríntica positivo (sinal de Hennebert) e o fenômeno de Tullio e desequilíbrio em resposta aos sons altos podem estar presentes.

O teste de absorção de anticorpos fluorescentes treponêmicos (FTA-ABS) alcança uma alta taxa de sensibilidade em todos os estágios da sífilis e uma taxa de especificidade (resultados falso-positivos) aproximando-se de 98%. Em pacientes com doença auto-imune ou com doença colágeno-vascular induzida por drogas podem ocorrer resultados falso-positivos. Os testes específicos para o treponema são a microemaglutinação para o *T. pallidum* (MHA-TP) e o teste de inibição do *T. pallidum* (ITP), que é altamente específico (99%). Na infecção ativa, estão presentes tanto os anticorpos IgM quanto o IgG antitreponêmico, porém somente o IgG deverá persistir depois do tratamento bem-sucedido. Filhas de mães soropositivas devem ser monitorizadas com testes de anticorpos não-treponêmicos nas idades de 1, 2, 4, 6 e 12 meses. Os títulos estáveis ou ascendentes aos 6 meses de idade são uma indicação para a reavaliação e tratamento. Nos lactentes com neurossífilis devem ser feitas punções lombares seriadas com intervalos de 6 meses até que o fluido espinhal esteja normal.

O tratamento de escolha para todos os pacientes não-alérgicos à penicilina e com o diagnóstico de presumível otolues é de altas doses de penicilina parenteral guiado pelas recomendações do CDC. Os corticosteróides sistêmicos (geralmente a prednisona oral) juntamente com a terapia antimicrobiana podem ser eficazes em estabilizar ou melhorar a audição em aproximadamente 50% dos pacientes com surdez luética. A discriminação da fala pode demonstrar maior melhora que os limiares de tons puros. Antes de ser iniciada a esteroidoterapia, devem ser pesados os riscos e os benefícios do tratamento.

Na otolues congênita, a histopatologia do osso temporal revela endarterite obliterante, bem como infiltrados de células mononucleares, osteíte da cápsula ótica e variáveis graus de necrose tecidual. Inicialmente a SC pode envolver o labirinto membranoso e o oitavo nervo, com infiltração de células redondas, mas pode se apresentar como uma meningolabirintite. Na otolues congênita de início tardio pode ser também observada osteíte do osso temporal com envolvimento do labirinto membranoso. Além disso, tem sido observada atrofia do órgão de Corti e alterações da estria vascular, do gânglio espiral e fibras do oitavo nervo. As alterações gomatosas podem afetar todos os ossos da orelha, incluindo os ossículos, convertendo a PANS em uma perda mista.

Sepse Neonatal

Na sepse neonatal, o principal patógeno é o estreptococo do grupo B (SGB) (13). Em um estudo, 50% dos aproximadamente 15.000 casos de SGB relatados envolveram neonatos, aproximadamente 80% tendo se apresentado dentro da primeira semana de vida, muitas vezes no primeiro dia (13a). As seqüelas da doença pelo SGB consistem em perda auditiva, problemas visuais e retardamento do desenvolvimento. A meningite é um resultado comum em pacientes com sepse neonatal, e em todos os sobreviventes de meningite neonatal deve ser avaliada a perda auditiva pelo teste auditivo do tronco cerebral.

A maioria das infecções neonatais é por causa da transmissão materno-neonato durante o trabalho e o parto. Aproximadamente 98% dos neonatos colonizados são assintomáticos, enquanto o restante desenvolve sepse de início precoce, pneumonia ou meningite. O risco aumenta com os partos prolongados envolvendo ruptura precoce das membranas, parto pré-termo (< 37 semanas) e febre materna intraparto. Culturas vaginais e retais maternas positivas dentro de 5 semanas (tipicamente 35 a 37 semanas de gestação) do parto previsto exigem antibióticos intraparto. Os dados indicam que 80% das doenças neonatais pelo SGB podem ser evitados por um bem programado diagnóstico e tratamento pró-ativos (13b).

Encefalite por Herpes Simplex

O vírus herpes simplex (HSV) tem os sorotipos HSV-1 e HSV-2, o último sendo responsável pela maioria das infecções herpéticas genitais recorrentes. Um episódio clínico de herpes genital durante a gravidez deve ser tratado com o aciclovir oral, porém os episódios recidivantes não devem ser tratados (12). As mães que dão à luz neonatos com infecção herpética podem não ter conhecimento do seu próprio herpes genital. Embora seja alto o risco de transmissão da mãe infectada para o neonato quando ela contraiu a doença nas proximidades do parto (30% a 50%), o risco é baixo para as que manifestam recorrência do herpes na ocasião do termo ou que contraíram a infecção HSV durante a primeira metade da gestação (3%). Uma porcentagem substancial de neonatos com HSV nasce prematuramente de mulheres jovens, tipicamente nulíparas. Quando a mãe tem infecção sintomática, o parto por cesariana poderá minimizar a exposição do neonato ao HSV.

A encefalite pelo herpes simplex (EHS) é rara, porém 25% a 30% envolvem crianças, a taxa relatada de infecção neonatal pelo HSV variando de 1:2.500 a 1:20.000 nativivos. Os neonatos com HSV podem apresentar envolvimento cutaneomucoso ou infecção disseminada, e um quarto ou um terço dentre eles poderá ter meningoencefalite. Ao contrário disso, aproximadamente 20% dos recém-nascidos com infecção pelo HSV estão livres de envolvimento cutâneo. A meningoencefalite neonatal pelo herpes simplex (EHS), com um período de incubação de até 4 semanas, ocorre geralmente durante a segunda ou terceira semana pós-parto. Como somente 50% dos neonatos infectados pelo HSV têm história de infecção materna ou paterna, a ausência desta história não exclui a doença. Em mais de 90% desses pacientes, sinais clínicos inespecíficos poderão coexistir com resultados anormais do LCE.

A eletroencefalografia e os estudos de imagem, a TC e a ressonância magnética (RM), podem detectar a meningoencefalite focal, e o único exame diagnóstico definitivo é a biópsia do cérebro, que é positiva em 33% a 55% dos casos de EHS. A terapia recomendada para todos os neonatos que apresentam evidência de herpes neonatal é o aciclovir sistêmico intravenoso (20 mg/kg do peso corporal) a cada 8 horas durante 21 dias para a doença disseminada ou 14 dias para o envolvimento isolado da pele e das mucosas. Nas crianças com encefalite focal de causa incerta, os clínicos são aconselhados a instituir cobertura antibiótica de largo espectro além do aciclovir, até que seja alcançado um diagnóstico definitivo.

Rubéola

O vírus da rubéola é um togavírus RNA que é transmitido de pessoa a pessoa por via respiratória. O australiano Gregg (14) foi o primeiro a associar defeitos congênitos em neonatos e a incidência de rubéola materna durante a gravidez. Swan *et al.* (15) descreveram na rubéola congênita a tríade surdez, cataratas congênitas e cardiopatias. Até 90% dos neonatos com rubéola congênita adquirida antes de 11 semanas da gravidez poderão exibir seqüelas. Embora quase 50% dos neonatos expostos à rubéola materna durante a 11ª e a 20ª semanas gestacionais podem contrair a infecção, somente entre 25% e 50% destes manifestam seqüelas, principalmente perda auditiva. A rubéola materna adquirida no terceiro trimestre pode infectar o feto, porém quando adquirida depois da 20ª semana de gestação são improváveis os defeitos congênitos do neonato.

A síndrome da rubéola congênita (SRC) atualmente inclui catarata ou glaucoma congênito, cardiopatias congênitas (p. ex., ducto arterial persistente ou estenose da artéria pulmonar periférica), perda auditiva e retinopatia pigmentar. Poderá ser observada a presença de púrpura, icterícia, microcefalia, esplenomegalia, retardo mental, meningoencefalite ou evidência radiológica de transparência dos ossos longos. A perda auditiva, a mais prevalente incapacidade na SRC, pode ser um sinal isolado em lactentes que foram infectados depois do quarto mês da gestação. O diagnóstico laboratorial da rubéola aguda requer cultura viral positiva, presença de anticorpos IgM específicos da rubéola ou demonstração de um significante aumento dos anticorpos IgG comparados entre a fase aguda (7 a 10 dias do início) e o soro convalescente (preferivelmente 2 a 3 semanas mais tarde). O vírus pode ser isolado das secreções nasais, dos raspados da garganta, do sangue da urina, e do LCE, tanto nos casos agudos quanto na rubéola congênita. A primeira vacina da rubéola, licenciada nos Estados Unidos em 1969, foi superada em 1979 por uma vacina mais segura e mais imunogênica, que é um dos componentes da atual vacina sarampo-caxumba-rubéola (MMR).

A maioria dos lactentes com rubéola congênita assintomática manifesta seqüelas na idade dos 5 anos, e o sinal mais comum é a perda auditiva, que se manifesta isoladamente em 22% dos casos. A perda auditiva da rubéola congênita é tipicamente sensorioneural, de intensidade variável, de grau e configuração assimétrica no audiograma, envolvendo mais comumente de 500 a 2.000 Hz. O acompanhamento audiológico tem documentado redução progressiva da acuidade auditiva em 25% dos casos (15a).

Os fetos infectados pela rubéola exibem uma miniaturização dos órgãos, com evidência histopatológica de hipocelularidade. As células fibrosas especializadas no cristalino ocular têm maior sensibilidade para os efeitos virais intracelulares, e tem sido notada progressão gradual para a formação de cataratas no período pós-natal. Na surdez da rubéola, a histopatologia do osso temporal tem revelado alterações cocleossaculares do tipo Scheibe, enquanto que o utrículo, os canais semicirculares e os gânglios espirais mostram-se relativamente não-afetados (16). Tem sido observado colapso parcial da membrana de Reissner com aderência à estria vascular e ao órgão de Corti e, em alguns cortes, a membrana tectorial foi observada como estando enrolada e recobrindo o sulco interno. Em outros casos foi observado colapso sacular com evidência de inflamação aguda, com o órgão de Corti relativamente não afetado, porém a estria vascular é freqüentemente anormal, com dilatação cística na junção da membrana de Reissner com o ligamento espiral (16).

Caxumba e Sarampo

O vírus da caxumba, um paramixovírus RNA, é propagado pelas gotículas respiratórias induzindo a uma replicação inicial na nasofaringe e nos linfonodos regionais. Durante a viremia, em 12 a 25 dias depois da exposição, podem ser envolvidos os tecidos, incluindo glândulas salivares e meninges (17). Aproximadamente 20% dos casos de caxumba são assintomáticos, com um adicional de 40% a 50% limitados principalmente a sintomas respiratórios. A parotidite típica unilateral ou bilateral ocorre em 30% a 40% dos casos, e a meningite asséptica assintomática em 50% a 60% das vezes pode se apresentar com cefaléia e rigidez da nuca, que em geral cessa em 3 a 10 dias. Poderá ocorrer encefalite em menos de 2/100.000 casos de caxumba, porém seqüelas permanentes afetam aproximadamente 25% dos sobreviventes. Aproximadamente 5/10.000 pacientes com caxumba manifestam perda auditiva, geralmente de início súbito, 80% dos quais são unilaterais, muitas vezes acompanhados de zumbidos, vertigens, náuseas e vômitos.

O vírus da caxumba pode ser isolado da saliva, da urina, e do LCE quando coletados durante os 5 dias iniciais da doença. As técnicas sorológicas, incluindo o imunoensaio enzimático (IEE) e o teste de anticorpos por hemólise radial podem também confirmar o diagnóstico. A atual vacina de vírus vivos atenuados da caxumba foi licenciada em 1967, e o número de casos nos Estados Unidos declinou de uma estimativa de 212.000 em 1964 para aproximadamente 3.000 (1,3/100.000 da população) em 1983 e para uma baixa de 658 durante todo o tempo até 1996.

O vírus do sarampo, um paramixovírus com um RNA central de filamento único, também infecta inicialmente o epitélio respiratório da nasofaringe, induzindo uma viremia primária de 2 a 3 dias depois da exposição. Durante a viremia secundária em 5 a 7 dias depois da infecção inicial, ocorre envolvimento de múltiplos órgãos, e uma ou mais complicações do sarampo ocorre em quase 30% dos casos relatados, mais comumente entre pacientes com menos de 5 anos ou com mais de 20 anos de idade. Em aproximadamente 0.1% dos casos apresenta-se encefalite aguda em 1 a 5 dias (média de 6 dias) após a saída do exantema. Nesses casos, a taxa global de fatalidade aproxima-se de 15%, e até 25% dos sobreviventes portam seqüelas neurológicas, incluindo PANS. O vírus do sarampo pode ser isolado da urina, dos aspirados nasofaríngeos, do sangue heparinizado ou dos raspados da garganta. O imunoensaio ligado às enzimas (ELISA ou IEE) ou um teste ELISA positivo demonstrando elevação de anticorpos IgM no soro nos estágios iniciais da infecção ou um título IgG em elevação em amostras seriadas podem ser diagnósticos. A primeira vacina de vírus vivo atenuado foi aprovada em 1963 e resultou em uma redução de 98% na incidência da doença devido à administração generalizada da atual vacina do sarampo como parte da série MMR.

Uma seqüela do sarampo ou da caxumba poderá ser a perda auditiva sensorioneural. Na ausência de meningoencefalite, o vírus provavelmente penetra na orelha interna via estria vascular durante a viremia. A circulação estrial lenta, em conjunto a uma rede capilar intra-epitelial, promove alterações inflamatórias, degeneração e retração. As alterações resultantes na quantidade e na composição da endolinfa podem facilitar a subseqüente degeneração da estria vascular, do órgão de Corti, da membrana tectorial e dos neurônios cocleares periféricos, progredindo da fase coclear para o ápice. Poderá ocorrer colapso da membrana de Reissner com aderência às estruturas subjacentes, porém o sistema perilinfático, os órgãos terminais vestibulares e as estruturas neurais do canal auditivo externo não exibem tanto dano. Essas alterações histopatológicas são comparáveis às observadas na PASN da rubéola congênita (18).

As alterações histopatológicas do osso temporal subseqüentes à meningoencefalite da caxumba ou do sarampo são compatíveis com uma labirintite bacteriana meningogênica. O acesso à orelha interna ó obtido por extensão direta da inflamação ao longo dos nervos e dos vasos do meato auditivo interno. Os sinais associados incluem degeneração grave dos elementos neurais modiolares, contrastado com menor envolvimento das estruturas neurais do ducto coclear. Nos lactentes que morreram durante a meningoencefalite, os achados no osso temporal exibem infiltração linfocítica ao longo dos nervos e dos vasos do canal auditivo interno sem concomitante envolvimento da estria vascular. Nos pacientes que sobreviveram ao processo mórbido agudo pode ser encontrada fibrose intralabiríntica e osteoneogênese dos espaços perilinfáticos.

Meningite Bacteriana e Desenvolvimento da Vacina

Historicamente, *Haemophilus influenzae* tipo B (Hib), *Neisseria meningitidis* e *Streptococcus pneumoniae* foram causadores de aproximadamente 80% das meningites bacterianas em todo o mundo (19). Dentre os seis tipos capsulares (a-f) do *H. influenzae*, somente o tipo B é bastante virulento para causar viremia e meningite, e o pico da incidência da meningite por Hib sendo de 7 a 12 meses de idade, depois do desaparecimento dos anticorpos Hib maternos transferidos transplacentarmente. Aproximadamente 60% de todas as doenças Hib invasivas ocorrem antes da idade dos 12. Uma vacina Hib polissacarídica capsular pura (CP), licenciada em 1985, determina níveis de anticorpos protetores em crianças com mais de 18 meses de idade, porém não abaixo dos 18 meses. A partir de 1990, as mais novas vacinas Hib conjugadas para administração a lactentes de 2 meses de idade ou mais reduziram em 80% a incidência da doença Hib invasiva (p. ex., meningite, epiglotite, osteomielite e artrite séptica). A vacina Hib conjugada é contra-indicada para lactentes com menos de 6 semanas de idade para evitar a indução de tolerância imunológica e tornar a criança não-respondente às doses subseqüentes.

A *Neisseria meningitidis*, antes da vacina Hib, causava 20% das meningites nos Estados Unidos. Em todo o mundo ocorrem anualmente 500.000 ou mais casos de doença meningocócica invasiva, produzindo cerca de 135.000 fatalidades ou seqüelas neurológicas permanentes, incluindo PASN, em 10% a 15% dos sobreviventes (20). Dentre os 12 sorotipos polissacarídeos capsulares (A, B, C, H, I, K, L, X, Y, Z, 29E e W135), os tipos B (50%) e C (20%) causam mais meningites meningocócicas nos Estados Unidos. As vacinas meningocócicas conjugadas contra o sorogrupo C são eficazes nas crianças pequenas e adolescentes, e estão prosseguindo trabalhos sobre as vacinas para os sorogrupos A, Y e W135. A vacina do grupo B ainda não é disponível porque o antígeno capsular B não é imunogênico na espécie humana.

As crianças com menos de 2 anos de idade têm grande suscetibilidade para a doença pneumocócica invasiva e para a meningite pneumocócica, com uma taxa de mortalidade global que se eleva a 25% e uma alta incidência de seqüelas, particularmente PASN. Os sorotipos pneumocócicos 4, 6, 14, 18, 19 e 23 afetam mais comumente crianças nos Estados Unidos, e todos, com exceção do tipo 6D, estão contidos na vacina 23-valente não-conjugada. A vacina heptavalente pneumocócica conjugada é atualmente recomendada para todas as crianças nas idades de 2 a 23 meses e também para pacientes que receberam cirurgia de implante coclear. O relato final relativo ao aumento do risco de meningite entre receptores pediátricos de implantes cocleares (particularmente com certos instrumentos) deverá ser disponível nos Centers for Disease Control and Prevention.

Perda Auditiva Pós-Meningítica

Dentre os pacientes com meningite, 28% a 40% manifestam convulsões, e os sinais na TC podem incluir infarto cerebral, oclusão arterial e necrose cerebral ou da medula espinal com seqüelas a longo-termo (21). Depois de 12 meses da alta hospitalar, aproximadamente 57% dos sobreviventes de meningite meningocócica e 14,5% dos sobreviventes de meningite por *H. influenzae* podem exibir seqüelas. A incidência de PANS pós-meningítica é variável de 15% a 20%, a maioria sendo perda permanente, bilateral, freqüentemente assimétrica, intensa ou profunda, enquanto as perdas unilaterais têm apenas um terço da freqüência. A perda auditiva por meningite tem em geral início precoce na evolução clínica, e não apresenta melhora com nenhum agente antibiótico específico. Richardson *et al.* (22), em um intensivo estudo de 124 pacientes com meningite (de 0,1 a 15,6 anos; mediana 2,1) utilizaram as emissões otoacústicas (EOA) evocadas, o teste do PEATE e a timpanometria, inicialmente dentro de 6 horas do diagnóstico e com 6 a 12, 12 a 24 e 36 a 48 horas e no momento da alta. As crianças que demonstraram perda auditiva em qualquer ponto do estudo tinham EOA anormal na avaliação inicial. Outros relatos confirmam que uma criança meningítica com um PEATE normal depois dos primeiros dias da antibioticoterapia, improvavelmente manifestam PASN. Em algumas crianças com perda auditiva leve ou moderada no momento da alta, o acompanhamento audiológico pós-alta mostra alguma melhora do limiar, enquanto em outras com perdas mais intensa, a perda auditiva flutuou até um ano. Em alguns casos, foi relatada a progressão da PANS pós-meningítica depois de anos de estabilidade (22a).

A propagação direta da infecção a partir da orelha média através de janelas labirínticas para a perilinfa e para o LCE é incomum (23). Em crianças com ou sem implante coclear, as bactérias e as toxinas penetram no aqueduto coclear ou no canal auditivo externo, dando origem a uma perineurite ou neurite do nervo cocleovestibular e labirintite supurada. Em neonatos e lactentes, uma rápida produção de exsudato inflamatório após o início da antibioticoterapia pode ser mais prejudicial do que útil para minimizar as seqüelas. A dexametasona inibe a resposta inflamatória e, na meningite bacteriana, quando administrada aproximadamente 2 horas antes do início da antibioticoterapia, exerce um efeito benéfico na prevenção da perda auditiva entre moderada e severa nos pacientes com meningite por Hib, porém não nos casos de etiologia pneumocócica. Um estudo preliminar sugere que a dexametasona pode reduzir o surgimento tardio da labirintite ossificante, que pode beneficiar as crianças com implante coclear.

Os ossos temporais de 41 pacientes que morreram de meningite bacteriana aguda revelaram labirintite supurada em 49% dos espécimes (24). Em todos os casos havia envolvimento coclear (geralmente nos espaços perilinfáticos), enquanto o labirinto vestibular (principalmente o canal semicircular lateral) foi afetado em apenas 50%. Os sinais de labirintite serosa (p. ex., coloração eosinófila na ausência de células inflamatórias) foram mais freqüentemente observados nos componentes vestibulares, nos canais semicirculares superior (100%) e posterior (86%) que na cóclea (40%). O aqueduto coclear e o modíolo podem servir como portas para a orelha interna, em geral com envolvimento dos canais perivascular e perineural do modíolo. Na propagação modiolar, o dano neural precedia o envolvimento das células pilosas, enquanto na propagação aquedutal o verdadeiro era o inverso. Pelo fato que, na maioria dos ossos com alteração supurada e do tipo seroso, as estruturas sensoriais e neurais estão íntegras, pode ser factível a intervenção para mitigar a PASN. Em 12% dos ossos temporais havia degeneração grave das células dos gânglios espirais, indicando alguns sobreviventes de meningite com menos probabilidade de se beneficiarem com implantes cocleares.

Drogas e Substâncias Químicas Ototóxicas

Tem sido identificado um número crescente de drogas e de substâncias químicas potencialmente ototóxicas. As medicações (p. ex., talidomida) tomadas no início da gravidez produzem graves defeitos embriopáticos incluindo deformidade da orelha, da orelha média e interna, bem como perda auditiva sensorioneural. Outras drogas ototóxicas e químicas são mais lesivas para a diferenciação dos órgãos terminais sensoriais da orelha interna quando a exposição ocorre mais tardiamente na gestação.

Na Tabela 20.3 é mostrada uma lista parcial de drogas e de substâncias químicas com potencial ototóxico.

Aminoglicosídios

Os aminoglicosídios, agentes bactericidas parenterais, que são excretados por filtração glomerular em forma não-metabolizada, dão origem a concentrações urinárias que se aproximam de 100 vezes mais às dos níveis séricos quando a função renal está comprometida. Ao contrário disso, uma perturbação renal não determina na orelha interna níveis que excedam aos do soro. Os aminoglicosídios, transmitidos pelas células pilosas por um processo dependente de energia, ligam-se ao fosfolipídio biofosfato de fosfatidilinositol, uma afinidade de captação aminoglicosídio-específica que se correlaciona com seu potencial ototóxico. Os aminoglicosídios, assim como ocorre com os queladores do ferro, induzem à formação de radicais livres, e estudos em animais demonstram que o glutation antioxidante (GHS) protege as células ciliares externas contra a citotoxicidade quando expostas à gentamicina ativada (25). Está sendo explorada a eficácia dos competitivos, porém menos tóxicos quelantes do ferro (p. ex., a deferoxamina) na redução da ototoxicidade da gentamicina, sem impedimento das suas propriedades antimicrobianas.

A histopatologia da orelha interna lesada por um aminoglicosídio revela lesão da estria vascular, do ligamento espiral supra-estrial, dos tecidos pericapilares na proeminência espiral, no sulco externo e na membrana de Reissner. A partir do giro basal da cóclea até o ápice, o dano começa na fileira interna das células ciliares externas que eventualmente envolvem o restante das células ciliares externas, enquanto as células ciliares internas são tipicamente poupadas. As células ciliares vestibulares do tipo I da crista ampolar sofrem maior dano pela estreptomicina, pela kanamicina e pela gentamicina que as células do tipo II, enquanto as células de apoio são em grande parte poupadas.

A toxicidade é específica da droga. A estreptomicina, a gentamicina e a tobramicina são principalmente vestibulotóxicas, enquanto a kanamicina e a amicacina são principalmente cocleotóxicas. Os efeitos tóxicos da gentamicina, que tem maior vestibulotoxicidade que a tobramicina, é potencializada por um alto hematócrito, maior depuração da creatinina, estado grave da doença e prolongamento da terapia além de 10 dias (26). Se for administrado um aminoglicosídio antes de um diurético de alça, o risco ototóxico é maior do que se a ordem de administração for invertida. O risco de ototoxicidade por passagem placentar do aminoglicosídio não está esclarecido, e o risco para a função auditiva e do equilíbrio pela administração do aminoglicosídio durante o período neonatal tem sido também discutido. A triagem audiométrica de alta freqüência (isto é, > 12.000 Hz) seriada e de avaliação vestibular, bem como os resultados da emissão otoacústica evocada podem avisar quanto ao iminente dano das células pilosas externas. As famílias chinesas com uma mutação em ponto em 1555 A-G no ribossoma mitocondrial RNA 12S são extremamente sensíveis à ototoxicidade dos aminoglicosídios nos níveis de dosagem presumivelmente "sensíveis". Outro estudo observou que 17% de pacientes americanos e suas famílias etnicamente diferentes e não-aparentados também exibiam a mutação nucleotídica mitocondrial 1555 A-G. A triagem pré-tratamento quanto a esta mutação representa uma importante consideração clínica.

Diuréticos de Alça

Os diuréticos de "alça", ácido etacrínico e furosemida, têm potencial ototóxico (incidência de 0,7% para o ácido etacrínico; 6,4% para a furosemida), maior quando o diurético é administrado em concomitância com dosagens presumivelmente "seguras" de aminoglicosídios. Animais tratados com efeitos tóxicos dessas drogas manifestam alterações na estria vascular e significante perda das células pilosas. Em razão da sinergia de efeitos tóxicos dos diuréticos de alça e os aminoglicosídios, as respectivas dosagens e a ordem de administração dessas medicações devem ser ajustadas para minimizar os riscos.

TABELA 20.3
LISTAGEM PARCIAL DE DROGAS E DE SUBSTÂNCIAS QUÍMICAS COM POTENCIAL OTOTÓXICO

Antibióticos	Diuréticos de Alça	Substâncias Químicas	Outras Drogas
Estreptomicina	Ácido etacrínico	Monóxido de carbono	Cisplatina
Diidroestreptomicina	Furosemida	Mercúrio	Quinina
Neomicina		Ouro	Cloroquina
Gentamicina		Chumbo	Salicilatos
Kanamicina		Arsênico	Polibrene
Vancomicina		Corantes de anilina	Mustarda de nitrogênio
Polimixina B			Talidomida
Eritromicina			Hidrocodona

Cisplatina

O agente antineoplásico cisplatina (cis-diaminedicloroplatina) é cocleotóxico e vestibulotóxico. A combinação de cisplatina na quimioterapia reduz os níveis de antioxidantes do plasma, que podem refletir consumo de antioxidantes provenientes do estresse oxidativo induzido pela quimioterapia. A perda auditiva decorrente da cisplatina geralmente começa na faixa de 10.000 a 18.000 Hz, com progressivo envolvimento de freqüências abaixo de 8.000 Hz se os níveis da dosagem tóxica continuarem. A triagem audiométrica em 12.000 e 14.000 Hz pode fornecer a evidência precoce da ototoxicidade. A fisiopatologia coclear consiste em bloqueio dos canais de transdução produzidos pela droga e uma concomitante redução de adenilato ciclase. A perda inicial das células ciliares externas no giro basal da cóclea progride para o envolvimento das células ciliares internas, da base coclear para o ápice. Tem sido relatada atrofia estrial e colapso da membrana de Reissner.

O risco de ototoxicidade varia segundo as freqüências audiométricas. Dreschler *et al.* (27) relataram que entre 46% e 83% dos pacientes tratados demonstraram algum grau de perda, principalmente nas freqüências mais altas, e 80% das perdas eram bilaterais. Os níveis das dosagens da cisplatina excedendo 3 a 4 mg/kg de peso corporal aumentava a probabilidade de ototoxicidade. A perda auditiva para a alta freqüência (≥ 40 dB ou ≥ 1.000 Hz) ocorreu em cerca de metade das crianças tratadas com uma dose terapêutica comum (60 a 100 mg/m^2 por período de tratamento). O dano coclear, relacionado diretamente com as doses cumulativas excedendo 279 mg/m^2, mostrou-se inversamente relacionado com a idade da criança. Em estudos animais foi demonstrado sinergismo entre os efeitos ototóxicos à exposição de ruídos nocivos (nível de pressão do som [NPS] de ≥ 85 dB) e a cisplatina, justificando a recomendação para evitar o ruído junto às crianças que estão fazendo tratamento.

Quinina e Cloroquina

Os antimaláricos quinina e fosfato de cloroquima têm potencial ototóxico. A administração de quinina durante a gravidez mostra relação com variáveis graus de perturbação auditiva congênita entre intensa e profunda. Ambas as drogas promovem vasculite e isquemia na orelha interna, com relacionadas alterações degenerativas da estria vascular, do órgão de Corti e dos elementos neuronais.

Anoxia e Hipoxia

A anoxia ou a hipoxia neonatal significante correlaciona-se estatisticamente com subseqüente PASN nos lactentes afetados. Robertson *et al.* (28) exploraram a associação entre dificuldade respiratória neonatal intensa entre sobreviventes a termo e próximos ao termo e o início tardio, possivelmente progressivo, da PASN. Ao completar os 2 anos de idade, 35% (30 dentre 86) tinham PASN, e na idade de 4 anos, 53% exibiam PASN. Os autores notaram progressão da surdez aos 4 anos de idade em 60% dos que exibiam perda aos 2 anos de idade. As perdas quando o início foi aos 2 anos eram menos intensas do que quando o início foi mais tarde. Não foi observada qualquer diferença entre os que tinham ou não PASN na idade de 4 anos com relação ao uso de oxigenação extracorpórea, de inalação de óxido nítrico ou de ventilação por alta freqüência. A agressão da anoxia ao tronco encefálico e ao núcleo coclear em formação produz diminuição do volume e do número das células com relação direta à duração e à gravidade da privação de oxigênio. Os neonatos com hipoxemia crônica por causa da persistência da circulação fetal manifestam uma incidência de 20% de perda neurossensorial, 3/4 dos quais na faixa entre moderada e severa, e 1/4 no nível de profunda.

Hiperbilirrubinemia

O Kernicterus (icterícia), que determina seqüelas neurológicas incluindo PASN, produz-se quando a bilirrubina, cruzando a barreira hematocefálica, deposita-se nos gânglios basais do neonato, mais freqüentemente no *globus pallidus* e nos núcleos subtalâmicos; nos setores H2 e H3 do hipocampo; na substância negra; na formação reticular da ponte; nos núcleos olivares inferiores e nos núcleos dos nervos cranianos – oculomotor, facial, vestibular; e no núcleo ventrococlear. As manifestações da encefalopatia bilirrubínica crônica incluem atetose, déficit intelectual, dificuldade de fixação ocular incluindo limitação do olhar para cima, e PASN. O Kernicterus pode ocorrer em neonatos a termo com hiperbilirrubinemia e em prematuros sem hiperbilirrubinemia. Ahdab-Barmada e Moosy (29) observaram um pico de incidência do kernicterus de 25% dos neonatos prematuros que tiveram período gestacional de 25 a 32 semanas. Em neonatos a termo, uma hiperbilirrubinemia moderada tem mais probabilidade de resultar em neurotoxicidade em presença de fatores facilitantes, como deslocamento da bilirrubina dos sítios de ligação com a albumina relacionado com o sulfisoxazol; acidose hipercárbica e anóxia; administração de cloreto de amônia ou de acetazolamida. Os processos fisiopatológicos que induzem à neurotoxicidade induzida pela bilirrubina podem incluir alterações do metabolismo energético, alteração do potencial e da função da membrana, e diferenças na atividade enzimática, juntamente com inibição da síntese e da proteína e do DNA.

Com a disponibilidade da imunoglobulina-Rh, das exsanguineotransfusões e da fototerapaia, reduziu a incidência da kernicterus detectada nas necropsias. O kernicterus, que em recém-nascidos sadios sob outros aspectos é na sua maioria devido a níveis de bilirrubina sérica excedendo 20 mg/dL, produz pelo menos 10% de mortalidade e 70% de risco de seqüelas a longo prazo. Os estudos feitos por Govaert et al. (30) utilizando a RM, observaram alterações, incluindo um desvio do hipersinal T1 agudo para um hipersinal T2 permanente nos *globus pallidus* de neonatos prematuros de muito baixo peso acidóticos e que apresentavam significantes alterações no PEATE, que refletiam perda auditiva, mesmo com níveis de bilirrubina ostensivamente "seguros". À medida que os neonatos normais avançam em idade gestacional e cronológica, os efeitos maturacionais sobre o PEATE levam a forma da onda a mudar gradualmente, com um encurtamento da latência da onda V. Uma maturação anormal é assinalada por uma deterioração do tipo de resposta (p. ex., do tipo 1 para o tipo 2) ou prolongamento da latência da onda V em comparação com o PEATE anterior. Alterações reversíveis do PEATE (ausência do complexo IV-V) documentada em cerca de um terço dos neonatos com níveis de bilirrubina de 15 a 25 mg/dL, sugerem encefalopatia transitória.

Em neonatos a termo, as alterações do PEATE induzidas pela bilirrubina são improváveis até que os níveis da bilirrubina não-conjugada (NC) atinjam 1 a 2 µg/dL, enquanto que no prematuro podem ser evidentes as alterações com concentrações da NC que excedam a 0,5 µg/dL, e acima de 1 µg/dL, o neonato pode começar a manifestar alterações significativas de kernicterus (31). As alterações reversíveis no padrão do PEATE podem persistir por até 24 horas após a redução da bilirrubina sérica para níveis mais normais. Nakamura et al. (32) observaram potenciais auditivos do tronco encefálico em 31% dos neonatos a termo com níveis de bilirrubina não-conjugada acima de 17 nmol/L.

Perda Auditiva Devida a Ruídos

Os sons de suficiente intensidade e duração podem produzir perda auditiva transitória ou permanente, às vezes acompanhada de zumbidos. Uma perda auditiva induzida por ruídos (PAIR) pode perturbar a discriminação da fala e o desempenho escolar. A exposição ao ruído em casa, na fazenda ou nos ambientes recreativos tem colocado um crescente número de crianças e adolescentes em risco. O Third National Health and Nutrition Examination Survey (NHANES) (33), utilizando uma combinação de entrevistas e de testes audiométricos, estudou uma amostragem transversal cuidadosamente selecionada de 5.249 pacientes nas idades de 6 a 19 anos. Os critérios para identificar os desvios do limiar induzidos pelo ruído incluíram um tipo de "ruídos seriados" de perdas auditivas com 3, 4 ou 6 kHz em pelo menos uma orelha (34). Utilizando esses critérios, é previsto que 12,5% (estimativa de 5,2 milhões) de pacientes de 6 a 19 anos de idade tenham um desvio do limiar induzido pelo ruído em pelo menos uma orelha.

As leis demarcam os limites entre os ruídos aceitáveis e os nocivos nos locais de trabalho como sendo de 85 dBNA na exposição contínua durante um dia de trabalho. As fontes de sons lesivos variam desde um som alto contínuo conforme o produzido por uma música amplificada, até ruídos intermitentes de curta duração com componentes de pico muito alto, como os de artilharia ou de fogos de artifício.

A PAIR é classificada como trauma acústico ou induzido por ruído. O dano depende da freqüência, do conteúdo, da intensidade (isto é, da altura), da duração e da seqüência (isto é, contínuo ou intermitente) da exposição ao som, bem como da suscetibilidade da orelha envolvida. Os ruídos intensos [> 140 dBNA] de curta duração, de tiros ou de uma explosão podem causar perda auditiva imediata intensa e permanente, que é designada trauma acústico. Uma exposição moderada a sons menos intensos pode causar um desvio temporário do limiar (TTS). A exposição adicional pode induzir a uma PAIR permanente. Tipicamente, o desvio inicial está na faixa de 3.000 a 6.000 Hz, com uma característica configuração "seqüencial" audiométrica. As células ciliadas externas são mais vulneráveis ao dano pelo ruído, e a microscopia eletrônica tem demonstrado interrupção das organelas intracelulares, incluindo retículo endoplasmático, lisossomas, núcleos e mitocôndrias, em conjunto com desorganização, fusão e perda dos estereocílios. Os mecanismos fisiopatológicos no DLT incluem alterações nas radículas dos estereocílios com alterações no micromecanismo coclear, bem como espasmo vascular e exaustão metabólica. O estresse oxidativo, relacionado com a produção de espécies de oxigênio reativo excedendo aos níveis antioxidantes inerentes das células, exerce um papel importante na patogenia do dano coclear induzido pelo ruído. Em modelos experimentais têm sido testadas estratégias preventivas, utilizando antioxidantes e outros varredores de oxigênio, com resultados promissores.

Os ruídos de impulso de curta duração (p. ex., a descarga de um rifle ou pistola de grosso calibre) produzem ruído de intensidade muito alta [132 a 170 dBNA] durante o pulso acústico inicial. Os níveis de som de armas de brinquedo a uma distância de 50 cm mostraram picos médios de valores de 143 a 153 dBNA, enquanto que os fogos de artifício produziram níveis de intensidade de pico a 3 m de 125 a 156 dB. Os níveis médios de som em uma discoteca aproximam-se de 95 dBNA, porém os concertos de rock produzem exposição ao som ampliado de 105 a 115 dBNA, acima do nível de desconforto e probabilidade de provocar, nos indivíduos mais expostos, uma perda temporária (TTS), acompanhada de zumbidos.

Os equipamentos de música pessoal (MP3 etc.) produzem níveis de som acima de 110 a 115 dB(A) na orelha, e uma criança pode compensar um TTS aumentando o volume para níveis mais perigosos. Os estudos entre crianças na idade escolar semi-elementar mostraram que 80% dos jovens com equipamentos pessoais e 5% a 10% ouvem em níveis de volume por extensos períodos. Se a criança manifestar sinais de plenitude na orelha, audição abafada ou zumbidos após exposição aos ruídos, deve ser proporcionado o aconselhamento sobre hábitos de audição mais tardios seguidos por uma avaliação audiológica se os sintomas persistirem.

CONCLUSÕES

Os avanços diagnósticos e terapêuticos, incluindo as técnicas de triagem neonatal, as estratégias de testes genéticos, o desenvolvimento de vacinas protéicas conjugadas, e a disponibilidade de aparelhos de audição e de implantes cocleares, melhoraram as perspectivas das crianças com PASN. A conquista gradual da meningite infantil, que começou com a administração generalizada da vacina conjugada Hib, deverá continuar com vacinas eficazes contra patógenos como pneumococos e meningocos. As melhores estratégias para a identificação precoce da infecção congênita pelo CMV, em conjunto aos testes para as causas genéticas comuns de perdas auditivas não-sindrômicas, poderão simplificar a investigação diagnóstica de lactentes e crianças portadoras de PASN de identificação recente e proporcionar melhor orientação prognóstica. O melhor conhecimento das importantes interações entre os fatores genéticos (p. ex., mutações mitocondriais) e os não-genéticos (p. ex., exposição aos aminoglicosídios e aos ruídos) poderá reduzir o papel das causas não-genéticas nas futuras coortes de crianças com PASN.

> **PONTOS IMPORTANTES**
> - Os estudos demonstram melhores capacidades comunicativas entre lactentes de iguais possibilidades cognitivas cuja perda auditiva entre severa e profunda são identificadas e a intervenção é instituída antes de 6 meses de idade. Uma PASNU entre moderada e profunda, quando persistente, pode provocar mau desempenho acadêmico, maior probabilidade de repetir um grau escolar e problemas de comportamento na escola.

> - Os recém-nascidos que foram admitidos em unidades de tratamento intensivo estão em risco maior de perda auditiva. Os lactentes com dificuldade de audição são em número 5 a 10 vezes maior do que os que têm perda entre intensa e profunda. Uma PASNU de 45 dB ou pior afeta 3 dentre 1.000 crianças escolares nos EUA, e 13 dentre 1.000 têm PASNU pior do que 26 dB. Os objetivos nacionais da identificação precoce ditam que (a) todos os recém-nascidos deverão passar pela triagem da audição antes de 1 mês de idade; (b) todos os lactentes que se mostraram positivos para perda auditiva na triagem devem receber uma avaliação audiológica antes dos 3 meses de idade; e (c) os lactentes identificados como tendo perda auditiva devem começar a receber serviços de intervenção precoce apropriados antes dos 6 meses de idade.

> - O citomegalovírus é responsável por cerca de 40.000 neonatos com infecção congênita anualmente nos Estados Unidos, 6.000 dos quais já se apresentam com perturbação auditiva por CMV, ou irão apresentá-la dentro de meses ou anos depois. A afinidade particular do CMV pelos neurônios do VIII nervo e pelas células ependimárias que revestem os ventrículos cerebrais tem sido devidamente documentada. A incidência da infecção pelo CMV é particularmente elevada (20% a 25%) entre neonatos de mães com ESE mais baixo e com menos de 20 anos de idade. O CMV pode ser também transmitido a 4%-10% dos neonatos perinatalmente ou pós-natalmente através de disseminação pela cérvice, do vírus no leite humano e de transfusões de sangue. Os neonatos com CMV congênita disseminam o vírus pelas secreções corporais desde o nascimento, e os lactentes infectados peri ou pós-natalmente podem começar a excretar o vírus entre 3 e 12 semanas de idade. Cerca de 10% a 15% dos neonatos infectados são sintomáticos ao nascer. Em 25% a 30% dos casos aos 2 anos de idade é observada PASN profunda, coriorretinite e atrofia óptica. Os 90% dos neonatos infectados pelo CMV que se mostram inicialmente assintomáticos podem exibir seqüelas tardias, incluindo PASN (10% a 15% dos casos) com propensão para flutuar e progredir de gravidade no decorrer do tempo. Uma melhor conduta aconselha fazer, em qualquer lactente suspeito de ter CMV, avaliações audiológicas seriadas (com intervalos de 6-12 meses) durante os primeiros 5 a 6 anos de vida. Têm sido feitas limitadas experiências terapêuticas antivirais em neonatos com CMV congênita sintomática, sem resultados conclusivos.

> - A infecção congênita pelo *T. gondii* ocorre em 1/10.000 nativivos nos Estados Unidos, na maioria dos casos com poucos sintomas. A infecção fetal é variável de 15% no primeiro trimestre até 30% durante o segundo e 60% durante o terceiro trimestre. O risco de doença congênita grave é maior na infecção primária materna durante as semanas 10 a 24 da gestação. A espiramicina administrada à mulher com documentada infecção primária durante a gravidez pode reduzir a transmissão para o feto em até 60% dos casos. Entre os neonatos infectados congenitamente, 75% a 80% são assintomáticos ao nascer, outros 15% exibem sinais orbitários, e os restantes 10% são gravemente afetados. Os neonatos não-tratados estão em alto risco de envolvimento progressivo do SNC, com redução da função intelectual, surdez e puberdade precoce. A descendência de mães infectadas deve ser tratada por até 1 ano com períodos alternados de pirimetamina e sulfadiazina, conjugados com ácido folínico. Entre 15% a 25% dos infectados congenitamente, quando não-tratados, podem desenvolver PASN.

- Dentre as gestantes com sífilis não-tratada, somente 20% irão dar à luz a um neonato normal a termo. As estimativas de prevalência de perda auditiva em casos de sífilis congênita é variável de 3% a 8%, com aproximadamente 37% dos casos apresentando-se antes dos 10 anos de vida, 51% antes dos 25 e 35 anos de idade e 12% na vida mais tardia. Poucos neonatos afetados apresentam PASN durante o período neonatal que exija acompanhamento audiológico. Uma configuração audiométrica comum é uma PASN bilateral plana, que pode apresentar em crianças como uma perturbação profunda bilateral, geralmente sem vertigem.
- A doença estreptocócica do grupo B é implicada na sepse neonatal. Em um estudo, 50% dentre aproximadamente 15.000 casos de SGB envolviam neonatos, aproximadamente 80% apresentando-se durante a primeira semana de vida. As seqüelas da SGB incluem perda auditiva, problemas visuais e retardamento do desenvolvimento.
- Dentre os neonatos com infecção pelo vírus da rubéola contraída durante as primeiras 11 semanas da gravidez, até 90% poderão exibir seqüelas. Embora quase 50% dos neonatos que foram expostos à rubéola materna durante o período gestacional de 11 até 20 semanas gestacionais possam contrair a infecção, somente 25% a 50% manifestam seqüelas. A rubéola materna primária contraída durante o terceiro trimestre pode infectar o feto, porém depois da 20ª semana de gravidez os defeitos congênitos são improváveis. A síndrome da rubéola materna consiste de cataratas ou glaucoma, cardiopatia congênita (p. ex., ducto arterial persistente ou estenose da artéria pulmonar periférica), perda auditiva e retinopatia pigmentar. A perda auditiva, a deficiência mais prevalente da SRC, poderá representar um sinal isolado em lactentes que foram infectados depois do quarto mês de gestação.
- Entre os casos de caxumba, aproximadamente 20% são assintomáticos. A parotidite típica, uni ou bilateral, ocorre em 30% a 40% dos casos e a meningite asséptica, assintomática em 50% a 60% das vezes, pode se apresentar com cefaléia e rigidez da nuca, geralmente cessando em 3 a 10 dias. A encefalite afeta menos de 2/100.000 casos de caxumba. Aproximadamente 5 a 10.000 pacientes com caxumba manifestam perda auditiva, em geral de início súbito e muitas vezes acompanhada de zumbidos, vertigens, náuseas e vômitos.
- Dentre os casos de sarampo, em cerca de 0,1% apresenta-se encefalite aguda dentro de 1 a 15 dias (média de 6 dias) depois do aparecimento do exantema. A taxa de fatalidade global aproxima-se de 15% e até 25% dos sobreviventes apresentam seqüelas neurológicas incluindo PANS, que poderá ser uma seqüela do sarampo ou da caxumba com ou sem meningoencefalite associada. No último caso, o vírus provavelmente entra na orelha interna via estria vascular durante a viremia.
- O *H. influenzae* tipo B (Hib), o *N. meningitidis* e o *S. pneumoniae*, historicamente, são os causadores de cerca de 80% dos casos de meningite em todo o mundo. A partir de 1990, as vacinas Hib conjugadas diminuíram a incidência da doença Hib invasiva. Anualmente, ainda ocorrem mais de 500.000 casos de doença meningocócica invasiva em todo o mundo, respondendo por cerca de 135.000 fatalidades e seqüelas neurológicas permanentes, incluindo PASN em 10% a 15% dos sobreviventes. As crianças com menos de 2 anos de idade têm maior suscetibilidade para a doença pneumocócica invasiva e a meningite pneumocócica, com uma taxa de mortalidade que se eleva a 25% e uma alta incidência de seqüelas, particularmente de PASN. Na vacina heptavalente pneumocócica conjugada é recomendada para todas as crianças na idade de 2 a 23 meses e para os pacientes que tiveram a cirurgia de implante coclear.
- Aproximadamente 57% dos sobreviventes de meningite pneumocócica e 14,5% dos sobreviventes de meningite por *H. influenzae*, aos 12 meses depois da alta hospitalar, poderão exibir seqüelas. Uma criança meningítica com um PEATE normal depois dos primeiros dias da antibioticoterapia não tem probabilidade de manifestar PASN. Nos casos de meningite pediátrica, uma produção rápida de exsudato inflamatório depois da antibioticoterapia poderá não ajudar a minimizar as seqüelas. A dexametasona inibe a resposta inflamatória e exerce um efeito benéfico na prevenção da perda auditiva entre moderada e intensa nos pacientes pediátricos com meningite por Hib, porém não em casos de etiologia pneumocócica.
- Os aminoglicosídios, tal como ocorre com os quelantes de ferro, induzem formação de radicais livres, e estudos em animais sugerem que o glutation antioxidante protege contra a citotoxicidade de células ciliadas externas isoladas quando expostas à gentamicina ativada. As famílias com uma mutação em ponto no 1555 A-G na mitocôndria ribossomal 125 do RNA são extremamente sensíveis à ototoxicidade dos aminoglicosídios em níveis de dosagem ostensivamente "seguros".
- O diuréticos de "alça", ácido etacrínico e furosemida, têm potencial ototóxico, que é maior quando administrados em conjunto com dosagens presumivelmente "seguras" de aminoglicosídios.
- Com o uso da cisplatina, a perda auditiva geralmente começa na faixa de 10.000 a 18.000 Hz, com envolvimento progressivo das freqüências abaixo de 8.000 Hz se continuarem os níveis tóxicos das dosagens. O dano coclear, relacionado diretamente às doses cumulativas excedendo 279 mg/m^2, é inversamente relacionado à idade da criança.
- A anóxia ou hipoxia perinatal entre os neonatos a termo ou próximos ao termo sobreviventes correlaciona-se com a PASN de início tardio e possivelmente progressivo. Em um estudo, aos 2 anos de idade, 35% tinham PANS e, aos 4 anos, 53%. Ocorreu progressão posterior da PANS a partir dos 4 anos em 60% dos que exibiam perda aos 2 anos de idade.
- Perdas auditivas relacionadas com o Kernicterus ocorrem quando a bilirrubina, cruzando a barreira hematossanguínea, é depositada no núcleo vestibular e ventrococlear. O Kernicterus pode ocorrer em neonatos a termo com hiperbilirrubinemia e em prematuros sem hiperbilirrubinemia. Nos recém-nascidos a termo, as alterações do PEATE induzidas pela bilirrubina não são prováveis senão quando os níveis da bilirrubina não-conjugada atingem 1 a 2 µg/dL, enquanto nos prematuros, as alterações do PEATE podem já ser evidentes quando as concentrações de BNC excedem 0,5 mg/dL. Com a BNC acima de 1 µg/dL há probabilidade de kernicterus declarada.
- É postulado que aproximadamente 12,5% (estimado em aproximadamente 5,2 milhões) de crianças entre 6 e 19 anos de idade tenham um desvio do limiar auditivo pelo menos em uma orelha. No TTS, os mecanismos fisiopatológicos incluem alterações na radícula dos estereocílios com alterações dos micromecanismos cocleares, bem como espasmo vascular e exaustão metabólica. As estratégias preventivas utilizando antioxidantes e outros varredores de oxigênio têm sido testadas em modelos experimentais, com resultados promissores.
- Os avanços diagnósticos e terapêuticos, incluindo as técnicas eficazes de triagem neonatal, as estratégias dos testes genéticos, o desenvolvimento das vacinas conjugadas e a disponibilidade de melhores aparelhos auxiliares da audição e dos implantes cocleares, melhoraram as perspectivas para as crianças com PASN.

REFERÊNCIAS

1. Moeller MP, Condon MA. A collaborative, problem-solving approach to early intervention. In: Roush J, Matkin ND, eds. *Infants and toddlers with hearing loss: identification, assessment and family-centered intervention.* Parkton, MD: York Press Inc., 1994.
2. Yoshinaga-Itano C, Sedey AL, Coulter DK, et al. Language of early- and later-identified children with hearing loss. *Pediatrics* 1998;102:1161-1171.
3. Brookhouser PE, Worthington DW, Kelly WJ. Unilateral hearing loss in children. *Laryngoscope* 1991;101(12):1264-1272.
4. Year 2000 Position Statement. Principles and guidelines for early hearing detection and intervention programs. Joint Committee on Infant Hearing. *Pediatrics* 2000;106(4):798-817.
4a. Bauer PW, Parizi-Robinson M, Roland PS, et al. Cytomegalovims in the perilymphatic fluid. *Laryngoscope* 2005;115(2):223-225
4b. Stagno S, Whitley RJ. Herpes virus infections of pregnancy. Part 1: cytomegalovirus and Epstein-Barr virus infections. *N Engl J Med* 1985;313:1270-1274
4c. Fowler KB, Stagno S, Pass RE. Maternal age and congenital cytomegalovirus infection: screening of two diverse newborn populations, 1980-1990. *J Infect Dis* 1993;168(3):552-556.
4d. Marshall GS, Rabolais GP, Stewart JA, et al. Cytomegalovirus seroprevalence in women bearing children in Jefferson County, Kentucky. *Am J Med Sci* 1993;305:292-296.
5. Dahle Al, Fowler KB, Wright ID, et al. Longitudinal investigation of hearing disorders in children with congenital cytomegalovirus. *J Am Acad Audiol* 2000;11:283-290.
6. Rivera LB, Boppana SB, Fowler KB, et al. Predictors of hearing loss in children with symptomatic congenital cytomegalovirus infection. *Pediatrics* 2002;110(4):762-767.
7. Noyola DE, Demmler GJ, Williamson WD, et al. Cytomegalovirus urinary excretion and long term outcome in children with congenital cytomegalovirus infection. *Pediatr Infect Dis* J 2000;19:505-510.
8. Montoya JG, Liesenfield O. Toxoplasmosis. *Lancet* 2004;363:1965-1976.
8a. Martin S. Congenital toxoplasmosis. *Neonatal Nctw* 2001;20(4):23-30.
9. Stein LK, Boyer KM. Progress in the prevention of hearing loss in infants. *Ear Hear* 1994;12(2):116-125.
10. Congenital syphilis–United States 2002. Centers for Disease Control and Prevention. *MMWR Weekly Report* 2004;53(31):716-719.
11. Ray JG. Lues-Lues. Maternal and fetal considerations of syphilis. *Obstet Gynecol Surv* 1995;50:845-850.
12. Sexually transmitted disease treatment guidelines. Centers for Disease Control and Prevention. *MMWR Weekly Report* 2002;51(RR-6).
13. Prevention of perinatal group B streptococcal disease. Centers for Disease Control and Prevention. *MMWR Weekly Report* 2002;51(RR11):1-22.
13a. Prevention of perinatal group B streptococcal disease. Revised guidelines from CDC. *MMWR Morb Mortal Wkly Rep* 2002;51:RR-11.
13b. Apgar BJ, Greenberg G, Yen G. Prevention of group B streptococcal disease in the newborn. *Am Fam Physician* 2005;71(5):903-910
14. Gregg NM. Congenital cataract following German measles in the mother. *Trans Ophthalmol Soc Aust* 1941;3:35-46.
15. Swan C, Tostevin AL, Moore B, et al. Congenital defects in infants following infectious diseases during pregnancy with special reference to relationship between German measles and cataracts, deaf-mutism, heart disease and microcephaly and to period of pregnancy in which occurrence of rubella is followed by congenital abnormalities. *Med J Aust* 1943;2:201-210.
15a. Brookhouser PE, Bordley JE. Congenital rubella deafness: immunology, pathology, and pathogenesis. *Arch Otolaryngol* 1973;98(4):252-257
16. Brookhouser PE, Bordley JE. Congenital rubella deafness. *Arch Otolaryngol* 1973;98:252-257.
17. Epidemiology and prevention of vaccine-preventable diseases. In: *The Pink Book*, 8th ed., 2nd printing. Atlanta: Centers for Disease Control and Prevention, 2005:135-143.
18. Bordley JE, Kapur YP. Histopathologic changes in the temporal bone resulting from measles infection. *Arch Otolaryngol* 1977;103(3):162-168.
19. Lieberman JM, Greenberg DP, Ward JI. Prevention of bacterial meningitis-vaccines and chemoprophylaxis. *Infect Dis Clinics of North Am* 1990;4(4):703-729.
20. Schlech WF, Ward JI, Band JD, et al. Bacterial meningitis in the United States, 1978 through 1981: The National Bacterial Meningitis Surveillance Study. *JAMA* 1985;253:1749-1754.
21. Brookhouser PE, Auslander MC, Meskan ME. The pattern and stability of post-meningitic hearing loss in children. *Laryngoscope* 1988;98(9):940-948.
22. Richardson MP, Reid A, Tarlow MJ, et al. Hearing loss during bacterial meningitis. *Arch Dis Child* 1997;76(4):386.
22a. Brookhouser PE, Auslander MC, Meskan ME. The pattern and stability of postmeningitic hearing loss in children. *Laryngoscope* 1988;98(9):940-948
23. Arditi M, Mason EO, Bradley JS, et al. Three-year multicenter surveillance of pneumococcal meningitis in children: clinical characteristics, and outcome related to penicillin susceptibility and dexamethasone use. *Pediatrics* 1998;102(5):1087-1097.
24. Merchant SN, Gopen Q. A human temporal bone study of acute bacterial meningogenic labyrinthitis. *Am J Otolaryngol* 1996;17(3):375-385.
25. Schacht J. Molecular mechanisms of drug-induced hearing loss. *Hear Res* 1986;48:297-304.
26. Fee WE. Aminoglycoside ototoxicity in the human. *Laryngoscope* 1980;90(Suppl):24:1-19.
27. Dreschler WA, Hulst RJAM, Tange RA. The role of high-frequency audiometry in early detection of ototoxicity. *Audiology* 1985;24:387-395.
28. Robertson CMT, Tyebkham JM, Hagler ME, et al. Late-onset, progressive sensorineural hearing loss after severe neonatal respiratory failure. *Otol Neurotol* 2002;23:353-356.
29. Ahdab-Barmada M, Moosy J. The neuropathology of kernicterus in the premature neonate: diagnostic problems. *J Neuropathol Exp Neurol* 1984;43:45.
30. Govaert P, Lequin M, Swarte R, et al. Changes in globus pallidus with (pre) term kernicterus. *Pediatrics* 2003;112(6):1256-1263.

31. Amin SB, Ahlfors C, Orlando MS, et al. Bilirubin and serial auditory brainstem responses in premature infants. *Pediatrics* 2001;107(4):664-670.
32. Nakamura H, Takad S, Shimabuku R, et al. Auditory nerve and brainstem responses in newborn infants with hyperbilirubinemia. *Pediatrics* 1985;75:703-705.
33. Third National Health and Nutrition Examination Survey, 1988-94. Atlanta: National Center for Health Statistics, Centers for Disease Control and Prevention.
34. Brookhouser PE, Worthington DW, Kelly WL Noise induced hearing loss in children. *Laryngoscope* 1992;102:645-655.

CAPÍTULO 21

Perda Auditiva Genética

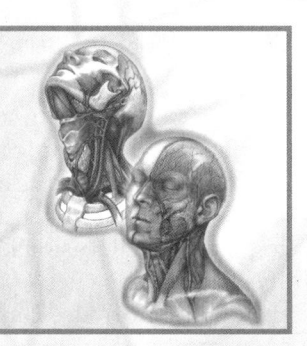

Romaine F. Johnson ▪ John H. Greinwald

A perda auditiva é o déficit sensorial mais comum. Ocorre em 2 a 3 por 1.000 nativivos e afeta aproximadamente 28 milhões de americanos (1). Poderá ser congênita ou adquirida, desenvolvendo-se em qualquer tempo durante o período de lactente, da infância ou da adultícia. Dentre crianças com menos de 18 anos de idade, 5% têm problemas auditivos, e esta incidência aumenta para 40% a 50% na idade dos 75. Entre crianças escolares, 2% têm surdez que afeta o seu desempenho educacional.

A maioria dos casos de perda auditiva é atribuída a causas não-genéticas (p. ex., fluido na orelha média). Entretanto, os avanços da tecnologia e os programas de imunização em massa resultaram em um contínuo aumento da identificação de formas específicas de surdez hereditária, a maioria das quais é expressa como do tipo neurossensorial. A perda auditiva hereditária pode ser transmitida através dos vários padrões de herança. A maioria dos autores admite que 75% a 80% dos casos de surdez genética é do tipo autossômico recessivo, e entre 18% a 20% são do tipo autossômico dominante; o restante é classificado como ligado ao X ou mitocondrial. Adicionalmente, a surdez pode se apresentar como um achado isolado (não-sindrômica) ou pode estar associada a outros sinais patológicos (sindrômica), como anomalias craniofaciais.

Este capítulo apresenta uma visão geral sobre a perda auditiva hereditária dentro da estrutura dos princípios genéticos básicos. Estudaremos um certo número de genes que estão ligados a um largo espectro de distúrbios auditivos e descreveremos resumidamente a relevância dos avanços genéticos para o tratamento de casos.

PRINCÍPIOS GENÉTICOS BÁSICOS

Os genes humanos são códigos moleculares de fatores hereditários. Os genes são distribuídos linearmente em 23 pares de cromossomas. Esses cromossomas consistem de 22 pares de autossomas e 1 par de cromossomas sexuais, formando um total de 46 cromossomas. O cromossoma sexual masculino é constituído de um par de cromossomas sexuais X e Y (XY), enquanto que o feminino tem dois cromossomas sexuais X (XX). A localização de um gene em um cromossoma é designado como um *locus*. Cada par de cromossomas porta uma série distinta de *loci* (plural de *locus*) e um determinado gene pode portar vários códigos alternativos, que são designados como *alelos*. O código genético real *(genótipo)* para um traço específico consiste de dois alelos idênticos *(homozigoto)* ou de dois alelos diferentes *(heterozigoto)*. A manifestação física de um traço, designado como *fenótipo*, é determinada por quais alelos estão presentes e como eles interagem. O alelo é considerado *dominante* se sua presença resulta em um fenótipo específico. É considerado *autossômico recessivo* se são necessários ambos os alelos para a expressão do seu fenótipo. Um gene ligado ao X recessivo estará presente em apenas um alelo *(hemizigoto)* em homens, porque o cromossoma Y não porta um alelo complementar ao cromossoma X. Uma alteração específica no par de base do DNA de um alelo é considerada uma mutação *nonsense* ou *missense*. Uma mutação *nonsense* causa uma terminação prematura da produção de proteína, sem produção de proteína funcional. Uma mutação *missense* permite que a proteína seja produzida, mas existe alteração do código dos aminoácidos.

Os *traços dominantes* são transmitidos de uma geração para outra. Se o indivíduo afetado por um determinado distúrbio ou doença for um heterozigoto, terá uma probabilidade de 50% de transmitir o gene anormal para a descendência. A capacidade de um gene para manifestar qualquer das características fenotípicas relacionadas àquele gene é designada de *penetrância*. Em alguns distúrbios dominantes, nem todas as pessoas que portam o gene afetado exibem o fenótipo da doença. Esta ocorrência é designada *penetrância incompleta*. Distúrbios dominantes podem também ter variável *expressividade*, por meio do qual os membros da família poderão apresentar diferentes manifestações do gene afetado. Por isso, é presumível que influências ambientais ou interação com outros genes possam modificar a expressão fenotípica.

Na ausência de consangüinidade, um *traço autossômico recessivo* é em geral observado na descendência de pequenas famílias nucleares. A descendência dos pais heterozigotos (isto é, portadores) tem o risco de 25% de ser afetada. Ocasionalmente, ser heterozigoto para dois diferentes genes *(duplo heterozigoto)* pode causar um estado mórbido. Um traço recessivo ligado ao X pode carecer de expressão fenotípica se for portado por um heterozigoto feminino, porém a descendência masculina desta mulher poderá ter uma probabilidade de 50% de herdar o gene. Poderá então ocorrer expressão do gene por causa da ausência de um segundo cromossoma X. Uma descendente feminina de uma portadora feminina ligada ao X tem o risco de 50% de ser portadora deste traço. Como os homens herdam o cromossoma Y do seu pai e não tem seu gene recessivo ligado ao X, não são afetados nem se tornam portadores. Ao contrário, as mulheres herdam o traço recessivo ligado ao X do pai e, como tal, tornam-se portadoras do gene afetado.

As doenças hereditárias que são causadas por anormalidades em nível cromossômico e envolvem material cromossômico extra ou ausente são caracterizadas por retardamentos do desenvolvimento e anomalias congênitas variadas, exceto quando envolvem os cromossomas sexuais. A natureza e a gravidade dos distúrbios resultantes dependem da quantidade e da origem do material cromossômico envolvido. Em pessoas com trissomia, estão presentes três cópias de todo um cromossoma. A trissomia autossômica menos grave é a 21 (síndrome de Down). A trissomia 13 (síndrome de Patau) e a trissomia 18 (síndrome de Edwards) são menos comuns, porém mais graves. Os outros tipos autossômicos de trissomia são, em geral, letais. No estado conhecido como *monossomia*, que também é letal, somente está presente um cromossoma e não um par. Os embriões com anormalidades do cromossoma sexual podem ser viáveis, com exceção de um concepto com apenas um cromossoma Y. Uma pessoa com um cromossoma extra X ou Y ou com apenas um cromossoma X, apresenta aspectos clínicos leves, como os observados na síndrome de Klinefelter (47,XYY ou 47,XXY) e na síndrome de Turner (45,X).

É conhecido que genótipos diferentes podem causar um fenótipo semelhante. Este fenômeno, designado como *heterogeneidade genética*, freqüentemente torna difícil identificar os genes causadores. Nas perdas auditivas não-sindrômicas, a identificação de genes é difícil porque existe um alto grau de heterogeneidade e uma ausência de características que claramente definam subtipos clínicos. Entretanto, na perda auditiva sindrômica, os distintos subtipos, bem como as diferenças interfamiliares, ajudam na identificação desses genes. A identificação dos genes da perda auditiva não-sindrômica autossômica recessiva é facilitada pelo estudo tanto de populações endogâmicas quanto de isoladas, que reduzem a heterogeneidade genética. Os estudos de grandes famílias (aparentadas) poderão facilitar a identificação dos genes das perdas auditivas autossômico-dominantes.

Uma descrição detalhada do processo de identificação dos genes está além da finalidade deste capítulo. Todavia, resumidamente, este processo inclui os três seguintes passos: Primeiramente, é ligado o gene para uma região cromossômica específica. Segundo, são usadas as técnicas de mapeamento físico para isolar o DNA daquela região. Pelos esforços do Human Genome Project já foram mapeados quase todos os 30.000 genes humanos, permitindo desse modo a identificação do gene candidato pela bioinformática. O terceiro passo envolve a análise seqüencial dos genes candidatos para identificar a mutação específica associada a uma doença em particular.

Cada gene geralmente consiste do DNA que codifica para (a) as proteínas reais (*exons*); (b) áreas intercaladas entre os exons, que são chamados de *introns*; e (c) regiões reguladoras não traduzidas antes e depois dos exons, que são respectivamente designadas como *contracorrente (upstream) e a favor da corrente (downstream). A região contracorrente não-traduzida tem áreas específicas de DNA que são ligadas por proteínas reguladoras. Essas áreas regulam a função do gene e esta região é chamada de promotor.* Ocasionalmente, poderá existir um promotor comum para vários genes, e é chamado *região de controle do locus*.

Para uma revisão em maior profundidade sobre a genética da perturbação auditiva sugerimos dirigir-se à *homepage* sobre perda auditiva hereditária (http://webhost.ua.ac.be/hhh).

DISTÚRBIOS AUTOSSÔMICOS RECESSIVOS

A maioria dos distúrbios auditivos genéticos é transmitida pelo modo de herança autossômica recessiva e, dentre os distúrbios auditivos que se apresentam na infância, aproximadamente 80% são herdados recessivamente. Na maioria dos pacientes, a perda auditiva é não-sindrômica, porém 10% a 20% dos pacientes exibem desordens sindrômicas. Por isso, a identificação das síndromes recessivas que incluem perda auditiva exige uma diligente pesquisa quanto a outros componentes sindrômicos.

Em virtude do estado assintomático dos portadores heterozigotos de um gene recessivo e aos 25% de risco de herança, é muitas vezes difícil distinguir entre os distúrbios não-genéticos e os que são herdados recessivamente. Em ambas as situações clínicas, geralmente apresenta-se uma única criança afetada em uma família que não tem história conhecida de outros casos de perda auditiva.

Distúrbios Não-Sindrômicos Recessivos

Até agora, os estudos de ligação identificaram pelo menos 41 *loci* com perda auditiva não-sindrômica autossômica recessiva (PANSAR). Esses *loci* recebem o prefixo DFNB; DFN significa surdez, e B significa o modo recessivo de herança. Foram identificados 22 genes causadores de PANSAR (Tabela 21.1). DFNB1 responde por um terço dos casos e, como tal, está entre as áreas mais ativas de pesquisa clínica. DFNB1, conforme é deduzido da sua designação, foi um dos primeiros *loci* de genes a serem mapeados e caracterizados com sucesso.

O gene do *locus* DFNB1 é a junção do tipo gap beta 2 (*GJB2*), que produz uma proteína designada conexina 26 (1). As conexinas englobam uma família de proteínas de junção do tipo gap que funcionam como canais intercelulares. Esses canais permitem que as moléculas de baixo peso molecular migrem de uma célula para outra. As células de suporte do órgão de Corti expressam várias proteínas de junção do tipo gap, incluindo a conexina 26. Embora a função da conexina 26 não tenha sido conclusivamente determinada, é admitido que seja envolvida na reciclagem do potássio. Na orelha normal, o estímulo de um som causa despolarização das células ciliadas, que é mediada pelo influxo dos íons potássio. É admitido que esses íons atravessem as moléculas de conexina voltando à estria vascular. A partir da estria vascular, os íons são ativamente bombeados para o interior da endolinfa para retomar seu gradiente elétrico.

É estimado que a DFNB1 pode causar 20% das perdas auditivas hereditárias da infância. Dentre os pacientes que apresentam perda auditiva de 70 dB ou mais, quase 40% têm DFNB1; dentre os que têm perda auditiva leve ou moderada, somente 10% a 15% têm este gene. As mutações *GJB2* têm sido encontradas em pacientes de muito diferentes bases étnicas, e as mutações específicas variam com a etnicidade do paciente. Uma das mutações mais comuns que resultam em perturbação auditiva autossômica recessiva, particularmente em pacientes de descendência européia, é a deleção de uma guanina na posição nucleotídica 35 do gene (35delG). Na população de judeus Ashkenazi é com freqüência encontrada deleção de uma timina na posição 167 (167delT), e nos asiáticos ocorre com maior feqüência a mutação 235delC. Entre a população branca dos Estados Unidos, a freqüência de portadores heterozigóticos das mutações em *GJB2* é de aproximadamente 1 em 40. A freqüência deste portador é quase tão comum quanto na fibrose cística, que tem uma freqüência de portador de aproximadamente 1 em 24. A alta freqüência de mutações e o pequeno tamanho deste gene torna factível a triagem e o diagnóstico genético molecular.

Adicionalmente, no gene *GJB6* tem sido encontrada mutação genética única. Esta mutação parece se apresentar em portadores de mutações *GJB2* (estado heterozigótico duplo). Uma grande deleção (170 a 340 quilobases [kb]) contracorrente e incluindo a porção 5' do gene *GJB6* tem sido encontrada como causador de perda auditiva grave (2). É de interesse que *GJB2* e *GJB6* são localizados em estreita proximidade no cromossoma 13, e esta deleção pode interferir com um elemento promotor comum para os dois genes. Os dados preliminares demonstraram que aproximadamente 10% dos pacientes com perda auditiva e que têm um alelo anormal do *GJB2* têm também uma deleção de *GJB6*.

As mutações *GJB2* podem criar uma alteração na expressão da proteína, localização subcelular ou uma funcionalidade anormal do complexo conexina. As mutações *GJB2* causam uma larga faixa de fenótipos de perda auditiva, variando de leve a profunda. O tipo da mutação *(missense versus nonsense)* pode produzir níveis variáveis de perda auditiva. Por exemplo, o genótipo bialélico *nonsense* (isto é, 35delG/35delG) produz uma perda auditiva entre grave e profunda em quase todos os pacientes. Ao contrário, a presença de uma mutação *missense* (isto é, V37I) causa comumente uma forma mais leve de perda auditiva.

A significância clínica das mutações em DFNB1 está na avaliação diagnóstica e no tratamento do caso. Dados recentemente publicados demonstram a importância dos testes genéticos na avaliação da perda auditiva (3). Por isso, nós postulamos o teste de *GJB2* como a primeira linha de avaliação de crianças com PANSAR de 60 dB ou mais (Fig. 21.1). Para os que têm perda auditiva leve, deve ser considerado o teste genético depois do resultado da tomografia computadorizada (TC) do osso temporal. Se a TC resultar normal, será apropriado o teste *GJB2*. Se a TC resultar anormal, deverá ser executado o teste *SLC26A4* (Pendred).

O prognóstico para as crianças com perda auditiva relacionada ao *GJB2* é variável, e tem sido demonstrado que se correlaciona com o genótipo. Este fato é particularmente importante à luz dos novos programas de triagem auditiva, que estão crescentemente detectando perda auditiva em crianças muito pequenas. A informação genética pode ajudar a predizer o fenótipo real da perda auditiva, que é valioso na consideração da ênfase sobre o implante coclear precoce (idade de 12 meses). Por exemplo, a presença de mutações *nonsense* bialélicas em uma criança em que a resposta auditiva do tronco cerebral (RATC) com 1 mês de idade mostrou perda auditiva grave poderá induzir o clínico a recomendar o tratamento agressivo precoce. Poderá existir uma alta probabilidade de recomendar o implante coclear para assegurar a capacidade da criança para se comunicar verbalmente. De maneira inte-

TABELA 21.1
DEFEITOS GENÉTICOS ACOMPANHADOS DE PERTURBAÇÃO AUDITIVA

Gene (Proteína)	Locus	Modo de Herança da Síndrome	Fenótipo
CDH23 (caderina 23)	DFNB12	PANSAR	Perda auditiva neurossensorial
	Usher 1C	Sindrômica AR	Perda auditiva congênita, retinite pigmentar e variável arreflexia vestibular
COCH (cochlina)	DFNA9	PANSAD	Início da surdez ocorre entre as idades de 20 a 30; profunda nas altas freqüências e exibe variável progressão para anacusia nas idades de 40 a 50. Disfunção vestibular é variável
COL2A1 (colágeno 2A1)	Stickler	Sindrômica AR	Ocular, seqüência de Pierre Robin, perda auditiva neurossensorial
COL11A2 (colágeno 11A2)			
COL11A1 (colágeno 11A1)			
COL4A3 (colágeno 4A3)	Alport	Ligado ao X	Surdez neurossensorial progressiva para alta freqüência, nefrite
COL4A4 (colágeno 4A3)		Sindrômica AR	
COL4A5 (colágeno 4A5)		Sindrômica AD	
GJB2 (conexina 26)	DFNA3	PANSAD	PANS de grave a profunda
	DFNB1	PANSAR	PANS estável, leve a profunda
GJB6 (conexina 30)	DFNA4	PANSAR	PANS grave a profunda
DDP (surdez ou distonia peptídica)	DDP (antes chamada DFN1)	Sindrômica, ligada ao X	Surdez de início precoce com retardamento mental na idade adulta
(DIAPH1) Diáfano	DFNA1	PANSAS	Penetrância completa, perda neurossensorial progressiva para baixa freqüência, não-sindrômica
EDNRB (receptor de endotelina)	Waardenburg tipo 4	Sindrômica AD	Combinada com doença de Hirschprung
EYA1 (ausência de olhos 1)	Branquiootorrenal	Sindrômica AD	Perda auditiva geralmente estável, pode ser condutiva, neurossensorial ou mista. Dentre crianças com surdez profunda, 28% têm a síndrome BOR
ICERE1 (inversamente correlacionada com a expressão do receptor estrógeno)	DFNA5	PANSAD	Perda auditiva progressiva iniciando nas altas freqüências
KVLQT1 (ligado à voltagem dos canais de potássio)	Jervell e Lange-Nielsen	Sindrômica AR	Perda auditiva grave a profunda, prolongamento do intervalo QT, síncopes
KCNE1 (ligado à voltagem do canal de cálcio, risco relacionado à subfamília, membro 1)			
MITF (fator de transcrição associado à microftalmia)	Waardenburg tipo 2	Sindrômica AD	Mesmo que o tipo 1 porém sem distopia do canto
MYO1A (miosina 1A)	DFNA48	PANSAD	Perda auditiva moderada a grave
MYO7A (miosina 7A)	DFNB2	PANSAR	Surdez congênita profunda, arreflexia vestibular e retinite pigmentar progressiva
	DFNA11	PANSAD	
	Usher 1B	Sindrômica AR	Audiograma chato nas idades jovens e alguma progressão nas altas freqüências
MYO15 (miosina 15)	DFNB3	PANSAR	Surdez profunda
NDP (norrina)	Norrie	Sindrômica ligada ao X	Sintomas oculares (pseudotumor da retina, hiperplasia retiniana, hipoplasia e necrose da camada interna da retina, cataratas, *phthisis bulbi*, perda auditiva neurossensorial progressiva e retardamento mental)
OTOF (otoferlina)	DFNB9	PANSAR	Perda auditiva neurossensorial de grave a profunda

TABELA 21.1
DEFEITOS GENÉTICOS ACOMPANHADOS DE PERTURBAÇÃO AUDITIVA (CONT.)

Gene (proteína)	Locus	Modo de Herança da Síndrome	Fenótipo
PAX3 (gene pareado 3)	Waardenburg tipo 1	Sindrômica AD	Anormalidades pigmentares do cabelo, da íris e da pele (muitas vezes topete branco (mancha branca no cabelo) e heterocromia da íris), surdez neurossensorial, distopia dos cantos (deslocamento lateral do canto interno de cada olho)
	Waardenburg tipo 3		Como o tipo 1 e anormalidades dos membros superiores
SLC26A4 (pendrina)	DFNB4	PANSAR	SAVA, Mondini, bócio, PANS
	Pendred	Sindrômica AR	
POU3F4 (POU domínio 3, fator de transcrição 4)	DFN 3	Ligada ao X	Fixação dos estribos (orelha interna)
POU4F3 (POU domínio 4, fator de transcrição 3)	DFNA15	PANSAD	Perda auditiva progressiva
TCOF1 (treacle)	Treacher Collins	Sindrômica AD	Coloboma da pálpebra inferior, micrognatia, microtia, hipoplasia das arcadas zigomáticas, macrostomia, perda auditiva
TECTA (α-tectorina)	DFNA8/12	PANSAD	Perda auditiva neurossensorial profunda pré-verbal
	DFNA B21	PANSAR	
USH1C (USH1C)	DFNB21	PANSAR	Surdez congênita profunda, arreflexia vestibular e retinite pigmentar progressiva
	Usher 1C	Sindrômica AR	
USH2A (USH2A) SNAI2	Usher 2A	Sindrômica AR	
tRNA$^{ser(UCN)}$	tRNA$^{ser(UCN)}$	Mitocondrial	Surdez leve a grave, pode ser progressiva
12rRNA	12rRNA	Mitocondrial	Surdez leve a grave, geralmente por causa da exposição a aminoglicosídios

Sindrômica AD, síndrome autossômica dominante; PANSAD, perda auditiva neurossensorial autossômica dominante; sindrômica AR, Síndrome autossômica recessiva; PANSAR, perda auditiva neurossensorial autossômica recessiva; BOR, branquiootorrenal; SAVA, síndrome do aqueduto do vestíbulo aumentado. *Adaptado de* Van Camp G, Smith RJH. Hereditary Hearing Loss Homepage. http://webhost.ua.ac.be/hhh. Para uma lista mais ampla e atualizada dos genes relacionados com a perda auditiva sindrômica e não-sindrômica comuns, dirija-se a este *website*. Informações adicionais sobre esses genes podem ser obtidas no Online Mendelian Inheritance in Man. Website (http://www.ncbi.nlm.nih.gov/entrez/query.fcgi?db=OMIM).

ressante, pesquisas indicam que os pacientes com perda auditiva relacionada com o DFNB1 e que satisfazem os critérios para o implante coclear têm prognóstico melhor do que os portadores de perda auditiva congênita por outras causas (4). Esses achados enfatizam que o genótipo pode ter significância clínica, e estão em andamento estudos destinados a elucidar esta associação em particular.

A maioria dos outros genes PANSAR tem sido identificada em famílias consangüíneas isoladas, e a prevalência de mutações nesses genes na população em geral ainda não foi determinada. Entretanto, atualmente está sendo desenvolvida uma tecnologia (microensaio seqüencial) que poderá facilitar uma rápida leitura de uma grande quantidade de DNAs.

Outro gene PANSAR digno de nota é a otoferlina (*OTOF*) (5). Este gene foi inicialmente considerado causador de perda auditiva em diversas famílias isoladas (DFNB9) (Tabela 21.1). Embora a função da *OTOF* não seja certa, é postulado que este gene esteja envolvido na fusão de membrana da vesícula. As pesquisas têm mostrado que, em alguns pacientes, a *OTOF* seja também responsável por neuropatia auditiva (NA) (5). NA é uma forma peculiar de perda auditiva neurossensorial caracterizada por ausência de formas de onda RATC, presença de emissões otoacústicas e variáveis limiares comportamentais. Cerca de 5% a 10% dos pacientes com perda auditiva neurossensorial têm NA. Alguns pacientes com NA têm também outras neuropatias periféricas ou doença do sistema nervoso central. O tratamento da NA pode ser desafiante, consistindo no uso judicioso de instrumentos de FM e de próteses acústicas, bem como de implante coclear. Um melhor conhecimento da base molecular desta doença poderá permitir diagnóstico mais preciso e uma abordagem mais individualizada de tratamento.

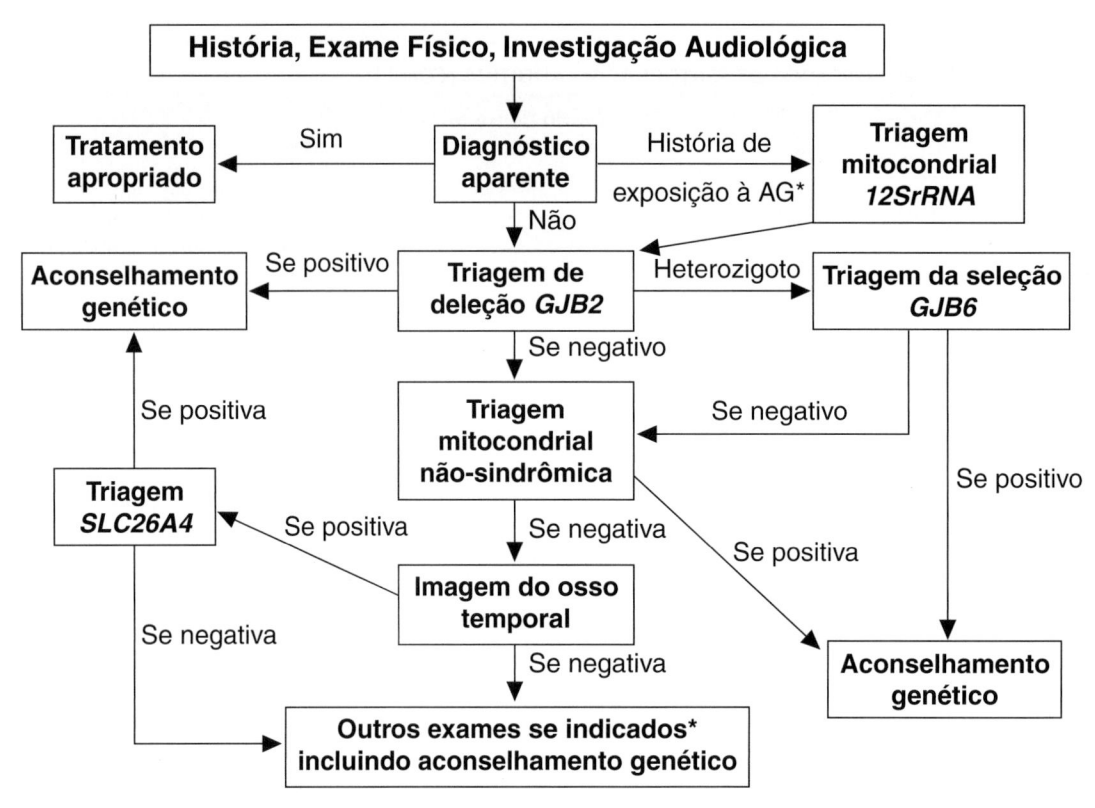

Figura 21.1

Algoritmo para o diagnóstico dos distúrbios auditivos genéticos. AG, aminoglicosídio;(*), indicado pela história e pelo exame físico. Poderá incluir eletrocardiograma, exames para sífilis, painel auto-imune (isto é, velocidade de hemossedimentação [VHS], Western blot), glicemia em jejum, urinálise, estudos da função da tireóide, eletronistagmografia, exame oftalmológico e eletrorretinografia.

Distúrbios Sindrômicos Recessivos

Síndrome de Jervell e Lange-Nielsen

A síndrome de Jervell e Lange-Nielsen (JLN) é um distúrbio congênito associado a episódios de síncope, que ocorre precocemente no segundo ou no terceiro ano de vida. Esses episódios são causados por um defeito da condução cardíaca e podem induzir morte súbita. Os bloqueadores beta-adrenérgicos (p. ex., propranolol) têm se mostrado eficazes no tratamento do componente cardíaco da síndrome.

O grau da perda auditiva pode variar, porém quase sempre é grave ou profundo. Os clínicos devem considerar este diagnóstico em crianças com perda auditiva e convulsões inexplicáveis, ou em casos de uma história familiar de síncope ou de morte súbita. Nos pacientes suspeitos de ter a síndrome JLN deve ser feito um eletrocardiograma; o resultado poderá mostrar grandes ondas T e prolongamento do intervalo QT.

Uma forma de JLN foi atribuída à homozigosidade de mutações no gene dos canais de potássio designado *KVLQT1* (6) (Tabela 21.1). Outras mutações neste gene causam a síndrome do QT longo (síndrome de Romano-Ward) herdada dominantemente. Nem todas as famílias com a síndrome JLN mapeiam para este gene, indicando claramente heterogeneidade genética. Mutações têm sido também encontradas em outro gene do canal de potássio, *KCNE1* (7). Em algumas famílias, os portadores heterozigotos da síndrome JLN mostram um intervalo QT prolongado, porém são assintomáticos.

Síndrome de Pendred e Síndrome do Aqueduto Vestibular Alargado

A síndrome de Pendred, descrita por primeiro em 1896, é um distúrbio em que uma perda auditiva está ligada a um metabolismo anormal do iodo; o resultado típico é a presença de um bócio eutireóide. O gene que causa a síndrome de Pendred foi identificado e foi designado *SLC26A4* (ou *PDS*) (8) (Tabela 21.1). O gene produz uma proteína chamada pendrina, que é responsável pelo transporte do iodo e do cloro. Nas famílias conhecidas como tendo o fenótipo completo da síndrome Pendred (perda auditiva e bócio) existe pouca evidência para indicar heterogeneidade genética.

A perda auditiva pode ser profunda desde o nascimento ou pode progredir com a idade. Na maioria dos pacientes, os estudos radiológicos demonstram uma displasia coclear grave (deformidade de Mondini), um aqueduto vestibular alargado ou ambos. Apesar de que outrora o diagnóstico da síndrome de Pendred se apoiava no teste da descarga do perclorato, que é indicativa de organificação anormal do iodo não-orgânico, este teste não é específico para a síndrome e sua sensibilidade não é conhecida. Nesses casos, devem ser feitas as provas de função da tireóide. Embora algumas vezes o bócio seja notado logo ao nascer, em geral não é evidente antes dos 8 anos de idade. A melhor terapia é a administração de hormônio tireóideo exógeno. A extirpação cirúrgica da tireóide demonstrou-se ineficaz e não é recomendada. Dentre os casos de perda auditiva congênita entre grave e profunda, 1% a 2% são atribuídos à síndrome de Pendred.

A síndrome do aqueduto vestibular alargado (SAVA) é semelhante à síndrome de Pendred no fato de que os pacientes têm perda auditiva e displasia da orelha interna, com aumento isolado do aqueduto vestibular, partição incompleta da cóclea ou ambos (Fig. 21.2) (9). Em apenas 25% dos pacientes com SAVA têm sido encontradas mutações *SLC26A4* e, por isso, estão sendo feitos estudos para identificar outros genes causais. Em laboratórios especializados são disponíveis os testes de genética molecular para o *SLC26A4*.

Os pacientes com SAVA têm função normal da tireóide, diferentemente dos que têm a síndrome de Pendred. A perda auditiva pode ser variável, oscilando entre leve e profunda, e a configuração audiométrica é comumente plana ou em declive. A perda auditiva pode ser neurossensorial ou mista, isto é, com um componente condutivo nas baixas freqüências e um componente neurossensorial nas altas e médias freqüências. A causa da perda condutiva é desconhecida, e não é recomendada a correção cirúrgica dos ossículos. Em 5% a 10% dos casos ocorrem anormalidades vestibulares, que raramente ocorrem sem perda auditiva. Cerca de 30% dos pacientes com SAVA manifestam progressão da perda auditiva, e em todos os pacientes é observada uma associação entre alterações súbitas da audição e traumatismo craniano. Por isso, deve ser aconselhado à maioria dos pacientes evitar atividades físicas (p. ex., futebol de contato) que possam causar traumatismo craniano.

Síndrome de Usher

A síndrome de Usher, caracterizada por perda auditiva e retinite pigmentosa, afeta aproximadamente a metade das pessoas surdas e cegas nos Estados Unidos. A síndrome ocorre em aproximadamente em 4,4 por 100.000 pessoas nos EUA e em 3,0 casos por 100.000 pessoas na Escandinávia. Embora esta síndrome tivesse sido inicialmente reconhecida por Von Graefe (1858), foi designada com o nome de Usher (1935), que enfatizou sua natureza hereditária. As estimativas da prevalência da síndrome de Usher entre a população de pessoas surdas é variável de 0,6% a 28% na dependência da população em estudo. Os estudos de ligação genética têm demonstrado que o distúrbio é geneticamente heterogêneo, com três subtipos clinicamente distintos, que podem ser diferenciados pela gravidade ou pela progressão da perda auditiva e pela extensão do envolvimento do sistema vestibular (10). Os pacientes com a síndrome de Usher tipo 1 (USH1) têm perda auditiva profunda bilateral e ausência de função vestibular. Os que têm a síndrome de Usher tipo 2 (USH2) manifestam perda auditiva moderada e função vestibular normal. A síndrome de Usher tipo 3 (USH3), que ocorre principalmente em noruegueses, consiste em perda auditiva progressiva e variável disfunção vestibular. Embora os estudos iniciais estimassem que a USH1 respondia por quase 90% dos casos, e a USH2 representava apenas 10% ou menos, atualmente é reconhecido que esses estudos subestimaram a prevalência da USH2 porque os pacientes com perda auditiva moderada não são educados tipicamente em escolas para surdos. Grandes séries, tanto da Escandinávia quanto dos EUA, atualmente refletem número quase igual de casos de USH1 e de USH2.

Tanto dentro desses tipos quanto entre eles ocorre heterogeneidade genética. As análises de ligação revelaram pelo menos sete diferentes genes causais para a USH1 e pelo menos três para a USH2 (Tabela 21.1).

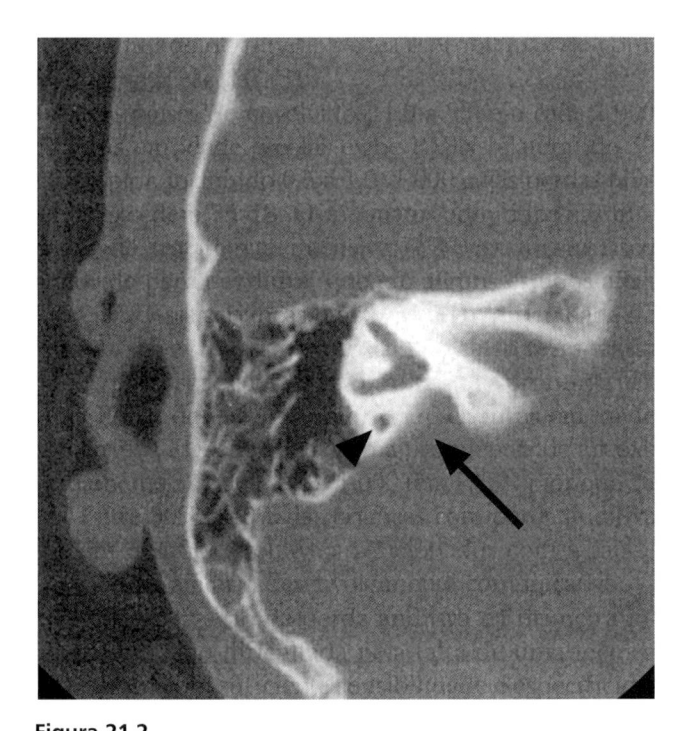

Figura 21.2
Alargamento do aqueduto vestibular da orelha direita.
O aqueduto vestibular está grosseiramente aumentado (*seta*).
O tamanho normal deve ser inferior a 1,3 mm ou aproximadamente do tamanho do canal posterior (*ponta de seta*).

Ao contrário, USH3 parece ter apenas um gene causal. Para a síndrome de Usher, até o momento foram completamente mapeados oito genes causadores. USH1 é mais vezes causada por mutações no gene miosina VII (*MYO7A*). Todas as proteínas da USH1 têm sido encontradas em uma via molecular comum nos estereocílios das células ciliadas. Esta via parece estar envolvida com os estereocílios ou na construção, na manutenção e na função dos ligamentos de ponta. O gene mais comumente causador da USH2 é o *USH2A*, que produz uma proteína chamada usherina (11). A função deste gene é desconhecida, porém ele compartilha homologia com as proteínas laminina e fibronectina e tem probabilidade de estar envolvido na função da matriz extracelular.

Uma avaliação oftalmológica é integrante para o diagnóstico da síndrome de Usher. Os resultados dos exames eletrorretinográficos têm sido relatados como subnormais em pacientes de 2 a 3 anos de idade, antes que tenham sido detectadas as anormalidades funcionais ou fundoscópicas.

O diagnóstico precoce da síndrome de Usher pode ter importantes implicações na reabilitação e no planejamento educacional da criança afetada.

DISTÚRBIOS AUTOSSÔMICOS DOMINANTES

A identificação de uma síndrome autossômica dominante é facilitada por uma história familiar que reflita o padrão clássico da herança dominante e um fenótipo reconhecível. Na realidade, a variação na expressividade dos genes dominantes induz freqüentemente à presença de características fenotípicas diferentes nos vários membros afetados da mesma família. Nos genes dominantes é também comum uma diminuição da penetrância, de modo que um portador obrigatório do gene poderá não apresentar qualquer expressão fenotípica detectável. Quando ocorre uma neomutação, um indivíduo sem qualquer história familiar do traço pode realmente ter um distúrbio transmitido à descendência de um modo dominante.

Tal como ocorre nas doenças recessivas, os avanços da genética molecular aumentaram grandemente nossos conhecimentos das causas e dos mecanismos dos distúrbios autossômicos dominantes. Até o momento, foram identificados 20 genes com um fenótipo autossômico não-sindrômico dominante. Foram mapeados outros 18 genes com locações cromossômicas específicas (12) (Tabela 21.1). Muitos dos fenótipos sindrômicos dominantes comuns já foram identificados. Esta explosão do conhecimento, baseada molecularmente, abriga a esperança de maior compreensão das variações fenotípicas intra e interfamiliares observadas nas pessoas afetadas.

Distúrbios Dominantes Não-Sindrômicos

A perda auditiva não-sindrômica autossômicas dominante (NSHLAD) é geneticamente heterogênea. Até o momento, por meio da análise de ligação genética ou de extensos *pedigrees*, foram identificados 38 distintos *loci*. Esses *loci* são designados DFNA (DFN referindo-se à surdez; A, referindo-se ao padrão dominante da herança) seguindo-se por um número representando a ordem da descoberta (p. ex., DFNA1). O tipo clínico comum da PANSAD é de uma perda auditiva progressiva, com início na segunda ou terceira décadas da vida. Duas exceções são DFNA10 e 13 que, como ocorre com a presbiacusia, pode não se tornar clinicamente aparente senão na vida mais tardia. O grau da progressão e a freqüência audiométrica envolvidos inicialmente variam muito na PANSAD, na dependência do *locus* genético. Mais especificamente, nas DFNA2, 5, 7, 9, 16 e 17, a perda auditiva começa tipicamente nas altas freqüências, enquanto que nas DFNA3, 4, 8/12, 10, 11 e 13, começa nas médias ou em todas as freqüências. Quase toda a perda auditiva associada à DFNA é progressiva, com exceção da DFNA3 e da 8/12. As perdas auditivas associadas a esses dois *loci* em particular são estáveis e também congênitas. Na PANSAD a progressão da perda auditiva é em geral incompleta, e a maioria dos pacientes responde bem à amplificação; entretanto, alguns pacientes (DFNA1) progridem para a perda auditiva completa. Nesses casos, são candidatos potenciais para implante coclear.

Os estudos da genética molecular elucidaram a anormalidade genética específica de mais da metade dos *loci* PANSAD identificados até agora (Tabela 21.1). Os exemplos desses genes incluem: (a) poros da membrana envolvidos na transdução de sinal como no gene *KCNQ4*, que é um canal de potássio dependente de voltagem no *locus* DFNA2; (b) conexinas 26, 30 e 31, que são as proteínas de junção do tipo Gap dos *loci* DFNA3, DFNB1 e DFNA2; (c) proteínas estruturais, como a miosina VIIa, que causa DFNA11, DFNB2 e USH1B; (d) COCH, que causa DFNA9 e é uma proteína de ligação estrutural; (e) *TECTA*, um gene estrutural da membrana tectórica, que causa DFNA12; (f) *COL11A2*, um gene de colágeno responsável por DFNA13; (g) reguladores do desenvolvimento, como o POU4F3, um fator de transcrição que causa DFNA15; (h) *HDIA1*, um gene com homologia para o gene diáfano na *Drosophila*, que causa DFNA1; e (i) diversos genes com função desconhecida (p. ex., *DFNA5*).

Recentemente foram descritos genes para fenótipos auditivos relacionados, como NA e um estado Ménière-símile. Starr *et al.* (13) descreveram uma grande família com fenótipo auditivo compatível com NA, segregando de um modo dominante. A maioria dos pacientes afetados tinha pelo menos perda auditiva neurossensorial moderada, e muitos tinham perda profunda. Esses pacientes não exibiam outros sinais de neuropatia. A análise de ligação genética revelou que este gene estava localizado no cromossoma 13q14-21. Está em andamento a análise para identificar o gene causal.

Mutações no gene *COCH* foram consideradas causadoras de perda auditiva em vários grandes *pedigrees* (14). Nesses casos a perda auditiva se apresenta nas altas freqüências durante a segunda até à quarta décadas de vida, porém em muitos pacientes progride para o grau profundo a partir da quinta década. É de interesse saber que muitos desses pacientes manifestam crises recidivantes de vertigens semelhantes às que são observadas em pacientes com a doença de Ménière. Usami *et al.* (15) observaram que as mutações *COCH* são comuns em uma proporção significativa de pacientes japoneses com PANSAD e sintomas vestibulares, quando comparados com os que não têm sintomas vestibulares ou com os que apresentam a doença de Ménière esporádica. Esses e outros estudos indicam uma base genética para distúrbios comuns como a doença Ménière.

Doenças Dominantes Sindrômicas

Síndrome Branquiotorrenal

A síndrome branquiotorrenal (BOR) (também chamada síndrome de Melnick-Fraser) é composta de perda auditiva condutiva, neurossensorial, ou mista em associação com estruturas branquial-derivadas (p. ex., cavidades ou saliências nas orelhas, fístulas cervicais), e anomalias renais que variam desde pequena displasia, que em geral é assintomática, até a agenesia e insuficiência renal. Em cerca de 40% dos pacientes observa-se também displasia coclear, e sua gravidade varia desde aplasia completa até uma cóclea levemente menor. A síndrome BOR afeta aproximadamente 2% das crianças encontradas em escolas para surdos, assim enfatizando a importância da avaliação do estado renal de qualquer criança com perda auditiva e a presença de cavidades na orelha ou com a anomalia de fissura branquial (16) (Tabela 21.2).

TABELA 21.2

CRITÉRIOS CLÍNICOS DA SÍNDROME BRANQUIOTORRENAL (BOR)

Critérios Principais	Critérios Secundários
Anomalias branquiais	Anomalias da orelha externa
Surdez	Anomalias da orelha média
Covinhas pré-auriculares	Anomalias da orelha interna
Anomalias renais	Pólipos pré-auriculares
	Outros: assimetria facial, anormalidades do palato

O gene *EYA1* no cromossoma 8q13 é o homólogo humano do gene *eyeless* da *Drosophila* evolutiva (Tabela 21.1). Abdelhak *et al.* (17), em 1997, demonstraram por primeiro que as mutações *EYA1* eram as causadoras da síndrome BOR. O *EYA1* codifica uma variante transcrita que codifica 16 éxons que ocupam 159 kb do DNA genômico, traduzindo-se em uma proteína de 559 aminoácidos. A suposta função do gene *EYA1* é de um fator de transcrição envolvido na morfogênese da orelha, das estruturas branquiais e dos rins.

Com base nos dados históricos e nos critérios livremente aplicados à síndrome BOR, somente 15% das pessoas afetadas tinham mutações no gene *EYA1*. Entretanto, com base em critérios contemporâneos mais rigorosos (Tabela 21.2), quase 40% dos pacientes apresentam mutações deste gene. De acordo com esses critérios, a síndrome BOR é definida como a presença de: (a) três critérios maiores; (b) dois critérios maiores e dois critérios menores; ou (c) um critério maior e um parente de primeiro grau afetado (18). O teste genético para o gene *EYA1* é disponível em laboratórios especializados.

Neurofibromatose

A neurofibromatose é uma doença geneticamente heterogênea com duas formas distintas designadas como NF1 (neurofibromatose clássica), e NF2 (neurofibromatose central). Ambas as formas exibem manchas café-com-leite (manchas pigmentadas pardo-claras de variáveis tamanhos) e múltiplos fibromas; entretanto, os pacientes com NF2 têm uma prevalência mais baixa desses caracteres cutâneos. Tanto NF1 quanto NF2 têm alta penetrância, porém expressividade variável. Por outra parte, ambas têm altas taxas de mutações. NF1 é causada por um gene do fator de crescimento de nervo (neurofibromina) no cromossoma 17q11 (Tabela 21.1). NF2 é causada por uma mutação de um gene supressor de tumor (schwanomina) no cromossoma 22q12.

NF1 (também chamada doença de von Recklinghausen) é diagnosticada em aproximadamente 1 dentre 3.000 pessoas por ano. Exibe grande número de manchas café-com-leite e de neurofibromas cutâneos, bem como de neuromas plexiformes, pseudo-artroses (particularmente da tíbia), nódulos de Lisch na íris e gliomas ópticos. Embora o aspecto mais comum sejam os tumores cutâneos, é também observado envolvimento do sistema nervoso central, dos nervos periféricos e das vísceras. O fenótipo pode ser limitado a poucas manchas café-com-leite ou ser expresso por múltiplos tumores desfigurantes. As lesões do sistema nervoso central podem produzir retardamento mental, cegueira, ou surdez, porém essas complicações são incomuns. Embora a perturbação auditiva possa ser causada por um neurofibroma incrustado na orelha média ou na interna, a surdez profunda é rara. O verdadeiro neuroma acústico, que tipicamente é unilateral, ocorre em apenas 5% dos pacientes. As crianças com esta doença precisam obrigatoriamente de avaliações audiológicas de acompanhamento longitudinal.

NF2 é caracterizada por neuromas acústicos bilaterais (schwannomas vestibulares). Essas lesões crescem em geral lentamente e são assintomáticas até à idade adulta jovem, quando freqüentemente se apresentam zumbidos e disfunção vestibular. NF2 é associada a um mais alto risco de tumores do sistema nervoso central e da medula espinal, porém nos pacientes afetados não se desenvolvem nódulos de Lisch nem glioma óptico. O teste genético do gene *NF2*, que é disponível para os membros pré-sintomáticos da família que estão em risco, facilita o diagnóstico e o tratamento precoces.

Otosclerose

A otoesclerose clínica tem uma prevalência relatada de 0,2% a 1% entre adultos brancos, tornando-a a causa isolada mais comum de perturbação auditiva nesta população. O tempo médio para o início da sua manifestação é a terceira década de vida, e 90% das pessoas afetadas têm menos de 50 anos de idade no momento do diagnóstico. Entre os pacientes afetados, há uma preponderância de mulheres. O distúrbio é caracterizado por esclerose isolada do osso endocondral da orelha interna. A perda auditiva instala-se quando os focos otoscleróticos invadem a articulação estribovestibular (janela oval) e interferem com o movimento livre do estribo. Poderá também existir perda auditiva neurossensorial.

Apesar de que na maioria dos pacientes a causa da otosclerose seja desconhecida, os estudos em grandes famílias com este distúrbio indicam um tipo de herança autossômica dominante com penetrância diminuída. As taxas de penetrância têm sido estimadas como sendo de 25% a 40%. É provável a heterogeneidade genética, e alguns genes são mais penetrantes do que outros. A preponderância da afecção em mulheres sugere influência hormonal.

Os exames histopatológicos mostram partículas do vírus do sarampo dentro da proliferação óssea, indicando a possibilidade de interação com o genoma viral. Embora não tenha sido comprovado nenhum gene específico como diretamente responsável pela otosclerose, em grandes famílias com esta afecção foram mapeados quatro genes. Os *loci* desses genes são chamados OTSC1 (cromossoma 15q26), OTSC2 (7q34-36), OTSC3 (6p21-22) e OTSC5 (3q22-24) (19).

Síndrome de Stickler

A síndrome de Stickler é um distúrbio genético relativamente comum, caracterizado pelo aspecto facial típico (p. ex, seqüência Robin), hipermobilidade e aumento das articulações, associados ao início de artrite no início da idade adulta, miopia, descolamento da retina, catarata e, ocasionalmente, displasia espondiloepifisária. Em aproximadamente 80% dos pacientes ocorre algum grau de perda auditiva e, em cerca de 15% apresenta-se substancial perda auditiva neurossensorial ou mista freqüentemente progressiva. A variação da expressividade que ocorre na síndrome de Stickler pode ser atribuída tanto à heterogeneidade alélica quanto à genética, que complicam o diagnóstico do distúrbio.

São observados múltiplos tipos da síndrome de Stickler, cada um atribuído a mutações em um gene diferente:

- Síndrome de Stickler tipo 1 (STL1) é o fenótipo clássico. É associado às mutações no gene *COL2A1*, um colágeno fibrilar que é disposto no modo de quatro estágios para formar fibras (Tabela 21.1). O fenótipo SLT1 inclui a deformidade de fissura palatina, miopia progressiva, degeneração vitreorretiniana, degeneração articular prematura com desenvolvimento epifisário anormal, hipoplasia da mesoface, irregularidades dos corpos vertebrais, e variáveis graus de perda auditiva. Diferentes mutações do mesmo gene produzem estados semelhantes, porém mais graves, ou sejam, a síndrome de Kniest e a displasia espondiloepifisária congênita, ambas as formas incluindo perda auditiva neurossensorial progressiva (20).
- Síndrome de Stickler tipo 2 (STL2) é causada por mutações no gene *COL11A1*. As pessoas com STL2 têm as características oculares, auditivas e orofaciais da STL1.
- STL3 é causada por mutações no gene *COL11A2*, que resulta em uma doença caracterizada pelos aspectos faciais típicos associados a STL1 juntamente com perturbação auditiva. Poderá também ocorrer fissura palatina e artropatia leve; entretanto, estão ausentes as anormalidades oculares (alto grau de miopia, degeneração vitreorretiniana e descolamento da retina). As diferenças fenotípicas entre STL1 e 2 e STL3 podem ser explicadas pela ausência do COL11A2 no vítreo (20).

Síndrome de Treacher-Collins

A síndrome de Treacher-Collins (disostose mandibulofacial) é um distúrbio craniofacial com manifestações que incluem microtia, atresia meatal aural e perda auditiva condutiva causada por malformação da cadeia ossicular; esta última ocorre em aproximadamente 30%

dos pacientes. Podem também estar presentes perda auditiva neurossensorial e disfunção vestibular. A perda auditiva é variável, na dependência do grau de gravidade da malformação da orelha, e oscila entre leve e grave. Nesses casos, os procedimentos de reconstrução auditiva são tecnicamente desafiantes. Os sinais faciais comuns consistem em hipoplasia malar incluindo arcos zigomáticos subdesenvolvidos com resultante dobra das fissuras palpebrais para baixo, coloboma das pálpebras inferiores e mandíbula hipoplástica. A face simétrica e o coloboma palpebral bilateral diferenciam entre esta síndrome do espectro de Goldenhar e outras síndromes vertebrais oculoauriculares que incluem microtia semelhante, porém unilateral e anormalidades craniofaciais.

A penetrância é alta e o espectro oculoauriculovertebral é esporádico e admitido como sendo multifatorial. A síndrome é muitas vezes causada por uma anormalidade no gene *TCOF1*, que funciona no desenvolvimento craniofacial inicial. Todavia, em cerca de 60% dos indivíduos afetados, o distúrbio é causado por neomutações. A proteína resultante é designada *treacle* (Tabela 21.1). Embora nenhuma evidência indique heterogeneidade genética, é observada uma considerável variabilidade intra e interfamiliar, indicando que outros genes podem modificar a expressão da proteína *treacle* (21).

Síndrome de Waardenburg

A síndrome de Waardenburg (SW) exemplifica uma síndrome com variável expressividade. É caracterizada por variáveis graus de perda auditiva neurossensorial unilateral ou bilateral e diversas anomalias pigmentares (p. ex., topete branco, heterocromia da íris, encanecimento prematuro e vitiligo), e variáveis características craniofaciais (p. ex., distopia do canto, raiz nasal chata e sinofre). O topete branco está presente em apenas 20% a 30% dos casos, com o primeiro aparecimento em variável idade. Dados recentes mostraram que em aproximadamente 50% dos pacientes está também presente um aqueduto vestibular alargado (22).

Existem pelo menos quatro tipos de síndrome de Waardenburg, o mais comum sendo o tipo 1 (SW1) e a SW tipo 2 (SW2). Esses tipos clínicos são distinguidos na base da presença da distopia do canto do olho (SW1) ou da sua ausência (SW2). Uma perda auditiva ocorre aproximadamente em 20% dos pacientes com SW1 e em mais de 50% dos que têm SW2. O deslocamento lateral dos cantos médios pode não ser imediatamente aparente, e os índices baseados nas medidas objetivas das distâncias entre as marcas anatômicas (p. ex., os cantos internos, as pupilas e os cantos externos) são úteis para fazer a determinação. Se for notada apenas uma ou algumas poucas características em cada membro da família, o diagnóstico definitivo de SW pode ser difícil. A SW3 (também designada síndrome de Klein-Waardenburg) inclui as características da SW1 e malformações esqueléticas, particularmente das mãos e dos antebraços. A SW4 (também chamada síndrome de Waardenburg-Shah) difere dos outros três tipos por ser um distúrbio heterogêneo com herança autossômica recessiva ou autossômica dominante. Os aspectos fenotípicos são semelhantes aos da SW2; entretanto, ocorre em associação com a doença de Hirschsprung. Nunca é demais enfatizar a importância de obter a história de toda a família nos casos duvidosos. A triagem audiológica de todos os membros da família poderá ajudar a identificar perdas auditivas unilaterais não-suspeitadas antes.

Na origem da SW foram identificados e localizados quatro diferentes genes: *PAS3, MITF, EDNRB* e *EDN3*. A maioria dos casos de SW1, senão todos, é causada por mutações no gene *PAX3*. O gene é localizado na banda do cromossoma 2q37 (Tabela 21.1) e controla alguns aspectos do desenvolvimento da face e da orelha interna. O homólogo deste gene no camundongo produz um estado chamado *splotch*, que consiste de anormalidades pigmentares e oculares no heterozigoto (23). Entretanto, somente o homozigoto tem perda auditiva e apresenta defeitos muito mais graves do tubo neural. Dentre os casos de SW2, aproximadamente 20% são atribuíveis a uma mutação no gene do fator de transcrição associado à microftalmia *(MITF)*, localizado no cromossoma 3p12-14.

Também neste caso, é conhecida uma mutação no gene homólogo do camundongo, porém esses animais não são surdos no estado heterozigoto. Recentemente, na SW2 foi identificado um segundo gene, designado *SNAI2*, localizado no cromossoma 8q11. A evidência experimental demonstrou que o *MITF* ativa o promotor de *SNAI2*, ligando esses genes na via de desenvolvimento da crista neural. WS3 é causado por mutações no gene pax 3 (24). SW pode ser causada por mutações no gene receptor da endotelina B *(EDNRB)*, da endotelina 3 *(EDN3)* ou da *SOX-10*.

DISTÚRBIOS LIGADOS AO X

Os distúrbios ligados ao X são causados por genes no cromossoma X ou Y. Como no cromossoma Y não é encontrado qualquer gene responsável por perda auditiva, os distúrbios estudados neste capítulo são todos ligados ao X. Este tipo de herança é incomum entre os distúrbios auditivos, respondendo por apenas 1% a 2% dos casos. Entretanto, mostram-se associados com até 5% das perdas profundas não-sindrômicas em homens.

Distúrbios Não-Sindrômicos Ligados ao X

No cromossoma X são conhecidos quatro *loci* de perda auditiva não-sindrômica. O fenótipo mais bem caracterizado relaciona-se com a fixação do estribo com o gusher perilinfático, que é ligado ao X. Foi localizado no *locus* DFN3, que codifica o fator de transmissão *POU3F4*, e é associado à perda auditiva mista progressiva. As mulheres podem portar uma expressão leve deste gene. O *POU3F4* é localizado próximo ao gene que causa coroideremia, e a deleção desses genes produz a síndrome genética contígua de coroideremia, perda auditiva e retardamento mental. Para detectar os sinais preditivos da síndrome, como um aumento do canal auditivo externo com afinamento ou ausência do osso na base da cóclea, poderá ser usada a TC pré-operatória do osso temporal. Em razão do alto risco de gusher, deve ser cautelosamente considerada a cirurgia do estribo em qualquer paciente masculino jovem, em particular o que tenha história familiar de distúrbio ligado ao X ou com coroideremia.

Distúrbios Sindrômicos Ligados ao X

Doença de Norrie

A doença de Norrie é um raro distúrbio neuroevolutivo congênito caracterizado por uma cegueira rapidamente progressiva com pseudoglioma bilateral e vitreorretinopatia exsudativa e opacificação e degeneração ocular que resultam em microftalmia. A perda auditiva neurossensorial progressiva, com início na segunda ou terceira década, afeta aproximadamente um terço dos pacientes. Em algumas famílias ocorre também deterioração mental progressiva. O gene responsável pela doença de Norrie, o *NDP*, produz uma proteína chamada *norrina*, e parece ser um fator de crescimento semelhante ao fator β de transformação do crescimento, que é responsável pela vasculogênese. Algumas famílias apresentam deleções variáveis nesta região cromossômica, e as deleções envolvendo os genes contíguos, especialmente os genes da monoaminoxidase podem responder pelo variável achado de retardamento mental progressivo. Por outro lado, mutações totalmente dentro do gene NDS também produzirão retardo mental progressivo. (25).

Síndrome Otopalatodigital

A síndrome otopalatodigital consiste de hipertelorismo, deformidade craniofacial envolvendo a área supra-orbitária, achatamento da mesoface, nariz pequeno e fissura palatina. As pessoas afetadas têm baixa estatura, dedos das mãos e dos pés alargados e de comprimento variável, e um largo espaço entre o 1º e o 2º dedo dos pés. A perda auditiva de condução é geralmente causada por uma malformação ossicular, que pode ser passível de intervenção cirúrgica. As mulheres portadoras podem ter manifestações leves do distúrbio. O gene foi mapeado no Xq28 (26).

Síndrome de Wildervanck

A síndrome de Wildervanck engloba a malformação Klippel-Feil envolvendo fusão das vértebras cervicais, perda auditiva neurossensorial ou mista relacionada com a malformação óssea da orelha interna, e paralisia do sexto nervo craniano, que causa retração do olho durante o olhar fixo lateral (síndrome de retração de Duane). Na síndrome de Wildervanck, a perda auditiva ocorre quase sempre em mulheres, suscitando a possibilidade de herança ligada ao X dominante ou, nos homens, herança poligênica com letalidade. A seqüência Klippel-Feil isolada consiste em perda auditiva em aproximadamente um terço dos casos, porém raramente é familiar. Em uma pequena porcentagem (< 10% dos casos), a perda auditiva pode também estar associada à síndrome de retração de Duane (27).

Síndrome de Alport

A síndrome de Alport é caracterizada por variáveis graus de perda auditiva neurossensoraial progressiva com glomerulonefrite progressiva que induz ao estado de doença renal terminal. A perda auditiva pode não se manifestar senão na segunda década da vida. A doença renal, que pode se manifestar como hematúria na primeira infância ("fralda vermelha"), geralmente persiste assintomática durante vários anos antes da sua manifestação. Este componente é particularmente intenso, em homens, freqüentemente causando a morte por uremia antes dos 30 anos de idade. O diagnóstico precoce desta síndrome é essencial para facilitar o tratamento da doença renal. A síndrome de Alport é geneticamente heterogênea, com herança ligada ao X em 85% dos casos, e é causada por uma mutação em um gene do colágeno tipo 4 *(COL4A5)* (28). A mutação nos genes do colágeno tipo 4 produz uma forma autossômica recessiva da síndrome Alport, porém a expressão é ainda mais grave em homens. A síndrome de Fechtner é um distúrbio autossômico dominante semelhante, que é associado a uma perda auditiva progressiva, doença renal e macrotrombocitopenia.

Síndrome Distonia-Surdez

A síndrome distonia-surdez é uma rara forma neurodegenerativa, que foi originalmente descrita como não sindrômica e atribuída ao gene DFN1. Dados mais recentes mostraram que o distúrbio consiste de perda auditiva neurossensorial progressiva, perda da visão, incluindo miopia e redução do campo visual que progride para a cegueira cortical, distonia, fraturas e deterioração mental. É causada pela mutação em uma proteína *(DPP)* que, na base da homologia, parece estar envolvida no transporte das proteínas para as mitocôndrias (29).

DISTÚRBIOS MITOCONDRIAIS

As mitocôndrias são organelas citoplasmáticas que encerram pequenos pedaços de DNA em forma de anel. Cada mitocôndria contém 2 a 10 cópias do genoma mitocondrial. Cada cópia é composta de aproximadamente 16 kb que encerram os genes para o RNA mensageiro, ribossômico e transportador necessários para a síntese das proteínas mitocondriais. Essas proteínas interagem com as proteínas codificadas pelos cromossomas nucleares para facilitar a produção de energia através da síntese do trifosfato de adenosina e da fosforilação oxidativa. Uma mutação no genoma mitocondrial pode afetar esta produção de energia. Em resultado, os tecidos que requerem altos níveis de energia (p. ex., músculo) são afetados desproporcionalmente. A rapidez da mutação do DNA mitocondrial excede a do DNA nuclear porque os mecanismos de reparo na mitocôndria são menos eficazes.

A herança mitocondrial é estritamente diferente do tipo de herança dos genes nucleares. Como o esperma transmite poucas ou nenhuma mitocôndria, quase toda a contribuição é do ovo. O resultado é uma herança matrilinear que afeta igualmente a descendência masculina e feminina. Se a mãe for *homoplásmica* para uma mutação mitocondrial, toda a sua descendência será afetada. Entre as centenas de mitocôndrias em cada célula, só uma pequena fração pode conter uma mutação específica, conhecida como *heteroplasmia*, e diferentes porcentagens de mitocôndrias que sofreram mutações podem estar presentes nos diferentes tecidos.

Perda Auditiva Mitocondrial Não-Sindrômica

Recentemente tem havido progresso no conhecimento da associação de mutações mitocondriais à perda auditiva não-sindrômicas e à ototoxicidade. Diversas mutações nos genes 12S rRNA e no tRNA^{ser} foram genética e bioquimicamente ligadas às perdas auditivas. É de relevância clínica particular o fato de que os pacientes com as mutações 12S rRNA manifestavam predisposição genética para perda auditiva induzida por aminoglicosídios. Perdas auditivas mais leves podem ser manifestadas entre membros familiares que têm essas mutações, mas que não foram expostos aos aminoglicosídios. Os *loci* 961, 1494 e 1555 estão ligados à predisposição genética para perda auditiva induzida por aminoglicosídios. Uma das mutações mais freqüentemente descritas é a A1555G, porém uma variedade de mutações nos *loci* 961 pode se mostrar mais prevalente. É estimado que as mutações 1555 estejam presentes em cerca de 2% da população com perda auditiva e em cerca de 0,5% da população geral dos EUA. As mutações mitocondriais que predispõem os pacientes para a ototoxicidade pelos aminoglicosídios podem estar presentes em 1% a 2% dos recém-nascidos. A prevalência relativamente alta dessas mutações poderá tornar a triagem genética de 12S rRNA valiosa para os neonatologistas. O mecanismo desse efeito ototóxico pode estar relacionado com essas mutações, tornando o 12S rRNA estruturalmente semelhante ao 16S rRNA encontrado nas bactérias. Foi observado que o efeito bactericida dos aminoglicosídios ocorre no 16S rRNA (30).

Como o acúmulo gradual de mutações mitocondriais nos tecidos afetados pode piorar o fenótipo no decorrer do tempo, alguns autores postularam um papel mitocondrial na presbiacusia. Entretanto, até agora não existe evidência definitiva. Adicionalmente, poucas famílias têm declaradamente perda auditiva não-sindrômica devida à combinação de uma mutação mitocondrial com uma mutação recessiva no gene nuclear.

Distúrbios Mitocondriais Sindrômicos

As doenças mitocondriais envolvem tipicamente degeneração neuromuscular progressiva com ataxia, oftalmoplegia e perda auditiva progressiva. As síndromes que envolvem perda neurossensorial incluem as seguintes:

- **MELAS** (*e*ncefalopatia *m*itocondrial, *a*cidose *l*áctica e apoplexia). Cerca de 30% dos pacientes têm perda auditiva. Os sinais são altamente variáveis e podem incluir vômitos intermitentes, fraqueza nos membros, episódios apoplexiformes, paralisia parcial, cegueira parcial, convulsões, cefaléias enxaqueca-símiles, diabetes, baixa estatura, problemas cardíacos e problemas renais.

- **MIDD** (diabetes herdado da mãe e surdez). Esta afecção a uma mutação mitocondrial única no mesmo gene que causa MELAS (tRNA^{lys}). Adicionalmente, casos de MIDD têm sido ligados a grandes deleções, inserções e mutações em ponto no gene tRNA^{glu} (29,31).

- **Síndrome de Kearns-Sayre** (SKK). Além da perda neurossensorial, os sinais incluem ataxia, baixa estatura, puberdade retardada, oftalmoplegia e retinopatia.

- **MERRF** (epilepsia mioclônica com fibras vermelhas anfractuosas). Além da perda auditiva neurossensorial, os sinais incluem epilepsia, ataxia e, possivelmente, atrofia óptica.

SÍNDROMES CROMOSSÔMICAS

Síndrome de Down

Crianças com a síndrome de Down manifestam com freqüência doença da orelha média e da mastóide, mas podem também apresentar perda auditiva neurossensorial. Por isso, é essencial um cuidadoso acompanhamento audiológico e timpanométrico. A trissomia 13 é muitas vezes letal no período de recém-nascido, mas os sobreviventes podem ter acentuada perda neurossensorial.

Síndrome de Turner

A síndrome de Turner, monossômica para todo ou parte de cromossoma X, apresenta-se em geral em mulheres sob a forma de disgenesia gonadal, baixa estatura e, muitas vezes, dobras cervicais e tórax em escudo. Podem apresentar perda auditiva neurossensorial, condutiva ou mista. A perda auditiva pode ser progressiva e, à parte do edema ao nascer, poderá ser a primeira evidência da síndrome entre as meninas pré-puberes.

DISTÚRBIOS GENÉTICOS MULTIFATORIAIS

Alguns distúrbios genéticos não podem ser atribuídos à ação de um gene único, sendo causados pela interação de fatores genéticos com influências ambientais. Exemplos deste tipo de herança são as síndromes de fissuras com perda auditiva condutiva e o espectro Goldenhar. Neste último, pode ser encontrada uma história familiar em aproximadamente 6% dos casos, porém podem ocorrer diferentes aspectos do espectro, mesmo dentro da mesma família. Os sinais consistem em depressões ou protuberâncias pré-auriculares, anomalias vertebrais (p. ex., vértebras hipoplásicas ou hemivértebras na região cervical), dermóides epibulbares e coloboma da pálpebra superior. O espectro Goldenhar (também chamado displasia oculoauriculovertebral) tem sido descrito em algumas famílias como sendo herdado de modo autossômico dominante, porém agregando-se em uma única família. Outras condições admitidas como representando herança multifatorial são a maior suscetibilidade para perda auditiva que é associada ao diabetes ou à hiperlipidemia.

AVALIAÇÃO DA PERDA AUDITIVA E ACONSELHAMENTO GENÉTICO

Na identificação da perturbação auditiva em lactentes têm sido dados largos passos. Os programas de detecção precoce e de intervenção auditiva (DPIA) estão atualmente mantidos em um grande número de centros em todo o EUA. Este programa é baseado no que é designado como a "regra um-três-seis" (32). O teste auditivo é efetuado antes de 1 mês de idade, a avaliação audiométrica definitiva antes dos 3 meses, e a inclusão nos programas de reabilitação é efetuada antes dos 6 meses de idade. Até o momento, 38 Estados legislaram programas DPIA. Nos estados restantes, muitos centros médicos iniciaram programas voluntários de triagem auditiva de recém-nascidos.

Os clínicos, quando diante de pacientes pediátricos com perda auditiva identificada, devem rever cuidadosamente a história médica pré-natal, perinatal e pós-natal. Deverão reunir uma história familiar detalhada, incluindo um gráfico do *pedigree* que inclua parentes do terceiro grau. Devem ser feitas perguntas para determinar a saúde e o estado da audição de outros membros da família que podem ter manifestações sutis (p. ex., covinhas na orelha) que podem representar variáveis expressões fenotípicas de uma síndrome com perda auditiva. Para validar a história e determinar se existe uma perda auditiva progressiva familiar devem ser também revistos os dados audiológicos prévios do paciente e de outros membros da família. Deve ser feito também um cuidadoso exame físico para detectar sinais sutis de uma possível síndrome genética. Na dependência da história e dos sinais físicos, poderão ser necessárias outras consultas clínicas (p. ex., genética, oftalmologia), imagens radiológicas e exames laboratoriais.

Outrora, era postulada a condução de uma ampla avaliação simultânea para os pacientes pediátricos com perda auditiva neurossensorial. Entretanto, dados recentes mostraram que uma avaliação seqüencial com um teste genético como passo inicial é um paradigma muito mais prudente e custo-eficaz (3). Além do teste *GJB2*, atualmente são incluídos na avaliação de rotina desses pacientes os testes mitocondriais, da deleção *GJB6* e do *SLC26A4*.

O aconselhamento genético fornece aos pais informações sobre a causa da perda auditiva do seu filho e o tipo previsto de herança do distúrbio genético. Os conselheiros, bem como os outros membros da equipe otológica, devem imaginar que podem se manifestar certo número de situações clínicas e genéticas peculiares. Primeiramente, poderão encontrar casais que são surdos. Esses casais podem não considerar ter um filho surdo como sobrecarga. Ao contrário, poderão ter orgulho da sua herança, da sua linguagem (American Sign Language) e da capacidade das pessoas surdas através da história. A sensibilidade a esta perspectiva é essencial, assim como a disponibilidade de um intérprete que saiba comunicar a terminologia genética (33). Mesmo nas uniões em que ambas as pessoas são surdas, salvo se os parceiros têm uma perda auditiva de causa genética idêntica, é pequeno o risco real de ter um filho afetado. Em segundo lugar, todos os profissionais devem ter conhecimento de que os distúrbios mitocondriais têm um tipo único de herança, que muitas vezes passa despercebido. O risco de um distúrbio mitocondrial depende se a mãe é homoplásmica ou heteroplásmica, e se são necessários outros fatores genéticos ou não-genéticos para a expressão. A descendência de um homem com distúrbio mitocondrial não está em risco. Finalmente, um problema comum na perda auditiva não-sindrômica é a presença de fenocópias, que são duas causas distintas tendo o mesmo fenótipo. Por exemplo, o clínico pode estar distante de um paciente que tem uma perda auditiva relacionada a uma infecção ou a um fator ambiental. Este paciente pode pertencer a uma família com história de perda auditiva genética. Essas fenocópias poderão tornar muito difícil os estudos de identificação do gene e a previsão clínica da recorrência.

Em suma, os rápidos avanços da genética molecular exerceram um impacto direto sobre a prática clínica e é essencial que os clínicos responsáveis pelo tratamento de pacientes pediátricos com perda auditiva herdada, estejam familiarizados com esses avanços. O futuro traz a promessa de estratégias eficazes para acuradamente triar, diagnosticar, prevenir e melhorar essas perdas.

PONTOS IMPORTANTES

- Vários estudos populacionais estimaram que 50% dos casos de perda auditiva na infância são causados por fatores genéticos. Dentre esses, 75% a 80% envolvem genes autossômicos recessivos; os restantes são dominantes, ligados ao X, mitocondriais ou cromossômicas.
- A perda auditiva genética pode ser congênita ou de início retardado, progressiva ou não progressiva, unilateral ou bilateral, sindrômica ou não-sindrômica. As síndromes genéticas com perda auditiva são comumente classificadas de acordo com o envolvimento de outros sistemas. Os distúrbios auditivos não-sindrômicos são classificados de acordo com as características audiológicas, com a idade de início, a presença ou ausência de progressão e do modo de herança.
- Os genes humanos são arrumados linearmente dentro dos 23 pares de cromossomas, que são compostos de 22 pares de autossomas e 1 par de cromossomas sexuais. Um gene pode ter diversos códigos alternativos ou alelos. O genótipo de um traço específico pode consistir de dois alelos idênticos (homozigoto) ou de dois alelos diferentes (heterozigoto).
- O fenótipo é determinado por quais alelos estão presentes e como eles interagem. Um alelo dominante é expresso no estado homozigoto ou heterozigoto, enquanto que um alelo autossômico recessivo é expresso somente nos homozigotos. Os genes ligados ao X recessivos são expressos em homens, e em geral não nos portadores femininos. Certos genes dominantes têm carência de penetrância e variável expressividade, mesmo dentro da mesma família. Os distúrbios hereditários podem ser também causados por anormalidades do cromossoma.

- Os distúrbios autossômicos dominantes acompanhados de perda auditiva incluem a síndrome de Waardenburg, a síndrome de Stickler, a síndrome branquiootorrenal, a síndrome de Treacher Collins, neurofibromatose, otosclerose e pelo menos quatro formas de perda auditiva não-sindrômica.
- Os distúrbios autossômicos recessivos associados à perda auditiva incluem síndrome de Usher, síndrome de Pendred, síndrome de Jervell e Lange-Nielsen, e pelo menos três subtipos de perda auditiva não-sindrômica. As mutações no gene GJB2 respondem como causadoras em 20% dos pacientes que têm perda auditiva neurossensorial e em cerca de um terço dos casos de perda auditiva entre grave e profunda.
- Os grandes distúrbios ligados ao X que incluem perda auditiva são doença de Norrie, síndrome otopalatodigital, síndrome de Wildervanck, síndrome de Alport e diversos tipos de perda auditiva neurossensorial grave congênita não-sindrômica. Exemplos de herança multifatorial são a síndrome de fissuras e o espectro Goldenhar.
- Uma origem mitocondrial responde por cerca de 2% das perdas auditivas neurossensoriais. Alguns casos manifestam envolvimento multissistêmico, porém é admitido que a maioria seja não-sindrômica. De particular relevância clínica é que as mutações específicas no gene 12S rRNA são relacionadas com a ototoxicidade aminoglicosídica.
- O aconselhamento sobre perda auditiva genética é complexo porque as histórias familiares envolvem muitas vezes um número de casamentos entre pessoas surdas com perda auditiva de causa incerta. Um paradigma de avaliação seqüencial é necessário, com a testagem genética sendo a pedra angular da avaliação.

REFERÊNCIAS

1. Kelsell DP, Dunlop J, Stevens HP, et al. Connexin 26 mutations in hereditary non-syndromic sensorineural deafness. *Nature* 1997;387:80-83.
2. Del Castillo I M-PM, Del Castillo FJ, Brownstein Z, et al. Prevalence and evolutionary origins of the del (GJB6-D13S1830) mutation in the DFNB1 locus in hearing-impaired subjects: a multicenter study. *Am J Hum Genet* 2003;73:1452-1458.
3. Preciado D LL, Cohen A, Madden C, et al. A diagnostic paradigm for childhood idiopathic sensorineural hearing loss. *Otolaryngol Head Neck Surg* 2004;131:804-809.
4. Green GE, Scott DA, McDonald JM, et al. Performance of cochlear implant recipients with GJB2-related deafness. *Am J Med Genet* 2002;109:167-170.
5. Varga R, Kelley PM, Keats BJ, et al. Non-syndromic recessive auditory neuropathy is the result of mutations in the otoferlin (OTOF) gene. *J Med Genet* 2003;40:45-50.
6. Neyroud N, Tesson F, Denjoy I, et al. A novel mutation in the potassium channel gene KVLQT1 causes the Jervell and Lange-Nielsen cardioauditory syndrome. *Nat Genet* 1997;15:186-189.
7. Schulze-Bahr E, Wang Q, Wedekind H, et al. KCNE1 mutations cause Jervell and Lange- syndrome. *Nat Genet* 1997;17:267-268.
8. Everett LA, Glaser B, Beck JC, et al. Pendred syndrome is caused by mutations in a putative sulphate transporter gene (PDS). *Nat Genet* 1997;17:411-422.
9. Cremers WR, Bolder C, Admiraal RJ, et al. Progressive sensorineural hearing loss and a widened vestibular

aqueduct in Pendred syndrome. *Arch Otolaryngol Head Neck Surg* 1998;124:501-505.
10. Weil D, Blanchard S, Kaplan J, et al. Defective myosin VIIA gene responsible for Usher syndrome type 1B. *Nature* 1995;374:60-61.
11. Eudy JD, Weston MD, Yao S, et al. Mutation of a gene encoding a protein with extracellular matrix motifs in Usher syndrome type IIa. *Science* 1998;280:1753-1757.
12. Smith RJ, Van Camp, Guy. Hereditary Hearing Loss Homepage.* In: 2004.
13. Starr A, Michalewski HJ, Zeng FG, et al. Pathology and physiology of auditory neuropathy with a novel mutation in the MPZ gene (Tyr145->Ser). *Brain* 2003;126:1604-1619.
14. Fransen E, Verstreken M, Verhagen WI, et al. High prevalence of symptoms of Ménière's disease in three families with a mutation in the COCH gene. *Hum Mol Genet* 1999;8:1425-1429.
15. Usami S, Takahashi K, Yuge I, et al. Mutations in the COCH gene are a frequent cause of autosomal dominant progressive cochleovestibular dysfunction, but not of Ménière s disease. *Eur J Hum Genet* 2003;11(10):744-748.
16. Chen A, Francis M, Ni L, et al. Phenotypic manifestations of branchio-oto-renal syndrome. *Am J Med Genet* 1995;58:365-370.
17. Abdelhak S, Kalatzis V, Heilig R, et al. A human homologue of the Drosophila eyes absent gene underlies branchio-oto-renal (BOR) syndrome and identifies a novel gene family. *Nat Genet* 1997;15:157-164.
18. Chang EH, Menezes M, Meyer NC, et al. Branchio-oto-renal syndrome: the mutation spectrum in EYA1 and its phenotypic consequences. *Hum Mutat* 2004;23:582-589.
19. Van Den Bogaert K, Govaerts PJ, De Leenheer EM, et al. Otosclerosis: a genetically heterogeneous disease involving at least three different genes. *Bone* 2002;30:624-630.
20. Snead MP, Yates JR. Clinical and molecular genetics of Stickler syndrome. *J Med Genet* 1999;36:353-359.
21. Dixon MJ. Treacher Collins syndrome. *Hum Mol Genet* 1996;5(Spec No):1391-1396.
22. Madden C, Halstead MJ, Hopkin RJ, et al. Temporal bone anomalies associated with hearing loss in Waardenburg syndrome. *Laryngoscope* 2003;113:2035-2041.
23. Tassabehji M, Read AP, Newton VE, et al. Waardenburg's syndrome patients have mutations in the human homologue of the Pax-3 paired box gene. *Nature* 1992;355:635-636.
24. Hoth CF, Milunsky A, Lipsky N, et al. Mutations in the paired domain of the human PAX3 gene cause Klein-Waardenburg syndrome (WS-III) as well as Waardenburg syndrome type I (WS-I). *Am J Hum Genet* 1993;52:455-462.
25. Berger W, Meindl A, van de Pol TL et al. Isolation of a candidate gene for Norrie disease by positional cloning. *Nat Genet* 1992;1:199-203.
26. Biancalana V, Le Marec B, Odent S, et al. Oto-palato-digital syndrome type I: further evidence for assignment of the locus to Xq28. *Hum Genet* 1991;88:228-230.
27. Eisemann ML, Sharma GK. The Wildervanck syndrome: cervicooculo-acoustic dysplasia. *Otolaryngol Head Neck Surg* 1979;87:892-897.
28. Barker DF, Hostikka SL, Zhou J, et al. Identification of mutations in the COL4A5 collagen gene in Alport syndrome. *Science* 1990;248:1224-1227.
29. Jin H, May M, Tranebjaerg L, et al. A novel X-linked gene, DDP, shows mutations in families with deafness (DFN-1), dystonia, mental deficiency and blindness. *Nat Genet* 1996;14:177-180.
30. Prezant TR, Agapian JV, Bohlman MC, et al. Mitochondrial ribosomal RNA mutation associated with both antibiotic-induced and non-syndromic deafness. *Nat Genet* 1993;4:289-294.
31. van den Ouweland JM, Lemkes HH, Ruitenbeek W, et al. Mutation in mitochondrial tRNA(Leu) (UUR) gene in a large pedigree with maternally transmitted type II diabetes mellitus and deafness. *Nat Genet* 1992;1:368-371.
32. Infants Testing for Hearing Loss-United States, 1999-2001. *MMWR* 2003;54:981-984.
33. Boughman JA, Shaver KA. Responsibilities in genetic counseling for the deaf. *Am J Hum Genet* 1983;35:1317-1319.

*Para referências completas dos genes listados no texto, refira-se a Online Mendelian Inheritance in Man (http://www.ncbi.nlm.nih.gov/entrez/query.fcgi?db=OMIM).

CAPÍTULO 22

Fissuras Labial e Palatina – Avaliação e Tratamento da Deformidade Primária

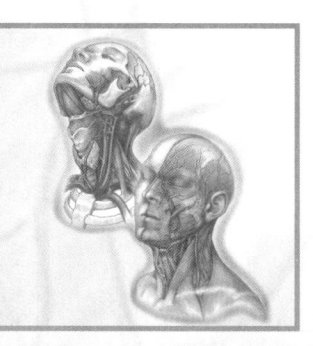

Robin A. Dyleski ■ Dennis M. Crockett

A fissura labial com ou sem fissura palatina [FL(P)] é a malformação craniocervical congênita mais comum. O nascimento de uma criança com uma fissura é um momento difícil e emocionalmente preocupante para a família da criança. A avaliação e o tratamento de uma criança com fissura labial e/ou fissura palatina requer uma abordagem ampla e multidisciplinar prolongada, em termos de intervenção clínica, cirúrgica, odontológica e psicológica mais bem alcançada com uma equipe de fissura palatina.

Este capítulo apresenta uma revisão da avaliação inicial e dos cuidados primários de uma criança que nasceu com uma fissura labial, com uma fissura palatina ou com ambas: não pretende substituir nem competir com os textos mais amplos sobre o assunto. Primeiramente, estudaremos a incidência, a genética, a embriologia e a classificação da fissura labial e da fissura palatina, em conjunto ao tratamento médico geral do lactente. A segunda seção estuda o reparo unilateral ou bilateral da fissura palatina, incluindo a cronologia da operação, com os objetivos e as técnicas do procedimento. Na terceira seção apresentamos as técnicas do reparo da fissura palatina, incluindo o papel bem estabelecido da equipe multidisciplinar. Finalmente, estudaremos alguns dos avanços que estão sendo feitos na avaliação pré-natal e nos problemas do diagnóstico, do aconselhamento e das tecnologias pré-natais.

INCIDÊNCIA E GENÉTICA

Fissura labial e fissura palatina são malformações congênitas comuns (1), perdendo apenas para o pé torto *(talipes equinovarus)* na freqüência da ocorrência. A fissura labial com ou sem fissura palatina parece ser geneticamente distinta da fissura palatina isolada sem fissura labial. A primeira ocorre em cerca de 1 entre 1.000 recém-nascidos nos Estados Unidos (considerando todos os grupos raciais) e a última em cerca de 1 de 2.000. A incidência da FL(P) é variável nos grupos étnicos, com a mais alta freqüência ocorrendo entre os índios americanos, aproximadamente 3,6 entre 1.000 nascimentos (1), seguido por asiáticos com 2,1 entre 1.000, e negros com 0,41 entre 1.000 nascimentos (2). Inversamente, a incidência da FP é constante entre os grupos étnicos (0,5 entre 1.000) (2). As diferenças entre sexos (relação masculinos: femininos) são observadas como sendo de 2:1 para FL(P) e de 1:2 para FP. Globalmente, a prevalência dos tipos de fissura na população dos Estados Unidos é como segue: fissura completa do lábio, do alvéolo e do palato, aproximadamente 45%; fissura do lábio, do alvéolo ou de ambos, aproximadamente 25%; e FP, cerca de 30%.

Tanto a FL(P) quanto a FP podem ser categorizadas como sindrômicas e não-sindrômicas. As fissuras sindrômicas são as que fazem parte ou são associadas ao modelo conhecido de malformação humana ou de síndrome. A causa das fissuras sindrômicas pode ser a transmissão de gene único (herança autossômica dominante, autossômica recessiva ou ligada ao X) ou aberrações cromossômicas (trissomia, deleção, adição, ou translocação). Outras causas podem resultar em fissuras com uma síndrome reconhecida, como teratógenos (etanol, talidomida, fenitoína) e fatores ambientais (síndrome da banda amniótica, diabetes melito materno, deficiência de folato dietético materno [3,4], etanol ou exposição à fumaça de tabaco). As estimativas da porcentagem de causas sindrômicas nos pacientes com fissuras têm variado desde elevadas até 60% até baixas a 15%. São conhecidas mais de 200 síndromes que incluem uma fissura facial (1) como manifestação (Tabela 22.1). Um cuidadoso exame da cabeça e pescoço e a pesquisa de quaisquer outras anomalias estruturais, como sinostose, telecanto, hipoplasia maxilar ou malar, orelha anormal ou atrésica, paresia ou paralisia do nervo facial, forma anormal da mandíbula, e excursão ou má oclusão, podem contribuir para identificar a presença de uma síndrome (1). A identificação de uma síndrome, especialmente a que tenha um modo

TABELA 22.1
SÍNDROMES COMUNS COM FENDAS FACIAIS

Síndrome	Tipo de Fenda	Modo de Herança
Apert	FP	AD
Displasia ectodérmica	FL ± FP	AR
Orofacial-digital I	FL ± FP	Ligada ao X
Orofacial-digital II	FL ± FP	AR
Stickler	FP	AD
Treacher-Collins	FP	AD
Van der Woude	FL ± FP	AD
Waardenburg	FL ± FP	AD

FL, fenda labial; FP, fenda palatina; AD, autossômico dominante; AR, autossômico recessivo.

TABELA 22.2
TAXAS DE RISCO DE RECORRÊNCIA DE FENDA LABIAL COM OU SEM FENDA PALATINA, E DE FENDA PALATINA ISOLADA

	Porcentagem de Recorrências Previstas	
Parentes Afetados	Fenda Labial ± Fenda Palatina	Palatina Isolada
Um irmão	4,4	2,50
Um dos pais	3,2	6,80
Um irmão, um dos pais	15,8	14,90
Dois irmãos	9,0	1,00

Adaptado de Curtis E, *et al. Am J Dis Child* 1961;102:853; com permissão.

conhecido de herança, tem importantes implicações prognósticas e é importante para a família em termos de aconselhamento genético.

Os pacientes com uma fissura são classificados como não-sindrômicos quando não apresentam outras anomalias de cabeça e pescoço, nenhuma malformação de órgão sistêmico, e nenhuma história conhecida de exposição ambiental que predisponha a fissura, e tenha uma função cognitiva e crescimento físico normais. A análise de segregação de pacientes com fissuras sugere que a causa das fissuras faciais não-sindrômicas seja uma herança multifatorial, conforme é evidenciado pela ocorrência freqüente de fissuras em famílias sem a demonstração de um tipo mendeliano de herança. Recentemente, importantes estudos identificaram *loci* de genes que são envolvidos no desenvolvimento de FL e de FL(P) em modelos humanos e em animais (5). Esses investigadores determinaram que tanto os precursores genéticos quanto as interações ambientais operam no desenvolvimento de uma fissura (6). Importantes avanços na pesquisa genética são a verificação de que existem *loci* de genes suscetíveis a expressões polimórficas, como o fator 6 regulador do interferon (IRF6) (7) e fator alfa do crescimento tumoral (TGF-α) (8), que são importantes fatores que influenciam o desenvolvimento da fissura labial e palatina nas populações humanas. Em razão da interação multifacetada da exposição ambiental com os complexos genéticos e, atualmente, com o conhecido polimorfismo genético, as taxas de risco de recorrências baseadas nos estudos das fissuras nas populações representam nossos melhores esforços para proporcionar aconselhamento genético para as famílias com crianças portadoras de fissuras não-sindrômicas (Tabela 22.2).

CONSIDERAÇÕES EMBRIOLÓGICAS E CLASSIFICAÇÃO

O desenvolvimento embriológico normal do lábio e do palato pode ser sistematizado em duas fases: a primeira (tendo início na 4ª ou 5ª semana de gestação), envolvendo o desenvolvimento do lábio superior, do nariz e do palato primário ou pré-maxila (a parte do palato ósseo anterior ao forame incisivo contendo os quatro incisivos superiores), e a segunda fase (começando na 8ª ou 9ª semana da gestação), envolvendo o desenvolvimento do palato secundário (o palato duro e o palato mole posterior ao forame incisivo).

A primeira fase consiste em proliferação do mesoderma e do ectoderma no processo frontonasal. O processo frontonasal tem três componentes: (a) um componente anterior labial, que forma o filtro; (b) um componente anterior palatino, formando a parte alveolar da pré-maxila (com os incisivos central e lateral superiores); e (c) um componente palatino posterior formando a parte do palato duro anterior ao forame incisivo. Lateralmente, ocorre proliferação do mesoderma com o ectoderma suprajacente no processo maxilar que finalmente forma os segmentos laterais do lábio a as asas nasais.

A formação embrionária do processo frontonasal começa com a diferenciação do epitélio do placóide olfativo (9). O movimento morfogenético do placóide e o crescimento diferencial formam o característico caracol do placóide dentro das asas nasais. A teoria mais recente da formação palatal envolve o contato, com subseqüente reabsorção das células epiteliais da superfície de contato e adesão da proeminência da superfície contactante. É admitido que isto ocorra tanto na formação primária quanto na secundária da formação do palato (isto é, contato, perda das células epiteliais da superfície e contato mesodérmico com fusão e penetração através da junção). As diferenças no tempo gestacional do desenvolvimento e da fusão do palato primário (cerca de 30 dias) com o palato secundário (cerca de 50 dias) são refletidas nos diferentes tipos de herança genética.

A segunda fase, ou desenvolvimento do palato secundário, envolve o crescimento medial da prateleira

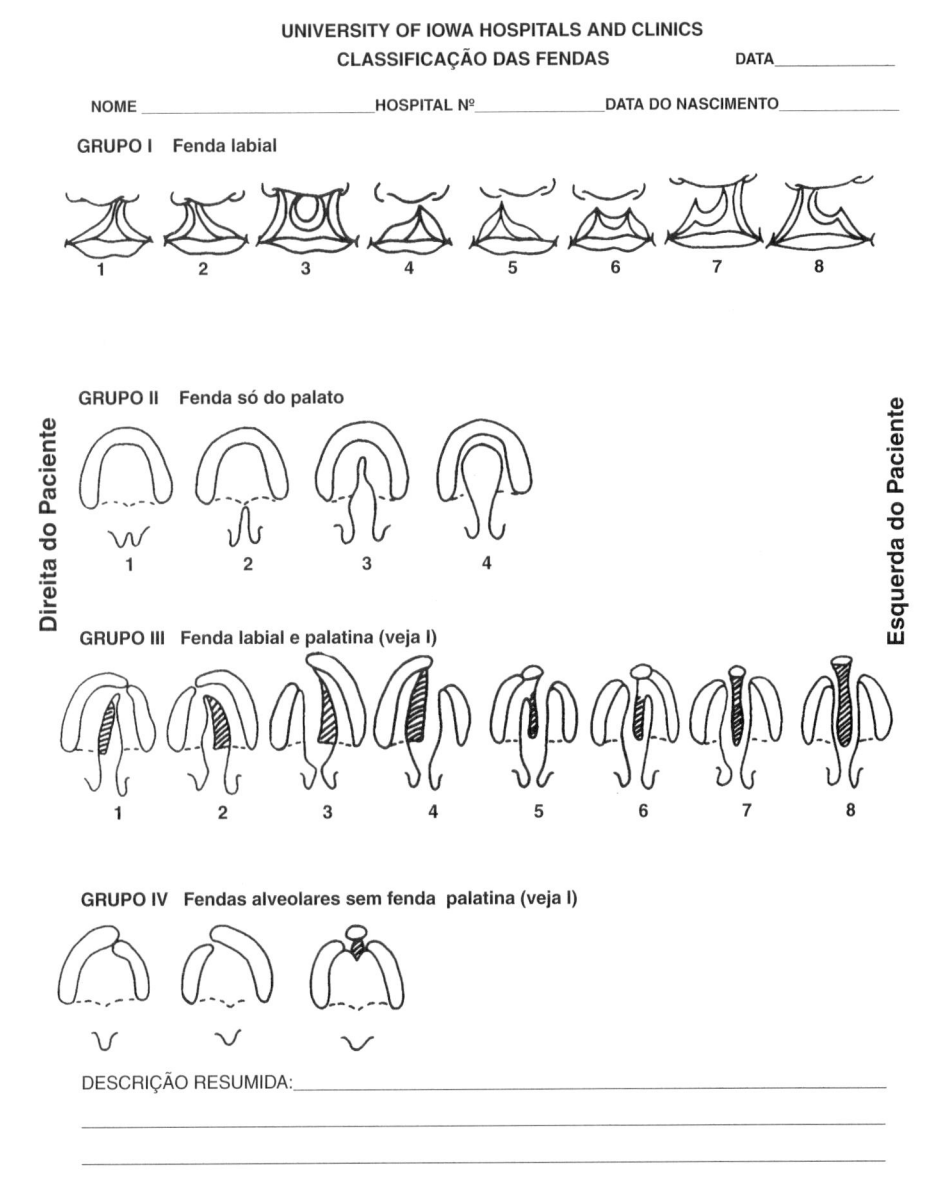

Figura 22.1

Esquema de classificação de fendas usado pela Universidade de Iowa.

palatina (mesoderma) que se origina na maxila lateral. Inicialmente, as prateleiras ficam no canto superior por causa dos primórdios da língua, porém finalmente se desviam para baixo e se fundem na linha média. A fusão ocorre primeiro no forame incisivo e progride posteriormente para a úvula.

O conhecimento da embriogênese das fissuras permite sua classificação. Embora não universalmente aceito, existe um sistema de terminologia e de classificação das fissuras, e um esquema de classificação útil (10) é usado pelo Department of Otolaryngology-Head and Neck Surgery da Universidade de Iowa (Fig. 22.1). As fissuras labiais podem ser direita ou esquerda, ou bilateral (grupo I). Podem ser completas (com extensão para o assoalho nasal) ou incompletas (estendendo-se a partir de uma leve diástase muscular no vermelhão até à pequena ponte de tecido no assoalho nasal). Poderá ocorrer uma fissura envolvendo apenas um lábio como uma entidade isolada, porém uma fissura do alvéolo é sempre associada à fissura do lábio.

O grupo III inclui crianças com fissura labial e palatina. As fissuras do palato podem ser divididas em primária (envolvimento até o forame incisivo, grupo IV) e secundária (envolvimento posterior ao forame incisivo, grupo II). As fissuras palatinas podem ser também unilateral (o processo palatino de um lado é fundido com o septo, resultando em comunicação das cavidades oral e nasal somente de um lado) ou bilateral (nenhuma comunicação entre o processo palatino e o septo). Uma fissura palatina completa refere-se a uma fissura tanto do palato primário quanto do secundário e é quase sempre associada a uma fissura labial.

O termo *fissura palatina incompleta* significa uma fissura do palato secundário ou pode ser usado para descrever uma fissura palatina com uma área de mucosa íntegra. A clássica fissura palatina submucosa (úvula bífida, diástase dos músculos levantadores da linha média e uma abertura em v causada por perda da espinha nasal posterior) é precisamente uma expressão atenuada ou incompleta de uma fissura do palato secundário.

ABORDAGEM DA EQUIPE GERAL DE TRATAMENTO

Como os problemas defrontados pela criança afetada e por seus pais são complexos, variados e a longo-termo, o cirurgião de reconstrução facial deve estar aliado com uma equipe multidisciplinar. Isto engloba uma consulta valiosa com colegas pediatras, cirurgiões plásticos, odontologistas, ortodontistas e fonoaudiólogos em uma base regular. Quando necessários devem ser consultados outros profissionais (p. ex., neurocirurgiões, oftalmologistas e cirurgiões crânio-maxilo-faciais), bem como cirurgiões orais, geneticistas, enfermeiras e agentes sociais. A equipe de abordagem funciona melhor de um modo interdisciplinar para se obter um ótimo resultado funcional e estético.

TRATAMENTO INICIAL E PROBLEMAS PSICOSSOCIAIS

Após o nascimento de uma criança com fissura, os pais freqüentemente reagem com frustração e raiva, seguidos por depressão ou complexo de culpa. O aconselhamento inicial é importante e deve ser programado o mais cedo possível com um profissional de saúde perito no aconselhamento de pais portadores de anomalias craniofaciais. Esta intervenção deve permitir aos pais verbalizarem seus sentimentos, e devem ser tranqüilizados de que não são responsáveis pela deformidade. Devem ser demonstrados os cuidados e a alimentação nos primeiros meses da vida e deve ser oferecido um esboço geral para o tratamento da criança a longo prazo.

CUIDADOS DE ENFERMAGEM E PROBLEMAS DE ALIMENTAÇÃO

A primeira prioridade médica é estabelecer a alimentação e a nutrição suficientes. Os lactentes com uma fissura apenas do lábio ou do alvéolo muitas vezes alimentam-se quase normalmente na mamadeira ou no seio. Os lactentes com fissura labial ou palatina completa ou com fissura palatina têm inicialmente problemas com a alimentação significativos. De modo geral, nas fissuras mais amplas e mais extensas, observa-se que a maior dificuldade com a alimentação é a incapacidade do lactente em promover um fechamento da boca suficiente em volta do mamilo para realizar a vedação. Este empecilho faz a criança se cansar facilmente, deglutir uma grande quantidade de ar, e requer freqüentes eructações. Com a educação e com o aprendizado, é em geral possível que o lactente se alimente com um bico de mamadeira de "prematuros" (são mais moles e mais facilmente conformados com a fissura) ou com outros bicos especializados, como as mamadeiras Pigeon ou Haberman (ambas têm uma válvula com "mão única" dentro do bico, permitindo um fluxo melhor da fórmula). A posição ereta com o queixo apoiado ajuda a minimizar a regurgitação nasal. Os bebês com uma fenda ampla e com problemas contínuos de alimentação, algumas vezes podem se beneficiar com uma prótese de obturação do palato. Os pacientes devem receber alta do hospital quando os pais se sentirem mais tranqüilos com a técnica alimentar escolhida e o lactente estiver adequadamente nutrido e hidratado. É necessário um acompanhamento freqüente para garantir que o lactente esteja ganhando peso e se desenvolvendo.

DEFORMIDADE ANATÔMICA DA FISSURA LABIAL E PALATINA

A deformidade anatômica associada à FL(P) envolve os tecidos moles do lábio e do nariz, as estruturas de suporte cartilaginoso e ósseo do nariz e do palato, e a maxila óssea subjacente.

Fissura Labial Unilateral

Embora o grau da deformidade dependa da gravidade da fissura, o músculo orbicular dos lábios, a suplência sanguínea e a inervação seguem a forma externa ou a silhueta da fissura labial (11). Na fissura labial incompleta, as fibras musculares do orbicular da boca estão muitas vezes íntegras, porém diminuídas e hipoplásicas no percurso da largura da fissura. Na fissura labial completa, as fibras musculares estão dirigidas para cima, seguindo as margens da fissura e terminam medialmente na base da columela e abaixo das asas nasais lateralmente. Muitas vezes existe um aumento do volume do músculo no segmento lateral, enquanto que o músculo está deficiente no segmento medial. O vermelhão tende a ser mais fino no lado medial, o que é um fato importante a notar durante o reparo definitivo do lábio.

A deformidade nasal associada à fissura labial unilateral envolve a asa nasal, a base alar, a columela, a crura medial e lateral da cartilagem lateral inferior, a ponta nasal e o septo, bem como a maxila subjacente. Como o segmento maxilar lateral está muitas vezes deslocado para baixo, a base alar e a crura lateral estão desviadas para o lado e para baixo. Em resultado, a ponta nasal está achatada e girada para baixo do lado da fissura; a columela é curta, causando uma orientação horizontal para a narina no lado da fissura.

Fissura Labial Bilateral

Na fissura labial e palatina bilateral completa, a anatomia dos dois segmentos laterais dos lábios são semelhantes aos da fissura labial unilateral (12). Na fissura labial bilateral, a deformidade nasal envolve muitas vezes um comprimento muito curto da columela, bem como asas largamente dilatadas com as cartilagens laterais inferiores torcidas e deslocadas. A pré-maxila faz muitas vezes protrusão em relação aos segmentos maxilares laterais, que são muitas vezes hipoplásicos e deslocados para trás. O prolábio (parte central do lábio) é posicionado anteriormente à pré-maxila, e freqüentemente é inserido à gengiva anterior da pré-maxila. As fibras do músculo orbicular da boca inserem-se nas margens laterais da fissura na base nasal e na região das asas, porém são raramente encontradas no prolábio.

Fissura Palatina

As deficiências associadas à fissura palatina dependem da localização do defeito no palato. No palato normal, os músculos tensor do véu palatino e levantador palatino dentro do palato mole se inserem em uma aponeurose na rafe da linha média. Na fissura palatina, as fissuras musculares seguem a margem medial da fissura e se inserem nas margens mediais da fissura e na margem posterior do palato duro ósseo lateral. As fissuras envolvendo o alvéolo podem interromper o desenvolvimento dentário normal, a erupção e a retenção.

Crescimento Facial

O conhecimento sobre o crescimento facial humano normal é extremamente complexo e ainda em estudo; e a sobreposição de uma fissura complica ainda mais este processo. Muitas crianças com fissuras poderão desenvolver colapso das arcadas alveolares, retrusão da mesoface, e resultante má oclusão à medida que se aproximam os anos adolescentes. A própria deformidade da fissura subjacente, bem como os procedimentos cirúrgicos executados para corrigir os defeitos, têm sido implicados como possíveis causas contribuintes desses desenvolvimentos. Atualmente existe controvérsia referente às relações entre os procedimentos cirúrgicos e o crescimento maxilar em termos do seqüenciamento, da cronologia do reparo da fissura, se ou não o reparo da fissura labial tem um efeito sobre o crescimento maxilofacial, e as várias técnicas cirúrgicas do reparo do lábio e do palato. De interesse, é o fato que as crianças não-sindrômicas cuja fissura não foi reparada têm uma projeção e oclusão mesofacial relativamente normais (observação pessoal).

TRATAMENTO CIRÚRGICO DA DEFORMIDADE PRIMÁRIA

Seqüenciamento e Cronologia da Cirurgia

Aderência Labial

Se a criança apresenta fissura labial e palatina muito largas, poderá ser vantajoso usar técnicas coadjuvantes para estreitar a fissura e desse modo facilitar o reparo cirúrgico do lábio. Mais comumente, um molde ortopédico pré-cirúrgico poderá ser obtido por um processo chamado "colagem". Neste procedimento, é aplicada com tensão uma fita de esparadrapo hipoalergênico através da fissura e fixado nas bochechas. A fita é mantida durante 24 horas por dia e reaplicada quando necessário. O esparadrapo faz a moldagem dos tecidos ósseos pela aplicação suave sobre as partes ósseas da maxila que estão em protrusão. Esta técnica simples pode ser de um modo não-cirúrgico, extremamente eficaz na redução da largura da fissura.

Quando o esparadrapo for ineficaz ou não tolerado pelo lactente, deve ser considerada a aderência dos lábios. O objetivo da aderência do lábio é converter uma fissura labial completa em fissura incompleta, permitindo que o reparo definitivo do lábio seja feito com menos tensão (13). A aderência do lábio fornece também o molde ortopédico e melhora o alinhamento dos segmentos maxilares subjacentes antes do reparo definitivo do lábio. A aderência do lábio, quando indicada, é o procedimento inicial e é indicada com 2 a 4 semanas de idade. O reparo definitivo segue-se ao da aderência aos 4 ou 6 meses de idade, permitindo o amadurecimento da cicatriz. Para determinar se é necessária a aderência do lábio (depois de falhar a técnica do esparadrapo), devem ser usados os seguintes critérios:

1. Em uma fissura labial e palatina completa unilateral em que o fechamento pelo reparo convencional do lábio poderá produzir excessiva tensão na incisão.
2. Fissura labial larga completa, bilateral, com uma pré-maxila muito protrusa.
3. Introdução de uma simetria em uma fissura labial bilateral assimétrica.

A desvantagem da aderência labial é a introdução de tecido cicatricial, que ocasionalmente poderá interferir com o reparo definitivo do lábio; embora geralmente não seja uma grande preocupação, induz alguns cirurgiões a limitar seu uso.

Reparo da Fissura Labial

Se não existir nenhum contra-indicação médica, e não foi feita antes uma aderência labial, o reparo definitivo do lábio deve ser executado com 8 a 12 semanas de idade. Nos Estados Unidos, a maioria dos cirurgiões segue a "regra dos dez": o reparo do lábio é feito quando o lactente tem pelo menos 10 semanas de idade, peso 10 libras (5 kg) e tem uma hemoglobina de 10 g.

Reparo da Fissura Palatina

Historicamente, o tempo exato para o fechamento cirúrgico da fissura palatina tem sido controverso. O desejo de facilitar a competência velofaríngea para uma fala aceitável é a favor do fechamento relativamente precoce do palato, enquanto que a possível influência negativa sobre o crescimento maxilofacial é a favor do fechamento relativamente tardio.

Ao avaliar o palato, os fatores anatômicos a considerar incluem a extensão e a largura da fissura (entre a crista alveolar e a prateleira palatina), e a posição dos segmentos maxilares; e, na fissura bilateral, o tamanho, a posição, e o grau de protrusão da pré-maxila e do prolábio. Tanto na fissura palatina completa unilateral quanto na bilateral, depois do reparo do lábio poderá ocorrer colapso do segmento maxilar lateral. Em alguns casos, antes de ser feito o reparo do palato, poderá ser usada a ortopedia pré-operatória para realinhar os segmentos maxilares em uma posição mais normal. Na fissura palatina bilateral com uma pré-maxila extremamente protrusa, pode ser considerada a ortopedia pré-cirúrgica para mobilizar a pré-maxila para trás e expandir os segmentos maxilares laterais, facilitando o fechamento cirúrgico. O reparo da fissura deve ocorrer entre a idade de 8 e 12 meses.

Técnica Cirúrgica: Aderência do Lábio

Aderência Labial Bilateral

Antes de executar a aderência do lábio, devem ser observadas as marcas como para um procedimento definitivo de rotação–avanço Millard (Fig. 22.2). Isto permite (11,14) a criação de pequenos retalhos retangulares da mucosa do vermelhão tornarem-se superiores às marcas de modo que não interfira com a pele, com o músculo e com a mucosa usados no reparo definitivo do lábio. A incisão do segmento lateral pode se estender para dentro da junção intercartilaginosa das cartilagens nasais laterais superior e inferior para liberação e melhor avanço da inserção próxima da abertura piriforme.

A sutura começa com a colocação de linhas absorvíveis interrompidas na mucosa labial interna. Uma única sutura não-absorvível (mononylon 3.0) é colocada em uma incisão feita no septo cartilaginoso do lado fis-

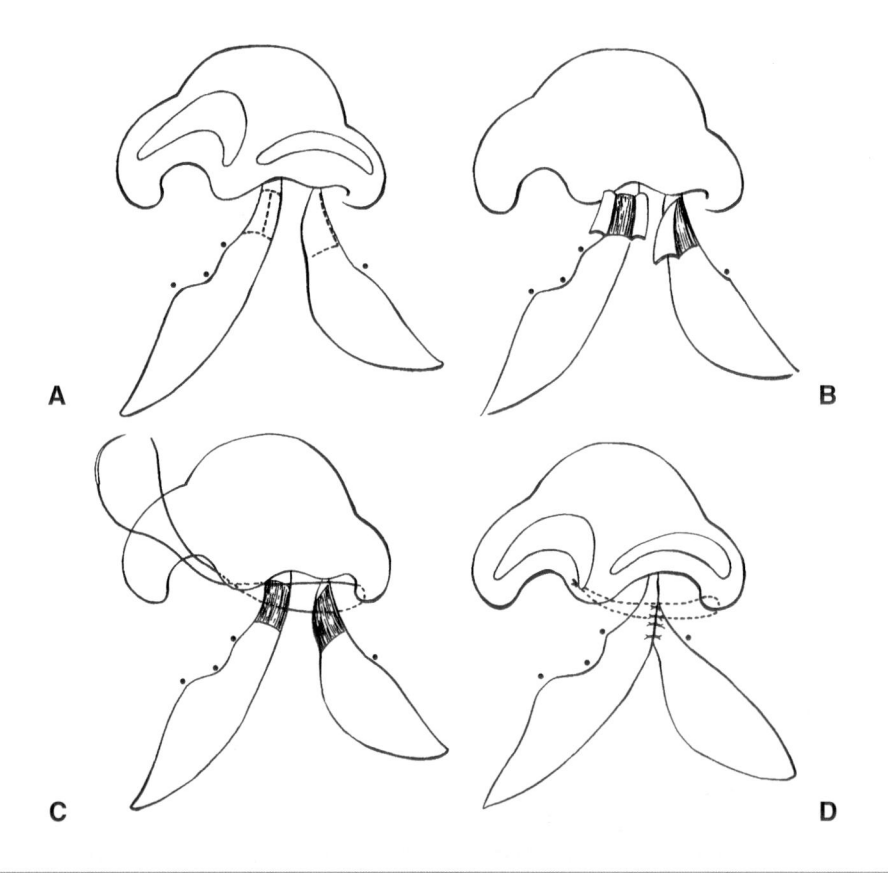

Figura 22.2
A-D: Adesão unilateral do lábio.

surado e passado através do músculo orbicular da boca do elemento labial lateral e depois para trás através do septo. Finalmente, são feitas duas a quatro suturas para aproximar os músculos labiais mediais e laterais.

Aderência Labial Bilateral

A aderência labial bilateral é executada de modo semelhante ao da aderência labial unilateral (Fig. 22.3) (13). Quando a intenção é completar um reparo labial bilateral definitivo, são determinadas as marcas labiais. São criados retalhos de mucosa laterais e mediais do lado direito e do esquerdo de cada fissura e suturados de modo semelhante ao da aderência labial unilateral. A diferença principal entre a aderência unilateral e a bilateral é a colocação da sutura de retenção não-absorvível. Esta, em geral, é uma sutura horizontal em colchão, colocada de tal modo que incorpore os músculos orbiculares da boca em cada elemento labial lateral, que são depois passados submucosamente na junção prolábio/pré-maxila.

Técnica Cirúrgica: Reparo da Fissura Labial

Têm sido descritos muitos métodos de reparo definitivo do lábio (11,12,14-16). Para o reparo labial unilateral, o método de rotação–avanço (conforme descrito por Millard) e suas várias modificações é provavelmente a técnica mais usada nos Estados Unidos e em toda parte. Esta técnica (11) usa a rotação de um retalho do lábio medial para baixo e um avanço do retalho sobre o lábio lateral. Uma vantagem distinta desta técnica é que a cicatriz se mantém na coluna natural do filtro. O segundo método mais comumente usado para o reparo labial usa a interdigitação de retalhos triangulares (Tennison e Randall).

O reparo da fissura palatina bilateral é mais difícil, porque não existe nenhum lado normal para usar como modelo durante o reparo e é observada uma significante deformidade nas áreas nasais. Por essas razões, estão em uso múltiplas técnicas de reparo labial bilateral e múltiplas modificações.

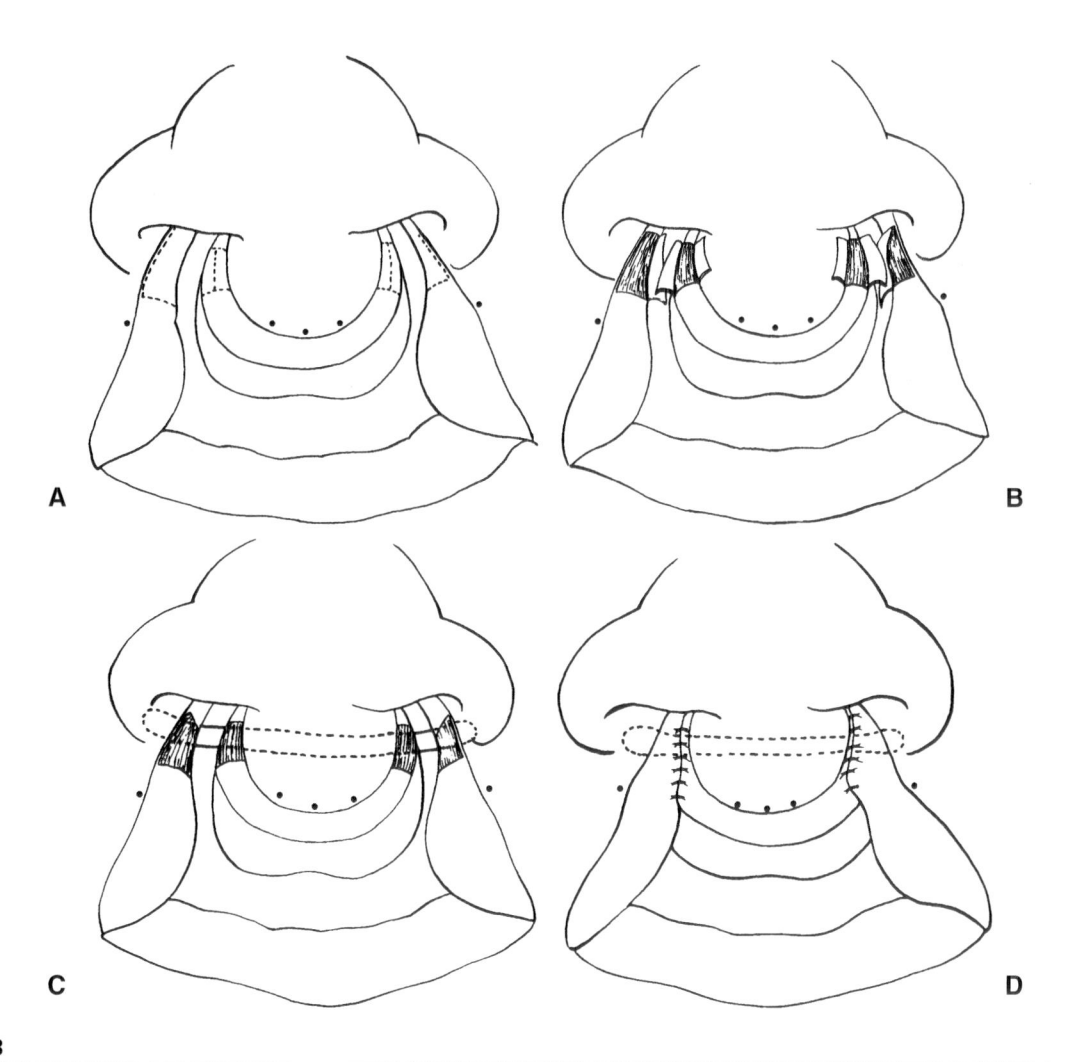

Figura 22.3
A-D: Adesão bilateral do lábio.

Reparo da Fissura Labial Unilateral

Para todo o espectro de fissuras labiais unilaterais pode ser usado o método rotação-avanço (11,14) (Figs. 22-4 e 22-5). É descrita a técnica para a fissura labial completa. Embora o plano básico seja inalterado, são necessárias modificações na determinação das marcas e dos desenhos dos retalhos labiais, na dependência da anatomia individual (isto é, largura da fissura, extensão da deficiência de tecido labial, extensão da deformidade nasal e posição dos segmentos maxilares). A seção seguinte resume os passos principais da técnica. As marcas dos lábios são assinaladas com verde brilhante vital, como segue:

- Ponto 1: A base das asas nasais do lado sem fissura.
- Ponto 2: O ponto mais alto do arco de cupido do lado sem fissura.
- Ponto 3: O ponto médio do arco de cupido.
- Ponto 4: O ponto alto do arco de cupido do lado da fissura, determinado pela medida da distância entre os pontos 2 e 3.
- Ponto 5: O pico do arco de cupido no segmento lateral da fissura, geralmente situado onde a junção vermelhão-pele começa a se atenuar.
- Ponto 6: A extensão superior do retalho avançado. A distância entre os pontos 5 e 6 deve ser igual à altura do lábio do lado sem fissura. Em alguns casos, a determinação final do ponto 6 deve aguardar até que seja completada a rotação da incisão.
- Ponto 7: Localizado ao longo do cavado alar de modo que a distância entre os pontos 5 e 7 seja igual à distância entre os pontos 1 e 2.
- Ponto 8: A extensão superior da incisão de rotação, que pode ser prolongada até o ponto 9, se necessário, e não deve atravessar a coluna do filtro do lado sem fissura.
- Ponto 9: A incisão do *backcut* (se necessário). Poderá ser necessário para alcançar rotação do segmento medial do lábio para baixo.

Deve ser enfatizado que as marcas iniciais, conforme foram descritas, são aproximadas e muitas vezes modificadas à medida que prossegue a operação. A distância entre os pontos 1 e 2 representa a altura do lábio no lado sem fissura e deve igual à altura final do lábio no lado da fissura; esta medida é também útil como um guia na determinação do comprimento da incisão curvilínea entre os pontos 4 e 8. A posição desta incisão pode ser facilitada pelo uso de um fio curvo calibre-26 para marcar uma incisão que começa no ponto 4, ascende ao longo da junção vermelhão-cutânea, e depois se desvia através do lábio para onde a columela encontra o lábio no ponto 8. É importante que esta linha não se estenda nem cruze para a coluna normal do filtro.

Depois da marcação e da infiltração de pequena quantidade do anestésico local contendo adrenalina, as incisões da pele são marcadas, começando com o retalho de rotação. A incisão da rotação completa permite que o ponto 4 caia para a posição simétrica ao ponto 2; se a rotação não for suficiente, pode ser feito um pequeno *backcut* até o ponto 9 para alcançar uma rotação satisfatória. Um pequeno retalho triangular de tecido permanece inserido à columela (retalho Millard C), e este retalho é depois usado para alongar a columela encurtada do lado da fissura e para construir a parte medial do assoalho nasal. É então possível o delineamento final do ponto 6, que é determinado depois de uma rotação adequada do ponto 4 para baixo. Se for necessária uma altura adicional, o ponto 6 pode ser um pouco ajustado para dentro do vestíbulo nasal (evitar os cílios das vibrissas nasais) ou o ponto 5 pode ser desviado lateralmente 1 a 2 mm para a comissura oral.

Os retalhos labiais medial e lateral são liberados por dissecção afiada a partir da maxila subjacente em um plano supraperiostal para permitir um fechamento com menos tensão. Lateralmente, isto é executado com uma incisão alta no sulco gengivobucal. A dissecção é completada subcutaneamente em volta das asas nasais, da região intercartilaginosa, e dá abertura piriforme quando for necessário, para aliviar a tensão e permitir que as asas nasais sejam posicionadas independentemente do lábio.

A reconstrução nasal primária (quando desejada) é iniciada por delimitação da pele que recobre a columela, o *domus* nasal, e as cartilagens laterais inferiores. A pele que recobre o vestíbulo é descolada da crura lateral da cartilagem alar. Isto permite que a cartilagem seja reposicionada ativamente dentro do saco de pele.

Na dependência do caso individual, o retalho C pode ser avançado sobre si mesmo, facilitando o alongamento da columela do lado com a fissura ou usado para a reconstrução da parte medial do assoalho nasal. Em muitos casos, esta técnica é usada para a reconstrução tanto da columela quanto do assoalho nasal.

A sutura começa com a colocação de um fio Vicryl 3.0 ou 4.0 (Ethicon, Cincinnati, OH) para aproximar a parte superior das extremidades lateral e medial do músculo orbicular da boca. Esta importante sutura, que inicia o fechamento do orbicular da boca, é freqüentemente feita com alguma tensão.

A dissecção do músculo orbicular da boca é feita cerca de 1 a 2 mm da sua inserção na pele e na mucosa, e depois é aproximada com suturas interrompidas de Vicryl 4.0. Depois da colocação de cada ponto, é avaliada a simetria e a rotação global do lábio. Havendo uma rotação inadequada ou comprimento insuficiente do segmento lateral, precisam ser feitos ajustamentos.

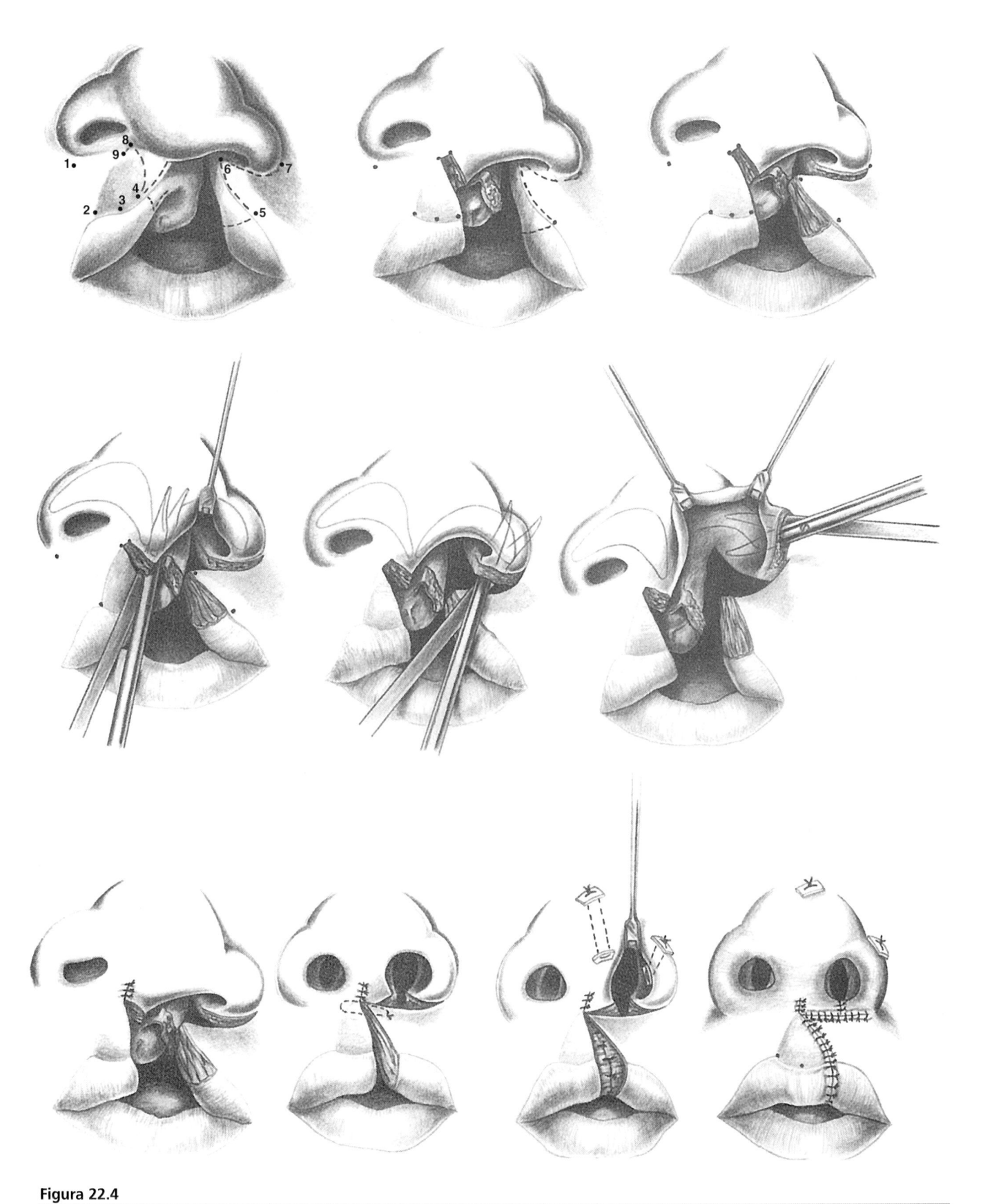

Figura 22.4
Reparo da fenda labial unilateral.

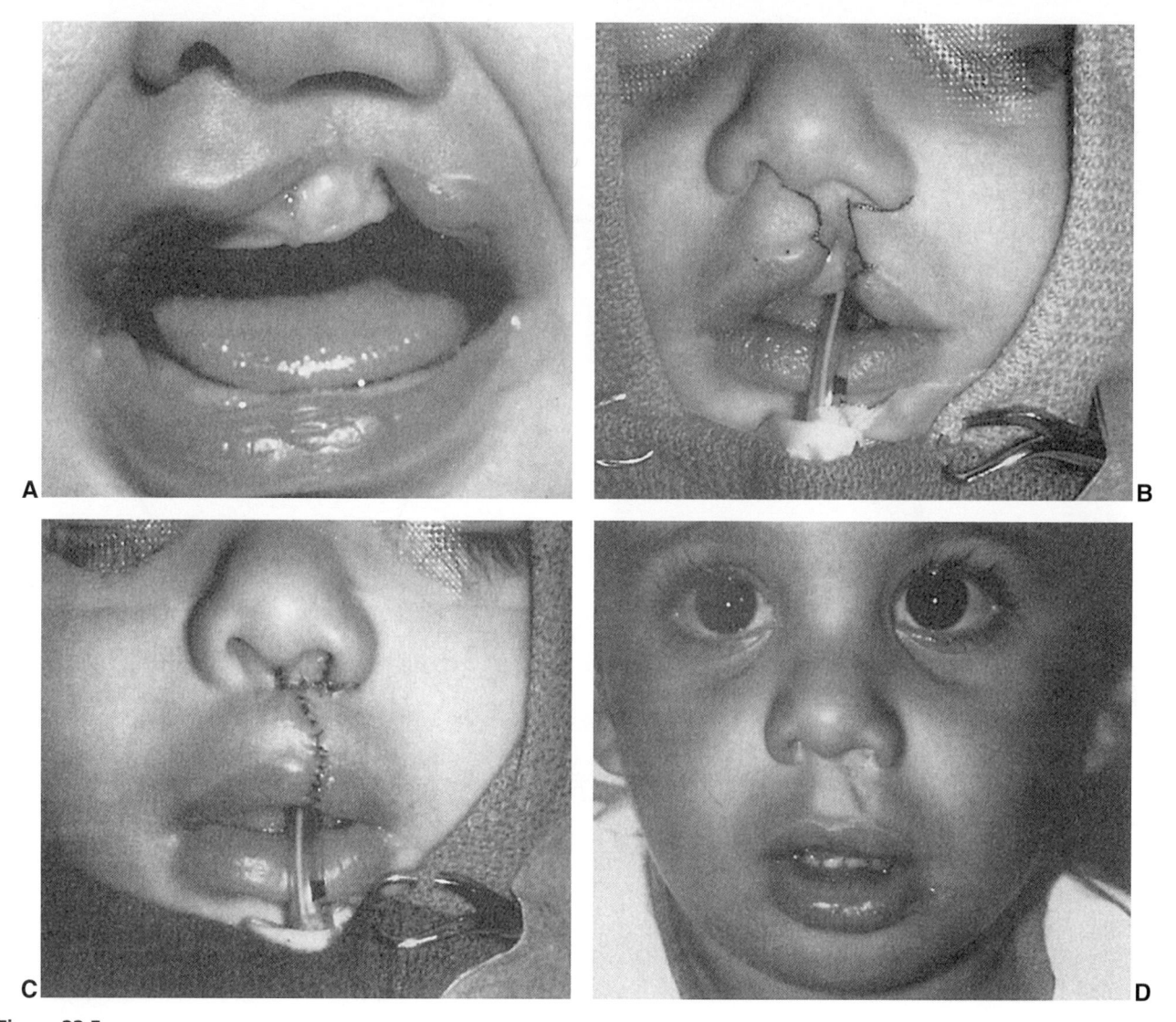

Figura 22.5

A: Vista pré-operatória da fissura labial unilateral. **B:** Marcas antes do reparo. **C:** Fechamento final. **D:** Aspecto pós-operatório (idade de 12 meses).

A reconstrução nasal primária crura lateral da cartilagem alar segue-se ao fechamento muscular. A porção inferior da crura lateral é reposicionada e fixada no local por suturas transfixantes de nylon 4.0 atadas sobre captel de Teflon firmando o *domus* da cartilagem ao lado contralateral e à porção superior da crura lateral da cartilagem alar. A pele e a mucosa do lábio são fechadas com nylon 7,0 ou com fio cromado 6.0 *(catgut)*, igualando precisamente a junção vermelhão-cutânea. É completado o ajustamento final do vermelhão para criar um tubérculo, e qualquer tendência para uma depressão no vermelhão é corrigida pela criação de uma zeta-plastia pela transposição de retalho da mucosa do lado mais volumoso para o lado mais deficiente, para equilibrar o lábio. As suturas de nylon são removidas com 5 a 7 dias no ambulatório, com sedação. Os capitéis nasais podem permanecer no local durante 10 a 14 dias.

Reparo da Fissura Labial Bilateral

O reparo da fissura labial bilateral é mais complexo do que o da unilateral, porém muitos dos princípios são os mesmos (Figs. 22.6 e 22.7). Para o reparo labial bilateral estão em uso numerosas técnicas. Mais recentemente as técnicas que visam corrigir tanto a deformidade labial como a deformidade nasal em um único estágio estão ganhando popularidade entre muitos cirurgiões. Em alguns casos, o tratamento ortopédico pré-cirúrgico consiste em moldagem do processo nasoalveolar com talas progressivamente modificadas, e alcançar o alongamento do tecido deficiente e curto da columela,

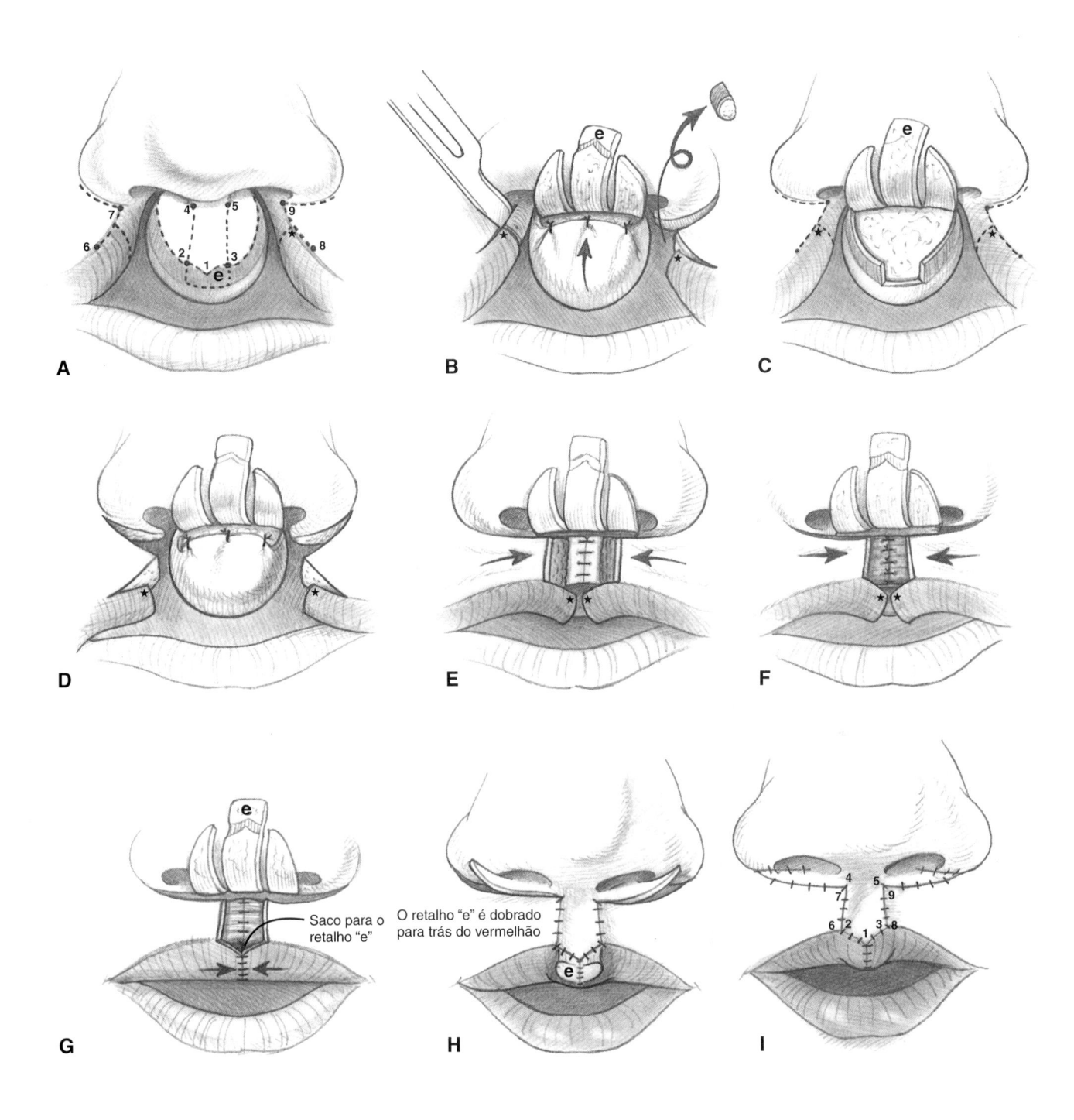

Figura 22.6
A-I: Técnica do reparo da fissura labial bilateral.

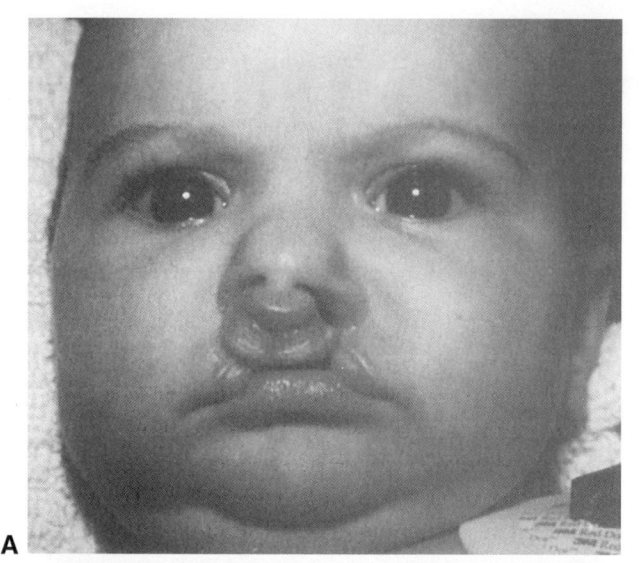

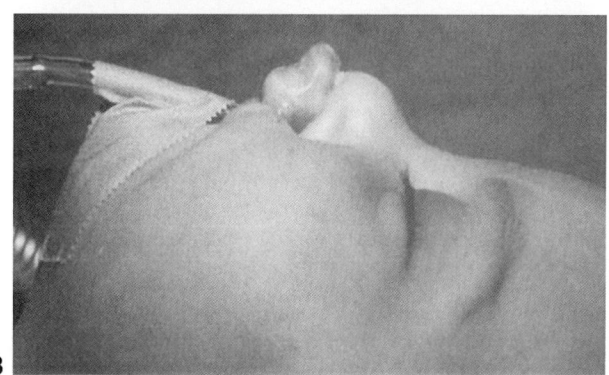

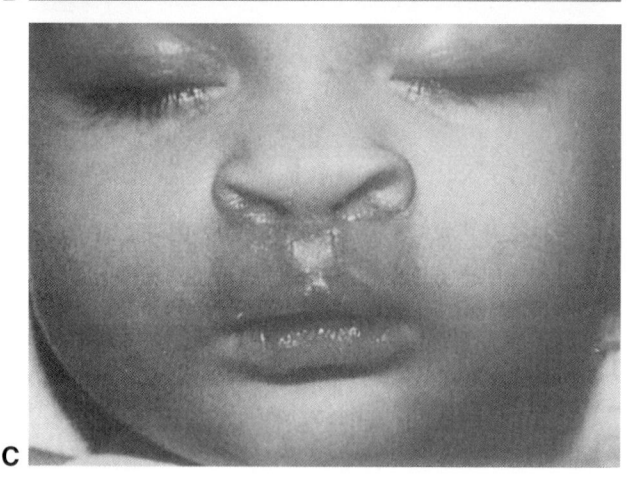

Figura 22.7

A: Vista frontal pré-operatória da fenda labial bilateral. **B:** Vista lateral pré-operatória da fenda labial bilateral. **C:** Aspecto da fenda labial bilateral 1 mês depois do procedimento. A reconstrução da columela nasal deverá ser feita na idade de 2 anos.

induzindo a uma melhora da aparência nasal com um procedimento em um único estágio (17). Outros grupos são a favor de técnicas que permitem a correção intranasal da deformidade da má posição da asa durante o reparo do lábio (18).

Embora exista pouco espaço para descrever todas as técnicas comumente usadas, os princípios do reparo labial bilateral são comuns entre todas, incluindo a criação de um filtro a partir do prolábio e do tubérculo da linha média do vermelhão lateral. A técnica descrita aqui é de Millard (12). Como um exemplo, é usada uma fissura labial e palatina completa bilateral e simétrica, com prolábio e maxila moderadamente protrusos. As fissuras labiais bilaterais assimétricas e as acompanhadas de rotação da pré-maxila podem ser tratadas com fechamento em um ou dois estágios (usando a adesão labial como primeiro estágio). Para as crianças com pré-maxila extremamente protrusa, poderá ser necessária a ortopedia pré-cirúrgica antes do reparo definitivo do lábio, com a finalidade de deslocar a pré-maxila para trás, cirurgicamente ou via moldagens com aparelhos ou esparadrapo.

O passo inicial, como ocorre no reparo da fissura labial unilateral, consiste em determinar as marcas labiais (12,19). O ponto 1 é o ponto-médio da junção vermelhão-cutânea do prolábio (o futuro ponto baixo do arco do cupido). A partir daí, são medidos ambos os pontos altos do futuro arco de cupido (pontos 2 e 3) a 2,5 ou 3,0 de cada lado do ponto 1. Duas linhas levemente curvilíneas conectam os pontos 2 e 3 com os pontos 4 e 5, que representam a junção do prolábio com a columela. Este traçado delineia o novo filtro. Neste tempo, são usados dois retalhos prolabiais laterais (para a futura columela) para construir as partes medial e inferior do assoalho nasal. Os pontos 6 e 8 são marcados na atenuação da linha branca da junção vermelhão-cutânea sobre os elementos do lábio lateral. A distância dos pontos 6 a 7 é destinada a igualar a distância dos pontos 2 a 4; a distância do ponto 8 ao 9 é igual à distância do ponto 3 ao 5. Em cada lado é criado um retalho do vermelhão (6 a * e 8 a *) com o comprimento deste retalho aproximando-se do comprimento do ponto 1 ao ponto 2 e do ponto 1 ao ponto 3.

Depois de marcadas as referências e as incisões nos lábios, é feita uma infiltração labial com um anestésico local contendo adrenalina. São feitas as incisões, começando no prolábio. São incisados o retalho prolabial medial (futuro filtro) e os dois retalhos prolabiais, pediculados na parte superior e dissecados livres da pré-maxila subjacente, juntamente com um pequeno retalho do vermelhão (o retalho *e*). O vermelhão restante do prolábio é dissecado e pediculado na gengiva, inferiormente. São então feitas as incisões laterais do lábio e do retalho do vermelhão lateral e prolongadas até a prega alar. As asas são liberadas da maxila subjacente por uma dissecção ao longo da abertura piriforme. Para maior relaxamento, são criadas incisões no sulco gengivobucal lateral, e o lábio lateral é dissecado desde a maxila subjacente no plano supraperióstico, para permitir a mobilização adequada do músculo orbicular da boca até à linha média de cada lado.

O retalho de vermelhão do prolábio é suturado na parte superior à linha mucosa da pré-maxila anterior (Fig. 22.6C). A mucosa labial lateral é suturada na linha média com um fio cromado (catgut) 4.0; a seguir, o músculo orbicular da boca é avançado medialmente e suturado na linha média com Vicryl 4.0 (Fig. 22.6E e F). O músculo é então fixado à espinha nasal anterior com fio polidiexanona (PDS) (Ethicon). Os pequenos retalhos de vermelhão, que deverão formar o tubérculo vermelhão central do lábio posicionado inferiormente ao filtro, são fechados com cromado na mucosa e com sutura de nylon 7.0 na parte externa do vermelhão. O retalho de pele prolabial central é ajustado na posição entre os segmentos laterais do lábio e fixado no local com nylon 7.0, criando o filtro do lábio. O pequeno retalho de vermelhão *e* é dobrado para trás dos retalhos do vermelhão lateral, contribuindo para a criação do tubérculo central. Os dois retalhos prolabiais laterais são reservados na região logo inferior às narinas e suturados na posição, para ajudar na reconstrução do assoalho. Esses dois retalhos reservados podem no final serem usados para reconstruir a columela em um procedimento secundário.

Técnica Cirúrgica: Reparo da Fissura Palatina

Têm sido descritos muitos métodos de reparo da fissura palatina (15,16,20-22). A técnica de Wardill-Kilner-Peet (avanço V-Y), a técnica de von Langenbeck, a técnica dois retalhos Bardach, e a de Furlow (Z-plastia de dupla reversão), bem como as modificações de cada uma, são comumente usadas nos Estados Unidos (20,22). O tipo de palatoplastia usado para fechar a fissura palatina pode ser influenciado pela largura, pela posição e pela extensão da fissura, bem como pela preferência do cirurgião. Independente do procedimento usado, deve ser dirigida a atenção para a aproximação e o reparo da forquilha do músculo levantador do véu palatino (conhecida como veloplastia intravelar) a fim de obter melhor função velofaríngea.

Palatoplastia Unilateral da Fissura

Conforme mencionado no reparo dos lábios, muitos cirurgiões usam várias técnicas. É descrita uma das operações mais comumente usadas. Na palatoplastia de dois retalhos conforme descrita por Bardach e Salyer (15), é elevado um único retalho mucoperiostal de cada lado das lâminas palatinas e baseado posteriormente na artéria palatina descendente. O objetivo da palatoplastia de dois retalhos é o fechamento completo da mucosa em duas camadas (oral e nasal) de toda a fissura, com dissecção, redirecionamento e sutura da musculatura do palato mole (veloplastia intravelar) (Fig. 22.8).

As margens da fissura e o mucoperiósteo adjacente, bem como o palato mole posterior à tuberosidade maxilar, são infiltrados com anestésico acrescido de adrenalina. Iniciando no palato mole, as margens da fissura são incisadas ao longo da linha que separa a mucosa nasal da mucosa oral até à ponta da úvula. As incisões da fissura no palato duro são feitas cerca de 1 a 2 mm lateralmente à margem da fissura. São então completadas as incisões de relaxamento lateral, começando cerca de 1 cm para trás e curvando em volta da tuberosidade maxilar, depois curvando anteriormente para dentro do alvéolo, para se juntar à incisão medial anterior.

Os retalhos submucoperiostal são elevados a partir do palato duro bilateralmente. O feixe neuromuscular contendo a artéria palatina descendente é identificado e preservado, e dissecado circunferencialmente. A margem posterior do palato duro é identificada e as fibras musculares e a mucosa são dissecadas livremente.

O mucoperiósteo nasal da parte nasal do palato duro é elevado na margem da fissura. No lado sem fissura, se o vômer não estiver inserido à lâmina palatina, o mucoperiósteo nasal é elevado de modo semelhante. Se o vômer estiver inserido à lâmina palatina, é elevado um retalho mucoperiostal nasal do vômer e mantido em continuidade posterior com a camada da mucosa nasal do palato mole. Dentro do palato mole, as fibras musculares são dissecadas a 2 ou 3 mm das margens das mucosas nasal e oral, permitindo desse modo que as fibras musculares sejam movimentadas da sua direção prévia ântero-posterior para uma orientação transversal.

Se a mobilização medial do retalho mucoperióstico for insuficiente para criar um fechamento menos tenso na linha média, as seguintes manobras adicionais podem melhorar o relaxamento e diminuir a tensão:

1. Uma dissecção difusa no plano entre o músculo constritor superior e os pterigóides (espaço de Ernst).
2. Fratura o hâmulo e descolamento do músculo tensor do véu palatino da sua inserção ao hâmulo.
3. Maior mobilização e dissecção do feixe neurovascular do retalho de modo que fique inserido somente à metade inferior do retalho mucoperiostal.

Depois da mobilização adequada dos retalhos mucoperiostais orais, da musculatura velar, e do mucoperióteo nasal, o palato é fechado em três camadas. Primeiramente, as margens mucoperiostais nasais são fechadas com suturas de Vicryl 4.0, começando anteriormente oposto ao alvéolo e continuando em direção posterior à ponta da úvula. Depois, os músculos velares

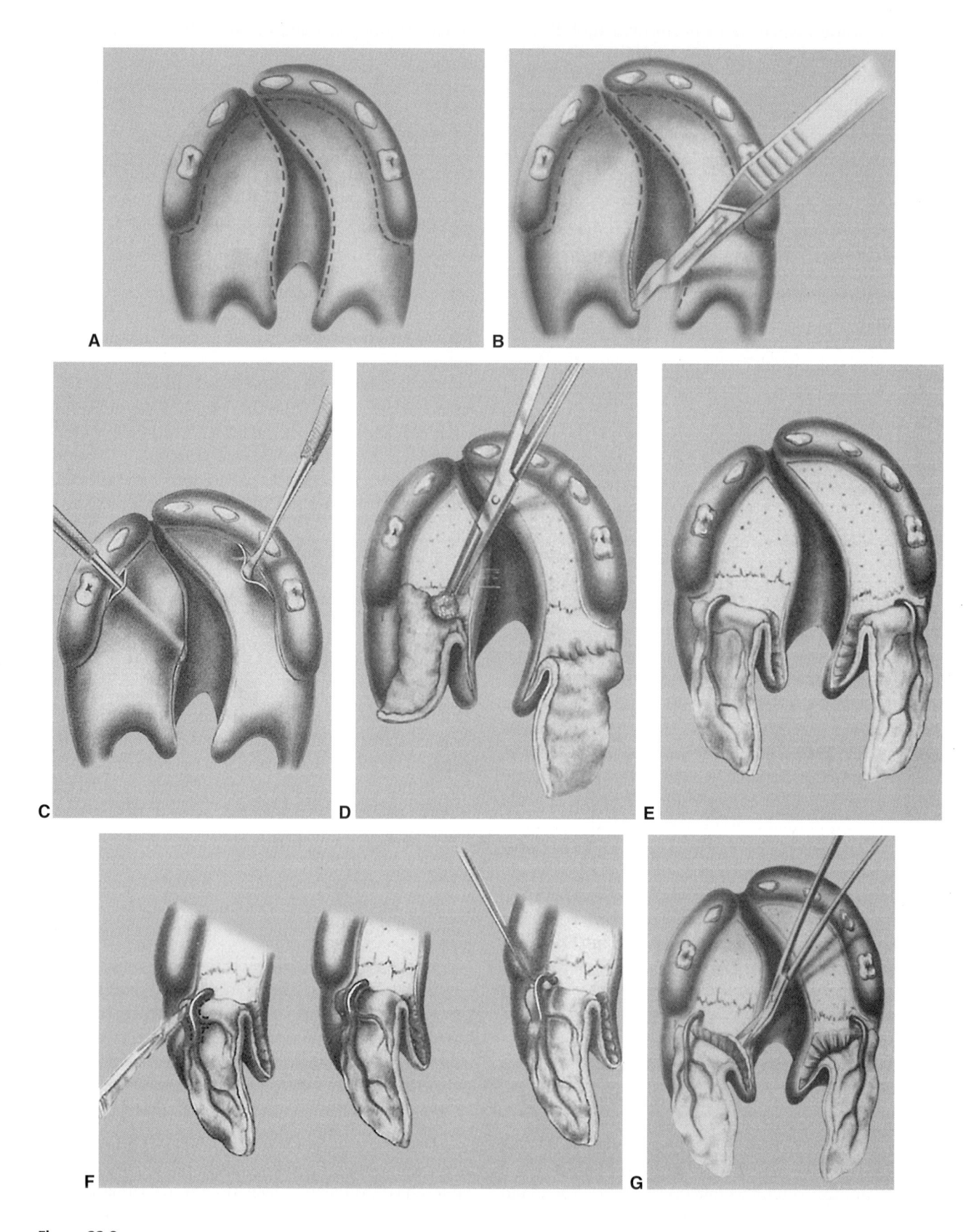

Figura 22.8

A-L: Palatoplastia da fissura unilateral.

Figura 22.8
(Continuação)

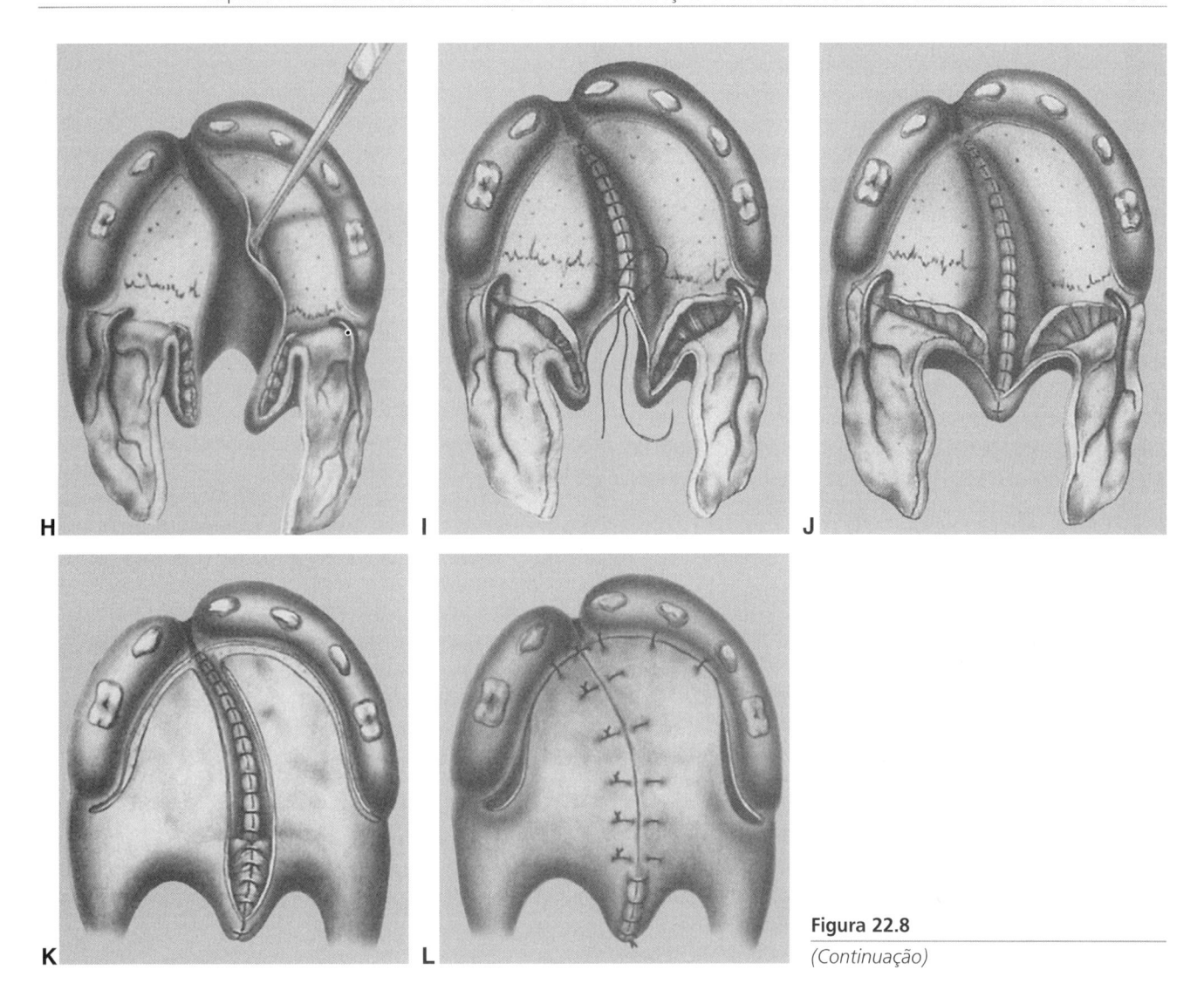

são aproximados na linha média com suturas de Vicryl 3.0 Donatti horizontal. Finalmente, os retalhos mucoperiostais são fechados, começando na úvula e continuando anteriormente, de modo ininterrupto até o alvéolo. As pontas dos retalhos são suturadas anteriormente, e as incisões de relaxamento lateral são suavemente fechadas com colágeno microfibrilar.

Palatoplastia da Fissura Bilateral

Na palatoplastia da fissura bilateral, a orientação das incisões é semelhante à da palatoplastia da fissura unilateral (Fig. 22.9), porém são marcados os retalhos bilaterais do vômer e usados para fechar as duas camadas da cavidade nasal. O restante do procedimento é semelhante à palatoplastia unilateral.

Palatoplastia das Fissuras do Palato Secundário

Para o fechamento das fissuras do palato secundário são disponíveis dois métodos eficazes: o avanço V-Y de Wardill-Kilner (20) e a Z-plastia de dupla reversão de Furlow (22). O primeiro procedimento é mais adequado para as fissuras que se estendem para dentro do palato duro e para as fissuras largas. A Z-plastia de Furlow é um excelente procedimento para a fissura estreita do palato mole e para a fissura submucosa do palato mole. Ambos os procedimentos são descritos.

No procedimento de Wardill-Kilner ou avanço V-Y (Fig. 22.10) os retalhos mucoperiostais são planejados de modo que as pontas dos retalhos fiquem em oposição aos dentes caninos primários. Os retalhos mucoperiostais oral e nasal são elevados de modo semelhante ao da palatoplastia unilateral, incluindo retalhos do vômer se a fissura estende-se para dentro do palato duro. A musculatura velar é liberada das suas inserções na margem posterior do palato duro. O fechamento é semelhante, sendo prestada uma cuidadosa atenção à veloplastia intravelar, conforme antes descrita. As incisões de relaxamento lateral podem ser firmadas com colágeno microfibrilar. Com o avanço V-Y, o palato duro é alongado sobre si mesmo.

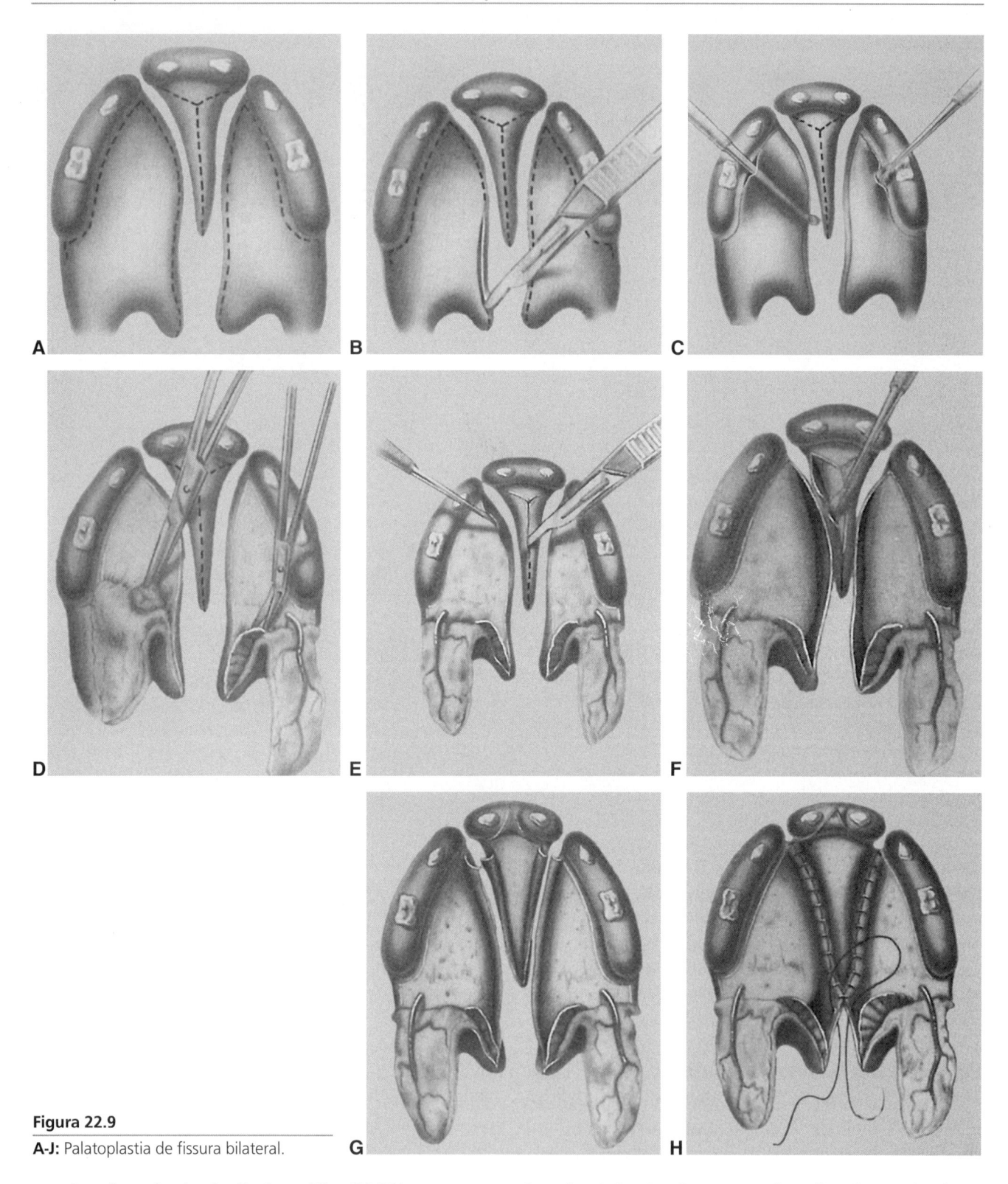

Figura 22.9
A-J: Palatoplastia de fissura bilateral.

A palatoplastia de Furlow (Fig. 22.11) usa uma abordagem diferente das técnicas antes descritas. Este procedimento alonga o palato mole pela Z-plastia, coloca o palato mole mais próximo da parede faríngea posterior e superpondo-se aos retalhos mucomusculares, e realinha a forquilha do elevador.

Os retalhos sobre a mucosa oral são esboçados primeiro como na Figura 22.11. A operação conforme descrita é destinada para o cirurgião destro (o cirurgião canhoto deve ser aconselhado a inverter a orientação das incisões para facilitar a dissecção). As linhas sólidas da figura indicam as incisões na mucosa oral. Depois da infiltração do palato mole com anestésico local contendo adrenalina, são incisadas as margens da fissura ou, no caso de fissura submucosa, é incisada a linha média para criar uma fissura palatina aberta. A

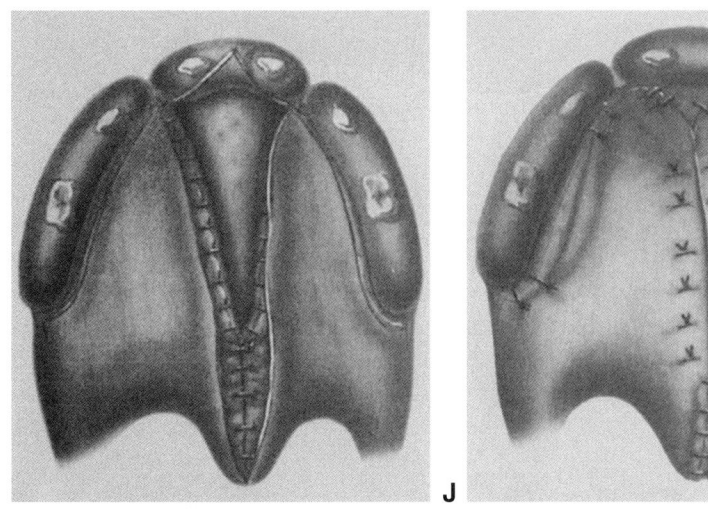

Capítulo 22 ■ FISSURAS LABIAL E PALATINA – AVALIAÇÃO E TRATAMENTO DA DEFORMIDADE PRIMÁRIA | 317

Figura 22.9
(Continuação)

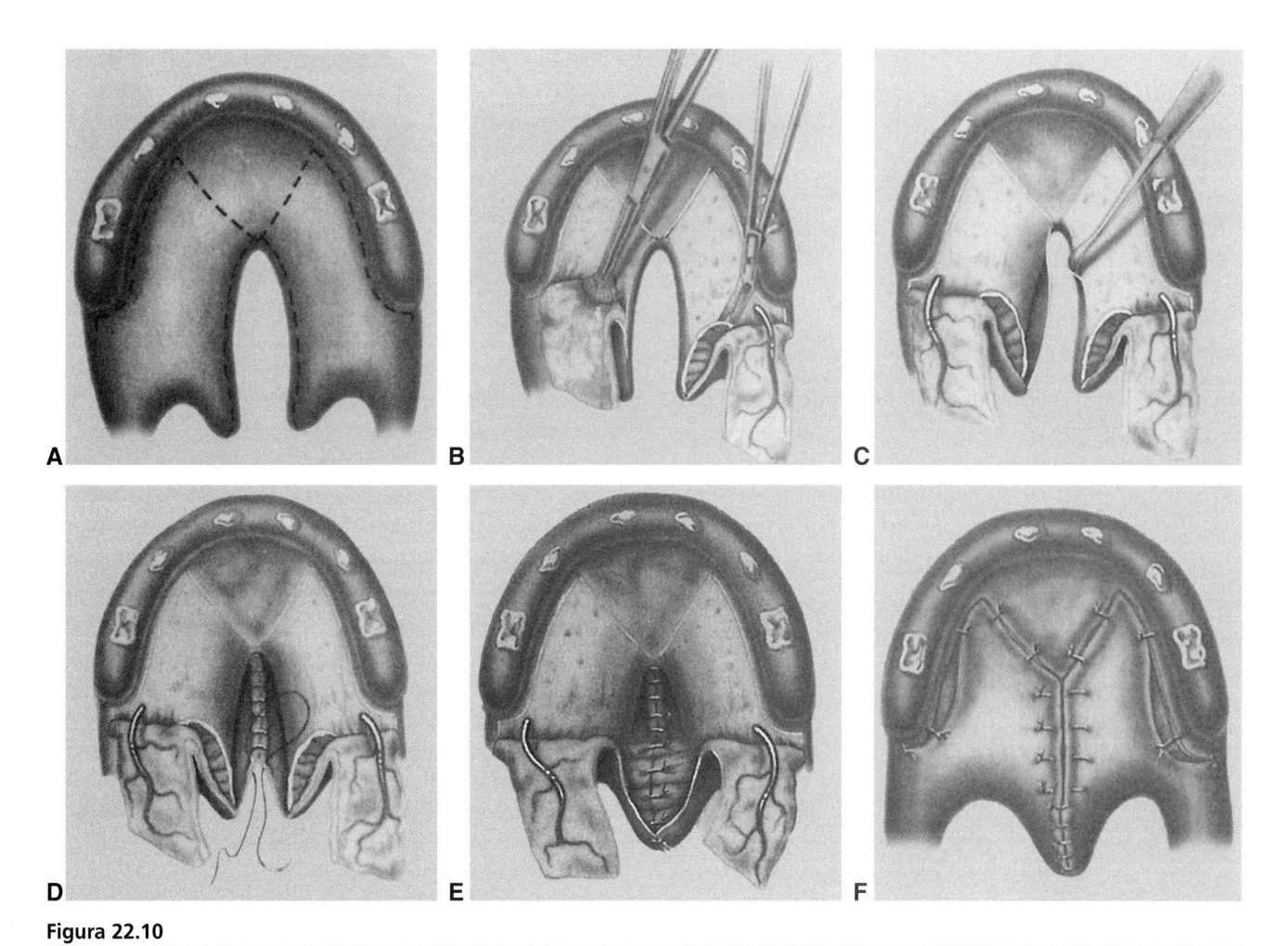

Figura 22.10

A-F: Palatoplastia para uma fissura do palato secundário, avanço V-Y.

Figura 22.11
Palatoplastia para uma fenda do palato secundário, Z-plastia de oposição dupla de Furlow.

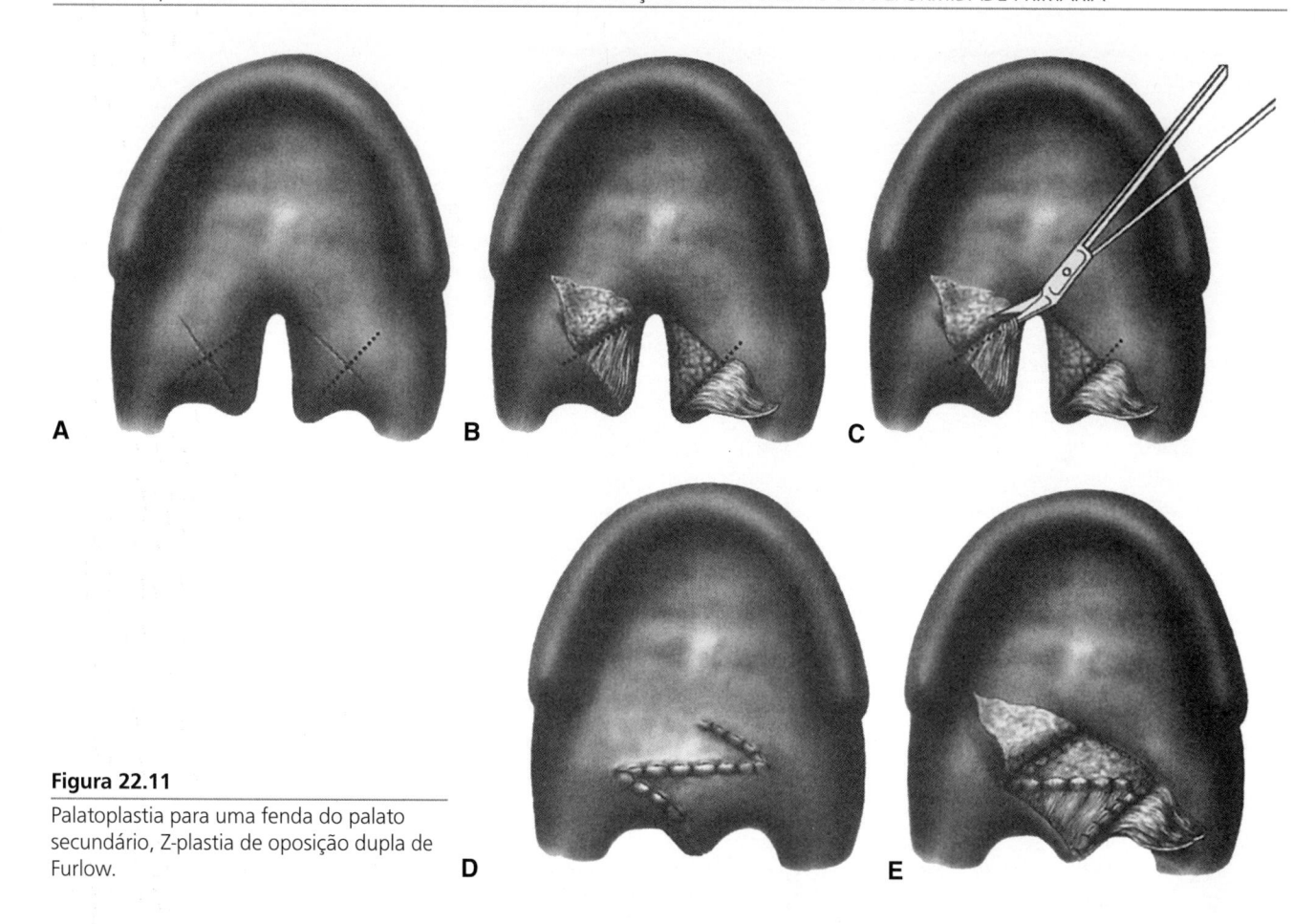

incisão da mucosa oral do lado esquerdo é feita para baixo, em direção aos músculos. A musculatura do palato mole é então separada da mucosa nasofaríngea e da margem superior do palato duro. Usando tesouras anguladas, é feito o ramo lateral da Z-plastia oposta (mucosa nasofaríngea), correspondente à linha quebrada na Figura 22.11.

O retalho da mucosa oral do lado direito é incisado (linha sólida), através da mucosa e da submucosa. O retalho é desenvolvido em um plano entre a submucosa e a musculatura do palato mole. O músculo é dissecado adiante da margem posterior do palato duro. A incisão do retalho nasofaríngeo é feito com tesouras anguladas (linha quebrada) de tal modo que os músculos são incluídos no retalho nasofaríngeo.

Neste ponto, depois da interdigitação do retalho, existem dois retalhos de mucosa posicionados anteriormente e dois retalhos mucomusculares posicionados posteriormente. Os retalhos nasofaríngeos são transpostos e fechados usando-se suturas de Vicryl 4.0 e suturas com fio cromado 4.0 de modo ininterrupto com os nós colocados no lado nasal. Os retalhos da camada oral são transpostos e suturados de modo semelhante. Os retalhos mucomusculares sobrepostos podem ser suturados um ao outro com suturas absorvíveis. Quando necessário, as pontas das incisões podem ser fechadas sobre si mesmas para evitar excesso de tensão.

A palatoplastia de Furlow está sendo crescentemente combinada aos procedimentos de palatoplastia unilaterais e bilaterais anteriormente descritos, como sendo o tratamento preferível para a parte do palato mole da fissura. É aconselhável que seja considerada esta combinação sempre que o palato mole for curto ou se a fissura for um tanto estreita. A vantagem distinta do uso desta técnica no palato mole é aumentar o comprimento do palato mole que resulta da Z-plastia e a reorientação das fibras musculares. Por outra parte, existe um potencial aumento de tempo operatório, de dissecção, e de cicatrização dentro do palato mole, e um maior risco de fístula na junção dos palatos duro e mole, porém essas desvantagens são muitas vezes mínimas em comparação com as vantagens da técnica.

Quando a palatoplastia é usada em conjunto a uma palatoplastia unilateral ou bilateral, as incisões são marcadas após a infiltração do palato com um anestésico local contendo adrenalina. Primeiramente são elevados os retalhos mucoperiostais conforme anteriormente descrito e, antes de prosseguir com as incisões do palato mole de Furlow, deve ser acessada a viabilidade e a vitalidade da grande artéria palatina. Havendo qualquer preocupação sobre o pedículo vascular, o procedimento deve continuar como a palatoplastia unilateral ou bilateral sem a modificação de Furlow. Os aspectos do fechamento são semelhantes aos descritos anteriormente. A interdigitação e a aproximação dos retalhos de mucosa e músculos orais do Furlow são feitos em continuidade com os retalhos de mucosa e periósteo. É importante minimizar a tensão na junção do palato duro com o mole, porque esta região é de alto risco para formação de fístula.

Diagnóstico Pré-Natal e Aconselhamento

Está se tornando comum para os obstetras executarem rotineiramente ultra-sonografia diagnóstica fetal durante a gestação e ultra-sonografia fetal seqüencial na gravidez de alto risco. Como este comportamento tem aumentado nos Estados Unidos e em toda parte o diagnóstico de malformações de fissuras faciais. É observado que a detecção de anormalidades de fissuras faciais na triagem ultra-sonográfica de rotina é altamente precisa. A mulher e seu parceiro são com freqüência enviados para ultra-sonografia de alta resolução, chamadas 3D ou 4D, que mostram imagens detalhadas das estruturas faciais do feto (23-25).

O diagnóstico pré-natal pode provocar muita ansiedade e preocupação para os pais. Entretanto, permite que os pais fiquem "preparados" psicologicamente e informativamente quanto ao nascimento do seu filho. Os pais são freqüentemente enviados a um especialista em fissuras labiopalatinas como uma "consulta pré-natal" para aprenderem e discutirem a possível aparência do seu filho e as técnicas especializadas de alimentação e obterem uma supervisão do que esperar inicialmente depois de nascer o seu filho. Nesta seção, essas famílias precisam de um aconselhamento que seja suportivo e educativo, incluindo materiais escritos. De modo geral, é discutida a orientação quanto a um possível tratamento cirúrgico. Globalmente, os pais ficam tranqüilizados porque eles e seus bebês poderão passar bem depois do parto, e gratos por terem a orientação de um especialista. A educação e a preparação dos pais permite que a família seja mais capaz de celebrar o nascimento do seu bebê em vez de ficar oprimida pelo defeito congênito (26,27).

A tendência atual para o diagnóstico mais precoce da fissura labial e palatina pela ultra-sonografia de alta resolução é excitante. Em paralelo, estão sendo feitos avanços no campo da cirurgia fetal para as situações com perigo de vida, como hérnia diafragmática congênita, atresia da laringe e vários tumores cervicais. A principal força que impulsiona a considerar a "cirurgia fetal" para estados não-letais (p. ex., fissura labial e palatina) é a não formação de cicatrizes no local da operação quando esta é executada na idade gestacional apropriada. Os riscos, especialmente o parto pré-termo, tanto para a mãe quanto para o feto, torna injustificável neste tempo a opção da intervenção cirúrgica para condições não-letais. Até o momento, na literatura foi relatado somente um caso de cirurgia para fissura labial com resultados, porém não perfeitos (28). No futuro, poderão ser superados os problemas ligados ao risco inerente da cirurgia fetal, e um dia as vantagens da cirurgia fetal para a fissura labial e palatina poderá tornar-se o padrão de tratamento.

CONCLUSÃO

Este capítulo apresentou sobre o tratamento inicial e primário da criança que nasceu com uma fissura labial e palatina. Um número crescente de crianças recebe este diagnóstico pré-natalmente por meio da ultra-sonografia de alta resolução. Esta imagem da consulta pré-natal facilita o esclarecimento dos pais, bem como o aconselhamento sobre a fissura do seu filho. As técnicas cirúrgicas descritas são em geral realizadas dentro do primeiro ano de vida. Na maioria dos casos, poderão ser necessárias maiores intervenções pela abordagem da equipe de fissura palatina, que poderá incluir a correção cirúrgica da fissura labial secundária e das deformidades nasais, dos cuidados otológicos e audiológicos, do tratamento dentário e ortodôntico e dos serviços de terapia da fala.

PONTOS IMPORTANTES

- Fissuras labiais e palatinas representam as malformações congênitas mais comuns de cabeça e pescoço, e uma abordagem pela equipe de tratamento de fissuras palatinas é a melhor para proporcionar o tratamento multidisciplinar a longo-termo.

- Fissura labial e palatina ocorre em 1 dentre 1.000 nascimentos; fissura palatina isolada ocorre em 1 dentre 2.000 nascimentos. As fissuras incidem em crianças com síndromes reconhecidas ou como uma deformidade isolada (não-sindrômicas).

- Na maioria das síndromes não-sindrômicas estão presentes complexas interações genéticas e ambientais.

- O desenvolvimento embriológico do lábio e do palato ocorre em duas fases: a primeira começando nas 4 ou 5 semanas (lábio, nariz, pré-maxila) e a segunda começando nas 8 ou 9 semanas (palato secundário).

- A prevalência relativa dos tipos de fissuras incluem: fissura labial completa, alvéolo e palato, 45%; fissura labial com ou sem fissura do alvéolo, 25%; e fissura isolada do palato secundário, 30%.

- Os problemas psicossociais e nutricionais devem ser orientados no período neonatal ou mesmo pré-natalmente.

- O neonato deve receber alta do berçário para casa somente depois que tenha sido estabelecido um método satisfatório de alimentação e os pais sejam capazes de assumir os cuidados do lactente.

- A colagem do lábio ou a adesão labial, que é uma opção preliminar para a fissura labial, pode ser executada com 2 a 4 semanas de idade. O reparo labial definitivo é depois executado aos 4 a 6 meses de idade. A adesão do lábio, que pode influenciar na formação da cicatriz, pode ser usada cuidadosamente em casos selecionados.

- A regra dos dez para determinar a idade apropriada para o reparo do lábio: o lactente deve ter pelo menos 10 semanas de idade, pesar cerca de 10 libras (5 kg) e ter uma hemoglobina de 10 g.

- O reparo do palato é em geral executado aos 8 ou 12 meses de idade, desde que a criança esteja ganhando peso e crescendo de modo normal.

- Em muitos casos, são necessários uma avaliação e tratamento continuados e determinados pela equipe dos membros da equipe palatina. Esta deve incluir a correção das deformidades labiais e nasais, cuidados dentários e ortodônticos, fonoaudiologia (tanto o tratamento quanto a avaliação dos erros de articulação, dos erros compensadores e da incompetência velofaríngea) ou cuidados otológicos e audiológicos de rotina, e a cirurgia ortognática.

REFERÊNCIAS

1. Gorlin RJ, Cohen Jr. MM, Hennekam RCM. *Syndromes of the head and neck*, 4th ed. New York: Oxford University Press, 2001.
2. Dionisopoulos T, Williams HB. Congenital anomalies of the mouth, palate and pharynx. In: Tewfik TL, et al., eds. *Congenital anomalies of the ear, nose and throat.* New York: Oxford University Press, 1997:243-262.
3. Prescott NJ, Malcolm S. Folate and the face: evaluating the evidence for the influence of folate genes on craniofacial development. *Cleft Palate Craniofac J* 2002;39(3):327-331.
4. van Rooij IA, Vermeij-Keers C, Kluijtmans LA, et al. Does the interaction between maternal folate intake and the methylenetetrahydrofolate reductase polymorphisms affect the risk of cleft lip with or without cleft palate? *Am J Epidemiol* 2003;157(7):583-591.
5. Blanton SH, Bertin T, Patel S, et al. Nonsyndromic deft lip and palate: four chromosomal regions of interest. *Am J Med Genet* 2004;125A(1):28-37.
6. Murray JC. Gene/environment causes of cleft lip and/or palate *Clin Genet* 2002;61:248-256.
7. Zucchero TM, Cooper ME, Maher BS, et al. Interferon regulatory factor 6(IRF6) gene variants and the risk of isolated cleft lip or palate. *N Engl J Med* 2004;351:769-780.
8. Miettinen P, Chien JR, Shum L, et al. Epidermal growth factor receptor function is necessary for normal craniofacial development and palate closure. *Nat Genet* 1999;22:69-73.
9. Johnston MC. Developmental biology of the mouth, palate and pharynx. In: Tewfik TL, et al., eds. *Congenital anomalies of the ear, nose and throat.* New York: Oxford University Press, 1997:229-242.
10. Bardach J, Morris HL, eds. *Multidisciplinary management of cleft lip and palate.* Philadelphia: WB Saunders, 1990:98.
11. Millard DR Jr. Cleft craft: the evolution of its surgery. Vol. I. In: *The unilateral deformity.* Boston: Little Brown, 1976.
12. Millard DR Jr. Cleft craft: the evolution of its surgery. Vol. II. *Bilateral and rare deformities.* Boston: Little Brown, 1977.
13. Seibert RW. Lip adhesion in bilateral cleft lip. *Arch Otolaryngol Head Neck Surg* 1983;109:434-436.
14. Seibert RW. Unilateral cleft lip and palate. In: Gates GA, ed. *Current therapy in otolaryngology/head and neck surgery.* Philadelphia: BC Decker, 1990:316-322.
15. Bardach J, Salyer KE. *Surgical techniques in cleft lip and palate.* Chicago: Year Book, 1987:1-53, 96-137.
16. Seibert RW, Bumsted RM. Cleft lip and palate. In: Cummings CW, et al., eds. *Otolaryngology/head and neck surgery.* St. Louis: Mosby Yearbook, 1993:1128-1164.
17. Cutting C, Grayson B, Brecht L, et al. Presurgical columellar elongation and primary retrograde nasal reconstruction in one-stage bilateral cleft lip and nose repair. *Plast Reconstr Surg* 1998;101(3):630-639.
18. Mulliken JB. Primary repair of bilateral cleft lip and nasal deformity. *Plast Reconstr Surg* 2001;108(1):181-194.
19. D'Antonio LL, Crockett DM. Evaluation and management of velopharyngeal inadequacy. In: Smith JD, Bumsted R, eds. *Pediatric facial plastic and reconstructive surgery.* New York: Raven Press, 1993:173-196.
20. Millard DR Jr. Cleft craft: the evolution of its surgery. Vol. III. *Alveolar and palatal deformities.* Boston: Little Brown, 1980.
21. Bumsted RM. *The management of cleft lip and palate.* Alexandria, VA: American Academy of Otolaryngology/Head and Neck Surgery, 1980.
22. Furlow LT Jr. Cleft palate repair by double opposing Z-plasty. *Plast Reconstr Surg* 1986;78:724-736.
23. Wayne C, Cook K, Sairam S, et al. Sensitivity and accuracy of routine antenatal ultrasound screening for isolated facial clefts. *Br J Radiol* 2002;75:584-589.
24. Chmait R, Pretorius D, Jones M, et al. Prenatal evaluation of facial clefts with two-dimensional and adjunctive three-dimensional ultrasonography: a prospective trial. *Am J Obstet Gynecol* 2002;187(4):946-949.
25. Mittermayer C, Lee A. Three-dimensional ultrasonographic imaging of cleft lip: the winners are the parents. *Ultrasound Obstet Gynecol* 2003;21(6):628-629.
26. Johnson N, Sandy JR. Prenatal diagnosis of cleft lip and palate. *Cleft Palate-Craniofacial J* 2003;40(2):186-189.
27. Jones M. Prenatal diagnosis of cleft lip and palate: detection rates, accuracy of ultrasonography, associated anomalies, and strategies for counseling. *Cleft Palate-Craniofacial J* 2002;39(2):169-173.
28. Wagner W, Harrison M. Fetal operations in the head and neck area: current state. *Head Neck* 2002;24(5):482-490.

CAPÍTULO 23

Fraturas Faciais em Crianças

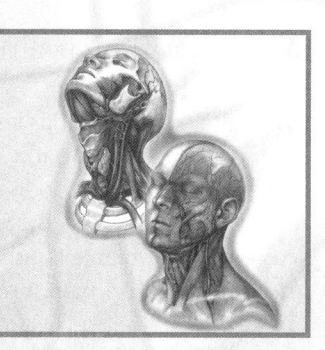

Paul R. Krakovitz ▪ Peter J. Koltai

Nos últimos 25 anos ocorreu uma revolução no tratamento das fraturas faciais com o uso da fixação rígida interna por meio da exposição craniofacial. O refinamento dos materiais biocompatíveis de grande delicadeza e potência (p. ex., titânio e placas e parafusos reabsorvíveis), juntamente com os avanços no conhecimento da biomecânica da face, tornaram as lesões complexas consistentemente passíveis de precisa reconstrução tridimensional. O ajustamento da fixação interna rígida para tratar crianças persiste controvertido. Existem muitas preocupações sobre os efeitos das placas e parafusos na face da criança em desenvolvimento. Alguma evidência sugere que a elevação da matriz funcional para fora da arquitetura facial subjacente para ganhar exposição das fraturas possa alterar o desenvolvimento.

Os conceitos fundamentais da traumatologia facial nas crianças são os mesmos do adulto. O objetivo é restaurar a arquitetura óssea subjacente à sua posição pré-traumática de um modo estável e com um mínimo de perturbação estética e funcional. Para crianças, o tratamento das lesões faciais complexas é mais bem alcançado com técnicas que poderão afetar adversamente o desenvolvimento craniofacial. Embora não seja possível resolver inteiramente este problema, existe um amplo volume de informações experimentais e clínicas sobre o tratamento apropriado das fraturas faciais em crianças. Na maioria dos casos, este conhecimento pode ser usado para formular um plano racional de tratamento.

EPIDEMIOLOGIA

O traumatismo é a causa principal de morte de crianças nos Estados Unidos. Responde pela metade das mortes neste grupo etário. Quase 15.000 crianças morrem por trauma anualmente, e aproximadamente 100.000 ficam permanentemente deficientes. Mais de $15 bilhões são despendidos a cada ano para tratar crianças com traumatismo (1). Apesar desta epidemia de traumatismos, as fraturas faciais entre crianças são relativamente raras. As lesões maxilofaciais em crianças respondem por aproximadamente 5% de todas as fraturas faciais (2,3). É geralmente aceito que as crianças com menos de 5 anos de idade têm menor probabilidade de sofrer sérias lesões faciais. Entre crianças, os meninos são mais suscetíveis a fraturas maxilofaciais que as meninas, com uma proporção global de 1,5:1 a 2,3:1 (4). Em crianças com menos de 8 anos não é observada nenhuma diferença entre sexos.

As lesões ósseas faciais mais comuns em crianças são as fraturas nasais. Como a maioria das fraturas nasais é tratada no campo do consultório, as estatísticas exatas da sua freqüência são difíceis de determinar. As fraturas das mandíbulas são menos comuns, porém respondem pela maioria dos traumatismos que precisam de hospitalização e por isso são relatadas mais rotineiramente na literatura. Dependendo da inclusão ou não das fraturas nasais, as fraturas mandibulares constituem 20% a 50% das fraturas faciais pediátricas relatadas. A parte mais vulnerável da mandíbula de uma criança é o côndilo, respondendo por 40% a 70% das fraturas mandibulares (2). Os adolescentes manifestam uma alta incidência de fraturas da arcada e do corpo da mandíbula, refletindo o tipo adulto. As fraturas dentoalveolares são freqüentemente tratadas no setor ambulatorial, e sua freqüência é difícil de definir precisamente.

Depois das fraturas nasais, as fraturas mesofaciais mais comuns são as orbitárias; ocorrem entre 20% a 25% de todos os pacientes. As fraturas do complexo zigomaticomalar ocorrem entre 5% a 10% dos pacientes. Fraturas mesofaciais complexas incidem ente 5% a 10% dos pacientes. As fraturas frontorbitárias e panfaciais, especialmente nos anos pré-adolescentes, são incomuns.

Os traumatismos neurocranianos e os ortopédicos são freqüentemente associados às fraturas faciais graves, no grupo etário pediátrico. Na nossa série, 30% das crianças com fraturas faciais portavam lesões associadas. Admite-se que a freqüência do traumatismo intracerebral e das fraturas do crânio se situe em torno de 60%, especialmente entre crianças de mais baixa idade

(3). A alta freqüência das lesões associadas reforça a importância da avaliação inicial completa de uma criança com trauma facial, e pode complicar consideravelmente o tratamento se a cicatrização rápida das lesões ósseas começarem antes que o estado neurológico da criança esteja estável para a reconstrução facial.

TRATAMENTO DE EMERGÊNCIA

A avaliação inicial de uma criança com fraturas faciais deve seguir os princípios básicos do tratamento do trauma (Tabela 23.1). As vias aéreas devem ser tratadas por uma variedade de modos, na dependência do tipo do trauma. Nas lesões maxilofaciais isoladas, é, em geral, suficiente o posicionamento apropriado do paciente. Poderá ser necessária a aspiração suave da boca e da faringe para a remoção de saliva, de sangue e mesmo de dentes arrancados e de fragmentos ósseos. Nos casos extremos de fratura mandibular, uma sutura de tração da língua na linha média poderá evitar o seu retrodeslocamento.

Poderá ser necessária a intubação orotraqueal quando o posicionamento for insuficiente para manter as vias aéreas. Isto ocorre muitas vezes nas fraturas faciais complexas com sangramento profuso ou nos casos de lesão intracraniana com perturbação do fluxo respiratório. A intubação orotraqueal também é executada na suposição de que tenha ocorrido lesão da medula cervical e, por isso, deve ser evitada a manipulação do pescoço até que as radiografias cervicais tenham excluído uma lesão da coluna vertebral alta. Idealmente, no departamento de emergência devem ser evitadas as traqueotomias de impacto, e particularmente as cricotirotomias. A necessidade de traqueotomia no caso de pacientes pediátricos com fraturas faciais complexas é controvertido. Muitos cirurgiões consideram que evitar a traqueotomia seja um sinal de perícia. Na nossa instituição, a experiência sugere que nos casos de fratura panfacial grave, ou quando grandes fraturas são acompanhadas de lesões intracranianas ou viscerais, a traqueotomia é um modo seguro e confortável de tratamento da criança.

Depois de ter sido completada a investigação primária, e de serem asseguradas as vias aéreas, a respiração e a circulação (ABCs) (Tabela 23.2), é executado um exame ordenado de cabeça e pescoço. Deve ser feita uma completa avaliação neurológica, exame da coluna cervical, e inspeção dos olhos, do nariz e da cavidade oral. No tratamento de crianças com trauma mesofacial é imperativo o exame oftalmológico para excluir perda da visão e anormalidades intra-oculares, avaliar a motilidade ocular, e testar os reflexos pupilares. As lesões da parede anterior do canal auditivo podem estar acompanhadas de fraturas do côndilo e são detectadas por meio do exame otoscópico. A rinoscopia anterior descobre lesões do septo nasal, incluindo hematoma septal e mesmo a possibilidade de rinorréia de líquido cerebroespinal.

A avaliação global da face é feita por meio de inspeção e palpação. A presença de assimetria facial, edema, equimoses, edema periorbitário, trismo e má oclusão são altamente sugestivas de fraturas faciais. O exame bimanual esclarece assimetria e revela áreas de sensibilidade e de crepitação. A mobilidade da mesoface pode ser avaliada pegando os incisivos superiores forçando a pré-maxila enquanto a cabeça está mantida firme com a mão oposta. A presença de irregularidades à palpação intra-oral e a visualização de equimoses no sulco gengivolabial superior sugerem fratura dos pilares anteriores e laterais dos maxilares. O examinador pode colocar seus dedos no canal auditivo externo para avaliar a articulação temporomandibular. Os exames digitais intra-oral e extra-oral geralmente revelam fraturas da arcada mandibular.

EXAME RADIOGRÁFICO

Assim como ocorre em adultos, a tomografia computadorizada (TC) revolucionou as imagens das fraturas faciais em crianças. As TC axiais são úteis para avaliar

TABELA 23.1 EMERGÊNCIAS TRAUMA FACIAL PEDIÁTRICO

- Verificação das ABCs (em inglês, *Airway, Breathing and Circulation*)
- Idealmente evitar traqueotomias e cricotireotomias
- Hematoma septal requer drenagem urgente

VARCs, vias aéreas, respiração e circulação.

TABELA 23.2 DIAGNÓSTICO E AVALIAÇÃO DAS FRATURAS FACIAIS PEDIÁTRICAS

- Lesão incompatível com a história deve levantar a suspeita de abuso infantil
- Prosseguir as investigações secundárias de modo ordenado, incluindo avaliação neurológica, palpação manual, e inspeção do pescoço, coluna, olhos, nariz, face e cavidade oral
- Edema e hipoestesia periorbitários, equimoses, hemorragia subconjuntival, diplopia e redução da mobilidade são indicativos de lesão orbitária
- A suspeita de trauma orbitário impõe avaliação oftalmológica
- As fraturas em alçapão ou de "olho branco" é muitas vezes sutil com limitada mobilidade de supradução
- A má oclusão é indicativa de fratura mandibular
- O exame intranasal é essencial quanto à lesão septal, em particular o hematoma septal
- A tomografia computadorizada (TC) revolucionou a avaliação do trauma pediátrico, incluindo a imagem das fraturas da mandíbula

fraturas das paredes orbitárias e da maxila, porém não revela consistentemente fraturas do assoalho ou da abóbada da órbita e do palato. As projeções coronais diretas fornecem informações adicionais sobre esses sítios, porém são difíceis de se obter em uma criança traumatizada. Nessas circunstâncias, são úteis as TC coronais reformatadas para definir as características anatômicas de interesse. A reformatação pode também facilitar as reconstruções tridimensionais das TC, que são auxiliares úteis às TC bidimensionais no planejamento cirúrgico das fraturas faciais.

O estudo de imagens mais útil para a avaliação da mandíbula na criança é a vista panorâmica, que mostra todo o arco mandibular. Este estudo requer a colaboração do paciente. Uma TC axial representa muitas vezes um útil recurso, especialmente se pode ser reformatado em imagens coronais e tridimensionais. Visões alternativas, como a de Towne, a projeção oblíqua lateral, e as intra-orais, geralmente podem ser obtidas sem dificuldade.

A avaliação radiográfica das fraturas nasais tem pouca utilidade. Não obstante, esses estudos são quase universalmente feitos no departamento de emergência quando é suspeitada tal lesão. Considerando o ambiente médico-legal, é improvável que esta prática possa mudar. Um importante ponto a lembrar é que graves fraturas nasais com achatamento dorsal precisam de imagens apropriadas pela TC para averiguar uma lesão oculta do complexo nasoetmoidal.

ETIOLOGIA

A anatomia específica da face em desenvolvimento de uma criança e os tipos de força que produzem a lesão são os determinantes das fraturas faciais pediátricas. Os primeiro 6 anos da vida de uma criança são protegidos, isto é, existem poucos riscos de traumas graves. Quando são consideradas todas as formas de fraturas, as causas mais freqüentes de traumas faciais na infância são os jogos, porém pelo fato de propiciarem quedas de baixas alturas, raramente causam graves lesões. Os lactentes têm especial vulnerabilidade, como lesão do parto e abuso infantil. Para as crianças maiores e adolescentes, os acidentes de bicicleta podem representar uma ameaça. Os acidentes de veículos motorizados são as causas mais comuns de fraturas faciais graves entre crianças (3).

Para o conhecimento das diferenças entre as fraturas faciais da criança e do adulto, é importante a análise do desenvolvimento facial entre a infância e a adolescência. A criança nasce com um grande crânio com relação à face; a relação craniofacial é de 8:1. Os ossos da face não estão completamente mineralizados, as suturas não estão fundidas, as corticais são finas, e existe uma proporção maior de ossos esponjosos que envolvem os germes dentários. Entre os seios paranasais, somente estão presentes os seios maxilar e etmoidal, sob a forma de finos recessos mucosos que ocupam uma fração do volume facial do adulto. Assim, o complexo craniofacial de um lactente é de uma estrutura sólida, porém elástica.

Aproximadamente 80% do crescimento craniano ocorre durante os 2 primeiros anos de vida. Embora o crescimento facial seja também rápido durante este período, é somente depois da idade dos 2 anos que a face começa a crescer mais rapidamente que o crânio. Aos 7 anos de idade, a órbita e o cérebro alcançam o crescimento quase completo, e a largura interorbitária está próxima da medida do adulto. A face, nesta fase do desenvolvimento, começa a projetar-se para diante e para baixo, estendendo-se para baixo do crânio. Este fenômeno é resultado tanto do crescimento quanto da expansão pneumática horizontal e vertical dos seios maxilar e etmoidal. É concomitante à perda dos dentes decíduos e à erupção da dentição secundária.

CRESCIMENTO FACIAL E TRAUMA

A alteração do crescimento facial como conseqüência de trauma é bem conhecida, porém não é inevitável. O desenvolvimento da face é um processo combinado do crescimento e da remodelagem com alterações maturacionais que diferenciam as características peculiares da face de uma criança com a de um adulto. As alterações no crescimento e na remodelagem devidas ao trauma causam deformidades observadas na idade adulta.

Os estudos sobre o crescimento mandibular e mesofacial após trauma são escassos. É conhecido há muito tempo que um importante sítio de crescimento mandibular é o côndilo, que também é a área da mandíbula mais comumente fraturada no grupo etário pediátrico. As lesões nesta área podem causar assimetria facial, porém não de modo consistente. MacLennan (5) revisou 180 casos de fratura condilar, das quais cinco em crianças com menos de 10 anos. Observou que embora a maioria das lesões possa curar sem perturbação funcional, os traumas de esmagamento da cabeça do côndilo antes da idade dos 5 anos predispõem a criança à ancilose e aos distúrbios do crescimento. Lindahl e Hollender (6) compararam o processo de remodelagem do côndilo depois de fratura entre crianças e adultos. Observaram que entre 3 e 11 anos de idade, uma ampla remodelagem de uma fratura condilar geralmente resulta em características anatômicas normais. Em adolescentes foi observada menor remodelagem, e entre adultos foi notada uma remodelagem mínima (6). Norholt *et al.* (7), em um estudo de 55 crianças com fraturas do côndilo, observaram que as crianças mais jovens apresentam menos problemas a longo-termo causados por traumas do que as crianças mais velhas, sugerindo que o crescimento compensa os desgastes do trauma. Entretanto, Rowe *et al.* (1) observaram que os traumas sofridos antes da idade dos 3 anos geralmente produziam deformidades graves, enquanto que os ocorridos depois dos 6 anos causavam deformidades moderadas e os sofridos durante a adolescência produziam deformidades apenas leves.

McGuirt e Salisbury (8) conduziram um estudo em 28 pacientes com fratura mandibular infantil e observaram anormalidades dentofaciais em 13 desses pacientes e anormalidades cefalométricas em 18 pacientes. As anormalidades mais graves estavam associadas a lesões condilares (Fig. 23.1). Entre os autores, existe grande variação na interpretação das observações da alteração do crescimento facial. As teorias incluem perda do estímulo para o crescimento normal, restrição mecânica produzida pela cicatrização e perda do movimento, alteração da atividade muscular no lado lesado, e interrupção da suplência vascular para os dentes. Nenhum dos relatos sugere uma correlação entre o tipo da técnica de tratamento das fraturas mandibulares em crianças e o prognóstico a longo prazo com relação à alteração do crescimento facial. O princípio que pode ser obtido da revisão dessas pesquisas, a maioria das quais foi feita há bem mais de uma década, é que o acompanhamento prolongado das crianças com fraturas mandibulares é crucial e que a ortodontia pode ser um importante adjunto no tratamento a longo-termo.

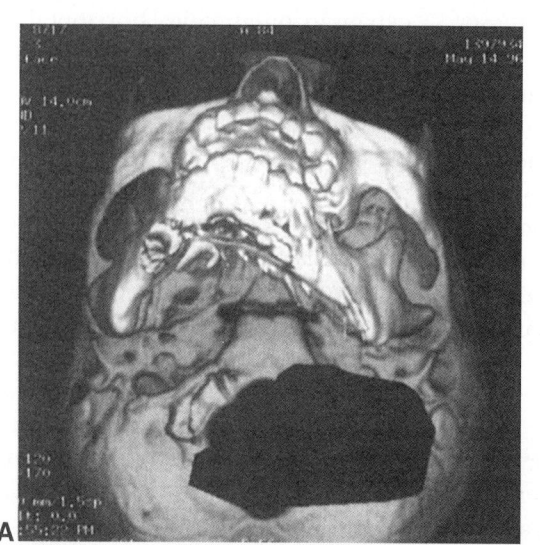

Figura 23.1

A: Reconstrução tomográfica computadorizada (TC) tridimensional de uma criança de 3 anos de idade com hipoplasia mandibular, retrognatismo e ancilose temporomandibular direita. A criança tinha história de trauma com esmagamento do côndilo mandibular direito no primeiro ano de vida. **B:** TC tridimensional da mesma criança em **A** mostra um côndilo esquerdo normal e um côndilo direito anormal hiperplásico com o colo encurtado ancilosado na articulação temporomandibular direita.

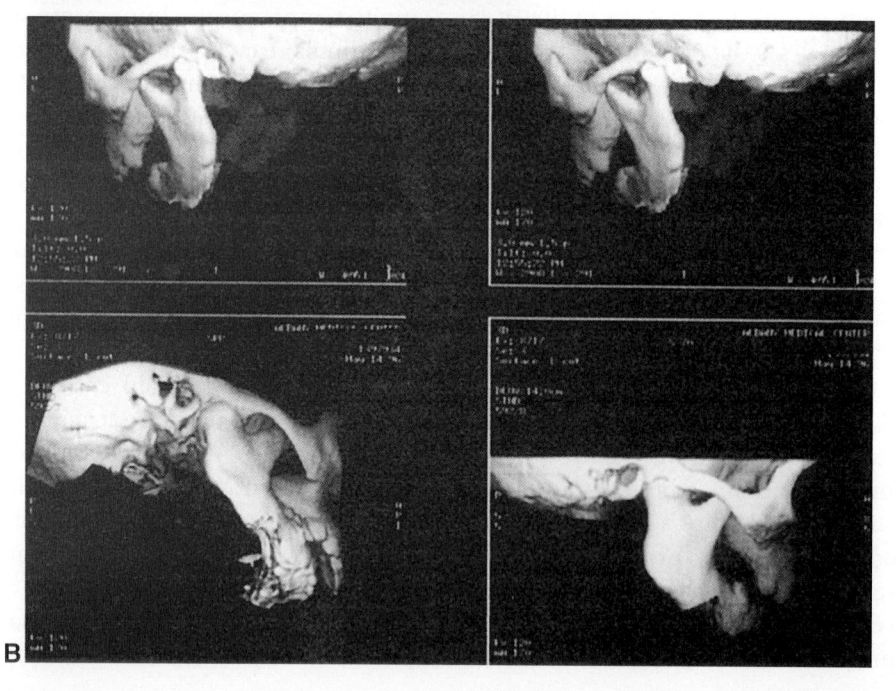

FIXAÇÃO RÍGIDA

Enquanto o uso da fixação em placa rígida para tratar adultos tem uma aceitação generalizada, esta técnica para tratar crianças persiste controvertida em razão das preocupações sobre a perturbação do crescimento facial (Tabela 23.3). A questão não-resolvida é se a estabilização transitória do esqueleto facial pode causar retardamento permanente do crescimento. Este problema tem sido pesquisado em vários estudos em animais e mostraram que a elevação do periósteo, o uso de miniplacas e de osteossíntese com fios de aço, bem como a fixação através das linhas de suturas podem causar algum grau de distúrbio do crescimento (9). É difícil tirar conclusões firmes por esses estudos em animais sobre o uso de placas e parafusos para fixação após trauma em crianças pequenas, exceto que devem ser utilizados com cautela e reservados para fraturas em que as características originais são difíceis de restaurar por outros meios.

O tratamento das fraturas faciais complexas requer o conhecimento tanto dos riscos quanto dos benefícios da fixação rígida. As fraturas minimamente deslocadas são muitas vezes mais bem tratadas deixando evoluírem por si mesmas ou tratadas com redução fechada. Fraturas moderadamente deslocadas requerem maior julgamento sobre o grau de exposição e de fixação necessários; entretanto, a estabilidade depois da redução é o melhor guia quanto à magnitude da intervenção. Em certos casos complexos, não existe alternativas para a fixação rígida. As placas devem ser as menores possíveis sem comprometer a estabilidade. Devem também ser usadas em curtos segmentos. Evitar o cruzamento em mais de uma linha de sutura.

TABELA 23.3 ℞ TRATAMENTO FRATURAS FACIAIS PEDIÁTRICAS

A intubação orotraqueal é idealmente executada depois de se verificar a coluna cervical
Cuidadosa restauração e ressuspensão do tecido mole lesado
Redução das fraturas nas suas localizações anatômicas estáveis
Quando as reduções simples se mostrarem instáveis, é indicada a RAFI
Corrigir o realinhamento das linhas de sutura
Mínima elevação perióstica
Fixação tridimensional estável das fraturas complexas
Nas áreas de perda óssea, usar enxertos de osso
As fraturas mandibulares com oclusão e mobilidade normais, tratar com dieta mole. As fraturas mandibulares com má oclusão ou com limitação dos movimentos, tratar com FMM ou com RAFI
O telecanto traumático associado às fraturas do complexo nasoetmoidal (NET) são mais bem tratadas com fios transnasais e supercorreção da distância intercantal

FMM, fixação mandibulomaxilar; RAFI, redução aberta e fixação interna; NET, nasoetmoidal.

Embora excelente para a fixação, existem várias restrições para deixar um corpo estranho metálico em uma criança em crescimento. As placas metálicas podem migrar para dentro do crânio, problema que é bem conhecido (10). Estudos feitos em animais e no homem mostraram que a fixação rígida permanente pode perturbar o crescimento facial (11,12). O uso de placas metálicas pode potencialmente induzir a uma hipersensibilidade ao metal, atrofia óssea, alergia, e também interferir na TC, na imagem de ressonância magnética (IRM) e na palpabilidade. Isto tem induzido muitos cirurgiões a remover rotineiramente as placas desde que a linha de fratura esteja bem fechada, especialmente em crianças (10). Entretanto, outros que sugerem uma espera vigilante, consideram que a remoção da placa exigida por qualquer dos problemas acima é necessária em apenas 8% das crianças (10). Curiosamente em um estudo em coelhos, Connelly e Smith (13) observaram que a remoção da placa de fixação rígida tinha um efeito deletério maior sobre o crescimento do que quando a placa de fixação rígida era deixada no local.

A seção anterior esclareceu a controvérsia que existe sobre o uso de placas e de parafusos permanentes na face em desenvolvimento. Uma solução alternativa para este dilema é o uso de placas e parafusos absorvíveis. A segurança e a eficácia do sistema de placas reabsorvíveis têm sido demonstradas por amplas pesquisas em animais, pelo uso subseqüente na cirurgia craniofacial e na reconstrução do trauma facial (14,15). Um estudo usando LactoSorb em leitões neonatos pesquisou a reação local, bem como a complicação da translocação intra-óssea passiva das placas. A reação do tecido foi considerada mínima, e Wiltfang *et al.* (15) demonstraram que embora as placas estivessem embutidas no osso em crescimento, isto não impede a degradação das placas e dos parafusos. As placas bioabsorvíveis são economicamente razoáveis e clinicamente seguras.

Os materiais craniofaciais absorvíveis mais comumente usados são os ácido poliidroxi-alfa – ácido poliláctico (PLA), o ácido poliglicólico (PGA), a polidioxanona (PDS), e seus co-polímeros. O ácido láctico tem duas formas enantioméricas: ácido L-láctico (PLLA) e ácido D-láctico (PDLLA). Os produtos do metabolismo do PLA e do PGA são o dióxido de carbono e a água, os quais são eliminados pela respiração; os produtos de degradação do PDS são excretados principalmente na urina (16). A absorção ocorre principalmente por hidrólise e é completada por fagocitose (17). Os polímeros puros têm demonstrado desvantagens quanto à resistência, ao tempo de degradação ou à reação tecidual local (16,17).

Os sistemas de placas absorvíveis atuais têm as vantagens dos co-polímeros do ácido poliláctico e do ácido poliglicólico, que permitem variados graus de resistência mecânica e de tempo de degradação. O LactoSorb foi o primeiro sistema absorvível aprovado pelo US Food and Drug Administration (FDA) (em 1996). Atualmente são disponíveis comercialmente cinco sistemas de placas, todos com diferentes propriedades baseadas na sua química polimérica individual (14). Idealmente, a placa deverá manter sua total resistência por 4 a 6 semanas – o tempo necessário para as fraturas faciais se ossificarem (18).

As complicações dos sistemas reabsorvíveis são comparáveis aos das placas de metal, embora os primeiros evitem a translocação potencial a longo prazo (Tabela 23.4) (14). As reações adversas mais comuns são um edema periimplante transitório e uma alta incidência de fragmentos temporários visíveis ou palpáveis, que se reabsorvem no decorrer do tempo (14). Tipicamente, ocorre apenas uma mínima reação de corpo estranho no tecido circundante (17). Até o momento, os estudos a longo prazo sobre o sistema de placas absorvíveis têm usado exclusivamente o LactoSorb, que tem um tempo de reabsorção mais rápido do que alguns dos sistemas liberados mais recentemente. Os estudos têm demonstrado que os sistemas de placas reabsorvíveis disponíveis (parafusos com diâmetros de 1,5 a 2,0 mm) proporcionam resistência tênsil e flexibilidade comparáveis aos do sistema de microplacas de titânio (parafusos com 1,0 a 1,3 mm de diâmetro) (19). Os estudos definitivos a longo prazo terão ainda que concluir se as placas reabsorvíveis restringem o crescimento.

Os sistemas reabsorvíveis são em geral usados para as regiões que não suportam peso no terço superior e médio do esqueleto craniofacial de crianças. No momento atual, as placas absorvíveis não são recomendadas para todos os tipos de fratura facial pediátrica. O uso de placas absorvíveis na mandíbula e nos ossos que "suportam peso" é ainda investigacional na criança, e os resultados a longo prazo são limitados (14).

Do ponto de vista prático, nós consideramos que as placas reabsorvíveis podem ser problemáticas quando usadas para tratar fraturas mesofaciais complexas em que existam componentes cominutivos ou de "flocos de milho" no osso. Nesses casos, o tamanho relativamente grande das placas e dos parafusos reabsorvíveis torna a fixação de múltiplos pequenos fragmentos difícil e muitas vezes impraticável. Ocorrem também problemas com esses materiais por motivos semelhantes, quando são usadas na margem infra-orbitária e na área nasoetmóide. À medida que o desenho das placas e dos parafusos reabsorvíveis evolui para tamanhos menores e mais refinados, poderão tornar-se mais práticos para o uso nas raras e altamente cominutivas fraturas faciais.

ABORDAGENS CIRÚRGICAS

A maioria das fraturas faciais pediátricas (p. ex., fraturas nasais ou da arcada zigomática) pode ser tratada pelas técnicas fechadas tradicionais ou com técnicas abertas limitadas. Não obstante, nas lesões graves que precisem de extensa fixação rígida, é extremamente útil a realização de incisões extensas escondidas para a exposição completa. Todo o esqueleto facial pode ser acessado e reconstruído com uma ou mais entre cinco incisões (20). A arcada mandibular pode ser exposta por uma incisão do sulco gengivolabial inferior. Embora as fraturas cominutivas da mandíbula, do ângulo e do ramo sejam provavelmente mais bem expostas pela abordagem externa. O terço superior da face, incluindo as arcadas zigomáticas, as margens orbitárias superiores e a região nasoetmoidal podem ser expostas por uma incisão coronal. A margem orbitária inferior e o assoalho da órbita podem ser expostos por uma incisão subciliar ou transconjuntival. A maxila, particularmente os importantes pilares anterior e laterais, pode ser exposta por um sulco gengivolabial superior. A órbita medial pode ser exposta por uma abordagem transcaruncular (21). O fechamento apropriado representa um importante toque final para as exposições craniofaciais, especialmente no tratamento de crianças, em que a matriz funcional deve ser ajustada precisamente junto ao osso do qual foi descolada.

FRATURAS NASAIS

O nariz de uma criança é acentuadamente diferente do nariz do adulto. A principal diferença é que o tecido que se projeta no nariz de uma criança é uma cartilagem mole e complacente, que se dobra rapidamente

TABELA 23.4 COMPLICAÇÕES
FRATURAS FACIAIS PEDIÁTRICAS

- O nariz, o complexo nasoetmoidal e a maxila são suscetíveis a anormalidades do crescimento como resultado do trauma
- Os tipos mais graves de trauma facial pediátrico são acompanhados de lesões concomitantes, especialmente neurocranianas, entre 30% e 60% das vezes
- As complicações das fraturas pediátricas incluem infecções sinusais tardias, má-união, má oclusão, disfunção da articulação temporomandibular e retardamentos do crescimento
- As lesões dos dentes na linha de fratura variam entre 7% e 50%
- O tratamento insuficiente das lesões mesofaciais e superiores podem resultar em sérias alterações do crescimento facial
- Em volta dos implantes metálicos poderá crescer osso, resultando em sua translocação

durante um golpe na face. A força é dissipada pelos tecidos moles maxilares e pelos pilares laterais. O resultado é uma extensa área de edema com perda da especificidade anatômica. As cartilagens moles que se projetam raramente sofrem uma lesão permanente, enquanto o septo, que é mais rígido e cercado por osso em uma cobertura pericondrial firme, tem mais probabilidade de ser fraturado. É conhecida a ocorrência de diversos tipos de lesões septais. O pericôndrio septal pode ser descolado da cartilagem, deixando um espaço potencial para dentro do qual pode ocorrer sangramento; o resultado é um hematoma septal. O septo pode ser deslocado da sua inserção óssea inferior e posterior: o resultado é uma obstrução nasal imediata e um crescimento hipertrófico a longo prazo. Uma lesão do septo caudal pode causar obstrução nasal imediata e deformidade de torção a longo prazo.

Em lactentes e crianças pequenas os ossos nasais têm pouca projeção e não são facilmente quebrados. As crianças com mais de 6 anos de idade são mais suscetíveis às fraturas ósseas. Quando ocorrem fraturas, são em geral da variedade galho-verde. As lesões da linha média podem resultar em fraturas em livro-aberto, com uma depressão central e afastamento lateral dos ossos nasais. Nos traumas nasais, deve-se sempre suspeitar da existência de uma fratura orbitoetmoidal oculta.

No tratamento de crianças com fraturas nasais ocorrem dois estágios: avaliação inicial e tratamento definitivo. O exame imediato de uma criança com fratura nasal tem valor limitado, devido ao inevitável edema da mesoface. Muitas vezes, é difícil diferenciar entre um edema do tecido mole sem nenhuma fratura e uma fratura moderadamente deslocada. Na maioria dos casos devem passar alguns dias para o edema diminuir até que possa ser apreciada a verdadeira extensão da deformidade. Não obstante, o exame intranasal é importante para excluir a presença de hematoma septal. Embora muitas crianças tenham dificuldade de respirar pelo nariz depois de um trauma e muitas apresentem epistaxe, somente o hematoma septal manifesta-se como um abaulamento purpúreo confinado em um lado da cavidade nasal. O abaulamento pode ser comprimido com a ponta de um cotonete, porém não deve encolher com vasoconstritores tópicos. Um hematoma não-controlado poderá produzir um septo obstrutivo fibrótico e espesso ou perda da cartilagem quadrangular e uma deformidade do nariz em sela. Por isso, o hematoma deve ser reconhecido e tratado.

O tratamento cirúrgico é mais bem executado sob anestesia geral. Uma vez anestesiada a criança, o hematoma é drenado por uma incisão hemitransfixante, e o resto do septo é explorado quanto a outras lesões. Talas e envoltórios devem ser evitados. Entretanto, se for forte a preocupação de reacúmulo, essas modalidades podem ser justificadas.

Se for realizada anestesia para correção do septo, deve ser feito ao mesmo tempo o reparo de todo o nariz; entretanto, quando o septo não requer cuidado imediato, pede-se para a criança voltar dentro de 5 dias do acidente, quando é possível uma avaliação mais precisa. Se for considerado que as lesões ósseas ou septais têm probabilidade de causar dificuldade funcional ou deformidade cosmética, deverá ser empreendido o tratamento definitivo. Na maioria dos casos, a fratura é mais bem tratada por meio da redução fechada com utilização de instrumento intranasal e manipulação bimanual externa. Quando as crianças não são observadas antes de 2 a 3 semanas do acidente, é necessária a redução aberta. A redução aberta também pode ser útil no tratamento das fraturas em galho-verde quando não são facilmente reposicionadas nas localizações anatômicas normais sem osteotomia completa. Este procedimento deve ser executado com um osteótomo de 2 mm. A maioria das fraturas tende a se manter no local depois da redução fechada; entretanto, a presença de fragmentos instáveis necessita de tamponamento intranasal durante vários dias.

O septo é em geral difícil de reconstruir com as técnicas fechadas; poderá ser usada a elevação perióstica por uma incisão hemitransfixante. Deve ser enfatizado o realinhamento dos fragmentos em vez da ressecção. As suturas de colchoeiro e o tamponamento nasal podem ser usados para auxiliar a reconstrução durante vários dias depois da operação.

FRATURAS DA MANDÍBULA

O tratamento das fraturas mandibulares de crianças difere do de adultos devido à preocupação quanto ao crescimento da mandíbula e ao desenvolvimento da dentição. Apesar disso, são os mesmos os objetivos de um alinhamento exato com restauração da oclusão e a redução dos fragmentos. Entre os lactentes com menos de 2 anos a erupção dos dentes decíduos é incompleta e é difícil conseguir uma imobilização suficiente com a maioria das técnicas mais comuns. O alinhamento exato no tratamento de fraturas do corpo mandibular e da arcada pode ser obtido com talas de acrílico, que é fabricada com a ajuda de um dentista. A fabricação requer a tomada de um modelo em gesso das arcadas dentárias superior e inferior. O modelo de gesso é feito pela impressão, e o modelo inferior é cortado e realinhado com o modelo da dentição maxilar para restabelecer a oclusão no gesso. A tala de acrílico é fabricada sobre o modelo de gesso mandibular e mantida no local com fios circum-mandibulares. É importante afinar a parte da tala sobre os dentes posteriores para evitar o fechamento posterior prematuro, que resultaria em mordida aberta. A tala de acrílico é deixada no local durante 2 a 3 semanas e é removida na sala de cirurgia sob anestesia geral. Não é necessária a fixação intermaxilar (Fig. 23.2).

Entre o 2º e o 5º anos de idade os dentes primários têm raízes firmes que podem ser usadas como pontas de talas e de barras dos arcos. Entretanto, durante este período, na criança, as barras dos arcos podem ser tecnicamente difíceis de manter se não estiverem suficientemente firmadas abaixo da linha da gengiva. Durante este tempo, é aconselhável um apoio adicional com suspensão da abertura piriforme e fios circummandibulares, embora nem sempre seja desejável. Entre o 6º e o 12º anos de idade, ocorre a reabsorção das raízes dos dentes primários e, durante este período, as barras do arco podem ser aplicadas com sucesso; entretanto, é necessário apoio adicional com suspensão da abertura piriforme e fios circum-mandibulares em razão do encurtamento das raízes dentárias. Muitas crianças deste grupo etário portam aparelho ortodôntico. Esses aparelhos podem ser usados com sucesso durante curtos períodos de fixação intermaxilar sem danificar os próprios aparelhos. Os adolescentes têm um complemento adequado de dentes permanentes que proporcionam seguras âncoras para a fixação intermaxilar com barras de arco.

FRATURAS DO CÔNDILO

As fraturas condilares são classificadas em três tipos anatômicos: fratura de esmagamento intracapsular da

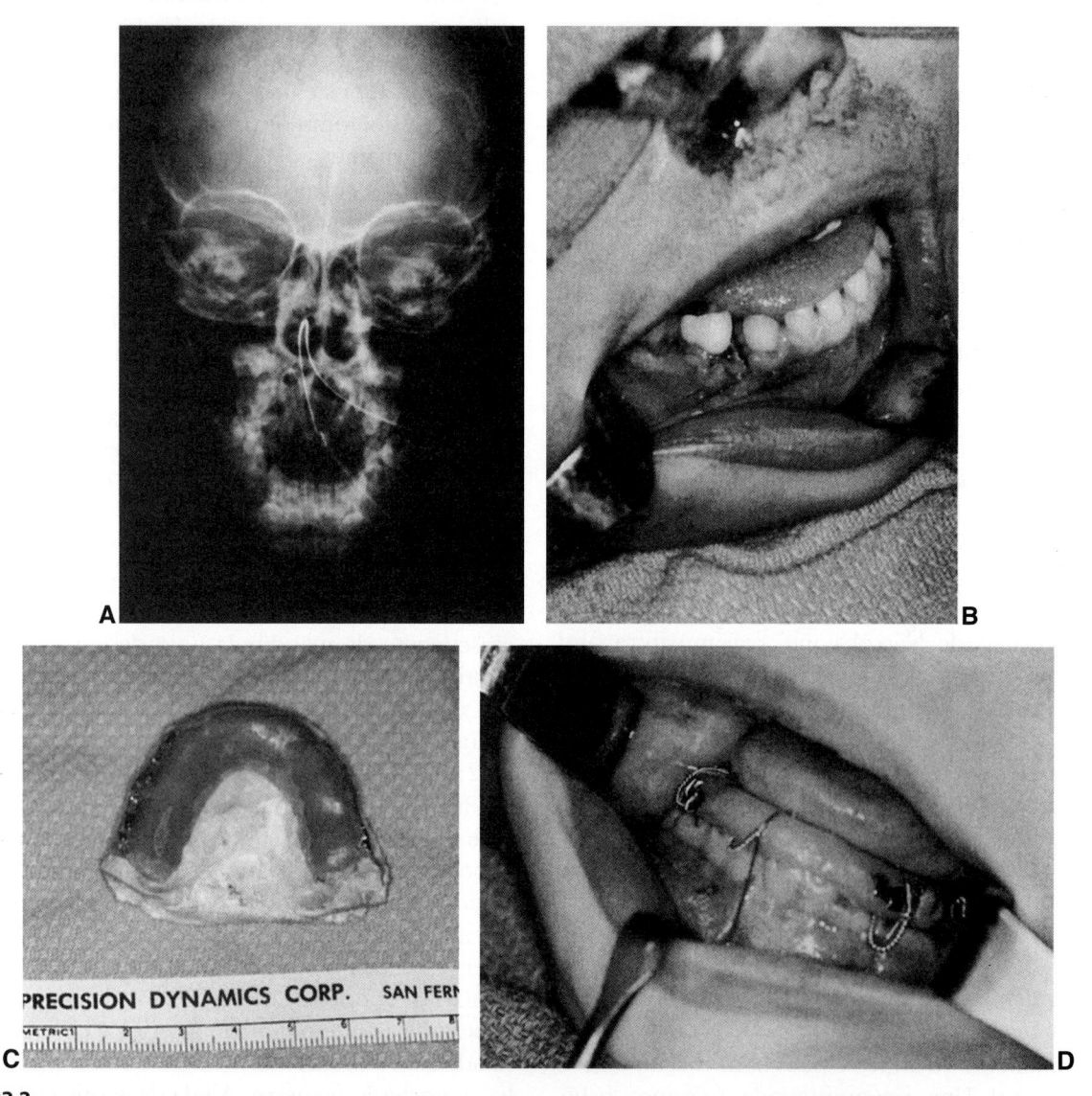

Figura 23.2

A: Vista Towne mostrando fratura mandibular parassinfiseal em uma menina de 3 anos. **B:** Fotografia clínica mostrando a fratura exibida em **A**. **C:** Tala acrílica elaborada em um cilindro plástico da mandíbula. A impressão original da arcada mandibular foi cortada e foi estabelecida a oclusão para o maxilar antes da fabricação da tala. **D:** Tala de acrílico fixada no local com fios circum-mandibulares.

cabeça do côndilo, fratura condilar alta através da cabeça acima da depressão sigmóide, e fratura subcondilar baixa. O terceiro tipo é o mais comum e é freqüentemente uma lesão em galho-verde. Para o tratamento da maioria das fraturas do côndilo no grupo etário pediátrico, as observações clínicas e experimentais apóiam uma abordagem conservadora. Embora alguns especialistas prefiram o tratamento cirúrgico aberto, a decisão principal no tratamento de muitas crianças não é se deve abrir a fratura, e sim se a criança precisa de imobilização com fixação intermaxilar.

As crianças com fratura condilar unilateral freqüentemente conservam a faixa normal do movimento e oclusão normal. Para essas lesões é somente necessária uma dieta leve e exercícios de movimentos. Se o movimento se desvia da linha média apesar da oclusão normal, considere a colocação de barras de fixação para usar com guia de fitas elásticas. Este método de tratamento é também apropriado para fraturas subcondilares bilaterais, quando a oclusão e a função estão normais. Não é incomum observar uma deformidade de mordida aberta depois de algumas fraturas subcondilares unilaterais e na maioria das bilaterais (Fig. 23.3). Esta deformidade causa retrusão da mandíbula e limitação dos movimentos. Nessas circunstâncias, é recomendada uma imobilização de 2 a 3 semanas, seguidas por 6 a 8 semanas de uso de elásticos.

FRATURAS DA ARCADA DA MANDÍBULA

O tratamento de fraturas da arcada mandibular em crianças é variável, desde a simples observação até a redução aberta com fixação rígida. As fraturas anteriores do arco com deslocamento mínimo ou moderado podem ser muitas vezes ajustadas pela cuidadosa redução manual com o paciente sob anestesia geral. A imobilização é obtida com fios interdentários, barras de fixação ou moldes. No tratamento de crianças com menos de 7 anos de idade, considere o uso de talas de acrílico.

Quando for necessária a aproximação de osso-a-osso devido ao alinhamento desfavorável das fraturas, poderá ser necessária a redução aberta, mesmo para crianças muito pequenas. A reaproximação pode ser obtida com fios interfragmentares ou com a fixação por miniplacas monocorticais combinada com a fixação intermaxilar. Ambas as técnicas requerem grande cuidado na colocação da broca para evitar lesão iatrogênica dos botões dentários em desenvolvimento (Fig. 23.4). No tratamento de crianças com dentição permanente, é aplicável o princípio da fixação rígida bicortical. Neste tempo, para as fraturas mandibulares pediátricas não está indicado o uso de placas reabsorvíveis.

As fraturas do corpo e do ângulo das mandíbulas de crianças são freqüentemente rachaduras monocorticais incompletas, com oclusão e movimentos normais. Essas fraturas em galho-verde são mais bem tratadas com dieta suave e terapia sintomática. As fraturas deslocadas precisam de tratamento mais agressivo, na dependência da direção do impulso muscular sobre os fragmentos, o grau de distração e a disponibilidade da dentição. Na maioria dos casos, é suficiente a fixação intermaxilar; entretanto, se a distração da margem inferior não puder ser controlada de modo conservador, será necessária a redução aberta com fixação interna por meio de fios interfragmentares ou de miniplacas monocorticais. As partes posteriores da mandí-

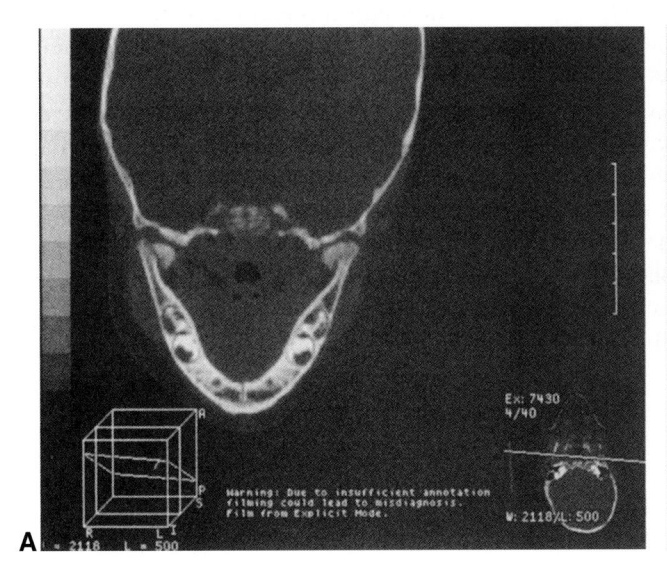

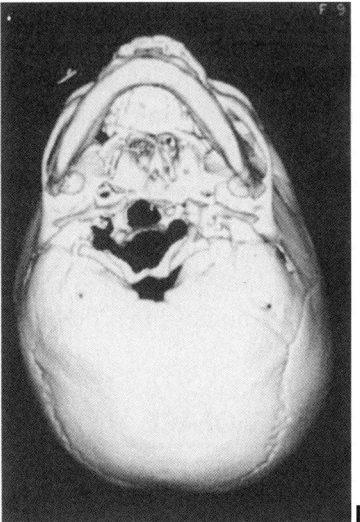

Figura 23.3

Imagens tomográficas computadorizadas (TC) coronal (**A**) e tridimensional (**B**) de um lactente de 10 meses com fraturas condilares deslocadas bilateralmente. A visão coronal mostra fratura sinfiseal em galho-verde do córtex lingual. A criança foi tratada de modo expectante.

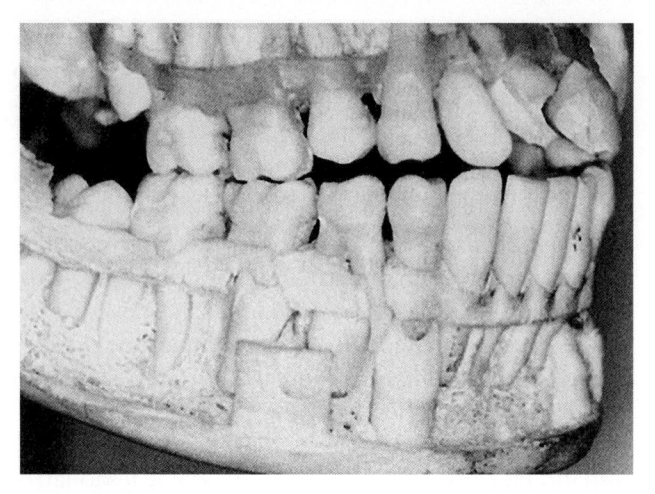

Figura 23.4
Proximidade do canino ainda não irrompido e de dente bicúspide na margem inferior da mandíbula.

bula tradicionalmente precisam de incisões externas para um acesso e visualização adequados. Mangas transcutâneas e melhor instrumental para a fixação óssea simplificam a redução intra-oral.

FRATURAS DENTOALVEOLARES

As fraturas dentoalveolares em crianças com dentes primários não constituem a séria emergência dentária que representam em adolescentes e adultos. Quando um dente secundário sofreu avulsão, a sobrevida do dente depende da precocidade do reimplante, em geral dentro de uma hora do acidente. Poderá ser difícil determinar se o dente de uma criança é primário ou secundário, especialmente durante o período de dentição mista; todavia, deve ser tentado o reimplante.

Os incisivos e os caninos são os dentes mais comumente lesados, porque são proeminentes. As fraturas podem envolver a coroa, a polpa profunda ou mesmo o córtex circundante. O tratamento consiste em lavar em solução salina o dente arrancado e recolocá-lo no alvéolo. Se a criança não coopera, o dente pode ser mantido em solução salina, embebido em gaze ou imerso em uma vasilha com leite até o reimplante dentário. A redução de múltiplos dentes com avulsão de osso alveolar é um trauma difícil de estabilizar e de reviver.

FRATURAS DA MESOFACE

A órbita e a região nasoetmoidal são os focos estéticos da face, e os traumas nesta região podem deixar a criança com sérias deformidades. A gravidade e a direção do impacto são os determinantes destas lesões, que podem variar desde simples fratura de ruptura da órbita (*blowout*) até lesões altamente cominutivas com avulsão do osso e dos componentes de tecido mole do centro da face. A gravidade das lesões dita o tratamento, que é variável desde a simples observação até uma extensa reconstrução craniofacial com enxerto ósseo e fixação rígida. Para o diagnóstico preciso das alterações funcionais e estruturais são necessários o exame físico e a TC. Para a avaliação da acuidade visual, é imperativo o exame oftalmológico. Apesar da presença de edema periorbitário, de equimose e de edema subconjuntival, que muitas vezes obscurece sua posição, o globo deve ser sempre inspecionado quanto à exoftalmia, enoftalmia, distopia vertical, ruptura e pressão intra-ocular. A motilidade é avaliada por meio do teste de ducção de força enquanto a criança está sob anestesia. Deve ser avaliada a integridade dos nervos infra-orbitário e supra-orbitário, e a distância intercantos é medida quanto ao hipertelorismo traumático. A integridade dos ligamentos mediais do canto é mais bem apurada pelo exame bimanual enquanto a criança estiver sob anestesia.

FRATURAS DO COMPLEXO ZIGOMÁTICO MALAR

Em paralelo à pneumatização do seio maxilar, as fraturas do complexo zigomático malar não ocorrem antes que a criança tenha 5 anos de idade. Antes desta idade, ocorrem mais fraturas do osso malar e da arcada mandibular. Depois desta idade, o tipo geométrico das fraturas é semelhante ao dos adultos. Quando ocorre deslocamento ósseo, é indicada a correção cirúrgica das fraturas do complexo zigomático malar. Esta exige exposição suficiente dos pilares fraturados, processo este designado *triangulação*, porque envolve o controle dos três principais pilares de sustentação.

Na maioria das fraturas do complexo zigomático malar em crianças, ocorre deslocamento medial de fragmentos malares com apenas fraturas em galho-verde da sutura frontozigomática e da arcada zigomática. Para essas lesões é geralmente suficiente a fixação do pilar zigomático malar em ponto único. Nas lesões mais envolventes poderá ser necessária a fixação em dois pontos e mesmo em três pontos. As fraturas isoladas da arcada zigomática pode ser reposicionada pela abordagem de Gilles. O prolapso dos conteúdos orbitários para dentro do seio maxilar pode muitas vezes ser apoiado com um filme de gelatina absorvível; entretanto, nas lesões mais complexas e graves, nós usamos enxertos do osso da calota craniana. O uso de implantes sintéticos para tratar crianças é controvertido e geralmente evitado.

FRATURAS DO COMPLEXO NASOETMOIDAL

As fraturas do complexo nasoetmoidal podem variar desde um mínimo deslocamento até fraturas altamente cominutivas que se estendem para dentro do osso frontal circundante, para a órbita e para a maxila. A extensão e a profundidade da lesão cominutiva do centro da face é que determina a gravidade da fratura e a dificuldade da reconstrução. Para o planejamento pré-operatório das fraturas nasoetmoidais, o valor da TC é incalculável. As visões axiais definem o grau do retro-deslocamento do fragmento central para dentro do seio etmoidal, e as vistas coronais definem o deslocamento da parede medial e do assoalho da órbita (Fig. 23.5). A avaliação da integridade do canto medial, que é imperativa, é feita com uma pinça hemostática inserida no nariz deslizando-se pela margem orbitária medial. Para este exame, a criança deve ser anestesiada. A mobilidade dos fragmentos subjacentes sugere que o osso com sua inserção cantal foi deslocado, e que é necessária a reconstrução do pilar maxilar nasal e, possivelmente, a passagem de fios transnasais.

A medida da distância intercantal do tecido mole é difícil, porque não existem dados sobre esta distância em crianças traumatizadas. Além disso, existem variações étnicas, raciais, e de sexo. Não obstante, a distância intercantal média aos 4 anos de idade é de aproximadamente 25 mm; na idade de 12 anos é de 28 mm; e na idade adulta, 30 mm. Por esses números, é óbvio que uma distância intercantal quase de adulto é alcançada em idade muito baixa; portanto, um erro fácil no tratamento de crianças é determinar uma distância intercantal demasiado larga. As distâncias intercantais de 5 mm a mais que os valores médios tendem a ser indicativas (e de 10 mm confirma) do diagnóstico de fraturas deslocadas do complexo nasoetmoidal. É comum a subcorreção, e é feita uma tentativa para estreitar excessivamente a distância entre os olhos e projetar excessivamente o nariz de uma criança. O uso de enxertos ósseos do dorso nasal para tratar lesões de esmagamento mesofacial é tão importante para crianças quanto é para adultos e não deve ser deixado para correção mais tardia.

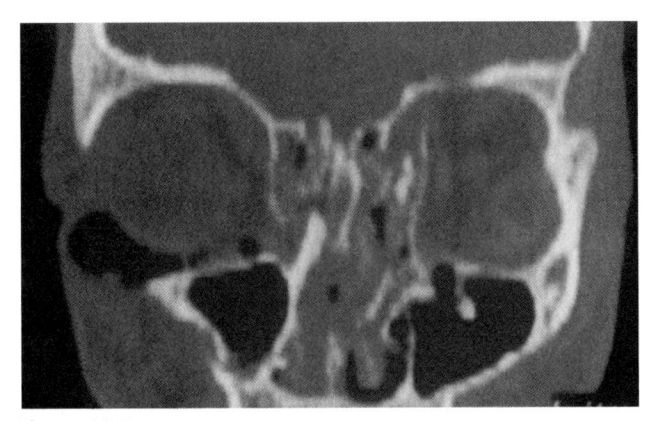

FRATURA DO TETO ORBITÁRIO, DA MARGEM SUPRA-ORBITÁRIA E DO OSSO FRONTAL

As fraturas do teto da órbita em crianças pequenas são provavelmente bem maiores do que tem sido tradicionalmente reconhecidas. Esta afirmativa é atribuída a atual disponibilidade da avaliação pela tomografia coronal direta em conjunto ao aumento do conhecimento das apresentações clínicas dessas lesões. Existe em geral uma história de golpe nos supercílios, seguido muitas vezes do desenvolvimento tardio de um hematoma periorbitário. O retardamento do edema pode representar um indício importante entre as fraturas do teto e as outras lesões orbitárias. Poderá ocorrer proptose ou distopia e não serem imediatamente aparentes. O exame oftalmológico, como em todo trauma orbitário, é obrigatório; entretanto, os tecidos moles orbitários e o globo raramente suportam dano a longo-termo.

Messinger *et al.* (22) sugeriram um sistema de classificação para as fraturas do teto da órbita com base nos tipos de imagens das lesões na TC. As fraturas do tipo I determinam cominução do teto da órbita, porém não deslocamento. As fraturas do tipo II apresentam deslocamento dos fragmentos para a fossa craniana anterior. As fraturas do tipo III mostram deslocamento inferior para a órbita. A maioria das crianças não necessita de reparo cirúrgico do teto nem da margem orbitária superior. Apesar disso, as fraturas do tipo III nos supercílios, que são conhecidas como causadoras de exoftalmia permanente, distopia vertical e encefalocele traumática, devem ser consideradas para reconstrução desde que a mobilidade ocular pareça fixa ou caso não comece a resolver dentro de 7 a 10 dias do trauma. Posnick (23) sugeriu que as fraturas graves do teto da órbita são freqüentemente associadas a fraturas da fronte combinada com lesão cerebral e rupturas da dura com escoamento de líquido cerebrospinal. Este é um tipo freqüente de lesão entre lactentes e crianças com menos de 5 anos de idade quando ocorre grave trauma craniofacial anterior. A cronologia do tratamento dessas fraturas complexas deve levar em conta a lesão intracraniana concomitante. A intervenção neurocirúrgica tem prioridade; entretanto, a reconstrução geral concomitante é muitas vezes o melhor modo para alcançar a reabilitação facial rápida da criança traumatizada.

Figura 23.5
Reconstrução tomográfica computadorizada (TC) de uma fratura nasoetmoidal em uma criança de 12 anos. As rupturas nos contrafortes nasomaxilares são evidentes à direita, nas paredes orbitárias mediais bilateralmente e no assoalho da órbita à esquerda.

FRATURAS DO ASSOALHO DA ÓRBITA

As fraturas do assoalho da órbita em crianças, assim como ocorre nas fraturas do complexo zigomaticomalar, é paralela à pneumatização do seio maxilar. É incomum observar essas lesões em crianças com menos de 5 anos de idade. Essas lesões representam o tipo isolado mais comum de fraturas da órbita com mais de 7 anos de idade. As fraturas isoladas da parede inferior compartilham sinais clínicos com lesões mais extensas.

A melhor modalidade para a despistagem de defeitos do assoalho da órbita é a TC coronal. A avaliação oftalmológica é obrigatória. Existe pouco desacordo sobre a necessidade de exploração das fraturas do assoalho da órbita em conjunto com lesões maxilares concomitantes. Não obstante, o tratamento das fraturas de explosão (*blowout*) isoladas tem sido desnecessariamente controvertido. A maioria das crianças com fratura de explosão isolada deve ser observada durante 7 a 10 dias. Se neste período continuar a apresentar enoftalmia, diplopia ou dor nos movimentos, deve ser empreendida a exploração. As grandes fraturas são exploradas rotineiramente, assim como as fraturas que na TC exibem óbvio aprisionamento muscular. Para a reconstrução de pequenos defeitos do assoalho, é em geral suficiente um filme de gelatina absorvível; as grandes rupturas são mais bem reparadas com enxerto do osso da tábua externa do crânio.

Uma fratura em alçapão ou em "olho-branco" é uma fratura isolada do assoalho da órbita, e em geral conseqüência de trauma difuso de baixa velocidade. Esta fratura pode ser sutil na sua apresentação e deve ser suspeitada quando a mobilidade de supradução for limitada. Deve ser enfatizada a exploração precoce das fraturas de "olho-branco" (24). Em menos de 5% dos casos ocorre séria lesão ocular nas fraturas de explosão (25).

FRATURAS DO MAXILAR

Do mesmo modo que nos adultos, as fraturas maxilares de crianças são classificadas de acordo com o sistema LeFort. Esta classificação anatômica é insuficiente para descrever a gravidade da lesão e a complexidade da reconstrução necessária. Um sistema de classificação funcional tem sido útil para predizer a dificuldade da reconstrução (26). As fraturas do tipo I são minimamente deslocadas e em geral não são cominutivas. Com esses tipos de lesões, os pilares estão fraturados, porém os fragmentos estão ainda próximos da localização anatômica original. As fraturas do tipo II estão moderadamente deslocadas, com alguma área cominutiva. Nessas lesões, poderão haver múltiplas fraturas dos pilares; entretanto, os fragmentos são reconhecíveis e são suficientemente grandes para aceitar placas e parafusos de fixação. As fraturas do tipo III são gravemente deslocadas, com múltiplas cominuções dos principais apoios, resultando em uma fratura altamente instável que necessita de estabilização tridimensional e uso de enxertos ósseos para a reconstrução dos pilares estilhaçados. Esta classificação é aplicável à maioria das áreas do esqueleto facial. Os tipos II e III requerem muitas vezes fixação interna.

As fraturas maxilares são incomuns em crianças. Nesses casos, é freqüente a associação de lesões neurocranianas, porque a força necessária para causar fraturas maxilares é com freqüência suficientemente grande para ser transmitida para dentro da cavidade craniana. É portanto necessária a coordenação com um intensivista pediátrico, um oftalmologista, um neurocirurgião e um anestesista. Embora seja ideal a intervenção cirúrgica imediata, muitas vezes existem contra-indicações médicas. Apesar disso, os acentuados deslocamentos das fraturas devem ser reduzidos dentro de 10 dias, porque a rápida cicatrização interfragmentar torna tecnicamente difícil a correção tardia.

CONCLUSÃO

Crianças de todas as idades podem sofrer sérios traumas maxilofaciais e podem ter tipos peculiares de fraturas, na dependência da idade. Antes dos 5 anos, quando o complexo craniofacial é mais elástico, porém, mais sólido, as fraturas tendem a ser de natureza de rachadura e de galho-verde. Mesmo as grandes forças deslocam segmentos semelhantes a blocos em vez de causar fratura cominutiva grave. As crianças entre as idades de 6 a 12 anos apresentam tipos intermediários de fraturas, porém se as forças forem bastante grandes, poderá ocorrer cominução. Os adolescentes exibem fraturas faciais do tipo adulto. O crescimento e a mobilidade da mandíbula facilitam o reparo das fraturas, porque a maioria dos traumas pode curar e pode ser tratada de modo conservador com observação ou com fixação intermaxilar. Por outro lado, as fraturas mesofaciais têm mais probabilidade de causar problemas sobre o crescimento e o desenvolvimento facial e resultar em deformidades permanentes se deixadas sem correção. O objetivo da terapia é alcançar um equilíbrio entre a estabilidade da fratura e a intensidade da intervenção. A estabilidade e a correta redução anatômica têm precedência sobre o efeito na alteração do crescimento facial como uma conseqüência da elevação perióstica necessária para a reconstrução. As placas e os parafusos podem ser usados com segurança na face de uma criança para alcançar estabilidade, porém são reservados para lesões reduzidas bem igualmente por técnicas menos invasivas. O sistema de placas reabsorvíveis continua a evoluir e aliviar muitos dos problemas associados aos sistemas permanentes. As placas não devem cruzar mais de uma linha de sutura e devem ser do tamanho menor possível que possa manter a redução. Nos casos de perda óssea traumática, são usados enxertos da tábua externa do crânio como substrato para futuro crescimento.

PONTOS IMPORTANTES

- A causa mais comum de fratura facial pediátrica são os jogos, porém os acidentes em veículos motorizados causam as lesões mais graves.
- Nas fraturas faciais pediátricas é observada uma alta incidência de lesões neurocranianas associadas, fato que reforça a necessidade de uma completa avaliação inicial.
- O desenvolvimento facial representa uma mudança tanto do tamanho quanto da estrutura e função da face. O resultado é uma transformação dinâmica do modo pelo qual a força é dissipada à medida que a criança cresce. Esta é a base fisiológica para os tipos proteiformes de fraturas que ocorrem entre o lactente e o adulto.
- A mandíbula parece resistente, mas não é imune às anormalidades de crescimento causadas pelo trauma. Os traumas condilares têm maior probabilidade de causar assimetria facial.
- A mesoface é mais suscetível às deformidades do desenvolvimento, mesmo pelos menores traumas.
- No tratamento de fraturas de crianças, deve ser evitada a fixação rígida com placas e parafusos, salvo se os caracteres originais não puderem ser restaurados por meios mais simples e menos invasivos. Esses materiais podem ser usados em curtos segmentos para evitar de cruzar mais de uma sutura. Os sistemas de placas reabsorvíveis são confinados aos ossos que não suportam peso.
- Depois que no exame inicial de uma criança com trauma nasal for excluída a possibilidade de um hematoma septal, ela deve ser reexaminada dentro de 3 a 5 dias, depois que tenha diminuído o edema, para que se possa determinar se existe uma fratura nasal com deslocamento e se necessita de redução. Quando é observado um acentuado achatamento do dorso nasal, deve-se suspeitar uma fratura nasoetmoidal oculta.
- No tratamento de crianças pequenas é usada uma tala de acrílico nos dentes inferiores e fixada com fios circum-mandibulares para o alinhamento dos fragmentos da fratura do arco e do corpo.
- No tratamento de crianças com menos de 13 anos de idade que precisam de redução aberta com fixação interna, deve ser verificada a presença de germes dentários que ainda não irromperam e devem ser feitos orifícios para os fios ou são perfuradas miniplacas monocorticais nas margens mais inferiores da mandíbula.
- A fixação intermaxilar é limitada a 2 ou 3 semanas e é seguida por 6 a 8 semanas de fitas elásticas de guia.
- A integridade do ligamento cantal medial é avaliada enquanto o paciente está sob anestesia. O exame é feito com uma pinça hemostática intranasal e um dedo no canto medial. A mobilidade do osso em que o tendão se insere indica a necessidade da cantopexia.

- O erro mais fácil de se cometer ante uma fratura nasoetmoidal pediátrica é determinar uma distância intercantal larga demais, na expectativa de que a criança deva crescer. É feita uma tentativa para um estreitamento excessivo da distância e uma projeção excessiva do nariz.
- Um hematoma periorbitário de desenvolvimento tardio sugere fratura do assoalho orbitário.
- Nas fraturas extensas do assoalho da órbita ou no demonstrável aprisionamento do músculo é apropriada a cirurgia precoce. Nos traumas mais isolados, a espera de 7 a 10 dias pode evitar uma operação desnecessária.

REFERÊNCIAS

1. Rowe IM, Fonkalsrud EW, O'Neil JA, et al. The injured child, In: *Essentials of pediatric surgery*. St. Louis: Mosby, 1995.
2. Thoren H, Iizuka T, Hallikainen D, et al. Different patterns of mandibular fractures in children: an analysis of 220 fractures in 157 patients. *J Craniomaxillofac Surg* 1992;20:292-296.
3. Koltai PJ, Rabkin D, Hoehn J. Rigid fixation of facial fractures in children. *J Craniomaxillofac Trauma* 1995;1:32-42.
4. Bamjee Y, Lownie JF, Cleaton-Jones PE, et al. Maxillofacial injuries in a group of South Africans under 18 years of age. *Br J Oral Maxillofac Surg* 1996;34(4):298-302.
5. MacLennan WD. Consideration of 180 cases of typical fractures of the mandibular condylar process. *Br J Plast Surg* 1952;5:122-126.
6. Lindahl L, Hollender L. Condylar fractures of the mandible: a radiographic study of remodeling processes in the temporomandibular joint. *Int J Oral Surg* 1977;6:153-165.
7. Norholt S, Krishnan V, Pedersen S, et al. Pediatric condylar fractures: a long-term follow-up study of 55 patients. *J Craniomaxillofac Surg* 1993;51:1302-1310.
8. McGuirt WF, Salisbury PL III. Mandibular fractures: their effect on growth and dentition. *Arch Otolaryngol Head Neck Surg* 1987;113:257-261.
9. Marshall MA, Chidyllo SA, Figueroa AA, et al. Long-term effects of rigid fixation on the growing craniomaxillofacial skeleton. *J Craniofac Surg* 1991;2:63-68.
10. Berryhill WE, Rimell FL, Ness J, et al. Fate of rigid fixation in pediatric craniofacial surgery. *Otolaryngol Head Neck Surg* 1999;121(3):269-273.
11. Fearon JA, Munro IR, Bruce DA. Observations on the use of rigid fixation for craniofacial deformities in infants and young children. *Plast Reconstr Surg* 1995;95:634-637.
12. Yaremchuk MJ. Experimental studies addressing rigid fixation in craniofacial surgery. *Clin Plast Surg* 1994;21:517-524.
13. Connelly S, Smith RJH. Effects of rigid plate fixation and subsequent removal on craniofacial growth in rabbits. *Arch Otolaryngol Head Neck Surg* 1998;124:444-447.
14. Imola MI, Hamlar DD, Shao W, et al. Resorbable plate fixation in pediatric craniofacial surgery: long-term outcome. *Arch Facial Plast Surg* 2001;3(2):79-90.
15. Wiltfang J, Merten HA, Schultze-Mosgau S, et al. Biodegradable miniplates (LactoSorb): long-term results in infant minipigs and clinical results. *J Craniofac Surg* 2000;11(3):239-246.

16. Suuronen R, Kallela I, Lindqvist C. Bioabsorbable plates and screws: current state of the art in facial fractures. *J Craniomaxillofac Trauma* 2000;6(1):19-27; discussion 28-30.
17. Eppley BL, Reilly M. Degradation characteristics of PLLA-PGA bone fixation devices. *J Craniofac Surg* 1997;8(2):116-120.
18. Craft PD, Mani MM, Pazel J, et al. Experimental study of healing in fractures of membranous bone. *Plast Reconstr Surg* 1974;53(3):321-325.
19. Kasrai L, Hearn T, Gur E, et al. A biomechanical analysis of the orbital zygomatic complex in human cadavers: examination of load sharing and failure patterns after fixation with titanium and bioresorbable systems. *J Craniofac Surg* 1999;10:237-243.
20. Shumrick KA, Kersten RC, Kulwin DR, et al. Extended access/ internal approaches for the management of facial trauma. *Arch Otolaryngol Head Neck Surg* 1992;118:1105-1112.
21. Graham S, Thomas R, Carter K, et al. The transcaruncular approach to the mediorbital wall. *Laryngoscope* 2002;112:986-989.
22. Messenger A, Radkowski MA, Greenwald MJ, et al. Orbital roof fractures in the pediatric population. *Plast Reconstr Surg* 1989;84(2):213-216.
23. Posnick JO. Management of facial fractures in children and adolescents. *Ann Plast Surg* 1994;33:442-457.
24. Grant JH 3rd, Patrinely JR, Weiss AH, et al. Trapdoor fracture of the orbit in a pediatric population. *Plast Reconstr Surg* 2002;109(2):482-489; discussion 490-495.
25. Hirota Y, Takeuchi N, Ishio K, et al. Blowout fractures of the orbit: imaging modalities and therapeutic results. *Nippon Jibiinkoka Gakkai Kaiho* 1991;94:1123.
26. Koltai P), Eames F, Selkin B. Midfacial fractures in children: a classification system based on CT findings to aid in surgical planning. *Facial Plast Surg Clin North Am* 1999;7(2):169-173.

CAPÍTULO 24

Lesões Vasculares Congênitas

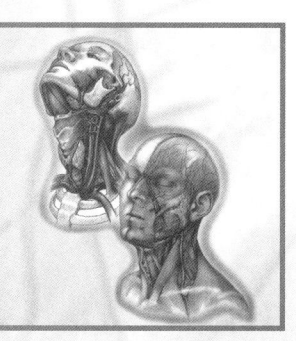

Norman R. Friedman ■ Ron B. Mitchell

O diagnóstico e o tratamento das lesões vasculares congênitas é complicado pelo uso de numerosos nomes para designar tipos individuais de anomalias do desenvolvimento. Por exemplo, os médicos podem referir-se aos hemangiomas como cavernosos ou em morango e às malformações linfáticas como higroma cístico ou linfangioma. O termo *hemangioma* pode também ser usado para descrever todas as lesões vasculares congênitas. Mulliken (1), em 1992, tomando como base as características celulares e o comportamento biológico, introduziu um sistema de classificação que divide as anomalias vasculares em duas principais categorias, hemangiomas e malformações vasculares (Tabela 24.1). Os hemangiomas, raramente presentes ao nascer, apresentam um rápido crescimento por proliferação, e depois involuem lentamente. As malformações vasculares, sempre presentes ao nascer, não proliferam nem involuem (1). A International Society for Study of Vascular Anomalies, em 1996, adotou a nomenclatura de Mulliken com a finalidade de padronizar a literatura.

HEMANGIOMAS

O hemangioma é o tumor neonatal mais comum, com uma incidência de 10%. Dentre todos os hemangiomas infantis (HI), 85% manifestam-se nas primeiras semanas de vida. São mais prevalentes em brancos, em mulheres, e em prematuros com baixo peso ao nascimento. A localização mais comum é na cabeça e no pescoço (59%), seguida pelo tronco (24%). O mecanismo de formação de um HI é desconhecido, porém recentes pesquisas sugerem um defeito celular (2). O ciclo vital de um HI apresenta três fases: proliferativa (crescimento rápido de 2 semanas até 1 ano de idade); involutiva (regressão lenta de 1 a 7 anos); e involuída (regressão completa após os 8 anos de idade) (3) (Fig. 24.1). Aproximadamente 50% dessas lesões são completamente reabsorvidas aos 5 anos de idade e 70% aos 7 anos. Um HI, uma vez involuído, poderá deixar uma variedade de seqüelas, incluindo redundância de pele, retração e telangiectasia. Muitas vezes um HI, depois da involução, pode transformar-se em uma lesão adiposa.

Um HI pode ser diagnosticado por história e exame físico cuidadosos. A lesão não está presente ao nascer. Em geral, prolifera durante o primeiro ano de vida, e depois diminui de tamanho e involui. A apresentação inicial de um HI pode ser uma placa macular eritematosa de forma irregular, uma mancha esbranquiçada ou uma telangiectasia localizada cercada por um halo pálido (1). O aspecto de um HI reflete sua profundidade. Os HIs superficiais são elevados e de cor vermelho-brilhante; os HIs subcutâneos têm uma aparência azulada (Fig. 24.2). Alguns HIs têm um componente profundo e um superficial. Ocasionalmente, a consulta clínica não confirma o diagnóstico de um HI.

A modalidade diagnóstica mais precisa para avaliar um HI é a imagem de ressonância magnética (RM). Os HIs são lesões hipercaptantes nas imagens T2 de alta intensidade e de vácuos de fluido hipercaptante nas imagens T1 e T2. A única outra lesão vascular hipercaptante que existe é a malformação arteriovenosa, que não se impregna nas imagens T2. Para determinar a vascularidade das lesões da cabeça e do pescoço, a angiografia com RM de subtração digital poderá ser um adjunto não-invasivo útil (4). Diversos marcadores biológicos têm sido identificados para o HI. No estágio proliferativo, aumentam os níveis das proteínas estimulantes da angiotensina (fator do crescimento endotelial vascular, colagenase tipo IV e antígeno de proliferação nuclear da célula). No estágio de involução estão presentes os mastócitos e um tecido inibidor das metaloproteinases. Tanto na fase proliferativa quanto na de involução estão elevados os níveis do fator-β do crescimento fibroblástico (βFGF) e da urocinase (5). Uma característica histológica diferencial de um HI é a presença de imunorreatividade para a proteína transportadora-1 de glicose (GLUT1) e do antígeno Lewis Y (LeY) (6). As complicações de um HI incluem ulceração, obstrução das vias aéreas, insuficiên-

TABELA 24.1
CARACTERÍSTICAS DAS LESÕES VASCULARES CONGÊNITAS

Hemangioma	Malformação
Clínicas	
Geralmente ausente ao nascer, 30% presente como mancha vermelha	Todas presentes ao nascer; podem não ser evidentes
Rápida proliferação pós-natal	Crescimento paralelo; crescimento rápido, possivelmente causado por alterações hormonais, trauma ou infecções
Involução lenta	Nenhuma involução
Relação feminina:masculina 3:1	Relação masculino:feminina 1:1
Celulares	
Endotélio elevado, aumento da reposição	Endotélio chato, reposição lenta
Aumento do número de mastócitos	Mastócitos em número normal
Membrana basal multilaminada	Membrana basal fina normal
Formação de túbulos capilares *in vitro*	Mau crescimento endotelial *in vitro*
Radiológicas	
Sinais angiográficos: impregnação lobular parenquimatosa intensa, bem circunscrita com vasos equatoriais	Sinais angiográficos: difusos, não-parenquimatosos
	Baixo fluxo: canais ectáticos por flebólitos
	Alto fluxo: artérias tortuosas aumentadas, com *shunts* arteriovenosos
Imagem de ressonância magnética: Sinal de intensidade intermediária nas imagens T1, que aumenta nas seqüências T2; presença de fluxo vazio tanto nas imagens T1 quanto nas T2	
Esqueléticas	
Infreqüente efeito de massa no osso adjacente; raramente hipertrofia	Baixo fluxo: distorção, hipertrofia ou hiperplasia
	Alto fluxo: destruição, distorção ou hipertrofia

Modificado de Mulliken JB, Young AE. *Vascular birthmarks, hemangiomas, and malformation*. Philadelphia: WB Saunders, 1988.

cia cardíaca de alto débito e conseqüências psicológicas de uma lesão cosmeticamente deformante na criança (Fig. 24.3).

Recentemente foi descrito outro tipo de hemangioma. Quando um tipo de tumor está no seu tamanho máximo ao nascer e não entra na fase rápida do crescimento pós-natal, o tumor é considerado um hemangioma congênito. Existem dois principais subgrupos de hemangiomas congênitos: hemangioma congênito rapidamente involutivo (RICH) e hemangioma congênito não-involutivo (NICH). Diferentemente do HI, a distribuição entre sexos é igual. Esses tumores têm predileção pela cabeça ou pelas proximidades das articulações dos membros. Para o RICH, a definição característica é a regressão acelerada tipicamente até 1 ano de idade. Também diferente do HI, depois da involução está presente uma mínima quantidade de gordura, deixando uma pele fina, com veias proeminentes. O NICH não entra em estágio de involução. Pelo exame Doppler, permanece em estado de lesão de rápido-fluxo. O NICH tem um aspecto redondo ou ovóide, cor rósea ou purpúrea, e uma palidez central ou periférica da pele suprajacente, com pontilhados grossos de telangiectasia. O hemangioma congênito deve ser distinguido de um HI pela falta de imunorreatividade do tecido do hemangioma congênito para o GLUT1 e para o LeY (6).

Um tumor distinto e que requer menção especial é o hemangioendotelioma kaposiforme (KH). É um tumor raro que está associado ao fenômeno de Kasabach-Merritt (KMP). O KH, diferentemente do HI, não involui espontaneamente. Manifesta-se como uma massa azul-avermelhada, que mais freqüentemente se apresenta nos tecidos moles superficiais ou profundos de uma extremidade. É menos freqüentemente observado na região de cabeça, pescoço e 42% se apresentam com KMP. É a arquitetura vascular e não o tamanho da lesão que parecem promover KMP. O KH, em vez de ter uma ramificação semelhante à de uma árvore, tem pequenos capilares circunvoluídos que derivam diretamente de vasos maiores. Este tipo de ramificação promove fluxo sangüíneo turbulento, que pode resultar em atividade plaquetária e formação de coágulo (7). Como a hemorragia intensa é rara, o tratamento não deve focalizar na trombocitopenia. Se existir anemia sintomática, estará indicada transfusão de concentrado de eritrócitos. A transfusão de plaquetas não tem efeito prolongado, sendo somente indicada para o sangramento ativo ou na preparação para a cirurgia. A chave para o sucesso consiste em tratar o

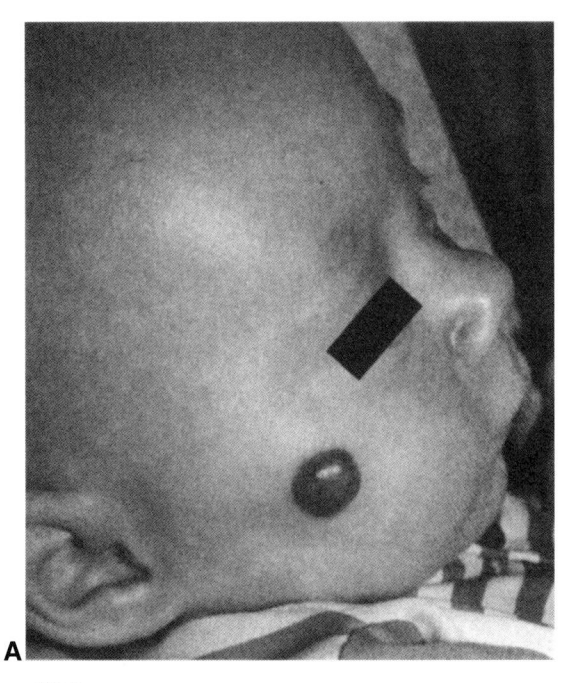

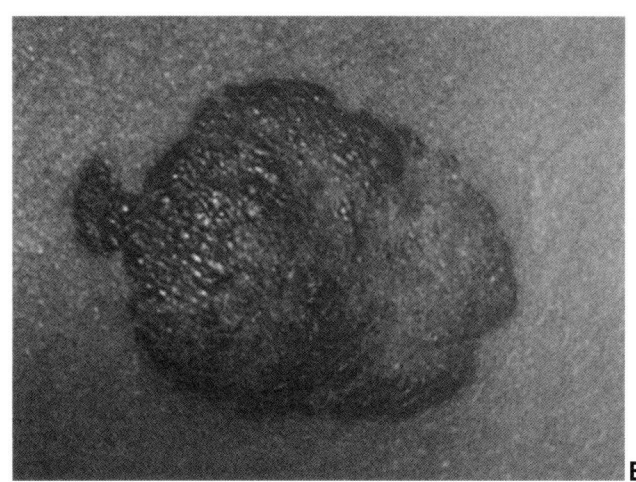

Figura 24.1
Hemangioma superficial. **A:** Proliferativo. **B:** Involução marcada pelo esmaecimento da cor para um purpúreo atenuado. A área, que tem uma cor carmesim lustrosa, está na fase proliferativa do crescimento. (Cortesia do Department of Dermatology, University of Texas Medical Branch.) (Ver também *Prancha* em *Cores*.)

tumor. Raramente é possível a remoção completa de um KH, e nenhum agente farmacológico tem sido consistentemente eficaz. Outra lesão vascular que tem mostrado associação ao KMP é o angioma em ramalhete. Alguns afirmam que este tipo de angioma é intimamente relacionado, senão idêntico ao KH (8).

Os HIs, diferentemente das malformações vasculares, raramente estão associados a verdadeiras malformações estruturais. Em 1996, foi postulada a síndrome de PHACE (9); esta é um acrônimo (em inglês) para malformações da fossa posterior, grande hemangioma facial, anomalias arteriais, coartação da aorta, defeitos

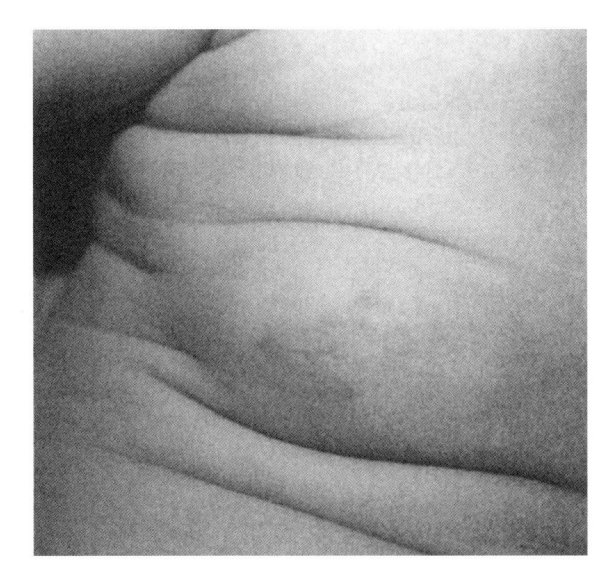

Figura 24.2
Coloração azulada característica de um hemangioma profundo. (Cortesia do Department of Dermatology, University of Texas Medical Branch.) (Ver também *Prancha* em *Cores*.)

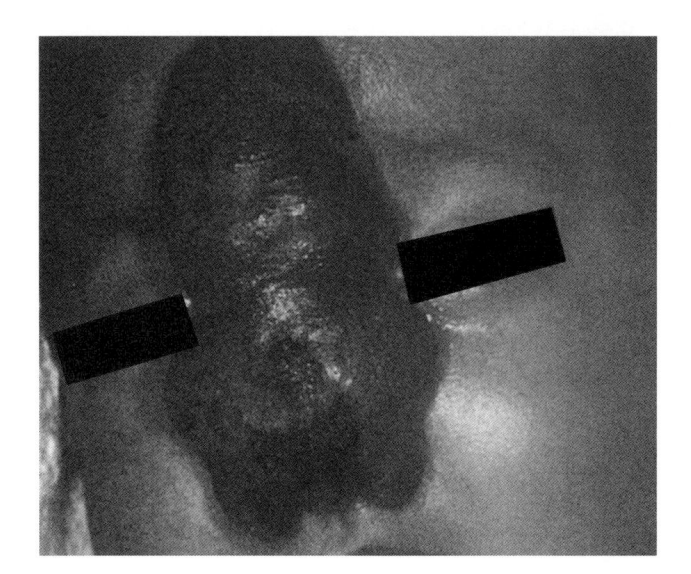

Figura 24.3
Lesão de crescimento rápido no ápice da fase proliferativa, resultando em ulceração da pele. (Cortesia do Department of Dermatology, University of Texas Medical Branch.) (Ver também *Prancha* em *Cores*.)

cardíacos e anormalidades oculares. O hemangioma da síndrome PHACE é uma grande placa que pode cobrir diversas áreas da face sem um padrão dermatológico. As crianças com grandes hemangiomas faciais precisam de exames neurológicos regulares e de estudos de imagens cerebrais, preferentemente RM, para excluir a síndrome PHACE. Um grande hemangioma facial pode também estar associado a um hemangioma subglótico. Foi identificado um aumento da incidência de hemangioma subglótico entre crianças com hemangiomas cutâneos localizados na região de distribuição da barba (região pré-auricular, queixo, lábio inferior, e pescoço), embora a causa desta associação seja obscura (Fig. 24.4).

Tratamento

Historicamente, o plano principal de tratamento de um HI era de uma negligência benigna, uma vez que a maioria dessas anomalias vasculares involuem. Atualmente, os problemas sociais e a nova tecnologia resultaram em uma intervenção mais ativa. Nem toda lesão regride completamente, sendo impossível prever o comportamento do crescimento de um HI. O tratamento de um HI depende do tamanho, da localização anatômica e do estágio do ciclo vital da lesão. É importante determinar se um HI é funcionalmente significativo (isto é, se afeta a deglutição ou a visão) ou se é ameaçador à vida (isto é, associado à insuficiência cardíaca de alto débito ou dificuldade respiratória). A maioria não é perturbadora da função nem ameaçadora à vida; por isso, as indicações para instituir o tratamento são menos claras. Os objetivos primários devem ser a limitação do crescimento do tumor e o impedimento das complicações. Pelo fato de ocorrer involução, antes de começar o tratamento é necessária uma análise cuidadosa do risco–benefício. O risco de trauma psicológico, em razão de uma proeminente lesão física durante os anos formadores do desenvolvimento da personalidade, representa uma consideração importante. Globalmente, pelo menos 10% dos pacientes com um HI precisam de intervenção (10).

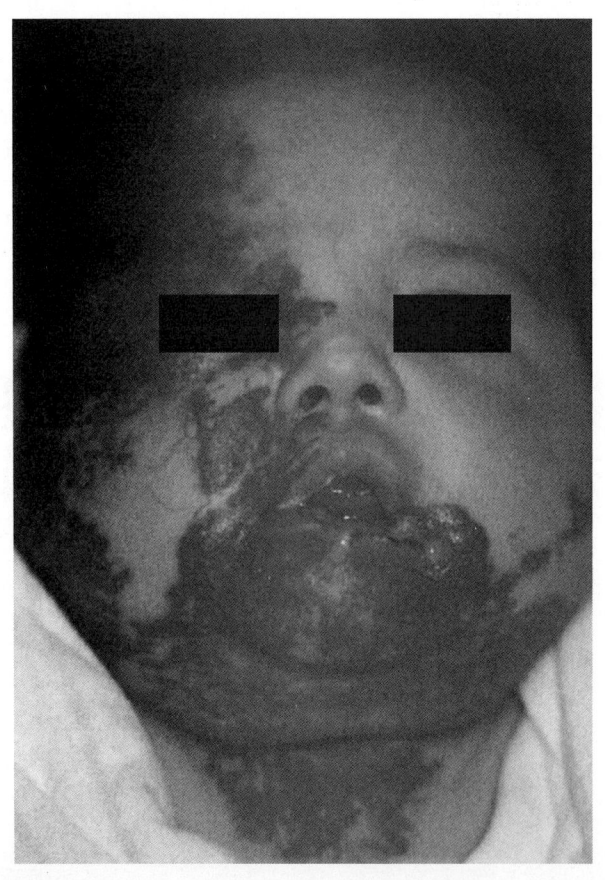

O tratamento medicamentoso principal de um HI é a prednisona oral. Em uma série de 128 pacientes com tumores que ameaçavam a vida ou perturbavam a função, 27% responderam bem, com redução do tumor no primeiro mês, 46% obtiveram a parada do crescimento do tumor, porém, nenhuma redução, e 27% não responderam. O aumento da dose para 5 mg/kg/dia não melhorou a resposta à terapêutica (10). Se a corticoterapia for eficaz, o princípio geral é continuar o tratamento até que a involução esteja bem estabilizada (8 a 10 meses). Os lactentes devem ser cuidadosamente monitorizados quanto aos efeitos colaterais dos corticosteróides, que incluem imunossupressão, retardo do crescimento, fácies de lua cheia e úlceras gástricas.

Para os hemangiomas resistentes aos corticosteróides, as modalidades terapêuticas incluem corticosteróides intralesionais, interferon α_{2a}, vincristina ou cirurgia. As injeções intralesionais devem ser restringidas às lesões pequenas e bem localizadas, e podem ser repetidas a cada 6 semanas. Injeções periorbitárias devem ser evitadas, considerando-se o risco de trombose da artéria retiniana e cegueira. O interferon α_{2a} é administrado como injeção subcutânea diária (1 a 3 milhões de U/m^2 por dia) durante 6 meses ou mais. Os efeitos colaterais consistem em febre de baixo grau, aumento dos níveis das transaminases hepáticas, neutropenia transitória e anemia. Esses efeitos revertem desde que o tratamento seja interrompido. Como um possível efeito colateral do interferon pode ser uma diplegia espástica, o neurologista deve examinar esses lactentes regularmente durante a terapia. Em um estudo prospectivo envolvendo 20 pacientes com hemangioma que receberam injeções diárias de interferon α_{2a} humano recombinante, 90% dos tumores diminuíram

Figura 24.4
Grande hemangioma facial superficial com distribuição em forma de barba. A coloração vermelha profunda indica que a lesão ainda está na fase proliferativa. (Cortesia do Department of Dermatology, University of Texas Medical Branch.) (Ver também *Prancha* em *Cores*.)

em pelo menos 50% nos primeiros 8 meses. Os investigadores recomendaram a continuação da terapia por 9 a 14 meses a fim de evitar a recaída (11). A vincristina tem sido também postulada como uma alternativa para os hemangiomas esteróide-resistentes (12). Uma vez iniciada a involução, o paciente é tratado de modo expectante. Se a involução não ocorrer até à idade dos 5 anos, o resultado cosmético tem menos probabilidade de ser satisfatório, sendo razoável a intervenção cirúrgica. O princípio do tratamento é o de excisar as lesões profundas que não estão involuindo rapidamente visto que o resultado cirúrgico pode ter um prognóstico cosmético semelhante ao da involução natural.

O tratamento ótimo para um HI superficial na fase proliferativa inicial é a fotocoagulação com *laser* de luz pulsada. Os tratamentos a *laser* são repetidos a cada 3 ou 4 semanas até que o componente superficial tenha resolvido. Como o feixe de luz pulsada do *laser*, a 585 nm, penetra menos de 2 mm do tecido, somente é afetada a parte superficial da lesão. A laserterapia pode limitar o crescimento dos HIs, e ocasionalmente curar as lesões. Tem sido também utilizada para tratar lesões ulceradas. É ineficaz para os hemangiomas profundos (13).

O tratamento dos hemangiomas subglóticos depende do tamanho da lesão e da extensão do comprometimento das vias aéreas. Algumas lesões nunca atingem um tamanho que possa obstruir as vias aéreas. Outras lesões produzem estridor inspiratório ou expiratório. Para evitar a progressão das lesões e para reduzir a obstrução das vias aéreas, são usados os corticosteróides sistêmicos. Para os pacientes com problemas respiratórios graves, apesar da administração de glicocorticóides orais, as opções terapêuticas incluem injeção intralesional de esteróides, injeções subcutâneas de interferon α_{2a} e cirurgia. A opção cirúrgica mais segura é a traqueotomia. Uma vez que a lesão tenha involuído suficientemente, é removida a traqueotomia. A excisão da lesão por meio da laserterapia pode induzir estenose subglótica a longo prazo em, aproximadamente, 20% dos pacientes. Outra opção viável é a ressecção primária, porém também leva ao risco de estenose.

O tumor mais comum da glândula parótida na infância é o HI. Uma recente revisão retrospectiva de 100 hemangiomas da parótida relatou que a relação feminina:masculina era de 4,5:1,59% ulceraram no estágio proliferativo inicial, e 70% precisaram de intervenção. A indicação principal foi limitar o tamanho do hemangioma e controlar a ulceração. Os corticosteróides aceleraram a regressão em 70% das vezes e produziram a estabilização em 13% das vezes. O interferon foi a medicação de segunda linha. As lesões maiores foram menos responsivas à terapia farmacológica. Nesta série, 27 dentre 41 pacientes com suficiente acompanhamento tiveram um procedimento cirúrgico depois da involução para melhorar o aspecto cosmético (14).

MALFORMAÇÕES VASCULARES

As malformações vasculares representam a segunda categoria principal das lesões vasculares congênitas. As malformações vasculares estão sempre presentes ao nascimento, embora possam não se tornar aparente senão após meses ou anos. Não proliferam nem involuem. Crescem proporcionalmente com o paciente e podem manifestar crescimento rápido devido às alterações hormonais, trauma ou infecção. Essas lesões ocorrem quando uma morfogênese anormal envolve os canais vasculares. A lesão não é um tumor, pois não demonstra hiperplasia celular nem proliferação celular. As malformações celulares aumentam por hipertrofia das células existentes. Caracterizam-se pela reposição normal das células endoteliais e um número normal de mastócitos. Levando-se em consideração a velocidade do fluxo sanguíneo através da lesão, existem duas subcategorias de malformações vasculares. As lesões de baixo fluxo incluem malformações capilares, malformações venosas, malformações linfáticas, e um tipo combinado que é uma mistura de duas ou três das lesões de baixo fluxo (p. ex., malformação venosa-linfática). As lesões de alto fluxo incluem malformações arteriais e malformações arteriovenosas (Tabela 24.2) (1).

Malformações Capilares e Outros Sinais ao Nascimento

As malformações capilares, mais conhecidas como manchas vinho do Porto, são algumas das anomalias vasculares mais conhecidas. Essas manchas estão presentes ao nascer, escurecem gradualmente, e podem, inclusive, produzir hipertrofia do tecido mole, dando a aparência de pedrinhas redondas à medida que o paciente envelhece (Fig. 24.5). As malformações capilares devem ser diferenciadas do nevo flâmeo, um sinal vascular (mancha) de nascimento mais comum, de natureza venosa. As lesões do nevus flâmeo são também vulgarmente conhecidas como beijo de anjo (na glabela), bicada da cegonha (na nuca ou no pescoço) ou placa salmão. A incidência se aproxima de 40%, e as lesões

TABELA 24.2
MALFORMAÇÕES VASCULARES

Baixo Fluxo	Alto Fluxo
Capilar	Arterial
Linfática	Combinação (arteriovenosas)
Venosa	
Combinação	

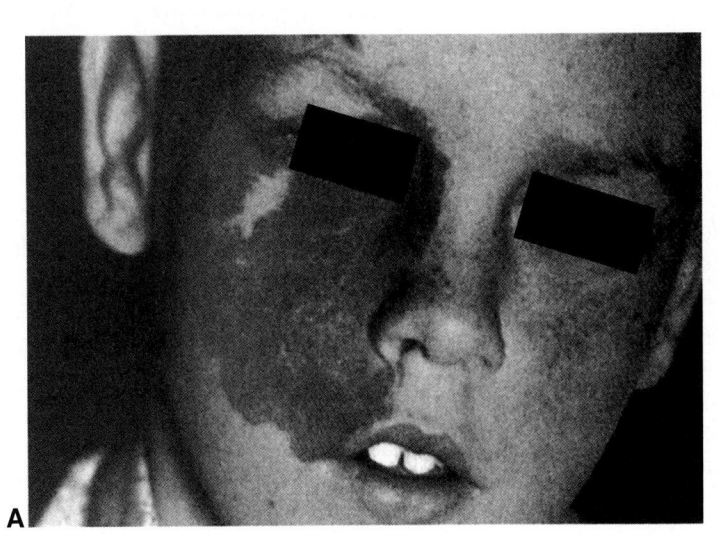

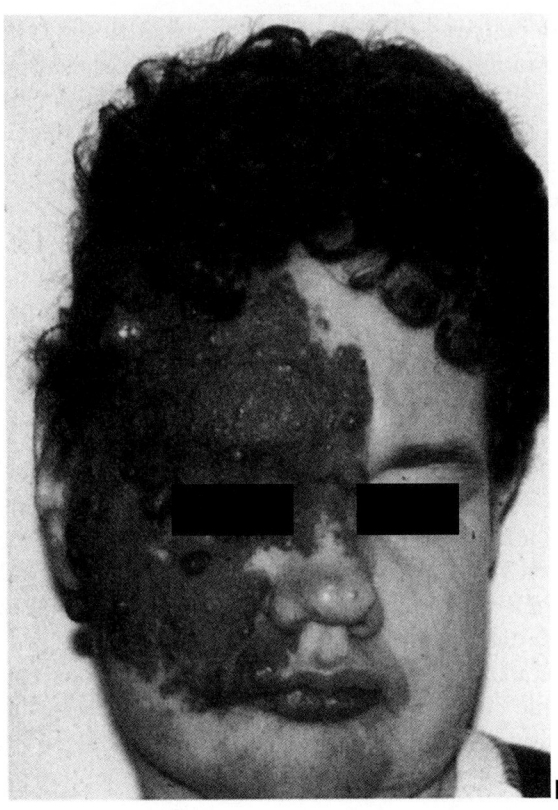

Figura 24.5
A: Malformação capilar em um adolescente. **B:** Malformação capilar em um adulto. Aspecto de "pedrinhas redondas" (*cobblestoning está presente*). (Cortesia do Department of Dermatology, University of Texas Medical Branch.) (Ver também *Prancha em Cores*.)

são mais comuns no pescoço e em segundo lugar nas pálpebras. Essas lesões têm um contorno irregular com margens distintas e uma coloração pálida ou salmão. As lesões do nevus flâmeo não necessitam de tratamento ativo e em geral esmaecem durante o primeiro ano de vida (Fig. 24.6). As lesões do pescoço tendem a ser mais persistentes (1). Um nevus flâmeo que persistir por mais de um ano e tem maior probabilidade de ser uma malformação capilar.

As malformações capilares são localizadas no plexo vascular superficial e são constituídas de capilares e de vênulas pós-capilares. Foi postulado que esses vasos têm insuficiente influxo neural, podendo resultar em dilatação capilar cutânea (2). Podem manifestar uma distribuição igual entre sexos. A maioria incide na cabeça e no pescoço, e 85% têm uma distribuição dermatômica unilateral. As malformações capilares não sofrem resolução espontânea. É indicada a intervenção com o *laser* de luz pulsada devido ao crescimento paralelo ao do paciente e à evolução de uma lesão plana com coloração uniforme para uma lesão muito colorida e elevada que induz a uma progressiva deformidade cosmética. O *laser* não pode erradicar a lesão, porém pode clareá-la e achatá-la (15). O objetivo da terapia com o *laser* a 585 nm é a destruição seletiva dos va-

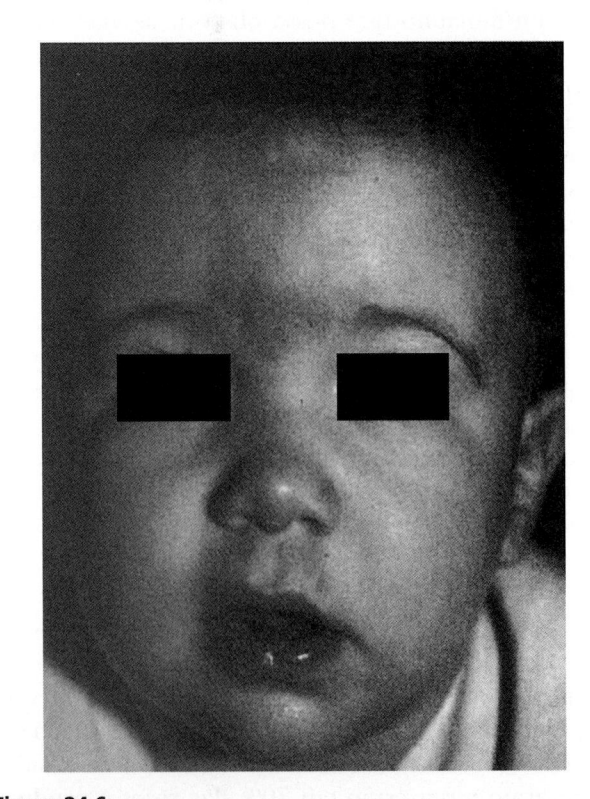

Figura 24.6
Lesão de nevo flâmeo na glabela. (Cortesia do Department of Dermatology, University of Texas Medical Branch.) (Ver também *Prancha em Cores*.)

sos anormais sem lesar a pele suprajacente. A vantagem de um comprimento de onda de 585 nm é a absorção seletiva da energia pela oxiemoglobina, que limita a energia do *laser* às paredes do vaso; entretanto, o comprimento 585 nm da onda tem somente 1 a 2 mm de profundidade de penetração. A penetração limitada compromete a eficácia do *laser* nas malformações mais profundas (13).

A base do sistema de classificação é a profundidade e o diâmetro dos vasos, os quais determinam a resposta à laserterapia (13) (Tabela 24.3). O determinante principal da classificação é o tamanho do vaso. As lesões Grau I são máculas róseo-claras e têm vasos com diâmetro na faixa de 80 μm. Uma lesão Grau IV tem vasos com diâmetro superior a 150 μm (13).

A profundidade da penetração do *laser* pode ser aumentada aumentando-se o comprimento de onda, o diâmetro da área de incidência e o resfriamento da superfície. Resfriamento da superfície tem várias vantagens: reduz o dano à pele, diminui a dor e exerce um maior efeito sobre os vasos mais profundos. Especialmente para as lesões de grau IV, o *laser* de luz pulsada de 585 nm poderá ser ineficaz, devendo ser consideradas outras modalidades de tratamento (13). A resposta da malformação à laserterapia é variável na dependência da localização anatômica. As lesões craniofaciais e os dermátomos V2 respondem menos favoravelmente. A laserterapia induz ao clareamento das lesões em aproximadamente 80% dos pacientes. Em casos selecionados, é possível excisar a malformação capilar e obter o fechamento primário. Entretanto, a hipertrofia e a coloração da cicatriz continuam sendo problemas.

MALFORMAÇÕES LINFÁTICAS

As malformações linfáticas (ML) estão em geral presentes desde a primeira infância, 90% sendo detectadas antes dos 2 anos de idade. Pela palpação, são moles e "pastosas" com a pele suprajacente normal. Ocorrem ML quando os sacos linfáticos deixam de se comunicar com os vasos linfáticos. Essas lesões podem ser macrocísticas, microcísticas ou uma combinação das duas. A apresentação clínica varia desde uma lesão localizada cervical até uma lesão extensa envolvendo o pescoço, o assoalho da boca, a língua e a face. Poderão ocorrer em qualquer ponto do corpo, porém os sítios mais comuns são a cabeça e o pescoço. As MLs crescem mais comumente em paralelo com o paciente. Apresentam crescimento tipicamente lento. Um aumento súbito poderá ocorrer devido a uma hemorragia no espaço cístico ou durante uma infecção das vias respiratórias superiores. Quando são envolvidas as superfícies mucosas, a aparência é de pequenas vesículas esbranquiçadas. A regressão espontânea dessas lesões não ocorre freqüentemente. Como essas lesões são congênitas e persistem por toda a vida, deve-se esperar uma redução, e não uma resolução completa.

A modalidade de imagem de escolha é a RM. Proporciona detalhes do tecido mole em múltiplos planos e minimiza os artifícios ósseos (16). A ML pode se mostrar como uma massa septada e com baixa intensidade de sinal na seqüência T1 e alta intensidade de sinal nas seqüências T2, porém sem fluxos.

Foi proposto um sistema para dividir as malformações linfáticas em estágios de acordo com sua distribuição anatômica (17) (Tabela 24.4). Do ponto de vista prognóstico, a doença pode ser dividida nas duas categorias seguintes: estágio I, doença infra-hióide, com um bom prognóstico, e estágios II a IV, doença supra-hióide, com um prognóstico menos favorável. A doença infra-hióide é em geral macrocística e era outrora designada como higroma cístico. Este tipo é bem circunscrito, isolado, e em geral pode ser excisado totalmente em um único procedimento. A doença supra-hióide tem maior probabilidade de ser um infiltrado microcístico cercando tecido mole, e pode invadir a cavidade oral, os lábios, a língua, a bochecha e a face. A presença de doença supra-hióide bilateral é um prenúncio de problemas das vias aéreas. A excisão da doença supra-hióide é inevitavelmente incompleta, e podem ser necessárias várias incisões cirúrgicas.

O tratamento das malformações linfáticas tem consistido em ressecção cirúrgica, escleroterapia, incisão e drenagem, aspiração e radioterapia. Em algumas ML tem sido usada a radiofreqüência. A aspiração com agulha é raramente indicada. Uma exceção é a manobra de alívio para uma criança que manifestou uma expansão rápida com dificuldade nas vias aéreas. Após a aspiração e a estabilização das vias aéreas, é indicado o

TABELA 24.3
ESCALA DE CLASSIFICAÇÃO DAS MALFORMAÇÕES CAPILARES

Grau	Aparência	Diâmetro do Vaso
I	Mancha rósea clara	80 μm
II	Mancha rósea escura	Até 120 μm
III	Mancha vermelha	Até 150 μm
IV	Purpúrea e pode se tornar papulosa	Maior que 150 μm

TABELA 24.4
SISTEMA DE ESTADIAMENTO DAS MALFORMAÇÕES LINFÁTICAS

I. Infra-hióide unilateral
II. Supra-hióide unilateral
III. Supra-hióide e infra-hióide unilateral
V. Supra-hióide bilateral
IV. Supra-hióide e infra-hióide bilateral

tratamento mais definitivo. Especialmente quando for possível a excisão completa, esta é uma opção legítima. A advertência é que os tumores invasivos com mais de 5 cm ou os que envolvem as vias aéreas superiores não oferecem a possibilidade de serem excisados de modo completo. Mesmo quando o cirurgião admite que foi alcançada uma excisão completa, as taxas de recorrência variam em até 27%. A época mais adequada para a cirurgia é controversa. Alguns rotineiramente aguardam até os 5 anos de idade. Após uma infecção aguda, alguns cirurgiões retardam a exérese por 3 meses (16). Em uma revisão de 191 pacientes com linfangiomas durante um período de 25 anos, 45% dos pacientes foram mantidos em observação por uma média de 5 anos antes da intervenção cirúrgica e somente 2,6% dos pacientes (5) precisaram de intervenção urgente. Dentre as lesões, 48% estavam localizadas na cabeça ou na região do pescoço. As taxas de recorrências foram de 100% após a aspiração e injeção, 40% após a exérese completa, e de 17% após a exérese macroscopicamente completa (18).

Outra alternativa no tratamento das alterações linfáticas é a administração do OK-432, uma cepa liofilizada de baixa virulência do *Streptococcus pyogenes*. Uma atualização sobre o tratamento das malformações linfáticas com OK-432 demonstrou pouca possibilidade de regressão espontânea. OK-432 é eficaz no tratamento das lesões macrocísticas, especialmente quando são unilaterais. A ML pode ser classificada em três tipos: macrocísticas (quando os espaços císticos são ≥ 2 cm), microcísticas (pequenos espaços císticos < 2 cm), e mistas caso pelo menos 50% das lesões forem macrocísticas. Na experiência com o OK-432, as lesões com melhores respostas foram as macrocísticas unilaterais situadas na área infra-hióidea (nível 1) (19). Os efeitos colaterais mais comuns consistem em eritema, edema, febre e desconforto no local da injeção (16). As lesões, para as quais esta terapia poderia ser mais útil, são as formações microcísticas não-ressecáveis que invadem o assoalho da boca, a língua e a face. Entretanto, essas lesões apresentam uma resposta desfavorável ao OK-432.

MALFORMAÇÕES VENOSAS

As malformações venosas são massas moles, compressíveis e não-pulsáteis, de tamanho variável. Os aspectos histológicos são de canais vasculares dilatados revestidos por endotélio normal. A malformação venosa pode se apresentar como uma varicosidade isolada da pele ou como uma lesão complexa infiltrando vários planos teciduais. As lesões são comuns na cabeça e no pescoço, particularmente nos lábios e nas bochechas. As malformações venosas intra-ósseas podem ocorrer na mandíbula, maxila ou nos arcos zigomáticos. As lesões superficiais têm uma coloração azulada, enquanto que as mais profundas podem ter uma pele suprajacente normal. O ingurgitamento sanguíneo produz aumento quando se situa em uma posição mais inferior durante a manobra Valsalva ou pela compressão da veia jugular. Poderá ocorrer crescimento súbito depois de um trauma ou em associação a alterações hormonais. O fluxo lento característico dessas lesões pode causar trombose do tecido, sendo visível como flebólito nas radiografias simples. Esses flebólitos podem produzir dor localizada e sensibilidade. Na maioria dos casos, tudo quanto é necessário fazer é tranqüilizar e explicar a evolução da lesão, sem intervenção. Para as lesões sintomáticas e para as que causam acentuada deformidade cosmética, é necessária a terapia. As opções de tratamento incluem escleroterapia e ressecção cirúrgica. Antes da ressecção é útil a RM para ajudar no

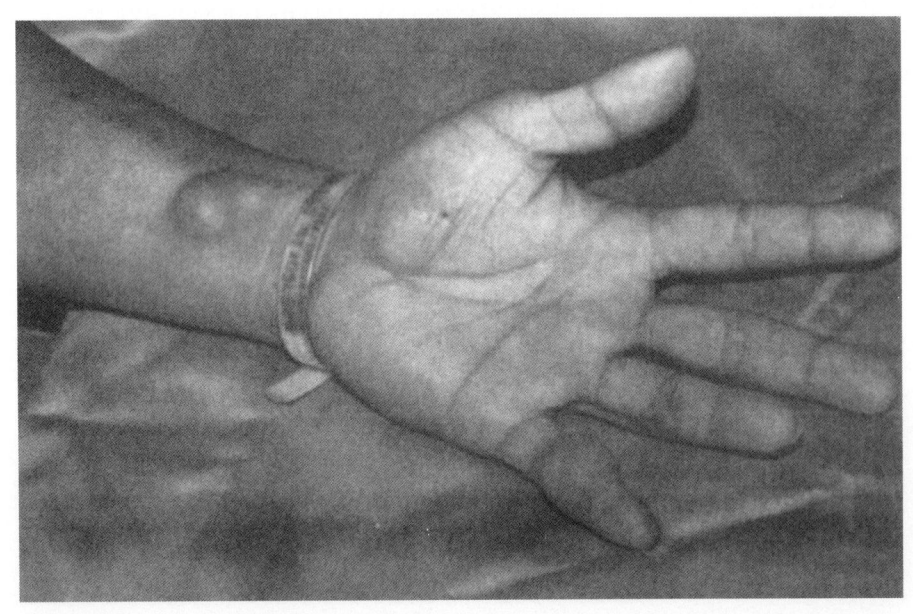

Figura 24.7

Bolha de borracha azul *(blue rubber bleb)*. (Cortesia do Department of Dermatology, University of Texas Medical Branch.) (Ver também *Prancha* em *Cores*.)

planejamento cirúrgico. Entretanto, as malformações venosas têm tendência a recidivar e podem aumentar substancialmente após a ressecção parcial.

MALFORMAÇÕES ARTERIOVENOSAS

As malformações arteriovenosas (MAV) são comunicações diretas entre artérias e veias, não existindo leito capilar entre ambas. A maioria das MAV torna-se clinicamente aparente na segunda e na terceira décadas de vida. As MAVs mostram-se como lesões quentes, pulsáteis, de cor rósea ou vermelha (2). Essas lesões de fluxo rápido são mais raras do que as anomalias vasculares de fluxo lento. Caracteristicamente, uma MAV é uma massa pulsátil associado a um frêmito ou ruído. O paciente pode referir uma dor lancinante ou penetrante e um zumbido pulsátil. O *shunt* arteriovenoso é confirmado pela presença de um ruído encontrado na ausculta ou pelo Doppler. As complicações conhecidas são necrose cutânea, ulceração, sangramento e insuficiência cardíaca. A imagem diagnóstica é parte essencial da avaliação dessas lesões. A RM não mostra hiperintensidade de sinal em T2 e ausência de "flow wid" tanto em T1 quanto em T2. A angiografia mostra dilatação e alongamento das artérias e um *shunt* inicial das veias aumentado (20). Para as lesões assintomáticas não é necessária a terapia. Quando ocorrem complicações, é indicada a terapia cirúrgica com prévia embolização e ressecção total da malformação arteriovenosa (21).

SÍNDROMES ASSOCIADAS

Uma variedade de síndromes mostra a associação de malformações vasculares. Uma das síndromes bem conhecidas é a de Sturge-Weber. Nesta síndrome, uma malformação capilar (mancha vinho do Porto) envolvendo a divisão oftálmica do nervo trigêmeo é associada a uma malformação vascular ipsilateral das leptomeninges. Deve ser mantido um mais alto índice de suspeita quando a malformação envolve as pálpebras. Pelo menos 30% dos pacientes, podem apresentar glaucoma associado. Outras condições associadas incluem: convulsões, cefaléias, déficits neurológicos transitórios e problemas comportamentais (22). A síndrome de Klippel-Trenaunay, uma malformação capilar cutânea, com malformações venosa e linfática subjacentes, é associada a um supercrescimento esquelético de um membro e possível retardamento do crescimento global. Uma síndrome semelhante é a de Parkes Weber, com a exceção de que a anomalia vascular principal é uma malformação arteriovenosa e não somente venosa. Bolha de borracha azul *(blue rubber bleb)* é um raro estado de múltiplas malformações venosas da pele e do trato gastrointestinal. As lesões cutâneas são azuladas e de consistência semelhante à da borracha, e as lesões gastrointestinais podem causar sangramento e anemia (1) (Fig. 24.7). Embora não fazendo parte da síndrome, malformações capilares e hemangionas da coluna lombar têm se mostrado associados às anomalias da medula espinal (1).

PONTOS IMPORTANTES

- Os hemangiomas não estão presentes ao nascimento. Apresentam crescimento proliferativo rápido e depois involuem lentamente. Os hemangiomas superficiais são elevados e vermelhos-vivos; os hemangiomas subcutâneos têm uma aparência azulada. Alguns hemangiomas têm um componente profundo e um superficial.
- Entre crianças que têm hemangiomas cutâneos com distribuição do tipo barba (região pré-auricular, queixo, lábio inferior e pescoço), tem sido identificada uma incidência maior de hemangiomas subglóticos.
- As malformações vasculares estão sempre presentes ao nascimento. Não proliferam nem involuem.
- As malformações vasculares são divididas em duas subcategorias de acordo com a rapidez do fluxo sanguíneo através da lesão. As lesões de baixo fluxo incluem malformações capilares, malformações venosas, malformações linfáticas, e um tipo combinado, que é uma mistura de duas ou três lesões de baixo fluxo (p. ex., malformação venosa-linfática). As lesões de alto-fluxo incluem malformação arterial e malformações arteriovenosas.
- As malformações venosas são mais bem conhecidas pelos seus nomes populares – beijo de anjo (na glabela), bicada da cegonha (nuca ou pescoço) e placa salmão. A incidência aproxima-se de 40%, e as lesões são mais comuns no pescoço, seguidas pelas das pálpebras. Essas manchas não precisam de tratamento ativo e em geral esmaecem durante o primeiro ano de vida.
- As malformações capilares, mais conhecidas como manchas vinho do Porto, escurecem e podem mesmo produzir hipertrofia do tecido mole à medida que o paciente envelhece. A resposta dessas malformações à laserterapia é variável com a sua localização anatômica.
- As malformações linfáticas crescem junto ao paciente, embora possam ocorrer períodos de rápida expansão associados às infecções, sangramento ou trauma. Essas lesões podem ser macrocísticas, microcísticas, ou uma combinação das duas.

REFERÊNCIAS

1. Mulliken JB, Young AE. *Vascular birthmarks hemangiomas and malformations.* Philadelphia: WB Saunders, 1988.
2. Brouillard P, Vikkula M. Vascular malformations: localized defects in vascular morphogenesis. *Clin Genet* 2003;63(5):340-351.
3. Mulliken JB, Enjolras O. Congenital hemangiomas and infantile hemangioma: missing links. *J Am Acad Dermatol* 2004;50(6):875-882.
4. Chooi WK, Woodhouse N, Coley SC, et al. Pediatric head and neck lesions: assessment of vascularity by MR digital subtraction angiography. *Am J Neuroradiol* 2004;25(7):1251-1255.

5. Takahashi K, Mulliken JB, Kozakewich HPW, et al. Cellular markers that distinguish the phases of hemangioma during infancy and childhood. *J Clin Invest* 1994;93:2357-23G4.
6. North PE, Warier M, James CA, et al. Congenital nonprogressive hemangioma: a distinct clinicopathologic entity unlike infantile hemangioma. *Arch Dermatol* 2001;137(12):1607-1620.
7. Lyons LL, North PE, Mac-Moune Lai E et al. Kaposiform hemangioendothelioma: a study of 33 cases emphasizing its pathologic, immunophenotypic, and biologic uniqueness from juvenile hemangioma. *Am J Surg Pathol* 2004;28(5):559-568.
8. Mulliken JB, Anupindi S, Ezekowitz RA, et al. Case records of the Massachusetts General Hospital. Weekly clinicopathological exercises. Case 13-2004. A newborn girl with a large cutaneous lesion, thrombocytopenia, and anemia. *N Engl J Med* 2004; 350(17):1764-1775.
9. Frieden IL Reese V, Cohen D. PHACE syndrome: the association of posterior fossa brain malformations, hemangiomas, arterial anomalies, coarctation of the aorta and cardiac defects, and eye abnormalities. *Arch Dermatol* 1996;132:307-311.
10. Enjolras O, Gelben F. Superficial hemangiomas: associations and management. *Pediatr Dermatol* 1997;14:173-179.
11. Ezekowitz RAB, Mulliken JB, Folkman J. Interferon alfa-2a therapy for life-threatening hemangiomas of infancy. *N Engl J Med* 1992;326:1456-1463.
12. Fawcett SL, Grant I, Hall PN, et al. Vincristine as a treatment for a large haemangioma threatening vital functions. *Br J Plast Surg* 2004;57(2):168-171.
13. Warier M. Recent developments in lasers and the treatment of birthmarks. *Arch Dis Child* 2003;88(5):372-374.
14. Greene AK, Rogers GF, Mulliken JB. Management of parotid hemangioma in 100 children. *Plast Reconstr Surg* 2004;113(1):53-60.
15. Lam SM, Williams EF 3rd. Practical considerations in the treatment of capillary vascular malformations, or port wine stains. *Facial Plast Surg* 2004;20(1):71-76.
16. Giguere CM, Bauman NM, Smith RJ. New treatment options for lymphangioma in infants and children. *Ann Otol Rhinol Laryngol* 2002;111(12 Pt 1):1066-1075.
17. de Serres LM, Sie KCY, Richardson MA. Lymphatic malformations of the head and neck: a proposal for staging. *Arch Otolaryngol Head Neck Surg* 1995;121:577-582.
18. Alqahtani A, Nguyen IT, Flageole H, et al. 25 years' experience with lymphangiomas in children. *J Pediatr Surg* 1999;34:1164-1168.
19. Giguere CM, Bauman NM, Sato Y, et al. Treatment of lymphangiomas with OK-432 (Picibanil) sclerotherapy: a prospective multi-institutional trial. *Arch Otolaryngol Head Neck Surg* 2002;128(l0):1137-1144.
20. Dubois J, Garel L. Imaging and therapeutic approach of hemangiomas and vascular malformations in the pediatric age group. *Pediatr Radial* 1999;29:879-893.
21. Lam SM, Dahiya R, Williams EF 3rd. Management of an arteriovenous malformation. *Arch Facial Plast Surg* 2003;5(4):334-337.
22. Thomas-Sohl KA, Vaslow DF, Maria BL. Sturge-Weber syndrome: a review. *Pediatr Neurol* 2004;30(5):303-310.

CAPÍTULO 25

Neoplasias Pediátricas

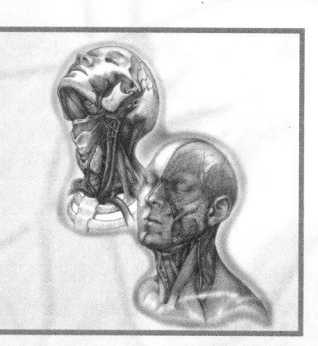

Mark E. Gerber ■ Robin T. Cotton

Embora a maioria das massas da cabeça e do pescoço em crianças seja de origem inflamatória ou congênita, o câncer situa-se em segundo lugar como causador de mortalidade infantil, com aproximadamente 5% a 10% das malignidades primárias no grupo etário pediátrico originando-se na cabeça ou no pescoço e 25% finalmente envolvendo a cabeça e o pescoço (1,2). A apresentação mais comum de uma malignidade da cabeça e do pescoço em crianças é uma massa assintomática. Por esse motivo, apesar da relativa infreqüência da malignidade da cabeça e do pescoço, o reconhecimento precoce requer um alto índice de suspeita. Os fatores clínicos sugestivos de que uma massa possa ser um processo maligno incluem o início no período neonatal, o crescimento rápido ou progressivo, a ulceração da pele, a fixação às estruturas subjacentes, as neuropatias cranianas, o ingurgitamento venoso, a perda de peso ou a presença de uma massa dura com mais de 3 cm de diâmetro. Outros fatores que aumentam a chance de se tratar de uma neoplasia incluem uma história familiar de câncer na infância, uma neoplasia primária anterior, uma predisposição para o câncer sistêmico, e a exposição à radioterapia ou às drogas carcinogênicas ou imunossupressoras (4,5).

Globalmente, as neoplasias pediátricas mais comuns da cabeça e do pescoço são a doença de Hodgkin e o linfoma não-Hodgkin, seguidos pelo rabdomiossarcoma e outros sarcomas (Tabela 25.1) (2,6-8). A freqüência das várias neoplasias é diferente de acordo com a idade do paciente. Os teratomas e os neuroblastomas malignos tendem a ocorrer como lesões congênitas ou em neonatos e pequenos lactentes. Os rabdomiossarcomas predominam nos anos pré-escolares; os linfomas não-Hodgkin predominam durante a adolescência. A doença de Hodgkin, o carcinoma da tireóide, e as neoplasias das glândulas salivares têm maior probabilidade de ocorrer durante a adolescência. Os tumores epidermóides em crianças, ao contrário do que ocorre em adultos, são raros (2).

LINFOMAS

Os linfomas (incluindo a doença de Hodgkin e o linfoma não-Hodgkin) seguem-se às leucemias e aos tumores cerebrais malignos como o 3º tipo mais freqüente de câncer na infância. Tanto a doença de Hodgkin quanto o linfoma não-Hodgkin são malignidades das células linfóides, cada um com subtipos distintos. Existe uma variação significativa nos tipos de câncer, com os linfomas respondendo por apenas 3% dos casos em crianças menores de 5 anos de idade e por 24% dos casos de câncer entre 15 e 19 anos de idade (3).

Doença de Hodgkin

Epidemiologia

A doença de Hodgkin é uma neoplasia linforreticular que apresenta uma incidência bimodal; o 1º pico ocorre entre as idades de 15 e 34 anos, e o 2º pico ocorre mais tarde. A doença de Hodgkin mostra uma grande heterogeneidade com relação à idade, ao sexo, à área geográfica, à classe social e ao subtipo histológico (9). A relação masculino: feminino é de 2:1. O vírus Epstein-Barr (EBV) parece estar associado pelo menos a um, senão a dois subtipos desta doença. Seqüências genômicas do EBV foram identificadas nas células Reed-Sternberg (R-S) em alguns casos pediátricos, mais comumente ocorridos em países em desenvolvimento e associados ao sexo masculino, a um tipo de celularidade mista e a uma idade jovem no momento do diagnóstico. Em outros casos, principalmente no do tipo de esclerose nodular em adolescentes mais velhos, de sociedades mais abastadas, há uma sugestão da relação entre mononucleose infecciosa e altos títulos de anticorpos contra EBV, porém as seqüências genômicas EBV não são detectáveis no tecido tumoral (3,10). Outros fatores de risco para a doença de Hodgkin incluem uma pequena série de irmãos, um maior nível de instrução materna, e a existência de caso de malignidade em um irmão ou em qualquer familiar muito próximo (11,12).

TABELA 25.1
NEOPLASIAS PEDIÁTRICAS DA CABEÇA E DO PESCOÇO

Histopatologia	Porcentagem do Total
Doença de Hodgkin	31
Linfoma não-Hodgkin	26
Rabdomiossarcoma	15
Outros sarcomas	8
Carcinoma da tireóide	8
Carcinoma não-faríngeo	5
Neuroblastoma	4
Carcinoma da glândula salivar	2
Teratoma maligno	< 1

Freqüência das neoplasias da cabeça e de pescoço em pediatria, segundo dados combinados (2,4-7,30).

Apresentação Clínica

Dentre os pacientes com a doença de Hodgkin, mais de 80% têm adenopatia cervical. A apresentação clássica é de uma linfadenopatia assimétrica não-dolorosa, rija, com consistência de borracha. Os sítios primários extranodais são raros. É comum o envolvimento dos linfonodos mediastínicos os quais podem resultar em compressão da árvore traqueobrônquica ou da veia cava superior com suas manifestações associadas. Em 30% a 40% dos pacientes manifestam-se sintomas sistêmicos incluindo febre, sudorese noturna e perda de peso (4,12).

Patologia/Classificação

O diagnóstico da doença de Hodgkin é baseado no encontro de células R-S malignas cercadas por uma base de células inflamatórias benignas. As células R-S têm dois ou mais núcleos ou lobos nucleares e dois ou mais grandes nucléolos. Sua presença é exigida porém não é patognomônica, pois podem ser observadas em outros linfomas, carcinomas, e em algumas condições benignas (12).

O linfoma de Hodgkin é dividido em duas grandes classes patológicas de acordo com o sistema de classificação da Organização Mundial de Saúde (OMS) (13): linfoma de Hodgkin clássico e linfoma de Hodgkin com predominância linfocítica nodular (NLPHL). O linfoma de Hodgkin clássico é por seu turno dividido em quatro subtipos: linfoma de Hodgkin clássico rico em linfócitos (LRCHL), linfoma de Hodgkin com esclerose nodular (NSHL), linfoma de Hodgkin com celularidade mista (MCHL), e linfoma de Hodgkin com depleção de linfócitos (LDHL). Os subtipos são definidos de acordo com o número de células R-S, com as características das células inflamatórias, e com a presença ou ausência de fibrose. O NSHL é identificado pela presença de faixas colagenosas que dividem o linfonodo em nódulos, e estes com freqüência encerram uma célula lacunar (variante da célula R-S). O NSHL responde por aproximadamente 80% dos casos de linfoma de Hodgkin em crianças maiores, mas somente 45% dos casos em crianças mais novas. O MCHL é identificado pelas freqüentes células R-S em uma base de células reativas normais. É mais comum em crianças mais pequenas (35%). O LCRL tem uma aparência nodular semelhante ao NLPHL, mas pode ser diferenciado desta última pela análise imunofenotípica, no qual as células LRCHL expressam CD-15 e CD-30, enquanto que o NLPHL quase nunca expressa CD-15 (13,14). O NLPHL é caracterizado por grandes células com núcleo multilobado, também designadas "células pipocas". No NLPHL são expressos os oncogenes OCT-2 e BOB.1, mas não no linfoma de Hodgkin clássico. O NLPHL é mais comum em meninos menores de 10 anos de idade (15).

Diagnóstico e Estadiamento

O sistema de estadiamento mais comum para a doença de Hodgkin é uma modificação da classificação de Ann Arbor (Tabela 25.2) (20). No momento do diagnóstico, 10% a 15% dos pacientes estão no estádio I da doença, outros 10% a 15% estão no estádio IV, e entre 70% a 80% estão nos estádio II ou III da doença. No momento do diagnóstico, em aproximadamente 40% dos casos estão presentes sintomas sistêmicos (com sufixo B) (12).

TABELA 25.2
SISTEMA ANN ARBOR PARA ESTADIAMENTO DA DOENÇA DE HODGKIN

Estádio	Envolvimento
I	Linfonodo regional isolado ou sítio extralinfático (IE)
II	Linfonodos de duas ou mais regiões ou sítios extralinfáticos (IIE) no mesmo lado do diafragma
III	Regiões nodais, sítios extralinfáticos (IIIE) ou envolvimento esplênico (IIIS) em ambos do diafragma
IV	Doença disseminada

Cada estádio é subclassificado nas categorias A e B de acordo com a ausência ou presença de sintomas sistêmicos (febre, sudorese noturna ou perda de peso superior a 10%).
Adaptado de Carbone PP, Kaplan HS, Musshoff K, et al. Report of the committee on Hodgkin disease staging classification. *Cancer Res* 1971;31:1860-1861.

Para estabelecer o diagnóstico, comumente é necessária a biópsia excisional do linfonodo envolvido. A biópsia de aspiração com agulha fina geralmente não fornece material suficiente para observar completamente a arquitetura do linfonodo, para excluir outras doenças, nem para subclassificar a doença (12). A avaliação inicial deverá incluir a história completa (com ênfase nos sintomas sistêmicos de febre, sudorese noturna e perda de peso superior a 10% nos últimos 6 meses), exame físico (com atenção especial a todas as áreas com linfonodos palpáveis) e exames de sangue (hemograma completo, velocidade de hemossedimentação, teste para vírus da imunodeficiência humana, provas de função hepática e renal e níveis séricos da fosfatase alcalina e do lactato desidrogenase) (12). Os exames radiográficos geralmente incluem tomografia computadorizada (TC) de tórax e pescoço incluindo o anel de Waldeyer. Para avaliar o envolvimento do baço, do fígado e dos linfonodos, pode ser realizada a TC abdominal. Nos pacientes com doença avançada (estádio II ou IV) ou com sintomas sistêmicos (febre, perda de peso ou sudorese noturna), deverá ser feita a biópsia da medula óssea (17). Quando a fosfatase alcalina estiver elevada ou se existirem dores ósseas, deve ser feita a cintilografia óssea. Pelo sistema atual, está raramente indicada a toracotomia formal ou a laparotomia para o estadiamento. Para determinar os sítios de envolvimento, a cintilografia com o gálio é pertinente. Mais recentemente, a tomografia com emissão de pósitron (PET-SCAN) tem demonstrado vantagens sobre a cintilografia pelo gálio e é atualmente o procedimento recomendado, quando disponível (18,19).

Tratamento

Outrora, o tratamento tradicional predominante para a doença de Hodgkin no estádio inicial (estádio I e IIA) era a radioterapia externa, com uma taxa de 90% de sobrevivência em 10 anos, e uma taxa de 75% a 80% de sobrevida livre de recidivas em 10 anos (21,22). Ao revés, o tratamento principal da doença de Hodgkin em estádio avançado era somente da quimioterapia isoladamente, com uma taxa de resposta completa entre 44% e 87% e uma taxa de sobrevida livre de doença a longo prazo de pelo menos 50% (12).

À medida que houve avanços na terapia para a doença de Hodgkin, houve um interesse maior em definir e minimizar as complicações precoces e tardias do tratamento. A complicação tardia mais comum da radioterapia é o hipotireoidismo, porém existe também um risco maior de câncer da tireóide ou de outras malignidades secundárias. A radiação pode também induzir a uma parada do desenvolvimento ósseo em crianças que ainda não alcançaram o desenvolvimento completo, casos de fibrose pulmonar ou do pericárdio, ou alterações da artéria pulmonar, podendo induzir ao infarto do miocárdio prematuro. A quimioterapia (doxorrubicina) tem apresentado associação à disfunção cardíaca, à infertilidade, e às leucemias agudas secundárias (12).

Em crianças, o resultado do uso da modalidade de terapia combinada (radioterapia de baixa dose e quimioterapia), tem se demonstrado igual, embora causando menos complicações a longo prazo (23). Por isto, na maioria dos casos, as crianças e os adolescentes devem receber a terapia combinada com a intensidade geralmente baseada no estádio anatômico da doença, no volume da lesão e na presença ou ausência de sintomas no momento do diagnóstico (19).

Linfoma Não-Hodgkin

Epidemiologia

O linfoma não-Hodgkin é também uma nsoplasia maligna primária sólida do sistema linforreticular. Entretanto, ao contrário da doença de Hodgkin, a incidência do linfoma não-Hodgkin aumenta constantemente durante a vida. Além disso, por motivos desconhecidos, a incidência do linfoma não-Hodgkin pediátrico nos Estados Unidos aumentou em quase 30% entre 1973 e 1991. Na África equatorial, o subtipo Burkitt do linfoma não-Hodgkin responde por quase metade de todos os cânceres na infância. O linfoma não-Hodgkin é duas vezes mais comum em brancos que em negros, e tem uma relação masculino:feminino de 2:1 a 3:1. Os pacientes com estado de imunodeficiência congênita ou adquirida estão em maior risco de manifestar linfoma não-Hodgkin, e o EBV parece exercer um papel generalizado na patogenia (24).

Apresentação Clínica

As apresentações clínicas do linfoma não-Hodgkin em crianças variam na dependência do sítio primário, do subtipo histológico e do estágio da doença. Os adultos geralmente têm doença linfonodal primária a qual se apresenta como uma linfadenopatia assintomática. As crianças, ao contrário, têm uma doença extranodal que evolui rapidamente envolvendo principalmente a cabeça e o pescoço (especialmente o anel de Waldeyer) em 29% e o mediastino em 26%. O envolvimento do anel de Waldeyer pode simular uma hipertrofia adenotonsilar comum, tornando difícil o diagnóstico inicial. Os tumores que evoluem rapidamente e que se originam na cabeça, no pescoço ou no mediastino podem se apresentar com dificuldade respiratória ou com a síndrome da veia cava superior secundária à compressão das vias aéreas ou vasculares.

A disseminação é hematogênica, e quase dois terços das crianças já têm a doença localmente avançada ou metastática ao momento do diagnóstico (24). Os sintomas sistêmicos de febre, perda de peso e mal-estar, também correlacionam-se com a doença em estádio avançado. Quando a doença se propaga para o sistema nervoso central (SNC), os pacientes apresentam paralisia dos nervos cranianos, alterações do estado mental ou pleocitose maligna. A presença de pancitopenia sugere envolvimento da medula óssea e, quando mais de 25% da medula óssea for substituído por células tumorais, é considerada a presença de transformação leucêmica (24).

Patologia

Os linfomas não-Hodgkin são caracterizados como de baixo, intermediário ou alto grau na base da sua agressividade clínica; mais de 90% das crianças têm tumores de alto grau. Esses linfomas não-Hodgkin de alto grau em crianças podem ser classificados em 1 dentre 4 categorias com características biológicas distintas e apresentações clínicas características (Tabela 25.3) (25).

O linfoma de pequenas células não-clivadas (Burkitt e não-Burkitt) responde por 40% a 50% dos linfomas não-Hodgkin da infância. Até 90% são intra-abdominais, porém os locais na cabeça e pescoço incluem o anel de Waldeyer, as cavidades paranasais, ossos, linfonodos periféricos e SNC. Existe uma malignidade difusa das células B as quais têm o aspecto de céu estrelado dos histiócitos fagocíticos e de células tumorais com múltiplos nucléolos e imunoglobulinas (Ig) de superfície monoclonal, em geral da classe IgM. Aproximadamente 25% contêm genoma EBV (5,25).

TABELA 25.3
PRINCIPAIS CATEGORIAS HISTOPATOLÓGICAS DOS LINFOMAS NÃO-HODGKIN NA INFÂNCIA

Categoria (Real)	Categoria (Formulação de Trabalho)	Imuno-Fenótipo	Apresentação Clínica	Translocação Cromossômica	Genes Afetados
Linfoma linfoblástico, precursor de leucemia/T	Linfoblástico convoluto e não convoluto	Célula T Células pré-B	Mediastínica, medula óssea Pele, osso	MTS1/p 16ink4a Deleção TAL1 t(1;14,p34;q11) t(11;14,p13;q11)	TAL1,TCRαδ RHOMB1, HOX11
Linfomas Burkitt e Burkitt-similar	LM de pequenas células não-clivadas	Célula B madura	Intra-abdominal (esporádico) queixo (endêmico) cabeça e pescoço (não-queixo) (esporádico)	t(8;14,q24 q32) t(2;8) (p11;q24), t(8;22,q24; q11)	c-myc, IgH, IgK, Igλ
Linfoma anaplásico de células grandes, sistêmico	LM imunoblástico ou LM grande	CD30+ (Ki-1+) Célula T ou célula nula	Variável, porém sintomas sistêmicos às vezes proeminentes	t(2;5,p23; q35)	ALK, KMP
Linfoma anaplásico de células grandes, cutâneo		CD30+ (geralmente Ki-) Célula T	Somente pele, lesão única ou múltiplas	Falta t(2;5)	
Linfoma de células B grandes, difuso	LM de grandes células	Célula B madura; pode ser CD30+	Nodal, abdome, ossos, primário no sistema nervoso central, no mediastino	Não bem caracterizado em crianças	

LM, linfoma maligno; Ig, imunoglobulina.
Adaptado de Percy CL, Smith MA, Linet M, et al. Lymphomas reticuloendothelial neoplasms. In: Ries LAG, Smith MA, Gurney JG et al., eds. Cancer incidence and survival among children and adolescents: United States SEER Program 1975-1995. National Cancer Institute SEER Program. NIH Pub. No. 99-4649. Bethesda, MD, 1999:35-50 (accessed 02/12/05), e Ritchey AK, Abromowitch M, Anderson B, et al., eds. Childhood Hodgkin's Lymphoma (PDQ): Treatment Health Professional Version. National Cancer Institute, http://www.cancer.gov/cancertopics/pdq/treatment/childhodgkins/healthprofessional (accessed 02/03/05).

TABELA 25.4
ESTADIAMENTO DO LINFOMA NÃO-HODGKIN

Estádio	Envolvimento
I	Linfonodo regional isolado ou sítio extralinfático com exclusão do mediastino e do abdome
II	Sítio extralinfático isolado com envolvimento do nodo regional; dois ou mais linfonodos regionais ou sítios extralinfáticos do mesmo lado do diafragma
III	Regiões nodais, sítios extralinfáticos de ambos os lados do diafragma; qualquer tumor primário intratorácico, paraespinal ou epidural, com ou sem envolvimento de outros locais
IV	Doença disseminada ou qualquer das citadas anteriormente com envolvimento inicial do sistema nervoso central, da medula óssea ou de ambos

Adaptado de uma modificação do estadiamento de Ann Arbor e proposto por Murphy em 1980. Segundo Murphy SB. Classification, staging and end results of treatment of childhood non-Hodgkin lymphoma: dissimilarities from lymphomas in adults. *Semin Oncol* 1980;7:332-339.

Os linfomas linfoblásticos respondem por aproximadamente 30% dos linfomas não-Hodgkin da infância e quase sempre são derivados de células T imaturas e têm algumas semelhanças histológicas com a leucemia linfoblástica. Quase 75% apresentam-se como uma massa mediastínica anterior, muitas das quais têm sintomas associados de estridor, disfagia, dispnéia ou inchaço de cabeça ou pescoço. Um derrame pleural e o envolvimento dos linfonodos podem ser proeminentes. O anel de Waldeyer pode ser também envolvido (25). O envolvimento da medula óssea pode gerar dificuldade na diferenciação entre linfoma e leucemia. A histologia mostra pequenos linfoblastos com núcleos redondos, membranas nucleares distintas, nucléolos imperceptíveis e uma margem de citoplasma basófilo escassa (24).

Os linfomas não-Hodgkin de grandes células representam um grupo heterogêneo de tumores linfocíticos e histiocíticos que em conjunto respondem por aproximadamente 20% a 25% dos linfomas não-Hodgkin na infância. Em adultos, cerca de 80% têm origem nas células B; em crianças, o número de tumores de células T, de células B ou de origem indeterminada é quase igual. Em cerca de 30% estão presentes aspectos anaplásicos consistidos de abundante citoplasma, núcleos lobulados atípicos e nucléolos proeminentes em placas de células aderentes, com invasão sinusal (24).

Diagnóstico e Estadiamento

Assim como ocorre na doença de Hodgkin, o diagnóstico definitivo do linfoma não-Hodgkin requer biópsia incisional (ou excisional quando possível). Além de uma história e exame físico completos, o estadiamento clínico requer uma investigação metastática que inclua radiografia de tórax, investigação esquelética ou cintigrafia óssea, TC abdominal (o estadiamento por laparotomia não é rotina), exame do líquido cerebroespinal (LCE) e biópsia da medula óssea, assim como os exames de sangue (hemograma completo com diferencial teste para o vírus da imunodeficiência humana e provas de função hepática) (2,24).

Para o estadiamento do linfoma não-Hodgkin da infância existem diversos sistemas. Os mais comuns são baseados em uma classificação da doença de Hodgkin da classificação Ann Arbor (Tabela 25.4) (24). Do mesmo modo que na doença de Hodgkin, a precisão do estadiamento é importante, uma vez que a intensidade e a duração do tratamento tem como base o risco de fracasso, aumentando na doença avançada. A carga tumoral (o estádio clínico e a concentração da lactato desidrogenase do soro) é o previsor mais importante do prognóstico (26). O maior risco de fracasso em pacientes com o subtipo Burkitt é quando existe envolvimento do SNC no momento do diagnóstico (27). O envolvimento da medula óssea ou das células T ou um imunofenótipo indeterminado são seguidos de um prognóstico pior em um paciente com o subtipo de células grandes (24).

Tratamento

Em virtude do fato que a disseminação hematogênica precoce resulta em apresentação nos estádios avançados, o tratamento principal para o linfoma não-Hodgkin da infância é a terapia sistêmica, com a cirurgia limitada ao diagnóstico. A radioterapia é em geral limitada às situações de emergência envolvendo o comprometimento das vias aéreas, dos nervos ou dos vasos. A intensidade e a duração da quimioterapia variam acentuadamente com o estádio e o tipo histológico da doença (Tabela 25.5). Para as crianças que têm a doença limitada (estádio I ou II), independente do subtipo, o prognóstico é excelente. Em razão das excelentes estatísticas de sobrevivência da doença no estádio limitado, os protocolos de tratamentos menos tóxicos têm sido capazes de diminuir a morbidade relacionada com o tratamento, incluindo a cardiomiopatia, a esteri-

TABELA 25.5
PROGNÓSTICO DO TRATAMENTO REGIDO PELO ESTÁDIO, EM CRIANÇAS COM LINFOMA NÃO-HODGKIN

Estádio	Duração do Tratamento	Sobrevivência a Longo Prazo (%)[a]	Comentários
I ou II (limitado)			
Burkitt ou de grandes células	9-26 semanas	85-95	Mínimos efeitos tardios do tratamento
Linfoblástico	3 semanas a 24 meses	85-90[b]	Em um terço dos casos tratados inicialmente com menor duração, é necessário novo tratamento
III ou IV (avançado)			
Burkitt	2-8 meses	75-85	A recaída é rara após 1 ano do diagnóstico
Linfoblástico	15-32 meses	65-75	Podem ocorrer recaídas com > 3 anos do diagnóstico
Células grandes	3-24 meses	50-70	Após recaída, a taxa de sobrevida é de 40% com transplante de medula óssea

[a] As estimativas são para o evento de 3-5 anos livre de doença.
[b] Para as doenças linfoblástica de estádio limitado, as estimativas incluem o evento da sobrevivência livre de doença e do tratamento bem-sucedido de doença refratária.
Adaptado de Sandlund JT, Downing JR, Crist WM. Non-Hodgkin's lymphoma in childhood. *N Engl J Med* 1996;334:1238-1248.

lidade e as malignidades secundárias. Os protocolos de tratamento da doença avançada e os prognósticos variam mais na dependência do subtipo histológico, com o prognóstico para a sobrevivência livre de doença a longo prazo oscilando entre 50% e 85% (24). Apesar das melhoras significativas no prognóstico do linfoma não-Hodgkin em estádio avançado, quase 30% recidivarem ou nunca alcançam a primeira remissão. Para as crianças que recidivarem, o prognóstico é geralmente ruim, e as que alcançam uma segunda remissão são consideradas candidatas ao transplante de medula óssea (24).

SARCOMAS

Os sarcomas são tumores malignos com origem mesenquimal. Os tipos específicos dos sarcomas são designados de acordo com a origem suspeita da linhagem, tais como rabdomiossarcoma (músculos estriados), leiomiossarcoma (músculos lisos), lipossarcoma (gordura), fibrossarcoma (tecido conjuntivo) e outros. Os sarcomas de tecido mole representam o sexto tipo mais comum de câncer em crianças; a incidência do rabdomiossarcoma é pelo menos igual à de todos os outros sarcomas combinados (28,29). A abordagem diagnóstica ao sarcoma não-rabdomiossarcoma de tecido mole é essencialmente a mesma que a do rabdomiossarcoma. Em razão da sua extrema raridade, mesmo quando tomado como um grupo, não existe sistema de estadiamento significativo para orientar a terapia. Na maioria dos casos, o tratamento é a excisão local ampla, com a radiação e a quimioterapia reservadas para a doença residual macroscópica ou microscópica, para o tratamento das recidivas ou para a doença metastática.

Rabdomiossarcoma

Epidemiologia

O rabdomiossarcoma é a malignidade de tecido mole mais freqüente na infância, com as localizações mais comuns na cabeça e no pescoço (35% a 40%). Quase 50% dos casos são diagnosticados em crianças com 5 anos de idade ou menos (29,30).

Apresentação Clínica

A apresentação clínica de pacientes com rabdomiossarcoma poderá variar grandemente na dependência do sítio do tumor primário, da idade do paciente e da presença ou ausência de doença metastática (32). Os sítios mais comuns na cabeça e pescoço, por ordem descendente de freqüência, são a órbita, a nasofaringe, orelha média/mastóide e cavidade nasossinual (2). Os sítios de origem paramenígeas representam 18% dos casos e incluem a orelha média, a cavidade nasal e as cavidades paranasais (33). Os sintomas de apresentação do rabdomiossarcoma de cabeça e pescoço incluem obstrução das vias aéreas, rinorréia sanguinolenta, otorréia e proptose. Esses sintomas inespecíficos às vezes simulam doença benigna, induzindo retardamento diagnóstico. O envolvimento de múltiplas paralisias de nervos cranianos ou de outros sinais neurológicos sugere extensão da doença para a base do crânio ou para o SNC.

Patologia

Os rabdomiossarcomas são divididos em vários grupos com base histopatológica. Os rabdomiossarcomas embrionários com suas três subséries (embrionário, botrióide e de células fusiformes) respondem por 75% dos casos localizados na cabeça e pescoço e são os tipos histopatológicos mais comuns entre lactentes e crianças pequenas. O rabdomiossarcoma alveolar constitui 20% dos tumores que se localizam na cabeça e no pescoço e ocorre predominantemente em adolescentes. O rabdomiossarcoma pleomórfico é na sua maioria uma doença de adultos. Histopatologicamente, o rabdomiossarcoma embrionário é composto por células fusiformes que se reduzem a processos bipolares ou estrelados e encerram abundante citoplasma eosinófilo. Essas células lembram rabdomioblastos e são agrupadas em fitas interlaçadas sobrepostas ao estroma mixóide frouxo. A variante botrióide do rabdomiossarcoma embrionário é única, uma vez que forma uma camada condensada de células imediatamente abaixo da mucosa e produz uma lesão polipóide. O rabdomiossarcoma alveolar é caracterizado por pequenas células redondas separadas por septos fibrosos em agrupamentos alveolares. Em 70% dos casos, a evidência definitiva da diferenciação dos músculos estriados não está presente na microscopia. Por isso, para se classificar as lesões como rabdomiossarcomas podem ser necessárias as técnicas imunoistológicas e a microscopia eletrônica (5). As características moleculares dos subtipos do rabdomiossarcoma são detalhadas na Tabela 25.6 (29,31).

Diagnóstico e Estadiamento

A avaliação de pacientes com rabdomiossarcoma deve incluir uma TC (tomografia computadorizada) e freqüentemente de ressonância magnética (RM) de cabeça e pescoço. Deve ser feita também TC de tórax, dos ossos e biópsias da medula óssea, uma vez que os sítios mais comuns de propagação metastática são os pulmões, os ossos e a medula óssea. Quando o sítio primário é parameníngeo, deverá ser feita uma punção lombar para avaliar a citologia do LCE.

O Clinical Grouping System, com base na idéia que as lesões que podem ser completamente ressecadas têm um melhor prognóstico, foi usado no Intergroup Rhabdomyosarcoma Studies (IER) I, II e III (Tabela 25.7) (32). Entretanto, a definição do que é cirurgicamente ressecável varia amplamente entre as instituições, tornando difícil a avaliação do prognóstico. Um sistema mais novo de estadiamento usado no Intergrupo de Estudos do Rabdomiossarcoma (IER) tem base não-cirúrgica para estadiar a extensão da doença no momento do diagnóstico (Tabela 25.8) (32). O fator prognóstico isoladamente mais importante é a presença ou ausência de doença metastática. Outros fatores associados a um melhor prognóstico incluem um tamanho pequeno do tumor e a não-invasão, o sítio primário orbitário (dentro da cabeça e do pescoço), a histologia embrionária, a ausência de envolvimento do linfonodo regional, a completa ressecabilidade, e a baixa idade do momento do diagnóstico (de 2 a 10 anos) (32).

Tratamento

O controle dos rabdomiossarcomas de cabeça e pescoço é mais bem alcançado usando-se uma multimodalidade de terapias. Antes do IRS-II, a taxa de sobrevivência de 5 anos para todos os rabdomiossarcomas de cabeça e pescoço era inferior a 20% (2). Na IRS-II, a taxa de sobrevida de 5 anos aumentou 92% para a doença orbitária, 69% para a doença parameníngea e 81% para outros sítios na cabeça e pescoço (33) (Tabela 25.8).

A IRS-I mostrou que a ressecção completa dos tumores exerce um grande impacto sobre a sobrevivência. Entretanto, a eficácia comprovada da quimioterapia e da radioterapia na erradicação da doença residual poderia não mais indicar a cirurgia, a qual resulta em perturbação cosmética e funcional significativa. Isto é especialmente importante nas lesões da cabeça e do pescoço, com a quase universal justaposição de estruturas críticas. Por esta razão, o tratamento requer uma combinação da cirurgia com a radioterapia. De modo semelhante, a doença regional (linfonodos do pescoço) requer cirurgia e radiação pós-operatória somente para o envolvimento patologicamente positivo. Ademais, presume-se que quase todos os pacientes com rabdomi-

TABELA 25.6
RABDOMIOSSARCOMAS – CARACTERÍSTICAS MOLECULARES

Diagnóstico	Anormalidade Cromossômica	Genes Envolvidos	Amplificação Genômica	Conteúdo Celular do DNA (Ploidia)
Rabdomiossarcoma, embrionário	Hiperdiploidia e perda da heterozigosidade no 11P15	Gene não-identificado no 11P15	Raro	Mais freqüentemente hiperdiplóide (1,1-1,8X normal)
Rabdomiossarcoma, alveolar	T(2;13) ou T(1;13)	FKHR no 13 e PAX3 no 2 ou PAX7 no 1	Comum	Comumente quase tetraplóide (2X normal)

Adaptado de Gurney JG, Young JL Jr., Roffers SD, et al. Soft tissue sarcomas. In: Ries LAG, Smith MA, Gurney JG. et al., eds. *Cancer incidence and survival among children and adolescents: United States SEER Program 1975-1995,* National Cancer Institute, SEER Program. NIH Pub. No. 99-4649. Bethesda, MD, 1999:111-124 (Acessado em 02/12/05), e Ritchey AK, Abromowitch M, Anderson B et al., eds. Childhood Rhabdomyosarcoma (PDQ):Treatment Health Professional Version. National Cancer Institute. http://cancer.gov/cancertopics/pdq/treatment/childrhabdomyosarcoma/healthprofessional (acessado em 02/03/05).

TABELA 25.7
SISTEMA DE ESTADIAMENTO PARA O RABDOMIOSSARCOMA POR GRUPO CLÍNICO

Grupo Clínico	Envolvimento
I	A. Localizado, ressecção cirúrgica completa B. Infiltrando para baixo do sítio de origem, ressecção completa
II	A. Localizado, ressecção macroscópica com doença microscópica residual B. Localmente extenso (propagação para os linfonodos regionais), ressecção completa C. Localmente extenso (propagação para os linfonodos regionais), ressecção completa com doença microscópica residual
III	A. Tumor localizado ou localmente extenso com lesão residual macroscópica na biopsia B. Tumor localizado ou localmente extenso com lesão residual macroscópica após extensão cirúrgica ampla (de > 50%)
IV	Doença metastática presente no momento do diagnóstico

Adaptado de Wexler LH, Helman LJ. Pediatric soft tissue sarcomas. *CA Cancer J Clin* 1994;44:211-247.

ossarcoma de cabeça e pescoço tenham, ao momento do diagnóstico, pelo menos quantidades microscópicas de doença metastática. Por isto, a quimioterapia tornou-se parte de todo protocolo, com a extensão e a duração ditadas pelo risco de fracasso do tratamento. Por exemplo, os rabdomiossarcomas da órbita não requerem exenteração orbitária como tratamento inicial, reservada para pequeno número de pacientes com doença local persistente ou recidivante (31).

Para crianças com prognóstico mais favorável, o tratamento leva em consideração a manutenção de altas taxas de sobrevivência (> 90%) enquanto minimiza as conseqüências do próprio tratamento a longo prazo.

No prognóstico de pacientes com doença localmente extensa, não passível de ressecção e não metastática, pode-se esperar uma taxa de sobrevida de 60% a 70% a longo prazo. A complicação mais temida a longo prazo do tratamento é o desenvolvimento de segundas malignidades, cuja ocorrência tem sido descrita como ocorrendo em 1,7% dos pacientes (34).

CARCINOMA DA TIREÓIDE

Epidemiologia

O carcinoma da tireóide é uma nsoplasia maligna relativamente incomum na população pediátrica, ocorrendo principalmente em crianças com 10 anos de idade ou mais. A preponderância feminina com que se apresenta o carcinoma da tireóide em adultos é observada em menor grau em crianças.

Apresentação

A maioria de pacientes pediátricos com carcinoma da tireóide apresenta uma massa assintomática dura e móvel na parte anterior do pescoço. Os sinais e sintomas clínicos que aumentam o risco de malignidade inclu-

TABELA 25.8
ESTADIAMENTO PRÉ-TRATAMENTO DO TNM DO INTERGRUPO DE ESTUDOS DO RABDOMIOSSARCOMA NOS SÍTIOS DE CABEÇA E PESCOÇO

Estádio	Sítios	Invasividade de T	Tamanho de T	N	M
I	Cabeça e pescoço[a]	T1 ou T2	a ou b	N0, N1, ou Nx	M0
II	Parameníngeo	T1 ou T2	a	N0 ou Nx	M0
III	Parameníngeo	T1 ou T2	b	N0, N1, ou Nx	M0
IV	Todos os sítios	T1 ou T2	a ou b	N0 ou N1	M1
T, tumor		T1, confinado ao sítio anatômico de origem T2, extensão a, ≤ 5 cm de diâmetro b, > 5 cm de diâmetro			
N, linfonodos regionais		N0, não envolvido clinicamente N1, clinicamente envolvido Nx, estado clínico desconhecido			
M, metástases		M0, nenhuma metástase distante M1, presença de metástase distante			

[a]Excluindo sítios parameníngeos.
Adaptado de Wexler LH, Helman LJ. Pediatric soft tissue sarcomas. *CA Cancer J Clin* 1994;44:211-247.

em uma história de crescimento rápido, rouquidão de início recente, odinofagia, hemoptise, paralisia das pregas vocais ou fixação aos tecidos adjacentes. Metástases para os linfonodos cervicais palpáveis estão presentes em três dentre quatro pacientes, e 5% a 10% destes têm metástase pulmonar ao momento da apresentação (5).

Patologia

A maioria das malignidades tireoidianas pediátricas é do tipo diferenciado; as malignidades papilares são muito mais comuns que as foliculares. As metástases para os linfonodos regionais são mais comuns no tipo papilar, enquanto que a disseminação hematogênica é mais comum no tipo folicular.

O principal fator de risco predisponente ao carcinoma diferenciado da tireóide é a exposição à radiação. Este risco foi reconhecido mais dramaticamente após o desastre nuclear de Chernobyl por mais de 100 casos observados em uma região onde não mais de um a dois carcinomas tireóideos pediátricos por ano eram anteriormente identificados (35,36).

Fatores genéticos exercem também um papel no carcinoma bem diferenciado da tireóide, pois existe uma associação à síndrome de Gardner (polipose colônica familiar) e com a doença de Cowden (bócio familiar e hamartomas cutâneos) (37).

Embora o carcinoma medular da tireóide seja relativamente raro, tanto em crianças quanto em adultos, 25% a 30% são identificados como familiares: como parte de neoplasia maligna endócrina múltipla (NEM) tipo 2A (carcinoma medular da tireóide e hiperparatiroidismo), como NEM tipo 2B (carcinoma medular de tireóide, neuromas mucosos e aspectos marfanóides) ou como carcinoma medular da tireóide familiar. É herdado como forma autossômico-dominante dessas síndromes, e mais de 90% das pessoas que herdam o gene da NEM tipo 2 manifestam carcinoma medular da tireóide em algum momento durante a vida (37).

Diagnóstico e Estadiamento

A avaliação inicial de um paciente com um nódulo isolado na tireóide consiste em estudos da função tireoidiana, verificação de anticorpos tireoidianos, nível de cálcio no soro e aspiração com agulha fina no nódulo palpável (37). Embora o papel da aspiração com a agulha fina não esteja tão bem estabelecido quanto está em adultos, as melhoras na análise citológica nos anos recentes tornaram este teste a prova diagnóstica mais útil na investigação de um nódulo tireoidiano.

Na história ou no exame físico, a apuração de alguns sinais, incluindo hipertensão, neuromas mucosos, podem sugerir carcinoma medular da tireóide. Nesses pacientes, a avaliação laboratorial deve incluir a hipercalcemia, as catecolaminas urinárias e a hipercalciúria.

A incidência do carcinoma da tireóide em crianças ou em adolescentes como um nódulo solitário na tireóide eleva-se a 40%; por isso, alguns postularam a biópsia cirúrgica de todos os nódulos sólidos em crianças (38). Entretanto, o julgamento clínico é ainda um fator importante na decisão sobre a intervenção cirúrgica.

Tratamento

Quando é feita uma biópsia aberta, a abordagem inicial deverá ser uma lobectomia no lado envolvido, esperando pela confirmação da congelação antes de prosseguir com a tireoidectomia quase total ou total. Quando existir doença no pescoço, é executada a dissecção funcional da região para remover o tecido linfático da região paratraqueal e dos níveis II até IV. A reposição do hormônio tireoidiano deve ser interrompida durante o período pós-operatório inicial até que uma cintigrafia de corpo total com o iodo 131 e o tratamento subseqüente com o iodo 131 forneça cintilografias positivas.

Todos os pacientes identificados como tendo carcinoma medular da tireóide requerem triagem para portador do gene do NEM tipo 2, para isso usa-se a análise do ácido desoxirribonucléico (DNA). Quando estiver presente uma das mutações genéticas, devem ser investigados todos os membros da família, e os que forem positivos para a mutação NEM tipo 2A devem ser submetidos à tireoidectomia total por volta dos 6 anos de idade, ou logo após o nascimento para os que tiverem a mutação NEM tipo 2B (39).

Depois do tratamento do carcinoma diferenciado da tireóide, os fatores preditivos de bom prognóstico são a baixa idade ao momento do diagnóstico, o tamanho pequeno do tumor primário, a ausência de propagação extratireóide, a completa ressecção macroscópica na cirurgia inicial e a ausência de metástase nodal ou distante. A taxa de sobrevivência de 5 anos para os pacientes pediátricos com carcinoma papilar ou folicular aproxima-se de 100% e a taxa de sobrevida de 20 anos está na faixa de 85%. Ao contrário, para os pacientes com carcinoma medular, a taxa de sobrevida de 20 anos é de cerca de 40% (5).

CARCINOMA NASOFARÍNGEO

O carcinoma nasofaríngeo é uma nsoplasia maligna rara que ocorre principalmente no grupo etário adolescente. É classificado de acordo com o sistema da OMS em: WHO I (escamoso queratinizado), WHO II (escamoso não-queratinizado) e WHO III (indiferenciado) (40). A maioria dos carcinomas nasofaríngeos em crianças é do tipo indiferenciado. A distinção histológica entre rabdomiossarcoma, linfoma não-Hodgkin e carcinoma nasofaríngeo pode ser difícil. Existe uma associação entre EBV e os carcinomas nasofaríngeos não-queratinizados e o indiferenciado, com os títulos correlacionando-se a carga tumoral. A maioria das crianças apresenta doença cervical metastática assintomática. Os sinais comumente associados incluem otite média unilateral, obstrução progressiva das vias aéreas nasais e rinorréia. O envolvimento da base do crânio é sugerido pela presença de paralisias dos nervos cranianos e cefaléias. A propagação hematogênica para os ossos e para o fígado ocorre no início da história natural, sendo comuns as metástases distantes no momento da apresentação (5).

O exame radiológico, em geral pela TC, pode proporcionar uma avaliação suficiente da extensão da doença, incluindo o envolvimento da base do crânio. O carcinoma nasofaríngeo indiferenciado é considerado radiossensível. Em alguns pacientes com a doença disseminada, a quimioterapia pode melhorar o prognóstico. Em crianças com carcinoma nasofaríngeo, a sobrevida de 5 anos aproxima-se de 40%. O prognóstico é melhor quando o tumor estiver confinado à nasofaringe (4).

NEUROBLASTOMA

O neuroblastoma é uma malignidade do sistema nervoso simpático, comumente observada em recém-nascidos e em crianças menores de 10 anos de idade. Apresenta um pico de incidência aos 2 anos de idade.

Embora seja a malignidade mais comum em lactentes com menos de 1 ano de idade, menos de 5% apresentam lesões cervicais primárias. Dentre os pacientes, 60% têm metástases no momento da apresentação. A doença metastática para a cabeça e pescoço é a apresentação mais comum que a doença primária. O neuroblastoma primário cervical apresenta-se muitas vezes no início da vida como uma massa indolente. Podem estar presentes a síndrome de Horner, uma heterocromia da íris, e sintomas de pressão relacionados ao trato digestório. São comuns as metástases ósseas; os sítios comuns são a órbita, as costelas e os ossos longos. A investigação diagnóstica deverá incluir pielografia intravenosa (que exibe resultados anormais em 80% dos tumores primários abdominais), radiografias de tórax, ultra-sonografia ou TC abdominal, investigação esquelética, cintilografia do fígado-baço e aspirado de medula óssea. Um aspecto especial dos neuroblastomas é sua associação à elevação das catecolaminas urinárias. O nível do ácido vanililmandélico da urina deve ser avaliado (5).

O tratamento de eleição para a doença localizada é a cirurgia, e para a doença generalizada e a doença metastática a quimioterapia está indicada. A melhora das taxas de sobrevida pela quimioterapia observada em outros cânceres da infância não têm sido tão drásticas nos casos de neuroblastoma. Na doença não-cirúrgica (não ressecável) é útil a radioterapia adjuvante. O prognóstico depende principalmente do tamanho do tumor e da idade do paciente. Em pacientes com menos de 1 ano de idade, quando as lesões podem ser completamente excisadas, a sobrevida é superior a 90%. Além disso, as lesões primárias de cabeça e pescoço têm um prognóstico melhor que em outros sítios; entretanto, a influência da idade do paciente e o sítio primário na cabeça e pescoço podem ser o resultado de as lesões serem menores e não em decorrência de outros fatores isolados (5).

CONCLUSÃO

A sobrevivência de crianças com grandes malignidades da cabeça e pescoço melhorou muito. Todavia, em conjunto a essas melhoras, houve um aumento das complicações a longo prazo do tratamento. Os esforços atuais enfatizam o tratamento da doença avançada e da recorrente, para as quais o prognóstico persiste como ruim na maioria dos diagnósticos anteriormente mencionados. Além disso, os regimes de tratamento para as lesões no estádio inicial com melhores resultados na sobrevivência atualmente precisam tentar diminuir a morbidade e a mortalidade relacionadas com o tratamento, mantendo a sobrevivência.

PONTOS IMPORTANTES

- As localizações na cabeça e pescoço respondem por 5% das neoplasias na infância.
- As neoplasias mais comuns na infância são o linfoma e o rabdomiossarcoma.
- Os sítios mais comuns de neoplasias são o pescoço, a orofaringe e a nasofaringe.
- A freqüência dos diferentes tipos de neoplasias varia segundo a idade.
- O tratamento depende da histologia da neoplasias e da extensão da doença.
- O linfoma é mais bem tratado pela quimioterapia e pela radioterapia.
- Os rabdomiossarcomas são tratados pela terapia multimodal.
- O carcinoma nasofaríngeo é radiossensível.
- O carcinoma da tireóide, o neuroblastoma e os tumores da glândula salivar são tratados cirurgicamente.
- Os riscos de malignidade secundária, de recorrência e de restrição do crescimento impõem acompanhamento a longo prazo após o tratamento da neoplasia em pediatria.

REFERÊNCIAS

1. Sutow W, Sutow ME. Pediatric tumors. In: MacComb W, Fletcher G, eds. *Cancer of the head and neck.* Baltimore: Williams & Wilkins, 1967:428-446.
2. Cunningham MJ, McGuirt WFJ, Myers EN. Cancer of the head and neck in the pediatric population. In: Myers EN, Suen SY, eds. *Cancer of the head and neck.* Philadelphia: WB Saunders, 1996:598-624.
3. Percy CL, Smith MA, Linet M, et al. Lymphomas and reticuloendothelial neoplasms. In: Ries LAG, Smith MA, Gurney JG, et al., eds. *Cancer incidence and survival among children and adolescents: United States SEER Program 1975-1995*, National Cancer Institute, SEER Program. NIH Pub. No. 99-4649. Bethesda, MD, 1999:35-50 (accessed 02/12/05).
4. Cunningham MJ, McGuirt WFJ, Myers EN. Malignant tumors of the head and neck. In: Bluestone CD, Stool SE, Kenna MA, eds. *Pediatric otolaryngology.* Philadelphia: WB Saunders, 1996:1557-1583.
5. Cole RR, Cotton RT. Pediatric malignancies. In: Bailey BJ, ed. *Head and neck surgery–otolaryngology.* Philadelphia: JB Lippincott, 1993:1388-1396.
6. Sutow WW. Cancer of the head and neck in children. *JAMA* 1964;190:414.
7. Jaffe B. Pediatric head and neck tumors: a study of 178 cases. *Laryngoscope* 1973;83:1644.
8. Conley J. Tumors of the head and neck in children. In: Conley J, ed. *Concepts in head and neck surgery.* New York: Grune & Stratton, 1970:181-187.
9. Diehl V, Engert A. An overview of the third international symposium on Hodgkin's lymphoma. *Ann Oncol* 1996;7(Suppl 4):1-4.
10. Sleckman BG, Mauch PM, Ambinder RF et al. Epstein-Barr virus in Hodgkin's disease: correlation of risk factors and disease characteristics with molecular evidence of viral infection. *Cancer Epidemiol Biomarkers Prev* 1998;7:1117-1121.
11. Stiller CA: What causes Hodgkin's disease in children? *Eur J Cancer* 1998;34:523-528.
12. Weinshel EL, Peterson BA. Hodgkin's disease. *CA Cancer J Clin* 1993;43:327-346.
13. Harris NL, Jaffe ES, Diebold J, et al. The World Health Organization classification of neoplastic diseases of the haematopoietic and lymphoid tissues: Report of the Clinical Advisory Committee Meeting, Airlie House, Virginia, November 1997. *Histopathology.* 2000 Jan.;36(1):69-86.
14. Pileri SA, Ascani S, Leoncini L, et al. Stein H. Hodgkin's lymphoma: the pathologist's viewpoint. *J Clin Pathol* 2002;55(3):162-176.
15. Stein H, Marafioti T, Foss HD, et al. Down-regulation of BOB. 1/and Oct2 in classical Hodgkin disease but not in lymphocyte predominant Hodgkin disease correlates with immunoglobulin transcription. *Blood* 2001;97(2):496-501.
16. Mann RB, Jaffe ES, Berard CW. Malignant lymphomas–a conceptual understanding of morphologic diversity: a review. *Am J Pathol* 1979;94:105.
17. Mahoney DH Jr., Schreuders LC, Gresik MV, et al. Role of staging bone marrow examination in children with Hodgkin disease. *Med Pediatr Oncol* 1998;30:175-177.
18. Hudson MM, Krasin MJ, Kaste SC. PET imaging in pediatric Hodgkin's lymphoma. *Pediatr Radiol* 2004;34:190-198.
19. Ritchey AK, Abromowitch M, Anderson B, et al., eds. Childhood Hodgkin's Lymphoma (PDQ): Treatment Health Professional Version. National Cancer Institute. http://www.cancer.gov/ cancertopics/pdq/treatment/childhodgkins/healthprofessional. (Accessed 02/03/05).
20. Carbone PP, Kaplan HS, Musshoff K, et al. Report of the committee on Hodgkin's disease staging classification. *Cancer Res* 1971;31:1860-1811.
21. Hoppe RT. Radiation therapy in the management of Hodgkin's disease. *Semin Oncol* 1990;17:704-715.
22. Leslie NT, Mauch PM, Hellman S. Stage IA to IIB supradiaphragmatic Hodgkin's disease: long-term survival and relapse frequency. *Cancer* 1985;55:2072-2078.
23. Donaldson SS, Link MP. Combined modality treatment with low dose radiation and MOPP chemotherapy for children with Hodgkin's disease. *J Clin Oncol* 1987;5:742.
24. Sandlund JT, Downing JR, Crist WM. Non-Hodgkin's lymphoma in childhood. *N Engl J Med* 1996;334:1238-1248.
25. Ritchey AK, Abromowitch M, Anderson B, et al., eds. Childhood Non-Hodgkin's Lymphoma (PDQ): Treatment. Health Professional Version. National Cancer Institute. http://cancer.gov/cancertopics/pdq/treatment/child-non-hodgkins/healthprofessionaL (Accessed 02/12/05).
26. Magrath IT. Malignant non-Hodgkin's lymphomas in children. In: Pizzo PA, Poplack DG, eds. *Principles and practice of pediatric oncology.* Philadelphia: JB Lippincott, 1993:537-575.
27. Haddy TB, Adde MA, Magrath IT. CNA involvement in small noncleaved-cell lymphomas: is CNS disease per se a poor prognostic sign? *J Clin Oncol* 1991;9:1973-1982.
28. Robinson LL. General principles of the epidemiology of childhood cancer. In: Pizzo PA, Poplack DG, eds. *Principles and practice of pediatric oncology.* Philadelphia: JB Lippincott, 1993:537-575.
29. Gurney JG, Young JL Jr., Roffers SD, et al. Soft tissue sarcomas. In: Ries LAG, Smith MA, Gurney JG, et al, eds. *Cancer incidence and survival among children and adolescents: United States SEER Program 1975-1995*, National Cancer Institute, SEER Program. NIH Pub. No. 99-4649. Bethesda, MD, 1999:111-124 (Accessed 02/12/05).
30. Newton WA, Soule EH, Hamound AB, et al. Histopathology of childhood sarcomas: intergroup rhabdomyosarcoma studies I and II: clinicopathologic correlation. *J Clin Oncol* 1988;6:67-75.
31. Ritchey AK Abromowitch M, Anderson B et al., eds. Childhood Rhabdomyosarcoma (PDQ): Treatment Health Professional Version. National Cancer Institute. http://cancer.gov/cancertopics/pdq/treatment/childrhabdomyosarcoma/healthprofessional. (Accessed 02/03/05).
32. Wexler LH, Helman LJ. Pediatric soft tissue sarcomas. *CA Cancer J Clin* 1994;44:211-247.
33. Maurer HM, Gehan EA, Beltangady M, et al. The intergroup rhabdomyosarcoma group study-II *Cancer* 1993;71:1904-1922.
34. Heyn R, Haeberlen V, Newton WA, et al. Second malignant neoplasms in children treated for rhabdomyosarcoma. *J Clin Oncol* 1993;11:262-270.
35. Brennan M. USSR: medical effects of Chernobyl disaster. *Lancet* 1990;335:1086.

36. Baverstock K, Egloff B, Pinchera A, et al. Thyroid cancer after Chernobyl. *Nature* 1992;359:21-22.
37. Wells SA. Recent advances in the treatment of thyroid carcinoma. *CA Cancer J Clin* 1996;46:258-260.
38. DeKeyser L, Van Herle A. Differentiated thyroid cancer in children. *Head Neck Surg* 1985;8:100-114.
39. Gagel RF, Cote GC. Decision making in multiple endocrine neoplasia type 2. In: Mazzaferi EL, ed. *Advances in endocrinology and metabolism*. St. Louis: CV Mosby, 1994:1-23.
40. Weiland L. Nasopharyngeal carcinoma. In: Barnes L, ed. *Surgical pathology of the head and neck*. New York: Marcel Dekker, 1985:453-466.
41. Crist WM, Crist KLE. Common solid tumors of childhood. *N Engl J Med* 1991;324:461.
42. Murphy SB. Classification, staging and end results of treatment of childhood non-Hodgkin's lymphoma: dissimilarities from lymphomas in adults. *Semin Oncol* 1980;7:332-339.
43. Parker SL, Tong T, Bolden S, et al. Cancer statistics, 1997. *CA Cancer J Clin* 1997;47:5-27.

CAPÍTULO 26

Criança Sindrômica

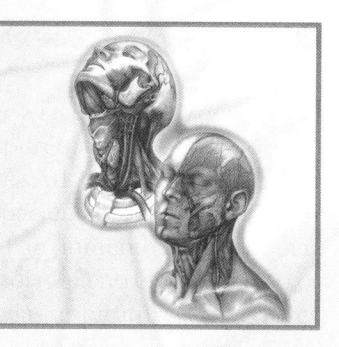

Ted L. Tewfik ▪ John J. Manoukian

O objetivo de qualquer avaliação dismórfica é interpretar corretamente as anomalias estruturais e chegar ao diagnóstico. O especialista que lida com as regiões do nariz, da orelha e da região bucofaríngea defronta-se atualmente, mais freqüentemente, com problemas relacionados com as anomalias congênitas. Os avanços espetaculares na genética básica e clínica nas três últimas décadas nas malformações congênitas e distúrbios hereditários deram maior visibilidade e melhor atenção dos médicos a estas situações. As anomalias congênitas afetam 3% dos neonatos; na idade dos 5 anos, à medida que se manifestam as anomalias mais sutis, a porcentagem sobe para 7% a 10%. Milhares de entidades sindrômicas distintas têm sido descritas e, em razão das suas raridades, o especialista clínico poderá não encontrar a vasta maioria delas. A finalidade deste capítulo é dar ao otolaringologista uma abordagem sistemática ao neonato, ao lactente, ou à criança maior que apresentem dismorfias, e demonstrar que a dismorfologia é uma disciplina que pode ser usada por um médico que seja inquisitivo, cuidadoso e desejoso de cultivar suas capacidades de observação.

A herança de traços ou de doenças pode ser monogênica ou multigênica ou o resultado da transmissão de um cromossoma anormal (p. ex., uma deleção ou uma duplicação). A expressão específica dos genes é influenciada por outros genes ou pelas condições ambientais. Nos anos recentes, ao lado dos tipos mendelianos clássicos de herança, foram descobertos e estudados vários outros tipos de herança.

Os genes isolados são em geral herdados de acordo com um dos tipos mendelianos seguintes: autossômico dominante, autossômico recessivo, ligado ao X dominante, ligado ao X recessivo (1). Esses tipos podem ser aparentes em heredogramas, cujo modelo é o primeiro passo no estudo das doenças hereditárias nas famílias. Devem ser incluídos em toda história de caso em que for suspeitada uma doença familiar. São também essenciais para os estudos da linhagem, de mapeamento genético, de aconselhamento genético, e de diagnóstico pré-natal. Os símbolos comumente usados são padronizados e geralmente aceitos (Figs. 26.1 a 26.3).

Uma pessoa é homozigótica para um determinado gene quando ambos os alelos no mesmo *locus* são idênticos. A heterozigosidade implica na presença de dois alelos diferentes. De modo geral o termo é usado para situações em que um dos alelos porta uma mutação patogênica.

Entre os genes "dominantes" e os "recessivos" não existe uma distinção absoluta. Por definição, um gene *recessivo* não tem expressão detectável em um heterozigoto sob condições de estudo e análise. As doenças que resultam de uma deficiência de atividade enzimática comportam-se como recessivas porque, na situação heterozigótica, a quantidade de atividade enzimática produzida pelo alelo não afetado permite uma função metabólica normal. Quando o gene codifica uma proteína estrutural anormal, em geral o alelo mutante atua como dominante. Neste caso, as células do heterozigoto portam o gene mutante e sintetizam uma mistura de proteínas estruturais normais e anormais. Como um resultado das alterações nas propriedades físicas da proteína, os heterozigotos podem mostrar anormalidades fenotípicas (1,2).

As características da herança autossômica dominante são as seguintes:

1. Pelo menos um dos genitores de uma pessoa afetada é também afetado, exceto quando a penetrância é reduzida ou o traço origina-se de uma nova mutação, ou quando exista mosaicismo na linha germinativa. O traço manifesta-se em todas as gerações. Não existe "salto" exceto quando a "penetrância" é reduzida.
2. Uma pessoa heterozigótica afetada por um traço tem uma chance igual de transmitir o alelo normal ou o mutante para cada filho.
3. Homens e mulheres podem portar e transmitir igualmente o traço.

Dois traços são considerados co-dominantes quando seus genes são alélicos e ambos expressos em um in-

Figura 26.1

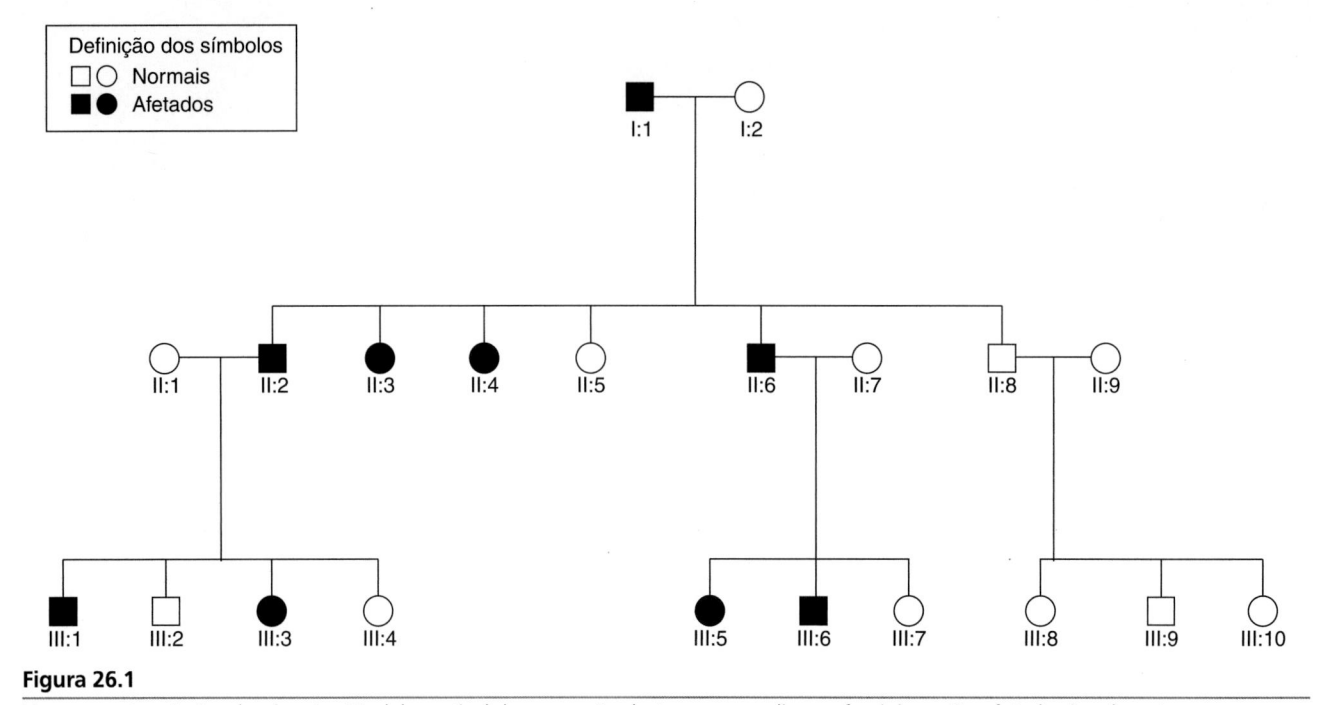

Herança autossômica dominante. Modelo vertical da expressão do traço; masculinos e femininos são afetados igualmente.

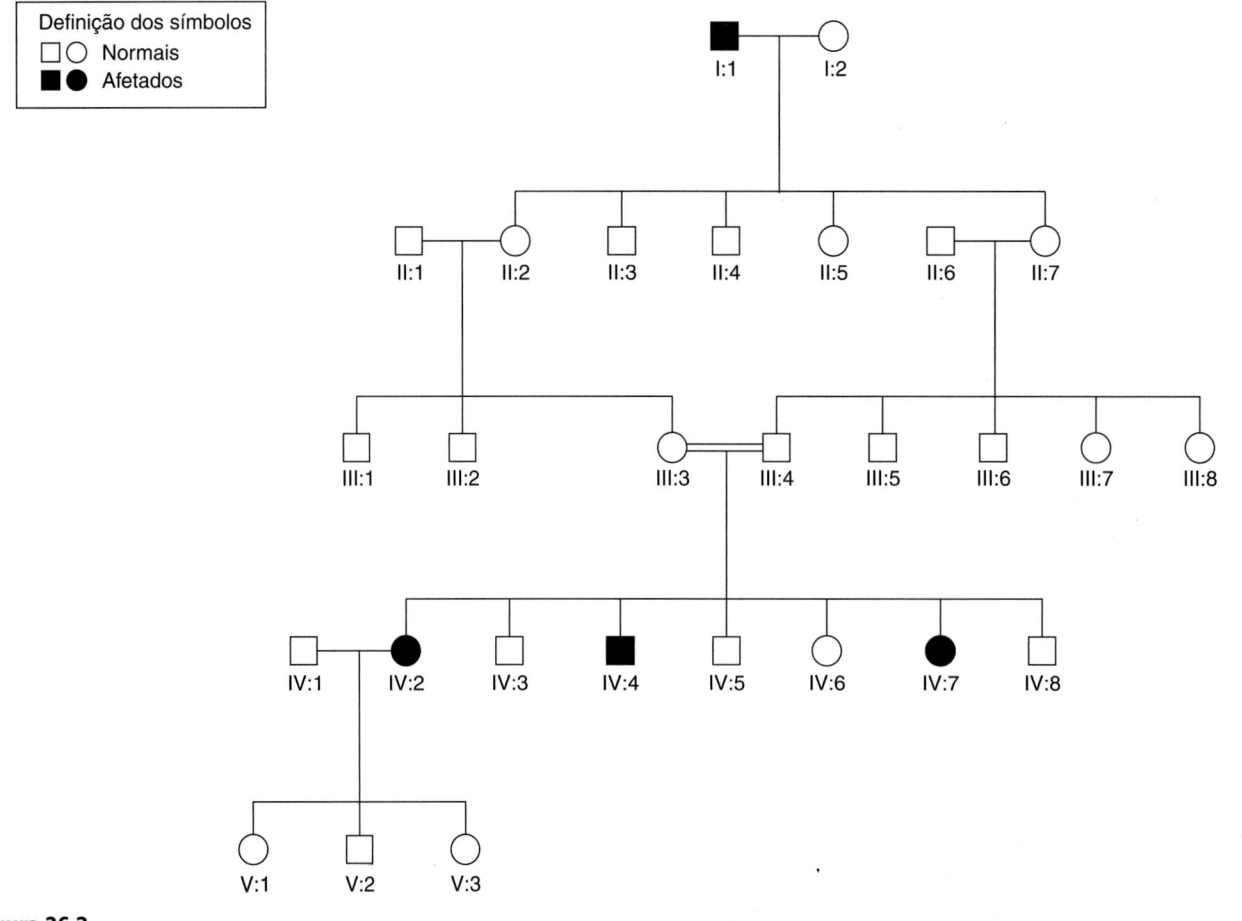

Figura 26.2

Herança autossômica recessiva. Modelo horizontal da expressão do traço. Nas famílias com doença autossômica recessiva, existem muitas vezes consangüinidade dos pais.

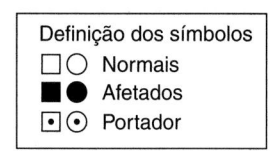

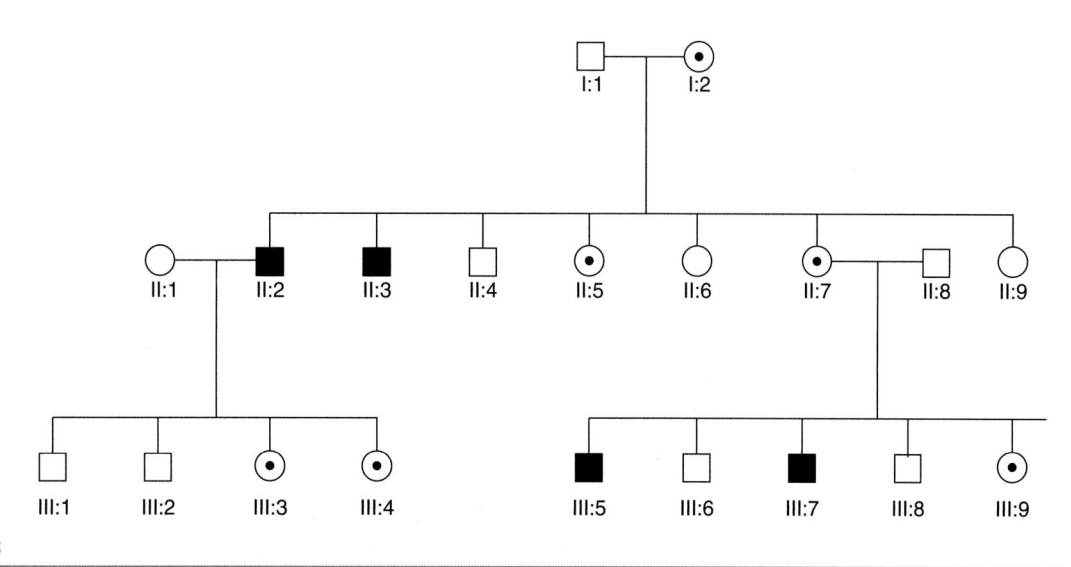

Figura 26.3

Herança ligada ao X recessiva. Somente os homens são afetados. Não existe transmissão masculino-para-masculino, e as filhas de homens afetados são portadoras.

divíduo heterozigótico. Por exemplo, em uma pessoa com o grupo sanguíneo AB, são expressos genes tanto para o grupo A quanto para o B.

As características da herança autossômica recessiva são as seguintes:

1. Os pais são heterozigotos e fenotipicamente normais; o traço só se manifesta nos filhos que sejam homozigotos para o gene mutante.
2. Estatisticamente, um quarto dos filhos de pais heterozigotos são afetados e por isso existe uma possibilidade de 25% de transmissão em cada gestação.
3. Os filhos homens ou mulheres têm igual possibilidade de serem afetados.

Quando um indivíduo porta dois diferentes alelos mutados no mesmo *locus*, seu estado é designado composto genético. Nas uniões consanguíneas, ambos os parceiros estão em alto risco de portar o mesmo gene recessivo raro. Por isso, as crianças que são produtos de uniões consanguíneas correm um risco maior de estarem afetadas por doenças herdadas pelo modo autossômico recessivo. Este risco pode ser 100 vezes mais elevado. Entretanto, em termos absolutos, fica na ordem de 1%.

A herança ligada ao X recessiva ocorre quando o gene mutante está no cromossoma X. Tem as seguintes características:

1. O traço é muito mais comum em homens que em mulheres. As mulheres têm dois cromossomas X, e os homens têm apenas um. Todos os homens que portam o gene ligado ao X expressam o traço. As mulheres são afetadas quando são homozigóticas e em certos raros casos de heterozigotismo, como um efeito da hipótese Lyon, quando uma alta porcentagem de células sofre uma inativação do cromossoma X que porta o alelo normal.
2. Um homem afetado transmite seu gene ligado ao X para todas as suas filhas, que, portanto, tornam-se portadoras, porém não são afetadas. O homem não transmite o gene para os filhos homens.
3. Uma mulher portadora passa seu gene ligado ao X para a metade das seus filhos, que manifestam o traço e para a metade das suas filhas, que se tornam portadoras.

A herança ligada ao X dominante tem as seguintes características:

1. Os homens afetados transmitem o traço para todas as suas filhas, que então exibem as manifestações clínicas daquele distúrbio particular. Não

transmitem o gene para nenhum dos seus filhos homens.

2. As mulheres heterozigóticas são afetadas. Transmitem o traço para a metade dos seus filhos e para a metade das suas filhas.

Os genes ligados ao Y ocorrem somente em homens. São transmitidos a todos os filhos e a nenhuma das filhas. Existem muito poucos genes conhecidos como definitivamente no cromossoma Y

PENETRÂNCIA

Certos traços podem ser modificados por outros genes e por fatores ambientais em tal extensão que não podem ser reconhecíveis clinicamente nem por testes laboratoriais, embora esteja presente o gene causador do traço. Nesses casos, diz-se que o gene ou o traço tem uma penetrância incompleta ou reduzida. Por isso, certos traços autossômico dominantes com penetrância reduzida podem "saltar" uma geração.

EXPRESSIVIDADE

A expressividade indica a variação da expressão de um fenótipo que um gene pode ter. Na medicina clínica, um certo gene com expressividade variável pode produzir uma doença leve, moderada ou grave. Uma *forma frusta* é uma expressão extremamente leve e clinicamente insignificante de um distúrbio. Variável expressividade e *formas frustas* são especialmente notadas na herança autossômica dominante. Por exemplo, certos pacientes com disostose cleidocraniana podem não ser identificados clinicamente e serem diagnosticados em retrospecto por exames radiográficos especiais quando são detectados outros membros da sua família.

PLEIOTROPIA

Pleiotropia é a ocorrência de múltiplos efeitos fenotípicos de um gene mutante ou de um par de genes. Por exemplo, na síndrome de Hurler o defeito primário é uma deficiência específica da α-L-iduronidase, com acúmulo do substrato no lissosoma. Os defeitos secundários são retardamento mental, anomalias craniofaciais, disostose múltipla, opacificação da córnea e hepatoesplenomegalia.

HETEROGENEIDADE

Um estado mórbido é causalmente heterogêneo quando múltiplas causas resultaram no mesmo efeito. A heterogeneidade genética de uma doença pode resultar em árvores genealógicas confusas. Assim, a deficiência auditiva neurossensorial congênita genética em diferentes famílias pode ser o resultado de dois genes autossômicos recessivos em dois diferentes *loci*. Os filhos de dois genitores surdos, cada um deles homozigoto para um traço recessivo em um *locus* diferente, poderão ter uma audição normal porque poderão ser heterozigóticos por dois *loci* separados.

As craniossinostoses são também geneticamente heterogêneas. Assim, a síndrome de Pfeiffer pode ser o resultado de mutações do FGFR1 (receptor do fator 1 de crescimento do fibroblasto) no cromossoma 8 (8p11.2-2-p12) ou do FGFR2 no cromossoma 10 (10q25.3-q26).

Ademais, muitas malformações são patogenicamente heterogêneas, em que mecanismos separados são responsáveis pelo mesmo efeito. Um exemplo disto é a seqüência de Robin. Esta seqüência está comumente presente na síndrome de Stickler, que é um estado autossômico dominante de gene único. Alternativamente, a seqüência pode ser o resultado das condições ambientais predominantes *in utero*, como o oligoidrâmnio, em cujo caso o queixo está comprimido contra o esterno, restringindo desse modo o crescimento mandibular e impactando a língua entre as prateleiras palatinas (2).

MALFORMAÇÃO

Uma malformação, por definição, é um déficit morfológico estrutural de um órgão, de parte de um órgão, ou de uma região maior do corpo, resultando em um processo evolutivo que é intrinsecamente anormal.

Uma grande malformação é requer intervenção, representa um significante desafio médico e psicológico, e pode prejudicar seriamente ou impedir o funcionamento normal. Exemplos disto são a genitália ambígua e a anencefalia. Uma pequena malformação não representa um desafio médico ou psicológico para toda a vida. Essas anomalias podem ser corrigidas (fenda labial unilateral, polidactilia pós-axial). Pequenas malformações e variantes representam importantes sinais para o dismorfologista. A presença de um ou dois desses sinais pode ser observada em indivíduos normais sob outros aspectos, porém o encontro simultâneo de três ou mais pequenas anomalias tem significação especial. Neste paciente, o clínico deve estar preparado para pesquisar grandes malformações ocultas e considerar o diagnóstico de uma síndrome.

Alguns traços hereditários são transmitidos por modo de herança não-mendeliano, e não podem ser classificados como autossômico dominante, recessivo, ou ligado ao X. Mosaicismo, dissomia uniparental, impressão genômica e herança mitocondrial são exemplos que não serão aqui estudados.

SÍNDROME

O termo *síndrome* é usado para descrever um erro maior da morfogênese em que a presença simultânea de mais de uma malformação é conhecida ou suposta como sendo o resultado da etiologia única.

DEFORMAÇÕES

As anomalias da forma, da aparência ou da posição resultantes de respostas normais dos tecidos afetados à presença de forças mecânicas que não se interrompem são conhecidas como deformações. Um exemplo de deformação é a seqüência de Potter.

INTERRUPÇÃO

A interrupção ocorre quando uma seqüência evolutiva originalmente normal é a sede de um processo que causa isquemia, degradação tecidual ou ambas.

A interrupção mais comumente observada é o resultado de uma ruptura amniônica precoce, quando o embaraço do feto nas bridas amnióticas flutuando livremente produzem amputação parcial ou completa de estruturas normalmente formadas, como dedos, membros ou grotescas fendas faciais (1).

SEQÜÊNCIA

O termo *seqüência* é usado para designar uma série de anomalias resultantes de uma cascata de eventos iniciadas por uma única malformação, deformação ou interrupção.

ASSOCIAÇÃO

Uma *associação* é a ocorrência não-casual, em dois ou mais indivíduos, de múltiplas anomalias não conhecidas como representando um defeito do campo politópico, uma seqüência ou uma síndrome.

ABORDAGEM PRÁTICA AO LACTENTE E ÀS CRIANÇAS SINDRÔMICAS

Considerando o fato de que vários milhares de distintas entidades sindrômicas já foram descritas, em dismorfologia não se pode usar com sucesso uma rota de estratégia de memorização. Em vez disso, o que é necessário é uma abordagem sistemática capaz de se concentrar em uma meticulosa atenção aos detalhes da história e do exame físico, combinados com um método que permita ao médico penetrar nesses detalhes e chegar aos melhores "indícios".

História

Os elementos da história dismorfológica são idênticos aos da história pediátrica geral, porém o médico deve ser particularmente tenaz na obtenção de detalhes específicos. Tenha em mente que os pais de um recém-nascido com anomalias congênitas podem ser incapazes de fornecer uma descrição completa e coerente dos eventos durante a gravidez e o parto e não ter um conhecimento completo da natureza ou de extensão dos sinais anormais da ultra-sonografia.

Se você está avaliando uma criança maior, os pais podem não se lembrar de muitos detalhes obstétricos ou podem inadvertidamente superenfatizar a importância de eventos pré-natais ou do periparto em particular, em um esforço para explicar as dificuldades do seu filho. Quando possível, é sempre melhor obter os registros médicos relevantes.

Exame Físico

O exame dismorfológico difere do exame pediátrico geral na sua ênfase e atenção para os detalhes. A seqüência do exame é variável com o examinador, porém deve ser sistemático para evitar omissões.

As medidas exatas, para as comparações com as curvas padronizadas, são úteis para definir o problema. Muitas vezes, as indicações mais úteis são as mais sutis. Uma pequena anomalia isolada pode ser encontrada em até 30% dos recém-nascidos. Entretanto, menos de 10% dos neonatos têm 2 pequenas anomalias ou mais, e somente 4% têm 3 ou mais. A presença de 3 pequenas anomalias não-relacionadas é associada a um risco de 20% de grandes defeitos estruturais, e a maioria desses lactentes poderá, de fato, ter uma síndrome dismórfica.

Poderá ser necessário examinar membros da família, particularmente quanto à presença de pequenas variantes detectadas no probando. O exame dos membros da família pode também ajudar a você decidir se um aspecto facial levemente dismórfico é realmente apenas um traço familiar. A maioria dos pais poderá ser feliz em lhe proporcionar acesso ao álbum de fotos da família, que podem ser tiradas comparações etárias apropriadas com o seu paciente.

Interpretação dos Sinais

Tendo identificado os elementos pertinentes da história e do exame físico do seu paciente, o próximo passo é interpretar seus achados pelos pontos de vista do desenvolvimento e da morfologia.

O aconselhamento genético é avaliado na média dos dados misturados aos da população em geral. Deve ser apresentada aos pais a informação, certificando-se de que eles entendam os diferentes problemas relacionados com os riscos de recorrências, de herança e de prognóstico.

Em resumo, o espectro dos fenótipos dismórficos é largo e inclui malformações, deformidades, interrupções, seqüências, associações e síndromes. Uma avaliação eficaz consiste em uma meticulosa história e exame físico, combinados a uma interpretação evolutiva e morfológica dos sinais. Informações adicionais são fornecidas por investigações auxiliares e pelo uso de base de dados dos computadores e das pesquisas na literatura. Na tentativa de servir ao paciente e à família, nossos esforços para identificar, categorizar e racionalizar o anormal deverá continuar a proporcionar excitantes revelações sobre os processos normais do desenvolvimento humano. Finalmente, nosso conhecimento sobre esses processos poderá ser grandemente facilitado pela tecnologia do ácido desoxirribonucléico (DNA), que avança rapidamente.

Uma valiosa ferramenta acessível no World Wide Web é Online Mendelian Inheritance in Man (www3.ncbi.nlm.nih.gov/omim/). Outras base de dados incluem London Dysmorphology Database e POSSUM.

Muitas classificações das síndromes congênitas têm sido propostas; nós consideramos as que se seguem são mais abrangentes. Apresentamos duas classificações, uma delas com base no envolvimento sistêmico e a outra com base na etiologia. Alguns exemplos estão incluídos sob diferentes títulos.

I. Classificação das Síndromes e Doenças Otorrinolaringológicas (baseada no envolvimento sistêmico)

1. Síndromes associadas à doença ocular
   Usher, Norrie, Fraser, Alstrom, Bardet-Biedl
2. Síndromes associadas às síndromes craniofaciais
   a. Craniossinostoses
      Apert, Crouzon, Pfeiffer, Saethre-Chotzen, Jackson-Weiss, Carpenter, Antley-Bixler
   b. Contorno anormal
      Encefalocele (com ausência do corpo caloso, fendas, malformações de Dandy-Walker e Arnold-Chiari, ectrodactilia, disfunção hipotálamo-hipofisária)
   c. Fissuras orofaciais
      Fendas faciais e anomalias associadas, sistema de fendas Tessier, fendas faciais laterais, fenda facial oblíqua, defeitos mandibulares medianos
   d. Arcos branquiais
      Goldenhar, Treacher-Collins, Nager, Miller, Wildervanck, Bixler, Moebius, síndromes oro-facial-digitais (I-VIII)
   e. Fácies incomuns
      Síndromes de Opitz BBB/G, Noonan, Robinow, Binder, Coffin-Siris
3. Síndromes associadas às doenças do sistema nervoso
   Neurofibromatoses (1-8), Melkersson-Rosenthal, Cockayne, ataxia Friedreich, Hallgren, Prader-Willi
4. Síndromes com doença do sistema tegumentar
   Síndromes Waardenburg, Leopard, ictioses (Desmons, KID), síndrome albinismo oculocutâneo, síndrome de Ehler-Danlos
5. Síndromes com anomalias musculoesqueléticas
   a. Com contraturas
      Pterígio múltiplo, face Whistling, Schwartz-Jampel, Marden-Walker
   b. Estatura anormal
      i. Baixa
   Aarskog, Cornelia de Lange, Hallerman-Streif, Rubinstein-Taybi, Silver-Russell, Bloom, Seckel
      ii. Moderada
   Smith-Lemli-Opitz
      iii. Supercrescimento
   Sotos, Marshall-Smith, Weaver, Beckwih-Wiedeman
      iv. Aparência senil
   Progeria
   c. Osteocondrodisplasia
      Acondrogênese (tipos I-IV), acondroplasia, displasia campomélica, condrodisplasia pontilhada, Kniest, Nance-Sweeney, osteogênese imperfeita (tipos I-IV)
   d. Outros distúrbios esqueléticos
      Displasia craniometafisária, doença de Van Buchem, esclerosteose, doença de Camurati-Engelmann, displasia cleidocraniana, síndrome de Marfan, McCune-Albright, Stickler.
6. Síndromes com anomalias urogenitais
   Bronquiotorrenal (BOR), Alport, acidose tubular renal
7. Síndromes com anomalias metabólicas (e endócrinas)
   Mucopolissacaridoses (I-VII), manosidose, gangliosidoses, lipidoses, diabetes e síndromes associadas, Pendred, Kallmann, Perrault
8. Síndromes hamartoneoplásicas
   Sturge-Webber, Von Hippel-Landau, Goltz, Peutz-Jegher, Maffuci
9. Síndromes gengivodentárias
   Fibromatose gengival e suas síndromes, Rieger, Trico-Dento-Óssea, LADD
10. Síndromes associadas a agentes ambientais e teratogênicos*
    Síndrome do álcool fetal, rubéola, talidomida, vitamina A

11. Síndromes cromossômicas*
    Trissomia 21, trissomia 13, trissomia 18, miado do gato, Wolf-Hirshhorn, Turner, Xfrágil
12. Associações*
    CHARGE, MURCS, VATER ou VACTERL
13. Seqüências*
    DiGeorge, Klippel-Feil, Robin, Potter
14. Espectro*
    Fácio-aurículo-vertebral, hipogênese membro oromandibular
15. Síndromes miscelâneas*
    Jervell e Lange-Nielsen, Kartagener, Shprintz, Coffin-Lowry, constituição Kabuki, Keutel, Pallister-Hall, Floating-Harbor.

II. **Classificação das Síndromes e Doenças Otorrinolaringológicas (baseada na etiologia)**
   1. Anormalidades cromossômicas
      Turner, Down (trissomia 21), trissomia 13, trissomia 18, miado do gato, 4p-, 9p
   2. Microdeleções cromossômicas
      Velocardiofacial (Shprintzen), Williams, Rubinstein-Taybi, Langer-Gideon
   3. Distúrbio de gene único
      a. Autossômico dominante: acondroplasia, Marfan, neurofibromatose (NF), Noonan, Apert, Crouzon
      b. Autossômico recessivo: fenilcetonúria (PKU), Bardet-Biedl, Smith-Lemli-Opitz
      c. Ligado ao X: Aaskog, ictiose, estenose aquedutal
      d. Mitocondrial
   4. Ambiental e teratogênica
      Rubéola, talidomida, dilantina, embriopatia PKU
   5. Multifatorial
      Anencefalia, fenda labial/palatina, cardiopatia congênita
   6. Síndromes com etiologia incerta
      Klippel-Feil, Cornelia de Lange, associações.

SÍNDROME DE APERT

Acrocefalossindactilia Tipo I

Os principais critérios diagnósticos são a craniossinostose e a sindactilia das mãos e dos pés.

O crânio é acrocefálico, com o diâmetro ântero-posterior (AP) encurtado e o occipital chato. A craniossinostose envolve a sutura coronal.

A fronte é proeminente. As suturas são grandes e fecham-se em idade mais tardia. As fissuras palpebrais são inclinadas para baixo. Os cantos da boca são curvados para baixo, e são descritos como "boca trapezóide". As anomalias dentárias consistem em erupções retardadas e ectópicas, com os incisivos em forma de pás. Observa-se má oclusão com oclusão dos molares mesiais e, freqüentemente, acavalgamento dos dentes. Um número significante de pacientes com a síndrome de Apert tem retardamento mental. Ocorrem malformações do corpo caloso, das estruturas límbicas ou de ambos. Outros sinais incluem anormalidades girais, megalencefalia, hipoplasia da substância branca e heterotrópica da substância cinza. Entre os pacientes, 70% têm inteligência normal (3).

A fossa pituitária e a base occipital nos pacientes com a síndrome de Apert são significantemente maiores que em normais. As anomalias das mãos consistem em sindactilia do segundo, terceiro e quarto dedos, que formam uma massa mediana de dedos (Fig. 26.4). O primeiro e o quinto dedos podem juntar-se à massa da mão ou estarem separados dela. A falange distal do polegar é freqüentemente larga. É também observada sindactilia nos pés e envolve o segundo, o terceiro e o quarto podo-dáctilos. Tem sido também observada fusão dos ossos tarsais e um metatarso extra. Outros defeitos encontrados incluem anomalias das vértebras cervicais (fusão isolada 37%, fusão múltipla 31%). C5 e C6 são muitas vezes envolvidas. Na adolescência ocorre acne entre moderada e grave em 70% dos pacientes. Sinostose do complexo radioulnar, estenose pilórica, defeitos septais ventriculares e rins policísticos são ocorrências raras.

A raiz nasal é deprimida e a mesoface é geralmente hipoplásica (Fig. 26.5). O palato é estreito e descrito como em forma de arco bizantino. Pode também ocorrer fenda palatina (30%). As anomalias da orelha consistem em otite média, perda auditiva condutiva, fixação platina do estribo e um largo aqueduto coclear. Os estudos do osso temporal revelaram ausência dos canais auditivos internos em um paciente e alargamento da fossa subarqueada em outro relato. Foram também descritas anomalias das vias aéreas, bem como esteno-

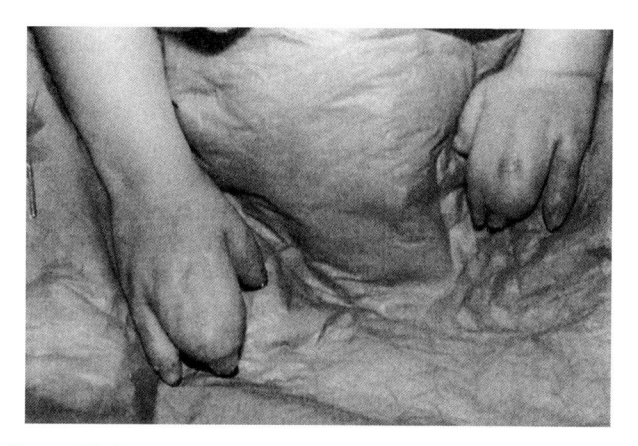

Figura 26.4
A síndrome de Apert tem o sinal adicional de sindactilia.

---

*Essas entidades não representam outros sistemas; sua inclusão na classificação é indicada para ajudar o leitor a memorizar os diferentes estados clínicos.

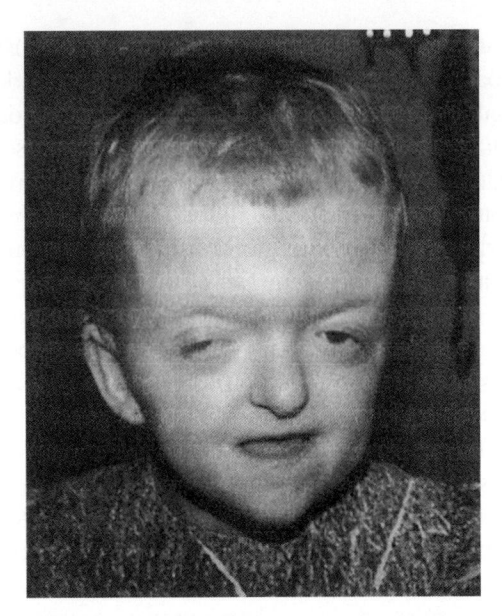

Figura 26.5
As síndromes de Apert e Crouzon são caracterizadas por craniossinostose, hipertelorismo, hipoplasia maxilar e prognatismo mandibular.

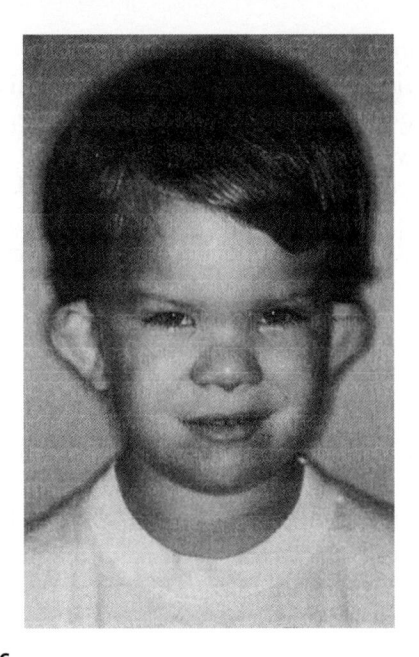

Figura 26.6
Síndrome brânquio-otorrenal. Este menino de 3 anos de idade tem visíveis orelhas de abano. Apresenta também fístulas da fenda branquial e tem somente um rim.

se traqueal, apnéia obstrutiva do sono e *cor pulmonale* com resultante morte precoce (3,4).

A síndrome é herdada de modo autossômico dominante. Em casos esporádicos, que respondem pela maioria, um fator é a idade mais avançada dos pais. A incidência da síndrome de Apert é estimada em 15.5 por 1 milhão, e representa 4,5% de todos os casos de craniossinostose. Têm sido encontradas mutações na FGFR2 (3).

SÍNDROME BRÂNQUIO-OTORRENAL

Síndrome de Melnick-Fraser

A associação de malformações auriculares, fístulas branquiais e anomalias renais foi primeiro descrita em 1975. A prevalência é estimada como 1:40.000 na população em geral.

Em mais de dois terços dos pacientes é relatada displasia renal, que varia desde pólos atenuados superiores (duplicação do sistema coletor) até uma acentuada agenesia renal. A sídrome pode incluir a seqüência Potter (7).

As concavidades pré-auriculares são depressões cegas, do tamanho da cabeça de um alfinete, na parte superior do lobo da orelha. São observadas em 75% a 85% dos pacientes. Outras malformações da orelha externo (40% a 60%) podem incluir excrescências pré-auriculares, orelhas de coelho ou de morcego, e microtia (Fig. 26.6). Os canais auditivos externos podem ser atrésicos. Os defeitos da orelha média consistem em anomalias dos ossículos, do nervo facial e dos canais falopianos. A tomografia computadorizada (TC) dos ossos temporais pode demonstrar hipoplasia da cóclea e ausência ou hipoplasia dos canais semicirculares. Foram também relatados displasia de Mondini, alargamento do aqueduto vestibular e saco vestibular. A perda auditiva é geralmente estável e pode ser condutiva, neurossensorial ou mista. É calculado que 2% das crianças com surdez profunda tenham a síndrome BOR. As fístulas branquiais (63%) são geralmente bilaterais na parte inferior do pescoço, e as aberturas externas são na margem medial do músculo esternomastóideo. Outras manifestações associadas incluem aplasia ou estenose dos ductos lacrimais (8% a 9%), palato arqueado ou com fenda, mordida superior profunda e anomalias do nervo facial.

A síndrome BOR é autossômica dominante, com alta penetrância e variável expressão. A patogenia é presumida como um resultado de deficiência na diferenciação do primeiro e segundo arcos branquiais. As anomalias do sistema renal são o resultado de uma interação anormal do botão uretérico e o blastema metanéfrico. É de interesse observar que a orelha interna (estria vascular) e os glomérulos renais compartilham um antígeno comum, e mais de um grupo de investigadores descreveu alterações histopatológicas nos exames do osso temporal (5).

ASSOCIAÇÃO CHARGE

Os componentes do estado CHARGE (acrônimo em inglês) são os seguintes: C (*coloboma* do olho), H (*h*eart disease [doença cardíaca], A (*a*tresia das coanas), R (*r*etardamento do desenvolvimento do crescimento), G (anomalias *g*enitais) e E (*e*ar anomalies [anomalias da orelha], surdez ou ambas).

A atresia coanal é encontrada em mais de 65% dos casos. Em mais de dois terços dos pacientes é bilateral. Nos casos unilaterais, é mais comum do lado esquerdo. Em 80% dos pacientes são observadas malformações colobomatosas. Variam desde um coloboma da íris com a visão íntegra até uma anoftalmia e colobomas retinianos. Poderá ocorrer microftalmia e nistagmo. As anomalias podem incluir tetralogia de Fallot, persistência do ducto arterial, defeitos do septo ventricular, defeitos do septo atrial, coarctação da aorta e arco aórtico à direita. Na maioria dos casos é relatado retardamento mental, variando de leve a profundo. Tem sido também descritas malformações do sistema nervoso central, como arrinencefalia e holoprosencefalia.

Têm sido também encontradas pequenas anomalias renais, criptorquidia, micropênis, hipertireoidismo congênito, imperfuração anal e peito quereniforme (6).

As anomalias da orelha externa incluem inserção baixa ou angulação posterior da orelha, assimétricas e pavilhão em forma de xícara.

As anomalias da orelha interna foram designadas por Guyot *et al.* como "displasia charge do osso temporal" – que inclui displasia Mondini da parte inferior e completa ausência da parte superior. A perda da audição é condutiva ou neurossensorial e freqüentemente assimétrica (6,7).

Outras anomalias incluem seqüência de Robin ou de DiGeorge, assimetria facial, micrognatismo, dificuldades em alimentar, fístula traqueoesofágica, atresia esofágica, fenda labial ou palatina e anormalidades das vias aéreas superiores.

A síndrome é esporádica na maioria dos casos. Tem sido sugerida herança autossômica dominante ou recessiva. Foram descritas translocações envolvendo os cromossomas 6 e 8. Foram também sugeridas outras anormalidades cromossômicas. A associação é mais provavelmente o resultado de uma anormalidade na migração ou no desenvolvimento das células da crista neural cefálica (7).

SÍNDROME DE CROUZON

Disostose Craniofacial

A disostose craniofacial caracteriza-se por uma deformidade craniana resultante de craniossinostose prematura, hipoplasia da mesoface, exoftalmia, hipertelorismo e prognatismo mandibular. A ocorrência da síndrome é estimada em 16,5 pessoas por 1 milhão.

Poderá ocorrer craniossinostose simultânea das suturas coronal, sagital e lambdóide, conferindo ao crânio uma forma braquiocefálica. Ocasionalmente poderá ocorrer escafocefalia ou deformidade em folha de trevo. A síndrome de Crouzon constitui aproximadamente 4,8% dos casos das craniossinostoses em geral. Na maioria dos casos observa-se proptose secundária à superficialidade das órbitas; poderá também resultar em ceratite de exposição. Na metade dos casos é evidente o envolvimento do nervo óptico. Os sinais oculares incluem megalocórnea, nistagmo, ceratocone, *ectopia lentis* ou colobomas da íris. Podem também ocorrer freqüentes cefaléias, convulsões e deficiência mental. Em associação à síndrome de Crouzon tem sido descrita a acantose *nigricans*. O tratamento cirúrgico é em geral dirigido para corrigir a craniossinostose. As anormalidades faciais devem ser corrigidas pelo uso do procedimento de Tessier (4).

È calculado que entre 30% e 55% dos pacientes com a síndrome de Crouzon tenham perda auditiva. A perda da audição é em geral condutiva. Os canais auditivos externos podem estar atréticos. Foram também descritas fixações e deformidades ossiculares. As anomalias do palato consistem de inchações em 50% dos casos, porém não é comum a fenda palatina ou labial. Os dentes maxilares são muitas vezes amontoados, e em geral há uma mordida anterior aberta. O nariz é do tipo de papagaio. Na maioria das vezes ocorre calcificação do ligamento estilo-hióideo. As anomalias das vértebras cervicais envolvem quase sempre C2 e C3.

O tratamento cirúrgico consiste no avanço fronto-orbitário e da mesoface, geralmente feito em estágios na infância. A oclusão é corrigida adequadamente pela ortodontia e pelo avanço maxilar final depois de completado o crescimento esquelético (8).

A síndrome é usada como um traço autossômico dominante com penetrância completa. A expressividade é variável. Nos casos esporádicos, a idade mais avançada dos pais é um fator. Têm sido descritas mutações nos genes FGFR 2. A síndrome de Crouzon com acantose *nigricans* resulta de uma mutação em FGFR 3 (9).

SÍNDROME DE DOWN

A trissomia 21 ou síndrome de Down é a mais comum das aberrações cromossômicas. O diagnóstico pode ser feito no período inicial de recém-nascido. Para fazer o diagnóstico clínico são necessários 4 entre 10 sinais (Tabela 26.1). Entretanto, o diagnóstico final só deve ser feito depois de ter obtido os resultados do tipo cromossômico. Os olhos têm a íris salpicada (manchas Brushfield), e pelo exame com a lâmpada de fenda são observadas finas opacificações no cristalino. Uma marca da síndrome é a deficiência mental. O QI (quo-

TABELA 26.1
DEZ SINAIS CARDINAIS DA SÍNDROME DE DOWN NO RECÉM-NASCIDO

Sinais	Porcentagem
Perfil facial achatado	90
Reflexo de Moro deficiente	85
Hipotonia	80
Hiperflexibilidade das articulações	80
Excesso de pele na região cervical posterior	80
Fissuras palpebrais curvadas	80
Pelve displásica	70
Orelhas anômalas	60
Displasia da mesofalange do 5º dedo	60
Prega simiesca na mão	45

ciente intelectual) é variável entre 30 e 50. Têm sido descritas várias lesões cerebrais, que incluem anormalidades dos pedúnculos cerebelares e gliose fibrosa da substância branca. A freqüência de convulsões é estimada em 5%. Os pacientes mais velhos manifestam características da doença de Alzheimer. São encontradas anormalidades cardíacas em aproximadamente 40% dos pacientes; em ordem decrescente de freqüência ocorre atrioventricular comum ou defeitos septais ventriculares, tetralogia de Fallot e persistência do ducto arterial. Em 10% a 20% dos casos é observada instabilidade atlantoaxial. As mãos apresentam metacarpais e falanges curtos com clinodactilia e mesofalange hipoplásica do quinto dedo. Em uma elevada porcentagem de casos observa-se dobra palmar única e tipos de pregas da alça dérmica ulnar. Há um largo hiato entre o primeiro e o segundo pododáctilos. Os pacientes masculinos têm um pênis pequeno, baixa produção de testosterona e quase sempre são inférteis. O cabelo é freqüentemente escasso; a cutis marmórea e a pele hiperceratótica seca não são incomuns (10).

Outras anomalias incomuns incluem fístula traqueoesofágica (TE), fusão incompleta da vértebra, criptorquidia, sindactilia e ceratocone. A causa principal da morte é a malformação cardiovascular, que é mais elevada nos 2 primeiros anos de vida. Em 1% dos pacientes ocorre leucemia. Têm sido também descritos linfomas, carcinoma testicular e tumores do sistema nervoso central. Em mais de 80% dos casos ocorrem aspectos faciais achatados, seios paranasais pequenos ou ausentes, hipertelorismo, pequena raiz nasal e fendas palpebrais oblíquas (curvadas para cima). A língua é relativamente grande e faz protrusão da boca; poderá ser sulcada ou fissurada; ocasionalmente existe verdadeira macroglossia. As orelhas são pequenas, com uma prega excessiva na parte superior da margem externa. Os canais auditivos externos são estenóticos, especialmente no istmo (junção osteocartilaginosa). Em 60% dos pacientes ocorre perda auditiva condutiva, com uma alta incidência de otite serosa. Em 10% dos pacientes ocorre surdez neurossensorial.

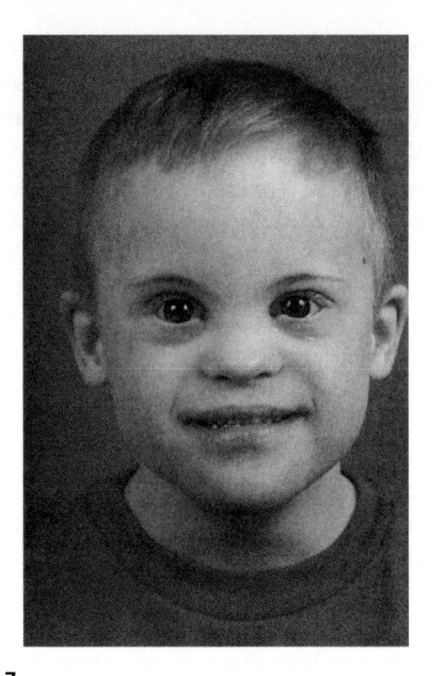

Figura 26.7
Síndrome de Down. Microcefalia, dobras epicânticas e retrusão da mesoface. (Ver também *Prancha* em *Cores*.)

A cóclea é algumas vezes mais curta que o comum. Podem ser observadas anomalias da cadeia ossicular, especialmente no estribo. Os lábios são grossos e secos, e são observados sulcos em volta da boca (Fig. 26.7). As tonsilas estão muitas vezes hipertrofiadas e não reclusas dentro da fossa. O palato é estreito. Ocasionalmente observa-se fenda labial ou palatina.

Com freqüência existe gengivite, doenças peridentárias e cáries dentárias. Microdontia, hipoplasia do esmalte, mordida cruzada posterior e dentes largamente espaçados são ocorrências freqüentes. Defeitos e disritmias da articulação ou palavra explosiva podem estar associados à voz rouca de baixa tonalidade (11).

Entre todos os casos, 95% são resultado de trissomia 21 com 47 cromossomas. Em 2,4 dos pacientes é observado mosaicismo. As translocações respondem por 3% a 5% dos pacientes, envolvendo os cromossomas 14 e 21 ou 22 (isto é, 14/21, 21/21 ou 22/21). A incidência da síndrome aumenta com o avançar da idade materna, sendo de 1:1.500 nas gestantes com a idade 15 a 29 e de 1:50 para as que têm mais de 40. A incidência geral é de 1:600 dentre todos os nativivos (10,11).

SÍNDROME DE GOLDENHAR

Espectro Displasia Óculo-Aurículo-Vertebral ou Seqüência Fácio-Aurículo-Vertebral

Gorlin propôs o termo *displasia óculo-aurículo-vertebral* para um espectro de anomalias que variam desde uma microssomia hemifacial (HFM) que denota microtia unilateral, hipoplasia mandibular, e microstomia até a síndrome de Goldenhar, que inclui também dermóides epibulbares e anomalias vertebrais. Têm sido também documentados blefaroptose, microftalmia, tumores epibulbares e anormalidades retinianas. A acuidade visual é em geral reduzida. O retardamento mental nas séries relatadas varia entre 5% e 15%. As crianças com anoftalmia ou microftalmia e fenda labial e palatina parecem estar em maior risco de malformação cerebral e de retardamento mental. São descritas várias anomalias congênitas, desde defeito septal ventricular, persistência do canal arterial, e tetralogia de Fallot até coarctação da aorta. Ectopia renal e hidronefrose são menos comuns. Deformidade de pés equinovaros e outras anomalias dos membros são ocorrências raras. Os ramos mandibulares e os côndilos são hipoplásicos. A maxila, o osso malar e o temporal são menores de um lado (Fig. 26.8). A mastóide é também mal pneumatizada. Aproximadamente um terço dos casos mostra envolvimento bilateral. Em 60% dos casos é envolvido o lado direito. Uma ocorrência comum é a macrostomia ou a pseudomacrostomia (uma extensão lateral do canto da boca em forma de fenda). A glândula parótida é também afetada (agenesia ou deslocamento do tecido salivar). Em aproximadamente 10% dos casos ocorrem fenda palatina ou labial. Do lado hipoplásico ocorre retardamento do desenvolvimento dentário, bem como malformações linguais e palatinas. Entre o trago e o canto da boca pode ser observada proeminência pré-auricular. Microtia ou anotia ocasional. A orelha média demonstra anomalias ossiculares e percurso anormal do nervo facial. A perda auditiva é mais comumente condutiva do que neurossensorial. Anomalias das vértebras cervicais incidem em 30% dos casos. Têm sido observadas hemivértebra e fusões de vértebras. Anomalias traqueais e pulmonares e fístula TE são menos comuns (12).

Diversas classificações foram propostas para a HFM. A mais flexível e inclusiva é a OMENS. O acrônimo representa cada uma das cinco principais manifestações da HFM: O para a distorção *o*rbitária, M para displasia *m*andibular, E para a anomalia da orelha (*e*ar), N para o envolvimento do *n*ervo, e S para a deficiência do tecido mole (*s*oft-tissue). O termo *OMENS-plus* é usado para incluir a expansão do espectro: anomalias cardíacas, esqueléticas, pulmonares, renais, gastrointestinais e dos membros. Entre os pacientes com HFM classificados pelo uso da OMENS e analisados estatisticamente, 154 mostraram uma associação positiva entre a gravidade da hipoplasia mandibular e a gravidade do envolvimento orbitário, auricular, neural e do tecido mole. Este estudo documentou que HFM é associado à macrostomia (62%), envolvimento do nervo facial (45%), apêndices da orelha (40%), desvio do palato para o lado normal (39%), dermóides epibulbares (20%), discrepância horizontal das órbitas (15%) e plagiocefalia frontal deformativa (5%). O tratamento da HFM exemplifica a necessidade de uma abordagem interdisciplinar às anomalias craniofaciais. Outrora havia a tendência de cada especialista concentrar a síndrome em sua própria área particular de interesse ou experiência. O lactente ou a criança maior com HFM apresenta não só as anomalias congênitas, como também o resultado do crescimento anormal e da interferência potencial do tratamento anterior. Uma abordagem sistemática focaliza-se na mandíbula hipoplásica como a chave do tratamento da deformidade. Na primeira infância, o tratamento consiste na excisão das apêndices ou tubérculos pré-auriculares, fechamento da macrostomia e transposição do lóbulo micrótico da orelha se estiver localizado baixo e em posição anterior à bochecha. A deformidade mandibular é graduada de acordo com o tamanho da mandíbula. O Tipo I é uma mandíbula-miniatura, com anatomia identificável; o Tipo II é uma articulação temporomandibular (ATM) funcionante, porém com uma forma e uma fossa glenóide anormais. O Tipo II é subcategorizado como Tipo IIA se a fossa glenóide estiver em uma posição funcional aceitável (com relação à ATM oposta), ou Tipo IIB se a ATM estiver situada anormalmente e não puder ser incorporada à construção cirúrgica. A deformidade Tipo III indica a ausência de um ramo e a inexistência da fossa glenóide.

O conceito para o tratamento da criança com HFM é o alongamento do ramo afetado (Tipos II, III) ou a construção de um ramo e de um côndilo se estiver ausente (Tipo III). O alongamento ou construção do ramo cria uma mordida aberta do lado afetado.

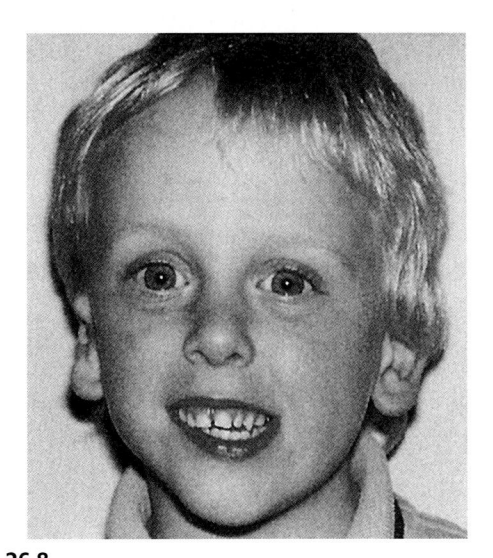

Figura 26.8
Síndrome de Goldenhar. Esta criança de 5 anos tem assimetria facial e microtia direita.

Este espaço é lentamente fechado durante o período de 2 anos por uma redução gradual de uma tala ortodôntica. Esta aplicação regula a erupção dos dentes maxilares e desta forma estimula o crescimento maxilar (mesofacial). O objetivo é o de obter um plano de oclusão horizontal (12).

O tipo I, uma deformidade esquelética de minimandíbula, pode ser tratada muitas vezes com um aparelho ortodôntico "funcional" chamado "ativador". Este aparelho pode ser colocado na idade de 3 anos. Se este recurso deixa de evitar a obliqüidade do plano oclusivo, então estará indicada o alongamento do ramo da mandíbula nas idades de 6 a 12 anos durante e dentição mista. Se uma deformidade Tipo I apresenta-se tardiamente na idade adulta, então são necessárias osteotomias mandibulares bilaterais para evitar que forças anormais possam atuar sobre a ATM normal. Poderá também ser necessária a osteotomia maxilar Le Fort. A mandíbula do Tipo II pode também ser tratada durante um certo tempo com o aparelho "funcional"; entretanto, todas as crianças com a mandíbula do Tipo II precisam de alongamento mandibular. As crianças com a mandíbula do Tipo IIA têm um ramo curto, porém bem situado. São candidatas a uma osteotomia vertical e alongamento ou uma simples corticotomia oblíqua ou transversa e distração mandibular gradual. Nas mandíbulas Tipo IIB ou Tipo III é necessária a construção do ramo ascendente, geralmente quando a criança já completou a dentição decídua. A reconstrução da ATM tem sido executada por alguns na idade de 2 anos e por outros somente nas idades entre 6 e 12 anos. Os pacientes com mandíbula do Tipo III raramente apresentam-se na idade adulta. Esses pacientes precisam de uma reconstrução completa da mandíbula, da ATM, da arcada zigomática e, em alguns casos, de uma osteotomia de nivelamento orbitário. Para dar um nível de plano oclusivo e simetria é necessária a osteotomia Le Fort ou maxilar. O côndilo é construído com cartilagem costal, e é usado enxerto de osso para construir a fossa glenóide. Para o adulto jovem com HFM, é às vezes necessária a genioplastia de deslizamento em combinação, com ou sem procedimento mandibular como passo cirúrgico final.

A construção da orelha deve ser conceituada antes da correção mandibular, para evitar a feitura imprópria das incisões e cicatrizações. Na deformidade mandibular de alto grau (isto é, Tipo IIB ou Tipo III) é melhor adiar a construção da orelha até que tenha sido obtida a simetria esquelética, em geral depois dos 10 anos de idade. Na hipoplasia mandibular de baixo grau, a construção da orelha pode ser feita em qualquer idade depois da idade dos 6 anos, quando os elementos costocondrais estão muito grandes para constituir uma estrutura auricular autógena.

Na HFM, os tecidos moles podem ser hipoplásicos. Em casos raros, depois da restauração da estrutura esquelética, deve ser adicionado tecido mole. Para o ramo, em geral somente tecido mole permite contorno facial lateral simétrico. Outra opção é a transferência de tecido livre pelas técnicas microcirúrgicas. Nos casos menores, poderá ser suficiente um enxerto dérmico.

Um novo método para o alongamento do ramo nas mandíbulas do Tipo I, do Tipo IIA e alguns do Tipo IIB é a "distração mandibular". Esta técnica foi descrita originalmente por Ilizarov, na Rússia, para os ossos longos. Consiste em uma osteotomia (corticostomia) e colocação de pinos metálicos através do ramo hipoplásico de cada lado da osteotomia. O aparelho de distração é inserido e firmado aos pinos, e depois é torcido na proporção de 1 mm por dia. A quantidade média do alongamento ou da distração é de 24,5 mm na velocidade de 1 mm/dia. Poderá ser feita desde os 2 anos de idade. A osteogênese de distração proporciona mais osso mandibular do que por osteotomia de alongamento vertical ou pela construção com enxerto de costela. É necessária uma cuidadosa documentação de acompanhamento do comprimento do ramo e do plano de oclusão. Não obstante, o conceito e as possibilidades da distração esquelética são muito promissoras para o ramo e para a correção de outras anormalidades esqueléticas craniofaciais.

A síndrome ocorre esporadicamente na maioria dos casos. Dentre os casos relatados, 1% a 2% ocorrem em famílias, sugerindo transmissão autossômica dominante. Modelos animais mostraram que a interrupção vascular e a formação de hematoma *in utero* afetam as estruturas das regiões do queixo e das orelhas em desenvolvimento. Outras hipóteses sugerem que, durante o 30° e 45° dias de gestação ocorrem perturbações da população de células da crista neural. A freqüência deste estado é variável entre 1:3.500 e 1:25.000 nascimentos (12,13).

SÍNDROME DE KARTAGENER

Dextrocardia, Bronquiectasia e Sinusite

Pansinusite durante a infância, ausência de seios frontais e rinorréia espessa são sintomas de apresentação característicos da síndrome de Kartagener. As células aéreas da mastóide são mal desenvolvidas. A otite média em resultado da disfunção da tuba auditiva produz surdez, em geral do tipo condutivo. Anosmia e pólipos nasais são complicações freqüentes. São comuns as pneumonias e a tosse recidivante. Calcula-se que um décimo dos casos de bronquiectasia sejam resultado da síndrome de Kartagener.

Poderá ocorrer *situs inversus* com grosseiros defeitos da septação cardíaca. Um sexto dos casos de *situs inversus* têm a síndrome. Para o derrame serosa da orelha média é necessária a miringotomia com colocação de tubo de ventilação. O tratamento precoce das infecções respiratórias poderá ajudar na prevenção da bronquiectasia. Mais tarde, para tratar a bronquiectasia, poderá ser necessária a remoção dos lobos pulmonares afetados. No tratamento da esterilidade pode ser usada a fertilização *in vitro*. As anomalias associadas incluem síndrome de polisplenia ou asplenia, artrite reumatóide, tirotoxicose, atresia biliar, artéria subclávia anormal e glomerulonefrite (14).

O modo de herança é autossômico recessivo. Tem sido também sugerida a herança autossômico dominante ou ligada ao X. O defeito primário é uma anormalidade dos cílios do trato respiratório. Isto induz a um bloqueio dos seios paranasais, das trompas auditivas e dos pulmões. A imobilidade do esperma induz esterilidade masculina; as mulheres afetadas podem ter diminuição da fertilidade. A falta do braço de dineína é a anormalidade estrutural mais comum nos cílios respiratórios e falopianos e nas caudas dos espermatozóides (15).

SÍNDROME DE MELKERSSON-ROSENTHAL

Queilite Granulomatosa

A síndrome de Melkersson-Rosenthal é caracterizada por edema persistente ou recidivante dos lábios, inchação facial, paralisia facial e rachaduras na língua, perturbações auditivas e visuais, inchaço das mãos e do tórax, blefarospasmo, epífora e megacólon. Para os tecidos orofaciais inchados é recomendada a excisão cirúrgica e a reconstrução. Para a paralisia facial é postulada a descompressão total do nervo.

A inchação dos lábios tem em geral um início súbito, é unilateral ou bilateral. Na maioria dos casos é afetado o lábio superior, que pode ficar permanentemente inchado. Isto ocorre em 75% dos pacientes. A paralisia facial ocorre depois da inchação dos lábios, mas às vezes a precede. O edema facial envolve as pálpebras, o queixo e a fronte em 50% dos casos. A mucosa oral e a gengiva podem também mostrar edemaciada. Histologicamente, os tecidos inchados exibem alterações granulomatosas crônicas semelhantes às da sarcoidose ou às da tuberculose (16).

Em 40% dos casos ocorrem fissuras linguais. Nos casos de duração prolongada manifesta-se deficiência do paladar nos dois terços anteriores da língua, fissura dos lábios e ceratite de exposição.

A maioria dos casos de síndrome de Melkersson-Rosenthal é esporádica. As ocorrências familiares sugerem transmissão dominante. A síndrome é notavelmente variável em sua expressão. A doença começa na infância ou no início da idade adulta.

É considerada uma resposta imune local com distúrbio vasomotor afetando os *vasa vasorum* que suprem o nervo facial e as estruturas de vizinhança (16).

NEUROFIBROMATOSE 1

Doença de Von Recklinghausen ou NF1

Os critérios para o diagnóstico da NF1 incluem dois ou mais sinais: mais de cinco manchas café-com-leite com ou sem sardas axilares ou inguinais, múltiplos neurofibromas cutâneos ou pelo menos um neuroma plexiforme, glioma óptico, nódulo Lisch na íris, uma distinta lesão óssea, como arqueamento tibial ou pseudoartrose, displasia da asa esfenóide, e um parente de primeiro grau afetado.

As manchas café-com-leite a as sardas axilares podem estar presentes ao nascer e tornam-se mais evidentes com o progredir da idade. Os neurofibromas cutâneos podem ser sésseis ou pedunculados.

Eles desenvolvem-se por volta da segunda década e também aumentam com o decorrer da idade. O neuroma plexiforme ocorre em um terço dos pacientes (Fig. 26.9). A degeneração maligna é estimada em 5% a 15%.

Retardamento mental, dificuldade de aprendizado e defeitos da fala não são incomuns. Poderá ocorrer macrocefalia, hidrocefalia, estenose aquedutal e convulsões (17).

Em 90% dos pacientes estão presentes nódulos Lisch na íris. Não causam perturbação clínica. Outros sinais oculares são o glioma óptico (15%), meningioma do nervo óptico e glaucoma congênito (1%).

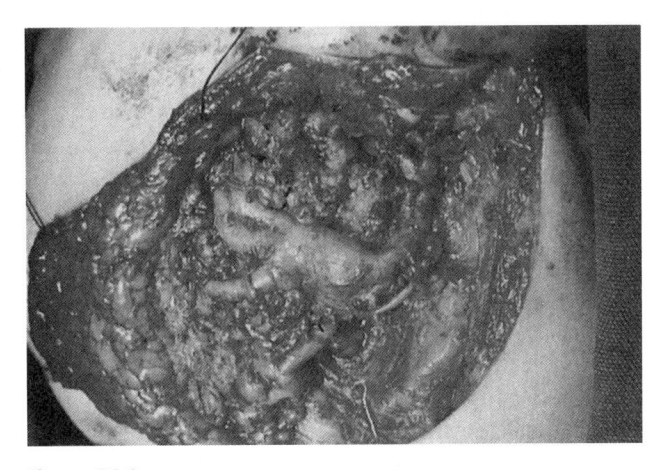

Figura 26.9

Neurofibroma plexiforme do nervo facial esquerdo em um paciente com neurofibromatose tipo I. (Ver também *Prancha* em *Cores*.)

O envolvimento de múltiplos órgãos pode causar sérias complicações. Têm sido relatados tumores paraespinais, retroperitoneais, mediastínicos, renais, laríngeos e cardíacos. Na NF1 não ocorrem neuromas do acústico. Pode desenvolver-se cifose, escoliose e anomalias da coluna cervical.

Tem sido descrita a incidência de puberdade precoce, hipopituitarismo, gigantismo, hipogonadismo, calcificações intracranianas e diabetes insípido.

Tem sido observada insuficiência velofaríngea, macroglossia, lesões mandibulares, hipoplasia dos ossos faciais, e defeitos do esmalte e da dentina.

A síndrome NF1 é autossômica dominante. A localização do gene NF1 é na região 17q11.2. Cinqüenta por cento dos casos representam mutações recentes. A prevalência é de 1:3.000. NF1 é causada por deleções, inserções, translocações e mutações em ponto no gene NF1, que ocupa 350 kb (19,20).

NEUROFIBROMATOSE 2 (NF2)

Manchas café-com-leite e neurofibromas não são sinais consistentes na NF2. Sardas axilares são incomuns. Os tumores neurogênicos são comuns. Incluem schwannomas, meningiomas intracranianos ou intra-espinais ou astrocitomas. Durante a gravidez pode ser observado aumento dos sintomas. Cataratas capsulares posteriores são comuns (80%). Na NF2 não existe nódulos Lisch. Os sintomas manifestam-se em geral unilateralmente, e o envolvimento do outro lado ocorre dentro de 2 anos.

Os critérios diagnósticos incluem os seguintes:

1. Neuroma acústico bilateral observado por técnica de imagem apropriada (TC ou imagem de ressonância magnética [IRM]).
2. O conhecimento de um parente de primeiro grau com NF2 e massa unilateral no 8º nervo ou dois dos seguintes: neurofibroma, meningioma, glioma, schwannoma ou opacidade lenticular subcapsular posterior juvenil. A incidência é estimada em 1:150.000.

Os sintomas são em geral o resultado da pressão sobre o complexo vestibulococlear (VIII nervo) e o nervo facial. O primeiro sintoma é muitas vezes a perda auditiva, que ocorre nos adolescentes ou no início dos 20 com a idade média de 20 anos. Zumbidos, desequilíbrio e vertigens acompanham a surdez. Em crianças assintomáticas (com idade de 7 a 11 anos), com o uso da IRM contrastada pelo gadolínio, foram detectados pequenos neuromas acústicos. Um dos pacientes tinha audiometria e respostas evocadas do tronco cerebral normais.

Podem desenvolver-se outros sintomas de dor facial, dormência, debilidade ou paralisia, diplopia, náuseas ou vômitos. A cifoescoliose cervical pode estar relacionada com um neurofibroma paraespinal.

NF2 é autossômica dominante, com 95% de penetrância e ligação ao 22q11-q13. O gene NF2 tem sido isolado; este gene codifica uma proteína designada merlina. Tem sido feita análise mutacional do paciente (17,18).

SEQÜÊNCIA DE ROBIN

Os principais critérios diagnósticos da seqüência de Robin são micrognatia, glossoptose e uma fenda palatina em forma de U invertido. Em 14% dos casos de seqüência de Robin existem cardiopatias congênitas associadas. São também descritas anomalias dos membros, malformações oculares e defeitos das costelas e do esterno. O lactente deve ser mantido em posição prona com a respiração monitorizada. O reparo da fenda palatina é feito em idade mais tardia.

Dificuldade respiratória com crises cianóticas periódicas são associadas à retração esternal e são mais aparentes quando o lactente está na posição supina (21).

Radiologicamente, o ramo e o corpo mandibular são menores do que o normal, e o ângulo mandibular é obtuso. Alguns pacientes podem precisar de traqueotomia para tratamento das vias aéreas nos 3 primeiros anos de vida (Fig. 26.10). Como um tratamento cirúrgico alternativo, alguns têm usado a osteogênese de distração.

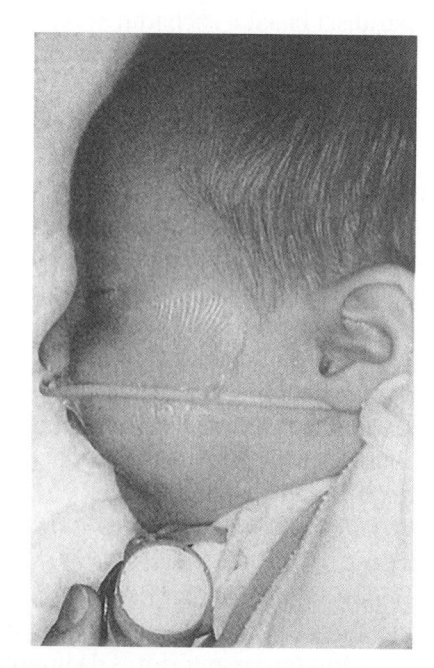

Figura 26.10

Seqüência de Robin. Esta lactente precisou de traqueostomia por causa do comprometimento das vias aéreas por grave micrognatia.

A freqüência de Robin é muito heterogênea na prevalência ao nascer de 1:8.500. É admitido que o defeito inicial seja uma hipoplasia da mandíbula antes de 8 semanas de gestação. O fato poderá resultar em localização posterior da língua, que impede o fechamento da porção posterior do palato. A fenda é diferente das comuns que têm a forma de um V-invertido e não são o resultado de envolvimento mandibular.

Na patogenia, é admitido que o oligoidrâmnio exerça um papel. A redução do fluido amniótico poderá resultar em compressão do queixo e impactação da língua entre as prateleiras palatinas. Outras hipóteses são a hipotonia neurogênica e distúrbios do tecido conectivo (21,22).

Diagnóstico Diferencial

A seqüência de Robin pode ocorrer como uma anomalia isolada, mas pode também ser um aspecto de uma síndrome de malformações. Os exemplos são a displasia diastrófica, a disostose acrofacial de Nager, a síndrome oropalatodigital II, o pterígio poplíteo, as síndromes de Stickler, Shprintzen, del 6q, Möbius e outras, bem como a associação CHARGE (21,22).

SÍNDROME DE SHPRINTZEN

Shprintzen descreveu a síndrome em 1978. Na literatura anterior são encontrados relatos descrevendo pacientes com aspectos semelhantes. Os sinais oculares incluem tortuosidade vascular, embriotoxo posterior, estreitamento das fissuras palpebrais, coloração suborbitária, nervos ópticos pequenos, nódulos na íris e cataratas. As anomalias cardiotorácicas incluem atresia pulmonar, defeitos septais ventriculares e hipoplasia das artérias pulmonares. Foram descritas anormalidades graves da arborização arterial pulmonar. Foram também descritos tetralogia de Fallot, artérias subclávias aberrantes e arco aórtico à direita. Na maioria dos casos, os dedos são delgados e compridos. A maioria das crianças manifesta incapacidade de aprendizado, dificuldade de abstração e de compreensão da leitura. Em um estudo, o QI verbal variou entre 69 e 87. Outros traços menos comuns incluem hérnia (inguinal ou umbilical), hipocalcemia e ausência do timo. O nariz é proeminente e tubular, as asas nasais e as cavidades nasais são hipoplásicas; a mandíbula é retrognática e o diâmetro vertical da maxila está aumentado (Fig. 26.11). O lábio superior e o filtro são alongados. Mais de 80% dos casos têm hipoplasia das adenóides, que contribui para a fala nasal. Os principais sintomas de apresentação são a insuficiência velofaríngea e a fala hipernasal. Aproximadamente 15% dos pacientes apresentam a seqüência de Robin, e 35% têm fenda palatina. A apnéia obstrutiva do sono

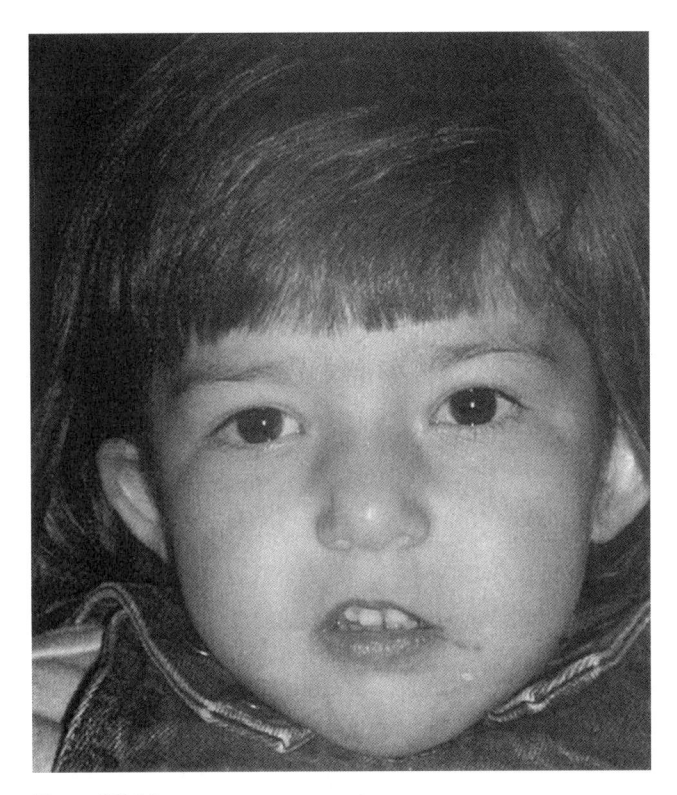

Figura 26.11
Síndrome velocardiofacial. Nariz chato, face triangular, incompetência palatina.

é comum. Alguns autores classificam os aspectos faciais ou nervosos, na dependência dos lábios grossos ou de fissuras palpebrais viradas para cima. A perda auditiva do tipo condutivo é mais freqüente do que a variedade neurossensorial. Os lóbulos das orelhas são geralmente pequenos (23).

A síndrome velocardiofacial é autossômica dominante. As síndromes volocardiofacial e a DiGeorge podem representar parte de um espectro observado como monossomia para o 22q11 (24).

SÍNDROME DE TREACHER-COLLINS

Síndrome Franceschetti-Zwahlen-Klein ou Disostose Mandibulofacial

O critério diagnóstico da síndrome de Treacher-Collins inclui microtia e orelhas malformadas, mesoface hipoplásica, fissuras palpebrais curvadas para baixo, coloboma do terço externo das pálpebras inferiores e micrognatia. A maioria dos pacientes tem inteligência normal. Retardamento mental é descrito em apenas 5% dos casos. Esses retardamentos são provavelmente secundários à perda auditiva não-detectada. O sinal ocular mais comum são os colobomas da pálpebra inferior (77%) com ausência dos cílios mediais para o coloboma (Fig. 26.12). Ocasionalmente pode ser observada microftalmia e coloboma da íris. Outras anomalias

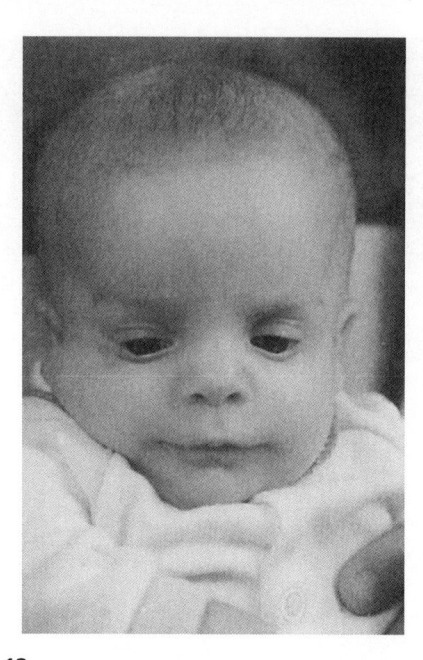

Figura 26.12
Síndrome de Treacher-Collins. Hipoplasia zigomática e mandibular, coloboma da pálpebra inferior e fissuras palpebrais curvadas para baixo.

incomuns são as cardiopatias congênitas e a criptorquidia. As fácies são características. As dobras supra-orbitárias são chatas. O nariz parece grande devido à depressão dos ossos malares. As cartilagens basais inferiores são subdesenvolvidas. A raiz nasal é freqüentemente alta. As orelhas são malformadas, e em 60% a 77% observa-se microtia. Os canais auditivos externos estão estenosados ou ausentes. Na orelha média são descritas diferentes anomalias como estribos monopodálicos, placa do pé ancilosada, ponte óssea para o canal de falópio e bigorna malformada. O tímpano pode estar cheio com tecido conectivo, o epitímpano e a mastóide mostram diferentes graus de hipoplasia ou agenesia. A cóclea e o vestíbulo podem mostrar anormalidades. A perda auditiva é em geral de condução, mas tem sido descrito um componente neurossensorial. Um terço dos pacientes apresentam fenda palatina ou insuficiência velofaríngea. Podem ser também observadas acrostomia e hipoplasia das glândulas parótidas. O processo coronóide das mandíbulas é achatado, e os côndilos podem ser malformados. Fístula cega entre a orelha e o ângulo da boca, atresia coanal e hipoplasia faríngea são anormalidades ocasionais. Franceschetti descreveu cinco categorias, na dependência do número de caracteres presentes. Na classificação de Tessier, a forma completa da síndrome manifesta fendas craniofaciais 6, 7 e 8. Esses pacientes têm uma malformação craniofacial complexa envolvendo as partes média a inferior da face e afetando tanto as estruturas ósseas quanto os tecidos moles. A deformidade é sempre bilateral e quase sempre simétrica. Os pacientes têm fissuras palpebrais encurvadas para baixo, depressão dos ossos malares, lóbulos das orelhas deformados, retrognatimo e comissuras labiais largas (macrostomia). Esta síndrome pode ser confundida com a microssomia facial bilateral. O grau de simetria e a função normal do nervo facial são características distintivas da síndrome de Treacher-Collins. As radiografias simples revelam hipoplasia malar, "lágrima rolando" – órbitas formadas e ausência parcial ou completa das arcadas zigomáticas. Nos casos graves há ausência da parede lateral e do soalho das órbitas (isto é, uma fissura da órbita ínfero-lateral estendendo-se para a fissura esfenomaxilar [orbitária inferior]). Existe retrognatismo mandibular, com encurtamento do corpo e do ramo da mandíbula. O mento apresenta uma retrusão severa e a área nasomaxilar é relativamente proeminente. Em geral, essas crianças têm inteligência normal (25,26).

O estreitamento das vias aéreas e a perturbação da audição são os principais problemas na primeira infância. Esses lactentes são predispostos à apnéia obstrutiva do sono e à síndrome da morte súbita infantil. Na síndrome de Treacher-Collins, o tamanho da faringe é de cerca de 50% menor do que o normal. O plano cirúrgico para a síndrome de Treacher-Collins deve ser ajustado às deformidades específicas do paciente, levando-se em consideração o crescimento facial e o impacto psicossocial. A correção cirúrgica pode ser separada em procedimentos para a face superior e os que se destinam ao queixo e à face inferior (25,27).

A síndrome de Treacher-Collins tem uma herança autossômica dominante com expressividade variável e alta penetrância. Foi também descrita uma forma recessiva. Os estudos de embriologia experimental usando a vitamina A e a isotretinoína produziram alterações semelhantes em ratos, em hamsters e em camundongos. Foi também sugerida uma hipersensibilidade da mãe à vitamina A. A localização proposta é no gene 5q11 (27).

SÍNDROME DE USHER

A incidência da síndrome de Usher é estimada em 3 a 5 por 100.000 da população em geral e em 1% a 10% entre as crianças que são profundamente surdas. As manifestações clínicas são a surdez e a retinite pigmentar. Os sinais oculares consistem em cataratas em 50% dos pacientes na idade dos 40 e ocasionalmente glaucoma. Deficiência mental, psicose, ataxia e cataratas estão algumas vezes associadas à retinite pigmentar e à surdez e recebem o nome de "síndrome de Hallgren". Têm sido descritas anormalidades dos cílios nasais e dos axonemas do esperma. O prognóstico é de um período curto de vida normal. É necessária uma preparação social e vocacional como para adultos que são cegos e surdos (28).

Tipos Clínicos

Usher tipo I: Surdez congênita profunda e perda das funções vestibulares, início de retinite pigmentosa antes da puberdade (cerca da idade dos 10 anos). Esses representam 90% dos pacientes.

Usher tipo II: Perda auditiva entre moderada e grave desde o nascimento, com funções vestibulares normais. Início da retinite pigmentosa na puberdade tardia.

Usher tipo III: Perda auditiva progressiva; a retinite pigmentosa começa na puberdade.

Usher tipo IV: Clinicamente semelhante ao tipo II, porém com herança ligada ao X recessiva.

Os tipos III e IV representam menos de 1% dos pacientes. Os sinais na retina são descritos como palidez do disco óptico, concreções de pigmentos em "espículas ósseas" e estreitamento arteriolar.

As alterações no osso temporal envolvem a cóclea. Uma acentuada atrofia do órgão de Corti na volta basal está associada à degeneração do gânglio espiral. Essas alterações cocleares são semelhantes à displasia da orelha interna de Scheibe.

A síndrome Usher tem uma herança autossômica recessiva na maioria dos casos e, em raros casos, uma herança ligada ao X recessiva (28,29).

SÍNDROME DE WAARDENBURG

Nesta síndrome, juntamente a uma surdez neurossensorial, existem múltiplas anomalias congênitas. Os cantos mediais largamente espaçados (distopia) é característica do tipo I. Em não mais de 1% dos casos ocorre falta de penetrância deste sinal. Supercílios confluentes com hipertricose das suas partes mediais (sinofre) está presente em 85% do tipo I e em 25% do tipo II. Despigmentação branca (poliose) ocorre em 20% a 40% das vezes no tipo I ou II, a heterocromia da íris incide em 30% dos pacientes de ambos os tipos (Fig. 26.13).

Outros sinais incluem craniossinostose, blefarofimose, glaucoma, leve prognatismo da mandíbula, megacólon Hirschsprung, encanecimento prematuro, anoftalmia com malformações dos membros, defeitos septais ventriculares, meningocele, espinha bífida, hipoplasia da cintura torácica e dobras axilares (30).

Tipos Clínicos

Tipo I: Distopia dos cantos; este estado é 20 vezes mais comum do que o tipo II.

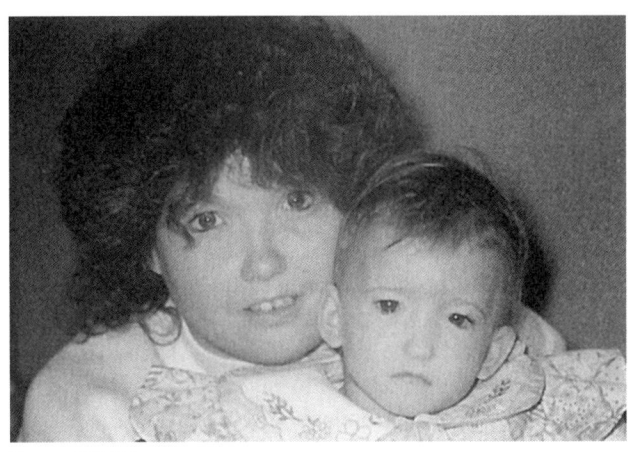

Figura 26.13
Síndrome de Waardenburg. A mãe e a filha têm síndrome de Waardenburg tipo I. Ambas têm perda auditiva e distopia dos cantos. A criança tem também heterocromia da íris.

Tipo II: Ausência de distopia dos cantos; neste tipo a perda auditiva é mais comum (50%), bem como os distúrbios pigmentares.

Tipo III: Síndrome de Klein-Waardenburg ou pseudo-Waardenburg, não existe distopia dos cantos, porém existe ptose da pálpebra superior de um lado e anomalias dos membros superiores.

Tem sido também descrito um tipo de associação clínica de doenças Waardenburg-Hirschsprung.

Os sintomas da síndrome de Waardenburg incluem surdez, alargamento da raiz nasal, palato com arco alto ou com fenda, função vestibular anormal e cartilagem hipoplásica da orelha. A surdez neurossensorial pode ser unilateral (15% do tipo I e 5% do tipo II) ou mais comumente bilateral (20% no tipo I e 55% no tipo II). A perda é em geral nas médias e baixas freqüências e a audição normal em 6.000 a 8.000 Hz. Funções vestibulares anormais são notadas no tipo II, porém não no tipo I.

Os resultados dos estudos do osso temporal foram descritos como ausência do órgão de Corti com espessamento da membrana basal e degeneração do gânglio espiral.

O modo de herança é autossômica dominante com penetrância variável. Entre crianças surdas congenitamente, 3% têm a síndrome de Waardenburg. Sua incidência é estimada em 1:20.000 a 1:40.000 da população.

A síndrome de Waardenburg tipo I (WSI) e WSIII foram mapeadas em uma porção distal de $2q^3$ e considerada como associada a mutações PAX3.

Essas síndromes são consideradas alélicas. A síndrome de Waardenburg tipo II (WSII) é heterogênea, com cerca de 20% dos casos causados no gene da microftalmia humana (microftalmia associada ao fator de transcrição ou MITF). Os indivíduos com síndrome auditiva, pigmentar, ou da crista neural que não preenchem os conceitos rigorosos da síndrome de Waardenburg, não têm probabilidade de apresentar mutações nos seus genes PAX3 ou MITF (30).

SÍNDROME DO ÁLCOOL FETAL

Entre crianças nascidas de mães que sofrem de alcolismo, 30% a 40% apresentam esta síndrome. É caracterizada pela deficiência do crescimento pré-natal e pós-natal, microcefalia e um QI médio de 63. Irritabilidade e hiperatividade são comuns. Em 10% a 20% dos pacientes têm sido observados distúrbios convulsivos. Podem existir defeitos do tubo neural. Afora as anormalidades otolaringológicas, poderão apresentar hipoplasia do nervo óptico, aumento da tortuosidade dos vasos retinianos, microftalmia grave e colobomas. Podem estar presentes anomalias cardíacas, renais e esqueléticas. Têm sido relatadas neoplasias malignas de origem embrionária.

Os caracteres dismórficos faciais incluem fronte estreita, fendas palperais curtas, epicanto, ptose das pálpebras, hipoplasia da mesoface, nariz curto, filtro raso, lábio superior fino e uma mandíbula hipoplásica (Fig. 26.14). Poderá existir fenda palatina ou labial. É freqüente a perda auditiva, tanto condutiva quanto neurossensorial.

O álcool e seu principal metabólito, o acetaldeído, podem ser teratogênicos. As anormalidades do desenvolvimento relacionadas ao álcool podem ser resultado da restrição do crescimento das células durante períodos críticos. A quantidade de álcool ingerida para causar a síndrome do álcool fetal não está claramente estabelecida (31).

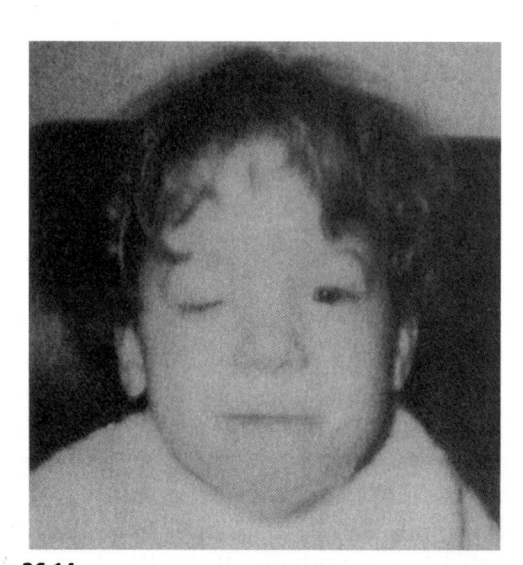

Figura 26.14
Síndrome do álcool fetal. Microcefalia, achatamento do dorso nasal e alongamento do filtro. (Ver também *Prancha* em *Cores*.)

PONTOS IMPORTANTES

- A presença de três pequenas anomalias não-relacionadas tem um risco de 20% de estarem associadas a grandes defeitos estruturais, e a maioria desses lactentes poderá, de fato, ter uma síndrome dismórfica.
- O espectro dos fenótipos dismórficos é amplo e inclui malformações, deformações, interrupções, seqüências, associações e síndromes.
- Os principais critérios diagnósticos da síndrome de Apert são a craniossinostose e a sindactilia das mãos e dos pés.
- Os componentes da associação CHARGE são os seguintes: C (coloboma do olho), H (doença cardíaca), A (atresia das coanas), R (retardamento do desenvolvimento e do crescimento), G (anomalias genitais), E (anomalias da orelha e/ou surdez).
- A síndrome de Down é a mais comum das aberrações cromossômicas. O diagnóstico pode ser feito no período neonatal imediato. Para fazer o diagnóstico clínico da síndrome são necessários 4 sinais entre 10 mais comuns. Entretanto, o diagnóstico final só deve ser feito depois do resultado da cariotipagem.
- Na síndrome de Goldenhar ou na microssomia hemifacial, a deformidade mandibular é graduada de acordo com o tamanho da mandíbula. O novo método para o alongamento da mandíbula no Tipo I, no Tipo IIA e em alguns do Tipo IIB é a "distração mandibular".
- Na síndrome de Treacher-Collins, a maioria dos pacientes tem inteligência normal. As manifestações da síndrome consistem em orelhas malformadas, mesoface hipoplásica, recurvamento das fendas palpebrais para baixo, coloboma das pálpebras e micrognatia.
- A síndrome de Usher tem uma incidência estimada como sendo de 3 a 5 por 100.000 na população geral e em até 10% entre as crianças profundamente surdas. As manifestações clínicas são surdez e retinite pigmentar.
- A síndrome de Waardenburg é encontrada em 3% entre todas as crianças com surdez congênita. Sua incidência na população geral é estimada como 1 em 20.000 a 1 em 40.000. São reconhecidos quatro tipos clínicos; o mais comum é o Tipo I.

REFERÊNCIAS

1. Graham G, Teebi AS. An approach to the dysmorphic infant or child. In: Elzouki AY, Harfi HA, Nazer HM, eds. *Textbook of clinical pediatrics*. Philadelphia: Lippincott, Williams & Wilkins, 2001:3-19.
2. Der Kaloustian VM. Introduction to medical genetics and dysmorphology In: Tewfik TL, Der Kaloustian VM, eds.. *Congenital anomalies of the ear, nose, and throat*. New York: Oxford University Press, 1997:17-23
3. Cohen MM Jr, Kreiborg IS. Upper and lower airway compromise in the Apert syndrome. *Am J Med Genet* 1992;44:90-93.
4. Tessier P. Relationship of craniostenoses to craniofacial dysostoses and to faciostenoses: a study with therapeutic implications. *Plast Reconstr Surg* 1992;48:224-237.
5. Scheinfeld NS, Silverberg NB, Weinberg JM, et al. The preauricular sinus: a review of its clinical presentation, treatment, and associations. *Pediatr Dermatol* 2004;21:191-196.
6. Asher BF, McGill TJ, Kaplan L, et al. Airway complications in CHARGE association. *Arch Otolaryngol Head Neck Surg* 1990;116:594-595.

7. Lalani SR, Stockton DW, Bacino C, et al. Toward a genetic etiology of CHARGE syndrome: A systematic scan for submicroscopic deletions. *Am J Med Genet* 2003;30:118:260-266.
8. Park WJ, Belus GA, Jabs EW. Mutations in fibroblast growth factor receptors: phenotypic consequences during eukaryotic development. *Am J Hum Genet* 1995;57:748-754.
9. Pijpers M, Poels PJ, Vaandrager IM, et al. Undiagnosed obstructive sleep apnea syndrome in children with syndromal craniofacial synostosis. *J Craniofac Surg* 2004;15:670-674.
10. Shott SR, Joseph A, Heithaus D. Hearing loss in children with Down syndrome. *Int J Pediatr Otorhinolaryngol* 2001;61:199-205.
11. Canfield KN, Spector LG, Robison LL, et al. Childhood and maternal infections and risk of acute leukaemia in children with Down syndrome: a report from the Children's Oncology Group. *Br J Cancer* 2004;91:1866-1872.
12. Lessard M-L, Mulliken JB. Major craniofacial anomalies. In: TL Tewfik, Der Kaloustian VM, eds. *Congenital anomalies of the ear, nose, and throat.* New York: Oxford University Press, 1997:308-311.
13. Tewfik TL, Teebi AS, Der Kaloustian VM. Selected syndromes and conditions. In: TL Tewfik, Der Kaloustian VM, eds. *Congenital anomalies of the ear, nose, and throat.* New York: Oxford University Press, 1997:473-474.
14. Narayan D, Kirshnan SN, Upender M, et al. Unusual inheritance of primary ciliary dyskinesia (Kartagener's syndrome). *J Med Genet* 1994;31:493-496.
15. Ceccaldi PF, Carre-Pigeon F, Youinou Y, et al. Kartagener's syndrome and infertility: observation, diagnosis and treatment. *J Gynecol Obstet Biol Reprod* 2004;33:192-194.
16. Zimmer VM, Rogers RS, Reeve CM, et al. Orofacial manifestations of Melkersson-Rosenthal Syndrome. A study of 42 patients and review of 220 cases from the literature. *Oral Surg Oral Med Oral Pathol* 1992;74:610-619.
17. MacCollin M, Ramesh V, Jacoby LB, et al. Mutational analysis of patients with neurofibromatosis 2. *Am J Hum Genet* 1994;55:314-320.
18. Mayfrank L, Mohadjer M, Wullich B. Intracranial calcified deposits in neurofibromatosis type 2-A CT study of 11 cases. *Neuroradiology* 1990;32:33-37.
19. Gulati S, Leekha S, Gupta AK, et al. Neurofibromatosis type I: Spinal neoplasia without symptoms. *Indian J Pediatr* 2004;71:853-855.
20. Cheng SP, Huang MJ, Yang TL, et al. Neurofibromatosis with gastrointestinal stromal tumors: insights into the association. *Dig Dis Sci* 2004;49:1165-1169.
21. Cademartiri F, Luccichenti G, Lagana E. Effective clinical outcome of a mandibular distraction device using three-dimensional CT with volume rendering in Pierre-Robin sequence. *Acta Biomed Ateneo Parmense* 2004;75:122-125.
22. Schaefer RB, Gosain AK. Airway management in patients with isolated Pierre Robin sequence during the first year of life. *J Craniofac Surg* 2003;14:462-467.
23. Shprintzen RJ. The velo-cardio-facial syndrome: A clinical and genetic analysis. *Pediatrics* 1981;67:167-172.
24. Murphy KC. The behavioural phenotype in velo-cardio-facial syndrome. *J Intellect Disabil Res* 2004;48:524-530.
25. Yilmaz S, Percin F, Saydam M, et al. The co-existence of Treacher-Collins syndrome and Klinefelter syndrome. *Plast Reconstr Surg* 2004;114:1013-1014.
26. Kaga K, Takegoshi H, Yamasoba T, et al. Aplasia of zygomatic arch and dislocation of temporomandibular joint capsule in Treacher-Collins syndrome: three-dimensional reconstruction of computed tomographic scans. *Int J Pediatr Otorhinolaryngol* 2003;67:1189-1194.
27. Beaune L, Forrest CR, Keith T. Adolescents' perspectives on living and growing up with Treacher-Collins syndrome: a qualitative study. *Cleft Palate Craniofac J* 2004;41:343-350.
28. Gorlin RJ, Toriello HV, Cohen MM Jr. *Hereditary hearing loss and its syndromes.* New York: Oxford University Press, 1995:105-108.
29. Sankila EM, Pakarinen L, Kääriäinen H, et al. Assignment of an Usher syndrome type III (USH3) geneto chromosome 3q. *Hum Mol Genet* 1995;4:93-98.
30. Foy C, Newton V, Wellesley D, et al. Assignment of the locus for Waardenburg Syndrome type I to human chromosome 2q37 and possible homology of the splotch mouse. *Am J Hum Genet* 1990;46:1017-1023.
31. Lee RD, Ann SM, Kim SS, et al. Neurotoxic effects of alcohol and acetaldehyde during embryonic development. *J Toxicol Environ Health* 2005;68:147-162.

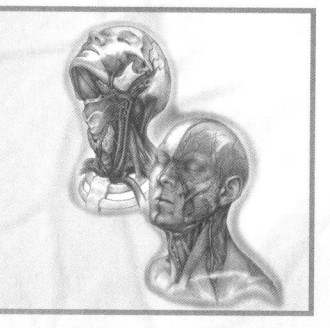

Índice Remissivo

Os números em *itálico* referem-se às Figuras ou Tabelas.

A

Abscesso
  do subperiósteo, *209*
    da órbita, *209*
  epidural, *208*
  peritonsilar, ver APT
  retrofaríngeo, 27, 28
Acrocefalossindactilia
  tipo I, 363
    na síndrome de Apert, 363
Adenóide(s), *150*
  anatomia, 149
  avaliação clínica, 155, 159
  culturas de, *152*
    microorganismos isolados em, *152*
  doenças das, 153, 158
    classificação clínica das, 153
    tratamento das, 158
  e tonsilas palatinas normais, *151*
    diferenças entre, *151*
      anatômicas, *151*
      fisiológicas, *151*
  hipertrofia, *40*
    vias aéreas de, *40*
      radiografia lateral das, *40*
  imunologia, 152, 153
  microbiologia, 152
  obstrutivas, 170
Adenoidectomia, 149-165
  anatomia, 149
    adenóides, 149
  complicações da, *162*
  controvérsias na, 167-176
    com tonsilectomia, 171
    eficácia da, *173*, *175*
      no tratamento da OM
        recorrente, *173*
    indicações para, 167
      absolutas, 167
      adenóides obstruivas, 170
      adenoidite, 170
      sinusite, 171
    OMA após, *173*
      versus adenotonsilectomia, *173*
      versus controle, *173*
    recomendações, 175

para os médicos, 175
    sem tonsilectomia, 171
  imunologia, 152, 153
  indicações para, *160*
  microbiologia, 152
  na OME, 249
  na rinossinusite, 204
    em pediatria, 204
Adenoidite, 170
Adenotonsilectomia
  número médio de OMA após, *173*
    adenoidectomia versus, *173*
    controle versus, *173*
Aderência
  labial, 305
    técnica cirúrgica, 306
      bilateral, 307
      unilateral, 306
    tratamento da, 305
AFD (Avaliação Funcional Endoscópica da Deglutição), 71
Agenesia
  traqueal, 89
Álcool
  fetal, 374
    síndrome do, 374
Alport
  síndrome de, 296
Alteração(ões)
  respiratórias do sono, ver ARS
  sensoriais, 12
    linguagem, *12*
      marcos evolutivos da, *12*
Aminoglicosídio(s)
  PASN por, 276
Amplificação
  no tratamento, 260
    da perda auditiva, 260
    opções de, 262
Anel
  vascular, *26*
    traqueomalacia secundária ao, *26*
Angiofibroma
  juvenil, *32*
    da nasofaringe, *32*
Anomalia(s)
  branquiais, 179
  congênitas, 79-93, 187-196

do nariz, 187-196
    aspectos, 189, *194*
      clínicos, 189, *194*
      patológicos, 189
    avaliação, 192
    embriologia, 187
    tratamento cirúrgico, 194
  do trato aerodigestivo, 79-93
    anatomia, 79
    avaliação, 80
      endoscópica, 84
      exame físico, 82
      radiológica, 83
      comuns, *82*
      condições anômalas, 86
      diagnóstico, 80
      fisiologia, 79
    vasculares, 66
      estridor por, 66
Anoxia
  PASN por, 278
Antrostomia
  meatal, 204
    inferior, 204
      na rinossinusite, 204
    pelo meato médio, 205
      na rinossinusite, 205
        em pediatria, 205
AOC (Audiometria de Observação Comportamental), 257
Apert
  síndrome de, 363
    acrocefalossindactilia, 363
      tipo I, 363
APT (Abscesso Peritonsilar), 164, 170
Aqueduto
  vestibular alargado
    síndrome do, ver SAVA
Arco
  aórtico, 91
    à direita, 91
    duplo, 91
ARS (Alterações Respiratórias do Sono)
  em crianças, *38*
  em pediatria, *41*
    obstruções nas, *41*
    doenças e, *41*

níveis de, *41*
síndromes e, *41*
tipos de, *41*
na criança, 37-43
avaliação diagnóstica, 39
exame, 39, 41
físico, 39
laboratoriais, 41
história, 39
complicações, 43
epidemiologia, 37
fisiopatologia, 37
opções de tratamento, 42
cirúrgica, 42
clínica, 42
Artéria
inominada, *50*, 91
compressão pela, *50*, 91
da traquéia, *50*
subclávia, 90
anômala, 90
ARV (Audiometria de Reforço Visual), 257
Aspiração, 53-77
avaliação, 70
crônica, *70*
diagnóstico diferencial, *70*
diagnóstico, 70
exames diagnósticos, 71
especiais, 71
AFD, 71
cintilografia, 72
EFD, 71
EMG, 72
endoscopia, 72
técnicas de imagens, 72
ultra-sonografia, 72
radiografias, 71
tratamento, 72
cirúrgico, 73
médico, 72
procedimentos, 73, 74
alimentares, 73
na incompetência laríngea, 74
reabilitação, 72
da deglutição, 72
Assoalho
da órbita, 332
fratura do, 332
em crianças, 332
Associação, 361
CHARGE, 364
Atresia
coanal, 30, *46*, 86
esofágica, *25*
lactente com, *25*
traqueomalacia em, *25*
laríngea, *48*, 97
Audição
avaliação da, 246
na OME, 246
Audiologia
pediátrica, 253-265
avaliação comportamental, 256
AOC, 257
ARV, 257

audiometria condicionada, 257
testes, 256
bateria de, 256
comportamentais, 257
considerações gerais, 256
comportamento auditivo, 253
desenvolvimento do, 253
conclusões, 264
DPA, 263
perda auditiva, 260
tratamento da, 260
processo de reabilitação, 263
otorrinolaringologista no, 263
revisão dos resultados, 259
testes especiais, 258
EOA, 259
PEATE, 258
RAEE, 258
triagem auditiva, 254
escolar, 254
neonatal, 254
Audiometria
condicionada, 257, *258*
ao brinquedo, *258*
de observação comportamental, *ver AOC*
de reforço visual, *ver ARV*
Avaliação
audiológica, 256
comportamental, 256
AOC, 257
ARV, 257
audiometria condicionada, 257
testes, 256
bateria de, 256
comportamentais, 257
considerações gerais, 256

B

BOR (Síndrome Brânquio-otorrenal), 293, 364
critérios clínicos da, 293
de Melnick-Fraser, 364
Broncoscópio
seleção do, *60*
adequado à idade, *60*
Bronquiectasia
na síndrome, 368
de Kartagener, 368
Brônquio(s)
no desconforto respiratório, 49
neonatal, 49

C

Cabeça
neoplasia da, *346*
pediátricas, *346*
Canal
lacrimonasal, *46*
cisto do, *46*
parotídeo, 74
ligadura do, 74
excisão bilateral com, 74
da glândula submandibular, 74

Carcinoma
da tireóide, 352
apresentação, 352
diagnóstico, 353
epidemiologia, 352
estadiamento, 353
patologia, 353
tratamento, 353
nasofaríngeo, 353
Cartilagem
aritenóide, *9*
vista endoscópica da, *9*
tireóide, *9*
vista endoscópica da, *9*
no adulto, *9*
no lactente, *9*
tireóidea, *10*
infantil, *10*
vista anterior, *10*
Cavidade(s)
oral, 11
malformações da, 11
paranasais, *6*
desenvolvimento das, *6*
Caxumba, 214
PASN por, 274
Cianose
no recém-nascido, *58*
diagnóstico diferencial da, *58*
Cintilografia
na aspiração, 72
Cirurgia
adenotonsilar, 15
Cisplatina
PASN por, 278
Cisto(s), 216
branquial, *181*
dermóide, *183*, 187, *189*
nasal, *189*
congênito, *189*
submentual, *183*
do canal lacrimonasal, *46*
do pescoço, 179-186
congênitos ,179-186
dermóides, 182
do ducto tireoglosso, 182
indicadores clínicos, *185*
tímicos, 181
na orofaringe, 86
tímicos, 181
Citomegalovírus, *ver CMV*
Cloroquina
PASN por, 278
CMV (Citomegalovírus)
infecção por, 268
PASN por, 268
Complexo
nasoetmoidal, 330
fraturas do, 330
em crianças, 330
zigomático malar, 330
fraturas do, 330
em crianças, 330
Comportamento
auditivo, 253
desenvolvimento do, 253

Compressão
  da traquéia, *50*
    pela artéria inominada, *50*
    vascular, *50*
Comunicação
  preocupação quanto à, 119
    na traqueotomia, 119
      pediátrica, 119
Côndilo
  fraturas do, 328
    em crianças, 328
Configuração
  facial, *4*
    mudanças da, *4*
      com a idade, *4*
Controle
  da excreção salivar, 73
    na aspiração, 73
  da sialorréia, 73
    na aspiração, 73
Corpo(s)
  estranho, *21, 27*
    hipofaríngeo, *21*
    ingestão de, 121-129
      no trato aerodigestivo, 121-129
    no esôfago, *27*
Crânio(s)
  do lactente, *5*
  e do adulto, *5*
    comparação entre, *5*
Crescimento
  físico, *2, 3*
    em meninas, *3*
    em meninos, *2*
  padrões de, *2*
  pós-natal, *4*
    dos sistemas anatômicos, *4*
Criança(s)
  ARS na, 37-43
    avaliação diagnóstica, 39
      história, 39
      exame, 39, 41
        físico, 39
        laboratoriais, 41
    complicações, 43
    epidemiologia, 37
    fisiopatologia, 37
    opções de tratamento, 42
      cirúrgica, 42
      clínica, 42
  com crupe, *22*
    obstrução laríngea em, *22*
  fraturas faciais em, 321-333
    abordagens cirúrgicas, 326
    avaliação das, *322*
    complicações, *326*
    conclusão, 332
    crescimento facial, 323
      e trauma, 323
    da mandíbula, 327, 329
      arcada da, 329
    da margem supra-orbitária, 331
    da mesoface, 330
    dentoalveolares, 330
    diagnóstico das, *322*
    do assoalho da órbita, 332

do complexo, 330
  nasoetmoidal, 330
  zigomático malar, 330
do côndilo, 328
do maxilar, 332
do osso frontal, 331
do teto orbitário, 331
epidemiologia, 321
etiologia, 323
exame radiográfico, 322
fixação rígida, 325
nasais, 326
tratamento, 322, *325*
  de emergência, 322
respiração ruidosa em, *61*
  causas de, *61*
    diagnóstico diferencial das, *61*
sindrômica, 357-374
  abordagem prática, 361
    exame físico, 361
    história, 361
    interpretação dos sinais, 361
  associação CHARGE, 364
  associação, 361
  deformações, 361
  expressividade, 360
  heterogeneidade, 360
  interrupção, 361
  malformação, 360
  NF1, 369
  NF2, 370
  penetrância, 360
  pleiotropia, 360
  seqüência, 361, 370
    de Robin, 370
  síndrome, 361, 363
    brânquio-otorrenal, 364
    de Apert, 363
    de Crouzon, 365
    de Down, 365
    de Goldenhar, 366
    de Kartagener, 368
    de Melkersson-Rosenthal, 369
    de Shprintzen, 371
    de Treacher-Collins, 371
    de Usher, 372
    do álcool fetal, 374
  SW, 373
Crouzon
  síndrome de, 365
    disostose craniofacial, 365
Crupe
  criança com, *22*
    obstrução laríngea em, *22*
  membranoso, *23*

D

Deformação(ões), 361
Deformidade
  septal, 86
Deglutição
  anatomia, 55
  avaliação funcional endoscópica da, *ver AFD*

estudo videofluioroscópico da, *ver EFD*
  fisiologia, 55
  fisiopatologia, 55
  mecanismo da, *57*
    anatomia do, *57*
  reabilitação da, 72
    tratamento e, 72
      médico, 72
Dentoalveolar(es)
  fraturas, 330
    em crianças, 330
Dermóide
  nasal, *34*
Descanulação, 118
Desconforto
  respiratório, 45-51
    neonatal, 45-51
      brônquios, 49
      estridor, 49
      hipofaringe, 46
      laringe, 47
      nariz, 45
      orofaringe, 46
      traquéia, 49
Desenvolvimento
  da orelha média, *7*
    do adulto, *7*
    do lactente, *7*
  da tuba auditiva, *7*
    do adulto, *7*
    do lactente, *7*
  das cavidades, *6*
    paranasais, *6*
  padrões de, 2
  pós-natal, *8*
    do osso temporal, *8*
Dextrocardia
  na síndrome, 368
    de Kartagener, 368
Discinesia
  laríngea, 67
Disostose
  craniofacial, 365
    na síndrome de Crouzon, 365
  mandibulofacial, 371
Dissecção
  da fáscia, *115*
  na linha média, *115*
Distúrbio(s)
  auditivos, 286, 292, 295, 297
    autossômicos, 286, 292
      dominantes, 292
        doenças sindrômicas, 293
        não-sindrômicos, 292
      recessivos, 287
        não-sindrômicos, 288
        sindrômicos, 290
    genéticos multifatoriais, 298
    ligados ao X, 295
      não-sindrômicos, 296
      sindrômicos, 296
    mitocondriais, 297
      perda auditiva não-sindrômica, 297
      sindrômicos, 297
  do processamento auditivo, *ver DPA*

Diurético(s)
 de alça, 277
  PASN por, 277
Divisão
 cricóide, 102, *104*
  anterior, 102, *104*
   critérios para procedimento de, *104*
Doença(s)
 adenotonsilar, 153
  classificação clínica das, 153, *154*
  complicações da, *162*
  patogenia da, 153
 associadas a ARS, *41*
  em pediatria, *41*
 da orelha média, 242
  fatores de risco para, 242
 das adenóides, 158
  tratamento das, 158
 das glândulas salivares, 213-224
  em crianças, 213-224
   condições, 213, 221
    auto-imunes, 221
    inflamatórias, 213
   diagnóstico, *214*
   neoplasias, 216
   outros distúrbios, 222
   tratamento, *214*
  no paciente com HIV, 214
 das tonsilas palatinas, 158
  tratamento das, 158
 de Hodgkin, 345
  apresentação clínica, 346
  classificação, 346
  diagnóstico, 346
  epidemiologia, 345
  estadiamento, 346
   sistema Ann Arbor para, *346*
  patologia, 346
  tratamento, 347
 de Norrie, 296
 de Von Recklinghausen, 369
 do refluxo gastroesofágico, *ver* DRGE
 estenose laríngea por, 99
  granulomatosa, 99
  sistêmicas, 99
 infecciosas, 14
  OM, 14
  rinossinusite, 14
  Streptococcus pneumoniae, 14
   vacinação contra, 14
 sindrômicas, 293
  dominantes, 293
   BOR, 293
   neurofibromatose, 293
   otosclerose, 294
   síndrome de Treacher-Collins, 294
   STL, 294
   SW, 295
 sinusal, *208*
  persistente, *208*
   complicações da, *208*
Down
 síndrome de, 298, 365

 sinais cardinais da, *366*
  no recém-nascido, *366*
DPA (Distúrbios do Processamento Auditivo)
 diagnóstico de, *264*
 definição do, 263
 sinais de, *264*
 testes para, 263
 tratamento do, 264
DRGE (Doença do Refluxo Gastroesofágico), 67
Droga(s)
 ototóxicas, 276, *277*
  listagem parcial de, *277*
  PASN por, 276
Ducto
 tireoglosso, 182, *185*
  cistos do, 182

E

EBV (Vírus Epstein-Barr), 215
EFD (Estudo Videofluoroscópico da Deglutição), 71
EHS (Encefalite por Herpes Simplex)
 PASN por, 273
Eletromiografia (EMG), 72
 na aspiração, 72
Emissão
 otoacústica, *ver EOA*
Encefalite
 por HSV, *ver EHS*
Encefalocele, 189
 congênita, *190*
  desenvolvimento de, *190*
 nasofrontal, *194*
 sincipital, *193*
Endoscopia
 das vias aéreas, 59, 137
  na PRR, 137
  no estridor, 59
 na aspiração, 72
 na tosse, 75
Enxerto
 de cartilagem, 103
  anterior, 103
   na reconstrução laringotraqueal, 103
  posterior, 103
   na reconstrução laringotraqueal, 103
EOA (Emissão Otoacústica)
 teste de, 259
Epiglote
 da criança, *81*
 do adulto, *81*
 em ômega, *21*
Epiglotite, *21*, 68
Esôfago
 condições anômalas do, 92
  duplicação, 92
  hérnia hiatal, 92
Esofagoscópio
 seleção do, 60
  adequado à idade, 60

Espectro
 displasia, 366
  óculo-aurículo-vertebral, 366
   na síndrome de Goldenhar, 366
Espessamento
 retrofaríngeo, 25
Estenose
 brônquica, *25*
 coanal, 86
 laríngea, 62, 95-109
  adquirida, 98
   pós-intubação, 98
   pós-operatória, 98
  anatomia, 95
   do adulto, 95
   pediátrica, 95
  complicações, 108
  congênita, 96
   atresia, 97
   escala de graduação da, *97*
   membranas, 97
   subglótica, 96
  diagnóstico diferencial, 100
  emergências, 108
  infecciosa, 99
   doença, 99
    granulomatosa, 99
    sistêmicas, 99
   efeitos da radiação, 100
   ingestões cáusticas, 100
   lesões térmicas, 100
   refluxo ácido gástrico, 100
   trauma, 99
  sinais, *96*
  sintomas, *96*
  tomada de decisões, 107
  tratamento, 100, *103*
   avaliação pré-operatória, 101
   cirúrgico, 101
   divisão cricóide anterior, 102, *104*
   falhas no, *102*
   história natural, 100
   opções de *Stents*, 105
   reconstrução laringotraqueal, 103
   ressecção cricotraqueal, 105, *106*
   terapia médica, 101
 laringotraqueal, *63*
  pelo tamanho, *63*
  do tubo endotraqueal, *63*
 subglótica, *24*, 88, *97*
  classificação da, 97
  histológica, 97
  congênita, 88
 traqueal, *25*, 91
Estridor, 53-77
 anatomia, 53
 avaliação, 56
  endoscopia, 59
   das vias aéreas, 59
  estudos especiais, 58
  exame físico, 56
  história, 56, *58*
   pertinente, *58*
  radiologia, 58

complicações, 69
fisiologia, 53
fisiopatologia, 53
no neonato, 49
pediátrico, 61
  diagnóstico diferencial do, 61
    anomalias vasculares, 66
    discinesia laríngea, 67
    DRGE, 67
    epiglotite, 68
    estenose laríngea, 62
    hemangioma subglótico, 63
    laringomalacia, 62, 67
      induzida, 67
    laringotraqueobronquite, 68
    PPV, 65
    PRR laríngea, 64
    supraglotite aguda, 68
    traqueíte, 69
      bacteriana, 69
      membranosa, 69
tratamento, 69
  das vias aéreas, 69
    princípios gerais do, 69
Estudo
  videofluoroscópico da deglutição, *ver* EFD
Etmoidectomia
  na rinossinusite, 205
  em pediatria, 205
Excisão
  da glândula submandibular, 74
    bilateral, 74
      na aspiração, 74
        com ligadura do canal parotídeo, 74
Excreção
  salivar, 73
    controle da, 73
      na aspiração, 73
Expressividade, 360

F

Fáscia
  dissecção da, *115*
    na linha média, *115*
Fechamento
  da laringe, 74
    na incompetência laríngea, 74
Fenda(s)
  faciais, *302*
    síndromes com, *302*
      comuns, *302*
  labial, *302, 309, 312*
    bilateral, *312*
      vista pré-operatória da, *312*
    com fenda palatina, *302*
      risco de recorrência de, *302*
    sem fenda palatina, *302*
      risco de recorrência de, *302*
    unilateral, *309*
      reparo da, *309*
  palatina, *302*
    isolada, *302*
      risco de recorrência de, *302*

Fibrose
  cística, 15
Fissura
  branquial, *185*
  labial, *ver FL*
  laringotraqueoesofágica, *48*
  palatina, *ver FP*
  posterior, 88
    subglote, 89
Fístula
  traqueoesofágica, 89, *90, 91*
Fixação
  rígida, 325
    nas fraturas faciais, 325
      em crianças, 325
FL (Fissura Labial)
  deformidade primária, 301-320
    anatômica, 304
      bilateral, 305
      crescimento facial, 305
      unilateral, 304
    avaliação da, 301-320
    classificação, 302
    conclusão, 319
    considerações embriológicas, 302
    cuidados de enfermagem, 304
    diagnóstico pré-natal, 319
      aconselhamento, 319
    genética, 301
    incidência, 301
    problemas de alimentação, 304
    tratamento da, 301-320
      abordagem da equipe geal de, 304
      cirúrgico, 305
      inicial, 304
      problemas psicossociais, 304
  reparo da, 306, 307
    bilateral, 310
    técnica cirúrgica, 307
    unilateral, 308
Forame
  cego, *190*
  patente, *190*
FP (Fissura palatina)
  deformidade primária, 301-320
    anatômica, 304, 305
      crescimento facial, 305
    avaliação da, 301-320
    classificação, 302
    conclusão, 319
    considerações embriológicas, 302
    cuidados de enfermagem, 304
    diagnóstico pré-natal, 319
      aconselhamento, 319
    genética, 301
    incidência, 301
    problemas de alimentação, 304
    tratamento da, 301-320
      abordagem da equipe geral de, 304
      cirúrgico, 305
      inicial, 304
      problemas psicossociais, 304
  reparo da, 306, 313
    palatoplastia, 313

    bilateral, 315
    do palato secundário, 315
    unilateral, 313
    técnica cirúrgica, 313
Franceschetti-Zwahlen-Klein
  síndrome de, 371
Fratura(s)
  faciais, 321-333
    em crianças, 321-333
      abordagens cirúrgicas, 326
      avaliação das, *322*
      complicações, *326*
      conclusão, 332
      crescimento facial, 323
      e trauma, 323
      da arcada da mandíbula, 329
      da mandíbula, 327
      da margem supra-orbitária, 331
      da mesoface, 330
      dentoalveolares, 330
      diagnóstico das, *322*
      do assoalho da órbita, 332
      do complexo, 330
        nasoetmoidal, 330
        zigomático malar, 330
      do côndilo, 328
      do maxilar, 332
      do osso frontal, 331
      do teto orbitário, 331
      epidemiologia, 321
      etiologia, 323
      exame radiográfico, 322
      fixação rígida, 325
      nasais, 326
      tratamento, 322, *325*
        de emergência, 322
Fundoplicatura
  na aspiração, 73

G

Garganta
  infecção da, *169*
    prevenção da, *169*
    tonsilectomia na, *169*
Gastrostomia
  na aspiração, 73
Glândula(s)
  salivares, 213-224
    doenças das, 213-224
      em crianças, 213-224
    neoplasias das, 216
      benignas, *218*
      malignas, *219*
      tumores, 217
        mesenquimais, 217, 218
        sólidos, 218
  submandibular bilateral, 74
    excisão da, 74
      na aspiração, 74
        com ligadura do canal parotídeo, 74

Glioma, 189
  congênito, *190*
    desenvolvimento de, *190*
Glote
  condições anômalas da, 88
    imobilidade da prega vocal, 88
    membrana laríngea, 88
Goldenhar
  síndrome de, 366
    espectro displasia, 366
      óculo-aurículo-vertebral, 366
    seqüência, 366
      fácio-aurículo-vertebral, 366

H

Hemangioma(s)
  infantis, *ver HI*
  no pescoço, 184
  subglótico, *26*, *49*, 63, *64*, 88, *89*
    congênito, 88
    isolado, *89*
    posterior, *64*
Hérnia
  hiatal, 92
Herpes Simplex
  vírus, *ver HSV*
Heterogeneidade, 360
HI (Hemangiomas Infantis), 335
  características, *336*
  tratamento, 338
Hiperbilirrubinemia
  PASN por, 278
Hiperplasia
  tonsilar, 154, 164
    obstrutiva, 154
    unilateral, 164
Hipertrofia
  adenóide, *40*
    vias aéreas de, *40*
      radiografia lateral das, *40*
  adenotonsilar, *32*
Hipofaringe
  no desconforto respiratório, 46
    neonatal, 46
Hipoxia
  PASN por, 278
Hodgkin
  doença de, 345
    apresentação clínica, 346
    classificação, 346
    diagnóstico, 346
    epidemiologia, 345
    estadiamento, 346
      sistema Ann Arbor para, *346*
    patologia, 346
    tratamento, 347
HPV (Papilomavírus Humano)
  PRR por, 131
HSV (Vírus Herpes Simplex)
  encefalite por, *ver EHS*
HVI (Vírus da Imunodeficiência
  Humana)
  paciente com, 214
    doença no, 214
      da glândula salivar, 214

I

Imagem(ns)
  das vias aéreas, 19-34
    em crianças, 19-34
      espessamento retrofaríngeo, 25
      incompetência velofaríngea, 33
      massas retrofaríngeas, 25
      obstrução das, 19, 30
        nasal, 30
        nasofaríngea, 30
Incisão(ões)
  anatomia das, *114*
    da pele, *114*
    do pescoço, *114*
  da traquéia, *115*
    sutura de retenção e, *115*
    colocação da, *115*
Incompetência
  laríngea, 74
    procedimentos na, 74
      fechamento da laringe, 74
      medialização da prega vocal, 74
      separação laringotraqueal, 74
      traqueotomia, 74
  velofaríngea, 33
Infecção
  da garganta, *169*
    prevenção da, *169*
      tonsilectomia na, *169*
  por CMV, 268
    PASN por, 268
Inflamação
  crônica, 215
    das glândulas salivares, 215
      cistos, 216
      lesões granulomatosas, 216
      sialectasia, 215
      sialolitíase, 215
Ingestão
  cáusticas, 100
    estenose laríngea por, 100
  no trato aerodigestivo, 121-129
    de cáusticos, 121-129
      lesões esofágicas, 121
    de corpos estranhos, 121-129
      investigação, 127
Interrupção, 361
Intubação
  prolongada, 112
    traqueotomia *versus*, 112

J

Janela(s)
  nasossinusais, *ver KNS*
Jejunostomia
  alimentar, 73
    na aspiração, 73
Jervell
  síndrome de, 290
JLN (Síndrome de Lange-Nielsen), 290

K

Kartagener
  síndrome de, 368
    bronquiectasia, 368
    dextrocardia, 368
    sinusite, 368
Kearns-Sayre
  síndrome de, *ver SKK*
KNS (Janelas Nasossinusais)
  na rinossinusite, 204
    em pediatria, 204

L

Laringe
  condições anômalas na, 86
    glote, 88
      imobilidade da prega vocal, 88
      membrana laríngea, 88
    subglote, 88
      estenose congênita, 88
      fissura posterior, 89
      hemangioma, 88
    supraglote, 86
      laringomalacia, 86
      neoplasia, 87
  do lactente, 9
    dimensão interna da, 9
  fechamento da, 74
    na incompetência laríngea, 74
  localização da, 95
  no desconforto respiratório, 47
    neonatal, 47
  posições da, 8
    no pescoço, 8
  tamanho da, 95
Laringofissura
  anterior, *107*
Laringolocele(s), 181
  interna, *182*
Laringomalacia, *48*, 62
  congênita, 86
  induzida, 67
    pelo esforço, 67
      da prega vocal, 67
    pelo movimento paroxístico, 67
      da prega vocal, 67
Laringoscopia
  de fibra óptica, *58*
  flexível, *58*
Laringotraqueobronquite, 68
Laser
  CO, 139
    na PRR, 139
Lavado
  antral, 204
    na rinossinusite, 204
      em pediatria, 204
Lesão(ões)
  cáusticas, 121
    esofágicas, 121
      apresentação clínica, 123
      avaliação, *123*
      complicações, 126
      diagnóstico, *123*
      tratamento, 123, *124*
  granulomatosas, 216
    nas glândulas salivares, 216
  térmicas, 100

estenose laríngea por, 100
vasculares, 335-343
  congênitas, 335-343
    características das, *336*
    hemangiomas, 335
    malformações, 339, 342
      vasculares, 339
      venosas, 342
      MAV, 343
      ML, 341
      síndromes associadas, 343
Ligadura
  do canal parotídeo, 74
    excisão bilateral com, 74
      da glândula submandibular, 74
Linfoma(s)
  doença de Hodgkin, 345
  não-Hodgkin, 347
    apresentação clínica, 347
    diagnóstico, 349
    epidemiologia, 347
    estadiamento, 349
    na infância, *348*
      categorias histopatológicas dos, *348*
    patologia, 348
    tratamento, 349, *350*
    prognóstico do, *350*
Linguagem
  marcos evolutivos da, 12
    de crianças, *12*
      até 2 anos, *12*
    de lactentes, *12*
Linha Média
  malformações da, 11

M

Malformação(ões), 360
  arteriovenosas, *ver MAV*
  congênitas, 9, 339
    auriculares, 10
    da cavidade oral, 11
    da linha média, 11
    das vias aéreas, 11
    do nariz, 10
    do pescoço, 12
    vasculares, 339
      capilares, 339
      sinais ao nascimento, 339
      venosas, 342
    linfáticas, *ver ML*
Mandíbula
  arcada da, 329
    fraturas da, 329
      em crianças, 329
  fraturas da, 327
    em crianças, 327
Marco(s)
  evolutivos, *12*
    da linguagem, *12*
    de crianças, *12*
      até 2 anos, *12*
    de lactentes, *12*

Margem
  supra-orbitária, 331
    fratura da, 331
      em crianças, 331
Massa(s)
  cervicais, *179*
    segundo a localização, *179*
  na orofaringe, 86
  no pescoço, *29, 30*, 179-186
    congênitas, 179-186
      complicações, *184*
      de todo o, 183
      diagnóstico, *184*
      embriologia das, *180*
      emergências, *184*
      laterais, 179
      na linha média, 185
      tratamento, *184*
    neurofibromas, *30*
    ultra-sonografia de, *29*
  retrofaríngeas, 25
MAV (Malformação Arteriovenosa)
  congênitas, 343
Maxilar
  fratura do, 332
    em crianças, 332
Meato
  médio, 205
    antrostomia pelo, 205
      na rinossinusite, 205
Medialização
  da prega vocal, 74
    na incompetência laríngea, 74
Melkersson-Rosenthal
  síndrome de, 369
    queilite granulomatosa, 369
Melnick-Fraser
  síndrome de, 364
Membrana
  laríngea, 88, 97
Meningite
  bacteriana, 275
    PASN por, 275
    e desenvolvimento da vacina, 275
Mesoface
  fraturas da, 330
    em crianças, 330
Microdebridador
  endoscópico, 141
    na PRR, 141
Microlaringoscopia
  técnica de insuflação, *60*
Miotomia
  cricofaríngea, 73
    na aspiração, 73
Miringotomia
  na OME, 249
  para OM, 171
    com timpanostomia, 171
    sem timpanostmia, 171
ML (Malformações Linfáticas)
  congênitas, 341
    estadiamento das, *341*
    sistema de, *341*
  do pescoço, 183

Músculo(s)
  da tuba auditiva, 229
  intra-hióides, *115*
    identificação dos, *115*

N

Nariz
  anomalias congênitas do, 187-196
    aspectos, 189, *194*
      clínicos, 189, *194*
      patológicos, 189
    avaliação, 192
    embriologia, 187
      cisto dermóide, 187
      encefalocele, 189
      glioma, 189
    tratamento cirúrgico, 194
  condições anômalas do, 86
    atresia coanal, 86
    deformidade septal, 86
    estenose coanal, 86
  malformações do, 10
  no desconforto respiratório, 45
    neonatal, 45
      avaliação, 45
      tratamento, 45
Nasal(ais)
  fraturas, 326
    em crianças, 326
Nasofaringe
  angiofibroma da, *32*
    juvenil, *32*
  rabdomiossarcoma da, *33*
Neonatal
  desconforto respiratório, 45-51
    brônquios, 49
    estridor, 49
      no neonato, 49
    hipofaringe, 46
    laringe, 47
    nariz, 45
      avaliação, 45
      tratamento, 45
    orofaringe, 46
    traquéia, 49
Neonato
  estridor no, 49
Neoplasia(s)
  das glândulas salivares, 216
    benignas, *218*
      diagnóstico, *218*
      tratamento, *218*
    epiteliais, 218
    malignos, *219*
      diagnóstico, *219*
      tratamento, *219*
    tumores, 217
      mesenquimais, 217
      mesenquimatosos, 218
      sólidos, 218
  na laringe, 87
    supraglote, 87
    congênita, 87
  pediátricas, 345-354
    carcinoma, 352

da tireóide, 352
nasofaríngeo, 353
conclusão, 354
da cabeça, *346*
do pescoço, *346*
linfomas, 345
 doença de Hodgkin, 345
 não-Hodgkin, 347
neuroblastoma, 354
sarcomas, 350
 rabdomiossarcoma, 350
Neuroblastoma, 354
Neurofibroma(s)
 no pescoço, *30*
Neurofibromatose, *ver NF*
NF (Neurofibromatose), 293
 1, *ver NF1*
 2, *ver NF2*
NF1 (Neurofibromatose 1), 369
NF2 (Neurofibromatose 1), 370
Norrie
 doença de, 296

O

Obstrução(ões)
 das vias aéreas, 19, *54*
 por localização, *54*
 sinais de, *54*
 sintomas de, *54*
 superiores, 19
 glótica, 22
 subglótica, 24
 supraglótica, 21
 laríngea, 22
 em criança, *22*
 com crupe, *22*
 nas ARS, *41*
 em pediatria, *41*
 níveis de, *41*
 tipos de, *41*
 nasal, 30
 nasofaríngea, 30
OM (Otite Média), 14
 aguda, *ver OMA*
 com derrame, *ver OME*
 com efusão, 247
 tratamento para, *247*
 possíveis estratégias de, *247*
 complicações, *250*
 crônica, 172, *174*, *175*
 cirurgia na, *175*
 com derrame, 172, *175*
 diagnóstico, 245
 emergências na, *250*
 inserção de tubo para, 171
 prevenção da, *172*
 recorrente, *175*
 cirurgia na, *175*
 sinais, 245
 sintomas, 245
 tratamento de, *173*, 246
 OMA (Otite Média Aguda)
 diagnóstico da, 247
 número médio de, *173*
 após adenoidectomia, *173*

versus adenotonsilectomia, *173*
versus controle, *173*
 recorrente, 171
 tratamento, 247
 cirúrgico, 248
 indicações do, 247
OME (Otite Média com Derrame), 241-251
 avaliação, 245
 da audição, 246
 exame físico, 245
 história, 245
 complicações, 250
 definições, 241
 epidemiologia, 241
 fisiopatologia, 243
 microbiologia, 244
 orelha média, 242
 doença da, 242
 fatores de risco, 242
 prevenção, 246, 248
 recomendações, 248
 resumo, 251
 terminologia, 241
 tratamento, 246, 249
 adenoidectomia, 249
 cirúrgico, 249
 miringotomia, 249
 inserção de tubo de ventilação, 249
 tonsilectomia, 249
Órbita
 assoalho da, 332
 fratura do, 332
 em crianças, 332
Orelha
 média, 7
 desenvolvimento da, 7
 do adulto, 7
 do lactente, 7
Orofaringe
 condições anômalas da, 86
 cistos, 86
 massas, 86
 no desconforto respiratório, 46
 neonatal, 46
Osso
 frontal, 331
 fratura do, 331
 em crianças, 331
 temporal, *8*
 desenvolvimento do, *8*
 pós-natal, *8*
Otite
 média, *ver OM*
Otorrinolaringologia
 pediátrica, 1-17
 alterações sensoriais, 12
 linguagem, *12*
 marcos evolutivos da, *12*
 cirurgia adenotonsilar, 15
 conclusão, 16
 crescimento, 2, *3*, *4*
 físico, *2*, *3*
 padrões de, *2*
 pós-natal, *4*

desenvolvimento, 2, *6*, *7*
 da orelha média, *7*
 da tuba auditiva, *7*
 das cavidades paranasais, *6*
 do osso temporal, *8*
 padrões de, *2*
doenças infecciosas, 14
 OM, 14
 rinossinusite, 14
 Streptococcus pneumoniae, 14
 Streptococcus pneumoniae, 14
 vacinação contra, 14
 fibrose cística, 15
 malformações congênitas, 9
 auriculares, 10
 da cavidade oral, 11
 da linha média, 11
 das vias aéreas, 11
 do nariz, 10
 do pescoço, 12
 problemas especiais, 15
Otorrinolaringologista
 papel do, 263
 no processo de reabilitação, 263
 da perda auditiva, 263
Otosclerose, 294

P

PAIR (Perda Auditiva Devido a Ruídos), 279
Palato
 secundário, 315, *317*
 fissura do, 315, *317*
 palatoplastia do, 315, *317*
Palatoplastia
 da fissura, 313, 315
 bilateral, 315, *316*
 do palato secundário, 315, *317*
 unilateral, 313, *314*
Papiloma
 laríngeo, *23*
Papilomatose
 respiratória recorrente, *ver PRR*
Papilomavírus
 humano, *ver HPV*
Paralisia
 das pregas vocais, *ver PPV*
PASN (Perda Auditiva Sensorioneural), 267-281
 avaliação, 267
 conclusões, 280
 considerações diagnósticas, 268
 não-genéticas, 268
 aminoglicosídios, 277
 anoxia, 278
 caxumba, 274
 cisplatina, 278
 cloroquina, 278
 diuréticos de alça, 277
 drogas ototóxicas, 276
 encefalite por HSV, 273
 hiperbilirrubinemia, 278
 hipoxia, 278
 infecção por CMV, 268
 meningite bacteriana, 275

desenvolvimento da vacina, 275
PAIR, 279
pós-meningítica, 276
quinina, 278
rubéola, 274
sarampo, 274
SC, 272
sepse neonatal, 273
substâncias químicas ototóxicas, 276
toxoplasmose congênita, 270
PEATE (Potenciais Evocados Auditivos de Tronco Encefálico), 258
Pele
  incisões da, *114*
    anatomia das, *114*
Pendred
  síndrome de, 290
Penetrância, 360
Perda
  auditiva, *254*, 260, 267-281, 285-299
    condutiva, *254*
    devido a ruídos, *ver PAIR*
    em crianças, 260
      efeitos incapacitantes da, 260
    genética, 285-299
      aconselhamento genético, 298
      avaliação da, 298
      distúrbios, 286, 292, 295
        autossômicos dominantes, 292
        autossômicos recessivos, 286
        genéticos multifatoriais, 298
        ligados ao X, 295
        mitocondriais, 297
      princípios genéticos básicos, 285
      síndromes cromossômicas, 298
    não-sindrômica autossômica recessiva, *ver PANSAR*
    neurossensorial, *254*
    pós-meningítica, 276
    sensorioneural, *ver PASN*
    tratamento da, 260
      amplificação, 260, 262
        opções de, 262
        instrumentos auxiliares, 262
Perturbação
  auditiva, *288-289*
    defeitos genéticos com, *288-289*
Pescoço
  cistos do, 179-186
    congênitos, 179-186
      dermóides, 182
      do ducto tireoglosso, 182
      indicadores clínicos, *185*
      tímicos, 181
  incisões do, *114*
    anatomia das, *114*
  malformações no, 12
  massas no, *29, 30*, 179-186
    congênitas, 179-186
      complicações, *184*
      de todo o, 183
      diagnóstico, *184*
      embriologia das, *180*
      emergências, *184*
      laterais, 179
      na linha média, 185
      tratamento, *184*
    neurofibromas, *30*
    ultra-sonografia de, *29*
  neoplasia do, *346*
    pediátricas, *346*
  posições no, *8*
    da laringe, *8*
  teratomas do, 182
Pleiotropia, 360
Pólipo
  antrocoanal, *31*
Potencial(is)
  evocados auditivos de tronco encefálico, *ver PEATE*
PPV (Paralisia das Pregas Vocais), 65
Prega(s)
  vocais, 67, 74, 88
    esforço da, 67
      laringomalacia por, 67
    imobilidade da, 88
    medialização da, 74
    movimento paroxístico da, 67
      laringomalacia por, 67
    paralisia das, *ver PPV*
Princípio(s)
  genéticos, 285
  básicos, 285
Procedimento(s)
  alimentares, 73
    na aspiração, 73
      controle, 73
        da excreção salivar, 73
        da sialorréia, 73
      fundoplicatura, 73
      gastrostomia, 73
      jejunostomia alimentar, 73
      miotomia cricofaríngea, 73
    na incompetência laríngea, 74
      fechamento da laringe, 74
      medialização da prega vocal, 74
      separação laringotraqueal, 74
      traqueotomia, 74
Processamento
  auditivo
    distúrbios do, *ver DPA*
PRR (Papilomatose Respiratória Recorrente), 131-146
  aspectos clínicos, 135
  avaliação do paciente, 136
    endoscopia, 137
      das vias aéreas, 137
    exame físico, 136
    história, 136
    considerações, 137
  epidemiologia, 133
    transmissão, 134
  estadiamento da, 142
  etiologia, 131
    HPV, 131
  laríngea, 64
  novas perspectivas, *144*
    sob investigação, *144*
  tratamento, 137, 142
    cirúrgico, 137
      planejamento pré-operatório, 139
      técnica cirúrgica, 139, 141
        laser CO, 139
        microdebridador endoscópico, 141
    modalidades adjuvantes de, 142, *144*
    pós-operatório, 142
Pseudo-abscesso(s)
  da retrofarínge, *28*
Pseudotumor
  do lactente, 181
Punção
  antral, 204
    na rinossinusite, 204
      em pediatria, 204

Q

Queilite
  graulomatosa, 369
    na síndrome, 369
      de Melkersson-Rosenthal, 369
Queimadura(s)
  esofágicas, *125*
    aspecto endoscópico das, *125*
Quinina
  PASN por, 278

R

Rabdomiossarcoma
  apresentação cínica, 350
  características, *351*
    moleculares, *351*
  da nasofaringe, *33*
  diagnóstico, 351
  epidemiologia, 350
  estadiamento, 351, 352
    sistema de, *352*
      por grupo clínico, *352*
  patologia, 350
  tratamento, 351
Radiação
  efeitos da, 100
    estenose laríngea por, 100
RAEE (Resposta Auditiva de Estado-Estável), 258
Rânula(s), 182, *183*
Reconstrução
  laringotraqueal, 103
    enxerto de cartilagem, 103
      anterior, 103
      posterior, 103
Refluxo
  ácido gástrico, 100
    estenose laríngea por, 100
  gastroesofágico
    doença do, *ver DRGE*
Respiração
  ruidosa, *61*
    em crianças, *61*
      causas de, *61*
        diagnóstico diferencial das, *61*
Resposta
  auditiva de estado-estável, *ver RAEE*

Ressecção
    cricotraqueal, 105, *106*
Retrofarínge
    pseudo-abscessos da, *28*
Rinossinusite, 14
    em pediatria, 199-211
        bacteriologia, 202
        complicações, 206
            intracranianas, 210
            orbitárias, 206
        etiologia, 201
        exame físico, 200
        métodos diagnósticos, 200
        sinais, 199
        sintomas, 199
        tratamento, 203, 204
            cirúrgico, 204
            medicamentoso, 203
Robin
    seqüência de, 370
        diagnóstico diferencial, 371
Rubéola
    PASN por, 274

S

SAOS (Síndrome de Apnéia Obstrutiva do Sono), 37
Sarampo
    PASN por, 274
Sarcoma(s)
    rabdomiossarcoma, 350
SAVA (Síndrome do Aqueduto Vestibular Alargado), 290
SC (Sífilis Congênita)
    PASN por, 272
Separação
    laringotraqueal, 74
        na incompetência laríngea, 74
Sepse
    neonatal, 273
        PASN por, 273
Seqüência, 361
    de Robin, 370
        diagnóstico diferencial, 371
    fácio-auriculo-vertebral, 366
        na síndrome de Goldenhar, 366
Sialadenite
    aguda, 213
        bacteriana, 213
        neonatal, 214
        viral, 214
            caxumba, 214
            EBV, 215
            no paciente com HIV, 214
Sialectasia
    crônica , 215
Sialolitíase, 215
Sialorréia, 222
    controle da, 73
        na aspiração, 73
Sífilis
    congênita, *ver SC*
Síndrome(s), 361
    associadas a ARS, *41*
        em pediatria, *41*

branquio-otorrenal, *ver BOR*
da hipopnéia obstrutiva, 37
de Alport, 296
de AOS, *ver SAOS*
de Apert, 363
    acrocefalosindactilia, 363
        tipo I, 363
de Crouzon, 365
    disostose craniofacial, 365
de Down, 296, 365
    sinais cardinais da, *366*
        no recém-nascido, *366*
de Goldenhar, 366
    espectro displasia, 366
        óculo-aurículo-vertebral, 366
    seqüência, 366
        fácio-auriculo-vertebral, 366
de Jervell, 290
de Kartagener, 368
    bronquiectasia, 368
    dextrocardia, 368
    sinusite, 368
de Kearns-Sayre, *ver SKK*
de Lange-Nielsen, *ver JLN*
de Melkersson-Rosenthal, 369
    queilite granulomatosa, 369
de Pendred, 290
de resistência das vias aéreas superiores, *ver SRVAS*
de Shprintzen, 371
de Sjögren, *ver SS*
de Stickiler, *ver STL*
de Treacher-Collins, 294, 371
    disostose mandibulofacial, 371
de Turner, 296
de Usher, 291, 372
    tipos clínicos, 373
de Waardenburg, *ver SW*
de Wildervanck, 296
distonia-surdez, 296
do álcool fetal, 374
do aqueduto vestibular alargado, ver SAVA
Franceschetti-Zwahlen-Klein, 371
otopalatodigital, 296
Sinusite
    crônica, 171, *200, 202*
        em pediatria, *200*
            auxílios diagnósticos na, *200*
            bactérias mais comuns na, *202*
            doenças semelhantes à, *200*
            exame físico, *200*
            sinais, *200*
            sintomas, *200*
    na síndrome, 368
        de Kartagener, 368
    pediátrica, *203*
        tratamento, *203, 204*
            cirúrgico, *204*
            médico da, *203*
    recorrente, 171
Sistema
    da tuba auditiva, 227-237
        anatomia do, 227-237
            do adulto, 231
            do lactente, 231

músculos da, 229
fisiologia do, 227-237
    funções, 232
        de *clearance*, 232
        de proteção, 232
        de regulagem da pressão, 235
Sjögren
    síndrome de, *ver SS*
SKK (Síndrome de Kearns-Sayre), 297
Sono
    alterações respiratórias do, *ver ARS*
    apnéia obstrutiva do, *ver AOS*
SRVAS (Síndrome de Resistência das Vias Aéreas Superiores), 37
SS (Síndrome de Sjögren, 221
Stents
    opções de, 105
        na estenose laríngea, 105
Stickler
    síndrome de, *ver STL*
STL (Síndrome de Stikler), 294
Substância(s)
    químicas, 276, *277*
        ototóxicas, 276, *277*
            listagem parcial de, *277*
        PASN por, 276
Supraglotite
    aguda, 68
Sutura
    de retenção, *115*
        colocação da, *115*
        e incisão da traquéia, *115*
SW (Síndrome de Waardenburg), 295
    tipos clínicos, 373

T

TA (Tuba Auditiva)
    desenvolvimento da, 7
        do adulto, 7
        do lactente, 7
    sistema da, 227-237
        anatomia do, 227-237
            do adulto, 231
            do lactente, 231
        músculos da, 229
        fisiologia do, 227-237
            funções, 232
                de *clearance*, 232
                de proteção, 232
                de regulagem da pressão, 235
Teratoma(s)
    do pescoço, 182
Teste(s)
    comportamentais, 257
        técnicas dos, 257
    de avaliação audiológica, 256
        bateria de, 256
            da fala, 256
            de tons puros, 257
            imitanciometria, 256
        considerações gerais, 256
        especiais, 258
            EOA, 259
            PEATE, 258
            RAEE, 259

para DPA, 263, *264*
resultados dos, 259
revisão dos, 259
Teto
orbitário, 331
fratura do, 331
em crianças, 331
Tireóide
carcinoma da, 352
apresentação, 352
diagnóstico, 353
epidemiologia, 352
estadiamento, 353
patologia, 353
tratamento, 353
cartilagem, 9
vista endoscópica da, *9*
no adulto, *9*
no lactente, *9*
Tonsila(s)
linguais, 164
obstrutivas, 170
palatinas, 150
anatomia, 150
avaliação clínica, 155, 156, *159*
culturas de, *152*
microrganismos isolados em, *152*
doenças das, 153, 158
classificação clínica das, 153
tratamento das, 158
imunologia, 152, 153
microbiologia, 152
normais, *151*
adenóides e, *151*
diferenças entre, *151*
Tonsilectomia, 149-165
anatomia, 149
adenóides, 149
tonsilas palatinas, 150
complicações da, *162*
controvérsias na, 167-176
eficácia da, *169*
na prevenção da infecção da garganta, *169*
indicações para, 167, 168
abscesso peritonsilar, 170
absolutas, 167
crônica, 170
obstrutivas, 170
recorrente, 168
recomendações, 175
para os médicos, 175
imunologia, 152, 153
indicações para, 161
microbiologia, 152
na OME, 249
Tonsilite, 149-165
anatomia, 149
tonsilas palatinas, 150
APT, 164
avaliação clínica, 155, *159*
tonsilas palatinas, 156, 161
crônica, 170
doenças das, 153, *154*, 158
classificação clínica das, 153, *154*

aguda, 154
crônica, 154
hiperplasia tonsilar obstrutiva, 154
tratamento das, 158
hiperplasia tonsilar, 164
unilateral, 164
imunologia, 152, 153
microbiologia, 152
recorrente, 168
tonsilas, 164
linguais, 164
tonsilectomia, *161*
complicações da, *162*
indicações para, 161
Tosse, 53-77
anatomia, 53
avaliação, 74
endoscopia, 75
exame, 74, 75
físico, 74
laboratoriais, 75
história, 74
radiologia, 75
diagnóstico diferencial, 75
fisiologia, 53
fisiopatologia, 53
tratamento, 76
Toxoplasmose
congênita, 270
PASN por, 270
Traquéia
compressão da, *50*
pela artéria inominada, *50*
vascular, *50*
condições anômalas da, 89
agenesia traqueal, 89
estenose traqueal, 91
FTE, 89, *90, 91*
traqueomalacia, 89
vasculares, 90
arco aórtico, 91
à direita, 91
duplo, 91
artéria subclávia, 90
compressão, 91
pela artéria inominada, 91
no desconforto respiratório, 49
neonatal, 49
Traqueíte
bacteriana, 69
membranosa, 69
Traqueomalacia
congênita, 89
em lactente, *25*
com atresia esofágica, *25*
secundária, *26*
ao anel vascular, *26*
Traqueotomia
na incompetência laríngea, 74
pediátrica, 111-120
complicações, 116
comunicação, 119
preocupação quanto à, 119
descanulação, 118
história, 111

indicações, *113*
resumo, 119
técnica, 112
tratamento pós-operatório, 116
em casa, 116
no hospital, 116
tubos de, 118
versus intubação prolongada, 112
Trato
aerodigestivo, 79-93, 121-129
anomalias congênitas do, 79-93
anatomia, 79
avaliação, 80
endoscópica, 84
exame físico, 82
radiológica, 83
comuns, *82*
condições anômalas, 86
diagnóstico, 80
fisiologia, 79
fetal, *80*
desenvolvimento do, *80*
ingestão no, 121-129
de cáusticos, 121-129
de corpos estranhos, 121-129
Trauma
crescimento facial e, 323
estenose por, 99
laríngea, 99
facial, *322*
pediátrico, *322*
emergências, *322*
nas glândulas salivares, 224
Treacher-Collins
síndrome de, 294, 371
disostose mandibulofacial, 371
Triagem
auditiva, 254
escolar, 254
neonatal, 254
Tronco
encefálico
potenciais evocados auditivos de, *ver* PEATE
Tuba
auditiva, *ver* TA
Tubo(s)
de traqueotomia, 118
de ventilação, 167-176, 246
controvérsias nos, 167-176
para OM, 171
inserção de, 249
na OME, 249
recomendações, 175
para os médicos, 175
endotraqueal, *63*
tamanho do, *63*
estenose laringotraqueal pelo, *63*
neural, *188*
formação do, *188*
traqueal, *115*
posição do, *115*
Tumor(es)
das glândulas salivares, 217, 218

benignos, 220
malignos, 220
mesenquimais, 217
mesenquimatosos, 218
　malignos, 218
　sólidos, 218
　　neoplasia epiteliais, 218
Turner
　síndrome de, 298

U

Ultra-Sonografia
　de massas, *29*
　　no pescoço, *29*
　na aspiração, *72*
Usher
　síndrome de, 291, 372
　　tipos clínicos, 373

V

Vacinação
　contra *Streptococcus*, 14
　　pneumoniae, 14
　　　doença infecciosa por, 14
Veia
　jugular, *115*
　　anterior, *115*
　　identificação da, *115*
Via(s) Aérea(s)
　anormalidades das, 11
　de hipertrofia adenóide, *40*
　　radiografia lateral das, *40*
　em crianças, 19-34
　　imagens das, 19-34
　endoscopia das, 59, 137
　　na PRR, 137
　normais, *20*
　obstrução das, *54*
　　por localização, *54*
　　sinais de, *54*
　sintomas de, *54*
　superiores, 19
　　obstrução das, 19
　　síndrome de resistência das, *ver SRVAS*
　tratamento das, 69
　　princípios gerais do, 69
Vírus
　da imunodeficiência humana, *ver HIV*
　Epstein-Barr, *ver EBV*
　herpes simplex, *ver HSV*
Von Recklinghausen
　doença de, 369

W

Waardenburg
　síndrome de, *ver SW*
Wildervanck
　síndrome de, 296